MANUAL DE WALLS PARA O
Manejo da Via Aérea na Emergência

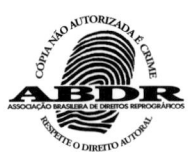 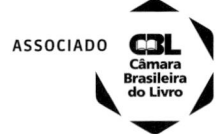

M294 Manual de Walls para o manejo da via aérea na emergência / Organizadores, Calvin A. Brown III... [et al.] ; tradução : André Garcia Islabão ; revisão técnica : Adriel Porto de Abreu... [et al.]. – 6. ed. – Porto Alegre : Artmed, 2024.
xix, 484 p. : il. color. ; 25 cm.

ISBN 978-65-5882-197-7

1. Medicina – Sistema respiratório – Vias aéreas. 2. Vias aéreas – Emergência. I. Brown III, Calvin A.

CDU 612.2(035)

Catalogação na publicação: Karin Lorien Menoncin – CRB 10/2147

Calvin A. Brown III
John C. Sakles
Nathan W. Mick
Jarrod M. Mosier
Darren A. Braude

MANUAL DE WALLS PARA O
Manejo da Via Aérea na Emergência

6ª edição

Tradução
André Garcia Islabão

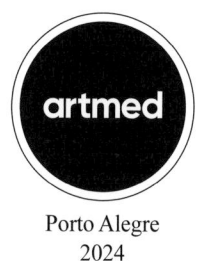

Porto Alegre
2024

Obra originalmente publicada sob o título *The Walls Manual of Emergency Airway Management*, 6th Edition
ISBN 9781975190682

Copyright © 2023 Wolters Kluwer Health, Inc.

Wolters Kluwer did not participate in the translation of this title.

Published by arrangement with Wolters Kluwer Health, Inc., USA

Indicações, reações colaterais e esquemas de dosagens estão precisos nesta obra, mas poderão sofrer mudanças com o tempo. Recomenda-se ao leitor sempre consultar a bula da medicação antes de sua administração. Os autores e editores não se responsabilizam por erros ou omissões ou quaisquer consequências advindas da aplicação de informação contida nesta obra.

Gerente editorial: *Letícia Bispo de Lima*

Colaboraram nesta edição:

Coordenador editorial: *Alberto Schwanke*

Assistente editorial: *Alexandra Martins Vieira*

Preparação de originais: *Heloísa Stefan*

Leitura final: *Leonardo Foschiera de Mesquita*

Editoração: *Clic Editoração Eletrônica Ltda.*

Capa: *Alexandra Martins Vieira*

> **Nota**
>
> A medicina é uma ciência em constante evolução. À medida que novas pesquisas e a experiência clínica ampliam o nosso conhecimento, são necessárias modificações no tratamento e na farmacoterapia. Os autores desta obra consultaram as fontes consideradas confiáveis, em um esforço para oferecer informações completas e, geralmente, de acordo com os padrões aceitos à época da publicação. Entretanto, tendo em vista a possibilidade de falha humana ou de alterações nas ciências médicas, os leitores devem confirmar estas informações com outras fontes. Por exemplo, e em particular, os leitores são aconselhados a conferir a bula de qualquer medicamento que pretendam administrar, para se certificar de que a informação contida neste livro está correta e de que não houve alteração na dose recomendada nem nas contraindicações para o seu uso. Essa recomendação é particularmente importante em relação a medicamentos novos ou raramente usados.

Reservados todos os direitos de publicação, em língua portuguesa, a
GA EDUCAÇÃO LTDA.
(Artmed é um selo editorial do GA EDUCAÇÃO LTDA.)

Rua Ernesto Alves, 150 – Bairro Floresta
90220-190 – Porto Alegre – RS
Fone: (51) 3027-7000
SAC 0800 703 3444 – www.grupoa.com.br

É proibida a duplicação ou reprodução deste volume, no todo ou em parte, sob quaisquer formas ou por quaisquer meios (eletrônico, mecânico, gravação, fotocópia, distribuição na Web e outros), sem permissão expressa da Editora.

IMPRESSO NO BRASIL
PRINTED IN BRAZIL

ORGANIZADOR

Calvin A. Brown III, MD
Assistant Professor of Emergency Medicine
Director of Faculty Affairs
Department of Emergency Medicine
Brigham and Women's Hospital
Harvard Medical School
Boston, Massachusetts

ORGANIZADORES ASSOCIADOS

John C. Sakles, MD
Professor
Department of Emergency Medicine
University of Arizona College of Medicine
Tucson, Arizona

Nathan W. Mick, MD, FACEP
Associate Professor
Department of Emergency Medicine
Tufts University School of Medicine
Boston, Massachusetts
Vice Chair
Department of Emergency Medicine
Maine Medical Center
Portland, Maine

Jarrod M. Mosier, MD
Associate Professor
Department of Emergency Medicine
Division of Pulmonary, Allergy, Critical Care and Sleep
Department of Medicine
University of Arizona College of Medicine
Medical Director
Adult ECMO
Banner University Medical Center–Tucson
Tucson, Arizona

Darren A. Braude, MD, MPH, EMT-P
Professor, Emergency Medicine and Anesthesiology
University of New Mexico Health Sciences Center
Medical Director and Flight PhysicianLifeguard Air Emergency Services
University of New Mexico Hospital
Albuquerque, New Mexico

Revisão técnica

Adriel Porto de Abreu
Médico emergencista pela Universidade Estadual de Campinas (Unicamp). Médico emergencista do Hospital Madre Theodora, Unidade Avançada Madre Theodora e Pronto Atendimento Unimed Campinas. Criador e Produtor do Podcast da Emergência.

Andrew Araujo Tavares
Médico emergencista pelo Hospital das Clínicas da Faculdade de Medicina da Universidade de São Paulo (HCFMUSP).

Anelise Rigoni Brito
Médica emergencista pela Unicamp.

Annelise Passos Bispos Wanderley
Médica emergencista pelo HCFMUSP. Pós-graduação em Gestão de Emergências e Desastres pela Unyleya. Instrutora do The Difficult Airway Course, Residency Edition. Professora da Pós-graduação em Medicina de Emergência da Sanar.

Daniel Ujakow Correa Schubert
Médico emergencista. Professor de Medicina de Emergência da Universidade Veiga de Almeida. Preceptor do Programa de Residência Médica em Medicina de Emergência do Hospital Municipal Souza Aguiar da Secretaria Municipal de Saúde do Rio de Janeiro. *Staff* do Hospital Universitário Pedro Ernesto da Universidade do Estado do Rio de Janeiro (UERJ). Mestre em Medicina pela UERJ.

Diego Amoroso
Médico intervencionista do SAMU. Especialista em Medicina de Emergência pelo HCFMUSP. Especialista em Medicina de Emergência pela Associação Brasileira de Medicina de Emergência (ABRAMEDE). Editor médico do CKNow Elsevier. Diretor nacional do The Difficult Airway Course. Instrutor do Advanced Trauma Life Support (ATLS).

Hamilton Rocha Junior
Médico emergencista pelo Hospital de Clínicas (HC) da Unicamp. Médico assistente da UTI do Trauma do HC-Unicamp. Coordenador do Pronto Socorro do Hospital e Maternidade Madre Theodora. Coordenador Nacional de Emergência da Rede Américas Serviços Médicos. MBA em Gestão em Saúde pela Fundação Getúlio Vargas (FGV). Instrutor do The Difficult Airway Course, Residency Edition. Diretor da OMNI, Conhecimento Médico Avançado.

Ian Ward Abdalla Maia
Médico emergencista pelo Hospital de Clínicas de Porto Alegre (HCPA). Médico da Sala de Emergência Clínica do HCFMUSP. Médico do Grupo de Resgate e Atendimento às Urgências (GRAU) da Secretaria de Estado da Saúde de São Paulo. Especialista em Oxigenação por Membrana Extracorpórea (ECMO) pela Extracorporeal Life Support Organization (ELSO). Doutorando em Ciências Médicas pela FMUSP.

Nicole Pinheiro Moreira
Médica emergencista pela Escola de Saúde Pública do Ceará (ESP-CE). Preceptora da Residência em Medicina de Emergência da ESP-CE e do Instituto Doutor José Frota do Ceará (IJF/CE). Diretora de ensino na empresa Emergency Talks.

Patricia Lopes Gaspar
Médica emergencista pelo IJF/CE. Preceptora da Residência Médica em Emergência do IJF/CE. Coordenadora da Emergência do Hospital São Camilo, Fortaleza. Pós-graduação em Gestão em Saúde pelo Hospital Israelita Albert Einstein. Pós-graduação em Medicina Intensiva pela Associação de Medicina Intensiva Brasileira (AMIB). Pós-graduação em Preceptoria de Residência Médica pelo Hospital Alemão Oswaldo Cruz (HAOC). Doutoranda na FMUSP. Diretora de Operações da Emergency Talks. *Fellowship* na Ultrasound Leadership Academy.

Pedro Perez Barbieri
Médico emergencista pelo HCFMUSP. Emergency Medicine Resident at University of California, Davis. Fellowship em Simulação e Educação Médica pela Mayo Clinic – Jacksonville, FL. Instrutor do The Difficult Airway Course, Residency Edition.

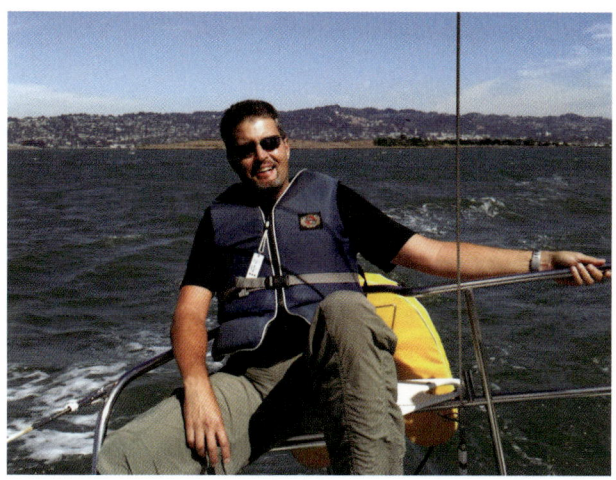

Este livro é dedicado ao nosso amigo e colega Aaron E. Bair, MD (1966-2018), que faleceu após uma doença prolongada. Aaron era um mestre em manejo, educação e pesquisa de vias aéreas na emergência e unia suas várias habilidades com sabedoria, entusiasmo, humor e um sarcasmo costumeiro. Ele foi um dos primeiros instrutores do The Difficult Airway Course *e dedicou grande parte de sua carreira ao ensino de manejo de vias aéreas para a comunidade de medicina de emergência. Alguns de nós tiveram a sorte de trabalhar diretamente com Aaron e ainda podemos ouvir sua voz quando lidamos com casos de vias aéreas difíceis. Aaron era um curioso nato – sempre buscando melhorar a forma como ensinamos o manejo de vias aéreas e oferecer um atendimento melhor e mais seguro aos nossos pacientes. Ele não foi apenas um valioso colega e mentor, mas também um amigo próximo de muitos autores desta edição. Ele nos deixou cedo demais, mas continua vivo em toda sessão de vias aéreas que ministramos e também na missão deste livro de oferecer aos leitores conhecimento prático, baseado em evidências e de qualidade.*

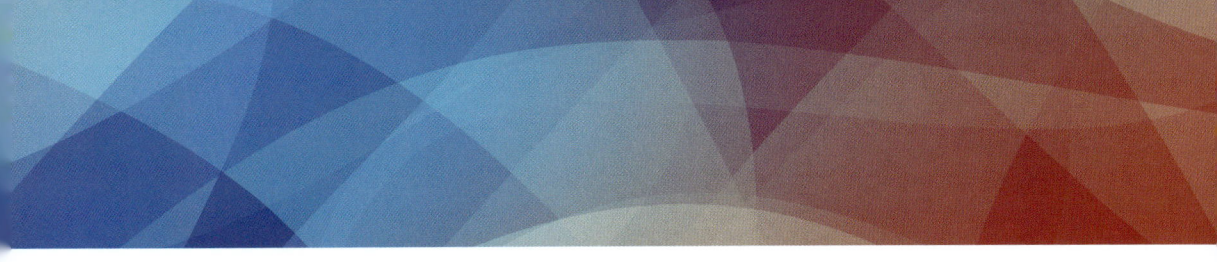

Autores

Alan C. Heffner, MD
Professor
Atrium Healthcare and University of North Carolina School of Medicine
Director of Critical Care
Departments of Internal Medicine and Emergency Medicine
Carolinas Medical Center
Charlotte, North Carolina

Ali S. Raja, MD, MBA, MPH
Professor
Departments of Emergency Medicine and Radiology
Harvard Medical School
Deputy Chair
Department of Emergency Medicine
Massachusetts General Hospital
Boston, Massachusetts

Bhupinder Natt, MD
Associate Professor
Department of Medicine
University of Arizona
Division of Pulmonary, Allergy, Critical Care and Sleep
Banner-University Medical Center
Tucson, Arizona

Bret P. Nelson, MD, RDMS, FACEP
Professor and Vice Chair, Education
Department of Emergency Medicine
Icahn School of Medicine at Mount Sinai
Attending Physician
Department of Emergency Medicine
Mount Sinai Hospital
New York, New York

Brian E. Driver, MD
Associate Professor
Department of Emergency Medicine
University of Minnesota Medical School
Emergency Physician
Department of Emergency Medicine
Hennepin County Medical Center
Minneapolis, Minnesota

Calvin A. Brown III, MD
Associate Professor
Department of Emergency Medicine
Harvard Medical School
Brigham and Women's Hospital
Boston, Massachusetts

Chivas Guillote, DNP, APRN, AGACNP, ENP, FNP, LP
Harris County Emergency Corps
University of Texas Health Science Center at Houston
Houston, Texas

Christyn F. Magill, MD, FAAP
Assistant Professor
Division of Pediatric Emergency Medicine
Department of Emergency Medicine
Clinical Assistant Professor
Wake Forest School of Medicine
Levine Children's Hospital
Atrium Health's Carolinas Medical Center
Charlotte, North Carolina

Darren A. Braude, MD, MPH, EMT-P
Professor, Emergency Medicine and Anesthesiology
University of New Mexico Health Sciences Center
Medical Director and Flight Physician
Lifeguard Air Emergency Services
University of New Mexico Hospital
Albuquerque, New Mexico

David A. Caro, MD
Professor
Department of Emergency Medicine
University of Florida College of Medicine–Jacksonville
Associate Chair
Department of Emergency Medicine
UF Health Jacksonville
Jacksonville, Florida

Eli Torgeson, MD
Associate Professor
Department of Anesthesiology
and Critical Care Medicine
University of New Mexico School of Medicine
Vice Chair for Education
UNM Health Sciences Center
Albuquerque, New Mexico

Erik G. Laurin, MD
Professor
Department of Emergency Medicine
UC Davis School of Medicine
Attending Physician
Emergency Department
UC Davis Health
Sacramento, California

Estêvão M. Lafuente, MD
Associate Professor
Department of Emergency Medicine
CESPU
Gandra–Paredes, Portugal
Intensive Care Senior
HLG–Intensive Care Unit
HLG Guimarães
Guimarães, Portugal

Fred Ellinger, Jr., NRP
Deputy Chief of EMS / Paramedic/Firefighter
Bryn Athyn Fire Company
Bryn Athyn, Pennsylvania

Heather Mahoney, MD
Attending Physician, Volunteer Clinical Faculty
Emergency Department
Zuckerberg San Francisco General Hospital
UCSF Health
San Francisco, California
Attending Physician
Emergency Department
Mills Peninsula Hospital
Burlingame, California

James C. DuCanto, MD
Clinical Adjunct Professor
School of Medicine
University of Wisconsin School of Medicine
and Public Health
Madison, Wisconsin
Staff Anesthesiologist
Department of Anesthesiology
Aurora Medical Center at Summit
Summit, Wisconsin

Jamie Todd, Dip IMC, BEd BSc (Hons), MSc, MCPara
Paramedic Consultant
Green Label PHEM
Global Education Director (Europe/MENA)
The Difficult Airway Course: EMS
Enhanced Care Paramedic
SCAS BASICS
Hampshire, United Kingdom

Jarrod M. Mosier, MD
Associate Professor
Department of Emergency Medicine
Division of Pulmonary, Allergy, Critical Care
and Sleep
Department of Medicine
University of Arizona College of Medicine
Medical Director
Adult ECMO
Banner University Medical Center–Tucson
Tucson, Arizona

Jocelyn M. Slemko, BSc. MD
Clinical Scholar
Department of Critical Care Medicine
University of Alberta
Edmonton, Alberta, Canada

John C. Sakles, MD
Professor
Department of Emergency Medicine
University of Arizona College of Medicine
Tucson, Arizona

Joseph Loehner, BSN, RN, EMT-P, CFRN, CEN, FP-C, C-NPT
Founder
Medical Education and Dynamic Instruction
Consultants (MEDiC), LLC
Reno, Nevada

Joshua Nagler, MD
Associate Professor
Pediatrics and Emergency Medicine
Harvard Medical School
Associate Chief and Director of Medical Education
Division of Emergency Medicine
Boston Children's Hospital
Boston, Massachusetts

Katelin Morrissette, MD
Assistant Professor
Department of Medicine
University of Vermont
Assistant Professor
Departments of Medicine, Emergency Medicine
University of Vermont Medical Center
Burlington, Vermont

Katren R. Tyler, MBBS
Clinical Professor of Emergency Medicine
Department of Emergency Medicine
UC Davis School of Medicine
Sacramento, California

Lauren M. Maloney, MD, NRP, FP-C, NCEE
Clinical Assistant Professor
Department of Emergency Medicine
Renaissance School of Medicine at Stony Brook University
Emergency Physician
Department of Emergency Medicine
Stony Brook Medicine
Stony Brook, New York

Leslie V. Simon, DO
Associate Professor
Department of Emergency Medicine
Mayo Clinic Alix School of Medicine
Chair
Department of Emergency Medicine
Mayo Clinic Florida
Jacksonville, Florida

Matteo Parotto, MD, PhD
Associate Professor
Department of Anesthesiology and Pain Management, and Interdepartmental Division of Critical Care Medicine
University of Toronto
Staff Physician
Department of Anesthesia and Pain Management
Toronto General Hospital
Toronto, Ontario, Canada

Megan Leigh Fix, MD
Associate Professor
Department of Emergency Medicine
University of Utah School of Medicine
University of Utah Hospital
Salt Lake City, Utah

Michael A. Gibbs, MD, FACEP, FAAEM
Professor
Department of Emergency Medicine
Atrium Health
Chair
Department of Emergency Medicine
Carolinas Medical Center & Levine Children's Hospital
Charlotte, North Carolina

Michael F. Murphy, MD, FRCPC
Professor
Department of Anesthesia, Pain Management & Perioperative Medicine
Dalhousie University
Staff Anesthesiologist
Department of Anesthesia
Queen Elizabeth II Health Sciences Centre
Halifax, Nova Scotia, Canada

Michael G. Gonzalez, MD
Chief
Department of Emergency Medicine
Memorial Hermann Memorial City Medical Center
Houston, Texas

Michael J. Keller, BS, NRP
Professor Emeritus
Department for EMS Education
Gaston College
Dallas, North Carolina
Paramedic III
Lincoln County Emergency Medical Services
Lincolnton, North Carolina

Michael T. Steuerwald, MD
Associate Professor
Emergency Medicine
University of Wisconsin School of Medicine and Public Health
Retrievalist
UW Med Flight
University of Wisconsin Hospital
Madison, Wisconsin

Nathan W. Mick, MD, FACEP
Associate Professor
Department of Emergency Medicine
Tufts University School of Medicine
Boston, Massachusetts
Vice Chair
Department of Emergency Medicine
Maine Medical Center
Portland, Maine

Autores

Peter G. Brindley, MD, FRCPC, FRCP
Professor
Critical Care Medicine Anesthesiology
University of Alberta
Intensivist, Critical Care Medicine
University of Alberta Hospital
Edmonton, Alberta, Canada

Rebecca L. Kornas, MD
Chair and Medical Director
Emergency Medicine
Avista Adventist Hospital
Louisville, Colorado

Robert C. Luten, MD
University of Florida Health Sciences Center
Jacksonville, Florida

Robert F. Reardon, MD
Professor
Department of Emergency Medicine
University of Minnesota Medical School
Assistant Chief
Department of Emergency Medicine
Hennepin Healthcare
Minneapolis, Minnesota

Ron M. Walls, MD
Professor
Department of Emergency Medicine
Harvard Medical School
Physician
Department of Emergency Medicine
Brigham and Women's Hospital
Boston, Massachusetts

Rudolph Princi, MA, EMT-P, TP-C, NCEE, CIC
Clinical Assistant Professor
Paramedic Program Director
School of Health Professions
Renaissance School of Medicine at Stony Brook University
Stony Brook, New York

Stephen Bush, MA (Oxon), FRCS, FRCEM
Consultant in Emergency Medicine
Medical Director Operations
Leeds Teaching Hospitals
Emergency Department
St James's University Hospital
Leeds, United Kingdom

Steven A. Godwin, MD, FACEP
Professor and Chair
Department of Emergency Medicine
University of Florida College of Medicine–Jacksonville
Jacksonville, Florida

Steven Bin, MD
Clinical Professor
Department of Emergency Medicine and Pediatrics
UCSF School of Medicine
Medical Director
Emergency Department
UCSF Benioff Children's Hospital
San Francisco, California

Steven C. Carleton, MD, PhD
Professor
Department of Emergency Medicine
University of Cincinnati College of Medicine
Cincinnati, Ohio

Tatsuya Norii, MD, FACEP
Associate Professor
Department of Emergency Medicine
University of New Mexico Health Sciences Center
University of New Mexico
Associate Chief Data Officer
University of New Mexico Hospital
Albuquerque, New Mexico

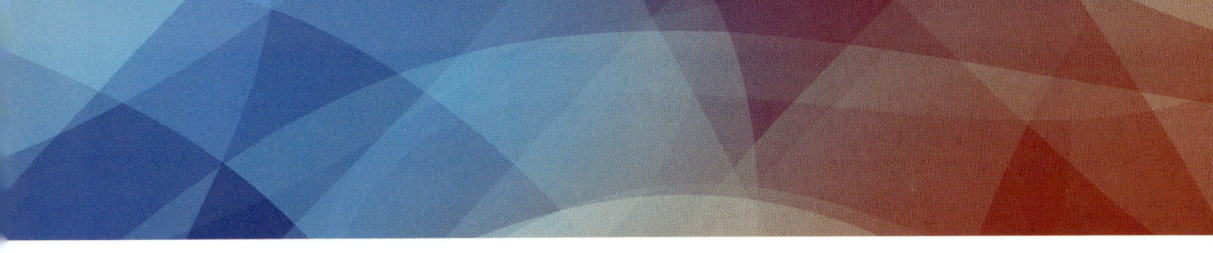

Agradecimentos

A medicina é uma jornada, mas que não se viaja só. Sem o amor e o apoio de meus pais, família e meus dois filhos incríveis, Calvin e Caleb, eu não conseguiria manter a energia e o compromisso com a medicina acadêmica de emergência – um campo que é ao mesmo tempo exigente e incrivelmente gratificante. Agradeço muito a incrível orientação que recebi nas últimas duas décadas e sigo me inspirando nos participantes de nossos cursos de vias aéreas, bem como em nossos professores, residentes e alunos do Mass General Brigham e da Harvard Medical School.

Calvin A. Brown III, MD
Boston, Massachusetts

Há muitas pessoas, incluindo minha família, colegas e pacientes, que enriqueceram imensamente minha vida pessoal e carreira acadêmica, e sou grato a todos por seu apoio inabalável. Dedico este manual a todos os profissionais de saúde da linha de frente, de todas as especialidades e disciplinas, que fazem o manejo das vias aéreas de pacientes gravemente enfermos e feridos. É por meio de seus incansáveis esforços, trabalhando em ambientes imprevisíveis e sob circunstâncias difíceis, que inúmeras vidas ao redor do mundo são salvas.

John C. Sakles, MD
Tucson, Arizona

Um dos grandes segredos do *The Difficult Airway Course* é que os instrutores, ao ensinar, aproveitem tanto o curso quanto os participantes, sem exceção. Além de interagir com médicos incríveis de todo o país e do mundo, alguns trabalhando em condições tão austeras que impressionam, eu aprendo muito com meus colegas de profissão. Essas lições vão desde o manejo das vias aéreas até conselhos mais gerais sobre carreira e vida. É, sem sombra de dúvidas, o ponto alto da minha carreira profissional. Faço um agradecimento especial ao Dr. Bob Luten, que tem um lugar especial em meu coração como um dos fundadores da Medicina de Emergência Pediátrica e um verdadeiro pioneiro no manejo pediátrico das vias aéreas. Obrigado também à minha esposa, Kellie, e às minhas filhas, Gracyn e Afton, pela paciência com as viagens frequentes. Saibam que ficar longe da família nunca é fácil, mas sentimos que estamos fazendo a diferença de verdade.

Nathan W. Mick, MD, FACEP
Portland, Maine

Experiência se torna sabedoria, sabedoria se torna dogma, dogma se torna ultrapassado... por causa da nova experiência. Assim segue o ciclo da arte e da ciência da medicina. A melhor coisa sobre o manejo de vias aéreas é a rapidez com que esse ciclo está ocorrendo com a crescente colaboração de todas as especialidades responsáveis pelo manejo de vias aéreas. A consequência, porém, é que nunca há tempo para descansar. Sou grato por todas as experiências que meus pacientes me ensinaram, por todas as conversas ao longo dos anos com especialistas, novatos e estagiários que estimularam novas ideias e pela orientação e amizade do corpo docente no *The Difficult Airway Course*. Acima de tudo, gostaria de agradecer à minha família, Breann, Carter e Aubrey, por se sacrificarem constantemente porque nosso trabalho nunca termina.

Jarrod M. Mosier, MD
Tucson, Arizona

Tenho a sorte de ter passado a maior parte das últimas quatro décadas cuidando de pacientes dentro e fora do hospital. Trabalhei com médicos incríveis em todos os níveis de treinamento e continuo aprendendo com cada um deles todos os dias. A oportunidade de transmitir essas experiências e incorporar a medicina baseada em evidências a este livro e ao *The Difficult Airway Course* é imensamente recompensadora e muito gratificante. O corpo docente internacional do *The Difficult Airway Course: EMS* é um grupo incrível que faz uma enorme diferença nos resultados de inúmeros pacientes que provavelmente nunca conheceremos. Gostaria de agradecer especialmente a Terry Steele e Mike Steuerwald, que ajudaram a tornar o *The Difficult Airway Course: EMS* o que ele é hoje. Não consigo expressar gratidão suficiente a todos os autores que dedicaram seu valioso tempo para escrever este livro. Os vigorosos debates sobre conceitos com outros editores incríveis renovaram minha fé em discordâncias e concessões saudáveis. Nos bastidores, foram minha família e todos os nossos animais que me mantiveram saudável e e com a saúde mental em dia – ou pelo menos tão saudável e com a saúde mental em dia quanto um profissional de emergência médica consegue ser!

Darren A. Braude, MD, MPH, EMT-P
Albuquerque, New Mexico

Prefácio

É com orgulho e incrível entusiasmo que apresentamos esta 6ª edição do *Manual de Walls para o manejo da via aérea na emergência*. Como nas edições anteriores, este livro foi amplamente reformulado e atualizado com novos conteúdos, capítulos e as mais recentes abordagens baseadas em evidências para o manejo de vias aéreas. Ele é apresentado em um estilo prático e criativo por nossos talentosíssimos autores e organizadores, que lecionam conosco no *The Difficult Airway Course: Emergency*, *The Difficult Airway Course: Anesthesia*, *The Difficult Airway Course: Critical Care* e *The Difficult Airway Course: EMS*. Cada tópico passou por uma revisão completa, incorporando as informações mais recentes da literatura disponível para garantir que o conteúdo seja relevante, moderno e que esteja na vanguarda da medicina clínica.

Os elementos essenciais do manejo das vias aéreas permanecem constantes entre as edições, porém outros evoluem, muitas vezes em ritmo acelerado, levando a mudanças na avaliação do paciente, nas técnicas de intubação e na utilização de fármacos. Assim sendo, a 6ª edição traz várias mudanças fundamentais. Os sete Ps da sequência rápida de intubação (SRI), uma abordagem fundamental para o manejo das vias aéreas, continuam evoluindo. A partir da 5ª edição, *Pré-tratamento* foi removido como uma ação farmacológica discreta. Esse item foi substituído pela *Otimização da Pré-intubação*, e agora foi rebatizado como *Otimização fisiológica*, enfatizando ainda mais a importância da estabilização cardiopulmonar antes da indução e da ventilação com pressão positiva para mitigar a hipoxemia peri-intubação e o colapso circulatório. Um capítulo completamente novo, intitulado *Via aérea fisiologicamente difícil*, foi criado para fornecer um processo-padrão que destaca os fatores metabólicos, fisiológicos e hemodinâmicos que fazem o manejo emergencial das vias aéreas ser complexo e, muitas vezes, perigoso. Uma nova mnemônica, "CRASH", ajuda a identificar características de pacientes de alto risco que indicam ameaças fisiológicas. Esse novo conteúdo complementa as informações do capítulo *Intubação do paciente altamente infeccioso* para fornecer aos médicos uma abordagem abrangente que visa maximizar a segurança ao intubar um paciente com distúrbio fisiológico grave, um cenário comum durante o manejo emergencial das vias aéreas. Os algoritmos das vias aéreas passaram por uma reavaliação crítica. Como resultado, apresentamos abordagens algorítmicas atualizadas. O Algoritmo para a via aérea difícil foi modificado para incorporar a fisiologia anormal como um possível gatilho para invocar técnicas de intubação com o paciente acordado e o Algoritmo para a via aérea imediata foi substituído pelo Algoritmo para a via aérea na parada cardíaca para esclarecer a abordagem do manejo das vias aéreas com base na adequação da circulação, e não na percepção de urgência da intervenção nas vias aéreas. O número de tentativas de intubação necessárias para ativar o Algoritmo para a via aérea falha foi reduzido de três para duas, a fim de destacar o impacto negativo das intubações múltiplas e a importância de adotar planos de reoxigenação de resgate mais cedo durante o manejo emergencial das vias aéreas.

A pandemia da Covid-19 trouxe novos desafios para os médicos da linha de frente. As preocupações com técnicas de pré-oxigenação, ventilação com pressão positiva e manobras de resgate nas vias aéreas entraram em conflito, desde o início, com as ansiedades sobre a segurança do paciente e do profissional. O novo capítulo sobre intubação do paciente altamente infeccioso aborda esses tópicos objetivamente e descreve uma abordagem abrangente para o manejo seguro e eficaz das vias aéreas. A lidocaína continua sendo um medicamento ultrapassado e, assim como na 5ª edição, não faz mais parte do manejo emergencial das vias aéreas. Historicamente, o fentanil é recomendado como agente simpaticolítico quando a intubação é necessária no caso de uma emergência hipertensiva. Apesar de poder ser administrado a pacientes com crises hipertensivas graves como parte de uma abordagem holística para o controle da pressão arterial, o benefício do fentanil como adjuvante farmacológico das vias aéreas ainda não é claro. Portanto, ele deixou de ser uma recomendação reflexiva durante a intubação de emergência. O etomidato se destacou como o principal agente indutor para a SRI devido à sua estabelecida eficácia, e dados recentes sugerem que ele é o sedativo mais seguro em pacientes com hipotensão. Assim como nas edições anteriores, abordamos o que há de mais moderno em dispositivos de vias aéreas à medida que novas ferramentas começam a incorporar tecnologia de vídeo de alta definição e elementos de *design* avançados para torná-los mais leves, ergonômicos e acessíveis.

Esta edição engloba o que acreditamos ser o conhecimento necessário para o manejo seguro e eficaz das vias aéreas na emergência. Os princípios, no entanto, são aplicáveis a uma ampla variedade de ambientes clínicos, incluindo a unidade de terapia intensiva, alas de internação e cenários pré-hospitalares. Os conceitos apresentados nesta 6ª edição podem ser usados para toda área em que o manejo urgente das vias aéreas seja necessário e são relevantes para todos os médicos, não apenas para especialistas em medicina de emergência. Frente a novos desafios, ameaças infecciosas e um panorama clínico em constante evolução, as informações atualizadas deste livro fazem desta edição não apenas um recurso vital para todos que trabalham com vias aéreas em uma emergência, mas também o manual mais adaptável da atualidade.

Calvin A. Brown III, MD
Boston, Massachusetts

John C. Sakles, MD
Tucson, Arizona

Nathan W. Mick, MD, FACEP
Portland, Maine

Jarrod M. Mosier, MD
Tucson, Arizona

Darren A. Braude, MD, MPH, EMT-P
Albuquerque, New Mexico

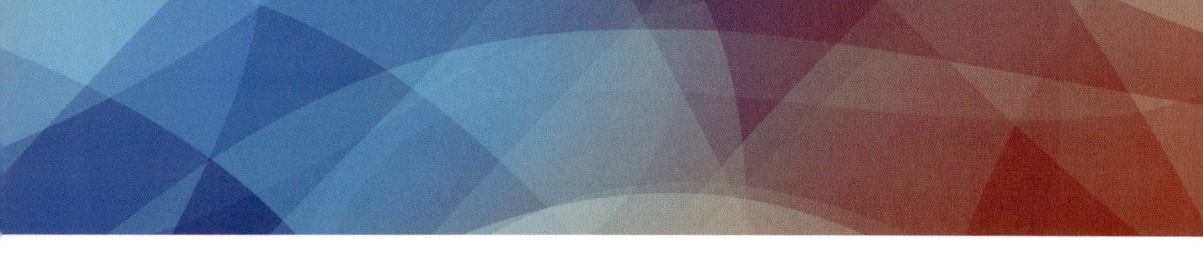

Sumário

Parte I Princípios do manejo da via aérea 1

1. Decisão de intubar 3
   Calvin A. Brown III
2. Identificação da via aérea anatomicamente difícil 9
   Calvin A. Brown III 9
3. Via aérea fisiologicamente difícil 21
   Jarrod M. Mosier • Bhupinder Hatt 21
4. Identificação da via aérea falha 34
   Calvin A. Brown III 34
5. Algoritmos para a via aérea de emergência 36
   Calvin A. Brown III 36
6. Fatores humanos durante o manejo de emergência da via aérea 48
   Peter G. Brindley • Jocelyn M. Slemko 48
7. Anatomia funcional e aplicada da via aérea 60
   Michael F. Murphy 60

Parte II Oxigenação e ventilação 69

8. Princípios da oxigenação peri-intubação 71
   Robert F. Reardon • Brian E. Driver 71
9. Ventilação com pressão positiva não invasiva e cateter nasal de alto fluxo 85
   Alan C. Heffner 85
10. Ventilação mecânica 89
    Alan C. Heffner 89
11. Monitoramento de oxigênio e dióxido de carbono 96
    Robert F. Reardon • Brian E. Driver 96

Parte III Manejo básico da via aérea 107

12. Ventilação com bolsa-válvula-máscara 109
    Robert F. Reardon • Steven C. Carleton
13. Dispositivos extraglóticos 124
    Erik G. Laurin • Leslie V. Simon • Darren A. Braude
14. Manejo do paciente com dispositivo extraglótico 141
    Darren A. Braude • Eli Torgeson • Michael T. Steuerwald

Parte IV Intubação traqueal 157

15 Laringoscopia direta 159
Robert F. Reardon • Steven C. Carleton • Leslie V. Simon

16 Videolaringoscopia 178
Brian E. Driver • John C. Sakles

17 Intubação com endoscópio flexível 192
Alan C. Heffner • Calvin A. Brown III

18 Técnicas de intubação às cegas 200
Michael T. Steuerwald • Steven A. Godwin • Darren A. Braude

19 Via aérea cirúrgica de emergência 206
Michael A. Gibbs • David A. Caro • Robert F. Reardon

Parte V Farmacologia e técnicas de manejo da via aérea 225

20 Sequência rápida de intubação 227
Calvin A. Brown III • Ron M. Walls

21 Agentes sedativos de indução 240
David A. Caro • Katren R. Tyler

22 Bloqueadores neuromusculares 248
David A. Caro • Erik G. Laurin

23 Otimização do sucesso na primeira tentativa de intubação 258
Brian E. Driver • Robert F. Reardon

24 Anestesia e sedação para intubação com o paciente acordado 268
Steven C. Carleton • Alan C. Heffner

Parte VI Manejo da via aérea pediátrica 279

25 Aspectos diferenciais da via aérea pediátrica 281
Robert C. Luten • Nathan W. Mick

26 Técnicas para a via aérea pediátrica 297
Robert C. Luten • Christyn F. Magill • Nathan W. Mick

27 Via aérea pediátrica difícil 306
Joshua Nagler • Robert C. Luten

28 Corpo estranho na via aérea pediátrica 318
Robert C. Luten • Steven Bin • Christyn F. Magill

Parte VII Manejo da via aérea em serviços de atendimento pré-hospitalar 325

29 Introdução ao manejo da via aérea em serviços de atendimento pré-hospitalar 327
Michael J. Keller • Michael T. Steuerwald • Estêvão M. Lafuente

30 Técnicas de manejo pré-hospitalar da via aérea 334
Chivas Guillote • Darren A. Braude

31 Manejo pré-hospitalar da via aérea difícil e falha 352
Michael T. Steuerwald • Fred Ellinger Jr. • Joseph Loehner

32 Controvérsias no manejo da via aérea em serviços de atendimento pré-hospitalar 359
Jamie Todd • Lauren M. Maloney • Darren A. Braude

Parte VIII Circunstâncias clínicas especiais 369

33 Paciente instável: otimização cardiopulmonar no manejo de emergência da via aérea 371
Jarrod M. Mosier • Alan C. Heffner • John C. Sakles

34 Via aérea no trauma 382
Michael G. Gonzalez • Ali S. Raja

35 Paciente neurocrítico 391
Stephen Bush • Bret P. Nelson

36 Doença reativa das vias aéreas 400
Heather Mahoney • Calvin A. Brown III

37 Vias aéreas distorcidas e obstrução aguda da via aérea superior 405
Erik G. Laurin • Ali S. Raja

38 Paciente gestante 410
Megan Leigh Fix • Rebecca L. Kornas

39 Emergências cardiovasculares 417
Rebecca L. Kornas • Stephen Bush

40 Intubação do paciente altamente infeccioso 421
Katelin Morrissette • Jarrod M. Mosier

41 Via aérea maciçamente suja 425
Darren A. Braude • Rudolph Princi • James C. DuCanto

42 Paciente geriátrico 431
Katren R. Tyler • Stephen Bush

43 Paciente com obesidade mórbida 438
Megan Leigh Fix

44 Corpo estranho na via aérea do adulto 446
Tatsuya Norii • Heather Mahoney • Erik G. Laurin

45 Extubação segura do paciente com via aérea de emergência 452
Matteo Parotto

Índice 465

Parte I

Princípios do manejo da via aérea

1. Decisão de intubar
2. Identificação da via aérea anatomicamente difícil
3. Via aérea fisiologicamente difícil
4. Identificação da via aérea falha
5. Algoritmos para a via aérea de emergência
6. Fatores humanos durante o manejo de emergência da via aérea
7. Anatomia funcional e aplicada da via aérea

CAPÍTULO 1

Decisão de intubar

Calvin A. Brown III

INTRODUÇÃO

O manejo da via aérea está em constante evolução. O surgimento de novas tecnologias, principalmente os diversos métodos de videolaringoscopia, nossa compreensão sobre os fatores que contribuem para a dificuldade de intubação e um foco renovado na pré-oxigenação efetiva e na estabilidade cardiovascular durante o manejo da via aérea estão mudando nossa tomada de decisão fundamental a fim de maximizar a segurança e os desfechos do paciente. Porém, o que não mudou é a importância decisiva de determinar se um paciente necessita de intubação e, se for o caso, qual a urgência. A decisão de intubar é a primeira etapa no manejo da via aérea na emergência e inicia uma série complexa de ações que o médico precisa realizar antes da intubação propriamente dita:

- Avaliar rapidamente a necessidade e a indicação para intubar o paciente e a urgência da situação.
- Determinar o melhor método de manejo da via aérea com base na avaliação da dificuldade anatômica e fisiológica prevista no paciente.
- Decidir quais fármacos estão indicados, em que sequência e em qual dosagem.
- Preparar planos de reoxigenação e resgate da intubação caso o método primário não seja bem-sucedido. Saber antecipadamente como reconhecer que a estratégia primária para o manejo da via aérea falhou ou vai falhar inevitavelmente e ter em mente com clareza as técnicas alternativas (de resgate).

Os médicos responsáveis pelo manejo da via aérea na emergência devem ser proficientes nas técnicas e medicamentos usados na sequência rápida de intubação (SRI), método de preferência na maioria das intubações na emergência, bem como em estratégias alternativas de intubação quando houver contraindicação à indução e ao bloqueio neuromuscular. Todo o repertório de habilidades para o manejo da via aérea deve ser dominado, incluindo a ventilação com bolsa-válvula-máscara, a videolaringoscopia, a laringoscopia convencional (direta), a intubação com endoscópio flexível, o uso de dispositivos extraglóticos, técnicas adjuvantes como o uso de guias de introdução do tubo endotraqueal (também conhecidos como "*bougie*") e técnicas de via aérea cirúrgica.

Este capítulo concentra-se na decisão de intubar. Os capítulos subsequentes abordam a tomada de decisão no manejo da via aérea, os métodos para garantir a oxigenação, as técnicas e dispositivos para o manejo da via aérea, a farmacologia da SRI e considerações sobre circunstâncias clínicas especiais, incluindo o ambiente pré-hospitalar e a abordagem dos pacientes pediátricos.

INDICAÇÕES PARA INTUBAÇÃO

A decisão de intubar deve se basear em três avaliações clínicas fundamentais:

1. Há incapacidade atual ou iminente de manter a patência ou proteger a via aérea?
2. Há incapacidade atual ou iminente de ventilar ou oxigenar?
3. É provável que o curso clínico previsto exija intubação?

Os resultados dessas três avaliações permitirão a decisão correta de intubar ou não intubar em praticamente todos os casos.

Há incapacidade de manter a patência ou proteger a via aérea?

Sem uma via aérea patente e reflexos protetores intactos, pode ser difícil ou impossível haver oxigenação e ventilação adequadas, e pode ocorrer aspiração de conteúdo gástrico. Ambas as situações expõem o paciente a morbidade e mortalidade significativas. O paciente alerta e consciente usa a musculatura da via aérea superior e vários reflexos de proteção para manter a patência e se proteger contra a aspiração de corpo estranho, sangue, conteúdo gástrico ou secreções. A capacidade do paciente de falar com uma voz clara e desobstruída é uma forte evidência de patência e proteção da via aérea e de perfusão cerebral. No paciente gravemente doente ou traumatizado, tais mecanismos de manutenção e proteção estão atenuados ou ausentes. Se o paciente em respiração espontânea não é capaz de manter a via aérea patente, uma via aérea patente pode ser artificialmente estabelecida com a inserção de cânula orofaríngea ou nasofaríngea. Embora tais dispositivos possam restaurar a patência da via aérea, eles não fornecem qualquer proteção contra a aspiração. Os pacientes que não conseguem manter sua própria via aérea patente também não conseguem protegê-la. Assim, como regra, qualquer paciente que necessite do estabelecimento de uma via aérea patente ou que tolere a presença de uma cânula orofaríngea também necessita de proteção da via aérea. A exceção ocorre quando um paciente tem uma causa imediatamente reversível para o comprometimento da via aérea (p. ex., *overdose* de opioides) e a reversão do insulto prontamente restaura a capacidade do paciente para manter a via aérea pérvia e funcionante. A necessidade de proteger a via aérea exige o estabelecimento de uma via aérea definitiva (i.e., tubo endotraqueal com balonete ou *cuff*), e dispositivos que simplesmente mantêm a via aérea pérvia, mas não a protegem (como a cânula orofaríngea ou nasofaríngea), são apenas medidas temporárias. Acreditava-se que o reflexo do vômito era um método confiável para a avaliação dos reflexos de proteção da via aérea. Na verdade, esse conceito nunca foi submetido a uma análise científica adequada, e a ausência do reflexo do vômito não é sensível nem específica como indicador de perda dos reflexos de proteção da via aérea. Também não foi demonstrado que a presença desse reflexo assegure a presença de proteção da via aérea. Além disso, testar o reflexo do vômito em um paciente torporoso em posição supina pode resultar em vômito e aspiração. Portanto, o teste do reflexo de vômito não tem valor clínico, pode ser perigoso e não deve ser usado para avaliar a necessidade de intubação.

A deglutição espontânea ou voluntária é uma melhor avaliação da capacidade do paciente de proteger a via aérea. A deglutição é um reflexo complexo que exige que o paciente sinta a presença de material na orofaringe posterior e, então, execute uma série de ações musculares complexas e coordenadas para levar as secreções para baixo, passando por uma via aérea protegida, em direção ao esôfago. O acúmulo de secreções na orofaringe posterior do paciente indica uma potencial falha desses mecanismos protetores e, assim, uma falha na proteção da via aérea. Um erro clínico comum é concluir que a presença de respiração espontânea comprova a preservação dos mecanismos protetores da via aérea. Embora a ventilação espontânea possa ser adequada, o paciente pode estar suficientemente torporoso para estar em risco de aspiração.

Há incapacidade de ventilar ou oxigenar?

Dito de forma simples, a "troca gasosa" é necessária para a função dos órgãos vitais. Sempre que possível, mesmo breves períodos de hipoxia devem ser evitados. Se o paciente é incapaz de manter uma ventilação adequada, ou se não consegue atingir uma oxigenação ideal apesar da oferta de oxigênio suplementar, então está indicada a intubação. Em tais casos, a intubação é realizada para facilitar a ventilação e a oxigenação, em vez de estabelecer ou proteger a via aérea. Um exemplo é um paciente em estado de mal asmático, no qual o broncospasmo e a fadiga causam insuficiência respiratória e hipoxemia, provocando a possibilidade de evolução para parada cardíaca e morte. Está indicada a intervenção na via aérea quando se determina que o paciente não responderá de forma adequada ao tratamento para que ocorra a reversão dessa cascata de eventos. Da mesma maneira, embora o paciente com síndrome do desconforto respiratório agudo grave possa manter e proteger a via aérea, ele pode apresentar uma incapacidade progressiva de oxigenação e posterior fadiga que só podem ser manejadas com intubação endotraqueal e ventilação com pressão positiva. A menos que a insuficiência ventilatória ou de oxigenação resultem de causa rapidamente reversível, como a *overdose* de opioides, ou de uma condição que sabidamente é manejada com sucesso por meio de ventilação não invasiva (p. ex., ventilação com pressão positiva em dois níveis [BiPAP] para edema pulmonar agudo), há necessidade de intubação. Mesmo assim, o médico deve estar vigilante, reavaliando constantemente a condição do paciente e, se não houver logo uma trajetória rápida e clara de melhora, a intubação está indicada.

Qual é o curso clínico esperado?
A maioria dos pacientes que precisa de intubação na emergência tem uma ou mais das indicações já discutidas: incapacidade de manter a patência da via aérea, de protegê-la, de oxigenar ou de ventilar. Porém, há um grupo grande e importante para o qual a intubação está indicada mesmo que inicialmente não haja alguma dessas incapacidades fundamentais no momento da avaliação. Nesse grupo estão os pacientes para os quais a intubação é provável ou inevitável porque se prevê deterioração em suas condições clínicas, tanto por alterações dinâmicas e progressivas relacionadas à fisiopatologia apresentada, como por esforço respiratório excessivo e irreversível diante de lesão ou doença catastrófica. Por exemplo, considere o paciente que se apresenta com um ferimento por arma branca na Zona II da região cervical anterior com um hematoma visível. No momento da apresentação, o paciente pode estar mantendo e protegendo a via aérea de maneira adequada e pode estar ventilando e oxigenando bem. O hematoma, porém, fornece evidência clara de lesão vascular significativa. O sangramento contínuo pode ser clinicamente imperceptível, pois o sangue em geral se dirige para baixo, entre os planos teciduais do pescoço, em vez de visivelmente demonstrar expansão externa do hematoma. Além disso, a distorção anatômica causada pelo crescimento interno do hematoma pode impedir várias técnicas de manejo da via aérea que seriam bem-sucedidas, se realizadas mais precocemente. O paciente progride inexoravelmente de um estado de acordado e alerta com uma via aérea patente para um estado no qual a via aérea se torna obstruída, em geral de forma abrupta, e a anatomia torna-se tão distorcida que o manejo fica difícil ou impossível.

Da mesma forma, um paciente politraumatizado agitado que apresenta uma fratura aberta do fêmur, pelve instável e hipotensão pode precisar de intubação, mesmo que não haja ameaça imediata à sua via aérea. A intubação é indicada como parte do manejo da constelação de lesões de maneira segura. O motivo fica claro quando se analisa o curso clínico previsto para o paciente. A hipotensão exige reanimação hemodinâmica e avaliação da origem do sangramento, incluindo provavelmente tomografia computadorizada (TC) abdominal e pélvica. As fraturas pélvicas instáveis com hipotensão exigem imobilização e possível embolização dos vasos sangrantes. As fraturas abertas de ossos longos requerem analgesia vigorosa, e a intervenção cirúrgica é inevitável. Na suspeita de lesão torácica, podem ser necessários drenos de tórax para tratar hemopneumotórax ou como preparação para ventilação com pressão positiva durante a cirurgia. A agitação do paciente atrapalha os esforços para manter a imobilização da coluna e exige contenção farmacológica e avaliação com TC de crânio. Ao longo de tudo isso, o estado de choque do paciente causa perfusão tecidual inadequada e aumento do déficit metabólico. Esse déficit afeta de maneira significativa os músculos respiratórios e costuma resultar em fadiga e insuficiência respiratória progressiva. Com o destino final do paciente sendo certamente o centro cirúrgico ou a unidade de terapia intensiva (UTI), e com a necessidade de avaliações diagnósticas e procedimentos complexos e potencialmente dolorosos, que podem exigir longos períodos de tempo fora da sala de emergência, é aconselhada a intubação precoce. Além disso, a intubação melhora a oxigenação tecidual durante o choque e ajuda a reduzir a carga imposta pelo déficit metabólico crescente.

Algumas vezes, a evolução clínica esperada pode indicar intubação porque o paciente será exposto a um período de maior risco por conta de transporte, procedimento médico ou exames de imagem. Por exemplo, o paciente com lesões múltiplas que parece relativamente estável pode ser manejado de maneira apropriada sem intubação enquanto estiver no departamento de emergência. Porém, se o mesmo paciente necessita realizar TCs, angiografia ou qualquer outro procedimento diagnóstico prolongado, pode ser mais adequado intubá-lo antes de permitir que ele deixe a emergência, de modo que não ocorra uma intercorrência de via aérea no setor de radiologia, onde o reconhecimento pode demorar e a resposta não ser ideal. Da mesma forma, se o mesmo paciente estiver aguardando sua transferência para outro hospital, o manejo da via aérea pode estar indicado com base no risco aumentado durante a transferência.

Nem todo paciente traumatizado e nem todo paciente com distúrbio clínico grave necessita de intubação. Porém, em geral, é melhor pecar pelo excesso, realizando um procedimento que poderia, em retrospecto, não ser necessário, do que postergar uma intubação e expor o paciente a um risco de deterioração grave por aspiração ou hipoxia.

ABORDAGEM AO PACIENTE

Ao avaliar um paciente quanto ao manejo da via aérea na emergência, o primeiro item deve ser a patência e proteção da via aérea. Em muitos casos, essa proteção é confirmada a partir do diálogo. Pergunte, por exemplo, "Qual é seu nome?" ou "Você sabe onde está?". As respostas fornecerão informações sobre a via aérea e o estado neurológico do paciente. Uma voz normal (em vez de uma voz abafada ou distorcida), a capacidade de inalar e exalar da maneira modulada necessária para a fala e a capacidade de compreender a pergunta e seguir instruções são evidências fortes de função adequada da via aérea superior. Embora essa avaliação não deva ser tomada como prova de que a via aérea está definitivamente segura, ela é bastante sugestiva de que a via aérea está pérvia e protegida *naquele momento*. Mais importante ainda, a incapacidade do paciente de falar adequadamente, a incapacidade de sentir e deglutir as secreções, ou a presença de estridor, dispneia ou alteração do estado mental impedindo respostas às perguntas exigem uma avaliação detalhada da capacidade de proteção e da patência da via aérea (**Quadro 1.1**). Após avaliar a resposta verbal às perguntas, realize um exame mais detalhado da boca e da orofaringe. Procure por sangramentos, edema da língua ou da úvula, anormalidades da orofaringe (p. ex., abscesso peritonsilar) ou qualquer outra anormalidade que possa interferir na livre passagem de ar através da boca e da orofaringe. Examine a mandíbula e a porção central da face quanto à sua integridade estrutural. Um exame da porção anterior do pescoço exige a inspeção visual de deformidades, assimetrias ou anormalidades e a palpação da porção anterior do pescoço, incluindo a laringe e a traqueia. Durante a palpação, avalie com cuidado a presença de enfisema subcutâneo. Ele é identificado por uma sensação de crepitação na compressão dos tecidos subcutâneos do pescoço, como se uma folha de papel amassada estivesse logo abaixo da pele. A presença de enfisema subcutâneo indica a ruptura de um conduto de passagem de ar, em geral a própria via aérea, especialmente no caso de trauma fechado ou penetrante do tórax ou do pescoço. O enfisema subcutâneo no pescoço também pode ser causado por lesão pulmonar, ruptura esofágica ou, raras vezes, infecções formadoras de gás. Embora essas duas últimas condições clínicas não ameacem de imediato a via aérea, os pacientes podem piorar muito rápido, necessitando de manejo subsequente da via aérea. Em casos de trauma cervical anterior fechado, avalie a laringe quanto à presença de dor aos movimentos. Movimente lateralmente a laringe, avaliando a presença de "crepitação laríngea", o que indica o contato normal da via aérea com o esôfago proximal cheio de ar. A ausência de crepitação pode ser causada por edema entre a laringe e o esôfago proximal.

Após a inspeção e palpação da via aérea superior, observe o padrão respiratório do paciente. A presença de estridor inspiratório, mesmo leve, indica obstrução significativa da via aérea superior. A obstrução da via aérea inferior, que ocorre além do nível da glote, costuma produzir estridor expiratório. O volume e tom do estridor estão relacionados com a velocidade e turbulência do fluxo ventilatório. Mais comumente, o estridor é audível sem estetoscópio. A ausculta do pescoço com um estetoscópio pode revelar estridor subclínico, que pode indicar comprometimento potencial da via aérea. O estridor é um sinal tardio, sobretudo em adultos, os quais têm via aérea de diâmetro grande, podendo haver comprometimento significativo da via aérea antes de haver evidências do estridor. Ao avaliar o padrão respiratório, verifique o tórax durante vários ciclos respiratórios, observando a simetria normal e o movimento concordante do tórax. Em casos de lesão significativa, pode-se observar um movimento paradoxal de um segmento móvel do tórax. Se uma lesão da medula espinal comprometeu a função da musculatura intercostal, a respiração diafragmática pode estar presente. Nessa forma de respiração, há pouco movimento da parede torácica e a inspiração é evidenciada pelo aumento no volume abdominal causado pela descida do diafragma. Ausculte o tórax para avaliar a eficiência das trocas gasosas. Sons respiratórios reduzidos podem indicar pneumotórax, hemotórax, derrame pleural, enfisema ou outra doença pulmonar.

A avaliação da ventilação e da oxigenação é clínica. As gasometrias arteriais fornecem pouca informação adicional sobre a necessidade de intubação e podem não ser confiáveis. O nível de consciência do paciente, o grau de fadiga e a gravidade do trauma ou condições clínicas concomitantes são mais importantes do que determinações isoladas ou mesmo seriadas das pressões arteriais de oxigênio ou dióxido de carbono (CO_2).

Quadro 1.1 Quatro sinais importantes de obstrução da via aérea superior

- Voz abafada, rouca ou de "batata quente" (como se o paciente estivesse falando com a boca cheia de alimento quente)
- Incapacidade de deglutir as secreções devido a dor ou obstrução
- Estridor
- Dispneia

Os primeiros dois sinais não necessariamente indicam obstrução total iminente da via aérea; o estridor, se for novo ou progressivo, em geral indica, e a dispneia é um sintoma importante.

A saturação de oxigênio é monitorada continuamente por oximetria de pulso, e as gasometrias arteriais raras vezes estão indicadas para o propósito de determinar as pressões arteriais de oxigênio. Em certas circunstâncias, o monitoramento da saturação de oxigênio não é confiável devido à má perfusão periférica, e as gasometrias arteriais podem então ser necessárias para avaliar a oxigenação ou para fornecer uma correlação com as medidas da oximetria de pulso. A capnografia por formato de onda pode ser usada para a avaliação das mudanças na capacidade de ventilação adequada do paciente, e a medida da pressão arterial de CO_2 contribui com poucas informações úteis, embora geralmente apenas uma única medida de gasometria seja usada para fornecer uma correlação basal com as leituras da capnografia. Uma gasometria venosa ou arterial pode fornecer uma boa ideia geral do estado ácido-básico do paciente e de sua ventilação pontualmente, mas a avaliação global da ventilação continua sendo uma tarefa clínica, necessitando da avaliação do estado geral do paciente e da evolução do paciente. Em pacientes com doença pulmonar obstrutiva, como asma ou doença pulmonar obstrutiva crônica (DPOC), a intubação pode ser necessária com pressões de CO_2 relativamente baixas devido à fadiga do paciente. Outras vezes, pressões de CO_2 muito elevadas podem ser manejadas com sucesso por meio de ventilação não invasiva com pressão positiva em vez de intubação se o paciente estiver demonstrando sinais clínicos de melhora.

Por fim, após a avaliação da via aérea superior e da condição ventilatória do paciente, incluindo oximetria de pulso, capnografia (quando usada) e nível de consciência, considere a evolução clínica ou o desfecho esperado. Se a condição clínica torna a intubação inevitável e uma série de intervenções são necessárias, a intubação precoce é preferível. Da mesma forma, se a condição clínica do paciente tem risco de piorar com o tempo, especialmente se houver chance de comprometer a própria via aérea, o manejo precoce está indicado. A mesma consideração se aplica a pacientes que necessitam de transferência aérea ou terrestre entre serviços, ou que serão submetidos a um procedimento prolongado em uma área com pouca capacidade de reanimação. A intubação prévia ao transporte é preferível em relação a uma intubação difícil e sem monitoramento em um ambiente austero após a piora da condição clínica. Em todas as circunstâncias, a decisão de intubar deve ser priorizada. Em caso de dúvidas sobre a real necessidade de intubação, intube, mesmo que isso consista em um erro. É preferível realizar o procedimento e assegurar a integridade da via aérea a deixar o paciente sem uma via aérea segura e causar uma intercorrência prevenível.

EVIDÊNCIAS

Há indicadores confiáveis da necessidade de intubar?

A determinação do médico em relação à necessidade de intubação se baseia no cenário clínico, na fisiopatologia, na avaliação da via aérea à beira do leito e na probabilidade de deterioração. Alguns dados mensuráveis e características do paciente podem ser úteis, enquanto outros são, em grande parte, folclore. Em primeiro lugar, o reflexo do vômito continua a ser ensinado em alguns locais como determinante importante na avaliação da capacidade de proteção da via aérea ou da necessidade de intubação, ainda que a literatura não sustente essa afirmação. A Escala de Coma de Glasgow do paciente é um melhor preditor da proteção das vias aéreas e do risco de aspiração em casos de *overdose*.[1] O estridor inspiratório, quando observado em adultos, é particularmente ominoso e costuma exigir intubação. Embora não haja ponto de corte absoluto para saturação de oxigênio ou CO_2 que indique a intubação, uma saturação que não pode ser sustentada acima de 80%, uma frequência respiratória > 30 ou um CO_2 > 100 têm fortes associações com intubação. Além disso, várias condições podem muitas vezes ser conduzidas sem o manejo definitivo da via aérea mesmo quando o paciente parece, inicialmente, estar em insuficiência respiratória grave. DPOC e edema pulmonar agudo são causas incomuns de intubação no departamento de emergência e em geral podem ser manejados com tratamento clínico e ventilação com pressão positiva não invasiva.[2]

Existem preditores confiáveis da necessidade de intubação em pacientes com Covid-19 conhecida ou suspeita?

Pacientes com Covid-19 podem ser tratados com uma variedade de estratégias de suporte, desde oxigênio suplementar à pressão ambiente até oxigênio por cânula nasal de alto fluxo (CNAF) e intubação traqueal, dependendo da gravidade da insuficiência respiratória hipoxêmica. Para pacientes tratados com CNAF, o índice ROX ("ROX index") prediz de forma confiável a probabilidade de intubação. O índice ROX é a razão entre Spo_2/Fio_2 e a frequência respiratória. Um índice ROX > 4,88 indica um baixo risco de intubação, enquanto um índice < 3,85 indica uma alta taxa de falha e posterior necessidade de intubação.[3,4]

AGRADECIMENTO

Agradecemos as contribuições feitas a este capítulo por Ron M. Walls, autor da edição anterior.

REFERÊNCIAS

1. Elzadi-Mood N, Saghaei M, Alfred S, et al. Comparative evaluation of Glasgow Coma Score and gag reflex in predicting aspiration pneumonitis in acute poisoning. *J Crit Care*. 2009;24:470.e9-470.e15.
2. Brown CA III, Bair AE, Pallin DJ, et al. Techniques, success, and adverse events of emergency department adult intubations. *Ann Emerg Med*. 2015;65(4):363-370.e1.
3. Suliman LA, Abdelgawad TT, Farrag NS, Abdelwahab HW. Validity of ROX index in prediction of risk of intubation in patients with COVID-19 pneumonia. *Adv Respir Med*. 2021;89(1):1-7.
4. Roca O, Messika J, Caralt B, et al. Predicting success of high-flow nasal cannula in pneumonia patients with hypoxemic respiratory failure: the utility of the ROX index. *J Crit Care*. 2016;35:200-205.

CAPÍTULO 2

Identificação da via aérea anatomicamente difícil

Calvin A. Brown III

INTRODUÇÃO

Uma via aérea anatomicamente difícil é aquela em que atributos anatômicos identificáveis predizem dificuldade técnica para garantir a via aérea. Pode-se pensar sobre a dificuldade da via aérea em duas categorias: uma via aérea anatomicamente difícil e uma via aérea fisiologicamente difícil. A primeira apresenta barreiras anatômicas para o manejo bem-sucedido da via aérea, enquanto a última necessita que o operador otimize a fisiologia global do paciente no contexto de saturação de oxigênio criticamente baixa, instabilidade hemodinâmica ou acidose metabólica grave (discutida no Cap. 3). Este capítulo concentra-se nas questões anatômicas relacionadas ao manejo das vias aéreas.

Uma via aérea anatomicamente difícil existe em um espectro e é aquela na qual uma avaliação pré-intubação identifica atributos físicos que podem tornar mais difíceis a laringoscopia, a intubação, a ventilação com bolsa-válvula-máscara (VBVM), o uso de um dispositivo extraglótico (DEG, p. ex., a máscara laríngea [ML] ou o tubo laríngeo King [King-LT]) ou o manejo cirúrgico da via aérea se comparado com um paciente comum sem esses atributos. Alguns pacientes podem ter uma única razão anatômica para a dificuldade nas vias aéreas, enquanto outros podem ter várias características de uma via aérea difícil. A identificação de uma via aérea anatomicamente difícil é um dos componentes principais da abordagem para o manejo em qualquer paciente, sendo um ponto de ramificação importante no algoritmo universal para a abordagem da via aérea na emergência (ver Cap. 5). A principal razão para isso é que, dependendo do grau de dificuldade previsto, a indução da anestesia e o uso de bloqueadores neuromusculares seriam evitados em face de severa limitação anatômica (i.e., doença orofaríngea obstrutiva), a menos que se tenha certo grau de confiança de que a troca gasosa pode ser mantida se a laringoscopia e a intubação falharem, ou existisse um cenário do tipo "forçado a agir" (ver Cap. 5). Assim, se for identificada uma via aérea anatomicamente difícil, usa-se o algoritmo para a via aérea difícil.

Via aérea difícil devido a problemas anatômicos é uma situação comum na prática da medicina de emergência. A laringoscopia direta (LD) difícil, definida como visualização laringoscópica de grau III ou IV, ocorre em cerca de 10% das intubações na emergência em adultos. A incidência é dramaticamente menor quando se usa a videolaringoscopia (ver Cap. 16). O reconhecimento antecipado da via aérea anatomicamente difícil e a execução de um plano apropriado e cuidadoso, guiado pelo algoritmo da via aérea difícil, minimizarão a probabilidade de falha no manejo.

VIA AÉREA DIFÍCIL

De acordo com o algoritmo universal para o manejo da via aérea de emergência, a sequência rápida de intubação (SRI) é o método de escolha para qualquer via aérea quando não se antecipa dificuldade significativa para o caso. Isso exige um método confiável e reproduzível para identificação da via aérea difícil. A avaliação deve ser rápida, fácil de lembrar e completa.

Na prática clínica, a via aérea anatomicamente difícil tem quatro dimensões:

1. Laringoscopia e intubação difíceis
2. Dificuldade na VBVM
3. Dificuldade com DEG
4. Dificuldade na cricotireotomia

Uma avaliação distinta é necessária para a LD difícil, para a VBVM difícil, para a dificuldade de ventilação com DEG e para o manejo cirúrgico difícil da via aérea, e cada avaliação deve ser aplicada, sempre que o tempo permitir, a cada paciente antes de dar início ao manejo da via aérea (**Fig. 2.1**).

Dificuldade na laringoscopia: LEMON

O conceito de laringoscopia e intubação difíceis está muito ligado a uma má visualização da glote; quanto menos adequada for a visualização da glote, mais difícil será a intubação. Esse conceito, desenvolvido durante uma era em que quase todas as intubações eram feitas por LD, ainda é relevante mesmo na era da videolaringoscopia (VL). Quase todas as pesquisas que relacionam características específicas do paciente com dificuldade ou impossibilidade de intubação se baseiam em estudos sobre a LD. A VL é muito menos afetada do que a LD pela presença ou pelo número de atributos de uma via aérea difícil; no entanto, anormalidades extremas de alguns elementos do LEMON afetarão tanto a LD quanto a VL. A abertura da boca severamente reduzida, por exemplo, impossibilita a inserção de qualquer lâmina do laringoscópio. Assim, embora achados anormais no LEMON tenham impacto maior na LD, recomendamos a realização de uma avaliação da dificuldade da laringoscopia usando o mnemônico LEMON em todos os pacientes em que se planeja a intubação, incluindo o planejamento da VL. Quando pode ser inserido, é raro que o videolaringoscópio, sobretudo aquele com lâmina hiperangulada, produza uma visão glótica de grau III (ou pior) de Cormack-Lehane. A VL consegue isso independentemente da necessidade de alinhamento dos vários eixos da via aérea, como deve ocorrer durante a LD (ver Caps. 15 e 16). Assim, é muito difícil, ou impossível, criar diretrizes clínicas baseadas em evidências para a previsão da VL difícil. Um mnemônico para VL difícil, CRANE (ver seção "Evidências"), foi desenvolvido com base em evidências limitadas da literatura da anestesia, mas sua utilidade no manejo da via aérea na emergência não é clara. Se a intubação orotraqueal for planejada e a via aérea não estiver extremamente suja ou obliterada por uma grande doença obstrutiva das vias aéreas, a VL oferece a melhor oportunidade para o sucesso da intubação, apesar da presença de outras anormalidades do "CRANE". Os profissionais devem continuar com o uso da VL, a menos que estejam presentes características do paciente que tornem a VL e a LD virtualmente impossíveis. Nesse caso, outra abordagem pode ser necessária (ou seja, VL flexível nasotraqueal em caso de angioedema avançado da língua).

Cormack-Lehane (C-L) introduziram o sistema de classificação mais utilizado para o grau de visualização da laringe durante a LD. Segundo esse método, a visão completa é classificada como grau 1 e a pior

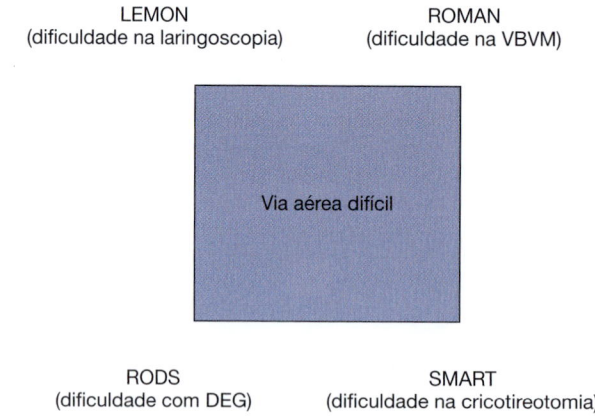

Figura 2.1 **Quadro da via aérea difícil.** Note que os *quatro cantos* representam as quatro dimensões de dificuldade.

visão possível como grau 4 (**Fig. 2.2**). As visualizações de grau 3 (apenas a epiglote visível) e 4 (nenhuma estrutura glótica visível) de C-L estão altamente relacionadas com intubação difícil ou falha. O grau 1 de C-L (visualização de quase toda a fenda glótica) e o grau 2 (visualização da porção posterior das pregas vocais ou das aritenoides) não costumam estar associados com dificuldades de intubação. O sistema de graduação de C-L não diferencia com precisão o grau de visualização da abertura laríngea durante a laringoscopia: uma visualização de grau 2 pode revelar alguma parte das pregas vocais ou até mesmo nada se forem visíveis apenas as aritenoides. Isso levou alguns autores à adoção de um sistema 2a/2b, em que o 2a mostra alguma porção das pregas vocais e o 2b mostra apenas as aritenoides. As vias aéreas de grau 2a têm desempenho comparável àquele definido como de grau 1, enquanto as vias aéreas de grau 2b se comportam mais como as vias aéreas de grau 3. Quando se usa a LD, o grau 2b responde por apenas cerca de 20% das visualizações de grau 2. Porém, quando ocorre uma visualização grau 2b, dois terços dos pacientes são difíceis de intubar, enquanto apenas cerca de 4% dos pacientes com visualizações grau 2a são caracterizados como intubações difíceis. Uma visualização grau 1 revela praticamente toda a glote e está associada com sucesso quase total na intubação.

Apesar da grande quantidade de estudos clínicos, nenhuma evidência até o momento identificou um conjunto infalível de atributos do paciente que, quando ausente, sempre prediz uma intubação bem-sucedida e, quando presente, prediz certa falha na intubação. Na ausência de um sistema comprovado e validado, que possa predizer a dificuldade na intubação com 100% de sensibilidade e especificidade, é importante desenvolver uma abordagem que possibilite ao médico identificar, de maneira simples e rápida, aqueles pacientes que *podem* ser difíceis de intubar, de modo que um planejamento apropriado possa ser feito usando o algoritmo da via aérea difícil. Em outras palavras, ao responder às questões "A via aérea deste paciente necessita do uso do algoritmo para a via aérea difícil ou é apropriado e seguro realizar diretamente a SRI?", valorizamos a sensibilidade (i.e., identificação de todos aqueles que podem ser difíceis) mais do que a especificidade (i.e., sempre estar correto ao identificar um paciente como difícil).

O mnemônico LEMON é um guia útil para identificar com rapidez e confiança quais os riscos anatômicos de dificuldade, da maneira mais rápida e confiável possível, para atender às demandas de uma situação de emergência. Os elementos do mnemônico são montados a partir de uma análise de instrumentos de previsão de via aérea difícil na literatura de anestesiologia, medicina de emergência e cuidados intensivos. O mnemônico que desenvolvemos para o The Difficult Airway Course e para a primeira edição deste livro foi externamente validado em pacientes no departamento de emergência. O LEMON modificado (todos os aspectos do LEMON menos a escala de Mallampati e a distância tireomentoniana) foi submetido à validação externa adicional e considerado como de valor preditivo negativo muito alto para a laringoscopia convencional e a

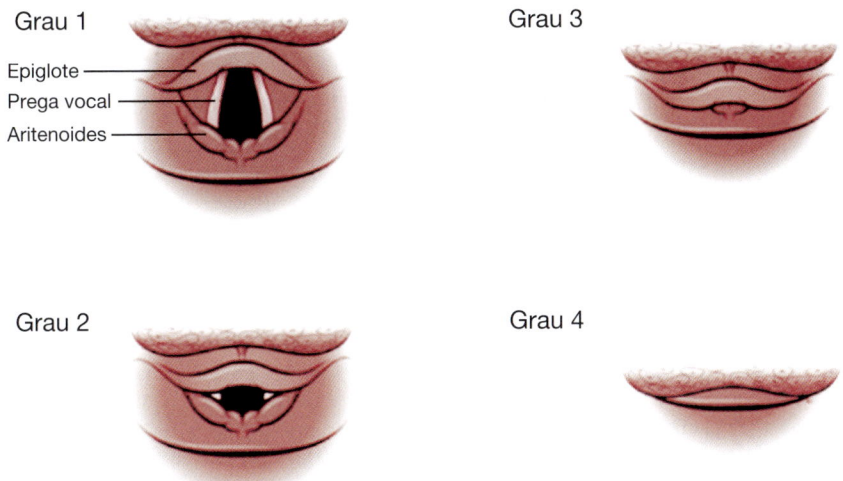

Figura 2.2 Sistema de classificação da visualização laríngea de Cormack-Lehane.

VL. O LEMON foi adotado como ferramenta recomendada de avaliação da via aérea no Suporte Avançado de Vida no Trauma (ATLS). Quando uma avaliação completa ou quase completa do LEMON não é possível devido à acuidade ou obnubilação do paciente, uma única distância tireomentoniana (DTM) pode ser medida e, se for < 5 cm, identifica pacientes com laringoscopia desafiadora com sensibilidade e especificidade decentes (ver seção "Evidências").

O mnemônico é aplicado conforme indicado a seguir:

L – Olhe (*Look*) externamente: Embora a percepção de intubação difícil não seja particularmente sensível (muitas vias aéreas difíceis não são prontamente aparentes externamente), ela é muito específica, significando que, se a via aérea parece difícil, ela provavelmente é difícil. A maior parte dos vários achados físicos associados com dificuldade na laringoscopia e intubação (p. ex., mandíbula pequena, língua grande, dentes grandes, pescoço curto) é considerada pelos demais elementos do LEMON e, dessa forma, não precisa ser especificamente recordada ou vista, o que pode ser um desafio difícil para a memória em uma situação crítica. O "olhar externamente" especificado aqui é para "sentir" que a via aérea será difícil. Essa sensação pode ser estimulada por um achado específico, como a evidência externa de sangramento e ruptura de continuidade da porção inferior da face, que podem tornar difícil a intubação, ou pode dar uma impressão geral vaga do paciente, como o paciente obeso e agitado com pescoço curto e boca pequena, cuja via aérea parece desafiadora mesmo antes de qualquer avaliação formal ser realizada (o restante dos atributos LEMON). Essa percepção do paciente é influenciada por seus atributos, pela situação clínica e pela experiência e especialidade do médico, além de ser provavelmente tão válida para a VL como para a LD.

E – Avalie (*Evaluate*) com a regra 3-3-2: Este passo é uma combinação das conhecidas considerações geométricas que relacionam a abertura da boca e o tamanho da mandíbula com a posição da laringe no pescoço em termos da probabilidade de sucesso na visualização da glote pela LD. Esse conceito foi originalmente identificado como DTM, mas tornou-se mais sofisticado ao longo do tempo. A DTM é a hipotenusa de um triângulo retângulo, as duas extensões sendo a dimensão anteroposterior do espaço mandibular e o intervalo entre a junção queixo-pescoço (grosseiramente, a posição do osso hioide indicando o limite posterior da língua) e o topo da laringe, indicado pela saliência tireóidea. A avaliação 3-3-2 é derivada de estudos das exigências geométricas para a LD bem-sucedida, isto é, a capacidade do operador para criar uma linha direta de visão da parte externa da boca até a glote. É improvável que isso tenha valor para a previsão de VL com lâmina hiperangulada difícil, para a qual não há necessidade de uma linha de visão direta. As premissas da avaliação 3-3-2 são as seguintes:

- A abertura da boca deve ser suficientemente adequada para permitir a visualização além da língua quando a lâmina do laringoscópio e o tubo endotraqueal estiverem dentro da cavidade oral.
- A mandíbula deve ter tamanho (área) suficiente para permitir que a língua seja deslocada por completo para dentro do espaço submandibular durante a LD.
- A glote deve estar localizada caudalmente a uma distância suficiente da base da língua para que possa ser criada uma linha direta de visão a partir do lado de fora da boca até as pregas vocais, à medida que a língua é deslocada inferiormente para dentro do espaço submandibular.

Dessa forma, o primeiro "3" avalia a abertura da boca. Um paciente normal consegue abrir a boca suficientemente para acomodar três de seus dedos entre os incisivos superiores e inferiores (**Fig. 2.3A**). Na verdade, essa é uma medida aproximada, pois seria incomum pedir que um paciente enfermo ou com lesão grave coloque os dedos na boca. Se o paciente puder colaborar, peça que ele abra a boca o máximo possível. Isso lhe dará uma boa impressão do quanto o paciente consegue abrir a boca de maneira completa, parcial ou nula. O segundo "3" avalia o comprimento do espaço mandibular ao analisar a capacidade do paciente para acomodar três de seus dedos entre a ponta do mento e a junção queixo-pescoço (osso hioide) (**Fig. 2.3B**). O "2" avalia a posição da glote em relação à base da língua. O espaço entre a junção queixo-pescoço (osso hioide) e a saliência tireóidea deve acomodar dois dedos do paciente (**Fig. 2.3C**). Assim, na regra 3-3-2, o primeiro 3 avalia a eficiência do acesso oral, e o segundo 3 avalia as dimensões do espaço mandibular para acomodar a língua na LD. A capacidade de acomodar de forma significativa menos do que três dedos está associada a graus maiores de dificuldade na visualização da laringe na laringoscopia: a primeira porque o comprimento do eixo oral está aumentado, e a última porque o espaço mandibular pode ser pequeno demais para acomodar a língua, exigindo que ela permaneça na cavidade oral, ou seja, movida posteriormente,

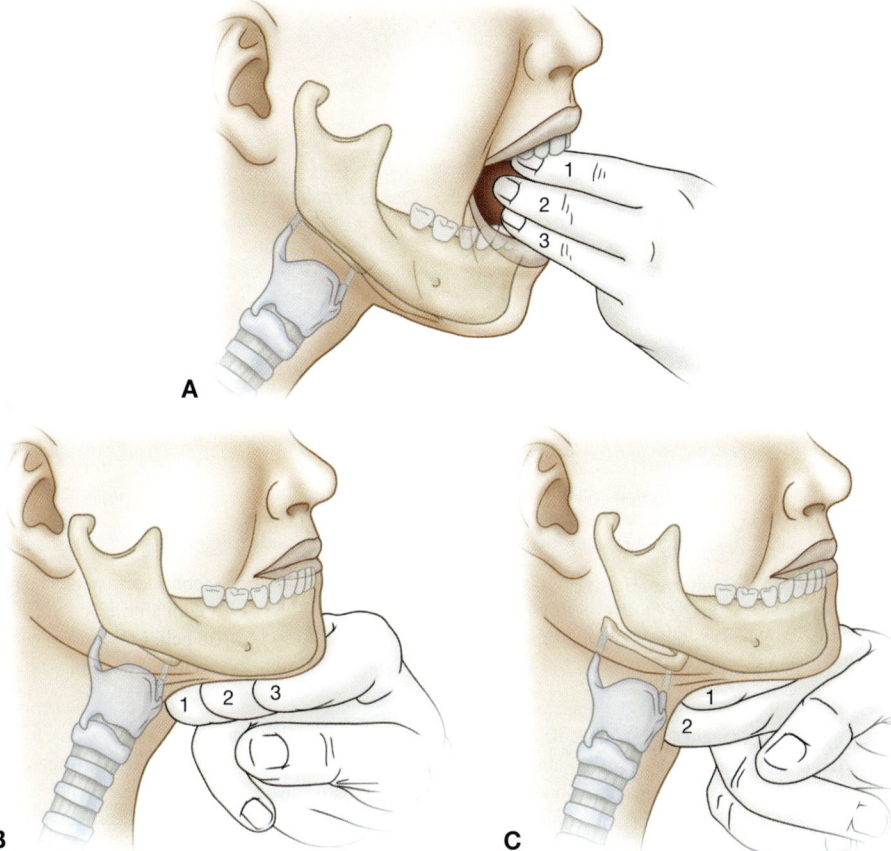

Figura 2.3 **A:** O primeiro "3" da regra 3-3-2. **B:** O segundo "3" da regra 3-3-2. **C:** O "2" da regra 3-3-2.

obstruindo a visualização da glote. A invasão do espaço submandibular por condições infiltrativas (p. ex., angina de Ludwig) é identificada durante essa avaliação. O "2" final identifica a localização da laringe em relação à base da língua. Se essa distância for significativamente maior que dois dedos do paciente, significa que a laringe está muito distante da base da língua, podendo dificultar o alcance ou a visualização da glote na LD, sobretudo se for inicialmente usada uma lâmina de tamanho menor. Menos do que dois dedos pode significar que a laringe está comprimida sob a base da língua e sua exposição pode ser difícil. Esta condição é frequentemente chamada, de forma imprecisa, de "laringe anterior".

M – Escala de Mallampati: Mallampati determinou que o grau em que as estruturas posteriores da orofaringe são visíveis quando a boca é completamente aberta e a língua é colocada para fora reflete as relações entre abertura da boca, tamanho da língua e tamanho da cavidade oral, e que essas relações estão associadas com dificuldade na intubação. A avaliação clássica de Mallampati exige que o paciente sente, abra a boca o máximo que puder e faça a maior protrusão possível da língua sem realizar fonação. A **Figura 2.4** mostra como a escala é construída. Os pacientes das classes I e II têm baixas taxas de falha na intubação; então, a importância com relação à decisão sobre usar bloqueio neuromuscular se concentra nas classes III e IV, particularmente a classe IV, em que as taxas de falha na intubação podem ser maiores do que 10%. A escala, por si mesma, não é sensível nem específica, e tampouco visa ser usada como avaliação isolada; porém, quando usada em conjunto com outras avaliações para via aérea difícil, ela fornece informações importantes sobre o acesso à glote pela cavidade oral. Em uma situação de emergência, em

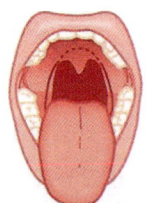

Classe I: palato mole, úvula, fauces e pilares visíveis
Nenhuma dificuldade

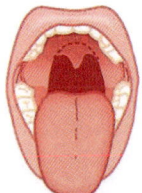

Classe II: palato mole, úvula e fauces visíveis
Nenhuma dificuldade

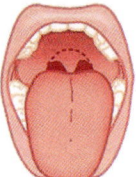

Classe III: palato mole e base da úvula visíveis
Dificuldade moderada

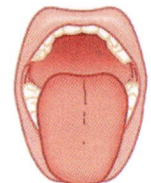

Classe IV: apenas o palato duro é visível
Grande dificuldade

Figura 2.4 **Escala de Mallampati.** Na classe I, a orofaringe, os pilares amigdalianos e toda a úvula são visíveis. Na classe II, os pilares não são visíveis. Na classe III, apenas uma mínima porção da parede orofaríngea é visível. Na classe IV, a língua está pressionada contra o palato duro.

geral não é possível colocar o paciente sentado e obedecendo a comandos. Assim, costuma ser possível apenas uma medida aproximada da classe Mallampati, obtida pelo exame da boca do paciente torporoso em posição supina usando uma lâmina de laringoscópio iluminada ou um afastador de língua sobre a porção anterior da língua para obter uma avaliação do grau de abertura da boca (pelo menos no estado de pré-paralisia) e a relação entre o tamanho da língua e da cavidade oral. Embora essa abordagem na posição supina não tenha sido validada, não há razão para esperar que a avaliação seja significativamente menos confiável do que o método original, com o paciente sentado e realizando a manobra de forma ativa. O laringoscópio ou abaixador de língua não deve ser inserido muito profundamente, pois isso pode estimular o reflexo de vômito e trazer risco de vômito e aspiração para um paciente em posição supina e comprometido.

O – Obstrução/Obesidade: A obstrução da via aérea superior é um marcador para dificuldades na laringoscopia. Os quatro sinais principais para obstrução de via aérea superior são voz abafada (voz de "batata quente"), dificuldade para deglutir secreções (por dor ou obstrução), estridor e sensação de dispneia. Os dois primeiros sinais nem sempre indicam obstrução total iminente em adultos, mas uma obstrução crítica é muito mais iminente quando ocorre sensação de dispneia. O estridor é um sinal particularmente ominoso. A presença de estridor costuma ser considerada um indicador de que a via aérea foi reduzida para menos de 50% de seu calibre normal, ou para um diâmetro de 4,5 mm ou menos. O manejo de pacientes com obstrução da via aérea superior é discutido no Capítulo 37. Embora seja controverso se a obesidade por si só é um marcador independente para uma laringoscopia difícil ou se a obesidade simplesmente está associada a atributos para uma via aérea difícil, como escore elevado na escala de Mallampati ou falha da regra 3-3-2, os pacientes obesos com frequência têm visualizações glóticas ruins pela LD ou VL, e a obesidade deve ser considerada como indício de laringoscopia difícil.

N – Mobilidade cervical (*Neck*): A capacidade de posicionar a cabeça e o pescoço é um dos principais fatores para se obter a melhor visualização possível da laringe pela LD. A imobilização da coluna cervical por trauma, por si só, pode não gerar um grau de dificuldade que desencoraje o médico a realizar a SRI após a aplicação dos processos mentais do algoritmo da via aérea difícil. Porém, a imobilização da coluna cervical tornará a intubação mais complicada e aumentará os efeitos de outros marcadores identificados.

Além disso, a imobilidade intrínseca da coluna cervical, como em casos de espondilite anquilosante ou artrite reumatoide, pode tornar muito difícil ou impossível a intubação por LD, devendo ser considerada uma questão muito mais séria do que o onipresente colar cervical (que demanda a imobilização manual em linha). A VL exige muito menos (ou nenhuma) extensão da cabeça, dependendo do formato da lâmina, fornecendo uma visualização glótica superior àquela da LD quando há restrição da extensão da cabeça ou da flexão cervical, particularmente quando se usa o videolaringoscópio com lâmina hiperangulada. Outros dispositivos angulados, como o King Vision VL ou o Airtraq, discutidos em outra seção do livro, também podem exigir menor movimentação da coluna cervical em relação à LD, embora o tamanho e a clareza da imagem sejam bem inferiores àquela obtida com unidades de VL tradicional, como o GlideScope ou o C-MAC.

Dificuldade na VBVM: ROMAN

O Capítulo 12 destaca a importância da VBVM no manejo da via aérea, sobretudo como manobra de resgate quando a intubação orotraqueal falhou. A pessoa que faz o manejo da via aérea deve ter certeza de que a oxigenação com VBVM ou DEG seja factível antes da administração dos agentes de indução e do bloqueio neuromuscular, independentemente da previsão de sucesso com a laringoscopia e a intubação.

Os indicadores validados para uma VBVM difícil em vários estudos clínicos podem ser facilmente lembrados para o rápido uso em situações de emergência por meio do mnemônico ROMAN.

R – Radiação/Restrição: Evidências sugerem que o tratamento com irradiação no pescoço é um dos maiores preditores de dificuldade ou falha da VBVM. A restrição se refere àqueles pacientes cujos pulmões e tórax são resistentes à ventilação e necessitam de altas pressões de ventilação. Esses pacientes são primariamente aqueles com doenças reativas das vias aéreas e obstrução das vias aéreas de pequeno e médio calibre (asma, doença pulmonar obstrutiva crônica [DPOC]) e aqueles com edema pulmonar, síndrome do desconforto respiratório agudo (SDRA), pneumonia avançada ou qualquer outra condição que reduza a complacência pulmonar ou aumente a resistência à VBVM.

O – Obesidade/Obstrução/apneia Obstrutiva do sono: Chamamos de "triplo O", pois todos os três atributos são importantes e costumam estar ligados (p. ex., obesidade com apneia obstrutiva do sono [AOS]). Os pacientes obesos (índice de massa corporal [IMC] > 26 kg/m^2) em geral são difíceis de ventilar adequadamente com bolsa-válvula-máscara. As mulheres no terceiro trimestre de gestação são também difíceis de ventilar com o dispositivo de bolsa-válvula-máscara por causa de sua massa corporal aumentada e da resistência à excursão diafragmática causada pelo útero gravídico. Os pacientes obesos ou as gestantes também têm queda mais rápida na saturação, tornando ainda mais difícil a VBVM (ver Caps. 38 e 43). A dificuldade em ventilar o paciente obeso com bolsa-válvula-máscara não é causada somente pelo peso das paredes torácica e abdominal e pela resistência do conteúdo abdominal à excursão diafragmática. Os pacientes obesos também têm tecidos redundantes, criando resistência ao fluxo de ar na via aérea superior. Isso explica a recente associação entre AOS e dificuldade na VBVM. Da mesma forma, a obstrução causada por angiedema, angina de Ludwig, abscessos na via aérea superior, epiglotite e outras condições semelhantes dificultarão a VBVM. Em geral, é possível usar a VBVM como resgate em pacientes com lesões de tecidos moles (p. ex., angiedema, crupe, epiglotite) se ocorrer suspeita de obstrução, mas não com 100% de certeza. Da mesma forma, o laringospasmo pode geralmente ser superado com uma boa técnica de VBVM. Por outro lado, as lesões firmes e imóveis, como hematomas, neoplasias e corpos estranhos, são menos acessíveis para resgate com VBVM, a qual tem pouca chance de fornecer ventilação ou oxigenação adequadas se surgir uma obstrução total nesse contexto.

M – *Vedação da Máscara/Mallampati/sexo Masculino*: Barba cerrada, sangue ou debris na face ou ruptura da continuidade tecidual na porção inferior da face são os exemplos mais comuns de condições que podem dificultar a vedação adequada da máscara. Alguns especialistas recomendam a aplicação de uma camada de lubrificante à base de água sobre a barba para resolver esse problema, embora isso possa simplesmente agravar uma situação já ruim, visto que toda a face pode ficar escorregadia demais para manter a máscara no lugar. Sexo masculino e via aérea de classe 3 ou 4 de Mallampati também parecem ser preditores independentes de dificuldade com a VBVM.

A – Idade (*Age*): A idade acima de 55 anos está associada com um risco mais alto de VBVM difícil, talvez por causa de uma perda de tônus muscular e de tecidos na face. Essa idade não é um ponto de corte preciso, e pode ser feita uma avaliação sobre se o paciente tem tecido relativamente elástico (jovem) ou inelástico (idoso).

N – Nenhum dente: Pode ser difícil obter uma vedação adequada da máscara em pacientes edêntulos, pois a face pode não oferecer apoio adequado à máscara. Uma opção é deixar a dentadura no lugar (se disponível) para a VBVM, removendo-a para a intubação. De modo alternativo, podem-se inserir gazes nas áreas das bochechas, através da boca, para aumentar seu volume e melhorar a vedação. Outra técnica para limitar vazamentos pela máscara envolve dobrar o lábio inferior para baixo em direção ao queixo, usando a superfície da mucosa inferior como ponto de contato para a porção inferior da máscara (ver Cap. 12).

Dificuldade com DEG: RODS

Em situações de emergência, os DEGs para a via aérea são excelentes dispositivos de primeira linha para ventilação e oxigenação, no lugar da tradicional VBVM; como alternativa à intubação traqueal em algumas circunstâncias (especialmente fora do hospital); e como dispositivos de resgate valiosos. Estudos identificaram fatores que predizem a dificuldade na colocação do DEG e no fornecimento de trocas gasosas adequadas. Isso pode ser avaliado com o uso do mnemônico RODS.

R – Restrição: A restrição referida aqui é semelhante à do mnemônico ROMAN, isto é, "restrição" da complacência pulmonar ou resistência intrínseca à ventilação por doença primária pulmonar ou traqueal/brônquica. A ventilação com um DEG pode ser difícil ou impossível em casos de aumento substancial na resistência das vias aéreas (p. ex., asma) ou reduções na complacência pulmonar (p. ex., edema pulmonar), embora o DEG costume ser mais efetivo para a ventilação que a bolsa-válvula-máscara. Além disso, a restrição da abertura da boca afetará a inserção do DEG ou a tornará impossível. A abertura adequada da boca é necessária para a inserção do DEG. Tal exigência varia, dependendo do DEG usado na situação. Dados recentes do centro cirúrgico também identificaram a restrição da mobilidade da coluna cervical como um risco para dificuldade no uso de DEG, provavelmente porque a colocação pode ser mais difícil nesses pacientes.

O – Obstrução/Obesidade: Se houver obstrução da via aérea superior na faringe, ao nível da laringe ou glote, ou abaixo das pregas vocais, pode ser impossível a inserção de um DEG ou seu posicionamento adequado para obter ventilação e oxigenação. Em algumas circunstâncias, ele não conseguirá ultrapassar a obstrução. A obesidade cria duas dificuldades à oxigenação no uso de um DEG. Primeiro, os tecidos redundantes na faringe podem tornar muito mais difícil a colocação e o posicionamento do dispositivo. Em geral, isso não é um problema significativo. O mais importante é que os pacientes obesos necessitam de maiores pressões de ventilação, em grande parte devido ao peso da parede torácica e do conteúdo abdominal. O primeiro caso cria resistência à ventilação por aumentar a pressão necessária para a expansão do tórax, enquanto o último causa resistência à ventilação por aumentar a pressão necessária para fazer a descida do diafragma. Dependendo do DEG escolhido e do posicionamento do paciente (é melhor tentar a ventilação com a cabeceira do leito elevada a 30° ou em posição de Trendelenburg reversa), a resistência à ventilação pode exceder a capacidade do DEG para vedar e ofertar as pressões necessárias. Mais informações sobre pressões de vazamento para a variedade de DEGs em circulação podem ser encontradas no Capítulo 13.

D – Distorção ou rompimento da via aérea: A questão principal aqui é "Se eu inserir um DEG na faringe desse paciente, o dispositivo será capaz de ser posicionado e obter vedação adequada dentro de uma anatomia relativamente normal?". Por exemplo, deformidade fixa em flexão, lesão cervical penetrante com hematoma, epiglotite e abscesso perilaríngeo podem todos distorcer suficientemente a anatomia a ponto de impedir o posicionamento adequado do dispositivo.

S – Distância tireomentoniana (DTM) curta (*Short*): Um espaço mandibular pequeno, conforme avaliado pela DTM do paciente, pode indicar que a língua fica menos na fossa mandibular e mais na cavidade oral. Isso pode causar obstrução e complicar a inserção de um DEG, tendo sido fortemente associado à dificuldade no uso do DEG.

Dificuldade na cricotireotomia: SMART

Não há contraindicações absolutas para a realização de uma cricotireotomia de emergência em adultos (ver Cap. 19). No entanto, algumas condições podem dificultar ou impossibilitar a realização do procedimento, tornando importante identificar essas condições antecipadamente e permitir a consideração de alternativas em vez de presumir que a cricotireotomia, se necessária, terá sucesso como técnica de resgate. O mnemônico SMART é usado para avaliar com rapidez o paciente quanto à presença de características que indiquem dificuldades na cricotireotomia. Uma parte da avaliação do paciente usando este mnemônico, o que ocorre durante a etapa "A", envolve a realização de um exame físico do pescoço, identificando os pontos de referência e quaisquer barreiras para o procedimento. O mnemônico SMART é aplicado conforme indicado a seguir:

- S – Cirurgia (*Surgery*) (recente ou remota): A anatomia pode ter sido sutil ou claramente distorcida, dificultando a identificação dos pontos de referência da via aérea. A fibrose pode causar fusão dos tecidos e dificultar ainda mais o procedimento. A cirurgia recente pode estar associada com edema ou sangramento, complicando a realização do procedimento.
- M – Massa: Um hematoma (pós-operatório ou traumático), abscesso ou qualquer outra massa no caminho da cricotireotomia pode dificultar tecnicamente o procedimento, exigindo do operador a localização meticulosa dos pontos de referência, os quais podem estar fora da linha média ou escondidos.
- A – Acesso/Anatomia: A obesidade dificulta o acesso cirúrgico, pois o excesso de tecidos moles torna mais difícil a identificação dos pontos de referência. Além disso, o tecido extra força o operador a trabalhar em um orifício profundo. Dificuldades semelhantes estão presentes no caso de enfisema subcutâneo, infecção de tecidos moles ou edema. Um paciente com pescoço curto ou tecidos moles mandibulares sobrejacentes apresenta dificuldades para a identificação dos pontos de referência e para o acesso e realização do procedimento. Dispositivos externos de imobilização, como colar de imobilização cervical ou halo torácico, também podem impedir o acesso.
- R – Radiação (e outra deformidade ou fibrose): A radioterapia prévia pode causar distorção e fibrose dos tecidos, dificultando o procedimento; ela costuma fazer os tecidos que normalmente são separados unirem-se, distorcendo os planos e as relações teciduais.
- T – Tumor: Um tumor, seja dentro das vias aéreas (cuidado com o paciente que apresenta rouquidão crônica) ou que cause compressão externa, pode apresentar dificuldade para o acesso e em relação a sangramentos.

DICAS

- Quando a intubação está indicada, a questão mais importante é: "esta é uma via aérea difícil?". A decisão de realizar a SRI, por exemplo, baseia-se parcialmente em uma avaliação abrangente quanto à dificuldade anatômica (LEMON, ROMAN, RODS e SMART) e ao uso adequado do algoritmo universal da via aérea e do algoritmo de via aérea difícil. A maioria dos pacientes no departamento de emergência terá algum grau de dificuldade após uma avaliação à beira do leito. A decisão de realizar a SRI é complexa e leva em consideração o grau de dificuldade, a urgência de intubação, a disponibilidade de dispositivos para o manejo da via aérea difícil, especialmente a VL, e a própria habilidade e experiência. Basicamente, para usar um bloqueador neuromuscular (BNM), o operador deve ter certeza de que a oxigenação pode ser mantida e de que a intubação tem boa chance de ser bem-sucedida, usando a abordagem planejada.
- LEMON é uma ferramenta de triagem relevante para LD e VL difíceis. Mesmo quando os elementos do LEMON são anormais no exame à beira do leito (ou seja, redução da mobilidade cervical secundária a um colar cervical), ainda é provável que a VL tenha sucesso se a cavidade oral estiver adequadamente acessível e não for obliterada por sujidade maciça, distorção anatômica significativa ou massa obstrutiva.
- Se LEMON e ROMAN forem avaliados primeiramente, em ordem, então cada componente de RODS também terá sido avaliado, com exceção do D (distorção da anatomia). Em outras palavras, se LEMON e ROMAN não identificarem anormalidades, então tudo que fica para RODS é a questão: "se eu inserir este DEG na faringe deste paciente, o dispositivo será capaz de ficar posicionado e fazer a vedação adequada dentro de uma anatomia relativamente normal?".
- A capacidade de oxigenar um paciente com bolsa-válvula-máscara ou um DEG transforma uma potencial situação "não consigo intubar, não consigo oxigenar" (NINO), que exigiria uma cricotireotomia de

(Continua)

DICAS (Continuação)

urgência, em uma situação *"não consigo* intubar, consigo oxigenar", na qual muitas opções de resgate podem ser consideradas. A capacidade de identificar prospectivamente as situações em que a oxigenação com um DEG ou bolsa-válvula-máscara será difícil ou impossível é fundamental para a decisão sobre o uso de BNMs.
- Não se deve confiar em nenhum indicador de forma isolada, aconselhando-se a combinação de indicadores ou mesmo sistemas de escores ponderados de indicadores para garantir o sucesso ou predizer a falha inevitável da intubação oral. A aplicação de um método sistemático para identificar a via aérea difícil e a análise da situação para identificar a melhor abordagem, considerando-se o grau de dificuldade antecipado e a habilidade, a experiência e o julgamento do profissional que realiza a intubação, levarão às melhores decisões sobre como manejar a situação clínica. Em geral, é melhor errar ao identificar uma via aérea como potencialmente difícil (para posteriormente descobrir que não foi o caso) do que o contrário.

EVIDÊNCIAS

Qual é a incidência de visão glótica incompleta durante a intubação no departamento de emergência?
Uma visualização glótica ruim está associada com uma baixa taxa de sucesso da intubação. Historicamente, o maior sucesso na primeira tentativa tem sido observado nas vias aéreas C-L de grau I e II e depende muito do dispositivo. Dados recentes do National Emergency Airway Registry (NEAR) forneceram informações sobre a visão esperada de C-L durante a intubação no departamento de emergência. Em uma análise de quase 12.000 pacientes intubados com videolaringoscópio de lâmina hiperangulada ou lâmina de geometria-padrão, uma visão C-L de grau I ou II foi obtida em 94,1 e 87,4%, respectivamente.[1] Um segundo estudo NEAR, avaliando as condições de intubação durante a SRI com LD ou VL, observou uma visão C-L de grau I ou II em cerca de 89% de todos os casos. Nesse mesmo estudo, a taxa de sucesso na primeira tentativa foi de 87 a 88%, com uma taxa de sucesso final > 99%.[2] Em uma avaliação prospectiva em um único centro de 750 intubações no departamento de emergência ao longo de um período de dois anos, durante o qual 255 intubações foram realizadas com um C-MAC e o restante com um laringoscópio convencional, o C-MAC produziu visualizações de grau I/II em 94% dos casos, em comparação com 83% para a LD.[3] Em suma, os médicos emergencistas podem esperar obter uma visão C-L de grau I ou II em 80 a 90% dos pacientes ao usar LD, mas de 90 a 95% com VL. Este último recurso apresenta alguma variabilidade, dependendo do uso de um videolaringoscópio com lâmina de geometria-padrão ou hiperangulada.

Qual é a base de evidências para LEMON?
Há apenas uma validação externa publicada do mnemônico LEMON e uma para o LEMON modificado.[4] O American College of Surgeons adotou o mnemônico LEMON para ATLS em 2008. Em um recente registro prospectivo e multicêntrico de intubações no Japão com 3.313 pacientes nos quais foi realizada a avaliação de via aérea difícil e que foram intubados com o uso de LD, o LEMON modificado teve uma sensibilidade de 86% e um valor preditivo negativo de 98% para a laringoscopia difícil.[5] A intubação difícil foi definida como qualquer situação que exigisse duas ou mais tentativas. Em outras palavras, a avaliação LEMON é mais útil quando completamente normal, indicando que quase todos os pacientes seriam candidatos para a SRI se forem de fato LEMON-negativos. Elementos individuais, tomados de forma isolada, são menos úteis e não devem constituir a base de uma avaliação para a via aérea difícil. No entanto, em um paciente não cooperativo ou obnubilado, no qual muitos dos elementos do LEMON não podem ser realizados, uma única medição da DTM tem um bom desempenho em comparação com outros testes individuais à beira do leito. Isso não requer movimentação da cabeça, cooperação do paciente nem ferramentas de medição sofisticadas. Com o paciente em posição neutra da cabeça, uma DTM < 5 cm identificou uma laringoscopia desafiadora com 77% de sensibilidade e 84% de especificidade, melhor do que qualquer outro teste único à beira do leito.[6] A percepção clínica de dificuldade fornecida pelo paciente é uma noção intuitiva e varia muito de acordo com as habilidades e a experiência do intubador. Não conhecemos estudos que avaliem a sensibilidade ou a especificidade dessa primeira percepção. Tampouco conhecemos a origem exata da regra 3-3-2. É provável que ela tenha se originado de um grupo canadense de especialistas em via aérea difícil, liderado por Edward Crosby, MD,

mas, até onde sabemos, isso não havia sido publicado até a termos incluído em nossa primeira edição do livro em 2000. Sabe-se que o escore de Mallampati modificado, o método de quatro categorias mais conhecido, é confiável, mas, embora seja importante, o teste não é suficiente para avaliar totalmente as vias aéreas difíceis e não pode ser realizado em cerca de metade de todos os pacientes que necessitam de intubação no departamento de emergência. A interferência de uma obstrução da via aérea superior na LD é autoevidente. A obesidade é uniformemente identificada como marcador de via aérea difícil, mas ainda há controvérsia em relação ao fato de a obesidade ser, por si só, indicadora de laringoscopia difícil, ou se os pacientes obesos simplesmente têm maior incidência de outros marcadores de via aérea difícil, como maiores escores de Mallampati.

Qual é a base de evidências para ROMAN?

O primeiro estudo bem elaborado de VBVM difícil relatou uma incidência de 5% de VBVM difícil em 1.502 pacientes no centro cirúrgico. Foram identificados cinco preditores independentes de dificuldade na VBVM: presença de barba, IMC elevado, idade > 55 anos, falta de dentes e história de roncos. Estudos subsequentes de outros investigadores foram muito maiores. Kheterpal e colaboradores usaram uma definição graduada de dificuldade na VBVM em seu estudo de > 22.000 pacientes. Eles dividiram a dificuldade na VBVM em quatro classes, variando de rotineira e fácil (classe I) a impossível (classe IV). A dificuldade de classe III foi definida como inadequada, "instável" ou que exigia dois profissionais. Eles identificaram VBVM de classe III (difícil) em 313/22.600 (1,4%) e de classe IV (impossível) em 37 (0,16%) pacientes. Foram feitas análises multivariadas para a identificação de preditores independentes de dificuldade na VBVM: presença de barba, IMC elevado, idade > 57 anos, Mallampati classe III ou IV, limitação da protrusão da mandíbula e roncos. História de roncos e DTM < 6 cm foram preditores independentes de VBVM impossível.[7] Posteriormente, os mesmos pesquisadores estudaram 53.041 pacientes durante um período de quatro anos. Os preditores independentes de VBVM impossível incluíram os seguintes: presença de barba, sexo masculino, alterações por irradiação do pescoço, Mallampati classe III ou IV e apneia do sono, com a irradiação cervical tendo a associação mais forte com falha na ventilação com máscara.[8] Esses estudos, combinados com outros, e com nossa experiência coletiva, formam a base para o mnemônico ROMAN.

Qual é a base de evidências para RODS?

A maioria dos DEGs não foi estudada de forma sistemática para a predição de dificuldade. As informações prévias vieram de relatos de casos ou de pequenas séries de casos. Um grande registro realizado em centro cirúrgico com 14.480 pacientes adultos manejados com ML ou iGel mostrou a ocorrência bem-sucedida de oxigenação e ventilação em quase todos os casos (99,8%). Análises multivariadas identificaram quatro fatores preditivos de dificuldade: DTM curta, sexo masculino, limitação da movimentação cervical e idade, com a DTM curta tendo a maior chance de dificuldade (razão de chances ajustada de 4,4).[9] É interessante que a obesidade não teve valor preditivo. Porém, hesitamos em retirar a obesidade do mnemônico RODS, pois esse estudo teve poucos casos difíceis e foi previamente demonstrado que ela afetava a ventilação de resgate com o dispositivo de bolsa-válvula-máscara. Assim, este mnemônico na verdade representa nosso consenso e nossas conclusões de bom senso como autores especialistas, e não uma avaliação baseada em evidências de alta qualidade. A exigência de abertura bucal mínima suficiente para a inserção do dispositivo é autoevidente. Obesidade e obstrução irão interferir no uso do DEG de maneira semelhante ao modo como interferem na VBVM. Os dispositivos variam quanto à sua utilidade em vários pacientes e alguns podem ser mais adequados para pacientes obesos do que para outros, particularmente aqueles com pressões de vazamento mais altas. A distorção da anatomia é nosso próprio conceito, pois cada um desses dispositivos é projetado para ser posicionado na anatomia humana normal, desde que seja selecionado o tamanho adequado de dispositivo.

O LEMON se aplica à VL e existem outros mnemônicos para a avaliação da via aérea difícil?

Grande parte do LEMON diz respeito à necessidade de enxergar além da língua, até a glote, usando uma linha de visão direta. A VL, especialmente usando lâmina hiperangulada, não exige uma linha de visão direta e, por exemplo, não temos qualquer razão para acreditar que anormalidades descobertas durante a avaliação da regra 3-3-2 se apliquem aos videolaringoscópios hiperangulados. Em um estudo que comparou o videolaringoscópio C-MAC com a LD em intubações no departamento de emergência, o efeito agregado de múltiplos marcadores para a via aérea difícil teve impacto significativo no sucesso da primeira passagem com a LD, mas não com a VL. Comparando o sucesso na primeira tentativa entre pacientes sem marcadores de vias aéreas difíceis com aqueles que tinham três ou mais, o sucesso na primeira tentativa para a LD diminuiu de

88 para 75%, mas diminuiu apenas 5% para VL (99 a 93%).[3] O escore de Mallampati não é tão importante, porque a câmera de vídeo na maioria dos videolaringoscópios está posicionada além da língua, eliminando a língua da consideração. Porém, o escore de Mallampati avalia também a abertura da boca, da mesma forma que o primeiro "3" da regra 3-3-2, e essa abertura bucal permanece sendo importante para a VL, embora bem menos. O mnemônico "CRANE" (*C* de contaminação e C-L 3 ou 4 com LD; *R* de radiação, *A* de anatomia anormal por massa, cirurgia prévia, diminuição da abertura da boca; *N* de espessura do pescoço (*neck*); *E* de epiglotite ou aumento da língua) tem sido usado por alguns para ajudar a identificar possíveis dificuldades (em pacientes de centro cirúrgico) com VL.[10] Conforme mencionado antes, a utilidade desse mnemônico para o manejo da via aérea na emergência é questionável. No centro cirúrgico, quando a VL é considerada difícil, o limiar para realizar uma intubação flexível com o paciente acordado é muito mais baixo, dada a estabilidade do paciente, a familiaridade dos anestesiologistas com a técnica de intubação com o paciente acordado e a disponibilidade de endoscópios flexíveis. Uma abordagem mais prática em pacientes na emergência é primeiro determinar se a intubação orotraqueal é possível ou está fadada a falhar devido à grande quantidade de sujidade, à redução drástica da abertura da boca ou à grande obstrução por doença oral e das vias aéreas superiores. Se a intubação orotraqueal for planejada e considerada viável, a VL deve ser usada sempre que possível e uma avaliação do LEMON, se anormal, sustentará ainda mais essa decisão. Uma segunda alternativa mnemônica, "HEAVEN" (*H*ipoxemia, *E*xtremos de tamanho, desafios *A*natômicos, *V*ômito/sangue/fluido nas vias aéreas, *E*xsanguinação e mobilidade do pescoço [*N*eck]), demonstrou prever, em uma revisão retrospectiva de SRIs aeromédicas, a dificuldade da VL e da LD. No entanto, os componentes do HEAVEN são excessivamente vagos ("tamanhos extremos" e "desafios anatômicos") ou evidentes (sangue/vômito nas vias aéreas) e não têm detalhes ou especificidade suficientes para serem úteis à beira do leito.[11]

AGRADECIMENTO

Agradecemos as contribuições feitas a este capítulo por Ron M. Walls, autor da edição anterior.

REFERÊNCIAS

1. Driver BE, Prekker ME, Reardon RF, Fantegrossi A, Walls RM, Brown CA III. Comparing emergency department first-attempt intubation success with standard-geometry and hyperangulated video laryngoscopes. *Ann Emerg Med*. 2020;76(3):332-333.
2. April MD, Aran A, Pallin DJ, et al. Emergency department intubation success with succinylcholine versus rocuronium: a National Emergency Airway Registry Study. *Ann Emerg Med*. 2018;72(6):645-653.
3. Sakles JC, Mosier J, Chiu C, et al. A comparison of the C-MAC video laryngoscope to the Macintosh direct laryngoscope for intubation in the emergency department. *Ann Emerg Med*. 2012;60:739-748.
4. Reed MJ, Dunn MJ, McKeown DW. Can an airway assessment score predict difficulty at intubation in the emergency department? *Emerg Med J*. 2005;22(2):99-102.
5. Hagiwara Y, Watase H, Okamoto H, et al. Prospective validation of the modified LEMON criteria to predict difficult intubation in the ED. *Am J Emerg Med*. 2015;33(10):1492-1496.
6. Zimmerman B, Chason H, Schick A, Asselin N, Lindquist D, Musisca N. Assessment of the thyromental height test as an effective airway evaluation tool. *Ann Emerg Med*. 2021;77(3):305-314.
7. Kheterpal S, Han R, Tremper KK, et al. Incidence and predictors of difficult and impossible mask ventilation. *Anesthesiology*. 2006;105(5):885-891.
8. Kheterpal S, Martin L, Shanks AM, et al. Prediction and outcomes of impossible mask ventilation: a review of 50,000 anesthetics. *Anesthesiology*. 2009;110(4):891-897.
9. Saito T, Liu W, Chew ST, et al. Incidence of and risk factors for difficult ventilation via a supraglottic airway device in a population of 14,480 patients from South-East Asia. *Anaesthesia*. 2015;70(9):1079-1083.
10. Aziz MF, Bayman EO, Van Tienderen MM, Todd MM; StAGE Investigator Group, Brambrink AM. Predictors of difficult videolaryngoscopy with GlideScope® or C-MAC® with D-blade: secondary analysis from a large comparative videolaryngoscopy trial. *Br J Anaesth*. 2016;117(1):118-123.
11. Nausheen F, Niknafs NP, MacLean DJ, et al. The HEAVEN criteria predict laryngoscopic view and intubation success for both direct and video laryngoscopy: a cohort analysis. *Scand J Trauma Resusc Emerg Med*. 2019;27(1):50.

CAPÍTULO 3

Via aérea fisiologicamente difícil

Jarrod M. Mosier
Bhupinder Hatt

DEFINIÇÃO DA VIA AÉREA FISIOLOGICAMENTE DIFÍCIL

Os pacientes críticos representam um perigo único durante o manejo da via aérea. Tradicionalmente, acreditava-se que o risco de complicações relacionadas à intubação fosse em grande parte resultado de dificuldades anatômicas que impossibilitariam a intubação bem-sucedida e deixariam o paciente sem via aérea assegurada ou ventilação eficaz por um período prolongado. Sendo assim, a redução desse risco estava intimamente ligada ao dispositivo e à habilidade com a laringoscopia. Se, por exemplo, um paciente com hipoxemia refratária precisasse de intubação, a mentalidade era "fazer o que você faz de melhor" e fazê-lo rápido antes de o paciente evoluir com parada cardiorrespiratória. O fato de o risco de complicações aumentar após uma única tentativa perdida só reforça a urgência de recorrer às habilidades laringoscópicas para enfrentar a parada cardíaca iminente. Felizmente, nos últimos 15 anos, a videolaringoscopia, os dispositivos supraglóticos de segunda geração e os endoscópios flexíveis descartáveis superaram amplamente os desafios impostos pelos obstáculos anatômicos à laringoscopia e à ventilação de resgate. No entanto, apesar das maiores taxas de sucesso obtidas com todos os dispositivos tecnológicos disponíveis, ainda existem taxas demasiadamente altas de dessaturação, hipotensão e parada cardíaca durante o manejo emergencial da via aérea. Embora intubações difíceis aumentem drasticamente os riscos dessas complicações, um estudo recente mostrou que metade de todos os pacientes críticos tiveram complicações, apesar de uma incidência de intubação difícil de apenas 5% (ver seção "Evidências"). Esse risco é causado pela descompensação cardiopulmonar durante a intubação causada por distúrbios fisiológicos, independentemente da presença ou ausência de preditivos anatômicos de dificuldade à intubação – *a via aérea fisiologicamente difícil*.

PREVENDO A VIA AÉREA FISIOLOGICAMENTE DIFÍCIL

Existem inúmeras razões pelas quais um paciente pode descompensar por distúrbios fisiológicos durante a intubação. As disfunções – isoladas ou combinadas – são exacerbadas pelos fármacos selecionados para intubação, pelo período de apneia e pela transição para ventilação com pressão positiva (VPP) e, juntas, afetam o estado cardiopulmonar do paciente. As disfunções pré-intubação mais vistas e que devem ser consideradas estão resumidas pelo mnemônico CRASH (**Quadro 3.1**).

C – Consumo: Pacientes pediátricos, com sepse, síndrome de desconforto respiratório agudo (SDRA) ou outros estados de alta demanda metabólica, como *delirium* agitado, tireotoxicose e gravidez, apresentam consumo aumentado de oxigênio. Embora haja redundância no fornecimento de oxigênio para atender a essa demanda (por isso que a Svo_2 normal é 75%, e não 0%), pacientes no ou perto do limiar anaeróbico com uma doença crítica que aumenta o consumo de oxigênio e diminui o fornecimento de oxigênio correm o risco de dessaturação rápida, apesar da saturação de oxigênio normal ou quase normal durante a pré-oxigenação.

Quadro 3.1 O mnemônico CRASH

	Disfunção fisiológica	Resposta
C	**C**onsumo aumentado de oxigênio	Otimizar a pré-oxigenação, realizar oxigenação apneica
R	Insuficiência ventricular direita (**R**ight)	Otimizar a pré-oxigenação, administrar vasodilatadores pulmonares inalatórios, escolher agentes de indução adequados, fazer uso precoce de vasopressores
A	**A**cidose (metabólica)	Corrigir os problemas subjacentes, evitar a ventilação mecânica se possível, minimizar o tempo de apneia, considerar a intubação com o paciente acordado e manter uma ventilação-minuto aumentada
S	Queda de **S**aturação	Otimizar a pré-oxigenação
H	**H**ipotensão arterial	Realizar reanimação volêmica, administrar vasopressores

R – disfunção/insuficiência ventricular direita (Right): Pacientes com disfunção ou insuficiência ventricular direita têm um risco muito alto de descompensação durante a intubação. O ventrículo direito tem baixa reserva para superar o aumento da pós-carga. No início, o ventrículo direito pode aumentar a contratilidade por meio da dependência interventricular com o ventrículo esquerdo, mas à medida que a dilatação e o fluxo regurgitante pela valva tricúspide pioram, a contratilidade piora e a dilatação adicional do ventrículo direito acaba prejudicando o enchimento diastólico do ventrículo esquerdo. O débito cardíaco só é mantido por taquicardia neste momento, e qualquer aumento adicional na pós-carga do ventrículo direito, ou no volume de enchimento do ventrículo direito, pode empurrar demais o ventrículo direito e resultar em parada cardíaca. Hipercapnia, atelectasia e hipoxemia aumentam de forma independente a resistência vascular pulmonar, e a pressão positiva também pode aumentar a pós-carga do ventrículo direito, muitas vezes até o ponto de colapso cardiovascular.

A – Acidose: A acidemia metabólica grave aumenta a dificuldade fisiológica da intubação ao diminuir ainda mais o pH no caso de qualquer interrupção da ventilação compensatória durante a intubação ou de necessidades não satisfeitas de ventilação alveolar após a intubação. Embora, de modo geral, os pacientes possam aumentar sua $Paco_2$ durante a intubação, aqueles que estão tentando compensar uma acidose metabólica grave são mais prejudicados, pois breves períodos de apneia podem levá-los a um pH gravemente acidótico. A acidose profunda pode ter efeitos inotrópicos negativos no coração, piorar os estados de choque e causar arritmias ventriculares malignas.

S – Saturação: Pacientes críticos com doenças do espaço aéreo, como a SDRA, têm limitações na capacidade de pré-oxigenação para proporcionar uma duração adequada e segura da apneia. A pré-oxigenação deve abordar os três componentes necessários para um intervalo apneico seguro: desnitrogenação, melhora da capacidade residual funcional (CRF) e redução do desequilíbrio ventilação/perfusão. O monitoramento do oxigênio ao final da expiração (ETO_2) pode ajudar a garantir a desnitrogenação ideal, que é mais bem realizada com uma máscara firmemente ajustada e 100% de oxigênio com vazão máxima ou cânula nasal de alto fluxo de oxigênio aquecido (CNAF; ver Cap. 8). Nos pacientes em que a apneia segura é limitada ou impossível, a estratégia deve ser adaptada para o cenário de potencial dessaturação rápida.

H – Hipotensão/volume: Pacientes críticos correm um risco significativo de hipotensão peri-intubação devido a vários fatores. Depleção de volume, vasoplegia e cardiomiopatia são identificadas com relativa facilidade, e medidas podem ser tomadas para resolvê-las antes da intubação. A resposta aos agentes de indução e à pressão positiva são mais difíceis de prever e, em combinação com qualquer um dos anteriores, aumentam o risco de precipitar um estado descompensado. Um índice de choque (SI, do inglês *shock index*) elevado é útil para identificar os pacientes com alto risco, mas um SI baixo não deve necessariamente ser tranquilizador.

PREPARAÇÃO PARA A VIA AÉREA FISIOLOGICAMENTE DIFÍCIL

Depois de avaliar a dificuldade anatômica (p. ex., mnemônicos "LEMON", "ROMAN", "RODS" e "SMART", ver Cap. 2), geralmente se tem uma ideia de quem é elegível para a sequência rápida de intubação

(SRI) com base no sucesso previsto com laringoscopia, intubação, ventilação com bolsa-máscara e estratégias de resgate (existem também os casos em que se é forçado a intubar com SRI apesar de dificuldades anatômicas – ou seja, "forçado a agir", ver Cap. 5). Após a avaliação da anatomia das vias aéreas, a vulnerabilidade fisiológica do paciente é avaliada quanto à potencial descompensação (p. ex., "CRASH") durante a intubação. Depois de avaliar a fisiologia, as seguintes questões devem ser abordadas:

- *O que posso fazer para melhorar a fisiologia e prosseguir com minha estratégia (ou seja, SRI)?* Por exemplo, escolha do medicamento para intubação, posicionamento, manobras de pré-oxigenação, etc.
- *Preciso mudar minha estratégia por causa da fisiologia que é refratária à intervenção?* Por exemplo, fazer a intubação com o paciente acordado por causa da hipoxemia refratária?

Depois que a estratégia geral é determinada, planos específicos dentro da estratégia são desenvolvidos.

MANEJO DA VIA AÉREA FISIOLOGICAMENTE DIFÍCIL

Oxigenação

O objetivo da pré-oxigenação é estabelecer um reservatório de oxigênio para o paciente utilizar durante a apneia e manter a saturação de oxigênio. A pré-oxigenação bem-sucedida depende de três componentes: (i) volume de gás para trabalhar (CRF), (ii) substituição desse gás por oxigênio (desnitrogenação) e (iii) disponibilidade desse volume para a circulação pulmonar (minimização de desequilíbrio de ventilação/perfusão [V/Q] e do *shunt*). Uma ou várias disfunções entre esses requisitos necessários limitam a meta de obter tempo para laringoscopia, intubação e início da ventilação mecânica. Por exemplo, pacientes com SDRA grave podem ser facilmente desnitrogenados, mas um pequeno volume de CRF e uma baixa V/Q (*shunt* elevado) reduzem drasticamente o tempo disponível para a intubação. O alto consumo de oxigênio também aumenta a taxa em que esse reservatório de oxigênio é consumido. Isso se deve principalmente à doença do paciente e é difícil de mudar no período peri-intubação. Prevenir a dessaturação é uma etapa fundamental para a segurança do manejo emergencial da via aérea. Tentar correr com uma intubação para ser mais rápido que a hipoxemia em uma estratégia do tipo "forçado a agir" pode ser tentador em uma situação estressante, mas é perigoso para muitos pacientes, como nos casos de hipoxemia refratária e SDRA. Você pode até ter sorte e a saturação de oxigênio não cair a níveis críticos durante a tentativa, mas por outro lado ela pode despencar mesmo antes que as condições de intubação sejam criadas pelos medicamentos para SRI. A saturação de oxigênio vai cair inevitavelmente após a tentativa de laringoscopia, assim que o sangue dessaturado que passa pela circulação pulmonar chegar ao sensor de saturação de oxigênio no dedo. Se ocorrer algum atraso inesperado (p. ex., laringoscopia difícil e prolongada), esse pode ser o ponto de inflexão para uma bradicardia e parada cardíaca. A opção mais segura é otimizar as três variáveis necessárias para a pré-oxigenação.

Capacidade residual funcional

Como não há respiração corrente durante a apneia, por definição, o reservatório de gás disponível é aquele que está presente nos pulmões no final da expiração e é chamado de CRF. A CRF depende da altura e da idade. Em um adulto saudável, a CRF é de aproximadamente 25 a 30 mL/kg, resultando em cerca de 2 L em um adulto de 70 kg. Qualquer coisa que comprima ou preencha os alvéolos reduzirá a CRF. Gordura torácica ou abdominal, ascite ou útero gravídico tardio comprimem os alvéolos externamente, enquanto hemorragia, pneumonia, edema e SDRA obliteram o espaço aéreo internamente. Em pacientes intubados por pneumonia ou outras causas de hipoxemia, ou em pacientes com ascite, gravidez avançada, derrames pleurais e obesidade, a CRF costuma ser o fator limitante na pré-oxigenação. Nesses casos, considere as intervenções no **Quadro 3.2** para aumentar a CRF.

Desnitrogenação

Desnitrogenar a CRF e substituí-la por oxigênio maximizará a quantidade potencial de oxigênio disponível durante a apneia. A desnitrogenação pode ser realizada com três minutos de respiração corrente ou com oito respirações de capacidade vital se o paciente estiver respirando em circuito fechado e 100% de F_{IO_2} (assumindo uma frequência respiratória e volume corrente normais). No manejo emergencial da via aérea, os circuitos fechados raramente estão disponíveis e a maioria das fontes de oxigênio disponíveis usando a oxigenoterapia convencional envolve máscaras não reinalantes com bolsa-reservatório que não se ajustam adequadamente à face do paciente. Embora o fluxo de oxigênio para o reservatório seja constante, o que

Quadro 3.2	Variáveis para pré-oxigenação
Fator limitante	**Intervenção**
Capacidade residual funcional reduzida	1. Posicionar o paciente ereto. 2. Recrutar qualquer alvéolo recrutável (i.e., BiPAP).
Desnitrogenação	1. Usar oxigênio no fluxo máximo por meio de máscara não reinalante ou cânula nasal de alto fluxo. 2. Monitorar o ETO_2, se disponível. 3. Manter a fonte de oxigênio no local até que o paciente fique apneico. 4. Realizar ventilação controlada com bolsa-máscara entre a indução e a laringoscopia em pacientes com baixo risco de aspiração. 5. Realizar oxigenação apneica com cateter nasal simples a 5 a 15 L/min.
Desequilíbrio V/Q (*shunt*)	1. Reduzir o trabalho respiratório e recrutar alvéolos com oxigênio por cânula nasal de alto fluxo ou VNI. 2. Induzir diurese: em pacientes com edema pulmonar significativo.

BiPAP, pressão positiva nas vias aéreas em dois níveis; ETO_2, oxigênio expiratório final; VNI, ventilação com pressão positiva não invasiva.

aumenta a FIO_2 e o volume disponível durante a inspiração, o fluxo inspiratório gerado pelo paciente leva à entrada de ar ambiente pelo espaço entre a face do paciente e a máscara não reinalante, contaminando o volume inspirado com o ar ambiente. Como o fluxo inspiratório gerado pelo paciente em geral aumenta conforme a gravidade da insuficiência respiratória, a entrada de ar ambiente piora à medida que o esforço respiratório aumenta. O resultado é que o ar ambiente dilui a CRF de oxigênio, e a intensidade dessa diluição aumenta justamente nos pacientes que mais precisam de reserva de oxigênio.

A melhor maneira de compensar a entrada de ar ambiente na ausência de um circuito fechado é usar o "fluxo máximo" através de uma válvula totalmente aberta (ver Caps. 8 e 20). Quanto mais pressurizado for o sistema de oxigênio do hospital, maior será o fluxo obtido com a vazão máxima. A vazão máxima pode chegar a 90 L/min ou mais, o que fornece fluxo suficiente para chegar mais perto da taxa de fluxo inspiratório do paciente crítico com alta demanda respiratória respirando oxigênio suplementar em um circuito aberto. Uma consideração importante é que qualquer respiração espontânea após a remoção da fonte de oxigênio pode resultar em rápida renitrogenação; assim, o paciente deve estar totalmente apneico antes de remover a fonte de oxigênio.

O efeito da desnitrogenação pode ser prolongado, em teoria indefinidamente, com a aplicação contínua de oxigênio na nasofaringe durante a apneia. A capacidade de manter a oxigenação alveolar durante a apneia, ou oxigenação apneica, depende do gradiente de pressão entre a nasofaringe e os alvéolos, que é uma função da quantidade de fluxo aplicada e da taxa de consumo periférico de oxigênio. Esse fluxo passivo de oxigênio da entrada glótica para as porções de troca gasosa dos pulmões é conhecido como "fluxo de massa aventilatório" e é discutido com mais detalhes no Capítulo 8. Assim, espera-se que a oxigenação apneica realizada usando sistemas de CNAF, como Vapotherm ou Optiflow, tenha um desempenho melhor do que a oxigenação apneica usando 10 a 15 L/min por cânula nasal simples. A oxigenação apneica demonstrou prolongar o período de apneia segura e aumentar o sucesso na primeira tentativa (por gerar mais tempo para a laringoscopia), embora não funcione tão bem em pacientes com desequilíbrio significativo de V/Q. As intervenções para desnitrogenação são encontradas no Quadro 3.2.

Desequilíbrio V/Q

Um paciente totalmente desnitrogenado com uma CRF de 2 L e um consumo de oxigênio de 250 mL/min deve ter vários minutos de apneia segura. Isso, no entanto, exige que esse reservatório de oxigênio esteja totalmente disponível para a circulação pulmonar. Existem diferentes V/Q dentro de um pulmão normal devido à gravidade, de forma que os ápices têm mais ventilação do que perfusão (espaço morto), ocorrendo o oposto nas bases (*shunt*). No entanto, o desequilíbrio global de V/Q é mínimo, com uma fração de derivação normal de cerca de 2%, o que significa que uma CRF totalmente desnitrogenada está amplamente disponível para ressaturar a hemoglobina à medida que ela passa pela circulação pulmonar.

No entanto, à medida que o espaço aéreo ou a doença intersticial pioram, o gradiente alvéolo-arterial aumenta e o desequilíbrio V/Q se move em direção à extremidade de *shunt* do espectro, o que significa que, embora a oxigenação alveolar máxima ainda possa ser alcançada, o oxigênio está menos disponível na interface alvéolo-capilar para ressaturar a hemoglobina. Em pacientes no departamento de emergência, o desequilíbrio V/Q pode ser melhorado recrutando regiões atelectásicas do pulmão com pressão expiratória final positiva (PEEP), reduzindo o edema intersticial com diurese ou melhorando o desempenho miocárdico no caso de edema pulmonar cardiogênico. Os vasodilatadores pulmonares inalatórios, em geral usados na unidade de terapia intensiva (UTI), podem ser úteis em alguns casos. Ocasionalmente, a diminuição da complacência pulmonar e a doença do espaço aéreo são refratárias a qualquer esforço para melhorar o desequilíbrio V/Q. Isso resulta em uma pequena CRF disponível, apesar de ser totalmente desnitrogenada.

Quem deve ser intubado acordado?

Nos casos mais refratários, a pré-oxigenação falha em fornecer um reservatório de oxigênio adequadamente disponível e um tempo de apneia segura aceitável não é possível. Nesses casos, uma intubação com o paciente acordado e oxigênio contínuo de alto fluxo pode ser o caminho mais seguro para proteger as vias aéreas e iniciar a ventilação mecânica invasiva. O risco de dessaturação crítica e parada cardíaca é tão significativamente alto nesses pacientes que se considera fortemente uma abordagem de intubação com o paciente acordado. A decisão é mais difícil em pacientes que melhoraram com o suporte respiratório não invasivo. Ao final do processo de pré-oxigenação nesses pacientes com insuficiência respiratória hipoxêmica, nos quais qualquer alvéolo recrutável tenha sido recrutado e a CRF está otimizada o máximo e totalmente desnitrogenada, a pressão parcial de oxigênio arterial (PaO_2) de uma gasometria arterial pode fornecer uma boa avaliação do grau de *shunt*. Embora a PaO_2 não contribua substancialmente para o fornecimento de oxigênio, neste caso é um bom indicador da disponibilidade de oxigênio nos alvéolos para a circulação pulmonar e, portanto, do tempo seguro de apneia. Considere dois pacientes com SDRA que são pré-oxigenados usando métodos idênticos, ambos com uma saturação de oxigênio de 95%. A PaO_2 do primeiro paciente é 220 mmH_2O e a PaO_2 do segundo paciente é de 79 mmH_2O. Apesar da mesma saturação de oxigênio, a reserva de oxigênio do segundo paciente está muito menos disponível para ressaturar a hemoglobina e é bastante provável que ele dessature rapidamente após a indução.

Como faço para estratificar a pré-oxigenação?

Durante uma intubação de emergência, a pré-oxigenação é a etapa de pré-indução mais importante, pois a apneia segura é fundamental para a segurança do paciente durante a SRI. Embora a desnitrogenação possa ser facilmente quantificada pela medição do ETO_2, a reserva total de oxigênio (CRF) do paciente é difícil de medir e a saturação de oxigênio conta apenas parte da história, conforme mencionado antes. Embora uma estratégia envolvendo a amostragem de gasometrias costume ser realizada na UTI, ela pode ser impraticável e logisticamente difícil de realizar no contexto de um paciente em deterioração e hipoxêmico no departamento de emergência. Pode ser útil classificar esses pacientes em uma de três categorias com base na facilidade de pré-oxigenação. Para isso, começamos colocando o paciente na posição ereta ou na posição inversa de Trendelenburg com uma cânula nasal simples junto com uma máscara não reinalante usando oxigênio no fluxo máximo. Se a saturação não chegar a 94%, então há *shunt* intrapulmonar significativo. Seguimos com esse paciente para uma oxigenação com CNAF ou BiPAP para reduzir a fração de *shunt* e melhorar a SaO_2. Se a saturação melhorar, ainda assim a reserva total de oxigênio e a duração da apneia segura não são conhecidas. Considerando que esse paciente está estabilizado temporariamente durante a pré-oxigenação com CNAF ou BiPAP e uma gasometria é facilmente obtida, devemos prosseguir com a coleta de uma gasometria arterial. A relação $PaO_2:FiO_2$ vai informar o médico sobre quem corre maior risco de dessaturação perigosa com a SRI, a despeito da melhora da saturação. Uma relação $PaO_2:FiO_2 < 100$ indica situação de alto risco de hipoxemia crítica e uma abordagem com o paciente acordado é preferida. Se, apesar da ventilação não invasiva com pressão positiva (VNI) ou da CNAF, o paciente permanecer < 94%, ocorrerá hipoxemia crítica durante a SRI, o que pode ser evidente mesmo antes que os agentes sedativos e bloqueadores neuromusculares tenham exercido efeito. Da mesma forma, é melhor intubar esses pacientes usando técnicas com o paciente acordado (ver Cap. 24).

Hemodinâmica

Os desafios hemodinâmicos figuram como a principal fonte de perigo para pacientes que necessitam de intubação no departamento de emergência ou na UTI. Em um recente estudo mundial em 29 países, menos de 10% dos pacientes foram intubados devido à instabilidade hemodinâmica, mas quase metade desenvolveu instabilidade hemodinâmica como resultado da intubação. Assim, o manejo da hemodinâmica dos pacientes antes da intubação é tão importante quanto a pré-oxigenação no manejo emergencial das vias aéreas. Infelizmente, os distúrbios hemodinâmicos são tão ou mais complexos quanto a hipoxemia. O objetivo geral é fazer a transição segura de um paciente, comumente com reserva limitada ou nenhuma reserva, desde a apneia e a laringoscopia até a VPP. Para conseguir isso, costumamos usar medicamentos que atenuam o sistema simpático que é também responsável pelo impulso de sobrevivência, os quais muitas vezes têm suas próprias consequências hemodinâmicas. Com 1 em cada 3 pacientes sofrendo colapso cardiovascular e quase 1 em cada 30 uma parada cardíaca, o manejo emergencial da via aérea deve incluir o manejo hemodinâmico peri-intubação.

As evidências para a otimização da hemodinâmica são dificultadas pela falta de definições padronizadas sobre os limiares de sinais vitais ou o período peri-intubação. Apesar dessas limitações, dados observacionais mostram que o índice de choque pré-intubação (SI, frequência cardíaca/pressão arterial sistólica), idade avançada, hipotensão, choque, intubação por insuficiência respiratória e maior escore de gravidade da doença (APACHE) são fatores associados a uma maior probabilidade de colapso cardiovascular pós-intubação. Vários métodos para reduzir as taxas de hipotensão têm sido tentados ou debatidos em pacientes críticos que precisam de intubação. Anos atrás, o posicionamento do paciente foi alterado para superar a hipotensão associada ao tiopental. O etomidato e a cetamina são debatidos há 20 anos. Vasopressores administrados em bólus (*push dose*) e estratégias de reanimação com fluidos foram propostos e debatidos, sem evidências definitivas para nenhuma dessas intervenções. A reanimação, quando usada como parte de um protocolo no período perioperatório, demonstrou reduzir as complicações. Também foi demonstrado que os hemoderivados antes da intubação em pacientes com trauma melhoram os desfechos. Infelizmente, não foi possível reproduzir nenhum desses achados, ilustrando os complexos distúrbios fisiopatológicos que exigem individualização para cada paciente.

O exemplo a seguir demonstra tal complexidade: um paciente com SDRA grave. Essa doença cursa com dano ao espaço aéreo e resulta na perda de CRF, conforme descrito na seção "Oxigenação". Isso piora as relações ventilação/perfusão e dificulta a pré-oxigenação, mas também aumenta a resistência vascular pulmonar e a tensão no ventrículo direito. Qualquer hipercapnia ou hipoxemia que ocorra durante a apneia pode aumentar ainda mais a resistência vascular pulmonar e, quando associada a venodilatação ou depressão miocárdica induzida por agente de indução, ou redução da pré-carga induzida por pressão positiva, pode levar a um colapso cardiovascular abrupto. O mesmo fenômeno pode ocorrer em pacientes com embolia pulmonar maciça, hipertensão pulmonar descompensada ou tamponamento cardíaco. Pacientes sépticos estão em um espectro que vai desde vasodilatação e alto débito cardíaco até alta resistência vascular sistêmica e depressão miocárdica. Pacientes com insuficiência cardíaca e fração de ejeção preservada têm altas pressões de enchimento do ventrículo esquerdo e altas pressões venosas pulmonares levando ao edema pulmonar, enquanto pacientes com insuficiência cardíaca e fração de ejeção reduzida têm baixa contratilidade, levando a altas pressões venosas pulmonares e edema pulmonar. Embora todos esses pacientes possam apresentar hipoxemia, insuficiência respiratória e hipotensão, o tratamento de cada um deles precisa ser ajustado para atenuar o distúrbio fisiológico (**Fig. 3.1**). A vasoplegia é o principal fator que contribui para os efeitos hemodinâmicos negativos observados no período peri-intubação e pode não ser facilmente medida ou tratada de maneira adequada. Além disso, a escolha de agentes de indução e medicamentos vasoativos se soma a esses fatores. Qualquer um desses fatores pode ser responsável pelo colapso cardiovascular em um paciente frágil e gravemente doente. Desse modo, as alterações cardiopulmonares são dinâmicas e difíceis de prever, compreender e otimizar. Oferecemos uma abordagem hemodinâmica gradual.

Estratégia hemodinâmica escalonada

Há muitos fatores que podem conspirar para causar colapso cardiovascular pós-intubação. Portanto, não existe uma abordagem única para avaliação hemodinâmica ou reanimação antes da intubação. Não há um agente de indução único que possa eliminar a preocupação com a fisiopatologia subjacente e nenhum vasopressor que possa eliminar a deterioração da peri-intubação. Depleção de volume, vasoplegia, desempenho ventricular, efeitos hemodinâmicos dos agentes de indução e VPP são todos fatores importantes que precisam ser considerados cuidadosamente. Existem vários conceitos que podem levar a uma estratégia hemodinâmica escalonada no manejo emergencial das vias aéreas.

1. **Reposição da perda de volume:** A maioria dos pacientes críticos apresenta perda de volume, seja por perda de fluido ou sangue, perdas insensíveis ou desvios de fluidos. Assim, a maioria dos pacientes necessita de alguma forma de reanimação com fluidos. Os métodos para avaliar a fluidorresponsividade

Via aérea fisiologicamente difícil 27

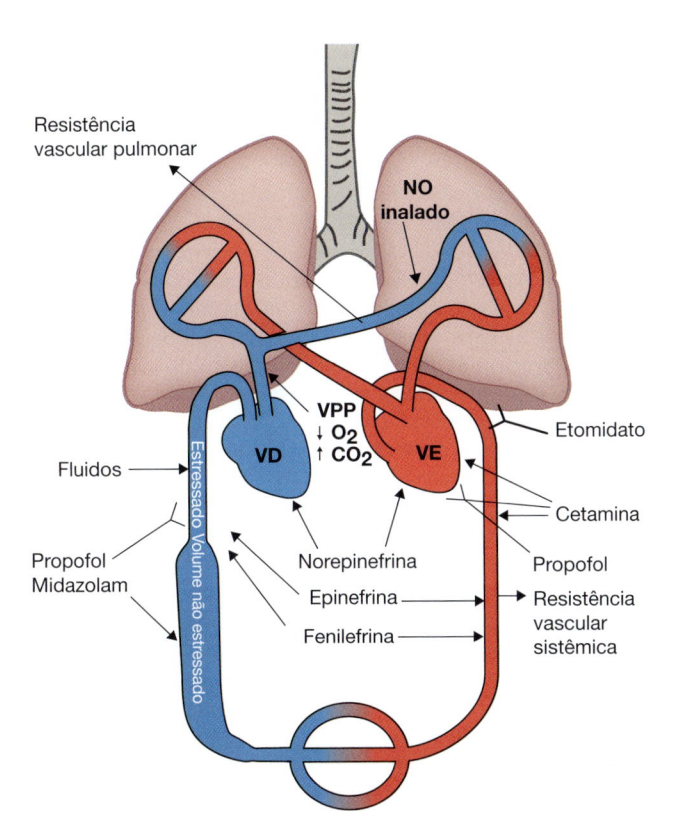

Figura 3.1 Fatores que afetam a hemodinâmica durante a intubação. Os fatores respiratórios incluem os efeitos da ventilação com pressão positiva (VPP), dessaturação ou hipercapnia, os quais aumentam a resistência vascular pulmonar e a pós-carga do ventrículo direito (VD), enquanto o óxido nítrico (NO) inalado vasodilata a circulação pulmonar e diminui a pós-carga do VD. Os fluidos geralmente podem aumentar o volume estressado, enquanto os sedativos têm efeitos variados. O propofol e o midazolam podem diminuir o volume estressado, aumentando assim o volume não estressado e diminuindo a pré-carga. O etomidato pode diminuir a elastância arterial causando hipotensão. O propofol pode causar dilatação arterial e depressão da contratilidade do ventrículo esquerdo (VE), enquanto a cetamina pode causar constrição arterial e aumento da contratilidade do VE por meio de seu efeito simpatomimético indireto, ou supressão do VE por meio de seu efeito depressor miocárdico. Os vasopressores afetam o sistema cardiovascular dependendo de sua potência e perfil de receptores.

ou a fluidotolerância estão além do escopo deste capítulo, mas há muitos métodos acessíveis e fáceis de executar para avaliar ambos. Em pacientes que provavelmente respondem ao volume, a reanimação com fluidos deve ser realizada. O tipo e o volume do fluido dependerão da fisiopatologia e gravidade subjacentes. O objetivo é aumentar o volume circulante estressado. O volume estressado é o volume circulante que exerce pressão contra as paredes vasculares e, portanto, contribui para a pressão arterial, o débito cardíaco e o fornecimento de oxigênio. A reanimação com fluidos que não leva ao aumento do débito cardíaco ou da pressão arterial está contribuindo para o volume não estressado, que é o volume armazenado no sistema venoso de alta capacitância.

2. **Redução do volume não estressado e da vasoplegia:** Qualquer infusão de líquido que não contribua para o aumento do débito cardíaco é armazenada como volume não estressado. Além disso, os indutores com ação venodilatadora convertem o volume estressado em volume não estressado. Assim, pacientes que não respondem à reanimação com fluidos devem receber infusão de vasopressores para reduzir o volume não estressado com a vasoconstrição, em particular a venoconstrição.

Pacientes com SI ≥ 0,8 têm alto risco de desenvolver hipotensão pós-intubação. Sinais vitais que não são alarmantes isoladamente, como frequência cardíaca de 100 e pressão arterial sistólica de 100 mmHg,

quando avaliados em conjunto no SI, podem ser muito preocupantes. Esse paciente tem um SI de 1 e apresenta um risco muito alto de descompensação no período peri-intubação. Esses pacientes correm risco de depressão miocárdica ou vasodilatação e devem receber vasopressores contínuos antes da intubação, em vez de depender de doses em bólus (*push dose*) de um vasopressor para resgate *após* a descompensação.
3. **Aumento do desempenho ventricular:** Após a reanimação com fluidos e vasopressores, o próximo princípio é determinar se há alguma disfunção ventricular esquerda ou direita que venha a descompensar com a indução e a VPP. A contratilidade ventricular que permanece ruim a despeito do início de um vasopressor como a norepinefrina pode exigir potencialização com o uso de um inotrópico, como dobutamina ou milrinona. Em alguns casos (p. ex., fisiologia restritiva), o ventrículo esquerdo pode precisar de redução da pós-carga e suporte inotrópico em vez de vasopressores.
4. **Redução do efeito do agente de indução:** Todos os agentes de indução usados para SRI têm consequências hemodinâmicas desfavoráveis. Eles precisam ser equilibrados com a otimização das condições de intubação do paciente para maximizar as chances de sucesso na primeira passagem. Nas doses necessárias para SRI, o propofol e o midazolam resultam em venodilatação, reduzindo a pré-carga e a pressão arterial. O etomidato é considerado um fármaco hemodinamicamente neutro, mas evidências recentes mostram que ele reduz a elastância arterial, o que pode causar hipotensão. A cetamina tem efeitos simpaticomiméticos indiretos; no entanto, ela é um depressor miocárdico direto. Enquanto um paciente pode responder ao efeito simpaticomimético, outro pode ter predominantemente depressão miocárdica. Dados observacionais recentes mostraram que a cetamina foi associada a mais hipotensão pós-intubação do que o etomidato, mesmo quando há controle dos fatores de confusão e pareamento por propensão. A escolha do agente de indução influenciará as escolhas feitas nas etapas 2 e 3 acima e vice-versa. Independentemente do agente de indução utilizado, uma dose reduzida deve ser usada em pacientes com instabilidade hemodinâmica.
5. **Proteção do ventrículo direito:** Pacientes com insuficiência ventricular direita devem ter uma reanimação e intubação focadas no ventrículo direito. A "espiral de morte do ventrículo direito" envolve diminuição da função sistólica do ventrículo direito, levando à sobrecarga de pressão/volume do ventrículo direito que diminui o enchimento do ventrículo esquerdo, reduzindo o débito cardíaco e piorando a hipotensão, o que pode então reduzir ainda mais a função ventricular direita. A intubação costuma ser o insulto final que leva o ventrículo direito ao limite devido ao aumento da resistência vascular pulmonar resultante de qualquer atelectasia, desequilíbrio de ventilação/perfusão, hipoxemia e hipercapnia decorrentes da apneia. Além disso, o aumento da pós-carga do ventrículo direito decorrente da VPP pode ser muito deletério e resultar em hipotensão pós-intubação ou até mesmo em parada cardíaca. Pacientes com insuficiência ventricular direita podem, em última instância, precisar de vasodilatadores pulmonares para reduzir a pós-carga do ventrículo direito. No departamento de emergência, a etapa principal é reconhecer pacientes em risco (p. ex., choque obstrutivo por grande embolia pulmonar) e iniciar a norepinefrina para aumentar a pressão arterial média, manter a pressão de perfusão coronariana e a contratilidade do ventrículo direito.

Fator complicador da acidose

Os distúrbios metabólicos têm efeitos generalizados, variados e complexos nos sistemas respiratório e cardiovascular. A acidose metabólica é o mais problemático desses distúrbios. Embora a acidose metabólica leve possa aumentar modestamente o débito cardíaco, ela o faz à custa do aumento da demanda de oxigênio do miocárdio e da maior propensão a arritmias. Por sua vez, a acidose metabólica grave resulta em depressão miocárdica. A redução da resposta miocárdica às catecolaminas circulantes também é um fator importante. A liberação de catecolaminas em resposta à acidose metabólica resulta em arterioconstrição, o que novamente pode levar à taquicardia, redução do tempo de enchimento e arritmias.

Quando os pacientes com acidose metabólica grave têm sua ventilação alveolar maximizada para manter no mínimo um pH compatível com a vida, a apneia induzida pela SRI pode muitas vezes ser a gota d'água para uma parada cardíaca, pois a $Paco_2$ pode aumentar rapidamente e resultar em queda abrupta do pH. Antes que a SRI seja realizada nesses pacientes, é preciso tratar a etiologia subjacente da acidose metabólica da melhor forma possível, estar certo de que o paciente poderá tolerar uma queda no pH e garantir que a ventilação alveolar espontânea do paciente possa ser obtida com a ventilação mecânica.

Quem deve ser intubado acordado?

Assim como acontece na hipoxemia, alguns pacientes têm hemodinâmica ou acidemia tão alteradas que não podem ser atenuadas adequadamente, de modo que o único caminho seguro para sua intubação é uma abordagem de intubação com o paciente acordado. Isso evita os efeitos hemodinâmicos e os efeitos sobre a ventilação alveolar associados à indução e ao bloqueio neuromuscular. Além disso, a intubação com o paciente acordado permite uma transição mais gradual para a VPP. Nesses casos, deve-se sacrificar a segurança do sucesso na primeira tentativa de laringoscopia pela segurança cardiopulmonar associada à ventilação espontânea.

DICAS

- Os pacientes devem ser analisados quanto à via aérea fisiologicamente difícil durante a avaliação pré-intubação, e as estratégias de mitigação devem ser incorporadas ao planejamento da pré-intubação.
- A via aérea fisiologicamente difícil pode ser considerada em dois grandes grupos: os perigos da rápida dessaturação e os perigos do colapso cardiovascular, bem como os fatores que tornam as duas anteriores mais prováveis, como insuficiência ventricular direita ou acidose metabólica grave.
- Os fatores associados à rápida dessaturação incluem aqueles que reduzem o tamanho da CRF, limitam a desnitrogenação, aumentam a fisiologia de *shunt* da direita para a esquerda ou aumentam o consumo periférico de oxigênio.
- A pré-oxigenação deve ser realizada meticulosamente com a intenção de desnitrogenação completa, recrutando qualquer espaço aéreo disponível e reduzindo o desequilíbrio de ventilação/perfusão. Em pacientes refratários à pré-oxigenação, uma abordagem com o paciente acordado deve ser fortemente considerada para manter a ventilação espontânea.
- O colapso cardiovascular costuma ser difícil de prever e prevenir, e os fatores associados a essa condição incluem aqueles que aumentam a vasodilatação e aqueles que reduzem o débito cardíaco. Uma progressão escalonada envolvendo reanimação com fluidos, suporte vasopressor e inotrópico e suporte da função ventricular direita é necessária para minimizar o risco de colapso cardiovascular em pacientes críticos.

EVIDÊNCIAS

Quais são as evidências da via aérea fisiologicamente difícil?

A maioria dos estudos sobre o manejo emergencial das vias aéreas no departamento de emergência e na UTI mostrou uma taxa de parada cardíaca peri-intubação entre 1 e 4%.[1-3] Quando os pacientes estão hipoxêmicos ou hipotensos antes da intubação (ou seja, na via aérea fisiologicamente difícil), eles têm uma chance ajustada de parada cardíaca quase seis vezes maior que a dos pacientes que não são hipoxêmicos nem hipotensos. Quando pacientes gravemente enfermos têm via aérea difícil, metade tem complicações potencialmente fatais.[3,4] No entanto, o maior aumento no risco para pacientes graves ocorre com uma segunda tentativa.[3,5,6] O mais preocupante é que, apesar do aumento das taxas de sucesso na primeira tentativa na literatura publicada, as taxas de complicações permanecem assustadoramente altas. Sakles e colaboradores, Hypes e colaboradores e De Jong e colaboradores relataram taxas de complicações, sobretudo hipoxemia e hipotensão, em pacientes com sucesso na primeira tentativa entre 14 e 30%.[5-8] Russotto e colaboradores publicaram recentemente os resultados de um estudo observacional de intubações realizadas em pacientes graves em 29 países e descobriram que, apesar de 95% dos pacientes serem intubados com sucesso em uma ou duas tentativas, metade dos pacientes ainda apresentava complicações potencialmente fatais.[4] Pacheco e colaboradores descobriram que a presença de características anatômicas ou fisiologicamente difíceis na via aérea diminuiu o sucesso da primeira tentativa *sem* uma complicação em 10% (92 a 82%) e em 12% adicionais (82 a 70%) quando ambas estavam presentes.[9] A razão de chances (OR, do inglês *odds ratio*) ajustada para o sucesso na primeira tentativa sem uma complicação foi quase a mesma quando qualquer uma delas estava presente (0,37 com características de vias aéreas anatomicamente difíceis presentes, 0,36 com características de vias aéreas fisiologicamente difíceis presentes) e de apenas 0,19 quando ambas estavam presentes.

No geral, os dados da literatura publicada sustentam a via aérea fisiologicamente difícil como uma fonte de perigo para os pacientes, demandando avaliação e planejamento cuidadosos no mesmo grau que a avaliação da laringoscopia difícil prevista.

Quais são os fatores de risco para dessaturação?

McKown e colaboradores avaliaram pacientes arrolados em ensaios clínicos randomizados para determinar fatores de risco independentes para dessaturação.[10] Eles identificaram os seguintes fatores de risco independentes: insuficiência respiratória hipoxêmica como indicação para intubação (OR 2,70), menor saturação de oxigênio na indução (OR 0,92 para cada aumento de 1% [acima de 95%]), idade mais jovem (OR 0,97 para cada 1 ano de aumento), maior índice de massa corporal (OR 1,03 para cada 1 kg/m^2 [acima de 23 kg]), raça (OR 4,58 para brancos *versus* negros) e experiência do operador (OR 2,83 se < 100 intubações).

Quais são os fatores de risco para hipotensão?

O SI elevado vem se mostrando consistentemente um indicador específico, porém insensível, de hipotensão pós-intubação.[10-16] Três estudos recentes mostraram que os preditores independentes de colapso cardiovascular incluem idade avançada, hipotensão ou choque antes da intubação, intubação por insuficiência respiratória e maiores escores APACHE antes da intubação.[15,17-19] Em outras palavras, pacientes doentes com insuficiência respiratória que requerem intubação correm um risco muito alto de dessaturação *e* de colapso cardiovascular.

Quais são as evidências de métodos avançados de pré-oxigenação?

Interpretar as evidências da pré-oxigenação é um desafio. Primeiro, o estudo PreVent mostrou que a ventilação com máscara após a indução, mas antes da laringoscopia, reduz as taxas de hipoxemia grave de 23% para 11%. O estudo INTUBE, que demonstrou uma taxa de complicações de quase 50%, mostrou que 63% dos pacientes foram pré-oxigenados com ventilação com bolsa-válvula-máscara. Em comparação com a bolsa-válvula-máscara, a pré-oxigenação com VNI em pacientes hipoxêmicos resultou em menos eventos de dessaturação.[20] Vourc'h e colaboradores estudaram a CNAF e relataram que a taxa de intubação difícil foi de 1,6% no grupo de CNAF e 7,1% no grupo de máscara facial, embora não tenha alcançado significância estatística.[22] Os estudos não costumam avaliar a duração da apneia, mas sim as taxas de sucesso como desfecho substituto, e estão repletos de heterogeneidade significativa na definição e na população de pacientes. No entanto, em geral a CNAF parece ser pelo menos tão boa quanto a pré-oxigenação por máscara facial[22-25] no que se refere às taxas de sucesso, tendo o benefício adicional de permanecer no local para fornecer oxigenação apneica, e demonstrou que, em comparação com a máscara facial, evita a dessaturação, prolonga o tempo seguro de apneia e limita o nível da dessaturação.[21-23,25-31] Miguel-Montanes e colaboradores descobriram que a CNAF é um preditor independente de prevenção da dessaturação < 80% (razão de chances ajustada [aOR] 0,14).[27] Nos pacientes com hipoxemia mais grave submetidos à SRI, a VNI pode fornecer a melhor pré-oxigenação.[24,25,31] No entanto, a CNAF pode permanecer no local para a oxigenação apneica e pode fornecer alguns benefícios. Em um estudo recente, a pré-oxigenação com VNI teve menos dessaturações, mas nenhum dos pacientes com CNAF dessaturou para < 70%, embora 13% dos pacientes pré-oxigenados com VNI tenham dessaturado para < 70%.[22]

Quais são as evidências da reanimação?

Jaber e colaboradores descobriram que a reanimação, quando incluída em um protocolo de medidas de intubação, diminuiu significativamente as complicações na UTI.[33] No entanto, foi difícil replicar os achados. Em um ensaio clínico randomizado de pacientes sem hipotensão que necessitaram de intubação, um bólus de 500 mL de solução cristaloide não diminuiu as chances de colapso hemodinâmico.[34] Um ensaio clínico randomizado de *otimização* de fluidos antes da indução em uma sala de cirurgia também não mostrou diferença nos desfechos, e um terço dos pacientes estavam tomando vasopressores dentro de 15 minutos após a indução, independentemente da otimização direcionada ao objetivo.[34] Em pacientes com trauma, entretanto, uma reanimação pré-intubação baseada em hemoderivados reduziu a incidência de hipotensão, parada cardíaca e mortalidade em estudo com vítimas de trauma em combate.[36]

Quais são as evidências para os agentes de indução?
Um estudo recente mostrou que a hipotensão causada pelo etomidato pode ser mediada por uma elastância arterial reduzida, causando dilatação arterial após a indução.[37] Estudos observacionais recentes usando o banco de dados do National Emergency Airway Registry (NEAR) mostraram que a cetamina estava associada a uma maior incidência de hipotensão em comparação com o etomidato, mesmo após o pareamento por propensão e correção de fatores de confusão,[38,39] um achado oposto ao de um estudo semelhante no Japão.[40] Um estudo recente na UTI mostrou que o etomidato e a cetamina tiveram desfechos semelhantes e ambos pareciam ser piores do que o propofol como sedativo.[41]

REFERÊNCIAS

1. De Jong A, Rolle A, Molinari N, et al. Cardiac arrest and mortality related to intubation procedure in critically ill adult patients: a multicenter cohort study. *Crit Care Med.* 2018;46:532-539.
2. Heffner AC, Swords DS, Neale MN, et al. Incidence and factors associated with cardiac arrest complicating emergency airway management. *Resuscitation.* 2013;84:1500-1504.
3. April MD, Arana AA, Reynolds JC, et al. Peri-intubation cardiac arrest in the Emergency Department: a National Emergency Airway Registry (NEAR) study. *Resuscitation.* 2021;162:403-441.
4. Russotto V, Myatra SN, Laffey JG, et al. Intubation practices and adverse peri-intubation events in critically ill patients from 29 countries. *JAMA.* 2021;325:1164-1172.
5. De Jong A, Molinari N, Terzi N, et al. Early identification of patients at risk for difficult intubation in the intensive care unit: development and validation of the MACOCHA score in a multicenter cohort study. *Am J Respir Crit Care Med.* 2013;187:832-839.
6. Hypes C, Sakles J, Joshi R, et al. Failure to achieve first attempt success at intubation using video laryngoscopy is associated with increased complications. *Intern Emerg Med.* 2017;12:1235-1243.
7. Sakles JC, Chiu S, Mosier J, et al. The importance of first pass success when performing orotracheal intubation in the emergency department. *Acad Emerg Med.* 2013;20:71-78.
8. De Jong A, Rolle A, Pensier J, et al. First-attempt success is associated with fewer complications related to intubation in the intensive care unit. *Intensive Care Med.* 2020;46:1278-1280.
9. Pacheco GS, Hurst NB, Patanwala AE, et al. First pass success without adverse events is reduced equally with anatomically difficult airways and physiologically difficult airways. *West J Emerg Med.* 2021;22:360-368.
10. McKown AC, Casey JD, Russell DW, et al. Risk factors for and prediction of hypoxemia during tracheal intubation of critically ill adults. *Ann Am Thorac Soc.* 2018;15:1320-1327.
11. Heffner AC, Swords D, Kline JA, et al. The frequency and significance of postintubation hypotension during emergency airway management. *J Crit Care.* 2012;27:417.e9-417.e13.
12. Heffner AC, Swords DS, Nussbaum ML, et al. Predictors of the complication of postintubation hypotension during emergency airway management. *J Crit Care.* 2012;27:587-593.
13. Green RS, Turgeon AF, McIntyre LA, et al. Postintubation hypotension in intensive care unit patients: a multicenter cohort study. *J Crit Care.* 2015;30:1055-1060.
14. Perbet S, De Jong A, Delmas J, et al. Incidence of and risk factors for severe cardiovascular collapse after endotracheal intubation in the ICU: a multicenter observational study. *Crit Care.* 2015;19:257.
15. Trivedi S, Demirci O, Arteaga G, et al. Evaluation of preintubation shock index and modified shock index as predictors of postintubation hypotension and other short-term outcomes. *J Crit Care.* 2015;30:861.e1-861.e7.
16. Smischney NJ, Kashyap R, Khanna AK, et al. Risk factors for and prediction of post-intubation hypotension in critically ill adults: a multicenter prospective cohort study. *PLoS One.* 2020;15:e0233852.
17. Smischney NJ, Demirci O, Diedrich DA, et al. Incidence and risk factors for post-intubation hypotension in the critically ill. *Med Sci Monit.* 2016;22:346-355.
18. Halliday SJ, Casey JD, Rice TW, et al. Risk factors for cardiovascular collapse during tracheal intubation of critically III adults. *Ann Am Thorac Soc.* 2020;17:1021-1024.

19. Kim JM, Shin TG, Hwang SY, et al. Sedative dose and patient variable impacts on postintubation hypotension in emergency airway management. *Am J Emerg Med.* 2019;37:1248-1253.
20. Lee K, Jang JS, Kim J, et al. Age shock index, shock index, and modified shock index for predicting postintubation hypotension in the emergency department. *Am J Emerg Med.* 2020;38:911-915.
21. Baillard C, Fosse JP, Sebbane M, et al. Noninvasive ventilation improves preoxygenation before intubation of hypoxic patients. *Am J Respir Crit Care Med.* 2006;174:171-177.
22. Vourc'h M, Asfar P, Volteau C, et al. High-flow nasal cannula oxygen during endotracheal intubation in hypoxemic patients: a randomized controlled clinical trial. *Intensive Care Med.* 2015;41:1538-1548.
23. Besnier E, Guernon K, Bubenheim M, et al. Pre-oxygenation with high-flow nasal cannula oxygen therapy and non-invasive ventilation for intubation in the intensive care unit. *Intensive Care Med.* 2016;42:1291-1292.
24. Doyle AJ, Stolady D, Mariyaselvam M, et al. Preoxygenation and apneic oxygenation using transnasal humidified rapid-insufflation ventilatory exchange for emergency intubation. *J Crit Care.* 2016;36:8-12.
25. Bailly A, Ricard JD, Le Thuaut A, et al. Compared efficacy of four preoxygenation methods for intubation in the ICU: retrospective analysis of McGrath Mac Videolaryngoscope versus Macintosh Laryngoscope (MACMAN) trial data. *Crit Care Med.* 2019;47:e340-e348.
26. Frat JP, Ricard JD, Quenot JP, et al. Non-invasive ventilation versus high-flow nasal cannula oxygen therapy with apnoeic oxygenation for preoxygenation before intubation of patients with acute hypoxaemic respiratory failure: a randomised, multicentre, open-label trial. *Lancet Respir Med.* 2019;7:303-312.
27. Miguel-Montanes R, Hajage D, Messika J, et al. Use of high-flow nasal cannula oxygen therapy to prevent desaturation during tracheal intubation of intensive care patients with mild-to-moderate hypoxemia. *Crit Care Med.* 2015;43:574-583.
28. Simon M, Wachs C, Braune S, et al. High-flow nasal cannula versus bag-valve-mask for preoxygenation before intubation in subjects with hypoxemic respiratory failure. *Respir Care.* 2016;61:1160-1167.
29. Mir F, Patel A, Iqbal R, et al. A randomised controlled trial comparing transnasal humidified rapid insufflation ventilatory exchange (THRIVE) pre-oxygenation with facemask pre-oxygenation in patients undergoing rapid sequence induction of anaesthesia. *Anaesthesia.* 2017;72:439-443.
30. Raineri SM, Cortegiani A, Accurso G, et al. Efficacy and safety of using high-flow nasal oxygenation in patients undergoing rapid sequence intubation. *Turk J Anaesthesiol Reanim.* 2017;45:335-339.
31. Lodenius A, Piehl J, Ostlund A, et al. Transnasal humidified rapid-insufflation ventilatory exchange (THRIVE) vs. facemask breathing pre-oxygenation for rapid sequence induction in adults: a prospective randomised non-blinded clinical trial. *Anaesthesia.* 2018;73:564-571.
32. Guitton C, Ehrmann S, Volteau C, et al. Nasal high-flow preoxygenation for endotracheal intubation in the critically ill patient: a randomized clinical trial. *Intensive Care Med.* 2019;45:447-458.
33. Jaber S, Jung B, Corne P, et al. An intervention to decrease complications related to endotracheal intubation in the intensive care unit: a prospective, multiple-center study. *Intensive Care Med.* 2010;36:248-255.
34. Janz DR, Casey JD, Semler MW, et al. Effect of a fluid bolus on cardiovascular collapse among critically ill adults undergoing tracheal intubation (PrePARE): a randomised controlled trial. *Lancet Respir Med.* 2019;7:1039-1047.
35. Khan AI, Fischer M, Pedoto AC, et al. The impact of fluid optimisation before induction of anaesthesia on hypotension after induction. *Anaesthesia.* 2020;75:634-641.
36. Emerling AD, Bianchi W, Krzyzaniak M, et al. Rapid sequence induction strategies among critically injured U.S. Military during the Afghanistan and Iraq conflicts. *Mil Med.* 2021;186:316-323.
37. Abou AO, Fischer MO, Carpentier A, et al. Etomidate-induced hypotension: a pathophysiological approach using arterial elastance. *Anaesth Crit Care Pain Med.* 2019;38:347-352.
38. April MD, Arana A, Schauer SG, et al. Ketamine versus etomidate and peri-intubation hypotension: a National Emergency Airway Registry study. *Acad Emerg Med.* 2020;27:1106-1115.

39. Mohr NM, Pape SG, Runde D, et al. Etomidate use is associated with less hypotension than ketamine for emergency department sepsis intubations: a NEAR cohort study. *Acad Emerg Med.* 2020;27:1140-1149.
40. Ishimaru T, Goto T, Takahashi J, et al. Association of ketamine use with lower risks of post-intubation hypotension in hemodynamically-unstable patients in the emergency department. *Sci Rep.* 2019;9:17230.
41. Wan C, Hanson AC, Schulte PJ, et al. Propofol, ketamine, and etomidate as induction agents for intubation and outcomes in critically ill patients: a retrospective cohort study. *Crit Care Explor.* 2021;3:e0435.

CAPÍTULO 4

Identificação da via aérea falha

Calvin A. Brown III

INTRODUÇÃO

Há uma via aérea falha quando um método de intubação não tem sucesso e a troca gasosa está falhando em pacientes que não conseguem fazê-lo sozinhos. Um cenário de via aérea falha ocorre quando o profissional escolheu certo tipo de manejo (p. ex., sequência rápida de intubação [SRI]) e identificou que a intubação por aquele método não terá sucesso, o que exige o início imediato de uma sequência de resgate. Certamente, em retrospectiva, uma via aérea falha pode ser chamada de "difícil", porque a intubação se provou difícil ou impossível, mas os termos "falha" e "difícil" devem ser mantidos em separado, pois representam situações distintas, exigem abordagens diferentes e surgem em pontos diversos na linha de tempo do manejo.

Em comparação com o manejo da via aérea difícil, no qual o objetivo é a colocação de uma via aérea definitiva, o manejo da via aérea falha se concentra em garantir a oxigenação adequada por qualquer meio. O algoritmo da via aérea falha e suas estratégias de manejo são descritos em detalhes no Capítulo 5.

VIA AÉREA FALHA

Uma via aérea falha existe quando qualquer uma das seguintes condições estiver presente:

1. Falha em manter uma saturação de oxigênio aceitável durante ou após uma ou mais tentativas falhas na laringoscopia (NINO) *ou*
2. Duas tentativas falhas na intubação orotraqueal por um intubador experiente, mesmo quando a saturação de oxigênio possa ser mantida *ou*
3. A "melhor tentativa" de intubação não obtém sucesso na situação em que se é "forçado a agir" (ver Cap. 5).

Clinicamente, a via aérea falha se apresenta de duas maneiras, definindo a urgência criada pela situação:

1. *Não consigo intubar, não consigo oxigenar:* Não há tempo suficiente para avaliar ou tentar uma série de opções de resgate. A oxigenação de resgate não pode ser realizada por meio de ventilação com bolsa-válvula-máscara (VBVM) ou dispositivo extraglótico (DEG) e as vias aéreas precisam ser protegidas imediatamente.
2. *Não consigo intubar, consigo oxigenar:* Há tempo para avaliar e executar diversas opções, pois o paciente pode ser oxigenado por VBVM ou com DEG.

Uma forma de pensar sobre isso é que a via aérea difícil é uma situação que se prevê e para a qual se faz um planejamento, enquanto a via aérea falha é algo que se descobre vivenciando (particularmente se não foi feita a avaliação e previsão de uma via aérea difícil). Porém, a incidência de falha global da intubação é muito baixa (< 1%). A falha de intubação ocorre quando o paciente não pode ser intubado nem oxigenado. Ela também ocorre quando várias tentativas de colocação de um tubo com balonete na traqueia não tiveram sucesso, mas o paciente pode ser oxigenado por um método alternativo, como por VBVM ou usando um

DEG. A incidência da situação "*não consigo* intubar, *não consigo* oxigenar" (NINO) em intubações pré-selecionadas no bloco cirúrgico é rara, sendo estimada como 1 em 5.000 a 20.000 intubações. A incidência real é desconhecida, mas é provável que seja substancialmente mais comum, considerando a agudeza da condição do paciente, a ausência de pré-seleção e uma taxa maior de marcadores de via aérea difícil. A cricotireotomia de resgate é mais frequente em casos de via aérea falha por *não consigo* oxigenar, mas sua incidência diminuiu com o advento da videolaringoscopia (VL) e vários dispositivos de resgate. Com base em um grande banco de dados de registros de intubações em adultos, ocorrem vias aéreas cirúrgicas de resgate em 0,3 a 0,5% de todas as situações envolvendo vias aéreas no departamento de emergência. Além disso, o reconhecimento imediato da via aérea falha permite o uso do algoritmo da via aérea falha para guiar a seleção de uma abordagem de resgate.

Alguns autores argumentam que o termo "falha" tem uma conotação muito negativa e que os profissionais que lidam com via aérea de emergência têm um desejo intrínseco de evitar falhas a todo custo. Acredita-se que rotular uma via aérea como *falha* possa impedir que o intubador prossiga e tome as ações corretivas necessárias para salvar a situação. Uma via aérea falha *não* significa que o profissional "falhou com o paciente" ou que ele próprio é uma falha. Na verdade, a ideia de via aérea falha deve ser definida pela importância de distingui-la de uma via aérea difícil ou de uma simples tentativa de intubação perdida. Ela deve invocar um entendimento claro de que a abordagem em curso não vai funcionar e de que uma estratégia de resgate que se concentre na troca gasosa, e não na colocação da via aérea definitiva, precisa ser priorizada. Ao não ser capaz de reconhecer e chamar uma via aérea de "falha", corre-se o risco de permanecer no caminho atual, malsucedido, de tolamente tentar nova intubação quando é necessária uma mudança de estratégia para fornecer oxigenação de resgate (via DEG, VBVM ou cricotireotomia).

A melhor maneira de evitar uma falha no manejo da via aérea é identificar com antecedência aqueles pacientes para os quais está prevista dificuldade com a intubação, para a VBVM, para a inserção de um DEG ou para a cricotireotomia. No caso de ser "forçado a agir", a via aérea difícil é evidente, mas as condições clínicas (p. ex., paciente agitado, com hipoxia ou deterioração rápida) forçam o operador a agir, demandando a administração de fármacos para a SRI em uma tentativa de criar as melhores circunstâncias possíveis para a intubação traqueal, com progressão imediata para o manejo da via aérea falha se aquela melhor tentativa não obtiver sucesso (ver Cap. 5).

EVIDÊNCIAS

Qual é a incidência de via aérea falha do tipo não consigo intubar, não consigo oxigenar (NINO) no departamento de emergência?

A incidência exata de via aérea falha no departamento de emergência é desconhecida. No entanto, um marcador substituto razoável é a taxa de cricotireotomia, já que a maioria dos pacientes com via aérea falha tipo NINO necessita de acesso cirúrgico. Em uma análise recente de 4.500 intubações de trauma do National Emergency Airway Registry (NEAR), 31 dos 4.499 pacientes precisaram de uma via aérea cirúrgica (0,7%, IC 95%: 0,5 a 1,0%); no entanto, 7 das 31 vias aéreas cirúrgicas (23%) foram feitas na primeira tentativa.[1] A taxa cirúrgica de "resgate" das vias aéreas (ou seja, uma cricotireotomia realizada após a tentativa de outro método) foi observada em 24 de 4.499, ou 0,53%. Em uma coorte de aproximadamente 15.800 intubações médicas, 18 (0,12%) vias aéreas cirúrgicas foram registradas.[2] Nenhuma via aérea cirúrgica pediátrica foi observada.

AGRADECIMENTO

Agradecemos as contribuições feitas a este capítulo pelo autor da edição anterior, Ron M. Walls.

REFERÊNCIAS

1. Trent S, Haukoos J, Kaji AH, Brown CA III. Video laryngoscopy is associated with first-pass success in emergency department intubations for trauma patients: a propensity score matched analysis of the National Emergency Airway Registry. *Ann Emerg Med.* 2021;78(6):708-719.
2. April MD, Arana AA, Reynolds JC, et al. Peri-intubation cardiac arrest in the Emergency Department: a National Emergency Airway Registry (NEAR) study. *Resuscitation.* 2021;162:403-441.

CAPÍTULO 5

Algoritmos para a via aérea de emergência

Calvin A. Brown III

ABORDAGEM À VIA AÉREA

Este capítulo apresenta e discute os algoritmos para a via aérea de emergência, os quais são usados, ensinados e refinados há quase 25 anos. Esses algoritmos visam reduzir os erros e aumentar a velocidade e a qualidade da tomada de decisão para um evento que pode não ser rotineiro para uma grande parte dos profissionais, o que dificulta a realização de um manejo clínico claro e ordenado.

Quando decidimos tentar, pela primeira vez, codificar os aspectos cognitivos do manejo da via aérea na emergência, não havia quaisquer algoritmos desse tipo que pudessem nos guiar. Ao desenvolver os cursos sobre a via aérea difícil (The Difficult Airway Course: Emergency, Anesthesia, Critical Care e EMS), e ao aplicar sucessivamente cada repetição dos algoritmos para a via aérea de emergência para dezenas de milhares de casos reais e simulados envolvendo milhares de profissionais, sentimo-nos guiados por nosso aprendizado contínuo sobre o manejo ideal da via aérea e pela aplicação empírica destes princípios. Eles se baseiam na melhor evidência disponível e no consenso dos especialistas mais respeitados no campo do manejo da via aérea de emergência. Esses algoritmos, ou suas adaptações, aparecem atualmente em muitos dos principais livros-texto e referências *online* sobre medicina de emergência. Eles são usados em cursos de via aérea, para treinamento de residentes e em sessões didáticas de ensino, para profissionais em nível hospitalar e pré-hospitalar. Eles resistiram ao teste do tempo e se beneficiaram da atualização constante.

A adoção da videolaringoscopia (VL) como ferramenta principal para o profissional que faz o manejo de via aérea na emergência nos fez repensar os conceitos relacionados à definição e manejo da "via aérea difícil" (ver Caps. 2 e 3). Esta sexta edição inclui os conceitos fundamentais de nossa abordagem algorítmica comprovada para o manejo da via aérea, mas vem potencializada por um novo algoritmo de parada cardíaca e a integração de métodos flexíveis de intubação e VL, além de focar na "otimização fisiológica", especialmente durante a sequência rápida de intubação (SRI). Tal etapa foi projetada para reconhecer e tratar pacientes com oxigenação prejudicada ou baixa reserva cardiovascular e, ao fazer isso, criar condições de intubação mais seguras. Embora descrevamos isso como uma etapa distinta durante a SRI (ver Cap. 20), a otimização da oxigenação e da hemodinâmica deve ocorrer, se o tempo e os recursos permitirem, durante *todas* as intubações de emergência. Os dispositivos extraglóticos (DEGs) continuam sendo refinados, são fáceis de usar, podem facilitar a colocação do tubo traqueal e a maioria oferece os benefícios da descompressão gástrica. O manejo cirúrgico da via aérea, embora ainda seja uma habilidade fundamental, passou de incomum a raro à medida que aumentou a sofisticação dos dispositivos de primeira linha, as ferramentas de resgate e as práticas de intubação segura.

Juntos, como antes, esses algoritmos formam uma abordagem fundamental e *reproduzível* para a via aérea de emergência. O propósito não é fornecer um "livro de receitas" nem um plano rígido a ser seguido que se possa aplicar amplamente e sem pensar, mas, em vez disso, descrever um conjunto reproduzível de decisões e ações para melhorar o desempenho e aumentar as oportunidades de sucesso, mesmo em casos difíceis ou desafiadores.

Os algoritmos específicos são todos formados a partir de conceitos encontrados no algoritmo principal para a via aérea de emergência, o qual descreve a prioridade das principais decisões: determinar se o paciente representa uma via aérea em parada cardíaca, uma via aérea anatômica ou fisiologicamente difícil ou uma via aérea falha. Além disso, recomendamos que se obtenha a otimização fisiológica como etapa fundamental em todo manejo da via aérea, considerando as condições do paciente e a disponibilidade de tempo e de recursos. A decisão de intubar é discutida no Capítulo 1 e o ponto de entrada para o algoritmo da via aérea de emergência se encontra imediatamente após ser tomada a decisão de intubar.

A opção "forçado a agir", parte do algoritmo de via aérea difícil, é mantida para esta atualização. Há circunstâncias clínicas em que é fundamental usar os agentes bloqueadores neuromusculares (BNMs) mesmo quando se identifica uma via aérea nitidamente difícil, simplesmente porque a necessidade de intubação é imediata e pelo fato de não haver tempo suficiente para planejar qualquer outra abordagem. O operador que é *forçado a agir* utiliza um agente de indução e um BNM para criar as melhores condições possíveis para a intubação – em outras palavras, para facilitar a melhor oportunidade de garantir a via aérea e para possibilitar um resgate bem-sucedido em caso de falha do método primário. A opção de "forçado a agir" implica uma necessidade urgente de intubação devido à mudança dinâmica das vias aéreas ou à rápida deterioração do paciente. Um exemplo disso pode ser a via aérea difícil de um paciente com obesidade mórbida o qual se autoextuba prematuramente na unidade de terapia intensiva (UTI) e fica imediatamente agitado, hipóxico e em deterioração clínica. Embora o biotipo do paciente e as características da via aérea em geral argumentassem contra o uso da SRI, a necessidade de garantir a via aérea dentro de poucos minutos e a vigente deterioração clínica do paciente demandam uma ação imediata. Ao administrar BNMs e agentes de indução, o operador consegue otimizar as condições para a VL, com o plano de inserir uma máscara laríngea (ML) ou de realizar uma via aérea cirúrgica em caso de falha. Em raros casos, o método primário pode ser uma via aérea cirúrgica.

Os algoritmos visam funcionar como diretrizes para o manejo da via aérea de emergência, independentemente do local de cuidados (departamento de emergência, unidade de internação, bloco cirúrgico, UTI e assistência pré-hospitalar). O objetivo é simplificar algumas das complexidades do manejo da via aérea de emergência definindo diferentes categorias de problemas. Por exemplo, destacamos pacientes que estão em respiração agônica ou em parada cardiorrespiratória (PCR) e os manejamos com o uso de um caminho distinto, o algoritmo da via aérea na parada cardíaca. Da mesma maneira, um paciente com uma via aérea anatomicamente difícil deve ser identificado e manejado a partir de princípios adequados.

Distorções anatômicas significativas impedirão a efetiva laringoscopia e a colocação do tubo, portanto seriam uma contraindicação relativa à SRI. Se for previsto que a hipoxemia crítica pode ocorrer antes que a intubação traqueal seja concluída, uma intubação com o paciente acordado deve ser realizada. Um exemplo disso pode ser um paciente com angina de Ludwig que chega com dificuldade respiratória, trismo e obstrução das vias aéreas superiores. Nesse caso, prevê-se que a intubação orotraqueal tradicional, mesmo com VL, seja difícil ou impossível, e tornar o paciente apneico provavelmente criaria um cenário de via aérea falha.

A VL reduziu muitos dos riscos que a anatomia difícil impõe à laringoscopia direta, mas não todos. O limiar para o uso da SRI, no contexto de anatomia difícil, diminuiu adequadamente. No entanto, isso foi suplantado por uma crescente consciência de que os distúrbios fisiológicos podem apresentar tanto risco ao manejo emergencial da via aérea quanto uma anatomia desafiadora. Para a sexta edição, atualizamos o algoritmo de via aérea difícil para que a fisiologia comprometida seja considerada antes que os planos finais de manejo da via aérea sejam feitos.

Na análise de fatores humanos, a falha em reconhecer um padrão costuma ser o precursor do erro médico. Os algoritmos ajudam no reconhecimento de padrões ao guiarem o profissional a fazer perguntas específicas, como "Esta é uma via aérea difícil?" e "Esta é uma via aérea falha do tipo não consigo intubar e não consigo oxigenar (NINO)?". As respostas a essas questões agrupam os pacientes com determinadas características, e para cada grupo há uma série de ações definidas. Por exemplo, em uma via aérea difícil, o algoritmo para o caso facilita a formulação de um plano distinto, mas reproduzível, o qual é individualizado para aquele paciente, ainda que esteja dentro da abordagem global predefinida para todos os pacientes nessa classe, ou seja, aqueles com via aérea difícil.

É melhor imaginar os algoritmos como uma série de *questões-chave* e *ações críticas*, com a resposta a cada questão guiando a próxima ação crítica. As respostas são sempre binárias: "sim" ou "não" para simplificar e acelerar a análise de fatores cognitivos. As **Figuras 5.1** e **5.2** fornecem uma visão geral dos algoritmos e de como eles funcionam em conjunto.

Quando um paciente precisa de intubação, a primeira questão é: "O paciente está agonizando ou em parada cardíaca?". Um paciente agonizando ou em parada total se qualificaria para o manejo da via aérea na parada cardíaca, o qual substituiu o conceito de "via aérea imediata" nesta 6ª edição. Historicamente, a via aérea

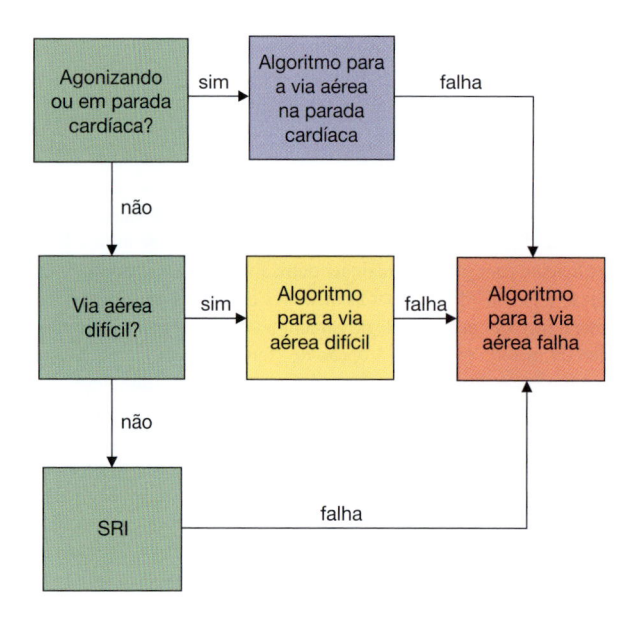

Figura 5.1 **Algoritmo universal para a via aérea de emergência.** Este algoritmo demonstra como os demais funcionam em conjunto. Em todos os algoritmos, nesta figura e nas seguintes, o algoritmo principal é representado em verde, a via aérea difícil em amarelo, a via aérea de parada cardiorrespiratória em azul, a via aérea falha em vermelho, e o desfecho em laranja. SRI, sequência rápida de intubação. (© 2022 The Difficult Airway Course: Emergency.)

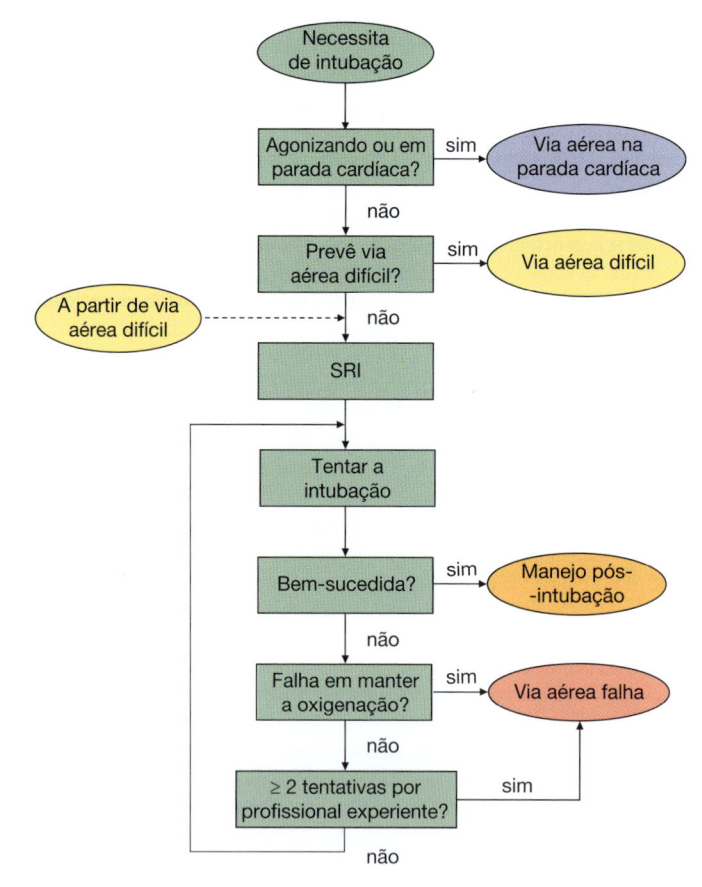

Figura 5.2 **Algoritmo principal para o manejo da via aérea de emergência.** Ver texto para detalhes. (© 2022 The Difficult Airway Course: Emergency.)

Algoritmos para a via aérea de emergência

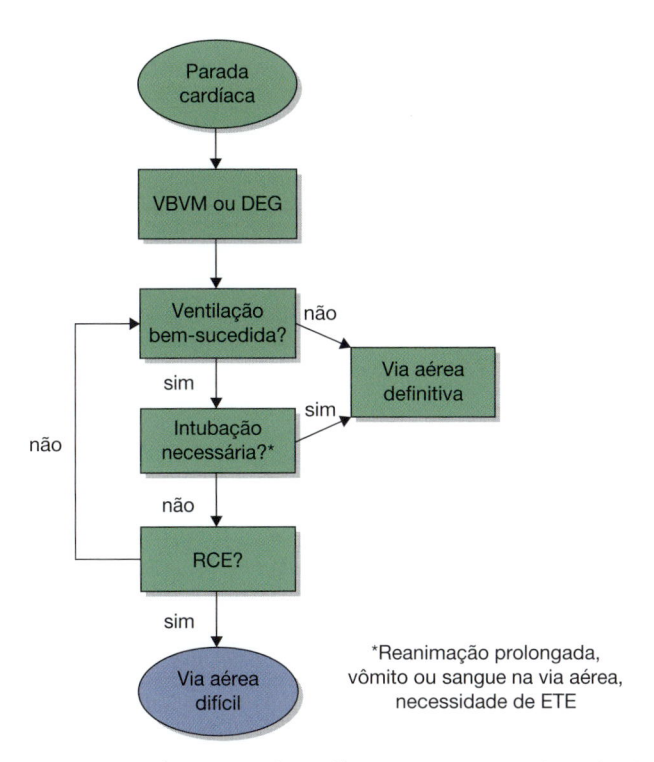

Figura 5.3 Algoritmo para a via aérea na parada cardíaca. *Reanimação prolongada, vômito ou sangramento na via aérea, ecocardiografia transesofágica (ETE). DEG, dispositivo extraglótico; RCE, retorno da circulação espontânea; VBVM, ventilação com bolsa-válvula-máscara. (© 2022 The Difficult Airway Course: Emergency.)

imediata era concebida para descrever pacientes que precisavam de intubação de emergência e estavam passando de uma doença crítica para uma parada respiratória ou cardíaca. A oportunidade de abordar os pacientes nessa exata transição é muito rara. Na prática, os pacientes apresentam doenças graves, para as quais a otimização fisiológica é a prioridade junto com o manejo da via aérea (ver Cap. 20), ou em parada cardiorrespiratória, para a qual o manejo das vias aéreas normalmente envolve ventilação com bolsa-válvula-máscara (VBVM) ou colocação de um DEG seguido de manejo definitivo da via aérea se houver retorno da circulação. Se a resposta for "sim", o paciente deve ser tratado usando o algoritmo de manejo da via aérea de parada cardíaca (**Fig. 5.3**) com VBVM ou colocação de DEG durante a reanimação cardiopulmonar (RCP) ativa. Planos para intubação podem ser feitos se o paciente for reanimado com sucesso ou, se ainda estiver em parada cardíaca, o profissional decidir que uma via aérea definitiva é necessária devido ao vômito, a uma reanimação prolongada ou à necessidade de procedimentos que exijam a colocação de um tubo traqueal (p. ex., ecocardiografia transesofágica [ETE]). Se a resposta for "não", a próxima questão é: "Esta é uma via aérea difícil?" (ver Caps. 2 e 3). Se a resposta for "sim", o paciente é manejado como uma via aérea difícil (**Fig. 5.4**). Se a resposta for "não", a SRI é recomendada, conforme descrito no algoritmo principal (Fig. 5.2). Independentemente do algoritmo que foi utilizado no início, se houver falha na obtenção da via aérea, o algoritmo para a via aérea falha (**Fig. 5.5**) deve ser imediatamente invocado. A definição de via aérea falha é crucial, sendo explicada em mais detalhes nas seções seguintes. Nossa experiência tem sido de que os erros no manejo da via aérea ocorrem quando o profissional não reconhece a situação clínica (p. ex., via aérea falha) ou quando ele não sabe quais ações tomar.

ALGORITMO PRINCIPAL PARA O MANEJO DA VIA AÉREA

O algoritmo principal para a via aérea de emergência está mostrado na Figura 5.2. Ele começa após a decisão de intubar e termina quando a via aérea está garantida diretamente pela intubação ou por algum dos outros algoritmos. O algoritmo é utilizado seguindo-se passos definidos com as decisões tomadas a partir das respostas a uma série de questões-chave, como:

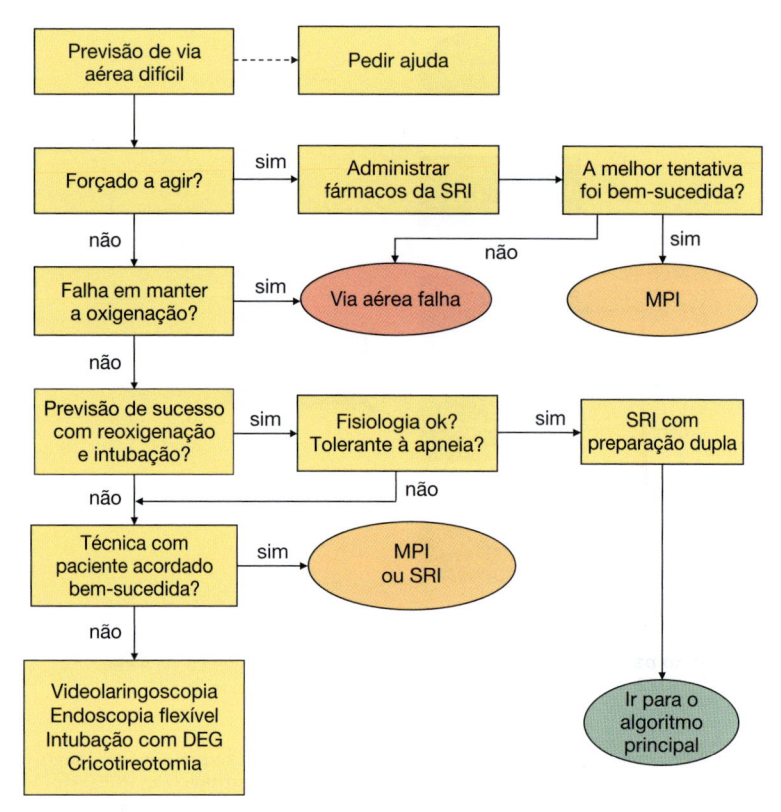

Figura 5.4 Algoritmo para a via aérea difícil. Ver texto para detalhes. DEG, dispositivo extraglótico. MPI, manejo pós-intubação; SRI, sequência rápida de intubação. (© 2022 The Difficult Airway Course: Emergency.)

Questão-chave 1: O paciente está agonizando ou em parada cardiorrespiratória?
Se o paciente estiver agonizando ou em parada total, para quem a RCP está em andamento ou prestes a começar, o paciente é definido como uma via aérea de parada cardíaca. Esses pacientes em geral estão relaxados, dificilmente resistem às manobras invasivas das vias aéreas e são tratados de uma maneira apropriada para sua condição extrema. Se for identificada uma via aérea de parada cardíaca, deixe o algoritmo principal e inicie o algoritmo para a via aérea de parada cardíaca (Fig. 5.3). Caso contrário, continue no algoritmo principal.

Questão-chave 2: Esta é uma via aérea difícil?
Se a via aérea não for uma via aérea de parada cardíaca, a próxima tarefa é determinar se é uma via aérea difícil. Uma via aérea pode ser difícil devido à anatomia alterada ou à fisiologia gravemente perturbada. No primeiro caso, os desafios anatômicos dificultam a visualização da via aérea e podem impedir o sucesso da intubação traqueal. No segundo caso, eventos adversos peri-intubação podem ocorrer, não por causa da incapacidade de colocar um tubo traqueal, mas porque a depressão miocárdica, a hipotensão e a ventilação com pressão positiva podem resultar em colapso circulatório. A dificuldade anatômica engloba a intubação difícil por laringoscopia direta ou VL, a dificuldade com a VBVM, a dificuldade no uso de DEG e a cricotireotomia difícil. O Capítulo 2 descreve a avaliação do paciente para uma via aérea potencialmente difícil sob o ponto de vista anatômico utilizando os vários mnemônicos (LEMON, ROMAN, RODS e SMART) correspondentes a essas dimensões de dificuldade. A VL difícil é rara se houver abertura de boca suficiente para permitir a inserção do dispositivo. Embora alguns parâmetros preditivos tenham começado a ser identificados, ainda não foi definido um conjunto validado de características dos pacientes. A identificação da via aérea fisiologicamente difícil é discutida em detalhes no Capítulo 3. Os elementos são relembrados pelo mnemônico CRASH. Praticamente todas as intubações de emergência são, pelo menos em parte, difíceis.

Algoritmos para a via aérea de emergência

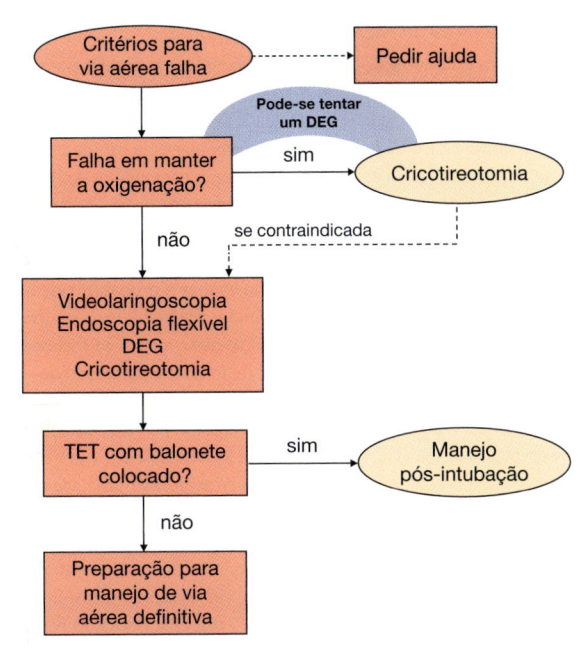

Figura 5.5 Algoritmo para a via aérea falha. Ver texto para detalhes. DEG, dispositivo extraglótico; TET, tubo endotraqueal. (© 2022 The Difficult Airway Course: Emergency.)

Porém, a avaliação do paciente quanto à presença de atributos que predizem um manejo difícil da via aérea é muito importante. Se o paciente representa uma situação de via aérea potencialmente difícil, então ele deve ser manejado como tal, utilizando o algoritmo de via aérea difícil (Fig. 5.4), abandonando-se o algoritmo principal. A avaliação LEMON para dificuldade na laringoscopia e intubação e a avaliação ROMAN para dificuldade na reoxigenação com VBVM ou DEG são de onde derivam a maior parte das vias aéreas anatomicamente difíceis; porém, também são fundamentais as avaliações para outras dificuldades (cricotireotomia e passagem de DEG). Se a via aérea não é identificada como particularmente difícil, continue no algoritmo principal até o próximo passo, que é a realização da SRI.

Ação crítica: realizar a SRI

Na ausência de identificação de uma via aérea difícil ou de parada cardíaca, a SRI é o método de escolha para a intubação de emergência. A SRI está descrita em detalhes no Capítulo 20 e fornece a melhor oportunidade de sucesso com a menor probabilidade de desfechos adversos entre todos os métodos possíveis de manejo da via aérea, quando aplicada em pacientes apropriadamente selecionados. Essa etapa pressupõe que a sequência apropriada da SRI (os sete Ps) será seguida. Se o paciente estiver hemodinamicamente instável e se a necessidade de intubação *não* for imediata, deve ser feito um esforço para otimizar a fisiologia do paciente enquanto se finaliza o planejamento da intubação e se preparam os medicamentos. A intubação é tentada durante a SRI. De acordo com a nomenclatura-padrão do National Emergency Airway Registry (NEAR) – um estudo multicêntrico de intubação de emergência –, *uma tentativa é definida como atividades ocorrendo durante uma única manobra contínua de laringoscopia, iniciando quando o laringoscópio é inserido na boca do paciente e terminando quando é removido, independentemente da inserção ou não de um tubo endotraqueal no paciente.* Em outras palavras, se forem feitas várias tentativas de passar um tubo endotraqueal (TET) através da glote durante uma única laringoscopia, tais esforços contam como uma única tentativa. Se a glote não for visualizada e nenhuma tentativa de inserir o tubo for feita, a laringoscopia ainda conta como uma tentativa. Essas distinções são importantes em razão da definição de via aérea falha que se segue.

Questão-chave 3: A intubação foi bem-sucedida?

Se a primeira tentativa de intubação oral é bem-sucedida, o paciente está intubado, inicia-se o manejo pós--intubação (MPI) e o algoritmo termina. Se a tentativa não é bem-sucedida, continue no caminho principal.

Questão-chave 4: A oxigenação do paciente pode ser mantida?
Quando a primeira tentativa de intubação não é bem-sucedida, em geral é possível e apropriado tentar uma segunda laringoscopia sem VBVM intercalada, pois a saturação de oxigênio costuma permanecer aceitável por um longo período devido à pré-oxigenação adequada. A dessaturação pode ser retardada ainda mais com a oxigenação apneica: a oferta contínua de oxigênio suplementar pela cânula nasal durante a SRI. Em geral, a VBVM ativa não é necessária até que a saturação de oxigênio caia abaixo de 94%. Como as leituras da saturação periférica de oxigênio são tardias em relação aos níveis reais de oxi-hemoglobina e como a taxa em que a liberação de oxigênio pela hemoglobina ocorre é acelerada nesse ponto, é adequado abortar as tentativas de laringoscopia quando a saturação de oxigênio cai abaixo de 94%, começando o resgate com ventilação por máscara. Essa abordagem salienta a importância de avaliar a probabilidade de sucesso da reoxigenação com VBVM ou DEG (ROMAN, ver Cap. 2) antes de iniciar a sequência de intubação. Na maioria dos casos, especialmente quando foi usado um bloqueador neuromuscular, a VBVM fornecerá ventilação e oxigenação adequadas para o paciente. Se a VBVM não for capaz de manter a saturação de oxigênio em 94% ou acima disso, uma técnica mais adequada, incluindo vias aéreas orais e nasais, o uso da técnica de ventilação sob máscara com duas pessoas e duas mãos com preensão tenar, e o posicionamento ideal do paciente, em geral resultará em uma ventilação efetiva (ver Cap. 12). Se os esforços de reoxigenação falharem e a oxigenação continuar caindo apesar da técnica ideal, a via aérea é considerada uma via aérea falha NINO e deve-se abandonar o algoritmo principal imediatamente e iniciar o algoritmo para a via aérea falha (Fig. 5.5). Essa é a definição mais reconhecida de via aérea falha. Em uma via aérea falha tipo NINO, as estratégias de resgate são iniciadas imediatamente para evitar uma maior dessaturação e suas sequelas, lesão anóxica ou parada cardíaca. O reconhecimento da via aérea falha é crucial, pois os atrasos causados por tentativas de intubação fúteis e persistentes desperdiçarão segundos ou minutos críticos, podendo reduzir drasticamente o tempo remanescente para que uma técnica de resgate seja bem-sucedida antes do surgimento de lesão cerebral.

Questão-chave 5: Foram realizadas duas tentativas de intubação orotraqueal por um profissional experiente?
Além de NINO, há duas definições adicionais de via aérea falha que precisam ser consideradas: (i) "duas tentativas perdidas por um operador experiente"; (ii) uma *única melhor tentativa* perdida no contexto de um cenário de "ação forçada" (descrito na seção de algoritmo de via aérea difícil). Se duas tentativas diferentes de intubação orotraqueal por um profissional experiente usando o melhor dispositivo disponível não obtiveram sucesso, então a via aérea é também definida como falha, apesar da capacidade de oxigenar adequadamente o paciente usando bolsa-válvula-máscara. Dados do NEAR mostraram que a maioria (> 95%) de todas as intubações no departamento de emergência são bem-sucedidas em duas tentativas. Se um operador experiente usou o melhor método disponível de laringoscopia, em geral a VL, por duas tentativas sem sucesso, o benefício incremental de uma terceira tentativa não justifica o risco de trauma das vias aéreas, edema, dessaturação e deterioração clínica que ocorre com tentativas sucessivas. Como regra, a via aérea deve ser reconhecida como falha e manejada como tal utilizando-se o algoritmo para a via aérea falha. Se a primeira tentativa não obteve sucesso, mas a VBVM é bem-sucedida, então é apropriado tentar novamente o método orotraqueal, desde que a saturação de oxigênio seja mantida e que o profissional possa identificar um elemento da laringoscopia a ser melhorado e que possa levar ao sucesso (p. ex., uso de instrumento diferente). Da mesma forma, se a tentativa inicial foi feita por um profissional inexperiente, como um estagiário, e o paciente está adequadamente oxigenado, então é apropriado tentar mais uma vez a intubação oral até que duas tentativas por um profissional experiente não tenham obtido sucesso. Quando disponível, pelo menos uma dessas tentativas deve ser feita com um videolaringoscópio e, se a tentativa inicial tiver falhado com a laringoscopia convencional, recomendamos a troca para um videolaringoscópio na segunda tentativa. No entanto, essa não é uma regra absoluta, e tentativas adicionais de laringoscopia podem ser apropriadas antes de declarar uma via aérea como falha. Isso costuma ocorrer quando o profissional identifica uma determinada estratégia para o sucesso (p. ex., melhor controle da epiglote com o uso de uma lâmina de laringoscópio maior, troca para um videolaringoscópio) durante a segunda tentativa sem sucesso. Também é possível que um profissional *experiente* reconheça *logo na primeira vez* que tentativas adicionais de intubação orotraqueal não obterão sucesso. Em tais casos, desde que o paciente esteja perfeitamente posicionado para a intubação, tenha sido alcançado um bom relaxamento e o profissional esteja convencido de que novas tentativas de laringoscopia seriam em vão, a via aérea deve ser imediatamente considerada falha e seu algoritmo deve ser iniciado. Assim, não é fundamental realizar duas tentativas de laringoscopia antes de rotular uma via aérea como falha, mas duas tentativas falhas por um profissional experiente e com

ALGORITMO PARA A VIA AÉREA NA PARADA CARDÍACA

Entrar no algoritmo da via aérea na parada cardíaca (Fig. 5.3) indica que foi identificado um paciente em respiração agônica ou em PCR com necessidade imediata de oxigenação e ventilação. Nesse algoritmo, o manejo definitivo da via aérea (i.e., a colocação de um tubo com balonete na traqueia) é substituído pelo manejo geral da reanimação e pela RCP de qualidade. O objetivo do manejo da via aérea é fornecer oxigenação para permitir o retorno da atividade cardíaca e da circulação espontânea. A VBVM de alta qualidade ou o uso de um DEG é a etapa inicial no manejo da via aérea na parada cardíaca.

Questão-chave 1: O paciente está em respiração agônica ou sem pulso?

Confirme se o paciente está em respiração agônica, quase em parada ou em parada cardiopulmonar total. Isso ficará evidente pela avaliação rápida da respiração e pulsos periféricos à beira do leito.

Ação crítica: executar VBVM ou colocar um DEG

Para se alinhar às recomendações de suporte cardíaco avançado de vida (ACLS), o manejo inicial da via aérea envolve ventilação e oxigenação por meio de um dispositivo de bolsa e máscara ou por um DEG. O DEG usado não está definido aqui e será baseado principalmente na disponibilidade e no conforto do médico. É preferível um DEG que possa facilitar a intubação traqueal às cegas (p. ex., LMA Fastrach) ou um que possa facilitar a intubação traqueal guiada por endoscópio flexível (p. ex., i-gel, AirQ).

Questão-chave 2: A ventilação parece ser bem-sucedida?

Isso será determinado por uma combinação de capnografia de onda, facilidade da ventilação com bolsa e expansibilidade torácica visível. Não se pode confiar na saturação de oxigênio durante uma parada cardíaca. Com a VBVM, se a ventilação for inadequada ou malsucedida, certifique-se de que os dispositivos de abertura de via aérea oral e nasal estejam instalados e que uma técnica de duas pessoas e duas mãos com preensão tenar esteja sendo usada (ver Cap. 12). Se a VBVM ainda não obtiver êxito, insira um DEG e tente novamente a ventilação. Como alternativa, um DEG pode ser colocado como primeira estratégia.

Ação crítica: tentar uma via aérea definitiva

Se considerarmos que a VBVM e o DEG estão falhando (i.e., sem traçado de capnografia, alta resistência à VBVM, sem elevação visível do tórax), tente a colocação de uma via aérea definitiva. Isso normalmente pode ser feito sem o uso de medicamentos. Na maioria das vezes, a tentativa inicial será a intubação orotraqueal. Se a intubação falhar, realize uma cricotireotomia. Em raras circunstâncias, como edema progressivo das vias aéreas superiores, a cricotireotomia pode ser o primeiro método preferido para a colocação de uma via aérea definitiva se o médico acreditar que a intubação orotraqueal seria fútil devido ao edema intenso. Se a tentativa de obter uma via aérea definitiva for bem-sucedida, prossiga com a reanimação cardiopulmonar.

Questão-chave 3: Há necessidade de intubação durante a reanimação cardiopulmonar?

Podem surgir circunstâncias durante uma RCP que tornem a intubação traqueal desejável ou necessária. Isso inclui vômitos em grande volume ou sangramento ativo (para o que é necessária proteção das vias aéreas contra aspiração com um tubo traqueal com balonete), uma RCP prolongada ou a necessidade de um procedimento especializado, como uma ETE.

Ação crítica: tentar uma via aérea definitiva

Tente a intubação conforme descrito na etapa anterior. Se a intubação não for bem-sucedida, realize uma cricotireotomia. Se a intubação for bem-sucedida, continue com o manejo continuado da PCR.

Questão-chave 4: Há retorno da circulação?

Uma verificação do pulso é realizada após um ciclo de reanimação. Se o paciente permanecer sem pulso, reavalie a VBVM ou o DEG e refaça suas etapas ao longo do algoritmo. Essa alça continuará até que a RCP seja encerrada ou os pulsos retornem.

Ação crítica: passar ao algoritmo para a via aérea difícil

Se a circulação retornar, pode-se passar para o algoritmo da via aérea difícil para planejar o manejo definitivo da via aérea. No período periparada cardíaca, os pacientes podem ser dependentes de vasopressores e hemodinamicamente instáveis. Se for esse o caso, continue a otimização hemodinâmica (ver Cap. 20) até que o melhor ambiente hemodinâmico seja obtido, seguido por uma seleção cuidadosa de medicamentos e SRI.

ALGORITMO PARA A VIA AÉREA DIFÍCIL

A identificação da via aérea anatômica e fisiologicamente difícil é discutida em detalhes nos Capítulos 2 e 3. Este algoritmo (Fig. 5.4) representa a abordagem clínica que deve ser usada no caso da identificação de uma via aérea potencialmente difícil.

Ação crítica: pedir ajuda

O quadro "Pedir ajuda" está ligado por uma linha pontilhada, pois é um passo opcional que depende das circunstâncias clínicas, da habilidade do profissional, do equipamento e dos recursos disponíveis e da disponibilidade de equipe adicional.

Questão-chave 1: O profissional é forçado a agir?

Em algumas circunstâncias, embora a via aérea seja identificada como difícil, as condições do paciente forçam o profissional a agir imediatamente, antes que haja deterioração rápida do paciente até uma parada respiratória. Um exemplo dessa situação foi dado antes neste capítulo. Outro exemplo é o paciente com anafilaxia rapidamente progressiva por reação a contraste ao realizar uma tomografia computadorizada (TC). O paciente está ansioso, agitado e em desconforto intenso. Em tais casos, pode não haver tempo para a obtenção e administração de epinefrina ou de anti-histamínicos e para reavaliar a melhora antes que ocorra obstrução total da via aérea. Em tais circunstâncias, a deterioração dinâmica das vias aéreas ocorre tão rapidamente que costuma ser melhor tomar uma decisão imediata de administrar fármacos para a SRI e criar as circunstâncias para a *melhor tentativa* de intubação traqueal, seja por laringoscopia ou por via aérea cirúrgica, do que realizar apenas o tratamento clínico, esperando a reversão imediata enquanto o paciente progride para obstrução completa das vias aéreas, parada respiratória e morte. A administração de fármacos da SRI otimizará as condições para que o operador realize a intubação ou obtenha uma via aérea cirúrgica, ou coloque um DEG ou utilize bolsa-válvula-máscara para oxigenar o paciente. O principal é que o profissional realize *a* melhor tentativa, a qual, pela avaliação do operador, tenha mais chances de sucesso. Se a tentativa for bem-sucedida, o operador prosseguirá para o MPI. Se aquela única tentativa não obtiver sucesso, está presente uma via aérea falha e o operador segue o algoritmo para a via aérea falha.

Questão-chave 2: A saturação de oxigênio está caindo?

No contexto da via aérea difícil, *oxigênio é tempo*. Se os esforços de pré-oxigenação (ver Cap. 20) resultarem em saturação de oxigênio estável e adequada em 94% ou acima disso, então podem ser realizadas uma avaliação cuidadosa e uma abordagem planejada e metódica, mesmo havendo necessidade de tempo significativo para a preparação. Se a saturação de oxigênio estiver caindo e não puder ser estabilizada, passe imediatamente para o algoritmo de via aérea falha. Essa situação equivale à via aérea falha "não consigo intubar (a identificação de uma via aérea difícil é um sinônimo para 'não consigo intubar'), não consigo oxigenar" (a adequada saturação de oxigênio não pode ser mantida). Certos pacientes com via aérea difícil terão doença pulmonar crônica, por exemplo, e podem não ser capazes de alcançar uma saturação de oxigênio de 93%, mas podem ser mantidos estáveis e viáveis com, por exemplo, 89%. Além disso, um paciente pode ter sido considerado difícil por causa de um colar cervical colocado durante o atendimento pré-hospitalar após uma lesão craniana isolada, mas a suspeita de lesão da coluna cervical é baixa e não há outros marcadores de via aérea difícil. Nesse exemplo, um profissional experiente em manejo da via aérea, munido de um videolaringoscópio, pode não considerar essa situação análoga ao cenário de "não consigo intubar". Em outras palavras, chamar esses casos de via aérea falha é uma questão de julgamento que considera o grau de falta de oxigênio e a intensidade da dificuldade prevista. Se for tomada a decisão de seguir o algoritmo da via aérea difícil em vez de mudar para o algoritmo da via aérea falha, é essencial estar ciente de que a dessaturação pode ocorrer rapidamente durante as tentativas de intubação e um julgamento final sobre a adequação da SRI *versus* uma técnica com paciente acordado ainda precisa ser feito.

Questão-chave 3: Devo usar um BNM nesse paciente?

A oxigenação de resgate usando VBVM ou DEG tem previsão de sucesso? Está prevista uma rápida dessaturação? Há previsão de sucesso com a laringoscopia? Manter o paciente no algoritmo para a via aérea difícil não dispensa a necessidade da SRI. De fato, na maioria dos casos, a SRI continua sendo a melhor abordagem, apesar da presença de dificuldade na via aérea. Essa decisão depende, principalmente, do grau de dificuldade de laringoscopia prevista, do tempo seguro de apneia e da probabilidade de sucesso da reoxigenação de resgate caso o paciente dessature. Há três fatores importantes combinados em uma questão de resposta "sim ou não".

O primeiro, e o mais importante, é a existência de uma previsão segura de que as trocas gasosas possam ser mantidas pela VBVM ou pelo uso de um DEG no caso de administração de fármacos da SRI que deixariam o paciente paralisado e apneico. A resposta pode já ser conhecida se a VBVM tiver sido necessária para manter a oxigenação do paciente ou se a avaliação da via aérea difícil não tiver identificado dificuldade de oxigenação com o uso de VBVM ou DEG. A previsão de oxigenação bem-sucedida com o uso de VBVM ou DEG é um pré-requisito fundamental para a SRI, com exceção da situação de "forçado a agir" descrita antes. Em alguns casos, pode ser desejável fazer um teste de VBVM, mas tal abordagem não prediz de maneira confiável a capacidade de ventilar o paciente com bolsa-válvula-máscara após a paralisia. Segundo, qual é o risco previsto de hipoxemia crítica causada pela rápida dessaturação antes do início da laringoscopia? Após a administração de medicamentos para SRI, o paciente ficará significativamente bradipneico devido ao agente de indução. Isso ocorrerá bem antes que o bloqueio neuromuscular total seja concluído. Como resultado, pacientes de risco excepcionalmente alto (p. ex., um paciente obeso com Covid-19 e insuficiência respiratória hipoxêmica) podem dessaturar perigosamente antes que existam condições que permitam uma tentativa de intubação. Nessas situações, mesmo quando se espera que a laringoscopia seja simples, a colocação do tubo e a reoxigenação bem-sucedidas podem não ocorrer antes de uma parada cardíaca. Se houver previsão de sucesso com a VBVM ou com o DEG, e a dessaturação rápida não for um risco alto, partimos para a avaliação de se a laringoscopia e a intubação têm chances de sucesso, apesar dos atributos da via aérea difícil. Muitos pacientes identificados como via aérea difícil são submetidos com sucesso à intubação de emergência usando a SRI, particularmente quando se usa um videolaringoscópio. Assim, se houver probabilidade razoável de sucesso com a intubação oral, *apesar da previsão de via aérea difícil*, pode ser tentada a SRI. Lembre-se de que isso se baseia no fato de que o profissional já avaliou que as trocas gasosas (VBVM ou DEG) serão bem-sucedidas e que a saturação de oxigênio pode ser mantida por tempo suficiente para permitir uma tentativa de laringoscopia.

Nesses casos, a SRI é realizada com o uso de "preparação dupla", na qual o plano de resgate (em geral a cricotireotomia) é claramente estabelecido e o operador está preparado para passar imediatamente para a técnica de resgate se a intubação com uso da SRI não obtiver sucesso (via aérea falha). Dada a alta taxa de intubação de emergência difícil, é prudente *sempre* se preparar para a falha da via aérea, incluindo a possibilidade de resgate cirúrgico, mesmo quando se espera que a intubação seja simples. Assim, quando a SRI é realizada apesar da identificação dos atributos de uma via aérea difícil, o cuidado apropriado durante a técnica e o planejamento com relação às dificuldades apresentadas irão resultar em sucesso.

Para reiterar esses princípios fundamentais, se a troca gasosa empregando VBVM ou DEG não representar uma certeza de sucesso, se o risco de dessaturação crítica antes da colocação do tubo traqueal for alto ou se a laringoscopia for considerada muito difícil ou impossível, então a SRI não é recomendada. A única exceção a isso está no cenário "forçado a agir".

Ação crítica: realizar a laringoscopia com o paciente "acordado"

Assim como a SRI é uma técnica fundamental para o manejo da via aérea de emergência, a intubação com o paciente "acordado" é a pedra fundamental do manejo da via aérea difícil. O objetivo principal dessa manobra é intubar o paciente confortavelmente, mantendo as respirações espontâneas. Essa técnica requer uma completa topicalização das vias aéreas e, às vezes, o uso criterioso da sedação para permitir a laringoscopia (ver Cap. 24). O princípio, aqui, é de que o paciente está acordado o bastante para manter os reflexos protetores da via aérea e a ventilação espontânea efetiva, mas suficientemente anestesiado para tolerar a instrumentação da via aérea acordado. A laringoscopia pode ser feita por via oral com um laringoscópio flexível, por vídeo ou com laringoscopia direta ou por via nasal com um aparelho flexível. A VL com o paciente acordado é preferida porque a profundidade de inserção da lâmina e a força necessária para obter uma visualização adequada da entrada da glote são menores do que o necessário na laringoscopia convencional. Tais dispositivos são discutidos em detalhes no Capítulo 16. Dois desfechos são possíveis com essa estratégia de laringoscopia no paciente acordado. Primeiro, a glote é visualizada adequadamente. Nessa situação, prossiga com a intubação. Pode ser tentador retirar o equipamento, sentindo-se confiante de que a via aérea pode ser visualizada e então começar de novo com a SRI. Embora esse seja um pensamento razoável, a laringoscopia subsequente pode ser mais difícil, mesmo com bloqueio neuromuscular. Portanto, recomendamos completar a intubação durante a laringoscopia com o paciente acordado, desde que a glote seja suficientemente visualizada para permitir a intubação. O segundo desfecho possível durante a estratégia de laringoscopia com o paciente acordado é de que a glote não seja visualizada de maneira adequada para permitir a intubação. Nesse caso, o exame confirmou a suspeita de intubação difícil e reforçou a decisão de evitar a paralisia neuromuscular. Uma via aérea falha foi evitada e várias opções permanecem. Mantenha a oxigenação, conforme necessário, neste momento.

Ação crítica: selecionar uma abordagem alternativa para a via aérea
Nesse ponto, já ficou claro que temos um paciente com os atributos de uma via aérea difícil, caracterizado como um candidato ruim para a laringoscopia e, dessa forma, não apropriado para a SRI. Se a oxigenação for mantida, há várias opções disponíveis. Se a laringoscopia com o paciente acordado foi realizada com o uso de laringoscópio direto, um videolaringoscópio ou um endoscópio flexível provavelmente fornecerá uma melhor visualização da glote. Considerando a vantagem de visualização oferecida pela VL, ela deve ser considerada como dispositivo de primeira linha para a laringoscopia com o paciente acordado. O principal método alternativo para a via aérea difícil é a cricotireotomia, embora a via aérea possa ser adequada para um DEG que facilite a intubação, isto é, uma das máscaras laríngeas de intubação (LMA Fastrach). Em casos altamente selecionados, a intubação nasotraqueal às cegas (INTC) pode ser possível, mas exige uma via aérea superior anatomicamente normal. Em geral, a INTC é usada apenas quando o equipamento flexível não está disponível ou quando há sangramento excessivo na via aérea. A escolha da técnica dependerá da experiência do profissional, do equipamento disponível, dos atributos de via aérea difícil do paciente e da urgência da intubação. Qualquer que seja a técnica usada, o objetivo do manejo da via aérea difícil é colocar um TET com balonete na traqueia. Se a oxigenação não puder ser mantida, o algoritmo da via aérea falha deve ser invocado.

ALGORITMO PARA A VIA AÉREA FALHA

Em vários pontos nos algoritmos anteriores, pode ser determinado que a via aérea falhou. Esta definição (ver discussão prévia neste capítulo e no Cap. 4) se baseia no preenchimento de um de três critérios, o primeiro sendo o principal critério: (1) falha de qualquer tentativa de intubação em um paciente no qual a oxigenação não pode ser adequadamente mantida com bolsa-válvula-máscara ou DEG, (2) duas tentativas de intubação falhas por profissional experiente mas com oxigenação adequada, e (3) falha na intubação usando a *melhor tentativa* na situação de "forçado a agir". Diferentemente da via aérea difícil, na qual a conduta-padrão é a colocação de um TET com balonete na traqueia, fornecendo uma via aérea definitiva e protegida, a via aérea falha exige ações para fornecer oxigenação de emergência por qualquer meio possível para evitar a morbidade do paciente (sobretudo hipoxia cerebral e parada cardíaca), até que uma via aérea definitiva possa ser assegurada (Fig. 5.5). Assim, os dispositivos considerados para a via aérea falha são um pouco diferentes, mas incluem alguns dos dispositivos usados para a via aérea difícil. Quando for determinada a ocorrência de uma via aérea falha, a resposta é guiada pela eficácia da oxigenação.

Ação crítica: pedir ajuda
Como no caso da via aérea difícil, é melhor chamar alguma assistência disponível e necessária tão logo uma via aérea falha tenha sido identificada. Novamente, esta ação pode ser uma consultoria com o médico emergencista, anestesiologista ou cirurgião, ou isso pode exigir equipamento especial. No ambiente pré-hospitalar, um segundo paramédico ou médico podem fornecer essa assistência.

Questão-chave 1: A oxigenação é adequada?
Como no caso da via aérea difícil, tal questão avalia o tempo disponível para uma via aérea de resgate. Se o paciente, por causa de duas tentativas falhas feitas por um profissional experiente, tem uma via aérea falha, na maioria dos casos a saturação de oxigênio será adequada e há tempo para considerar várias abordagens. Porém, caso a falha se deva a uma situação NINO, então há pouco tempo antes que ocorra hipoxia cerebral, estando indicada a ação imediata. Muitos, ou a maioria, dos casos de NINO necessitarão de manejo cirúrgico da via aérea, devendo-se estar preparado para uma via aérea cirúrgica. É razoável, como primeira etapa de resgate, fazer uma única tentativa de inserir um DEG rapidamente colocado na via aérea *simultaneamente à preparação para a cricotireotomia*. A passagem ou mesmo o uso de um DEG não impossibilita a realização de uma via aérea cirúrgica em caso de falha do dispositivo. E, por outro lado, caso a oxigenação seja bem-sucedida com o uso do DEG, a situação NINO foi convertida em uma situação *não consigo* intubar, *consigo* oxigenar, ganhando-se tempo para a consideração das diferentes abordagens a fim de garantir a via aérea.

Obtenha uma via aérea usando um aparelho flexível, um videolaringoscópio, um DEG ou com uma cricotireotomia. Na situação "não consigo intubar, *consigo* oxigenar", vários dispositivos estão disponíveis para a obtenção de uma via aérea e a maioria também fornece algum grau de proteção. A intubação com equipamento flexível ou videolaringoscopia irá estabelecer um TET com balonete na traqueia. Entre os DEGs, a máscara laríngea de intubação (MLI) é preferível, pois tem alta probabilidade de fornecer ventilação efetiva e costuma permitir a intubação através do dispositivo, seja às cegas ou guiada por aparelho flexível (ver Caps. 13 e 17). A cricotireotomia é sempre a estratégia final comum se as outras medidas não obtiverem sucesso ou se a oxigenação do paciente ficar comprometida.

Questão-chave 2: O dispositivo usado resulta em uma via aérea definitiva?

Se o dispositivo usado resulta em uma via aérea definitiva (i.e., TET com balonete na traqueia), então pode-se passar para o MPI. Se tiver sido usado um DEG ou se a intubação não obteve sucesso com o DEG, deve-se fazer a preparação para uma via aérea definitiva. Uma via aérea definitiva pode ser obtida no bloco cirúrgico, na UTI ou no departamento de emergência, desde que haja disponibilidade de pessoas e equipamentos necessários. Até que isso aconteça, é necessária a vigilância constante para assegurar que a via aérea, conforme colocada, continue a fornecer a oxigenação adequada, com a cricotireotomia sempre disponível como alternativa de resgate.

RESUMO

Esses algoritmos representam nosso entendimento mais atual a respeito da abordagem recomendada para o manejo da via aérea de emergência. Os algoritmos devem ser apenas diretrizes. A tomada de decisões individuais, as circunstâncias clínicas, a habilidade do profissional e os recursos disponíveis determinarão a melhor abordagem final para o manejo em cada caso. A compreensão dos conceitos fundamentais das vias aéreas difícil e falha, a identificação, com antecedência, da via aérea difícil, o reconhecimento do papel do manejo da via aérea na parada cardíaca e o uso da SRI após a otimização fisiológica como método de escolha para o manejo da via aérea para a maioria das intubações de emergência resultarão em um manejo bem-sucedido da via aérea com minimização da morbidade prevenível.

EVIDÊNCIAS

Evidências para os algoritmos.

Infelizmente, não há dados sistematizados apoiando a abordagem por algoritmos apresentada neste capítulo. Os algoritmos resultam de revisão cuidadosa do algoritmo para a via aérea difícil da American Society of Anesthesiologists, dos algoritmos da Difficult Airway Society do Reino Unido e do conhecimento e experiência conjuntos dos organizadores e professores dos cursos que abordam a via aérea difícil (The Difficult Airway Courses), que funcionam como um painel de especialistas no assunto.[1,2] Não existe, e provavelmente nunca existirão, estudos comparando os desfechos de cricotireotomia *versus* dispositivos alternativos para a via aérea na situação NINO. Claramente, a randomização de tais pacientes não seria ética. Assim, os algoritmos derivam de um corpo abrangente de conhecimentos e representam uma abordagem recomendada, mas não podem ser considerados como cientificamente comprovados como a melhor maneira de abordar qualquer situação clínica ou paciente. Em vez disso, eles são desenhados para ajudar a guiar uma abordagem consistente para situações comuns e incomuns no manejo da via aérea. A evidência de superioridade da SRI sobre os outros métodos que não envolvem bloqueio neuromuscular e as características de desempenho da videolaringoscopia *versus* laringoscopia direta podem ser encontradas, respectivamente, nos Capítulos 20 e 16.

AGRADECIMENTO

Agradecemos as contribuições feitas a este capítulo por Ron M. Walls, autor da edição anterior.

REFERÊNCIAS

1. Apfelbaum, JL, Hagberg, CA, Connis RT, et al. 2022 American Society of Anesthesiologists Practice Guidelines for Management of the Difficult Airway. *Anesthesiology*. 2022;136:31-81.
2. Frerk C, Mitchell VS, McNarry AF, et al. Difficult Airway Society 2015 guidelines for management of unanticipated difficult intubations in adults. *Br J Anaesth*. 2015;115(6):827-848.

CAPÍTULO 6

Fatores humanos durante o manejo de emergência da via aérea

Peter G. Brindley
Jocelyn M. Slemko

INTRODUÇÃO

> *"É um trabalho muito difícil e a única maneira de superar isso é trabalharmos juntos como uma equipe. E isso significa que você faz tudo o que eu digo."*
>
> Charlie Croker (interpretado por Michael Caine), em *The Italian Job* (Filme, 1969)

Qualquer noite no departamento de emergência tem o potencial de se transformar em um drama incomparável. Ao manejar a via aérea, os desafios individuais parecem imprevisíveis, a equipe pode ser frágil, o ambiente perigoso e as forças culturais assustadoras. Independentemente disso, trata-se de conhecer suas falas, entender quando é seguro (ou necessário) improvisar e se comprometer com a boa prática médica. Também significa unir indivíduos, com habilidades de nicho e perspectivas diferentes. O médico emergencista está na liderança de uma equipe e tem a tarefa de reanimar com segurança um paciente grave, enquanto realiza várias tarefas ao mesmo tempo, garantindo a preparação da equipe e enfrentando um ambiente cheio de emoções. Este capítulo aborda fatores humanos (FHs), especificamente, relacionados ao manejo emergencial da via aérea. Isso pode ser tão importante quanto o próprio ato de intubação e merece o tempo e o engajamento de cada médico.

A liderança e o manejo das crises exigem experiência em questões técnicas e não técnicas, e este capítulo se concentra nos aspectos não técnicos do desempenho humano: sejam eles transcendentes, mundanos ou perigosos. Os FHs podem ser abordados usando o termo mais abrangente "manejo de recursos na crise" (MRC) e subdivididos em seis aspectos: consciência situacional, tomada de decisão, liderança e engajamento da equipe (seguidores), trabalho em equipe, comunicação efetiva e utilização de recursos.[1,2] Como alternativa, os FHs podem ser descritos em cada nível pertinente: indivíduo, equipe, ambiente, sistema. Usaremos as duas abordagens para oferecer uma cartilha abrangente e completa. Assim como a competência técnica é deliberadamente ensinada e praticada, em vez de intuída, o mesmo se aplica às habilidades não técnicas. Descreveremos o porquê de os FHs serem tão poderosos e os princípios básicos do erro. O objetivo na terceira etapa é reconhecer os gatilhos, mitigar as falhas e ampliar as habilidades (isso também é conhecido como "agregação de ganhos marginais").[3] A quarta etapa envolve defender a mudança cultural em todo o sistema. O manejo da via aérea pode terminar em triunfo ou tragédia, e isso depende de todos.

A importância dos fatores humanos: por que o fator humano é sempre um fator

Os FHs são importantes em qualquer ambiente em que os humanos atuem. Além disso, a importância dos FHs aumenta sempre que há complexidade, pressão de tempo, estresse emocional, altos riscos e baixa tolerância a erros. Como resultado, os FHs são muito importantes no manejo emergencial da via aérea, provavelmente tanto quanto a memória objetiva ou a destreza manual.[2] Dessa forma, você não pode se considerar um *expert* em via aérea a menos que entenda como indivíduos, equipes, ambientes e sistemas são bem-sucedidos ou fracassam.[4] Em outras palavras, intubadores e equipes de via aérea precisam ser tão habilidosos com a atenção, a emoção e a comunicação quanto com os laringoscópios. A destreza verbal e a destreza do trabalho em equipe são tão importantes quanto a destreza manual.

A aviação começou a estudar formalmente os FHs há meio século, após vários acidentes importantes. Os dados mostraram que pelo menos 70% dos eventos adversos podem ser atribuídos a fatores não técnicos.[5] Além disso, essa profissão de alto risco e baixa tolerância para o erro estabeleceu que o desastre poderia ser evitado otimizando a forma como humanos e equipes identificam ameaças, tomam decisões, coordenam atividades e planejam com antecedência. Isso parece ser verdade também no manejo da via aérea.[4,6,7] A diferença é que a medicina está atrasada em relação à indústria da aviação em termos de questionar o desempenho médico, otimizar a cultura e exigir simulações. Além disso, enquanto muitos discutiam se a medicina era mais "arte" ou "ciência", a aviação prontamente aceitou que o desempenho era tanto "engenharia" (i.e., sistemas de segurança, *checklists*, procedimentos operacionais padrão) quanto "psicologia" (i.e., manter boa capacidade cognitiva e reduzir a sobrecarga cognitiva).[2,4,8]

Em resumo, ainda vale a pena aprender com a aviação, mesmo que a analogia tenha sido simplificada e exagerada. Ao contrário dos voos regulares, não podemos atrasar rotineiramente o manejo de emergência da via aérea até que todos estejam cognitivamente prontos ou descansados. Da mesma forma, raras vezes é possível fazer pousos de emergência se o "plano de voo" der errado. No entanto, a medicina e a aviação compartilham uma missão central e nobre: manter as pessoas seguras, as equipes resilientes e as situações previsíveis. Até que a medicina se atualize, a aviação oferece informações sobre como indivíduos e equipes manejam o estresse, a falta de familiaridade, a tomada de decisões e as distrações, e tudo isso é discutido a seguir.[9] Assim como os passageiros e pilotos da aviação, pacientes e profissionais estão à mercê de um sistema que deveria nos manter seguros.

Como a aviação, também devemos adotar a ergonomia, ou seja, a ciência de como os humanos atuam em seus ambientes e se somos "adequados para a tarefa". Ergonomia médica significa observar o *design* do equipamento (ou seja, uma alça de laringoscópio), os ambientes físicos (ou seja, as linhas de visão em uma sala de reanimação) e os fatores cognitivos (como isso nos ajuda a pensar e agir). Se não conseguirmos pensar (circuito aferente), então nossas ações (circuito eferente) têm maior probabilidade de falhar. Na expressão de língua inglesa: "*garbage in, garbage out*".

Há benefícios inexplorados ao se visualizar o manejo da via aérea por meio de uma lente de FHs, em vez de apenas usarmos as lentes biotécnicas tradicionais. Entender os FHs significa colocar os pacientes no centro de um sistema mais robusto, reforçado com "redes de segurança", "verificações duplas", "redundâncias" e "procedimentos operacionais padrão".[4] Depois de adotar os FHs, você vê a simulação (tanto no ensaio mental quanto na prática em equipe) como um imperativo de justiça social, não um luxo.[10] Os FHs também destacam por que devemos realizar discussões regularmente (tanto imediatamente após um incidente – o *"hot debrief"* – quanto depois, quando as emoções se acalmam – o *"cold debrief"*)*.

A adoção de uma visão de mundo de FHs pode tornar as equipes mais resilientes. Isso muda o foco de "por que você fez isso?" para algo mais sutil e menos argumentativo, como "por que isso parecia apropriado naquele momento e lugar?".[6] Isso destaca como a grosseria pode ser iatrogênica, pois os membros da equipe precisam se sentir seguros o suficiente antes de falar.[11] Isso também explica por que, em outras ocasiões, precisamos que esses mesmos membros da equipe se calem, ouçam ativamente e não se ofendam. Isso ajuda a evitar a suposição de que os profissionais são preguiçosos ou incompetentes (nomear, culpar, envergonhar). Os FHs também destacam por que a comunicação em equipe pode ser o "procedimento" mais importante na medicina, o que é enfatizado pela frase frequentemente ouvida: "*Meant is not said, said is not heard, heard is not understood, and understood is not done*" (i.e., o que você quis dizer não significa que foi dito, o que você disse não necessariamente foi ouvido, o que foi ouvido não necessariamente foi entendido e o que foi entendido não necessariamente foi feito).[12]

Compreender os FHs também pode incentivar a mudança cultural em todo o sistema.[13] Obviamente, este é um projeto de mais longo prazo, mas é baseado em ideais semelhantes. Conforme citado, os FHs destacam a necessidade de promover o respeito mútuo e a empatia, ao mesmo tempo em que eliminam a toxicidade ou a complacência. Isso significa aceitar que alguma hierarquia é necessária, mas não demais: caso contrário, não aproveitaremos os conhecimentos e habilidades que cada membro da equipe tem.[14] Isso significa fazer

---

*N. de R.T. *Debriefing* é um relatório de uma missão ou projeto ou as informações assim obtidas. É um processo estruturado após um exercício ou evento que revisa as ações realizadas.

com que os membros da equipe se sintam valorizados, o que é feito comprometendo-se com o desenvolvimento de carreira a longo prazo, em vez de deixar alguém de lado após um erro. Isso significa entender que aqueles que falam ativamente são tão importantes quanto aqueles que ouvem ativamente. Isso significa entender que, embora os líderes de equipe definam o tom de forma desproporcional, todos nós temos parte na conversa. Isso destaca o princípio de que a segurança é responsabilidade de todos e que a segurança é tão importante quanto a eficiência.[15]

NOÇÕES BÁSICAS SOBRE ERROS: "ERRAR É HUMANO..."

"Errar é humano, perdoar é divino" é uma citação do poeta Alexander Pope nos anos 1700. Ela foi reaproveitada, em 1999, pelo Institute for Health Improvement,[16] quando enfatizou que a medicina tem um sério problema de segurança. Recentemente, ela passou por uma atualização irônica: "Errar é humano; culpar os outros mostra potencial de gestão". Todas as três ilustram que os humanos são imperfeitos e que a busca pela perfeição é digna, mas ilusória. Independentemente disso, a preparação (p. ex., definir, compartilhar, confirmar, executar) pode literalmente salvar vidas. Assim, o "plano de vias aéreas A, B, C" é central para esse conceito. Embora os erros possam ser inevitáveis, os resultados ruins não o são.

O modelo do "queijo suíço" ilustra por que, quando e como os erros ocorrem; ou seja, quando os buracos imaginários se alinham temporal e espacialmente.[17] Isso reforça que os erros em geral são multifatoriais, e não culpa de um único indivíduo. Isso também explica por que os erros nem sempre causam danos: às vezes temos sorte, às vezes somos bons, às vezes estamos protegidos. Boas equipes usam salvaguardas (ou seja, um segundo laringoscópio e tubos orotraqueais (TOT) menores adicionais. Elas também entendem que as falhas podem ser ativas e latentes.[18] Falhas ativas ocorrem à beira do leito e, portanto, são fáceis de identificar (ou seja, o intubador coloca um TOT no esôfago).[19] As falhas latentes são mais frequentemente problemas do sistema e, portanto, mais difíceis de identificar e atribuir, mas não menos importantes. Elas precisam de um gatilho, demoram para ocorrer e são mais difíceis de diagnosticar, atribuir ou remediar.[18]

Os intubadores precisam ser hábeis em colocar tubos na via aérea – ponto final, fim da discussão. No entanto, os verdadeiros especialistas em via aérea têm uma visão mais ampla. Eles se esforçam para minimizar a probabilidade, a gravidade e o impacto dos erros (decisões ou ações que vão contra um padrão) e dos enganos (decisões ou ações que acabam sendo inúteis). Eles aceitam que tanto os erros quanto os enganos têm mais probabilidade de acontecer quando indivíduos e equipes são distraídos, tendenciosos ou desconhecidos. Eles entendem que ambos são mais importantes quando os pacientes estão agudamente instáveis ou cronicamente frágeis. Eles compartilham a culpa quando ocorrem erros ativos e latentes e a responsabilidade de garantir que eles não se repitam.[19] Tudo começa com a percepção de que podemos (e devemos) fazer melhor. Afinal, "se você acha que pode ou acha que não pode, provavelmente está certo". Felizmente, existem ferramentas práticas de MRC prontas.

MRC: SEIS GRANDES ASPECTOS

O primeiro obstáculo/oportunidade de MRC é a **consciência situacional**, da qual existem três níveis: percepção, compreensão e projeção. Em termos cotidianos, isso significa (a) reconhecer sinais (ou seja, o paciente está taquipneico, hipercápnico, perdendo a consciência); (b) juntar esses sinais (ou seja, o paciente está com dificuldade respiratória); e (c) prever para onde isso está indo (ou seja, o paciente pode parar se não intubarmos *agora*). Podemos melhorar a consciência situacional garantindo um modelo mental compartilhado e solicitando contribuições para garantir que todos estejam no mesmo ponto e concordem com o modelo atual.

MRC significa entender a **tomada de decisões sob estresse**. Por exemplo, há três D's na resposta a desastres (negação [*denial*], deliberação e ação definitiva), e podemos acelerar essa transição usando a familiaridade e dando permissão explícita aos membros da equipe para nos interromper (p. ex., "se essa tentativa falhar, vamos colocar um dispositivo extraglótico"). Também ajuda a entender a progressão típica de novato para especialista. Isso costuma começar com ser "conscientemente incompetente" (você sabe que não sabe e, portanto, é lento, mas disposto a aprender). O próximo é "inconscientemente incompetente" (você acha que sabe, mas não sabe e, portanto, é menos fácil de ensinar e está sujeito a exagerar). Em seguida, vem "conscientemente competente" (você é um ótimo professor, mas menos eficiente e menos capaz de pensar no futuro – em geral um residente sênior). Por fim, há "inconscientemente competente" (ótimos reflexos, sabe para onde isso está indo, mas menos capaz de explicar aos outros). Outro aspecto da tomada de decisão durante crises é que só podemos manejar de forma confiável um número finito de elementos distintos, normalmente sete. A diferença entre novato e especialista é o quanto pode ser colocado em cada uma dessas sete caixas. Se falharmos, costuma ser porque os novatos ficam sobrecarregados cognitivamente ou os especialistas se tornam complacentes.

Isso nos leva ao **gerenciamento de tarefas**, cujo objetivo é otimizar a equipe, o equipamento, o espaço e os processos organizacionais. O gerenciamento de tarefas pode ser prejudicado pela falta de clareza de funções, difusão de responsabilidades, modelos mentais compartilhados insuficientes e falha na delegação. Essas habilidades são especialmente perigosas em "equipes instantâneas", ou seja, aquelas reunidas rapidamente com membros desconhecidos.

A **liderança** é importante, sobretudo quando não está claro quem pode fazer o quê ou quando os membros têm prioridades e personalidades diferentes.[20,21] Assim como a cultura, a liderança é difícil de definir e precisamos evitar *slogans* e palavras de ordem. Independentemente disso, no manejo da via aérea, um líder eficaz sabe quando ser prático (liderança explícita) e quando recuar e delegar (liderança implícita).[14] Os líderes precisam simultaneamente conquistar a confiança da equipe, apresentar um modelo mental compartilhado aceitável, centralizar o fluxo de informações, coordenar tarefas e superar as emoções.[12] Eles lideram pelo exemplo e aceitam responsabilidades desproporcionais. Como resultado, a liderança exige maturidade e discernimento, e não apenas mais experiência de intubação.[21]

A hierarquia ainda importa, mas você ganha o direito de liderar; ela não é concedida apenas no primeiro dia. É importante ressaltar que as habilidades de **seguidores** não são menos importantes do que as habilidades de liderança, mesmo que, até o momento, existam 60 publicações sobre liderança para cada publicação sobre seguidores.[22] Provavelmente ainda existe um estigma associado à autoidentificação como seguidor (ou seja, um subordinado relativo), embora 85% dos profissionais de saúde de todas as categorias sejam mais bem compreendidos como seguidores. Os cuidados de saúde simplesmente não poderiam funcionar sem seguidores qualificados e, mais uma vez, essas habilidades podem e devem ser ensinadas. Seguidores eficazes se destacam quando necessário e não levam para o lado pessoal quando solicitados a recuar. Claramente, a capacidade de ser um seguidor é uma habilidade avançada e impressionante e deve ser valorizada como tal.

Os seguidores são capazes de se "automanejar" e usar a inteligência emocional para avaliar as contribuições que podem e devem fazer a qualquer momento.[14] Cada vez mais, o binário líder/seguidor está desatualizado. Em vez disso, membros sofisticados da equipe de via aérea entram e saem de funções de liderança e seguimento e colocam o ego de lado. Frequentemente também, existe um "primeiro seguidor", ou seja, alguém que cumpre o papel de apoiar o líder e incentivar os seguidores. Independentemente disso, é melhor falar sobre membros de equipe altamente funcionais que possuem a destreza de se adaptar ao *que* é necessário (e não a *quem* está no comando). Líderes e seguidores eficazes também fazem um monitoramento cruzado. Isso significa que nos "automanejamos", mas permanecemos atentos ao que os outros precisam. Um membro eficaz da equipe tem esse "sexto sentido", que permite avaliar uma situação e avançar ou recuar no melhor interesse do paciente, da equipe e da tarefa.

Em termos de **trabalho em equipe**, o manejo abrangente da via aérea pode exigir subequipes (ou seja, equipe de medicação, equipe de intubação, equipe de hemodinâmica). Isso minimiza o excesso de tarefas para um único profissional, incentiva a redução da sobrecarga cognitiva e maximiza a clareza das funções. As subequipes dividem a reanimação em partes passíveis de serem manejadas. Isso permite que os líderes mantenham uma função mais de supervisão, ou uma "visão de mil pés".[23] Isso reflete os dois tipos de atenção vistos na natureza. O Sistema-1 é um olhar focado como um holofote, exemplificado por um predador, que se concentra no que importa, ou seja, capturar presas ou os ABCs. O Sistema-2 significa escanear de estímulo em estímulo. Na natureza, essa é a presa que deve evitar se fixar em um ponto e, em vez disso, desviar sua atenção entre ameaças potenciais.[21] Os líderes normalmente mantêm uma visão geral do Sistema-2 e mudam o foco entre subtarefas e subequipes, e entre o trabalho por tarefas e o trabalho em equipe.[23] Por exemplo, o líder pode se concentrar na tarefa até que o tubo endotraqueal esteja garantido. Em seguida, eles passam a garantir que a equipe esteja cooperando em outras tarefas. Tudo isso exige uma excelente comunicação, um tópico que merece seu próprio subtítulo.

COMUNICAÇÃO

É preciso tempo, humildade e comprometimento para se tornar um comunicador especialista. Também é preciso habilidade para ouvir e discernimento para se calar.[7] O silêncio nem sempre vale ouro, nem a cacofonia.[12] Três pilares da comunicação efetiva são (a) fechar o circuito, (b) verbalizar pensamentos e planos e (c) manter um ambiente de reanimação "estéril".

A linguagem deve ser concisa e precisa, mas também comumente compreendida. Além disso, declarações vagas ou frases atenuantes devem ser evitadas. Realmente não há espaço para "talvez" ou "quem sabe" ou "alguém" ou "algum dia". Cada solicitação deve ser reverberada confirmando que foi ouvida e reconfirmando quando é feita (isso é "comunicação em circuito fechado"). A linguagem atenuante é tão perigosa que é a principal causa de acidentes na aviação comercial. Em geral usamos linguagem atenuante porque não temos confiança ou temos medo de ofender.[12] No entanto, não é preciso ser rude para ser claro. Um exemplo de comunicação em circuito fechado e livre de mitigação é tão simples quanto o seguinte:

> *Líder da equipe: Residente sênior, intube o paciente e confirme quando tiver conseguido*
>   *(NÃO "Alguém conseguiria intubar o paciente?").*
> *Residente: Eu vou intubar o paciente agora.*
> *Três minutos depois*
> *Residente: O paciente foi intubado com sucesso.*

A comunicação em circuito fechado inclui três etapas: direcionamento de uma solicitação a um indivíduo específico, reconhecimento verbal e confirmação de que a solicitação foi concluída com êxito.[23] A assertividade graduada também é importante quando intimidado pela autoridade. Uma abordagem útil é usar a regra de segurança preocupado-desconfortável (do inglês, *Concerned-Uncomfortable-Safety* [CUS]).[23]

> *Líder da equipe: Residente sênior, intube o paciente e confirme quando tiver conseguido.*
> *Residente: Estou preocupado que esta seja uma via aérea difícil devido ao trauma facial.*
> *(Então, se a resposta recebida não for adequada)*
> *Residente: Não me sinto confortável em intubar esse paciente sem assistência e equipamento avançado.*

Se as bandeiras vermelhas não forem reconhecidas, uma "ameaça à segurança" pode ser declarada. Além do mais, como os dois membros da equipe entendem o modelo de CUS, isso deve diminuir tanto a relutância quanto a ofensa. Outro método a ser defendido é a abordagem de cinco etapas. Desenvolvido, mais uma vez, pela aviação, ela envolve: (a) sinal de atenção, (b) declaração de preocupação, (c) declaração do problema como você o vê, (d) solução potencial e (e) solicitação de concordância,[12] o que pode parecer-se com isto:

> *Desculpe-me, Dr. Smith. Estou preocupado que essa via aérea seja difícil. Não acredito que eu esteja pronto. Acho que devemos pegar o carrinho de via aérea difícil e acionar a retaguarda da anestesia. Você concorda?*

Também devemos verbalizar pensamentos e planos (ou seja, o líder pergunta: "O que estou deixando passar?") e verificar outra vez antes que ações potencialmente perigosas sejam realizadas (ou seja, um enfermeiro anuncia que está administrando um agente paralisante). Isso não apenas promove o compartilhamento, mas também permite a confirmação ou a reavaliação.[12] Em situações de emergência, esse tipo de comunicação precisa ser imparcial e direcionado. As mensagens/perguntas mais importantes devem vir primeiro ("Ela tem pulso?") seguido pelo porquê ("O CO_2 expiratório final está caindo; ela pode estar perto de ter uma parada cardíaca").[24]

A comunicação eficaz é ameaçada quando as mensagens são excessivamente complexas ou quando há distração por ruído, emoção ou pressão do tempo.[7] Isso aumenta a probabilidade de interpretação incorreta devido à sobrecarga de informações. Portanto, devemos buscar um ambiente de reanimação "estéril" (os pilotos falam sobre uma "cabine estéril" e "voar por voz"). Os membros da equipe devem falar quando necessário, mas reconhecer que os momentos críticos (ou seja, decolagem ou intubação) devem ser silenciosos. Durante esses momentos, o intubador recebe energia temporária extra. Assim, os comentários de todos os outros devem ser evitados e os silenciados não devem se ofender.[12]

A palavra "comunicação" significa "compartilhar significado e tornar a compreensão comum". Portanto, este é o FH mais importante e a melhor forma de identificar se uma equipe está funcionando bem. É importante ressaltar que a comunicação é mais do que apenas palavras transmitidas. A comunicação pode ser dividida em verbal (o que é dito), paraverbal (como é dito) e não verbal (contato visual, expressão facial, gestos com as mãos). Assim como as equipes de especialistas sabem quando compartilhar informações importantes, elas são habilidosas (consciente ou inconscientemente) em cada tipo de comunicação.[24] Elas também garantem que a comunicação seja consoante, e não dissonante. Isso significa que as palavras combinam com o tom e a expressão facial. É importante ressaltar que as palavras são o menos importante entre os três subtipos de comunicação. Dizer "Não preciso de ajuda", mas em um tom que sugere o contrário, provavelmente não é digno de crédito e, portanto, aumenta a confusão e o perigo. Basta pedir ajuda; é um sinal de maturidade.

Conforme descrito, igualmente importante ao que está sendo dito é a forma como isso é dito. Existem quatro tons principais: agressivo, submisso, cooperativo e assertivo.[7,25] O problema com a linguagem excessivamente agressiva ou submissa é que ela muda o foco do que o paciente precisa para a condição e o ego de vários membros da equipe. Espera-se cada vez mais que os médicos modernos usem estilos mais cooperativos/assertivos e se ajustem ainda mais com base na urgência da situação e na experiência da equipe.

A transferência entre equipes pode ser igualmente perigosa. Portanto, precisamos praticá-la e aperfeiçoá-la, tanto quanto a lavagem das mãos. À medida que os pacientes vão do atendimento pré-hospitalar para a sala de emergência e para a sala de cirurgia, cada etapa cria uma oportunidade de erro, semelhante a uma brincadeira de telefone sem fio. A estratégia de passagem de caso "SBAR" – que significa Situação, Antecedentes (*Background*), Avaliação e Recomendação (conduta) – é uma estratégia amplamente reconhecida e eficaz. Foi desenvolvida por militares e garante que a entrega seja sucinta e completa. É importante ressaltar que ela é amplamente conhecida. Isso significa que aqueles que recebem devem reconhecer quando falta o último componente (i.e., a importantíssima "recomendação" ou conduta). No manejo das vias aéreas, isso ajuda na clareza do papel (i.e., "você está pedindo reforços ou que eu assuma o caso?").[12]

As discussões posteriores permitem que as equipes explorem o que deu certo e errado. Elas são uma oportunidade de melhorar e identificar quando avaliações formais ou informais são necessárias.[26] Elas são um momento para desabafar, compartilhar emoções, criar laços e explorar questões éticas ou morais.[27] Essas discussões precisam ser rotineiras, não excepcionais, e ocorrer quando as coisas correm bem, e não apenas quando saem erradas.

FATORES INDIVIDUAIS

Estresse e outros estados fisiológicos adversos

O estresse afeta o desempenho. Um pouco de estresse é tolerável e provavelmente preferível, enquanto o excesso de estresse prejudica o desempenho a curto prazo e a saúde a longo prazo. Quando se aplica pressão, o desempenho pode ser imaginado em um espectro com três estados principais: desengajamento (estresse insuficiente), fluxo (estresse ideal) e exaustão (estresse elevado), mostrados na **Figura 6.1**.[20] O "fluxo" é ideal porque estamos interessados e focados, mas flexíveis. Em contraste, a exaustão inibe o pensamento de alto nível e restringe a atenção. Isso prejudica a capacidade de recuar para avaliar toda a situação. Quando estressados, confiamos em padrões antigos e somos menos capazes de inovar ou resolver problemas. Na pior das hipóteses, congelamos.[20]

Com o excesso de estresse, os humanos obtêm visão em túnel. Em teoria, isso significa que nos concentramos apenas nas ameaças imediatas e, como resultado, indícios periféricos importantes podem passar despercebidos. Da mesma forma, a atuação em túnel também pode ocorrer, levando à perseverança e à persistência, independentemente de a ação ser útil ou prejudicial. As ações rotineiras, ou aquelas do passado, tornam-se dominantes porque são mais fáceis de acessar e familiares. Por exemplo, o intubador pode tentar a laringoscopia repetidamente, quando já passou da hora de evoluir para o plano B.

O estresse "ideal" (nem de mais, nem de menos) é ilustrado pela curva de Yerkes-Dodson e fica em algum lugar entre "isso é chato e rotineiro" e "minhas mãos estão tremendo; não consigo pensar nem agir".[23,28] No entanto, o que é assustador para alguns pode ser estimulante para outros. A resposta ao estresse depende da experiência anterior e da personalidade.[23] O treinamento de inoculação de estresse pode ser útil porque

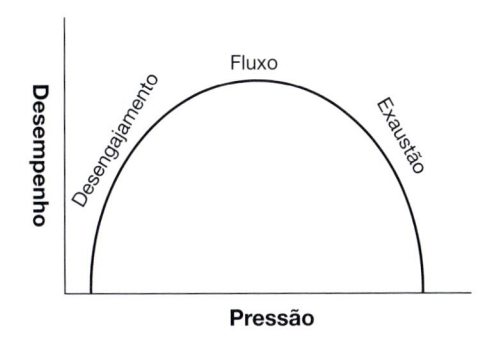

Figura 6.1 Uma curva de desempenho que demonstra o nível ideal de pressão para atingir o desempenho máximo (fluxo).

envolve a exposição deliberada e gradual ao estresse. Ele também é uma forma de evitar que as simulações médicas se tornem monótonas (para os experientes) ou ameaçadoras (para os iniciantes).[24]

A percepção facilmente se torna realidade. Por exemplo, se um intubador sentir que as demandas excedem os recursos, é provável que se sinta ameaçado e, portanto, tenha um desempenho inferior. Isso pode incluir duvidar de sua capacidade na via aérea, de seus assistentes, de seus equipamentos ou suspeitar que eles serão criticados por qualquer erro. Esses gatilhos criam hiperatividade simpática e prejudicam a execução de tarefas.[29] A mesma via aérea pode ser reformulada como "um desafio e não uma ameaça" se outro intubador acreditar que seus recursos e habilidades correspondem ou excedem às demandas.

Em relação a outros estados fisiológicos adversos, a sigla de aviação "IM SAFE"[30] incentiva a autorreflexão. A sigla destaca os efeitos de doenças (*illness*), medicamentos, estresse (*stress*), álcool, fadiga e emoções. Embora, obviamente, nenhum profissional de saúde ou piloto deva trabalhar intoxicado, a sigla nos lembra que a privação de sono pode ter um impacto semelhante ao do álcool no desempenho. A curto prazo, eles significam maiores habilidades cognitivas e melhor tomada de decisão e, a longo prazo, prejudicam a saúde mental e cardiovascular.[31,32] A profissão médica ainda minimiza a importância do sono, uma das nossas necessidades humanas mais básicas. Esquecemos que "para fazer bem, precisamos estar bem". Recomendamos uma autoverificação do tipo "IM SAFE" antes de iniciar um plantão ou manejar uma via aérea.

Prontidão cognitiva

Nem sempre podemos controlar quando as vias aéreas são anatômica ou fisiologicamente difíceis, mas podemos influenciar sua dificuldade situacional.[2] Ao maximizar nossa prontidão cognitiva, podemos mitigar nossos sinais vitais.[33] Isso inclui técnicas de respiração, autoafirmação e ensaio mental. Cada uma delas é fácil de aprender e requer apenas alguns momentos.

A respiração controlada envolve quatro etapas, cada uma com duração de quatro segundos: inspirar lenta e profundamente, depois prender a respiração, depois fazer uma expiração completa lenta e, em seguida, uma pausa na respiração. Ela é semelhante à atenção plena e à meditação, podendo ser feita antes, durante ou depois de eventos críticos.[15] A conversa interna positiva, ou autoafirmação, envolve lembrar-se de que você já intubou com sucesso muitas vezes. Isso pode diminuir a dúvida e reformular os pensamentos negativos.[23] O ensaio mental ou a imaginação cognitiva (pré-imaginar uma sequência de eventos bem-sucedida) aumentam a confiança e o controle subjetivo.[29] Assista a qualquer atleta olímpico antes de competir e você pode imaginar aquele mergulho ou corrida de esqui espetacular nos olhos dele antes que isso aconteça.

Viés cognitivo

As crenças e ações são influenciadas pela experiência anterior, tanto pelos sucessos quanto pelos fracassos. Quando estressados em excesso, confiamos demais no que fizemos antes. Isso é perigoso se resultar em respostas excessivamente simplistas para problemas complexos.[6] No entanto, é importante ressaltar que a análise e o reconhecimento de padrões também podem salvar vidas e economizar tempo. Afinal, isso talvez tenha funcionado antes e evitado atrasos perigosos. Portanto, deve haver um equilíbrio entre a "paralisia da análise" (parar e analisar a situação) e o ato de enxergar padrões onde eles não existem. Às vezes, é um caso de "não fique aí parado, faça alguma coisa", enquanto outras vezes é "não faça nada, fique parado".[20]

Embora os humanos sejam capazes de sentir emoção, profundidade e abstração – coisas que ainda não podem ser feitas pela maioria dos computadores —, podemos ser imprevisíveis, irracionais, distraídos e cansáveis. Estamos abertos aos vieses. Isso inclui minimizar evidências contrárias (fechamento prematuro), manter as suposições iniciais (viés de ancoragem), priorizar ideias que vêm à mente com facilidade (heurística de disponibilidade) e ignorar alternativas (erros de fixação). É importante ressaltar que esses vieses raramente são deliberados ou causados por um conhecimento médico inadequado. As soluções incluem pensar em como pensamos e aceitar que, apesar de nossos melhores esforços e da narrativa do herói, somos tão propensos ao erro quanto à genialidade. Agora, em vez de apenas um humano, vamos multiplicar por quatro ou cinco. Em outras palavras, agora vamos otimizar a equipe de profissionais da saúde.

FATORES DA EQUIPE

A pré-discussão e a avaliação do ponto zero

Todo médico estagiário aprende que a reanimação começa com uma avaliação primária (o ABC). No entanto, muitas vezes há um tempo antes da chegada do paciente e antes do início da reanimação. Isso não deve ser desperdiçado; daí a avaliação do ponto zero (APZ) adicional e preventiva (**Fig. 6.2**).[33] O objetivo é melhorar a prontidão cognitiva em todos os níveis. Especificamente, ela prepara o *Self*, a equipe (*Team*), o ambiente (*Environment*) e o Paciente, além de exigir atualizações (*Updates*) e Prioridades explícitas: daí o mnemônico STEP-UP. Em resumo, a autopreparação (***S****elf-preparation*) usa o *checklist* IM SAFE citada antes. A preparação da equipe (***T****eam*) significa atribuir funções claras (i.e., o intubador, o segundo médico, o fisioterapeuta, o administrador do medicamento) e uma pré-discussão (planos A, B e C). O ambiente de **E**mergência é então otimizado (i.e., aproxime o *kit* de via aérea difícil ou deixe os corredores livres). O **P**aciente é então avaliado e posicionado. Todas as atualizações (***U****pdates*) do paciente são incorporadas ao modelo mental compartilhado, o que pode ocorrer durante o procedimento (i.e., cuidado, pois a pressão arterial já está baixa). **P**rioridades são estabelecidas, por exemplo, confirmando o CO_2 expiratório final pós-intubação e a estabilidade hemodinâmica.

Tem sido argumentado que "falhar em planejar é como planejar falhar". Uma discussão prévia também é um excelente momento para dizer aos membros da equipe que você aprecia a presença deles e para incentivar os membros a compartilharem suas preocupações. Todos na equipe devem ter a oportunidade de verbalizar as preocupações.[23] A discussão prévia também permite que a equipe, não apenas o intubador, seja dona do plano e do resultado. Se o caos ocorrer, você tem um plano alternativo pré-acordado. Resumindo, a equipe tem um roteiro para a excelência porque se preparou para um desastre.

Modelos mentais de equipe

Conforme descrito, a consciência situacional consiste em três partes: absorver sinais, sintetizar para criar significado e prever o que deve acontecer a seguir.[21] Equipes que fazem as três coisas são um exemplo de "coordenação adaptativa". Em termos de aviação, isso significa "voar à frente do avião". Em termos de manejo da via aérea, significa não deixar o paciente ir a qualquer lugar onde seu cérebro ainda não tenha estado.[4,23] Para que as equipes possam se adaptar, os membros precisam estar no mesmo ponto, especialmente à medida que as coisas evoluem. Em outras palavras, eles precisam de um modelo mental robusto e adaptável. Isso costuma ser comunicado pelo líder e reforçado e/ou modificado quando os membros da equipe compartilham informações. Os melhores líderes buscam a opinião de outras pessoas e compartilham atualizações regulares.[23]

Avaliação do ponto zero

Pré-reanimação

S (*self*)
    Autoavaliação: IM SAFE
    Condição cognitiva: respire, fale, olhe, foque

T (*time* = equipe)
    Identificação do líder
    Divisão das funções e tarefas
    Organização e comunicação com a equipe (*briefing*)

E (*enviroment* = ambiente)
    Perigo? Espaço físico, luz, barulho, excesso de pessoas

Início da reanimação

P (paciente)
    Avaliação primária ABCDE

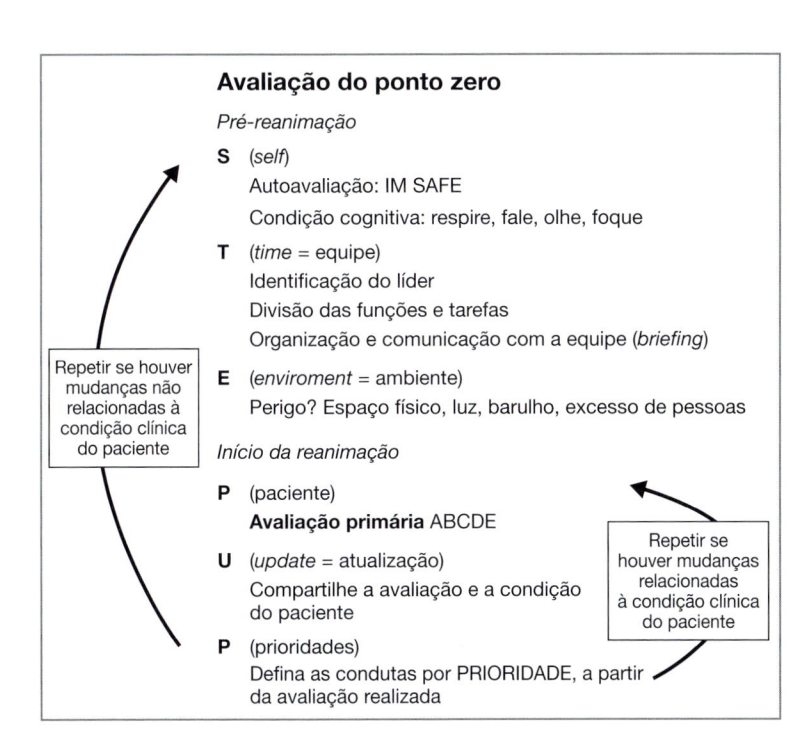

U (*update* = atualização)
    Compartilhe a avaliação e a condição do paciente

P (prioridades)
    Defina as condutas por PRIORIDADE, a partir da avaliação realizada

Repetir se houver mudanças não relacionadas à condição clínica do paciente

Repetir se houver mudanças relacionadas à condição clínica do paciente

Figura 6.2 Abordagem STEP-UP de Avaliação do Ponto Zero, precedendo e começando com a chegada do paciente. (De Reid C, Brindley P, Hicks C, et al. Zero point survey: a multidisciplinary idea to STEP UP resuscitation effectiveness. *Clin Exp Emerg Med*. 2018;5(3):139-143.)

Assim como a APZ, o modelo mental inclui uma compreensão comum de atribuições, prioridades, contexto e recursos.[6,15] Embora devamos evitar ruídos excessivos, o processo de "reanimar por voz" é uma forma de manter os membros da equipe no mesmo ponto.[24] O gradiente hierárquico também é importante no modelo mental compartilhado. Quando excessivo, desencoraja os subordinados de se manifestarem. Se insuficiente, fornece pouca clareza e responsabilidade dissipada. Equipes de via aérea experientes normalmente usam baixos gradientes de autoridade (também conhecidos como autoridade horizontal). Isso significa que os membros da equipe falam e os líderes falam menos.[12] Equipes menos experientes precisam de uma coordenação mais explícita e gradientes de autoridade mais verticais, semelhantes ao comando e controle.[4] Modelos mentais compartilhados também podem aumentar a calma coletiva porque, além de fornecerem um roteiro psicológico compartilhado, liberam espaço cognitivo para outras tarefas complexas.

AUXÍLIOS COGNITIVOS

Os auxílios cognitivos existem na forma de *checklists*, algoritmos ou mnemônicos. Eles podem substituir o caos pela estrutura, fornecer uma compreensão compartilhada das principais etapas e resgatar pessoas estressadas demais para tomar decisões ou realizar tarefas. Consequentemente, os *checklists* são adequados para o manejo da via aérea e podem salvar vidas. No entanto, eles não são uma panaceia. Eles devem ser usados para cuidar do simples, liberando assim o cérebro para decisões que exigem nuances e flexibilidade. Os *checklists* também precisam ser testados sob pressão para determinar se ajudam, apressam, atrapalham ou atrasam. É importante ressaltar que eles também são um guia, e não um mandato nem um substituto para o julgamento e a experiência.

Os especialistas em via aérea estão familiarizados com a trágica morte de Elaine Bromiley por lesão cerebral anóxica peri-intubação.[34] Um *checklist* ou diretriz, como a apresentada pela Difficult Airway Society, poderia ter salvado essa vida.[35] Mas, por outro lado, pode-se também exagerar nos *checklists*. Por exemplo, existem 38 *checklists* e diretrizes publicadas apenas para a via aérea desafiadora: listas demais para quando ocorre um desastre.[36] Em última análise, os *checklists* são ferramentas e são tão bons quanto aqueles que as utilizam. Assim como os medicamentos, os *checklists* devem ser aplicados na indicação certa, no momento certo e pelas pessoas certas. Eles devem ser concisos (menos de sete itens), fazer perguntas e justificar o precioso tempo que consomem.[2] Bons recursos cognitivos são testados em simulação e podem ser refinados com base no *feedback* da equipe.[26,36] Eles devem estar em fonte grande e ser exibidos visivelmente onde serão usados. Embora não seja apenas para o manejo da via aérea, gostamos muito do Manual de Crises de Reanimação (Resuscitation Crisis Manual).[39] A **Figura 6.3** mostra outro exemplo de um breve auxílio cognitivo que pode ser usado no manejo da via aérea fora da sala de cirurgia (também conhecido como AMOTOR).[2]

CONSIDERAÇÕES AMBIENTAIS

O manejo seguro da via aérea requer mais do que ferramentas brilhantes e mãos habilidosas. Ele precisa ser executado em um ambiente que tenha sido "tornado seguro". A cabeceira da cama deve estar acessível, os obstáculos removidos, o carrinho de via aérea próximo e os monitores visíveis. Deve haver iluminação adequada e espaço para que a equipe funcione, mas não tão grande que os membros da equipe precisem gritar. O equipamento representa ameaças únicas: pode parar de funcionar, pode ser esquecido ou pode ser hostil ao usuário. O equipamento e sua localização devem ser padronizados e úteis na retaguarda. Novos equipamentos não devem ser usados até que as simulações ocorram.[20] O ambiente de reanimação deve ser examinado em busca de ameaças latentes. Isso inclui obstáculos ao redor da cama, tubos de oxigênio defeituosos e suprimentos extraviados.[37,38] A localização e a rotulagem de todos os equipamentos necessários devem ser amplamente conhecidas.

SEGURANÇA-I E SEGURANÇA-II

Até o momento, a segurança foi amplamente definida pela ausência de falhas. Isso significou um mantra de "variação mínima e conformidade máxima". Essa abordagem é válida para muitas vias aéreas, mas não para todas. A estratégia de "encontrar e corrigir" (agora conhecida como Segurança-I) pressupõe que os erros são generalizados e a primeira função é alinhar os profissionais de saúde.[39,40] Essa visão de mundo também incentiva uma visão de mundo bimodal: "as coisas deram certo ou errado." Ela falha em avaliar a

P – Posição pré-oxigenação

Não remover o oxigênio. Aumentar o oxigênio suplementar. Alinhar os eixos da via aérea do paciente.

R – Reiniciar; Resistir

Aumentar frequência dos sinais vitais. Não deitar o paciente prematuramente. Esvaziar o estômago.

E – Examinar; Explicitar

Examinar a via aérea. Identificar a membrana cricotireóidea. Evitar instruções vagas; aumentar a assertividade.

P – Plano A, Plano B

Identificar, anunciar e compartilhar plano A/B/C. Garantir que é o plano certo. Reunir equipamento e pessoas.

A – Ajustar; Atenção

Ajustar agentes anestésicos e doses. Considerar "push-pressors". Garantir atenção ao Sistema-1 e 2.

R – Permanecer; Examinar (Remain; Review)

Não sair de perto do paciente prematuramente. Examinar dos pés à cabeça.

E – Sair (Exit); Explorar

Comunicar quando precisar mudar de plano. Coordenar a transferência/troca. Fazer o *debrief* com todo o time.

Figura 6.3 Mnemônico PREPARE para o manejo da via aérea fora da sala de cirurgia. (Reproduzida com permissão da Springer Nature: Brindley PG, Beed M, Law JA, et al. Airway management outside the operating room: how to better prepare. *Can J Anesth*. 2017;64(5):530-539.)

complexidade e assume que os seres humanos são um problema.[40] É atraente para os administradores e incentiva a padronização rígida e o controle de cima para baixo. As linhas de frente sabem que os cuidados de saúde têm mais nuances; para isso existe a Segurança-II: o estudo complementar de como as coisas evoluem bem.

Os cuidados de saúde geralmente são imprevisíveis, mas o manejo da via aérea costuma ser bem-sucedido e sem intercorrências. Isso ocorre porque os humanos são solucionadores de problemas que se adaptam e funcionam apesar da complexidade e do caos. A visão de mundo da Segurança-II destaca a necessidade de capacitar os líderes da linha de frente e respeitar a *gestalt* e a experiência. A Segurança-II estuda os sucessos, em vez de apenas os fracassos. Ela vê a padronização excessiva, não a variação, como o problema. Não é de surpreender que o caminho a seguir exija equilíbrio. A Segurança-I pode funcionar para vias aéreas simples, com a Segurança-II sendo reservada para as mais complexas. O excesso de Segurança-I corre o risco de culpar, desengajar e "esgotar" os profissionais. A Segurança-II busca seu engajamento e pode promover o bem-estar.[39] É importante ressaltar que os profissionais de saúde querem fazer a coisa certa por causa do sistema, não apesar dele. A percepção da incapacidade de fazer isso pode causar sofrimento moral e desengajamento. Qualquer pessoa que entenda os conceitos básicos de FHs entenderia por que errar na segurança da via aérea pode ser trágico.

DICAS

- Quanto mais difícil, caótica e imprevisível for a via aérea, maior é a chance de que os FHs façam a diferença entre a vida e a morte.
- As equipes precisam aprimorar sua comunicação e se orgulhar tanto da função de líderes quanto da função de seguidores.
- O ambiente deve ser otimizado tanto para pensar quanto para agir, e isso inclui o uso de recursos cognitivos que ajudam, e não atrapalham.
- Os sistemas devem estar abertos ao diálogo e ver as equipes da linha de frente como ativos e parceiros, e não como passivos ou problemáticos.
- A mudança de cultura leva muito mais tempo do que a intubação traqueal, mas é igualmente importante.

REFERÊNCIAS

1. Brindley PG, Cardinal P. *Optimizing Crisis Resource Management to Improve Patient Safety and Team Performance—A Handbook for Acute Care Health Professionals*. 1st ed. Royal College of Physicians and Surgeons of Canada; 2017.
2. Brindley PG, Beed M, Law JA, et al. Airway management outside the operating room: how to better prepare. *Can J Anesth*. 2017;64(5):530-539.
3. Clear J. *Atomic Habits*. 1st ed. Penguin Random House; 2018.
4. Brindley PG. Patient safety and acute care medicine: lessons for the future, insights from the past. *Crit Care*. 2010;14(2).
5. Helmreich RL. On error management: lessons from aviation. *Br Med J*. 2000;320(7237):781-785.
6. Brindley PG. Preventing medical "crashes": psychology matters. *J Crit Care [Internet]*. 2010;25(2):356-357.
7. Brindley PG. Communication: the most important "procedure" in healthcare and bioethics. *Cambridge Q Healthc Ethics*. 2019;28(3):415-421.
8. Brindley PG, Smith KE, Cardinal P, LeBlanc F. Improving medical communication: skills for a complex (and multilingual) clinical world. *Can Respir J*. 2014;21(2):89-91.
9. Hofstede G. Attitudes, values and organizational culture: disentangling the concepts. *Organ Stud*. 1998;19(3):477-492.
10. Ziv A, Wolpe PR, Small SD, Glick S. Simulation-based medical education: an ethical imperative. *Acad Med*. 2003;78(8):783-788.
11. Riskin A, Erez A, Foulk TA, et al. The impact of rudeness on medical team performance: a randomized trial. *Pediatrics*. 2015;136(3):487-495.
12. Brindley PG, Reynolds SF. Improving verbal communication in critical care medicine. *J Crit Care [Internet]*. 2011;26(2):155-159.
13. Haerkens MH, Jenkins DH, van der Hoeven JG. Crew resource management in the ICU: the need for culture change. *Ann Intensive Care*. 2012;2(1):1-5.
14. Gillman LM, Brindley PG, Blaivas M, Widder S, Karakitsos D. Trauma team dynamics. *J Crit Care*. 2016;32:218-221.
15. Russ AL, Fairbanks RJ, Karsh BT, Militello LG, Saleem JJ, Wears RL. The science of human factors: separating fact from fiction. *BMJ Qual Saf*. 2013;22(10):802-808.
16. Kohn L, Corrigan J, Donaldson M, eds. *To Err Is Human. Building a Safer Health System*. 1st ed. National Academies Press; 2000.
17. Reason J. Human error: models and management. *Br Med J*. 2000;320(7237):768-770.
18. Nickson C. Human factors [Internet]. 2019. Accessed August 7, 2020. https://litfl.com/human-factors/
19. Cohen TN, Cabrera JS, Litzinger TL, et al. Proactive safety management in trauma care: applying the human factors analysis and classification system. *J Healthc Qual*. 2018;40(2):89-96.
20. Hearns S. *Peak Performance Under Pressure: Lessons From a Helicopter Rescue Doctor*. 1st ed. Anesthesia & Analgesia. Class Professional Publishing; 2019.
21. Gillman LM, Widder S, Blaivas MKD. *Trauma team dynamics*. 2016;21-26.
22. Leung C, Lucas A, Brindley P, et al. Followership: a review of the literature in healthcare and beyond. *J Crit Care [Internet]*. 2018;46:99-104.
23. Hicks C, Petrosoniak A. The human factor: optimizing trauma team performance in dynamic clinical environments. *Emerg Med Clin North Am*. 2018;36(1):1-17.
24. Lauria M. Comm check: more on resuscitation communication [Internet]. 2020. Accessed August 6, 2020. https://emcrit.org/emcrit/comm-check-more-on-resuscitation-communication/
25. Cyna AM, Andrew MI, Tan SGM, Smith AF. *Handbook of Communication in Anaesthesia & Critical Care: A Practical Guide to Exploring the Art*. 2010;189-203. http://books.google.com/books?id=6Ipf3pdp46QC&pgis=1
26. Fitzgerald M, Reilly S, Smit DV, et al. The World Health Organization trauma checklist versus Trauma Team Time-out: a perspective. *EMA—Emerg Med Austral*. 2019;31(5):882-885.

27. Arul GS, Pugh HEJ, Mercer SJ, Midwinter MJ. Human factors in decision making in major trauma in Camp Bastion, Afghanistan. *Ann R Coll Surg Engl.* 2015;97(4):262-268.
28. Arul G, Pugh H, Nott D. Keep calm, pack and pause. *Psychol Surg.* 2019;101(3):92-95.
29. Kent J, Thornton M, Fong A, Hall E, Fitzgibbons S, Sava J. Acute provider stress in high stakes medical care: implications for trauma surgeons. *J Trauma Acute Care Surg.* 2020;88(3):440-445.
30. Norris EM, Lockey AS. Human factors in resuscitation teaching. *Resuscitation [Internet].* 2012;83(4):423-427.
31. Walker M. *Why We Sleep: Unlocking the Power of Sleep and Dreams [Internet].* 1st ed. Penguin Random House; 2017. http://library1.nida.ac.th/termpaper6/sd/2554/19755.pdf
32. Groombridge CJ, Kim Y, Maini A, Smit DV, Fitzgerald MC. Stress and decision-making in resuscitation: a systematic review. *Resuscitation [Internet].* 2019;144(September):115-122.
33. Reid C, Brindley P, Hicks C, et al. Zero point survey: a multidisciplinary idea to STEP UP resuscitation effectiveness. *Clin Exp Emerg Med.* 2018;5(3):139-143.
34. Mcintosh E. The implications of diffusion of responsibility on patient safety during anaesthesia, "So that others may learn and even more may live"—Martin Bromiley. *J Perioper Pract.* 2019; 29(10):341-345.
35. Frerk C, Mitchell VS, McNarry AF, et al. Difficult Airway Society 2015 guidelines for management of unanticipated difficult intubation in adults. *Br J Anaesth.* 2015;115(6):827-848.
36. Edelman DA, Perkins EJ, Brewster DJ. Difficult airway management algorithms: a directed review. *Anaesthesia.* 2019;74(9):1175-1185.
37. Marshall SD, Touzell A. Human factors and the safety of surgical and anaesthetic care. *Anaesthesia.* 2020;75(S1):e34-e38.
38. Catchpole K, Ley E, Wiegmann D, et al. A human factors subsystems approach to trauma care. *JAMA Surg.* 2014;149(9):962-968.
39. Smaggus A. Safety-I, Safety-II and burnout: how complexity science can help clinician wellness. *BMJ Qual Saf.* 2019;28(8):667-671.
40. Hollnagel E. *From Safety-I to Safety-II: A White Paper.* Australian Institute of Health Innovation; 2015.

CAPÍTULO 7

Anatomia funcional e aplicada da via aérea

Michael F. Murphy

INTRODUÇÃO

Há várias características importantes na anatomia e fisiologia da via aérea superior a serem consideradas nas manobras de manejo. Este capítulo discute as estruturas anatômicas mais envolvidas no manejo da via aérea e a inervação da via aérea superior. O Capítulo 24 se baseia nessas relações anatômicas e funcionais para descrever técnicas anestésicas para a via aérea. O Capítulo 25 aborda características do desenvolvimento e de anatomia pediátrica das vias aéreas.

Este capítulo descreve as estruturas anatômicas na ordem em que aparecem quando adentramos a via aérea: nariz, boca, faringe, laringe e traqueia (**Fig. 7.1**).

NARIZ

A porção externa do nariz consiste em uma abóbada óssea, uma abóbada cartilaginosa e um lóbulo. A abóbada óssea compreende os ossos nasais, os processos frontais da maxila e a espinha frontal do osso frontal. Os ossos frontais são sustentados na linha média pela lâmina perpendicular do osso etmoide, que forma parte do septo ósseo. A abóbada cartilaginosa é formada pelas cartilagens laterais superiores que encontram a porção cartilaginosa do septo na linha média. O lóbulo nasal consiste na ponta do nariz, nas cartilagens laterais inferiores, nas asas fibrogordurosas que formam as margens laterais das narinas e na columela. As cavidades de cada narina são contínuas com a nasofaringe posteriormente.

Considerações anatômicas importantes

- O plexo de Kiesselbach (área de Little) é uma região muito vascularizada localizada sobre o aspecto anterior do septo em cada narina. A epistaxe costuma se originar nesta área. Durante o ato de inserção de uma cânula nasofaríngea ou de um tubo nasotraqueal (TNT), recomenda-se que o dispositivo seja inserido na narina de forma que a extremidade do bisel (a ponta afiada) fique longe do septo. O objetivo é minimizar as chances de trauma e sangramento nessa área muito vascularizada. Isso significa que o dispositivo é inserido "invertido" na narina esquerda e girado 180 graus após a ponta progredir além do septo cartilaginoso. Embora alguns autores recomendem o contrário (i.e., que a ponta do bisel se aproxime do septo nasal para minimizar o risco de dano e sangramento a partir das conchas), a abordagem com o bisel longe do septo faz mais sentido e é o método recomendado.
- A via aérea nasal principal se localiza entre a concha inferior lateralmente posicionada, o septo e o assoalho do nariz. O assoalho do nariz é um pouco inclinado para baixo posteriormente em cerca de 10 a 15 graus. Assim, quando um endoscópio flexível, uma cânula nasofaríngea ou um tubo nasal são inseridos através do nariz, eles não devem ser direcionados para cima ou mesmo em direção posterior. Em vez disso, eles devem ser direcionados um pouco inferiormente para seguir este canal principal. Antes da intubação nasal de um paciente adulto inconsciente, é recomendada a inserção delicada, mas *completa*,

Anatomia funcional e aplicada da via aérea 61

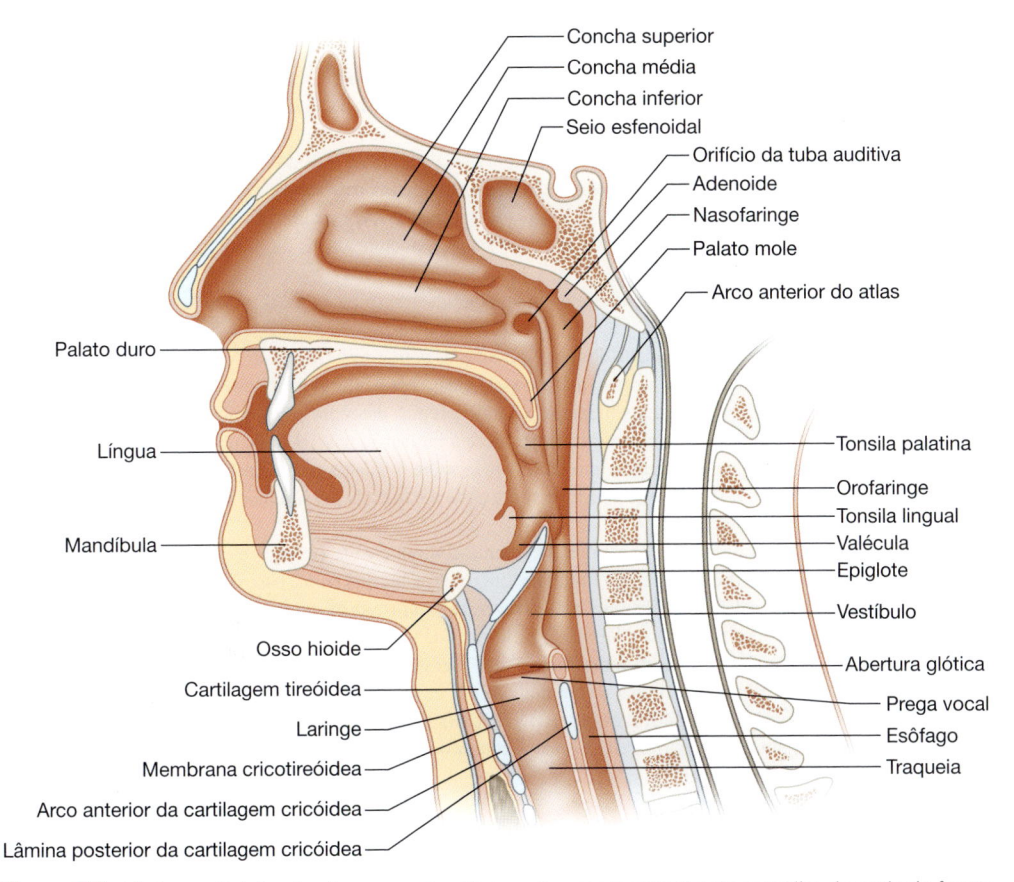

Figura 7.1 Visão sagital da via aérea superior. Note a discreta inclinação do assoalho do nariz da frente para trás, a localização da adenoide, a localização da valécula entre a base da língua e a epiglote e a localização do osso hioide em relação ao limite posterior da língua.

do dedo mínimo com luva e lubrificante dentro da narina do paciente para assegurar a patência e para dilatar ao máximo esse canal antes da inserção do tubo nasal. Além disso, colocar o tubo traqueal (TT; preferivelmente um tubo Endotrol®*) em um recipiente com soro fisiológico ou água morna amacia o material e diminui o risco de causar danos.

- A mucosa nasal é muito sensível aos fármacos vasoconstritores aplicados topicamente, como fenilefrina, epinefrina, oximetazolina ou cocaína. Este último tem a vantagem adicional de proporcionar profunda anestesia tópica e é o único agente anestésico local que produz vasoconstrição; os outros causam vasodilatação. A retração da mucosa nasal com um agente vasoconstritor pode aumentar o calibre da via aérea nasal em até 50 a 75% e reduzir a incidência de epistaxe induzida pela intubação nasotraqueal, embora haja pouca evidência para sustentar esta afirmação. A cocaína foi implicada em vasoconstrição coronariana quando aplicada à mucosa nasal, de modo que deve ser usada com cuidado em pacientes com doença arterial coronariana. A cocaína tópica raramente está disponível ou é usada na medicina de emergência. As evidências sugerem que os agentes vasoconstritores tópicos e anestésicos locais não são necessários para realizar a nasoendoscopia flexível (ver seção "Evidências" adiante).

---

*N. de R.T. O Endotrol® (Tyco Healthcare Group) é um tubo traqueal que permite o controle da curvatura da extremidade distal através da tração digital de uma alça proximal. Não há registro do produto na Agência Nacional de Vigilância Sanitária (Anvisa).

- As cavidades nasais são delimitadas posteriormente pela nasofaringe. As adenoides estão localizadas na parede posterior da nasofaringe, logo acima da superfície nasal do palato mole, circundando em parte uma depressão na membrana mucosa onde a tuba auditiva penetra na nasofaringe. Durante a inserção, o TNT costuma entrar nesta depressão e encontra uma resistência. A inserção agressiva continuada pode fazer o TNT penetrar a mucosa e progredir pela submucosa profundamente até a membrana mucosa da nasofaringe e da orofaringe (**Fig. 7.2**). Embora seja alarmante quando se percebe que isso ocorreu, nenhum tratamento específico é recomendado, exceto a retirada do tubo e a nova tentativa na outra narina no caso de a intubação nasal ser considerada apropriada. Apesar do risco teórico de infecção, não há informação na literatura que sugira sua ocorrência. A documentação da complicação e a comunicação à equipe são importantes.
- O palato mole repousa sobre a base da língua durante a respiração nasal tranquila, fechando a cavidade oral anteriormente.
- Acredita-se que a contiguidade dos seios paranasais com a cavidade nasal seja responsável pelas infecções dos seios paranasais que podem estar associadas com a intubação nasotraqueal prolongada. Embora esse fato tenha levado alguns médicos a condenarem o procedimento, o medo de infecção não deve impedir que o médico na emergência considere a intubação nasotraqueal quando indicada. Assegurar a via aérea em uma emergência tem precedência sobre possíveis complicações infecciosas tardias e, de qualquer modo, essa via de intubação sempre pode ser trocada por um tubo oral ou uma traqueostomia, em caso de necessidade.
- Uma intubação nasotraqueal está relativamente contraindicada em pacientes com fraturas na base do crânio (i.e., quando a maxila está fraturada longe de sua ligação com a base do crânio) devido ao risco de penetração na calota craniana (em geral através da lâmina cribriforme) com o TNT. Uma técnica cuidadosa evita essa complicação: a lâmina cribriforme está localizada acima do nível das narinas, e a inserção do tubo deve ter direção discretamente caudal (ver discussão anterior). As fraturas maxilares (p. ex., fraturas LeFort) podem romper a continuidade das cavidades nasais e são uma contraindicação relativa para a intubação nasotraqueal às cegas (INTC). Mais uma vez, a inserção cuidadosa, especialmente se guiada por um endoscópio flexível, pode diminuir o risco.

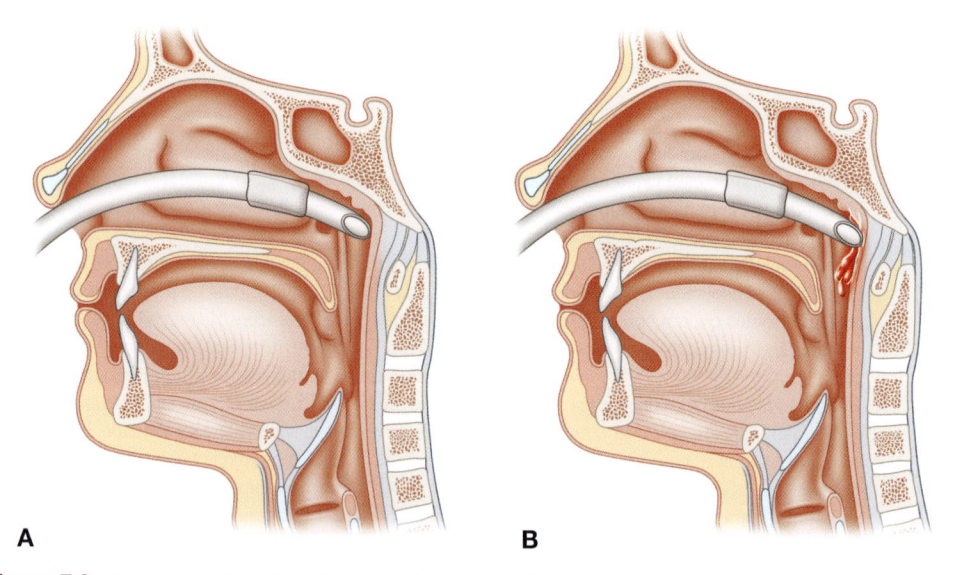

A **B**

Figura 7.2 Mecanismo de perfuração nasofaríngea e tunelização submucosa pelo TNT. **A:** O TNT penetra na depressão da adenoide onde a tuba auditiva penetra na nasofaringe. **B:** O tubo perfura a membrana mucosa. TNT, tubo nasotraqueal.

BOCA

A boca, ou cavidade oral, é delimitada externamente pelos lábios e contígua à orofaringe posteriormente (**Fig. 7.3**).

- A língua está fixada na sínfise da mandíbula anterior e anterolateralmente, e no processo estilo-hióideo e no osso hioide posterolateral e posteriormente, nesta ordem. O hioide está conectado à epiglote pelo ligamento hioepiglótico. A relevância clínica dessa relação explica o porquê de a manobra de elevação da mandíbula puxar a epiglote anteriormente expondo a entrada da laringe. O limite posterior da língua corresponde à posição do osso hioide (Fig. 7.1).
- Os espaços potenciais na cavidade da mandíbula são coletivamente chamados de "espaço mandibular", o qual é subdividido em três espaços potenciais de cada lado da rafe sublingual na linha média: os espaços submentoniano, submandibular e sublingual. A língua é uma estrutura não compressível cheia de líquido. Durante a laringoscopia direta, a língua em geral é deslocada para a esquerda e para dentro do espaço mandibular (volume), permitindo que se exponha a laringe para a intubação sob visualização direta. Se o espaço mandibular for pequeno em relação ao tamanho da língua (p. ex., mandíbula hipoplásica, edema lingual em angioedemas, hematoma lingual), a capacidade de visualização da laringe pode ser comprometida. A infiltração do espaço mandibular por infecção (p. ex., angina de Ludwig), hematoma ou outras lesões pode limitar a capacidade de deslocar a língua para dentro deste espaço e tornar a intubação difícil ou impossível.
- As distorções geométricas sutis da cavidade oral, que limitem o espaço para manuseio e visualização, como um palato arqueado alto com uma cavidade oral estreita ou dentes salientes com uma cavidade oral alongada, podem dificultar a intubação orotraqueal. O Capítulo 15 discute essas questões.
- As glândulas salivares secretam saliva continuamente. Isso pode dificultar as tentativas de conseguir anestesia tópica suficiente da via aérea para a realização da laringoscopia com paciente consciente ou outra manobra de intervenção ativa no paciente acordado ou levemente sedado – por exemplo, inserção de máscara laríngea (ML).

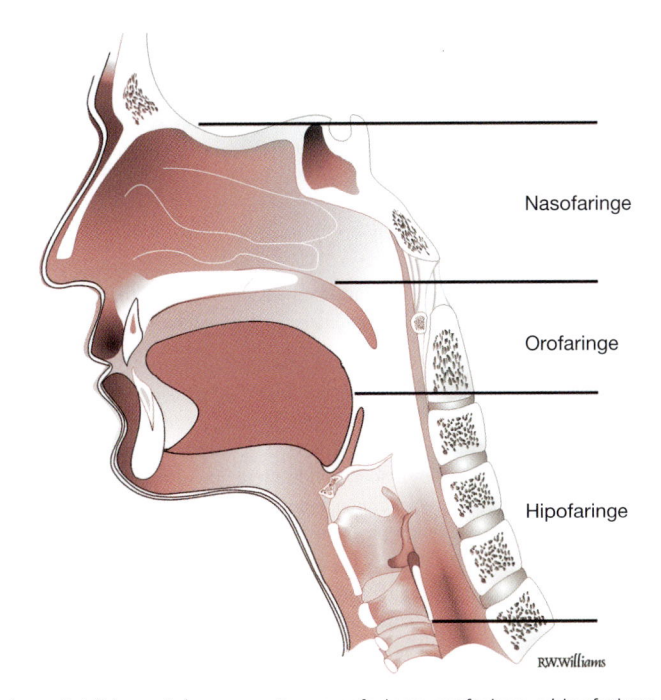

Figura 7.3 Faringe dividida em três segmentos: nasofaringe, orofaringe e hipofaringe.

- Os côndilos da mandíbula movem-se dentro da articulação temporomandibular (ATM) durante os primeiros 30 graus de abertura da boca. Após os 30 graus, os côndilos *mudam de posição* para fora da ATM anteriormente em direção aos arcos zigomáticos. Após a ocorrência dessa mudança, é possível empregar uma manobra de tração do queixo para empurrar a mandíbula e a língua para frente. Esse é o método mais efetivo de abertura das vias aéreas e visa aliviar a obstrução ou permitir a ventilação com bolsa--válvula-máscara (VBVM). Uma tração do queixo para abrir as vias aéreas não é possível, a menos que a mudança de posição dos côndilos tenha ocorrido (ver Cap. 12).

FARINGE

A faringe é um tubo fibromuscular em forma de U que se estende da base do crânio até o limite inferior da cartilagem cricóidea, onde, ao nível da sexta vértebra cervical, ela é contínua com o esôfago. Posteriormente, ela se localiza sobre a fáscia que cobre os músculos pré-vertebrais e a coluna cervical. Anteriormente, ela se abre para a cavidade nasal (a nasofaringe), a boca (a orofaringe) e a laringe (a laringofaringe ou hipofaringe).

- A musculatura orofaríngea tem um tônus normal, como qualquer outra musculatura esquelética. Esse tônus serve para manter a via aérea superior aberta durante a respiração tranquila. O sofrimento respiratório está associado com atividade muscular faríngea que tenta abrir a via aérea ainda mais. Os benzodiazepínicos e outros agentes hipnóticos sedativos podem diminuir esse tônus. Isso explica por que mesmo pequenas doses de fármacos hipnóticos sedativos (p. ex., midazolam) podem precipitar uma obstrução total da via aérea em pacientes que se apresentam com obstrução parcial.
- A capacidade de visualizar a epiglote ou as estruturas glóticas posteriores por laringoscopia direta ou indireta com o paciente consciente e com o uso de anestesia tópica e sedação pode assegurar que pelo menos esta parte, e provavelmente mais, da via aérea será visualizada durante uma laringoscopia e intubação após a administração de um agente bloqueador neuromuscular. Na prática, a visualização da glote costuma ser melhor após o bloqueio neuromuscular. Raras vezes, porém, a perda do tônus muscular faríngeo causada pelo agente bloqueador neuromuscular provoca a migração cefálica e anterior da laringe, piorando a visualização na laringoscopia direta. Embora seja incomum, essa situação tende a ocorrer com mais frequência em obesos mórbidos ou gestantes perto do termo, nos quais pode haver edema submucoso.
- O nervo glossofaríngeo é responsável pela sensibilidade do terço posterior da língua, da valécula, da superfície posterior da epiglote e da maior parte da faringe posterior. Ele faz a intermediação do reflexo do vômito. Esse nervo é acessível para o bloqueio (topicamente ou por injeção), pois ele passa logo abaixo da porção inferior do músculo palatofaríngeo (no pilar tonsilar posterior ou prega palatofaríngea) (**Fig. 7.4**).

LARINGE

A laringe se estende a partir de sua entrada oblíqua formada pelas pregas ariepiglóticas, a ponta da epiglote e a comissura posterior entre as cartilagens aritenóideas (pregas interaritenoides) através das pregas vocais até o anel cricoide (**Fig. 7.5**).

- O ramo laríngeo superior do nervo vago dá sensibilidade à superfície inferior da epiglote, à toda a laringe até o nível das falsas pregas vocais e aos recessos piriformes posterolateralmente de cada lado da laringe (Fig. 7.5). O nervo chega à região passando através da membrana tireo-hióidea logo abaixo do corno inferior do osso hioide (**Fig. 7.6**). Ele então se divide em ramos superior e inferior; o primeiro passa pela submucosa da valécula, onde é visível a olho nu, em seu trajeto até a laringe; e o ramo inferior passa ao longo dos aspectos mediais dos recessos piriformes, onde também é suficientemente superficial para ser visível a olho nu.
- A laringe é a estrutura sensorial mais intensamente inervada no corpo, seguida de perto pela carina. A estimulação da laringe não anestesiada durante a intubação causa fechamento reflexo da glote (mediado pelo vago) e ativação simpática reflexa. A pressão arterial e a frequência cardíaca podem chegar a duplicar como resultado disso, o que pode causar elevação da pressão intracraniana, particularmente em pacientes com defeito na autorregulação; agravar ou provocar isquemia miocárdica em pacientes com

Anatomia funcional e aplicada da via aérea 65

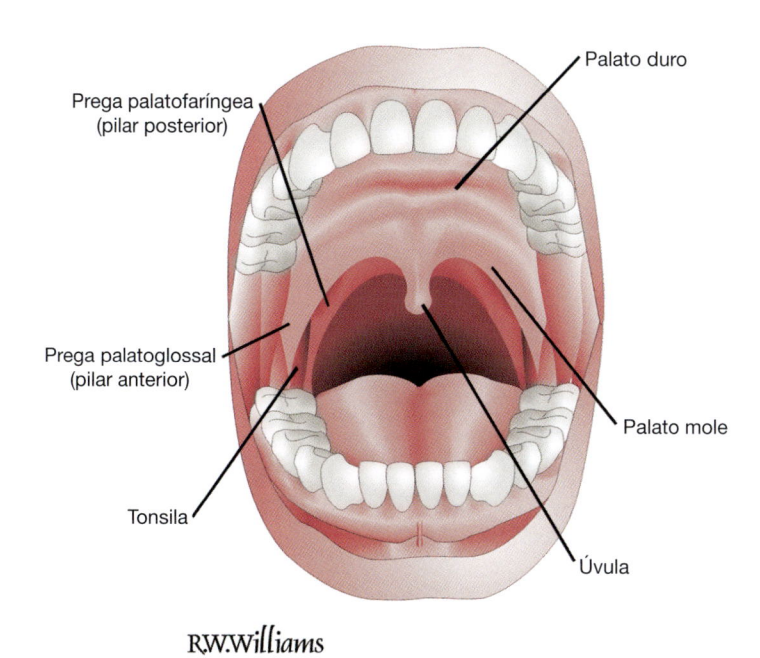

Figura 7.4 Cavidade oral. Note a posição do pilar tonsilar posterior. O nervo glossofaríngeo passa na base dessa estrutura.

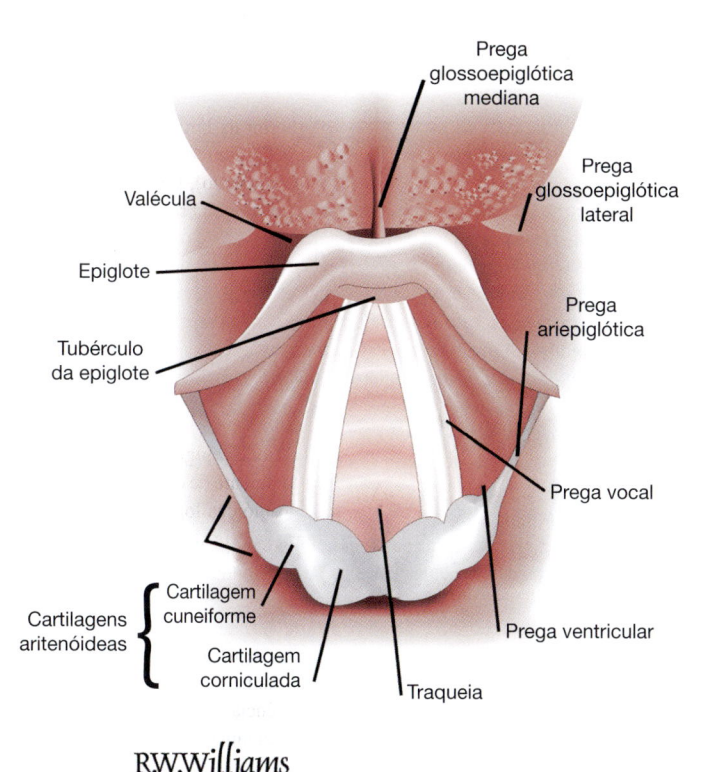

Figura 7.5 Laringe visualizada a partir da orofaringe. Observe a prega glossoepiglótica mediana cobrindo o ligamento hioepiglótico no centro da valécula. É a pressão sobre essa estrutura pela ponta da lâmina curva que move a epiglote para frente, expondo-a durante a laringoscopia. Observe que as valéculas e os recessos piriformes são estruturas diferentes. As cartilagens cuneiformes e corniculadas são chamadas de cartilagens aritenóideas. A saliência de tecido entre elas posteriormente é chamada de comissura posterior.

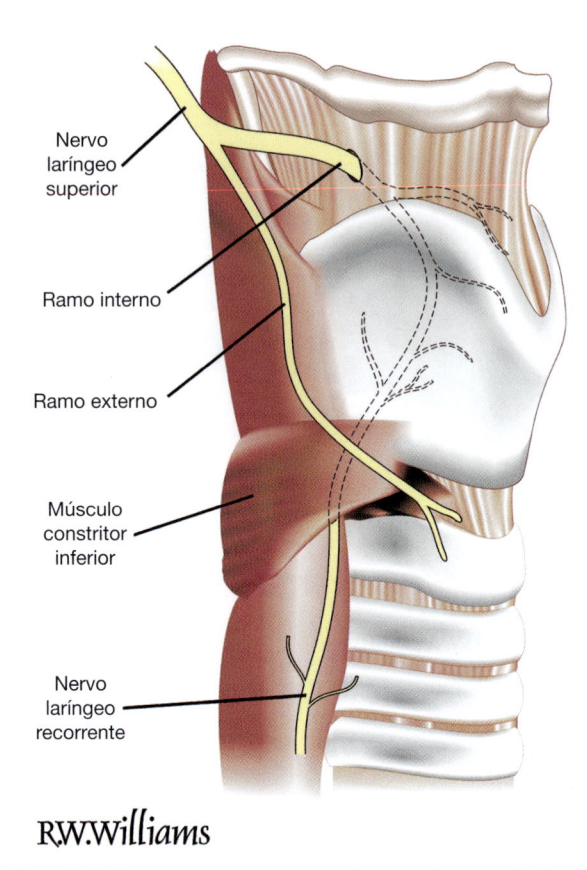

Figura 7.6 Visão oblíqua da laringe. Note como o ramo interno do nervo laríngeo superior atravessa a membrana tireo-hióidea a meio caminho entre o osso hioide e a borda superior da cartilagem tireóidea.

doença coronariana subjacente; ou ocasionar ou agravar ruptura ou dissecção de grandes vasos (p. ex., lesão penetrante da carótida, dissecção da aorta torácica ou ruptura de aneurisma da aorta abdominal).
- As cartilagens aritenóideas piramidais repousam sobre o aspecto posterior da laringe (Fig. 7.5). Os músculos laríngeos intrínsecos as fazem girar, abrindo e fechando as pregas vocais. Um TT grande demais pode, com o tempo, comprimir essas estruturas, causando isquemia mucosa e cartilaginosa, resultando em dano laríngeo permanente. Uma intubação traumática pode deslocar essas cartilagens posteriormente (em geral uma complicação traumática relacionada com lâmina curva) ou anteriormente (com mais frequência uma complicação traumática relacionada com lâmina reta), o que, a menos que seja diagnosticado precocemente e reposicionado, pode causar rouquidão permanente.
- A laringe avança posteriormente pela hipofaringe, deixando recessos profundos bilateralmente, chamados de recessos ou seios piriformes. Corpos estranhos (p. ex., espinhas de peixe) por vezes se alojam nestes locais. Durante a deglutição ativa, a laringe é elevada e move-se no sentido anterior, a epiglote desce sobre a glote para evitar a aspiração e o bolo alimentar passa pela linha média até o esôfago. Quando não está ativamente deglutindo (p. ex., o paciente inconsciente), a laringe repousa contra a hipofaringe posterior de maneira que uma sonda nasogástrica (SNG) precisa atravessar o recesso piriforme para ter acesso ao esôfago e ao estômago. Em geral, uma SNG introduzida através da narina direita passa para a esquerda ao nível da hipofaringe e chega ao esôfago através do recesso piriforme esquerdo. Da mesma forma, com uma inserção pela narina esquerda, a SNG ganha acesso ao esôfago através do recesso piriforme direito.
- A membrana cricotireóidea (MCT) se estende da parte superior da superfície anterior da cartilagem cricóidea até a porção inferior da borda anterior da cartilagem tireóidea. Sua altura tende a ser

aproximadamente do tamanho da ponta do dedo indicador em homens e mulheres adultos. A localização rápida da cartilagem cricóidea e da MCT é crucial em uma emergência da via aérea. Ela costuma ser facilmente localizada em homens por causa da evidente proeminência laríngea (pomo de Adão). Localize a proeminência laríngea e então note a superfície anterior da cartilagem tireóidea imediatamente abaixo, em geral com cerca de um dedo indicador de altura. Há um entalhe macio evidente logo abaixo dessa superfície anterior com uma saliência muito dura imediatamente abaixo. O entalhe macio é a MCT, e a saliência é a cartilagem cricóidea. Devido à falta de uma proeminência laríngea distinta em mulheres, a localização da membrana pode ser muito mais difícil. Em mulheres, coloque seu dedo indicador na fúrcula esternal. Então, suba-o pela linha média até que a primeira saliência transversa, e geralmente a maior, seja sentida. Este é o anel cricoide. Acima da cartilagem cricóidea está a MCT e, acima desta, a superfície anterior da cartilagem tireóidea, e então o espaço tireo-hióideo e a cartilagem tireóidea. A MCT é mais alta no pescoço em mulheres do que nos homens, pois a cartilagem tireóidea das mulheres é relativamente menor do que nos homens. A localização da MCT também pode ser feita usando a avaliação linear em uma ultrassonografia à beira do leito, podendo ser útil quando os pontos de referência não estão bem definidos.
- A MCT mede de 6 a 8 mm do topo até a parte inferior. A proximidade entre a MCT e as pregas vocais é também o fator que leva ao uso de ganchos traqueais menores durante a cricotireotomia cirúrgica para minimizar qualquer risco para as pregas vocais (ver Cap. 19).

TRAQUEIA

A traqueia começa ao nível da borda inferior do anel cricoide. A inervação sensorial da mucosa traqueal é dada pelo ramo laríngeo recorrente do nervo vago. A traqueia tem um diâmetro de 9 a 15 mm no adulto e um comprimento de 12 a 15 cm. Ela pode ser um pouco maior em idosos. A traqueia de homens adultos geralmente aceitará um TT com diâmetro interno (DI) de 8,5 mm; um TT com DI de 7,5 mm pode ser preferível em mulheres. Se o paciente a ser intubado precisar de higiene pulmonar broncoscópica após a admissão (p. ex., doença pulmonar obstrutiva crônica, queimadura de via aérea), considere a possibilidade de aumentar para um tubo com DI de 9,0 mm para homens e 8,0 mm para mulheres.

RESUMO

A anatomia funcional é importante para o aprimoramento do manejo da via aérea. A atenção às nuances e sutilezas da anatomia em relação à técnica em geral significará a diferença entre o sucesso e a falha no manejo da via aérea, particularmente da via aérea difícil. Um claro entendimento das estruturas anatômicas relevantes, seu suprimento sanguíneo e sua inervação guiará a escolha das técnicas de intubação e anestesia, além de aumentar a compreensão sobre a melhor abordagem para cada paciente. Isso também fornece uma base para entender como melhor evitar as complicações ou, se elas ocorrerem, como detectá-las.

EVIDÊNCIAS

Quais estruturas anatômicas nasais colocam o paciente em risco de sangramento durante intubações nasais e como esse risco pode ser reduzido?

O plexo de Kiesselbach (área de Little) é uma região muito vascularizada localizada sobre o aspecto anterior do septo em cada narina. Vasoconstritores podem ajudar a limitar a epistaxe e têm o benefício adicional de aumentar o calibre da câmara nasal. Há muitos vasoconstritores, incluindo a cocaína, a oximetazolina e a fenilefrina tópicas. A cocaína deve ser usada com cautela em pacientes com doença arterial coronariana, pois foi relatado vasospasmo.[1] Embora não haja evidências sólidas de que a vasoconstrição preparatória seja necessária antes da intubação nasal, ela é uma prática comum e pode ser útil em alguns casos.[2]

Que estrutura anatômica é suscetível a trauma durante a intubação nasal?

Embora muitas estruturas possam ser danificadas durante intubações nasais, há uma depressão da mucosa na entrada da tuba auditiva na faringe posterior, a qual pode reter a ponta do TT e precipitar dissecção ou trauma da mucosa. Os pacientes de maior risco incluem aqueles com problemas crônicos debilitantes. Se houver suspeita dessa lesão, pode haver necessidade de antibióticos para evitar infecção ou mediastinite.[3-5]

Que fatores estruturais podem complicar a intubação nasotraqueal?

Dois outros fatores relacionados à anatomia tendem a ser importantes ao se considerar uma intubação nasotraqueal. Primeiro, os seios paranasais se abrem para o canal nasal e podem estar sob risco de infecção na intubação nasotraqueal prolongada.[6] Segundo, a passagem nasal é limitada superiormente pela lâmina cribriforme e na suspeita ou em casos reconhecidos de fraturas da base do crânio, o dano à lâmina cribriforme pode resultar na migração de corpos estranhos nasais para dentro da calota craniana.[7]

Como é que homens e mulheres diferem em relação à anatomia da MCT?

Há diferenças sutis, mas importantes, entre a MCT em homens e mulheres. Primeiro, a MCT costuma ser mais alta ou de localização mais cefálica como resultado de um escudo tireóideo mais estreito. Segundo, a ponta da cartilagem tireóidea superior é menos proeminente. Assim, a localização anatômica pode ser mais difícil.[8-10]

REFERÊNCIAS

1. Lange RA, Hillis LD. Cardiovascular complications of cocaine use. *N Engl J Med.* 2001;345:351-358.
2. Sukaranemi VS, Jones SE. Topical anaesthetic or vasoconstrictor preparations for flexible fibre-optic nasal pharyngoscopy and laryngoscopy. *Cochrane Database Syst Rev.* 2011;(3):CD005606.
3. Tintinalli JE, Claffey J. Complications of nasotracheal intubation. *Ann Emerg Med.* 1981;10:142-144.
4. Patow CA, Pruet CW, Fetter TW, et al. Nasogastric tube perforation of the nasopharynx. *South Med J.* 1985;78:1362-1365.
5. Ronen O, Uri N. A case of nasogastric tube perforation of the nasopharynx causing a fatal mediastinal complication. *Ear Nose Throat J.* 2009;88:E17-E18.
6. Grindlinger GA, Niehoff J, Hughes SL, et al. Acute paranasal sinusitis related to nasotracheal intubation of head injured patients. *Crit Care Med.* 1987;15:214-217.
7. Marlow TJ, Goltra DD, Schabel SI. Intracranial placement of a nasotracheal tube after facial fracture: a rare complication. *J Emerg Med.* 1997;15:187-191.
8. Elliott DS, Baker PA, Scott MR, et al. Accuracy of surface landmark identification for cannula cricothyrotomy. *Anaesthesia.* 2010;65:889-894.
9. Aslani A, Ng SC, Hurley M, et al. Accuracy of identification of the cricothyroid membrane in female subjects using palpation: an observational study. *Anesth Analg.* 2012;114:987-992.
10. Lamb A, Zhang J, Hung O, et al. Accuracy of identifying the cricothyroid membrane by anesthesia trainees and staff in a Canadian Institution. *Can J Anaesth.* 2015;62:495-503.

Parte II

Oxigenação e ventilação

8   Princípios da oxigenação peri-intubação

9   Ventilação com pressão positiva não invasiva e cateter nasal de alto fluxo

10   Ventilação mecânica

11   Monitoramento de oxigênio e dióxido de carbono

CAPÍTULO 8

Princípios da oxigenação peri-intubação

Robert F. Reardon
Brian E. Driver

INTRODUÇÃO

A hipoxemia durante o manejo de emergência da via aérea é uma complicação temida e está associada a arritmias, lesão cerebral hipóxica e parada cardíaca. A hipoxemia crítica ocorre quando o profissional se concentra na laringoscopia e na colocação do tubo, e não nas trocas gasosas e na oxigenação. A hipoxemia pode ser evitada em muitos casos pela pré-oxigenação meticulosa, que é a oferta de oxigênio antes da intubação com o objetivo de substituir todo o nitrogênio alveolar por oxigênio. Isso cria um reservatório de oxigênio que os pacientes podem utilizar enquanto não estão respirando. Infelizmente, os princípios da pré-oxigenação costumam ser mal compreendidos e aplicados.

A pré-oxigenação robusta e a capacidade de reoxigenar os pacientes com ventilação com bolsa-válvula-máscara (VBVM) se a primeira tentativa de intubação falhar são os aspectos mais importantes do manejo seguro de emergência das vias aéreas. O principal objetivo do manejo das vias aéreas é a troca gasosa. Embora a troca gasosa possa ser realizada com ventilação mecânica após a colocação bem-sucedida de um tubo traqueal, é muito mais importante prevenir a hipoxemia durante todo o procedimento de intubação.

A sequência rápida de intubação (comumente conhecida como SRI, com detalhes no Cap. 20) é o método mais comum para o tratamento emergencial das vias aéreas e faz com que o paciente fique apneico enquanto se realiza a laringoscopia e a colocação do tubo. A apneia é aceitável desde que o paciente mantenha uma saturação normal de oxigênio. A pré-oxigenação ideal prolonga o período de apneia segura, que é o tempo desde o início da apneia a partir da indução até que o paciente experimente uma saturação de oxigênio abaixo de 90%. O tempo seguro de apneia varia entre alguns segundos e alguns minutos, dependendo do biotipo do paciente, de comorbidades, da presença de doença aguda, do consumo de oxigênio e do reservatório de oxigênio criado pelos esforços de pré-oxigenação (**Fig. 8.1**). Um tempo de apneia mais longo e seguro permite a laringoscopia sem pressa e metódica e a colocação do tubo traqueal. Por outro lado, as tentativas de intubação podem ser apressadas e frenéticas quando os níveis de oxigenação começam a cair. Se a pré-oxigenação não for realizada, o estresse da colocação correta do tubo antes do surgimento de hipoxemia crítica pode transformar o que seria uma intubação de rotina em uma intubação complicada por incertezas e por técnicas inadequadas, mesmo nas mãos de profissionais habilidosos e experientes.

Neste capítulo, vamos descrever as melhores técnicas de pré-oxigenação, incluindo o posicionamento do paciente, a administração de oxigênio, a ventilação com pressão positiva não invasiva (VNI) e a oxigenação apneica. O objetivo da pré-oxigenação é maximizar esse período de apneia segura, facilitando o sucesso de uma intubação tranquila e certeira sem hipoxemia. Porém, também discutiremos quando abandonar as técnicas passivas e controlar a ventilação e oxigenação com VBVM ativa e oxigenação de resgate.

TEMPO PARA DESSATURAÇÃO DA HEMOGLOBINA COM F_AO_2 INICIAL = 0,87

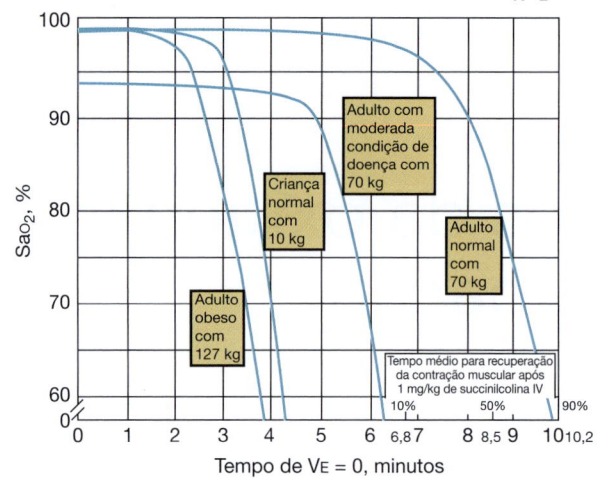

Figura 8.1 O tempo até a dessaturação é afetado por muitos fatores, incluindo condições clínicas subjacentes, idade, biotipo e uma pré-oxigenação bem feita. Todos os pacientes que necessitam de intubação de emergência devem ser considerados como de risco para queda rápida da saturação, devendo receber a pré-oxigenação máxima. (De Benumof JL, Dagg R, Benumof R. Critical hemoglobin desaturation will occur before return to an unparalyzed state following 1 mg/kg intravenous succinylcholine. *Anesthesiology.* 1997;87(4):979-982.)

PRINCÍPIOS DA PRÉ-OXIGENAÇÃO

O objetivo da pré-oxigenação é estabelecer um reservatório de oxigênio dentro dos pulmões ao substituir os gases alveolares mistos (principalmente nitrogênio) por oxigênio. O volume disponível para essa "reserva de oxigênio" é definido pela capacidade residual funcional (CRF) do paciente, a qual é cerca de 30 mL/kg em pacientes adultos. Ela fornece uma fonte de oxigênio que a circulação pulmonar pode usar mesmo após o paciente parar de respirar. Idealmente, a desnitrogenação pulmonar completa é obtida e, se mensurada, a fração expirada de oxigênio (também chamada de Feo_2 ou ETO_2 medida em cada respiração e definida como a proporção de gás expirado que é oxigênio) estaria próxima de 90% (nunca 100% por causa do CO_2 e vapor d'água expirados). Em pacientes com pulmões saudáveis, a pré-oxigenação pode ser maximizada fazendo com que o paciente respire 100% de oxigênio por 3 a 5 minutos. De modo alternativo, pacientes colaborativos com pulmões saudáveis podem ser pré-oxigenados pedindo-se que façam oito respirações profundas com volume máximo com oxigênio a 100%. Os médicos devem compreender as diferenças na fração inspirada de oxigênio (Fio_2) proporcionada pelos sistemas de fornecimento de oxigênio comumente usados (**Tab. 8.1**). A pré-oxigenação é mais bem obtida com os pacientes na posição sentada ou com cabeceira elevada. Os pacientes com doença pulmonar e redução da CRF podem necessitar de pressão positiva para uma pré-oxigenação máxima. Os detalhes e fundamentos para essas técnicas são descritos nas próximas seções.

Mantenha uma posição vertical para uma pré-oxigenação ideal

Independentemente de como a pré-oxigenação é realizada, o paciente deve estar situado na posição vertical para maximizar a eficácia da pré-oxigenação. A capacidade de armazenamento de oxigênio dos pulmões é maior quando os pacientes estão na posição vertical e menor na posição supina. Vários estudos confirmaram que a pré-oxigenação é significativamente mais eficaz na posição sentada. Isso permite a utilização total da CRF do paciente. A CRF é um espaço potencial, raramente usado durante a respiração normal, mas recrutado durante os esforços de pré-oxigenação para armazenar oxigênio que pode ser utilizado pela circulação pulmonar para manter a oxigenação durante a apneia. Aqueles que não toleram a posição ortostática (p. ex., aqueles com proteção cervical) devem ser pré-oxigenados em posição de Trendelenburg reversa. O posicionamento ortostático ou com a cabeceira elevada durante a pré-oxigenação é especialmente importante em

Princípios da oxigenação peri-intubação

Tabela 8.1 Técnicas de fornecimento de oxigênio com baixa F_{IO_2} (inadequadas para pré-oxigenação)

Sistema	Taxa de fluxo de O_2 da fonte (L/min)	F_{IO_2} (aproximada) (%)
Cânula nasal	2-4	30-35
	6	40
Máscara facial simples	6	45
	10	55
Máscara de Venturi	15	50
Máscara não reinalante	15	70
VBVM com vazamento na máscara ou sem válvula expiratória unidirecional	15	< 50

Embora o gás que flui de cada dispositivo seja oxigênio a 100% em qualquer taxa de fluxo, o conteúdo de oxigênio de cada inspiração é muito menor do que isso (F_{IO_2} 30-70%) para dispositivos e taxas de fluxo listados nesta tabela porque ou a taxa de fluxo inspiratório do paciente é maior que a taxa de fluxo de oxigênio fornecida ou há um vazamento de máscara. F_{IO_2}, fração inspirada de oxigênio.

pacientes obesos, os quais são propensos à rápida queda na saturação durante a apneia, e em pacientes cujo volume abdominal restringe ainda mais o uso da CRF (**Fig. 8.1**).

Oxigênio em alta concentração *versus* oxigênio suplementar tradicional

Há muitas informações erradas em relação à fração inspirada de oxigênio (F_{IO_2}) ofertada por dispositivos comuns para administração de oxigênio. A pré-oxigenação ideal exige a oferta de 100% de F_{IO_2}, mas os métodos comuns de oferta de oxigênio no departamento de emergência *não* fornecem F_{IO_2} de 100% (**Tab. 8.1**). Embora o gás que flui da tubulação seja 100% oxigênio, nem todo o ar inalado pelo paciente é oxigênio porque a taxa de fluxo inspiratório do paciente é maior que a taxa de fluxo de oxigênio fornecido. A principal limitação da oferta tradicional de oxigênio é o baixo fluxo de oxigênio usado (≤ 15 L/min ou menos), além da presença de vazamentos significativos na máscara. Observe que a VBVM e a máscara não reinalante estão *ambas* listadas na Tabela 8.1 como inadequadas para pré-oxigenação se for usada uma técnica inadequada ou fluxo inadequado de oxigênio.

Contudo, tanto a VBVM quanto a máscara não reinalante podem fornecer 100% de F_{IO_2} com a técnica adequada (**Tab. 8.2**), principalmente garantindo uma vedação hermética da máscara, a presença de válvulas unidirecionais ao usar uma VBVM e usando taxas de fluxo de oxigênio muito altas com uma máscara não reinalante. Em teoria, uma máscara não reinalante poderia fornecer 100% de F_{IO_2} em baixas taxas de fluxo se a vedação da máscara fosse hermética e as válvulas unidirecionais estivessem funcionando. No entanto,

Tabela 8.2 Técnicas de fornecimento de oxigênio com alta F_{IO_2}

Sistema	Taxa de fluxo de O_2 da fonte (L/min)	F_{IO_2} (aproximada) (%)
Máscara não reinalante	≥ 40	100
Máscara simples[a]	≥ 40	70-90
VBVM com válvula unidirecional e sem vazamento de máscara	15	100
Cânula nasal de alto fluxo	40-60	100
Aparelho de VNI	O_2 de parede, ≥ 50 L/min	100
Aparelho de anestesia (válvula de liberação de fluxo de oxigênio aberta)[b]	30-35	100

[a] A F_{IO_2} é menos previsível com máscaras simples, devido à entrada de ar ambiente e ao fluxo turbulento.
[b] O *flush* de oxigênio de alto fluxo liberado com o acionamento da válvula compensa vazamentos na máscara.

a grande maioria das máscaras não reinalantes disponíveis no mercado não tem nenhuma dessas características.

Essas deficiências da máscara não reinalante, quando se usa baixo fluxo de oxigênio, resultam em pré-oxigenação inadequada porque o paciente respira grandes quantidades de ar ambiente, o que reduz a F_{IO_2} geral. Isso ocorre porque os pacientes geralmente têm taxas de fluxo inspiratório maiores do que a taxa de fluxo definida de 15 L/min e alguns pacientes respiram com uma ventilação-minuto maior do que o oxigênio total fornecido em um minuto. Isso significa que mesmo que o paciente respire cada molécula de oxigênio fornecida pelo dispositivo durante cada inspiração, cada inspiração ainda contém uma quantidade substancial de ar ambiente. Assim, a F_{IO_2} diminui à medida que aumentam a ventilação-minuto e o fluxo inspiratório do paciente, pois as demandas ventilatórias do paciente são maiores do que a oferta de oxigênio obtida com o dispositivo, sendo essa diferença compensada pelo ar ambiente.

Quando são usadas altas taxas, o que é facilmente obtido com o equipamento padrão abrindo-se o registro até a taxa de "*flush*" (cerca de 50 L/min), é possível superar as limitações de uma máscara não reinalante e oferecer uma F_{IO_2} mais próxima de 100%. A Tabela 8.2 lista os sistemas e as taxas de fluxo associadas que podem fornecer alta F_{IO_2} em casos de ventilação-minuto e fluxo inspiratório elevados e, para alguns dispositivos, independentemente da vedação da máscara. O importante é oferecer oxigênio a 100% com uma taxa de fluxo bem acima das necessidades inspiratórias do paciente, de modo que não haja necessidade de ar ambiente para satisfazer o esforço inspiratório do paciente. É provável que a taxa de fluxo de oxigênio seja mais importante que o dispositivo de oferta de oxigênio. Embora as taxas de fluxo elevadas sejam ruidosas, elas permitem a oferta de altas concentrações de oxigênio com o uso de máscara facial não reinalante ou cânula nasal. Além disso, taxas muito elevadas de fluxo de oxigênio criam uma pequena quantidade de pressão expiratória final positiva (PEEP), o que pode melhorar o recrutamento alveolar e os esforços de pré-oxigenação.

Pré-oxigenação com e sem pressão positiva

Pacientes sem doença respiratória subjacente em geral não precisam de pressão positiva para atingir a pré-oxigenação adequada. O método mais simples para realizar a pré-oxigenação nesses pacientes é usar uma máscara não reinalante com alta vazão (40 L/min ou mais).

Pacientes com hipoventilação, obesidade mórbida, fisiologia de *shunt* por pneumonia, atelectasia ou outra doença e aqueles que não atingem uma saturação de oxigênio > 93% após a tentativa de pré-oxigenação com uma fonte que fornece oxigênio de alto fluxo devem receber pré-oxigenação com pressão positiva, mais comumente administrada com o uso de ventilação com pressão positiva não invasiva. Alguns médicos preferem usar um dispositivo de VBVM com uma válvula PEEP para pacientes que respiram espontaneamente. Essa abordagem, embora teoricamente correta, é difícil porque requer a manutenção de uma vedação perfeita da máscara durante a pré-oxigenação, uma tarefa difícil de realizar.

DISPOSITIVOS DE FORNECIMENTO DE OXIGÊNIO

Esta seção detalhará as vantagens e desvantagens de vários dispositivos de fornecimento de oxigênio. Os dispositivos em si, conforme visto nas Tabelas 8.1 e 8.2, não determinam a eficácia da pré-oxigenação. A eficácia de um dispositivo depende substancialmente da taxa de fluxo de oxigênio e, para alguns dispositivos, da vedação da máscara e de outros fatores técnicos.

Oxigênio nasal de baixo fluxo e de alto fluxo

A cânula nasal de baixo fluxo costuma ser a suplementação de oxigênio de primeira linha e é adequada em pacientes com hipoxemia leve. As taxas de fluxo inicial comuns são de 2 a 4 L por minuto. Tradicionalmente, ensinava-se que a taxa de fluxo máximo para o oxigênio por cânula nasal era de 6 L por minuto, o que oferecia uma F_{IO_2} máxima de 35 a 40%. A cânula nasal de baixo fluxo não pode ser usada como método primário de pré-oxigenação.

Nos últimos anos, a oferta de oxigênio por cânula nasal de alto fluxo (CNAF) tornou-se comum. Os sistemas de CNAF comercialmente disponíveis (p. ex., Optiflow, Vapotherm, Comfort Flo) fornecem quase 100% de F_{IO_2} com o uso de taxas de fluxo de 30 a 70 L/min através de tubos de maior calibre. Eles também aquecem e umidificam o oxigênio, tornando a alta taxa de fluxo mais tolerável para o paciente. A CNAF lava o espaço morto das vias aéreas superiores e o preenche com oxigênio, reduz o trabalho respiratório ao fornecer fluxo adequado e cria um aumento no volume pulmonar expiratório final pelo alto fluxo, mimetizando a PEEP. Os sistemas de CNAF têm sido usados com sucesso para pacientes com insuficiência respiratória hipoxêmica, e as evidências disponíveis sugerem que a CNAF é uma ferramenta útil para pré-oxigenação quando comparada a sistemas de pressão não positiva de baixo fluxo. Se disponível, a CNAF é um método de pré-oxigenação muito razoável e eficaz.

Houve dois pequenos estudos em unidade de terapia intensiva (UTI) comparando CNAF com VNI, com a pressão positiva não invasiva mostrando taxas modestamente mais baixas de dessaturação de oxigênio. Ainda não está claro como a CNAF se compara à VNI no ambiente do departamento de emergência.

Máscara facial simples

Uma máscara facial simples é uma máscara plástica de formato não adaptável que recobre o nariz e a boca do paciente. Ela não tem um reservatório externo; assim, o volume de oxigênio disponível para cada respiração com baixo fluxo de oxigênio é apenas o volume contido dentro da máscara (~100 a 150 mL) mais o oxigênio ofertado quando ocorre a inspiração. Tradicionalmente, uma máscara facial simples era usada com taxas de fluxo entre 4 e 10 L por minuto. Com essas taxas de fluxo baixas, a FIO_2 é altamente variável, sendo ditada pelo padrão respiratório do paciente e pelo volume de ar ambiente que entra ao redor da máscara. Tradicionalmente, ensinava-se que a FIO_2 máxima que podia ser oferecida por máscara facial simples era de cerca de 50% (com taxa de fluxo de oxigênio de 15 L/min). Porém, valores de FIO_2 de 90% ou mais podem ser oferecidos por máscara facial simples quando a fonte de fluxo de oxigênio é ajustada para um nível mais elevado (≥ 40 L por minuto). Alguns especialistas acreditam que uma máscara facial simples com taxa de fluxo elevada (≥ 40 L por minuto) é uma maneira razoável de oferecer a pré-oxigenação máxima antes da SRI de emergência (ver seção "Evidências"). Porém, é mais prudente usar uma máscara não reinalante por duas razões: primeiro, a máscara simples mais comumente usada (Hudson DCI) tem pequenos orifícios adjacentes ao local de conexão da tubulação de oxigênio com a máscara; com taxas de fluxo de oxigênio muito altas, o efeito Venturi irá puxar ar ambiente para dentro da máscara próximo do fluxo de oxigênio, diluindo a FIO_2 (**Fig. 8.2A**). Em segundo lugar, taxas de fluxo muito altas causam turbulência perto dos orifícios laterais da máscara e o ar ambiente entra de forma imprevisível, o que fornece menor FIO_2 do que o esperado para uma determinada vazão. A maioria das máscaras não reinalantes não apresenta essas limitações.

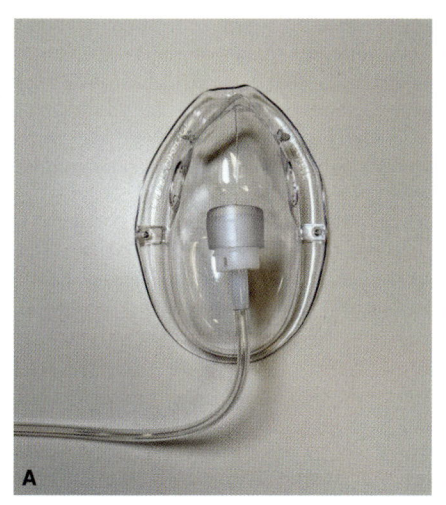

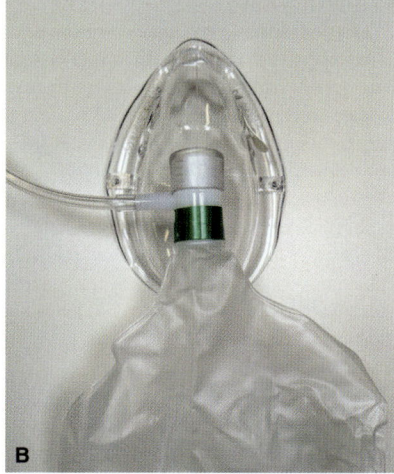

Figura 8.2 **A:** Máscara facial simples (Hudson). Esta máscara oferece FIO_2 de cerca de 50% com taxa de fluxo de oxigênio de 15 L/min e FIO_2 de cerca de 70% com taxa de fluxo de oxigênio ≥ 40 L/min. Observe a presença de portas de entrada laterais e o pequeno orifício no plástico branco adjacente ao local de conexão com a tubulação de oxigênio, que provavelmente permitem a entrada de ar ambiente no sistema pelo efeito Venturi. Além disso, o fluxo turbulento próximo às portas laterais causa a entrada de quantidades imprevisíveis de ar ambiente. **B:** Máscara não reinalante. Esta máscara oferece FIO_2 de cerca de 70% com taxa de fluxo de oxigênio padrão de 15 L/min, mas pode oferecer uma FIO_2 de 100% com uma taxa de fluxo "*flush*" ≥ 40 L/min.

Máscara não reinalante

Uma máscara não reinalante (MNR) é uma máscara facial simples com uma bolsa-reservatório de 500 a 1.000 mL da qual o paciente pode retirar oxigênio a 100% durante a inspiração. A maioria das MNRs também contém 1 ou 2 válvulas unidirecionais ao lado da máscara, que devem abrir durante a expiração e fechar durante a inspiração, limitando a entrada de ar ambiente no sistema. As MNRs são excelentes dispositivos de pré-oxigenação, desde que sejam usadas adequadamente.

Para obter uma F_{IO_2} elevada com uma MNR com taxas de fluxo baixas, deve haver uma boa vedação da máscara, as válvulas unidirecionais devem estar presentes e funcionando adequadamente e todo o ar inspirado deve vir do reservatório. Na prática, a vedação da máscara é ruim, a função das válvulas unidirecionais é inconsistente e há entrada de ar ambiente ao redor da máscara, o que limita sua eficácia (**Fig. 8.2B**). Assim, com baixas taxas de fluxo, uma MNR tem desempenho ruim para a pré-oxigenação, o que foi confirmado em múltiplos estudos que mostraram que as MNRs com taxa de fluxo de oxigênio de 15 L/min oferecem uma F_{IO_2} máxima de 65 a 70%.

No entanto, o uso de altas taxas de fluxo de oxigênio com MNRs supera as limitações da vedação imperfeita da máscara e das válvulas unidirecionais, porque a taxa de fluxo do oxigênio fornecido excede às demandas inspiratórias do paciente. Vários estudos confirmaram que o uso de uma MNR com uma taxa de fluxo de oxigênio de fonte muito alta (taxa de "*flush*" ≥ 40 L/min) fornece um F_{IO_2} próxima de 100% (ver seção "Evidências"). Este é um excelente sistema para a oferta de altas concentrações de oxigênio para a pré-oxigenação antes da SRI na emergência. Embora o reservatório provavelmente não seja útil na maioria dos pacientes, ele tem benefício teórico em pacientes com ventilação-minuto extremamente elevada.

A vantagem de uma MNR é sua facilidade de uso; ela é simplesmente colocada no paciente e a vazão é aumentada o máximo possível. Não há necessidade de tentar criar uma vedação estrita da máscara.

Como oferecer oxigênio em alto fluxo com equipamentos-padrão

Os medidores de vazão de oxigênio padrão montados na parede, com gradações no cilindro de vidro de até 15 L/min, normalmente têm uma vazão máxima diferente estampada no corpo de metal, também conhecida como vazão de descarga ("*flush*"). A vazão de *flush* em geral é de 40 L/min ou mais (**Fig. 8.3A**). Para obter a taxa de fluxo "*flush*", simplesmente gire o botão medidor do fluxômetro até seu limite; o alto fluxo de oxigênio será facilmente audível. Isso permite a oferta de quase 100% de F_{IO_2} com uma MNR. De modo alternativo, há equipamentos de oxigênio comercialmente disponíveis que permitem taxas de fluxo de até 70 L/min (**Fig. 8.3B**).

Ocasionalmente, uma fonte de parede de oxigênio padrão terá um fluxo máximo < 40 L/min, o que pode ser descoberto lendo-se a taxa máxima marcada no corpo do medidor de vazão ou ouvindo o fluxo de oxigênio quando o medidor de vazão está aberto ao máximo. Taxas de fluxo > 40 L/min são altas e facilmente ouvidas; taxas de fluxo próximas a 15 L/min são mais silenciosas. Procure uma fonte de oxigênio diferente capaz de aumentar a vazão antes de intubar se uma fonte de oxigênio de baixo fluxo for descoberta onde a intubação está prestes a ocorrer.

A obtenção de altas taxas de fluxo depende da pressão adequada de oxigênio dentro das tubulações de oxigênio no hospital ou ambulância (em geral uma pressão de cerca de 50 lb/polegada^2). A maioria dos hospitais que fornecem ventilação mecânica rotineiramente terá pressão de oxigênio adequada porque os ventiladores e a VNI também exigem uma pressão semelhante. Se um hospital tiver estoques de oxigênio inadequados ou pressão de oxigênio inadequada – uma circunstância rara —, ele não poderá administrar oxigênio na taxa de *flush*.

Bolsa-válvula-máscara

Os dispositivos de VBVM podem fornecer 100% de F_{IO_2} durante a ventilação ativa com pressão positiva em pacientes apneicos ou quase apneicos quando a vedação da máscara está hermética. Este é o objetivo principal deles. Embora apertar a bolsa em sincronia com a inspiração do paciente seja comumente realizado para pré-oxigenação e acredite-se que aumente o fornecimento de oxigênio aos pacientes que respiram espontaneamente, essa prática deve ser evitada. A compressão quase sincronizada é tecnicamente difícil, fornece pressão positiva mínima (1 a 2 cmH$_2$O), requer atenção adicional ao ciclo respiratório do paciente e funciona de forma semelhante à criação de uma vedação hermética da máscara sem o uso da bolsa. Se um paciente que respira espontaneamente de fato precisa de pressão positiva para pré-oxigenação, uma VNI deve ser usada quando o tempo permitir.

Princípios da oxigenação peri-intubação 77

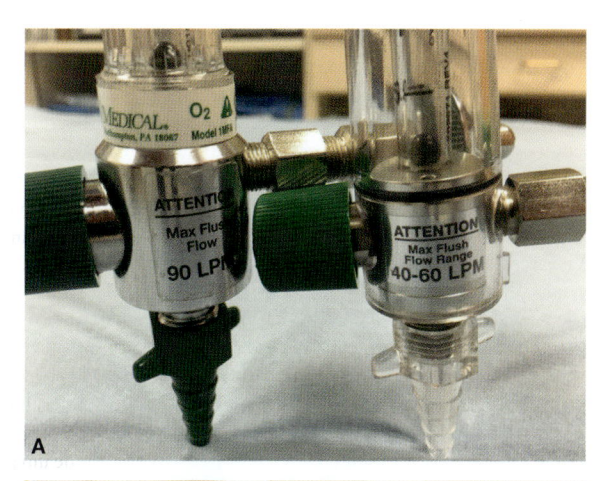

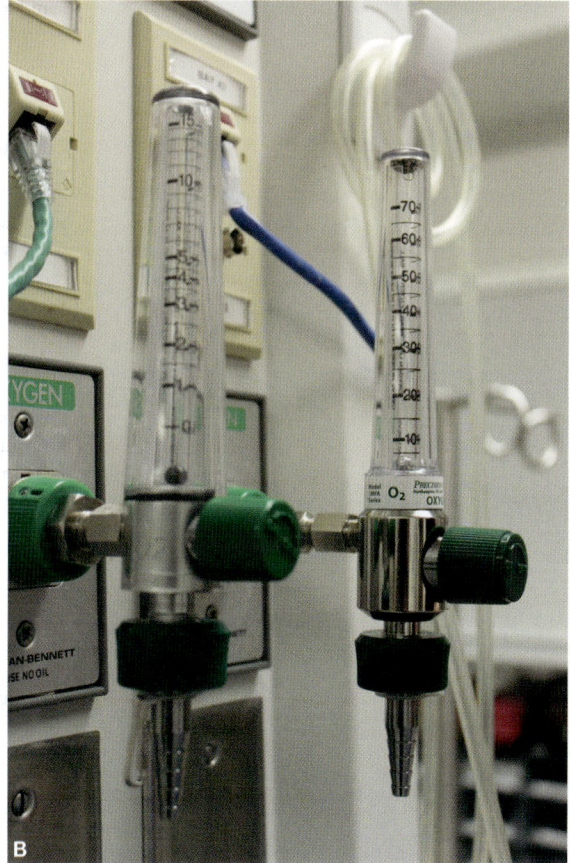

Figura 8.3 **A:** Rótulos da taxa de *flush* em equipamentos-padrão de oxigênio. A taxa de fluxo máxima para medidores do fluxo de oxigênio, conhecida como taxa de "*flush*", é geralmente marcada no lado do aparelho. Os medidores de fluxo padrão que mostram uma graduação máxima de 15 L/min no topo do cilindro costumam poder oferecer oxigênio a > 40 L/min. **B:** Medidores de fluxo de oxigênio padrão e de alto fluxo. À esquerda está um medidor de fluxo padrão (0 a 15 L/min, com uma "taxa de *flush*" de 40 a 60 L/min). À direita está um medidor de alto fluxo (0 a 70 L/min, com uma taxa de *flush* de 90 L/min).

Parte II | Oxigenação e ventilação

Os dispositivos de VBVM podem ser usados para pacientes que respiram espontaneamente sem o uso da bolsa; no entanto, o grau de força inspiratória negativa (FIN) necessário para abrir a válvula inspiratória unidirecional é variável e pode ser maior do que o paciente pode gerar, dependendo de seu tamanho, idade, força diafragmática e presença de doença pulmonar preexistente. O esforço necessário para superar a resistência inspiratória também irá variar de acordo com a configuração da válvula da bolsa. Se o esforço ventilatório for insuficiente, essa abordagem pode, em essência, sufocar o paciente e deve ser evitada. Além disso, para atingir níveis de F_{IO_2} de mais de 90%, também é necessário que a vedação da máscara e o funcionamento da válvula de expiração unidirecional (intrínseca ao dispositivo ou com a adição de uma válvula PEEP) sejam quase perfeitos. A máscara pode ser simplesmente segurada com um selo hermético e o paciente respira normalmente, absorvendo 100% de oxigênio do reservatório da bolsa.

Se a vedação da máscara for comprometida, o paciente retirará ar ambiente do redor da máscara durante a inspiração e a F_{IO_2} será significativamente menor. Em pacientes que respiram espontaneamente com FIN suficiente para extrair os volumes necessários, a pré-oxigenação com bolsa-válvula-máscara e uma boa vedação da máscara é melhor do que uma MNR com taxas de fluxo padrão de 15 L/min, mas semelhante a uma MNR com altas taxas de fluxo.

O uso de altas taxas de fluxo ($\geq$ 40 L/min) com um dispositivo de VBVM e vedação hermética oferece F_{IO_2} de oxigênio idêntica (100%) à da bolsa-válvula-máscara com taxas de fluxo baixas na maioria dos pacientes, desde que o paciente não tenha taquipneia extrema, grandes volumes correntes (cerca de > 1.000 mL) ou ventilação-minuto > 15 L/min, casos em que a bolsa deixará entrar ar ambiente e a F_{IO_2} cairá.

Independentemente da vazão definida para uma bolsa-válvula-máscara, há pouco oxigênio fornecido se houver vazamento de máscara, caso em que o paciente respirará o ar ambiente; isso ocorre porque tais equipamentos têm válvulas inspiratórias que se abrem somente com pressão positiva ou negativa suficiente – o oxigênio é fornecido somente se a bolsa for comprimida ou o paciente criar pressão negativa suficiente com a inalação para abrir a válvula. Se não houver uma vedação hermética da máscara, o paciente não poderá gerar pressão negativa suficiente dentro da máscara para abrir a válvula inspiratória e pouco ou nenhum oxigênio flui pela máscara.

Os médicos que realizam o manejo emergencial das vias aéreas devem entender que os dispositivos de VBVM têm diferenças importantes entre os diferentes fabricantes e modelos. Conforme citado antes, uma

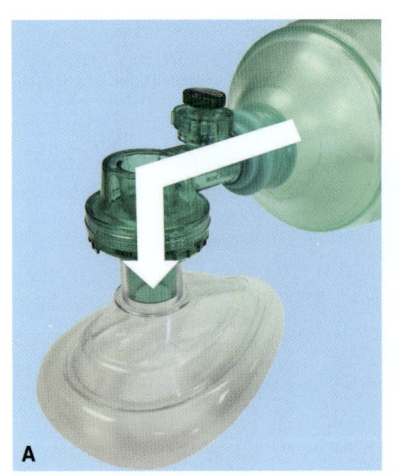

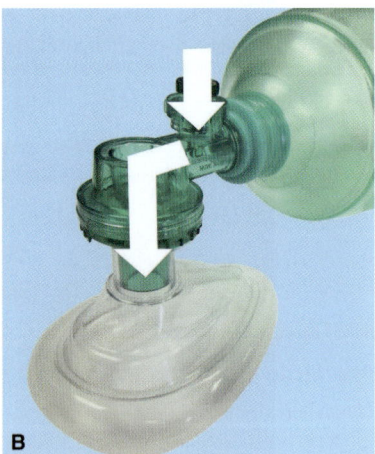

Figura 8.4 **A:** Bolsa de reanimação usada com pressão positiva (quando a bolsa é pressionada) e sem respiração ativa do paciente. Independentemente da presença de uma válvula de expiração unidirecional, o paciente recebe 100% de oxigênio do reservatório, desde que a vedação da máscara seja efetiva. **B:** Bolsa de reanimação durante respiração espontânea (quando a bolsa *não* está sendo pressionada) sem uma válvula expiratória unidirecional. A porta de expiração entre a bolsa e a máscara está aberta para o ar ambiente. Quando o paciente inala, uma grande quantidade de ar ambiente (concentração de oxigênio de 21%) é puxada da porta de expiração para o circuito e depois inalada pelo paciente. Um pouco de ar da bolsa do reservatório também é inalado. Isso resulta em uma F_{IO_2} inalada tão baixa quanto 30%. Se uma válvula de expiração unidirecional for adicionada (não ilustrada nesta figura), como uma válvula de pressão expiratória final positiva, o ar ambiente não poderá mais entrar na tubulação e o paciente respira 100% de oxigênio do reservatório da bolsa.

característica crucial é se uma válvula de expiração unidirecional está presente e funcionando. Sem uma dessas válvulas, tais dispositivos fornecem principalmente ar ambiente (**Fig. 8.4**) para pacientes que respiram espontaneamente. Se uma válvula de PEEP for adicionada, ela servirá como uma válvula unidirecional e, ao mesmo tempo, adicionará PEEP. A PEEP é benéfica se o paciente precisar de ventilação com pressão positiva, mas a PEEP só é mantida se uma vedação *perfeita* da máscara for mantida o *tempo todo*. A pré-oxigenação desses pacientes com uma bolsa-válvula-máscara e uma válvula de PEEP foi proposta, mas não foi bem estudada e provavelmente não seja um bom substituto para a VNI.

Máscara de Venturi

As máscaras de Venturi são tradicionalmente chamadas de dispositivos suplementares de oxigênio de "alto fluxo", mas na verdade não fornecem altos fluxos de oxigênio e não devem ser consideradas dispositivos capazes de fornecer uma alta concentração de oxigênio. Elas são projetadas para serem usadas com taxas de fluxo de oxigênio de 12 a 15 L/min e podem oferecer uma F_{IO_2} máxima de 24 a 50%. O principal benefício das máscaras de Venturi é sua capacidade de oferecer uma F_{IO_2} consistente por fixar o grau de entrada de ar ambiente, devendo ser consideradas como dispositivos de oferta de oxigênio com "controle de precisão" em vez de dispositivos de alto fluxo. Elas são comumente usadas na UTI, e não do departamento de emergência, sendo mais úteis quando for importante obter quantidades tituláveis de oxigênio ou quando houver preocupação em relação à administração excessiva de oxigênio, como em pacientes com doença pulmonar obstrutiva crônica.

Ventilação com pressão positiva não invasiva para pré-oxigenação

Pacientes com doença pulmonar subjacente em geral necessitam de ventilação com pressão positiva para atingir a pré-oxigenação máxima. Os exemplos incluem aqueles com edema pulmonar, pneumonia grave e síndrome do desconforto respiratório agudo e aqueles com atelectasia compressiva, como gravidez tardia, ascite abdominal de grande volume e obesidade mórbida. Esses pacientes têm alvéolos que são perfundidos, mas não ventilados, ou têm altas pressões intrínsecas nas vias aéreas que atrapalham os esforços de pré-oxigenação, precisando de maior pressão nas vias aéreas para abrir os alvéolos para máximo armazenamento de oxigênio e troca gasosa ideal. Portanto, esses pacientes em risco devem ser pré-oxigenados em posição ereta com VNI sempre que possível (ver Cap. 3 para mais informações).

Ao usar a VNI, é melhor oferecer pressão de suporte inspiratória e expiratória. Isso pode ser obtido com o uso do modo de pressão positiva em dois níveis na via aérea (BiPAP, do inglês *bilevel positive airway pressure*) em um aparelho de ventilação não invasiva ou em um ventilador-padrão no modo de pressão de suporte mais PEEP. De modo alternativo, a pressão positiva na via aérea pode ser aplicada com o uso de um equipamento de pressão positiva contínua na via aérea (CPAP, do inglês *continuous positive airway pressure*) com máscara descartável ou com válvula de PEEP acoplada a um dispositivo-padrão de VBVM. A oferta de pressão positiva em dois níveis com o uso de um aparelho especializado em VNI é provavelmente a melhor técnica-padrão, pois esses aparelhos fazem a compensação de vazamentos da máscara. Na maioria dos casos, um objetivo inicial adequado é a oferta de pressão positiva de 5 a 10 cmH$_2$O no final da expiração e de pressão inspiratória de 10 a 15 cmH$_2$O (ver Cap. 9 para mais detalhes sobre VNI).

OUTROS CONCEITOS DE PRÉ-OXIGENAÇÃO

Monitorando a eficácia da pré-oxigenação usando oxigênio expiratório final

Alguns monitores de sinais vitais disponíveis comercialmente aceitam módulos que podem medir os valores de oxigênio expiratório final (ETO$_2$), da mesma forma que o dióxido de carbono expiratório final é medido. Dois pequenos estudos examinaram o uso de ETO$_2$ durante a pré-oxigenação no departamento de emergência, descobrindo que o monitoramento desse valor pode ser um método útil para garantir que a maior parte do nitrogênio pulmonar tenha sido substituída por oxigênio. A meta do ETO$_2$ é 85% ou maior. A maioria dos pacientes nos estudos recebeu pré-oxigenação com bolsa-válvula-máscara e a mudança mais comum na pré-oxigenação para otimizar a ETO$_2$ foi a melhora na vedação da máscara. Outras mudanças incluíram aumentar a duração da pré-oxigenação, aumentar o fluxo de oxigênio e mudar de uma MNR para uma bolsa-válvula-máscara. Portanto, o monitoramento do ETO$_2$ parece mais benéfico quando uma bolsa-válvula-máscara é usada para pré-oxigenação, pois essa técnica requer atenção constante à vedação da máscara. Ver Capítulo 11 para mais detalhes.

Conceito sequência prolongada de intubação para facilitar a pré-oxigenação

A "sequência prolongada de intubação" não é uma mudança na forma como os medicamentos da SRI são administrados, como o nome sugere, mas sim uma forma de "sedação procedural" para facilitar a adesão do paciente à pré-oxigenação, o que de outro modo seria impossível devido à agitação do paciente. Ela costuma ser utilizada em pacientes agitados ou delirantes, sendo seu objetivo fornecer um agente (como a cetamina) em uma dose com pouca chance de afetar o *drive* respiratório do paciente ou os reflexos protetores da via aérea ao mesmo tempo que causa sedação suficiente para que o paciente aceite a VNI ou oxigênio em alto fluxo por máscara facial. Se essa técnica for empregada, é prudente começar com uma dose baixa e administrar mais se essa dose for ineficaz. Após a conclusão da pré-oxigenação, medicamentos-padrão para SRI são administrados.

A intubação por sequência prolongada não é bem estudada e sua base de evidências principal consiste em uma única série de casos de médicos especialistas usando essa técnica em uma amostra de conveniência de pacientes. Considerando a pequena quantidade de evidências apoiando sua segurança em um grupo mais amplo de profissionais, este procedimento deve ser realizado com grande cautela, pois a sedação de pacientes criticamente enfermos e descompensados pode resultar em depressão respiratória, parada cardiorrespiratória ou incapacidade de proteção da via aérea. Se essa técnica for tentada, o profissional precisa estar completamente preparado para o manejo imediato definitivo da via aérea (ver Cap. 20 para mais detalhes).

Oxigenação apneica

A oxigenação apneica é a administração de oxigênio durante o período apneico da SRI, em geral aplicado através de cânula nasal padrão com taxa de fluxo de 5 a 15 L por minuto. Como o oxigênio se difunde através dos alvéolos mais rapidamente que o dióxido de carbono e tem alta afinidade pela hemoglobina, mais oxigênio deixa os alvéolos do que dióxido de carbono entra durante a apneia. Isso cria um gradiente que faz o oxigênio viajar da nasofaringe até os alvéolos e para a corrente sanguínea por um princípio fisiológico conhecido como *aventilatory mass flow* (fluxo de massa aventilatório). Exceto em um cenário de "ação forçada", durante o qual a pré-oxigenação não é possível devido à imediata necessidade de colocação do tubo, a oxigenação apneica deve ser considerada em todos os casos de intubação traqueal, pois pode diminuir o risco de hipoxemia grave, especialmente se a laringoscopia for prolongada, o que às vezes é difícil de prever.

Para realizar a oxigenação apneica, uma cânula nasal padrão é colocada sob o dispositivo principal de pré-oxigenação. Se o paciente estiver acordado, a vazão deve ser tão alta quanto o paciente possa tolerar durante a fase de pré-oxigenação, normalmente entre 5 e 15 L/min. Se o paciente estiver comatoso ou não responsivo, a cânula nasal pode ser ajustada para 15 L/min ou mais. Quando a máscara de pré-oxigenação for removida para a intubação, a cânula nasal deve permanecer no local. Durante as tentativas de intubação, a cânula nasal deve ser ajustada para pelo menos 15 L/min. Se houver obstrução nasal, uma cânula nasofaríngea pode ser colocada em uma ou ambas as narinas para facilitar o fornecimento de oxigênio na nasofaringe posterior. Para otimizar a passagem do fluxo de gás pela via aérea superior, o paciente deve estar idealmente na posição para a intubação traqueal e a manobra de anteriorização da mandíbula deve ser realizada para assegurar a patência da via aérea superior.

Múltiplos estudos no ambiente do bloco cirúrgico demonstraram que a oxigenação apneica aumenta o tempo de apneia segura, em especial nos pacientes obesos. Estudos randomizados recentes na UTI e no departamento de emergência não mostraram nenhum benefício da oxigenação apneica após a pré-oxigenação ideal. Em vez de demonstrar a futilidade da oxigenação apneica para todos os pacientes, esses trabalhos demonstram que a oxigenação apneica não traz benefícios para o paciente médio que é rapidamente intubado após uma pré-oxigenação adequada. A oxigenação apneica, em vez disso, serve para ajudar pacientes com laringoscopia prolongada, dessaturação mais rápida ou reservatório pulmonar inadequado. Não se sabe quais seriam os resultados de um estudo randomizado que incluísse apenas pacientes de maior risco ou aqueles com laringoscopia prolongada, mas parece provável que a oxigenação apneica tenha muito mais probabilidade de ser benéfica para certos subgrupos de pacientes submetidos à intubação de emergência.

Além disso, um recente estudo observacional sobre a oxigenação apneica no departamento de emergência demonstrou aumento no sucesso da primeira tentativa de intubação sem hipoxemia (ver seção "Evidências"). Com uma intervenção tão simples e barata como a cânula nasal, recomendamos o uso rotineiro da oxigenação apneica.

Ventilação com bolsa durante o período apneico

A SRI tem sido tradicionalmente um procedimento sem ventilação ativa durante o período apneico da SRI. Um recente estudo randomizado com 401 pacientes de UTI desafiou essa prática ao demonstrar maior saturação média de oxigênio, hipoxemia menos frequente, mas taxas semelhantes de aspiração quando a ventilação com bolsa e máscara é realizada durante o período apneico. Não havia sinais de que essa prática fosse prejudicial; no entanto, tal prática ainda não foi validada no ambiente do departamento de emergência e esses dados são difíceis de extrapolar para pacientes de emergência por vários motivos. Primeiro, por serem pacientes de UTI, é provável que estivessem mais em jejum do que o paciente típico do departamento de emergência que precisava de intubação. Além disso, pacientes considerados de alto risco de aspiração foram excluídos do estudo e nenhuma estratégia padronizada de pré-oxigenação foi definida ou seguida. Portanto, não sabemos se essa prática é segura para todas as SRIs realizadas no departamento de emergência; contudo, parece razoável fazer uma análise de risco-benefício e fornecer ventilação suave e controlada com bolsa-máscara-válvula durante o período apneico em pacientes com risco de dessaturação rápida, mas não com alto risco de aspiração. Além disso, todos os pacientes com saturação de oxigênio < 93% no momento da administração da medicação para a SRI, que correm um risco muito alto de desenvolver hipoxemia crítica, devem receber ventilação com bolsa-máscara-válvula durante o período apneico, independentemente do risco de aspiração. Os médicos devem reconhecer que a VBVM provavelmente causará algum grau de insuflação gástrica. No entanto, não é provável que isso cause danos se o período de uso da bolsa for breve, mas se for necessário um uso prolongado, há mais risco de regurgitação passiva e aspiração. A aplicação de pressão cricoide durante a ventilação com bolsa e máscara facial pode diminuir a quantidade de insuflação gástrica, mas também é conhecida por impedir a ventilação adequada (ver Cap. 12).

Oxigenação de resgate

Quando a saturação de oxigênio diminui para 93% ou menos, ou quando uma tentativa de intubação falha, os esforços devem se concentrar na ventilação e na oxigenação, em vez de persistir com a tentativa de intubação. A VBVM ideal com uma máscara bem ajustada e uma técnica perfeita é o procedimento de primeira linha para ventilação e reoxigenação nesse cenário. O objetivo é aumentar a saturação de oxigênio o máximo possível (idealmente 100%) e realizar novamente a pré-oxigenação para permitir um tempo de apneia segura continuado para tentativas subsequentes de intubação.

Há um atraso de cerca de 30 segundos entre o início da VBVM adequada e um aumento na saturação de oxigênio medida por oximetria de pulso. O reconhecimento desse atraso pode aliviar a ansiedade sentida pelo intubador e pelos membros da equipe que cuidam do paciente durante a ventilação com máscara. Deve ser fornecida uma VBVM de alta qualidade (ver Cap. 12), medida pela elevação do tórax, ausculta e capnografia com formato de onda. A capacidade de fornecer VBVM de alta qualidade é uma habilidade subestimada e difícil. Muitos profissionais que fazem manejo emergencial da via aérea a realizam de maneira incorreta. A prática e a otimização das habilidades de VBVM salvam vidas e reduzem de forma significativa a ansiedade associada ao manejo emergencial da via aérea.

Os pacientes com dificuldade na VBVM devido a alterações pós-radioterapia na cabeça e pescoço, má vedação da máscara (p. ex., barba, trauma facial), obesidade ou outros fatores podem ser bons candidatos para um dispositivo extraglótico (DEG). Os DEGs são fáceis de inserir e fornecem ventilação e oxigenação adequadas em quase todos os pacientes independentemente da experiência do médico. Nesse cenário, o DEG pode ser usado de maneira semelhante à VBVM: para temporariamente fornecer ventilação e oxigenação até o aumento da saturação de oxigênio. O DEG é, então, removido, e são feitas novas tentativas de intubação. O DEG também pode ser usado como um canal para intubação às cegas ou com endoscópio flexível (ver Cap. 13).

RESUMO

A pré-oxigenação cria um reservatório de oxigênio pulmonar que aumenta o tempo de apneia segura durante a SRI. Os métodos tradicionais de administração de oxigênio suplementar são inadequados para a pré-oxigenação. O principal na pré-oxigenação é saber como administrar altas concentrações de oxigênio ($\approx$100%), usar taxas de fluxo adequadas, oxigenação apneica, garantir o posicionamento adequado com a cabeceira elevada e saber quando usar a ventilação com pressão positiva e a VBVM de resgate.

EVIDÊNCIAS

Qual a melhor maneira de pré-oxigenar para a SRI?

Se o paciente não tiver doença pulmonar subjacente, o uso de uma MNR na taxa de *flush* de oxigênio (> 40 L/min) ou uma bolsa-válvula-máscara a 15 L/min com uma vedação hermética proporcionam excelente pré-oxigenação.[1,2] Se o paciente necessitar de ventilação com pressão positiva devido à obesidade ou fisiologia de *shunt* por doença pulmonar subjacente, um aparelho de VNI deve ser usado.

Antes da intubação, o padrão-ouro para administrar F_{IO_2} de 100% é um aparelho de anestesia com máscara bem adaptada; porém, a VBVM e uma MNR com taxa de fluxo *flush* de oxigênio têm se mostrado equivalentes a um aparelho de anestesia. Um estudo recente de Groombridge e colaboradores comparou vários métodos comuns de pré-oxigenação com um circuito de anestesia e descobriu que apenas o dispositivo de bolsa-válvula-máscara (com uma válvula de expiração unidirecional) era comparável.[2] No entanto, nesse estudo, a vazão usada para a máscara simples e a MNR foi de apenas 15 L/min. Usar uma MNR e aumentar a vazão para > 40 L/min, girando-se o botão medidor do fluxômetro até seu limite, demonstrou alcançar uma pré-oxigenação semelhante à de uma bolsa-válvula-máscara com 15 L/min de fluxo de oxigênio.[1,3] A vantagem de usar uma MNR com altas taxas de fluxo é que nenhum equipamento especializado é necessário e a equipe não precisa manter constantemente uma vedação hermética da máscara – isso permite que o pessoal realize outras tarefas importantes durante o período de pré-intubação. Uma MNR é preferível a uma máscara simples devido a preocupações em relação à entrada de ar ambiente pelo efeito Venturi e pelo fluxo turbulento.

Os dispositivos de bolsa-válvula-máscara só fornecem 100% de F_{IO_2} se uma válvula unidirecional em funcionamento estiver presente na porta de expiração e se uma boa vedação da máscara for mantida constantemente. Muitos dispositivos de bolsa-válvula-máscara não têm válvulas unidirecionais,[4-6] o que causa o fornecimento de ar com conteúdo de oxigênio semelhante ao ar ambiente quando usados em pacientes que respiram espontaneamente. A VBVM também é uma técnica que utiliza as mãos, exigindo atenção total de pelo menos um membro da equipe; além disso, muitos pacientes que necessitam do manejo de emergência da via aérea não toleram a vedação estrita da máscara e apresentam força inspiratória insuficiente para extrair um volume adequado do reservatório. Se houver um vazamento da máscara, haverá pouco oxigênio fornecido, resultando em uma pré-oxigenação muito baixa.[7] Os dispositivos de bolsa-válvula-máscara são reservados principalmente para pacientes que necessitam de uso ativo da bolsa entre as tentativas durante a SRI ou no período de pré-intubação, quando se manifesta hipopneia ou apneia significativa.

Os pacientes devem estar em posição ortostática ou com a cabeceira elevada durante a pré-oxigenação sempre que possível. Vários estudos randomizados de pacientes obesos e não obesos mostraram que a pré-oxigenação na posição ortostática ou com a cabeceira elevada 20 a 25 graus aumenta de forma significativa o tempo de apneia segura.[8-12]

Os pacientes com hipoxemia (saturação de oxigênio < 93%) apesar de máxima oferta passiva de oxigênio e aqueles com obesidade mórbida necessitam de ventilação com pressão positiva para a pré-oxigenação ideal. Isso é mais bem realizado com um aparelho de VNI ou um ventilador-padrão com pressão de suporte mais PEEP.[13-18] Como alternativa, a pressão positiva nas vias aéreas pode ser aplicada usando uma configuração de máscara de CPAP descartável. O uso de um dispositivo de VBVM com válvula de PEEP tem sido proposto, mas ainda não foi bem estudado.[19]

A CNAF é um método simples para a administração de pré-oxigenação e de oxigenação apneica. Um estudo de antes e depois com pacientes de UTI hipoxêmicos mostrou que a pré-oxigenação com CNAF era melhor que o uso de uma MNR com fluxo de O_2 de 15 L/min,[20] uma estratégia sabidamente ineficaz. Quando a CNAF é comparada à VNI em pacientes de UTI, dois estudos mostraram que a VNI tem taxas ligeiramente menores de dessaturação de oxigênio durante a intubação.[21,22] Estudos comparando a pré-oxigenação com CNAF com uma máscara facial de alto fluxo (≥ 40 L/min), um aparelho de anestesia ou um dispositivo de bolsa-válvula-máscara são necessários. Atualmente, não há informações suficientes nas populações do departamento de emergência para recomendar formalmente a CNAF como estratégia de pré-oxigenação, embora pareça provável que tenha um desempenho muito semelhante a uma MNR a > 40 L/min.

A oxigenação apneica prolonga o tempo de queda da saturação durante a SRI?

Em um estudo de pacientes obesos submetidos a anestesia geral, aqueles que receberam oxigenação contínua por cateter nasal com fluxo de 5 L/min durante a apneia mantiveram a SpO_2 > 95% por tempo significativamente maior do que os que não receberam (5,3 vs. 3,5 min) e apresentaram uma SpO_2 mínima significativamente maior (94% vs. 88%).[23] Um estudo observacional de SRI no departamento de emergência mostrou que a oxigenação apneica com uma cânula nasal padrão foi associada a um aumento significativo no sucesso de primeira passagem sem hipoxemia.[24] Além disso, um estudo antes e depois no ambiente de serviços de atendimento pré-hospitalar mostrou que a introdução da oxigenação apneica estava associada à diminuição da incidência de dessaturação em pacientes submetidos à SRI.[25] Embora estudos randomizados prospectivos recentes não tenham mostrado nenhum benefício da oxigenação apneica após a pré-oxigenação ideal, esses resultados podem não ser generalizáveis para subgrupos de pacientes de maior risco ou para aqueles com laringoscopia prolongada imprevista.[26,27] Como há pouca desvantagem em fornecer oxigenação apneica, recomendamos que o oxigênio seja administrado rotineiramente via cânula nasal a 15 L/min durante o período apneico da SRI.

Um checklist pode ajudar a melhorar a pré-oxigenação e evitar a hipoxemia durante a SRI de emergência?

Sim, foi demonstrado que o uso de um *checklist* pré-procedimento antes da intubação de pacientes com trauma grave foi associado com redução significativa na queda da saturação de oxigênio (< 90%) devido ao aumento da utilização de pré-oxigenação máxima e de oxigenação apneica.[28]

REFERÊNCIAS

1. Driver BE, Prekker ME, Kornas RL, Cales EK, Reardon RF. Flush rate oxygen for emergency airway preoxygenation. *Ann Emerg Med*. 2017;69(1):1-6.
2. Groombridge C, Chin CW, Hanrahan B, Holdgate A. Assessment of common preoxygenation strategies outside of the operating room environment. *Acad Emerg Med*. 2016;23(3):342-346.
3. Caputo ND, Oliver M, West JR, Hackett R, Sakles JC. Use of end tidal oxygen monitoring to assess preoxygenation during rapid sequence intubation in the emergency department. *Ann Emerg Med*. 2019;74(3):410-415.
4. Cullen P. Self-inflating ventilation bags. *Anaesth Intensive Care*. 2001;29(2):203.
5. Nimmagadda U, Ramez Salem M, Joseph NJ, et al. Efficacy of preoxygenation with tidal volume breathing: comparison of breathing systems. *Anesthesiology*. 2000;93(3):693-698.
6. Grauman S, Johansson J, Drevhammar T. Large variations of oxygen delivery in self-inflating resuscitation bags used for preoxygenation—a mechanical simulation. *Scand J Trauma Resusc Emerg Med*. 2021;29(1):98.
7. Driver BE, Klein LR, Carlson K, Harrington J, Reardon RF, Prekker ME. Preoxygenation with flush rate oxygen: comparing the nonrebreather mask with the bag-valve mask. *Ann Emerg Med*. 2018;71(3):381-386.
8. Altermatt FR, Muñoz HR, Delfino AE, Cortínez LI. Pre-oxygenation in the obese patient: effects of position on tolerance to apnoea. *Br J Anaesth*. 2005;95(5):706-709.
9. Baraka AS, Hanna MT, Jabbour SI, et al. Preoxygenation of pregnant and nonpregnant women in the head-up versus supine position. *Anesth Analg*. 1992;75(5):757-759.
10. Dixon BJ, Dixon JB, Carden JR, et al. Preoxygenation is more effective in the 25° head-up position than in the supine position in severely obese patients: a randomized controlled study. *Anesthesiology*. 2005;102(6):1110-1115.
11. Lane S, Saunders D, Schofield A, Padmanabhan R, Hildreth A, Laws D. A prospective, randomised controlled trial comparing the efficacy of pre-oxygenation in the 20° head-up vs supine position*. *Anaesthesia*. 2005;60(11):1064-1067.
12. Ramkumar V, Umesh G, Philip FA. Preoxygenation with 20° head-up tilt provides longer duration of non-hypoxic apnea than conventional preoxygenation in non-obese healthy adults. *J Anesth*. 2011;25(2):189-194.
13. Baillard C, Fosse J-P, Sebbane M, et al. Noninvasive ventilation improves preoxygenation before intubation of hypoxic patients. *Am J Respir Crit Care Med*. 2006;174(2):171-177.
14. Cressey DM, Berthoud MC, Reilly CS. Effectiveness of continuous positive airway pressure to enhance pre--oxygenation in morbidly obese women. *Anaesthesia*. 2001;56(7):680-684.
15. Delay J-M, Sebbane M, Jung B, et al. The effectiveness of noninvasive positive pressure ventilation to enhance preoxygenation in morbidly obese patients: a randomized controlled study. *Anesth Analg*. 2008;107(5):1707-1713.

16. Futier E, Constantin J-M, Pelosi P, et al. Noninvasive ventilation and alveolar recruitment maneuver improve respiratory function during and after intubation of morbidly obese patients: a randomized controlled study. *Anesthesiology*. 2011;114(6):1354-1363.

17. Gander S, Frascarolo P, Suter M, Spahn DR, Magnusson L. Positive end-expiratory pressure during induction of general anesthesia increases duration of nonhypoxic apnea in morbidly obese patients. *Anesth Analg*. 2005;100(2):580-584.

18. Harbut P, Gozdzik W, Stjernfält E, Marsk R, Hesselvik JF. Continuous positive airway pressure/pressure support pre-oxygenation of morbidly obese patients. *Acta Anaesthesiol Scand*. 2014;58(6):675-680.

19. Weingart SD, Levitan RM. Preoxygenation and prevention of desaturation during emergency airway management. *Ann Emerg Med*. 2012;59(3):165-175.e1.

20. Miguel-Montanes R, Hajage D, Messika J, et al. Use of high-flow nasal cannula oxygen therapy to prevent desaturation during tracheal intubation of intensive care patients with mild-to-moderate hypoxemia. *Crit Care Med*. 2015;43(3):574-583.

21. Vourc'h M, Baud G, Feuillet F, et al. High-flow nasal cannulae versus non-invasive ventilation for preoxygenation of obese patients: the PREOPTIPOP randomized trial. *EClinicalMedicine*. 2019;13:112-119.

22. Frat J-P, Ricard J-D, Quenot J-P, et al. Non-invasive ventilation versus high-flow nasal cannula oxygen therapy with apnoeic oxygenation for preoxygenation before intubation of patients with acute hypoxaemic respiratory failure: a randomised, multicentre, open-label trial. *Lancet Respir Med*. 2019;7(4):303-312.

23. Ramachandran SK, Cosnowski A, Shanks A, Turner CR. Apneic oxygenation during prolonged laryngoscopy in obese patients: a randomized, controlled trial of nasal oxygen administration. *J Clin Anesth*. 2010;22(3):164-168.

24. Sakles JC, Mosier JM, Patanwala AE, Arcaris B, Dicken JM. First pass success without hypoxemia is increased with the use of apneic oxygenation during rapid sequence intubation in the emergency department. *Acad Emerg Med*. 2016;23(6):703-710.

25. Wimalasena Y, Burns B, Reid C, Ware S, Habig K. Apneic oxygenation was associated with decreased desaturation rates during rapid sequence intubation by an Australian helicopter emergency medicine service. *Ann Emerg Med*. 2015;65(4):371-376.

26. Semler MW, Janz DR, Lentz RJ, et al. Randomized trial of apneic oxygenation during endotracheal intubation of the critically ill. *Am J Respir Crit Care Med*. 2016;193(3):273-280.

27. Caputo N, Azan B, Domingues R, et al. Emergency department use of apneic oxygenation versus usual care during rapid sequence intubation: a randomized controlled trial (the ENDAO trial). *Acad Emerg Med*. 2017;24(11):1387-1394.

28. Smith KA, High K, Collins SP, Self WH. A preprocedural checklist improves the safety of emergency department intubation of trauma patients. *Acad Emerg Med*. 2015;22(8):989-992.

CAPÍTULO 9

Ventilação com pressão positiva não invasiva e cateter nasal de alto fluxo

Alan C. Heffner

INTRODUÇÃO

A insuficiência respiratória aguda é uma emergência comum, e um conhecimento completo das opções de suporte respiratório, invasivo e não invasivo, é essencial para a prática da medicina de emergência. Este capítulo discute as estratégias de suporte respiratório não invasivo (SRNI), enquanto o Capítulo 10 se concentra na ventilação mecânica após a intubação traqueal. O SRNI agora costuma ser um suporte de primeira linha para a estabilização de muitas condições que levam à insuficiência respiratória aguda, graças à nova tecnologia e à medicina baseada em evidências que demonstrou melhores resultados para os pacientes, incluindo menor taxa de intubação e redução do tempo de hospitalização. O SRNI auxilia a oxigenação e a ventilação por meio de uma interface não invasiva, tendo como benefícios adicionais o maior conforto do paciente e a preservação da interação do paciente com o meio, incluindo mecanismos de fala, deglutição e defesa das vias aéreas. Em comparação com o suporte ventilatório mecânico invasivo que requer intubação traqueal, os pacientes necessitam de pouca ou nenhuma sedação e se beneficiam da redução do risco de lesão das vias aéreas e de pneumonia nosocomial.

TECNOLOGIA DO SUPORTE RESPIRATÓRIO NÃO INVASIVO

O SRNI é fornecido por meio de ventilação com pressão positiva não invasiva (VNI) ou oxigênio por cânula nasal de alto fluxo (CNAF). A maioria dos ventiladores padrão fornece um modo de VNI, mas muitos centros implantaram dispositivos de VNI dedicados com características distintas dos ventiladores mecânicos invasivos padrão. Os ventiladores não invasivos especializados são ventiladores de pressão portáteis menores com tamanho reduzido do compressor de ar. A maioria deles tem uma tubulação única que libera oxigênio para o paciente e permite a exalação. Para evitar o acúmulo de dióxido de carbono, o circuito é continuamente lavado com oxigênio suplementar durante a fase expiratória, com o gás exalado liberado por uma porta de expiração próxima da máscara. Ao contrário dos ventiladores tradicionais, os dispositivos de VNI monitoram de forma contínua o vazamento de ar e tentam compensar essa perda de volume. A VNI é projetada para tolerar algum grau de vazamento de ar e compensa isso mantendo as pressões na via aérea.

O oxigênio de alto fluxo requer um sistema dedicado de cânula nasal de alto fluxo que facilite fluxos muito altos de ar aquecido e umidificado. Um misturador em linha permite uma F_{IO_2} titulável, e todo o sistema fornece certas características de fluxo de ar, dependendo da marca, com benefícios fisiológicos semelhantes aos da VNI.

O dispositivo que faz o contato físico entre o paciente e o ventilador é chamado de interface. As interfaces para a VNI têm vários formatos e tamanhos projetados para cobrir as narinas individualmente, apenas o nariz, o nariz e a boca, toda a face, ou ajustados como um capacete. As interfaces devem ser selecionadas para o conforto do paciente, visando manter uma boa vedação com mínimo vazamento e espaço morto.

As interfaces de CNAF dependem da marca, com algumas cânulas (p. ex., Fisher & Paykel Optiflow) projetadas para ocluir as narinas e outras (p. ex., Vapotherm) projetadas para fornecer fluxo de alta velocidade.

MODOS DE VENTILAÇÃO MECÂNICA NÃO INVASIVA

Embora qualquer modo de ventilação possa ser usado para VNI com características dependentes do modo selecionado (ver Cap. 10), a VNI é mais frequentemente usada em um dos dois arranjos:

Pressão positiva contínua na via aérea

O modo de pressão positiva contínua nas vias aéreas (CPAP) aplica uma pressão constante nas vias aéreas durante todo o ciclo respiratório. Isso é equivalente à pressão expiratória final positiva (PEEP) extrínseca e fornece várias funções fisiológicas, incluindo o aumento da pressão média nas vias aéreas, o recrutamento alveolar para reduzir a fração de *shunt*, a atenuação do colapso dinâmico das vias aéreas e o limiar reduzido para iniciar o fluxo de ar em pacientes com fisiologia pulmonar obstrutiva.

Pressão positiva bifásica nas vias aéreas

A pressão positiva bifásica nas vias aéreas (BiPAP) é o CPAP com a adição de pressão de suporte (PS) inspiratória. A pressão durante a fase inspiratória é denominada pressão positiva inspiratória nas vias aéreas (IPAP). A IPAP é necessariamente ajustada em um nível mais alto do que a pressão positiva expiratória nas vias aéreas (EPAP) em um mínimo de 5 cmH_2O, e a diferença entre os dois ajustes equivale à quantidade de PS fornecida em cada respiração. A vantagem teórica do suporte inspiratório acima da PEEP é a melhora do volume corrente com redução do trabalho respiratório.

Modo espontâneo e espontâneo/programado

No modo espontâneo, a pressão das vias aéreas cicla entre uma IPAP e uma EPAP. O esforço inspiratório do paciente desencadeia a mudança de EPAP para IPAP. O limite durante a inspiração é o nível de IPAP ajustado. A fase inspiratória termina e a máquina muda para EPAP quando detecta a cessação do esforço do paciente sinalizada por uma diminuição na taxa de fluxo inspiratório, ou quando um tempo inspiratório máximo definido é atingido, como 3 segundos. O volume corrente (VC) varia entre as respirações e é determinado pelo grau de IPAP, pelo esforço do paciente e pela complacência pulmonar. O trabalho respiratório do paciente é ditado principalmente pelo início e pela manutenção do fluxo aéreo inspiratório. O modo espontâneo depende do esforço do paciente para o início de cada inspiração. Assim, um paciente que respira com uma frequência baixa pode desenvolver acidose respiratória. O modo espontâneo/programado (EP) evita essa consequência clínica. O disparo no modo EP pode ser o esforço do paciente ou um intervalo de tempo, determinado previamente por uma frequência respiratória de base ajustada. Se o paciente não iniciar uma respiração no intervalo definido, então a IPAP é disparada. Nas ventilações iniciadas pela máquina, o ventilador retorna à EPAP com base em um tempo inspiratório estabelecido. Nas respirações iniciadas pelo paciente, o ventilador funciona como no modo espontâneo.

Oxigênio por cânula nasal de alto fluxo

Os sistemas de CNAF têm fluxos, F_{IO_2} e temperatura ajustáveis. Todos os sistemas de CNAF permitem ar aquecido e umidificado para maior conforto e para evitar o ressecamento das membranas mucosas. Quanto mais altas as taxas de fluxo (40 a 60 L/min), mais volume pulmonar expiratório final é criado, o que fornece um efeito semelhante ao da PEEP que se obteria com PEEP/EPAP na VNI. A combinação de fluxo e F_{IO_2} auxilia na oxigenação, enquanto o fluxo em si limpa o espaço morto e reduz o trabalho respiratório necessário para problemas estritamente ventilatórios.

INDICAÇÕES E CONTRAINDICAÇÕES

Os fatores importantes para o uso bem-sucedido do SRNI na emergência são a seleção dos pacientes e a terapia rigorosa para reverter a doença que iniciou a insuficiência respiratória. Os pacientes elegíveis devem estar conscientes e cooperativos, com impulso respiratório preservado e capacidade de controlar as secreções. Os principais alvos da VNI são processos de doença que provavelmente melhorarão rápido em resposta ao tratamento médico, como exacerbação aguda da doença pulmonar obstrutiva crônica (DPOC), asma moderada a grave e edema pulmonar agudo. O uso de VNI foi estendido a várias outras situações respiratórias como um teste terapêutico ou estabilização na preparação para a intubação. O uso da CNAF é não inferior à VNI em pacientes com exacerbações da DPOC e demonstrou eficácia em pacientes com insuficiência respiratória hipoxêmica aguda.

O SRNI está contraindicado em pacientes com ameaça imediata às vias aéreas, incapacidade de cooperar, controle inadequado das secreções orais ou impulso respiratório espontâneo limitado. Os pacientes devem estar alertas e não contidos, aptos a remover a interface da máscara em caso de secreções ou vômitos. Para pacientes *in extremis* com hipoxemia grave e esforço ventilatório comprometido, o suporte imediato com bolsa e máscara seguido de intubação é geralmente preferível a um teste com VNI, mas destacamos a necessidade de julgamento clínico nessas situações. Cada vez mais, VNI e CNAF são usadas para a pré-oxigenação em preparação para intubação antecipada. A CNAF também pode ser usada para auxiliar a função respiratória durante uma intubação com o paciente acordado.

INICIANDO O SUPORTE RESPIRATÓRIO NÃO INVASIVO

Para iniciar CPAP ou BiPAP, é necessária uma máscara nasal ou oronasal. Existem diversos estilos e tamanhos de máscaras disponíveis, e um fisioterapeuta deve medir o paciente para assegurar uma boa adaptação e vedação. A máscara e o processo de tratamento devem ser explicados ao paciente antes da colocação da máscara. A aceitação do paciente pode melhorar ao permitir que ele segure a máscara contra o rosto, antes de colocar as tiras de segurança.

As configurações comuns de iniciação começam com 3 a 5 cmH$_2$O de CPAP com oxigênio suplementar determinado pela oximetria do paciente e pela necessidade clínica prevista. Explique ao paciente as alterações previstas na pressão à medida que você aumenta de maneira sequencial a CPAP em incrementos de 2 a 3 cmH$_2$O a cada 5 a 10 minutos, ou inicie com IPAP para dar suporte ao esforço respiratório do paciente. No caso de BiPAP, a IPAP deve sempre ser ajustada em um nível mais alto do que a EPAP em pelo menos 5 cmH$_2$O. Os parâmetros iniciais recomendados para a BiPAP são IPAP de 8 cmH$_2$O e EPAP de 3 cmH$_2$O, para uma PS (IPAP menos EPAP) de 5 cmH$_2$O. A EPAP e a IPAP são ajustadas para otimizar a assistência respiratória em etapas de 3 a 5 cmH$_2$O, permitindo um breve período de teste em cada nível. Da mesma forma, o aumento do volume corrente é mais bem obtido por meio de aumentos seriados da IPAP em incrementos de 3 a 5 cmH$_2$O, mantendo a EPAP no nível-alvo. A EPAP em geral não deve ser maior que 20 cmH$_2$O.

A mesma abordagem gradual se aplica ao início do uso da CNAF. Encaixe a cânula nasal especializada e introduza a sensação de altas taxas de fluxo nasal. Inicie o fluxo a 20 L/min e ajuste rapidamente até fluxos de 30 a 60 L/min conforme necessário para alcançar o efeito fisiológico desejado e a tolerância do paciente.

Resposta à terapia

O objetivo imediato do SRNI é melhorar a troca gasosa pulmonar e aliviar o desconforto respiratório e o trabalho da respiração. Pacientes em SRNI devem ser monitorados de perto, usando parâmetros como observação clínica do trabalho respiratório, sinais vitais, oximetria e capnografia, juntamente com gasometrias arteriais, conforme necessário. A tolerância e a melhoria com VNI e CNAF costumam ser reconhecíveis na primeira hora de aplicação. O tratamento médico vigoroso deve ser continuado durante o SRNI. Tratamentos adjuvantes, incluindo broncodilatadores inalatórios e misturas de hélio-oxigênio, podem ser usados com VNI e CNAF. Até metade dos pacientes testados no SRNI apresentam falhas e necessitam de intubação traqueal. Taquipneia persistente > 30 respirações por minuto, declínio do estado neurológico, idade e pneumonia como causa da insuficiência respiratória são fatores bem reconhecidos associados à falha do SRNI. O desmame do suporte de VNI e CNAF é realizado em uma abordagem gradual semelhante ao início e titulação da terapia. A melhora clínica e a estabilização devem levar a um teste terapêutico do desmame e até mesmo descontinuação para reduzir os níveis de suporte respiratório, conforme tolerado.

DICAS

- A seleção do paciente para o SRNI deve considerar sua condição geral, a tolerância da interface da VNI e a reversibilidade prevista da doença subjacente.
- Os pacientes com encefalopatia e proteção inadequada da via aérea são candidatos ruins para o SRNI devido ao risco de broncoaspiração.

- Os pacientes com via aérea patente e algum impulso respiratório preservado – mesmo se este estiver claramente diminuindo – podem ser candidatos para um teste de SRNI.
- Os pacientes com maior probabilidade de responder à VNI e, dessa forma, evitar a intubação são aqueles com etiologias agudamente reversíveis da insuficiência respiratória, como exacerbação de DPOC e edema pulmonar agudo cardiogênico.
- A VNI deve estar acompanhada de terapia clínica rigorosa para a condição subjacente (p. ex., vasodilatadores e diuréticos para edema pulmonar, agonistas beta-adrenérgicos, anticolinérgicos inalatórios e corticosteroides para doença reativa das vias aéreas).
- Virtualmente todos os ventiladores modernos são capazes de fornecer VNI (BiPAP, CPAP) e devem estar prontamente acessíveis no departamento de emergência ou em outras áreas de cuidados críticos no hospital.
- Deve-se estar preparado para a intubação imediata (i.e., avaliação para via aérea difícil completa junto com fármacos, equipamentos e plano estabelecido) no caso de falha da VNI.
- A resposta ao SRNI costuma ser reconhecida dentro de 30 a 60 minutos de seu início. A intubação precoce deve ser considerada em pacientes que não melhorarem rapidamente para evitar a intubação complicada de emergência em caso de deterioração durante o SRNI.

EVIDÊNCIAS

Em que momento a VNI é mais útil no manejo de pacientes na emergência?

A maioria dos estudos compara a VNI com o tratamento clínico padrão e mostra medidas de desfecho favoráveis em relação à intubação traqueal e permanência em unidade de terapia intensiva (UTI) e no hospital. Não foi demonstrado benefício em termos de mortalidade. Em algumas séries, pacientes do departamento de emergência foram tratados com sucesso por VNI, evitando internações em UTI, o que resultou em economia significativa. O nível de evidência mais forte sustenta o uso da VNI para exacerbações de DPOC e para edema pulmonar agudo cardiogênico. Estudos não controlados sugerem que a VNI pode ser bem-sucedida em uma variedade maior de pacientes.[1,2]

Qual o papel da CNAF?

Estudos até o momento confirmam que a CNAF é viável e fornece uma alternativa segura para oxigenoterapia eficaz e titulável na insuficiência respiratória hipoxêmica aguda.[3,4] A tolerância do paciente é um benefício reconhecido em comparação com dispositivos de oxigenoterapia tradicionais, incluindo VNI, com dados cumulativos que sustentam a redução da intubação, mas um impacto pouco claro na mortalidade. A CNAF é um adjuvante natural para otimizar a pré-oxigenação em pacientes submetidos à intubação de emergência e representa uma opção atraente para reduzir a dessaturação em pacientes com insuficiência respiratória hipoxêmica aguda.[5,6]

REFERÊNCIAS

1. Schnell D, Timsit JF, Darmon M, et al. Noninvasive mechanical ventilation in acute respiratory failure: trends in use and outcomes. *Intensive Care Med*. 2014;40:582-591.
2. Ozyilmaz, E, Ozsancak U, Nava S. Timing of noninvasive ventilation failure: causes, risk factors, and potential remedies. *BMC Pulm Med*. 2014;14:19.
3. Rochwerg B, Granton D, Wang DX, et al. High flow nasal cannula compared to conventional oxygen therapy for acute hypoxemic respiratory failure: a systematic review and meta-analysis. *Intensive Care Med*. 2019;45(5):563-572.
4. Frat JP, Thille AW, Mercat A, et al; FLORALI Study Group; REVA Network. High-flow oxygen through nasal cannula in acute hypoxemic respiratory failure. *N Engl J Med*. 2015;372:2185-2196.
5. Miguel-Montanes R, Hajage D, Messika J, et al. Use of high-flow nasal cannula oxygen therapy to prevent desaturation during tracheal intubation of intensive care patients with mild-to-moderate hypoxemia. *Crit Care Med*. 2015;43(3):574-583.
6. Vourc'h M, Asfar P, Volteau C, et al. High-flow nasal cannula oxygen during endotracheal intubation in hypoxemic patients: a randomized controlled clinical trial. *Intensive Care Med*. 2015;41(9):1538-1548.

CAPÍTULO 10

Ventilação mecânica

Alan C. Heffner

INTRODUÇÃO

O início e o manejo da ventilação mecânica são uma habilidade importante para qualquer profissional que trata das vias aéreas. Este capítulo se concentra no início da ventilação mecânica invasiva segura e efetiva após a intubação traqueal. O Capítulo 9 concentra-se na insuficiência respiratória que necessita de ventilação mecânica não invasiva.

A respiração espontânea atrai o ar para os pulmões sob o gradiente de pressão negativa gerado pela contração do diafragma, enquanto a ventilação mecânica aplica pressão positiva nas vias aéreas para fornecer o gradiente para o fluxo de ar. Em ambos os casos, a quantidade de pressão negativa ou positiva necessária para fornecer o volume corrente (V_c ou VC) deve superar a resistência ao fluxo de ar das vias aéreas artificiais e anatômicas, distendendo ou inflando o pulmão. A ventilação com pressão positiva altera de forma distinta a fisiologia cardiopulmonar normal em comparação com a respiração espontânea, com efeitos diferenciais no ventrículo esquerdo (geralmente melhora o desempenho) e no ventrículo direito (geralmente prejudica o desempenho). É importante ressaltar que, para o manejo das vias aéreas, a transição para ventilação com pressão positiva pode impedir imediatamente o retorno venoso ao coração e alterar o equilíbrio entre ventilação e perfusão pulmonar.

TERMINOLOGIA DA VENTILAÇÃO MECÂNICA

As variáveis a seguir são importantes para compreender a ventilação mecânica:

- V_c ou VC é o volume de uma única respiração ou ciclo respiratório. Durante a ventilação mecânica, o alvo contemporâneo seguro para o VC é de ≤ 8 mL por kg do peso corporal ideal (PCI). É importante observar que o PCI é calculado em função da altura do paciente, e não de seu peso ou tamanho geral. Os VCs podem ser reduzidos (para 6 ou menos mL/kg de PCI) em doenças que causam consolidação pulmonar unilateral ou bilateral (p. ex., pneumonia e síndrome do desconforto respiratório agudo, como exemplos mais comuns) para minimizar a lesão pulmonar induzida por ventilação mecânica (LPIV) associada a pressões excessivas nas vias aéreas que podem causar distensão excessiva de uma fração reduzida de unidades pulmonares funcionais.
- Os dutos das vias aéreas não realizam trocas gasosas e, assim, representam espaço morto anatômico que é responsável por um volume fixo a cada VC. Unidades pulmonares bem aeradas, mas mal perfundidas (p. ex., os ápices) representam espaço morto fisiológico. O VC remanescente participa das trocas gasosas e constitui a ventilação alveolar (ventilação-minuto menos o espaço morto). À medida que o VC é reduzido, o espaço morto representa uma porção cada vez maior de cada ventilação. Assim, é importante ajustar a ventilação-minuto aumentando a frequência respiratória (FR) para equilibrar a redução na ventilação alveolar efetiva durante a redução intencional do VC.
- **FR ou frequência (*f*)** é simplesmente o número de respirações por minuto. A FR habitual inicial é de 12 a 18 rpm (respirações por minuto) no adulto. Frequências maiores são típicas de neonatos, lactentes e crianças pequenas. Considerando nossa atenção para a ventilação com VC reduzido, mesmo em pacientes sem lesão pulmonar, a ventilação-minuto costuma ser modificada primeiro aumentando-se a FR em vez do VC. Além de compensar a proporção fixa de espaço morto citada antes, o aumento da FR também

pode ser usado para compensar a acidose metabólica e os estados de aumento na produção de dióxido de carbono (CO_2) (p. ex., febre/hipertermia, sepse e condições hipermetabólicas).

Em contraste, um conceito importante de hipercapnia permissiva pode ser necessário em pacientes com doença pulmonar aguda grave. A hipercapnia permissiva se refere à tolerância intencional da acidose respiratória, priorizando a ventilação protetora pulmonar em detrimento da normalização do CO_2. Em pacientes com fisiologia pulmonar obstrutiva grave, como nas vias aéreas reativas agudas, uma FR subnormal (6 a 10 respirações por minuto, se necessário) prioriza um tempo expiratório adequado para a expiração completa do VC a fim de evitar o ar retido ou "preso" e as repercussões da hiperinsuflação dinâmica e da auto-PEEP, que podem ter consequências cardiopulmonares significativas. No caso da síndrome do desconforto respiratório agudo (SDRA), a hipercapnia permissiva permite ventilação protetora pulmonar com baixo VC, sem ciclos respiratórios excessivos ou pressões elevadas prejudiciais nas vias aéreas.

- A **concentração fracionada de oxigênio inspirado (F_{IO_2})** varia desde a concentração de oxigênio no ar ambiente (0,21 ou 21%) até o oxigênio puro (1,0 ou 100%). Ao iniciar a ventilação mecânica, comece com uma F_{IO_2} de 100% e reduza a F_{IO_2} com base na oximetria de pulso contínua. Durante a doença grave, na maioria dos casos é adequado titular a F_{IO_2} para manter $SpO_2 \geq 95\%$. Deve ser usada a menor F_{IO_2} necessária para manter a oxigenação adequada.
- A **taxa de fluxo inspiratório (TFI)** é a taxa de administração do VC. Em um adulto, isso é geralmente ajustado em 40 a 60 L/min. Casos de doença obstrutiva das vias aéreas podem necessitar que a TFI de pico seja aumentada para 90 L/min a fim de encurtar o tempo inspiratório (Ti) e, assim, aumentar o tempo expiratório, reduzindo o risco de hiperinsuflação dinâmica. TFIs mais altas geram maiores picos de pressão inspiratória, em especial sob circunstâncias de alta resistência das vias aéreas, quando a TFI é frequentemente aumentada. Em contraste, uma baixa TFI pode contribuir para a falta de fluxo quando o paciente exige que um VC seja entregue mais rápido do que o ventilador fornece, sendo uma causa comum de dissincronia paciente-ventilador.
- A **PEEP** é uma pressão estática nas vias aéreas durante a expiração, e costuma ser ajustada em pelo menos 5 cmH_2O. A PEEP aumenta o recrutamento alveolar, a capacidade residual funcional, os volumes pulmonares totais e as pressões pulmonares e intratorácicas. Quando um paciente não consegue obter o alvo de oxigenação com $F_{IO_2} > 50\%$, a PEEP costuma ser aumentada para incrementar a pressão média na via aérea e melhorar a oxigenação. Porém, uma PEEP excessiva pode causar a distensão patológica de unidades pulmonares normais, contribuindo para trocas gasosas ineficazes e LPIV. A pressão intratorácica elevada também pode comprometer o retorno venoso com consequente deterioração hemodinâmica.
- **Pressão inspiratória de pico (P_{IP}) e pressão de platô ($P_{platô}$)**: A P_{IP} é a pressão máxima nas vias aéreas atingida durante o ciclo inspiratório e é uma função da resistência no circuito das vias aéreas (p. ex., circuito do ventilador, tubo traqueal) e das vias aéreas anatômicas, TFI do ventilador e complacência pulmonar e extrapulmonar do paciente. A P_{IP} é útil para uma avaliação rápida com vistas a identificar a pressão excessiva nas vias aéreas que *pode* representar uma mudança importante na condição do paciente ou um problema no equipamento. As pressões elevadas nas vias aéreas nem sempre refletem a pressão alveolar elevada e não devem ser interpretadas como um marcador específico de hiperdistensão alveolar com risco de barotrauma e LPIV. A pressão alveolar e a avaliação da complacência pulmonar são mais bem representadas pela $P_{platô}$ medida no final da inspiração por meio de uma manobra de pausa inspiratória final do ventilador. A pausa ao final da inspiração permite o equilíbrio de pressão entre o ventilador e as unidades pulmonares para a medição da *pressão estática* do compartimento torácico, refletindo a pressão alveolar e a complacência extrapulmonar. A $P_{platô}$ se correlaciona com o risco de LPIV, e as recomendações atuais visam atingir uma $P_{platô} \leq 30$ cmH_2O via redução do VC no contexto de doença pulmonar parenquimatosa grave.

MODOS DE VENTILAÇÃO

Os modos comuns de ventilação mecânica invasiva contemporâneos são mais bem compreendidos reconhecendo as diferenças de três variáveis: o disparo, o limite e o ciclo.

- O disparo é o evento que inicia a inspiração: o esforço do paciente ou a pressão positiva iniciada pelo aparelho.
- O limite refere-se ao parâmetro do fluxo de ar que é usado para regular a inspiração: pode ser a taxa de fluxo de ar ou a pressão na via aérea.

- O ciclo encerra a inspiração: um tempo inspiratório definido é selecionado nos modos de assistência controlada (AC), enquanto a diminuição do fluxo inspiratório com base no esforço do paciente encerra o ciclo inspiratório no modo de ventilação com pressão de suporte (PSV).

Os modos ventilatórios comumente usados são os seguintes:

- O modo **assistido-controlado (AC)** é o modo preferido para pacientes com insuficiência respiratória aguda. O modo AC pode ser direcionado ao volume por meio do fornecimento de um VC estabelecido em ventilação com volume controlado (VCV) ou regulado por pressão por meio do fornecimento de um VC guiado pela pressão de distensão definida administrada em um determinado período de ventilação com pressão controlada (PCV). No modo AC, o ventilador fornece cada respiração com base no disparo e encerra a inspiração ao atingir a meta de volume ou pressão. O médico seleciona a FR, a TFI, a PEEP, a F_{IO_2} e o VC ou a pressão nas configurações de controle de volume e pressão, respectivamente.

    É importante ressaltar que o disparo que inicia a inspiração é o esforço do paciente ou um intervalo de tempo decorrido com base na FR. Quando algum deles ocorre, o ventilador libera o volume ou a pressão definidos. O ventilador sincroniza as FRs ajustadas com os esforços do paciente e, se ele estiver respirando em uma frequência igual ou maior do que a FR ajustada, todas as respirações serão iniciadas pelo paciente. O trabalho respiratório (TR) no modo AC é primariamente limitado ao esforço de disparar o ventilador, e o ajuste da sensibilidade regula este limiar.

- A **ventilação obrigatória intermitente sincronizada (SIMV com ou sem pressão de suporte [PS])** é semelhante à AC na maioria dos aspectos. A SIMV pode ser definida por volume ou pressão, e o médico seleciona a FR, a TFI, a PEEP, a F_{IO_2} e o alvo de volume ou pressão. Uma diferença importante entre os modos SIMV e AC pode levar ao excesso de TR do paciente. O disparo que inicia a inspiração depende da FR do paciente em relação à FR ajustada. Quando o paciente está respirando com uma FR igual ou menor do que a FR ajustada, o disparo pode ser o esforço do paciente ou o intervalo de tempo. Nesses casos, o ventilador opera de modo semelhante ao modo AC. Se o paciente estiver respirando acima da FR ajustada, o ventilador não auxilia automaticamente o esforço do paciente e o VC é determinado pelo esforço e pela resistência ao fluxo de ar ao longo do tubo traqueal e do circuito do ventilador. Nessas circunstâncias, o TR pode ser excessivo.

    A adição de PSV ao modo SIMV fornece uma pressão inspiratória ajustada a qual é aplicada durante as respirações iniciadas pelo paciente, excedendo a FR ajustada. A PSV apropriada equilibra a resistência inerente das vias aéreas artificiais, sustentando a situação fisiológica do paciente e limitando o TR excessivo. A PSV insuficiente está associada com FR elevada e com VC baixo, o que é também chamado de respiração rápida e superficial. A taquipneia sustentada maior que 24 rpm é um marcador útil a ser considerado ao avaliar se o nível de PSV está apropriado à condição do paciente. A SIMV não oferece benefício claro em relação à ventilação em modo AC. Embora previamente usada como modo de desmame em que a frequência ajustada é progressivamente reduzida para permitir que o paciente assuma um maior TR, a ausência de PSV apropriada aumenta de maneira substancial o TR, sendo frequentemente excessivo. Testes com respiração espontânea usando PSV sem SIMV são a abordagem-padrão atual na avaliação da prontidão do paciente para sair da ventilação mecânica.

Ventilação com pressão controlada

A pressão de suporte fornece uma pressão inspiratória definida durante cada respiração iniciada pelo paciente, como ventilação com pressão positiva não invasiva (ou seja, BiPAP). No modo CPAP-PSV, o paciente determina a FR, iniciando e terminando cada respiração. O VC fornecido depende do esforço do paciente e do grau de PS aplicado. Esse modo costuma ser usado durante o desmame ventilatório e em geral não deve ser utilizado como o modo inicial após intubação de emergência ou em pacientes com risco de hipoventilação ou apneia, porque não há uma taxa de retaguarda obrigatória ou mínima para apoiar o paciente.

FORNECIMENTO DO VC PELO VENTILADOR

Ventilação com volume controlado

Nesse método de ventilação, o operador ajusta o VC de cada respiração. O VC inicial é normalmente definido em ≤ 8 mL/kg de PCI. A pressão aplicada para fornecer esse volume varia conforme a taxa de fluxo selecionada, a resistência do circuito da via aérea e dos pulmões, e a complacência dos pulmões e do tórax.

As variáveis dependentes da pressão do ar (P_{IP} e $P_{platô}$) são monitoradas para confirmar a ventilação segura e apropriada (**Fig. 10.1**).

Ventilação com pressão controlada

Por outro lado, a PCV fornece uma pressão de distensão das vias aéreas definida durante um tempo inspiratório (T_i) selecionado, com o VC monitorado como variável dependente. A variação de respiração para respiração no VC é esperada devido à resistência das vias aéreas, à complacência pulmonar e ao esforço do paciente, mas a configuração da PCV deve ser ajustada para atingir a meta-padrão ≤ 8 mL/kg de PCI.

Nos modos baseados em pressão, o pico de fluxo do volume corrente administrado e a forma de onda do fluxo variam conforme as características pulmonares e da via aérea. No início da inspiração, o ventilador gera uma taxa de fluxo que é suficientemente rápida para alcançar a pressão programada e, então, altera de forma automática a taxa de fluxo para permanecer naquela pressão, e termina o ciclo no final no T_i predeterminado. A forma de onda do fluxo criada por este método tem um padrão desacelerante (**Fig. 10.2**). Uma razão inspiração:expiração (I:E) normal é de 1:2. Se a FR for de 10 rpm, distribuídas igualmente ao longo do minuto, cada ciclo de inspiração e expiração terá 6 segundos. Com uma razão I:E de 1:2, a inspiração tem 2 segundos e a expiração, 4 segundos.

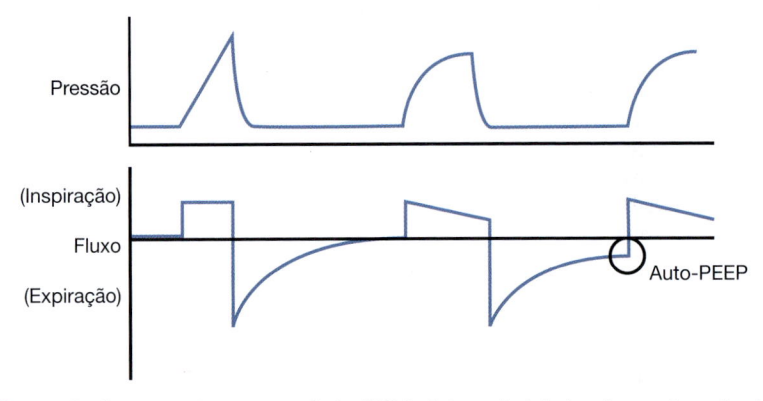

Figura 10.1 Ventilação com volume controlado (VCV). O traçado inferior demonstra primeiramente uma forma de onda quadrada seguida por uma forma de onda desacelerante. Note que a pressão de pico gerada pela forma de onda quadrada excede aquela da forma de onda desacelerante. A terceira forma de onda demonstra a inspiração sendo iniciada antes que o fluxo expiratório tenha alcançado o zero. Este é um exemplo de adição dos volumes respiratórios que causa hiperinsuflação dinâmica e auto-PEEP.

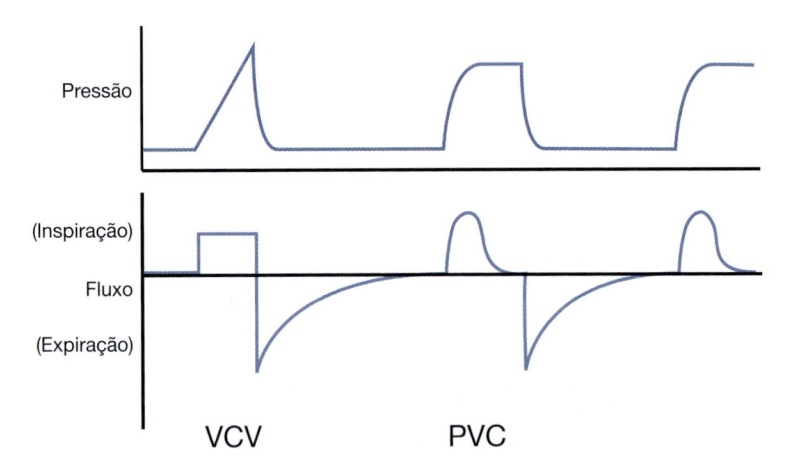

Figura 10.2 Ventilação com pressão controlada (PCV). Essas formas de ondas demonstram as características que diferenciam a ventilação com volume controlado (VCV) da PCV. Note que a PCV gera pressões de pico mais baixas do que a VCV.

A razão I:E descreve a duração relativa de cada porção do ciclo respiratório. A I:E normal é 1:2, e esse é um ponto de partida típico para as configurações do ventilador. A necessidade mais comum de ajuste precoce da I:E são as situações de doença pulmonar obstrutiva grave. As formas de onda de pressão e fluxo no monitor do ventilador permitem o reconhecimento do fluxo expiratório final. O fluxo expiratório no final da expiração deve se aproximar de zero para confirmar que a expiração é completa, evitando a retenção de volume intratorácico do VC anterior. Pequenas frações de VC retidas acumuladas pela frequência do ventilador levam a uma hiperinsuflação dinâmica com consequente aumento da pressão intratorácica, o que é conhecido como auto-PEEP, afetando o retorno venoso, a mecânica respiratória e podendo colocar o paciente em risco de barotrauma (**Fig. 10.3**). Por outro lado, um T_i curto demais pode levar a VCs baixos e hipoventilação.

INICIANDO A VENTILAÇÃO MECÂNICA

O paciente que ventila espontaneamente tem um conjunto complexo de *feedbacks* fisiológicos que controlam o volume de ar movido para dentro e para fora dos pulmões a cada minuto (ventilação-minuto). Eles determinam automaticamente a FR e o volume de cada respiração necessários para efetuar as trocas gasosas e manter a homeostasia. Os pacientes que dependem de ventiladores não têm este controle e dependem de parâmetros individualmente ajustados no ventilador para satisfazer suas necessidades fisiológicas. No passado, isso significava frequentes gasometrias arteriais. Agora confiamos em técnicas não invasivas, como a oximetria de pulso com ou sem o monitoramento de CO_2 no final da expiração ($ETCO_2$).

A ventilação necessária para remover o CO_2 produzido pelo metabolismo e entregue aos pulmões pelo sistema circulatório é comumente medida como ventilação-minuto ou volume-minuto. Esse volume-minuto é de cerca de 100 mL/kg, com metabolismo normal. Pacientes hipermetabólicos e febris podem produzir até 25% mais CO_2 em comparação com o estado normal de repouso, e a ventilação-minuto deve ser aumentada proporcionalmente para acomodar esse aumento de produção.

Nossa recomendação para os parâmetros de ventilação iniciais em pacientes adultos é mostrada no **Quadro 10.1**. Para a maioria dos pacientes, essa fórmula produz troca gasosa razoável para fornecer ventilação e oxigenação adequadas. Os componentes da ventilação-minuto (VC e FR) podem ser manipulados para

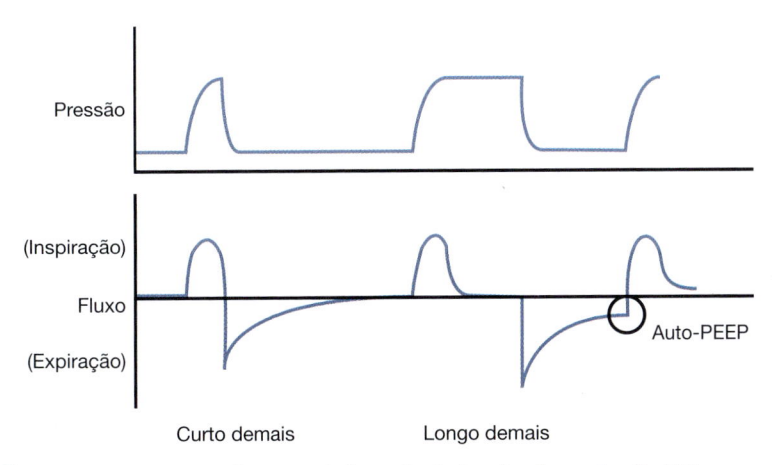

Figura 10.3 Ventilação com pressão controlada e relação inspiração:expiração (I:E).

Quadro 10.1	Parâmetros ventilatórios iniciais recomendados para pacientes adultos (*ver siglas no texto*)
• Modo	Parâmetro de modo assistido-controlado para volume controlado
• VC	7 mL/kg de PCI
• Frequência	10 a 14 rpm
• FIO_2	1,0
• PEEP	5,0 cmH_2O
• TFI	60 L/min

fornecer um volume-minuto mais detalhado com base na análise de gasometrias. Se for desejado um VC menor, pode haver necessidade de um aumento compensatório na FR. Embora a maior parte da ventilação mecânica possa ser titulada por medidas não invasivas usando a saturação de oxigênio por oximetria de pulso e o $ETCO_2$, sugerimos a realização de uma gasometria inicial para avaliar a adequação dos parâmetros ventilatórios iniciais e a acurácia do monitoramento do $ETCO_2$.

A sobredistensão alveolar e as altas pressões nas vias aéreas trazem o risco de LPIV durante a ventilação mecânica e, portanto, o VC inicial recomendado é ≤ 8 mL/kg de PCI. Para pacientes com consolidação pulmonar (p. ex., pneumonia, SDRA), a tarefa mais difícil na otimização da ventilação mecânica é equilibrar o VC, as pressões e os volumes de distensão pulmonar. A pressão de platô na via aérea se correlaciona com o risco de LPIV, sendo que atualmente se recomenda manter uma $P_{platô} ≤ 30$ cmH_2O. Como muitos desses pacientes precisam de aumento da PEEP para oxigenação, a otimização exige uma redução do VC de aproximadamente 5 a 7 mL/kg de PCI.

A ventilação com pressão positiva aumenta a pressão intratorácica, o que pode limitar o retorno venoso cardíaco ou piorar o desempenho do ventrículo direito. Isso pode comprometer o desempenho cardiovascular e precipitar choque ou até parada cardíaca (i.e., atividade elétrica sem pulso). A PEEP elevada e/ou a auto-PEEP representam um risco maior de impacto cardiovascular. Esses efeitos são mais pronunciados no contexto de hipovolemia ou disfunção ventricular direita.

Em outras situações, as modificações no ventilador visam equilibrar a ventilação-minuto com a dinâmica do fluxo de ar. O paciente intubado com doença pulmonar obstrutiva, como a asma grave, é um exemplo comum. O volume-minuto visa fornecer uma ventilação razoável em relação à produção de CO_2, mas deve ser equilibrado com a prioridade de eliminação expiratória completa do VC, evitando a hiperinsuflação dinâmica. *A frequência tem o maior impacto no tempo expiratório* e deve começar tão baixa quanto 6 a 8 rpm em pacientes com doença pulmonar obstrutiva grave. O ciclo inspiratório também pode ser reduzido aumentando a TFI para alongar a I:E, mas o impacto da TFI é pequeno em comparação com a FR. A ausculta do tórax é uma maneira rápida de esclarecer se o início do próximo VC do ventilador ocorre antes da expiração completa (em geral manifestado pela persistência de sibilos). A expiração incompleta, comumente chamada de "empilhamento respiratório", leva à hiperinsuflação dinâmica. O gráfico de fluxo-tempo nos ventiladores modernos também é útil, pois o retorno do fluxo a zero em cada ciclo respiratório ajuda a confirmar a expiração adequada. Porém, mesmo isso é um quadro incompleto porque as pressões e o fluxo são medidos na abertura das vias aéreas. Pequenas vias aéreas com obstrução completa na expiração passarão despercebidas nas formas de onda do ventilador.

Em casos extremos, a hipoventilação deliberada é realizada para evitar a hiperinsuflação dinâmica e as pressões intratorácicas elevadas que podem causar comprometimento cardiovascular por limitação do retorno venoso. A hipercapnia permissiva (acidose respiratória com pH > 7,20) é o custo esperado de uma estratégia de ventilação-minuto baixa. Considerações referentes ao equipamento também podem contribuir para a obstrução do fluxo de ar, merecendo atenção especial (**Quadro 10.2**).

Quadro 10.2 Recomendações para a ventilação mecânica em pacientes adultos com fisiologia pulmonar obstrutiva (*ver siglas no texto*)

- Ajustar a FR inicial para 8 rpm
- Ajustar o VC inicial para 7 mL/kg de PCI
- Usar a ausculta clínica e os gráficos de fluxo-tempo do ventilador para confirmar a cessação do fluxo de ar antes de iniciar a próxima respiração

DICAS

- Analise as características e os gráficos das curvas dos ventiladores disponíveis em sua instituição com um fisioterapeuta. Tenha certeza de que o fisioterapeuta esteja familiarizado com o protocolo ARDSnet,[*] as medidas de pressão de platô e o conceito de hipercapnia permissiva.

---

[*]N. de R.T. Acute Respiratory Distress Syndrome Network (ARDSnet), disponível no endereço http://www.ardsnet.org.

- Quando um paciente piorar, você deve saber como retirá-lo do ventilador e retornar à ventilação manual com bolsa-válvula, se necessário. Saiba como colocar o ventilador no modo de espera e silenciar os alarmes. Esses passos preservarão a calma até que o fisioterapeuta ou outro profissional possam responder. A ventilação manual com bolsa lida efetivamente com a disfunção temporária do ventilador e fornece um *feedback* imediato sobre a complacência e resistência da via aérea, dos pulmões e do tórax. Ao usar a ventilação manual com bolsa, certifique-se de usar uma válvula de PEEP e esteja ciente dos grandes volumes correntes fornecidos pela bolsa (geralmente 1 L ou mais).
- Compreenda as características típicas de resistência e complacência dos vários distúrbios respiratórios. Essas informações podem ajudar a prever configurações e medidas específicas de VC e FR para as configurações iniciais do ventilador.
- Use o modo AC como modo primário do ventilador após a intubação. Esse modo fornece suporte total para pacientes com risco de hipoventilação e evita o TR desnecessário para aqueles que acionam o ventilador. A VCV é mais intuitiva para muitos profissionais e é nosso modo inicial recomendado.

EVIDÊNCIAS

Explicação do conceito de hipercapnia permissiva no broncospasmo agudo.

Todos os pacientes podem aprisionar o ar inspirado se o período expiratório for inadequado. Pacientes com fisiologia pulmonar obstrutiva são particularmente vulneráveis devido ao período prolongado necessário para a expiração completa do VC. A maximização do período expiratório por meio de modificações no ventilador (i.e., FR reduzida, VC normal e TFI rápida) pode exigir o sacrifício da ventilação-minuto para evitar a hiperinsuflação dinâmica. A hipercapnia permissiva é a técnica de hipoventilação intencional com tolerância à acidose respiratória até que o broncospasmo responda ao tratamento. A acidemia moderada a grave (pH > 7,20) é bem tolerada. O bloqueio neuromuscular costuma ser necessário para suprimir o esforço respiratório do paciente, para que não dispare o ventilador nessa situação. A P_{IP} supranormal é comum mesmo com parâmetros apropriados devido à alta resistência das vias aéreas, mas essa pressão é dissipada nas vias aéreas. A confirmação de uma $P_{platô}$ normal demonstra uma pressão de distensão alveolar segura.

Qual é a lesão pulmonar induzida pelo ventilador na SDRA?

A ventilação mecânica contemporânea visa minimizar a LPIV causada por distensão excessiva dos pulmões, mesmo em pacientes sem doença pulmonar. As pressões inspiratórias elevadas nas vias aéreas estão associadas a resultados adversos, e um VC baixo (≤ 8 mL/kg do PCI) reduz a mortalidade e os dias de ventilação em pacientes com SDRA.[1] Reconhecendo que o VC é distribuído predominantemente para alvéolos saudáveis e patentes, o VC menor evita lesões por distensão excessiva de unidades pulmonares funcionais. A $P_{platô}$ (alvo ≤ 30 cmH$_2$O) é usada como medida substituta para a complacência pulmonar a fim de individualizar a redução apropriada no VC. Reduções maiores no VC (para 5 a 6 mL/kg de PCI) podem ser necessárias para minimizar a pressão de distensão e alcançar esse objetivo em pacientes com doença pulmonar grave.

O bloqueio neuromuscular precoce melhora as trocas gasosas em pacientes com doença pulmonar grave, presumivelmente pela remoção das demandas metabólicas do esforço respiratório e pela falta de sincronia entre paciente e ventilador. A paralisia contínua precoce pode melhorar a mortalidade em pacientes com SDRA grave (definida pela pressão parcial de oxigênio arterial [Pao$_2$] /Fio$_2$ < 150).[2] A atenção para manter a sedação adequada sob a influência do bloqueio neuromuscular é essencial para evitar a superficialização do paciente.

REFERÊNCIAS

1. The Acute Respiratory Distress Syndrome Network, Brower RG, Matthay MA, et al. Ventilation with lower tidal volumes as compared with traditional tidal volumes for acute lung injury and the acute respiratory distress syndrome. *N Engl J Med.* 2000;342:1301-1308.
2. Papazian L, Forem JM, Gacouin A, et al. Neuromuscular blockers in early acute respiratory distress syndrome. *N Engl J Med.* 2010;363:1107-1116.

CAPÍTULO 11

Monitoramento de oxigênio e dióxido de carbono

Robert F. Reardon

Brian E. Driver

OXIMETRIA DE PULSO

A quantidade de oxigênio reversivelmente ligado à hemoglobina no sangue arterial é definida como saturação da hemoglobina (Sao_2), um elemento fundamental na oferta sistêmica de oxigênio. A detecção clínica da hipoxemia apenas pelo exame físico não é confiável. A oximetria de pulso (Spo_2) permite a medida em tempo real, não invasiva e contínua da saturação arterial de oxigênio à beira do leito. A interpretação confiável da informação fornecida por esses dispositivos exige uma apreciação de suas tecnologias e limitações.

Princípios da mensuração

A oximetria de pulso se baseia no princípio de análise espectral, que é o método para analisar as propriedades físico-químicas da matéria com base em suas características únicas de absorção da luz. No caso do sangue, a absorção da luz transmitida depende da concentração de espécies de hemoglobina. A hemoglobina oxigenada absorve mais luz infravermelha, permitindo que mais luz vermelha passe através dela do que no caso da hemoglobina desoxigenada.

Os oxímetros consistem em uma fonte de luz, um fotodetector e um microprocessador. Diodos emissores de luz (LEDs) emitem sinais de alta frequência com comprimentos de onda de 660 nm (vermelho) e 940 nm (infravermelho). Quando posicionado para atravessar ou refletir luz a partir de um leito vascular cutâneo, o fotodetector oposto mede a intensidade da luz de cada sinal transmitido. O processamento do sinal explora a natureza pulsátil do sangue arterial para isolar a saturação arterial. O microprocessador faz uma média desses dados ao longo de vários ciclos de pulso e compara a absorção medida com uma curva de referência padrão para determinar a saturação de hemoglobina, a qual é mostrada como porcentagem da oxi-hemoglobina (Spo_2). A correlação entre Spo_2 e Sao_2 varia conforme o fabricante; eles exibem alta acurácia (±2%) dentro da faixa fisiológica e em circunstâncias normais, mas com disparidades raciais, com as pessoas de pele mais escura apresentando, em média, valores de Spo_2 discretamente mais baixos.

São preferidas as localizações anatômicas com alta densidade vascular para a colocação do sensor, e duas técnicas de oximetria são usadas na prática clínica. A primeira, oximetria de transmissão, utiliza o LED e o fotodetector em lados opostos de um leito tecidual (p. ex., dedo, nariz ou lobo da orelha) de modo que o sinal deve atravessar o tecido. A segunda, oximetria de reflectância, posiciona o LED e o fotodetector lado a lado em uma única superfície, podendo ser colocado em localizações anatômicas sem leito vascular interposto (p. ex., fronte). Isso facilita a colocação mais proximal do sensor com melhor tempo de resposta em relação à Sao_2 corporal central.

Indicações

A oximetria de pulso fornece dados fisiológicos importantes em tempo real, sendo o padrão para a medida não invasiva da saturação arterial, o que é amplamente considerado como um sinal vital padrão do paciente.

O monitoramento contínuo está indicado em qualquer paciente de risco ou durante uma descompensação cardiopulmonar aguda. A oximetria contínua confiável é mandatória em pacientes que necessitam do manejo da via aérea, devendo ser um componente de todo *checklist* pré-intubação. Se for posicionado em uma extremidade, o sensor deve ser preferivelmente colocado do lado oposto ao manguito da pressão arterial (PA) para evitar interrupções nas leituras da SpO_2 durante a insuflação do manguito.

Limitações e precauções

Os oxímetros de pulso têm várias limitações fisiológicas e técnicas importantes, as quais influenciam seu uso à beira do leito e a interpretação (**Tab. 11.1**).

Confiabilidade do sinal

A oximetria de pulso adequada exige a detecção de pulso para diferenciar entre a absorção de luz pelo sangue arterial e a absorção dos outros tecidos. A circulação periférica anormal como consequência de choque, bradicardia, vasoconstrição ou hipotermia pode impedir a detecção de fluxo pulsátil. A tela do monitor da frequência cardíaca e a forma de onda da pletismografia confirmam a origem arterial do sinal, e a SpO_2 deve ser considerada inexata a menos que seja corroborada por esses marcadores. Uma amplitude de pulso variável é facilmente reconhecida no monitor e representa a medida de pulsatilidade arterial no leito vascular analisado. A quantificação na forma de índice de perfusão (a relação entre fluxo pulsátil e não pulsátil) está sendo incorporada em alguns *softwares* para verificar a confiabilidade do sinal e estimar o fluxo microvascular.

Mesmo com a detecção de sinal verificada, vieses na mensuração limitam a confiabilidade da SpO_2 durante extremos fisiológicos. A confiabilidade se deteriora com a hipotensão progressiva com pressão arterial sistólica abaixo de 80 mmHg. Nesses pacientes, as leituras costumam subestimar a SaO_2 real. A hipoxemia grave com $SaO_2 < 75\%$ também está associada com maior erro na mensuração, pois as comparações com padrões de referência são limitadas abaixo desse valor. Porém, os pacientes com esse grau de hipoxemia

Tabela 11.1 Etiologia e exemplos de oximetria de pulso não confiável

Etiologia	Exemplos
Localização do sensor	Doença crítica (é melhor o sensor na fronte)
	Exposição à luz externa
Artefato por movimentação	Exercício
	Reanimação cardiopulmonar (RCP)
	Convulsão
	Calafrios/tremor
	Transporte pré-hospitalar
Degradação do sinal	Hipotermia
	Hipotensão/choque
	Hipoperfusão
	Vasoconstrição
	Esmalte de unha/unhas sintéticas
Variação fisiológica	Cada vez menos acurada com PA sistólica < 80 mmHg
	Cada vez menos acurada com $SaO_2 < 75\%$
	Anemia grave
	Anemia falciforme
Dis-hemoglobinemia	Carboxi-hemoglobina (CO-Hb) (superestima a SpO_2)
	Metemoglobina (Met-Hb) (resposta variável)
Contraste intravenoso	Azul de metileno
	Verde indocianina

costumam receber intervenção maximizada e a discriminação mais meticulosa nessa faixa raramente traz informações novas que levem a mudanças no manejo.

Diversos fatores físicos afetam a acurácia da oximetria de pulso. A confiabilidade do sinal é influenciada pela exposição do sensor a luz externa, movimentação excessiva, unhas sintéticas, esmalte, contrastes intravenosos, anemia grave e espécies anormais de hemoglobina. A colocação cuidadosa do sensor e sua proteção em relação à iluminação externa devem ser rotineiras. O aquecimento superficial da extremidade pode melhorar a perfusão local e permitir a percepção da pulsação arterial, mas a acurácia da SpO_2 usando essa técnica não está confirmada.

Dis-hemoglobinemias, como a carboxi-hemoglobina (CO-Hb) e a metemoglobina (Met-Hb), absorvem a luz em comprimentos de onda diferentes e podem afetar a acurácia das medidas da oximetria. Cooxímetros (e alguns oxímetros de pulso da nova geração) usam quatro comprimentos de onda de estímulo luminoso para discriminar seletivamente essas espécies. Porém, a absorção da CO-Hb é próxima da oxi-hemoglobina, de modo que a maioria dos oxímetros de pulso convencionais fazem a soma dessas medidas e geram leituras de SpO_2 artificialmente elevadas. A Met-Hb produz erro variável, dependendo dos valores reais de oxi e Met--Hb. A SpO_2 classicamente se aproxima de 85% na toxicidade grave.

Tempo de resposta

As leituras da oximetria de pulso são atrasadas em relação ao estado fisiológico do paciente; esse atraso costuma ser em média de 4 a 20 segundos na maioria dos monitores. O atraso devido à localização anatômica do sensor e ao desempenho cardíaco anormal aumentam o retardo em relação à SaO_2 central. Sensores colocados na fronte ou na orelha estão mais próximos do coração e respondem mais rapidamente que os sensores nas extremidades distais. A diferença de resposta em comparação com a SaO_2 central também aumenta pela hipoxemia (i.e., iniciando na porção mais íngreme da curva de dissociação da oxi-hemoglobina) e pela circulação periférica mais lenta, como em casos de baixo débito cardíaco. Assim, os sensores de reflexão na fronte costumam ser preferidos em pacientes criticamente enfermos. Todos esses atrasos na resposta se tornam clinicamente mais importantes durante a rápida dessaturação de oxigênio que pode acontecer no decorrer do manejo das vias aéreas. Essa é a base de nossa recomendação geral de abortar a maioria das tentativas de intubação quando a SpO_2 cai abaixo de 93%.

Compreensão fisiológica e limitações

A saturação da hemoglobina é apenas uma avaliação da oxigenação sistêmica. Embora o monitoramento seja contínuo, a SpO_2 fornece informação momentânea sobre a saturação arterial sem informação real sobre oxigenação sistêmica e reserva respiratória. O conhecimento do contexto fisiológico da oximetria é fundamental para a interpretação adequada, ajudando a estimar a reserva cardiopulmonar do paciente para o planejamento e execução do manejo da via aérea.

A oximetria mede a saturação da hemoglobina arterial, mas não a tensão arterial de oxigênio nem o conteúdo de oxigênio do sangue. A curva de dissociação da oxi-hemoglobina (ver Cap. 20) descreve a relação entre a pressão parcial de oxigênio (PaO_2) e a saturação (SaO_2). Seu formato sigmoide depende da afinidade variável da hemoglobina com ligações sucessivas ao oxigênio. É importante observar que os valores normais de SpO_2 se correlacionam mal com a PaO_2 quando o paciente está respirando oxigênio suplementar. A SaO_2 normal está associada a uma ampla gama de PaO_2 (80 a 400 mmHg), o que inclui dois extremos de reserva de oxigênio. Assim, a oximetria não é sensível para detectar um declínio significativo na reserva de oxigênio em pacientes com PaO_2 basal elevada. A correlação é estabelecida na faixa hipoxêmica no ponto de inflexão superior ou abaixo dele na curva da oxi-hemoglobina (PaO_2 de cerca de 60 mmHg se aproximando de SaO_2 de 90% com pH normal), no qual a queda na saturação é rápida com o declínio da PaO_2. Embora em geral a obtenção de uma gasometria arterial (GSA) antes da intubação de emergência seja logística e tecnicamente difícil, nunca devendo ser priorizada em relação a outras etapas preparatórias, ela pode ser útil ao desenvolver uma estratégia para intubação (i.e., decidir entre prosseguir com a técnica de sequência rápida de intubação [SRI] ou de intubação com o paciente acordado) em pacientes com insuficiência respiratória hipoxêmica. Uma PaO_2 baixa, mesmo com uma SpO_2 aceitável durante a pré-oxigenação com oxigênio na taxa de *flush* e/ou pressão expiratória final positiva (PEEP), indica uma fração de *shunt* muito alta, e o tempo seguro de apneia pode ser mínimo ou inexistente após a administração de medicamentos para SRI (ver Cap. 3).

A saturação da hemoglobina também deve ser interpretada no contexto da fração inspirada de oxigênio (FiO_2) para fornecer informações sobre trocas gasosas e reserva fisiológica. A simples observação à beira do leito propicia avaliação qualitativa. Um cálculo mais formal da relação SpO_2/FiO_2 (SF) é recomendado, se as circunstâncias clínicas permitirem. Pelas mesmas razões discutidas antes, a relação SF se associa com a relação PaO_2/FIO_2 (PF) na faixa hipoxêmica ($SpO_2 < 90\%$), mas não na faixa normal, gerando uma estimativa do *shunt* do paciente (quanto do oxigênio suplementar externo não chega até a interface com o fluxo sanguíneo). Assim, a observação da condição do paciente antes do escalonamento da suplementação de oxigênio ou da pré-oxigenação oferece mais informações sobre o estado fisiológico. A interpretação correta da SpO_2 em relação à FIO_2 também é importante na avaliação de falha da ventilação não invasiva. A hipoxemia pré-intubação apesar de suplementação máxima de oxigênio ou a necessidade de escalonamento do oxigênio acima de FIO_2 de 70% para manter uma saturação de oxigênio normal deixa uma margem pequena de reserva fisiológica para a pré-oxigenação e a execução de intubação traqueal de forma segura e não complicada.

Embora a PaO_2 (com ou sem o cálculo consciente da relação PF) seja uma estimativa tradicional e confiável da reserva e das trocas gasosas pulmonares, a medida da PaO_2 por coleta de sangue para gasometria arterial antes do manejo da via aérea não costuma ser útil a menos que o paciente tenha hipoxemia grave ou refratária (ver Cap. 3). O objetivo de maximizar a pré-oxigenação em todos os pacientes é mais importante que essa estratégia. Porém, o conhecimento desses princípios e relações fornece informações sobre eventos fisiológicos e sobre a possibilidade de falha da tecnologia atual durante o manejo de doentes críticos.

O contexto do desempenho cardíaco também é vital na interpretação dos dados da oximetria. Embora a hemoglobina saturada seja responsável pela maior parte do conteúdo de oxigênio, a oferta sistêmica de oxigênio é em grande parte regulada (e pode ser limitada) pelo desempenho cardíaco. Em relação ao manejo da via aérea, a queda rápida da saturação e a resposta tardia da oxigenação pulmonar devem ser previstas em casos de baixo débito cardíaco.

Por fim, a saturação de oxigênio tem uma correlação não confiável com a ventilação, o nível de CO_2 arterial ($PaCO_2$) e o estado ácido-básico. A saturação arterial normal não garante a ventilação apropriada. A oxigenação muitas vezes é adequada com volume mínimo de trocas gasosas, enquanto a remoção do dióxido de carbono (CO_2) depende da ventilação pulmonar. A análise da gasometria arterial é a forma tradicional de medir a $PaCO_2$, mas o monitoramento alternativo não invasivo do CO_2 fornece informações adicionais.

MONITORAMENTO DO O_2 EXPIRADO

Os médicos podem monitorar a eficácia da pré-oxigenação medindo o oxigênio corrente final (ETO_2), a concentração de oxigênio no final do ar expirado. O ETO_2 é medido da mesma forma que o CO_2 expiratório final ($ETCO_2$) e requer um módulo separado que se conecte ao monitor de sinais vitais. Para pacientes não intubados, pode-se usar uma cânula nasal especial com uma linha para amostragem para medir o ETO_2. Para pacientes intubados ou se for usada a ventilação por bolsa-válvula-máscara (VBVM) ou ventilação não invasiva com pressão positiva para pré-oxigenação, também existe a opção de colocar a linha de amostragem na bolsa ou no aparelho. Alguns aparelhos exibem somente valores numéricos de ETO_2, enquanto outros exibem uma forma de onda contínua.

O ETO_2 máximo alcançável está entre 85 e 90% e, em circunstâncias ideais, o ETO_2 medido reflete a concentração de oxigênio alveolar. Portanto, se estiver usando o ETO_2 para orientar a pré-oxigenação, o médico deve tentar atingir um valor de $ETO_2 > 85\%$. Existem dois pequenos estudos baseados no departamento de emergência sobre o uso de ETO_2 nesse setor. Notavelmente, comparando os períodos em que os médicos tiveram acesso às informações do ETO_2 com os períodos em que não tinham, os pacientes apresentavam valores mais altos de ETO_2 antes da intubação e tiveram menor frequência de dessaturação de oxigênio durante a intubação. Isso indica que o ETO_2 pode ser útil para avaliar a eficácia da pré-oxigenação, sobretudo quando a VBVM é usada. Os métodos comuns para melhorar a pré-oxigenação se um valor de $ETO_2 > 85\%$ não puder ser alcançado incluem o seguinte: melhorar a vedação da máscara (se estiver usando um dispositivo de bolsa-válvula-máscara [BVM]), aumentar a duração da pré-oxigenação, aumentar o fluxo de oxigênio (se estiver usando uma máscara não reinalante [MNR]) e, menos comumente, mudar de uma MNR para uma BVM. Notavelmente, apenas dois terços dos pacientes alcançaram um $ETO_2 > 85\%$ quando o clínico teve acesso às informações, apesar dessas alterações de pré-oxigenação.

O uso do ETO_2, no entanto, tem limitações importantes. Há muitos cenários possíveis em que o ETO_2 medido será > 85% embora o paciente tenha pré-oxigenação inadequada. Se o paciente estiver apneico ou respirando pequenos volumes correntes, o monitor detectará principalmente a entrada de oxigênio, em vez do conteúdo real de oxigênio alveolar. Da mesma forma, se uma BVM for usada, mas houver um grande vazamento na máscara, de modo que o paciente esteja respirando principalmente o ar ambiente, a porta de fluxo lateral detectará a entrada de oxigênio fresco em vez do ar expirado real. Um clínico astuto reconhecerá esses problemas a partir da simples observação do paciente, mas esses exemplos nos lembram de que devemos usar a tecnologia para complementar o julgamento clínico, e não para substituí-lo.

MONITORAMENTO DO CO_2 EXPIRADO

O CO_2 é um subproduto normal do metabolismo sistêmico. A quantidade de CO_2 expirado depende de três fatores: produção metabólica, retorno venoso e circulação pulmonar para levar CO_2 aos pulmões (espaço morto) e ventilação alveolar. A capnografia, assim, oferece informações sobre cada um desses fatores. O corolário é de que a interpretação do CO_2 expirado não é sempre simples em razão de sua dependência dessas funções.

Princípios básicos do monitoramento do CO_2

Os monitores de CO_2 medem a pressão parcial de CO_2 (em mmHg) no gás expirado. Diversos métodos e dispositivos estão disponíveis. Os monitores colorimétricos qualitativos (ou semiquantitativos) simplesmente detectam o CO_2 expirado acima de um limite de concentração. Os dispositivos quantitativos incluem capnômetros não baseados na forma de onda e capnógrafos em forma de onda, os quais mostram a pressão parcial de CO_2 em cada respiração. Quando medido no final da expiração, isso é chamado de $ETCO_2$, o qual se aproxima do CO_2 alveolar. Os capnógrafos em forma de onda mostram uma onda contínua, representando a concentração de CO_2 exalado ao longo do tempo, fornecendo dados mais abrangentes sobre ventilação, metabolismo e perfusão.

Detectores colorimétricos de CO_2

Os detectores colorimétricos de CO_2 usam papel filtro sensível ao pH impregnado com metacresol roxo, o qual muda de cor de roxo (< 4 mmHg CO_2) para laranja (4 a 15 mmHg CO_2) e até amarelo (> 20 mmHg CO_2), dependendo da concentração do CO_2 expirado. O indicador, alojado em recipiente plástico, costuma ser colocado entre o tubo traqueal e a bolsa de ventilação. Os detectores colorimétricos qualitativos são baratos e fáceis de usar, o que os torna uma opção excelente para confirmar a posição do tubo. Uma limitação importante dos detectores colorimétricos qualitativos é que eles têm uma taxa de falso-negativos de 25% (i.e., ausência de mudança de cor mesmo com intubação correta) em casos de parada cardíaca (geralmente prolongada) resultando da ausência de distribuição circulatória do CO_2 para os pulmões.

Monitores quantitativos de CO_2

Os monitores quantitativos incluem os capnômetros não baseados na forma de onda, os quais mostram o $ETCO_2$ de cada respiração, e os capnógrafos baseados na forma de onda, que mostram o $ETCO_2$ e uma onda contínua que representa o CO_2 expirado ao longo do tempo (**Fig. 11.1**). A maioria desses dispositivos usa um sensor infravermelho, o qual mede a quantidade de luz infravermelha absorvida pelo CO_2 nos gases exalados.

Há dois tipos de capnógrafos: os monitores de fluxo lateral (*sidestream*) retiram amostras de gás da via aérea com um tubo fino, e os monitores de fluxo central (*mainstream*) analisam o gás com um sensor em linha. Ambos os tipos podem ser usados com pacientes intubados. Os pacientes não intubados submetidos a sedação costumam ser monitorados com um capnógrafo *sidestream* através de cânula nasal. É importante ressaltar que, se uma cânula nasal de capnografia de fluxo lateral for usada antes da intubação, ela não poderá ser usada para oxigenação apneica. As prongas nasais são a linha de amostragem e o oxigênio é fornecido através de pequenos orifícios na frente do nariz. O uso dessas cânulas para oxigenação apneica não forneceria

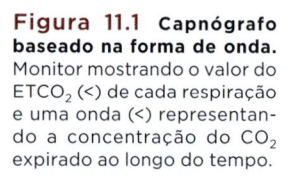

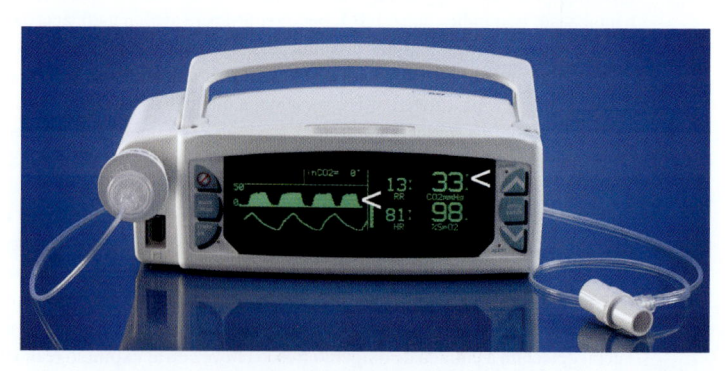

Figura 11.1 Capnógrafo baseado na forma de onda. Monitor mostrando o valor do $ETCO_2$ (<) de cada respiração e uma onda (<) representando a concentração do CO_2 expirado ao longo do tempo.

oxigênio para a nasofaringe. Máscaras faciais de capnografia que usam tecnologia *sidestream* e *mainstream* também estão disponíveis para o monitoramento de pacientes não intubados.

Interpretação da capnografia

Em pacientes saudáveis, há uma íntima correlação entre $ETCO_2$ e $Paco_2$, de maneira que o $ETCO_2$ é de 2 a 5 mmHg menor que a $Paco_2$ (o $ETCO_2$ normal é de 35 a 45 mmHg). Infelizmente, mudanças na ventilação e perfusão alteram o gradiente alveolar para arterial, de modo que a $Paco_2$ absoluta pode ser difícil de prever com base na capnografia. Isso não diminui a utilidade da forma de onda capnográfica e da análise de tendências (**Tab. 11.2**).

Os monitores de capnografia podem apresentar uma alta taxa de registro, o que permite a avaliação de ondas individuais, ou uma baixa taxa de registro, o que permite uma melhor avaliação da tendência (**Figs. 11.2 e 11.3**). Uma onda normal tem uma forma retangular característica e deve começar de 0 mmHg e retornar para 0 mmHg. A elevação da linha de base acima de zero implica reinalação de CO_2 ou hipoventilação. A elevação da curva deve ser rápida e quase vertical. Uma elevação lenta ocorre com obstrução expiratória causada por broncoespasmo, doença pulmonar crônica ou tubo traqueal dobrado. O platô tende a ser discretamente ascendente até o final da expiração, quando o valor de $ETCO_2$ é medido. Iniciando na inspiração, há uma queda vertical rápida de volta à linha de base.

Tabela 11.2 Valores de $ETCO_2$ anormais

$ETCO_2$	Fisiologia	Condição clínica
Aumentado	Redução da eliminação de CO_2	Hipoventilação clássica
	Circulação aumentada	Retorno de circulação espontânea na parada cardíaca
	Aumento da produção de CO_2	Aumento do metabolismo (febre e convulsões)
Diminuído	Aumento da eliminação de CO_2	Hiperventilação
	Ausência de CO_2 no gás	Hipoventilação hipopneica
	Amostra circulatória reduzida	Baixo débito cardíaco
	Redução da produção de CO_2	Embolia pulmonar
		Metabolismo reduzido (hipotermia)
Zero	Ausência de ventilação	Intubação esofágica
		Extubação acidental
		Apneia
	Ausência de circulação	Parada cardíaca

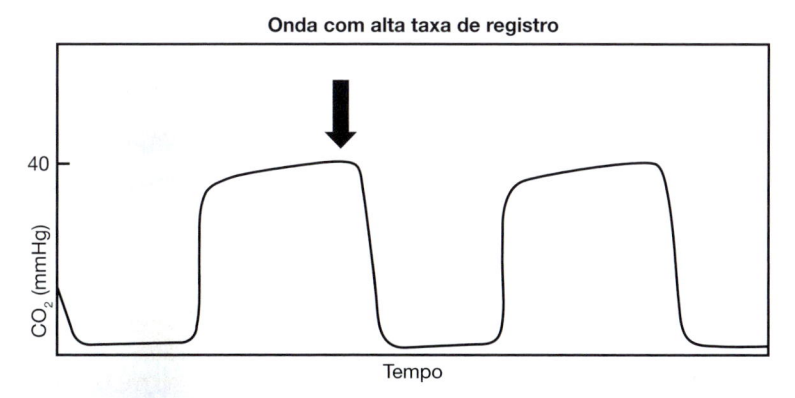

Figura 11.2 Onda normal de capnografia com alta taxa de registro (12,5 mm/s) com forma retangular característica. A subida e a descida da curva são quase verticais, o platô sobe lentamente ao longo da expiração e o valor de $ETCO_2$ (cerca de 40 mmHg) é medido no final da expiração (*seta*).

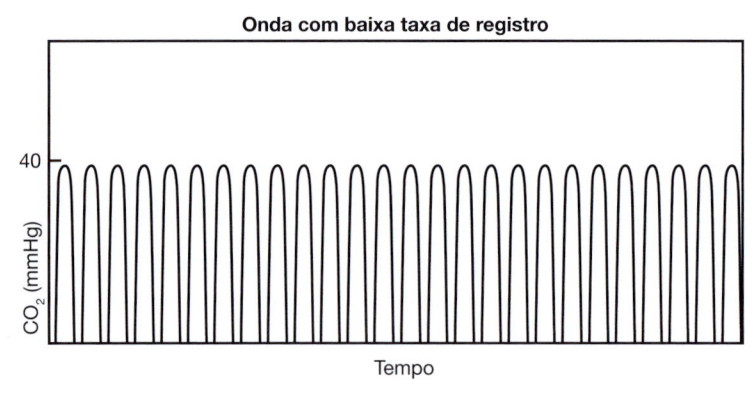

Figura 11.3 Onda normal de capnografia com baixa taxa de registro (25 mm/min). A baixa taxa de registro é útil para monitorar as tendências do $ETCO_2$, e não para a forma de onda.

Utilidade clínica da capnografia e capnometria quantitativa

Confirmação da posição do tubo traqueal e detecção de extubação acidental

A capnografia contínua em forma de onda e a capnometria sem forma de onda são os métodos mais precisos para a confirmação inicial e continuada do posicionamento adequado do tubo traqueal. A intubação esofágica resulta em ausência ou anormalidade no valor ou forma de onda do $ETCO_2$, após as primeiras respirações (**Fig. 11.4**). Quando a onda está completamente ausente logo após uma intubação aparentemente bem-sucedida, o intubador deve considerar uma nova visualização do tubo na via aérea, sobretudo quando estiver sendo usado o videolaringoscópio (VL), pois a ausência de uma onda de $ETCO_2$ também pode ocorrer por funcionamento inadequado do monitor. O posicionamento correto do tubo resulta em valor razoável para o $ETCO_2$ e uma forma de onda retangular característica. O valor e a forma de onda do $ETCO_2$ podem ser continuamente monitorados durante o transporte pré-hospitalar e intra-hospitalar. A súbita perda da onda é o sinal mais precoce de extubação acidental, podendo preceder a queda na saturação de oxigênio em alguns minutos.

Capnografia durante reanimação cardiopulmonar

A capnografia é um indicador sensível do estado cardiovascular. O CO_2 expirado depende da circulação pulmonar, a qual está ausente durante a parada cardíaca não tratada. As diretrizes de 2015 da American Heart Association (AHA) estimulam o uso da capnografia por onda contínua para otimizar as compressões torácicas durante a reanimação cardiopulmonar (RCP). As compressões torácicas efetivas levam à imediata elevação do $ETCO_2$ como resultado de circulação pulmonar efetiva (**Fig. 11.5**). Um $ETCO_2 < 10$ mmHg sinaliza circulação inefetiva apesar da RCP ou uma parada cardíaca prolongada com prognóstico ruim. O retorno da circulação espontânea (RCE) é improvável se o $ETCO_2$ persistir < 10 mmHg após posicionamento correto

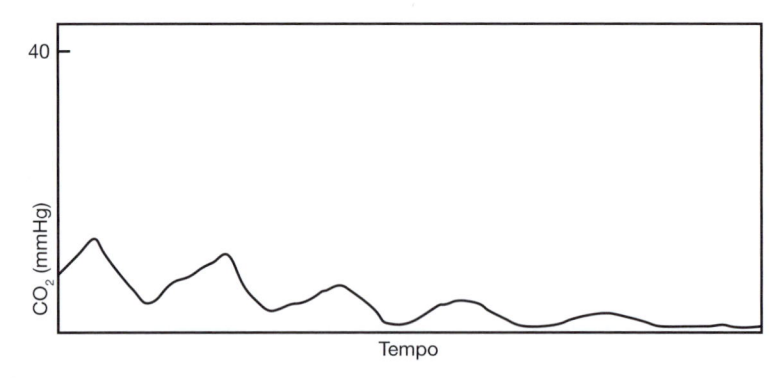

Figura 11.4 Intubação esofágica. Observe que há uma onda anormal mínima que desaparece dentro de 5 a 6 respirações.

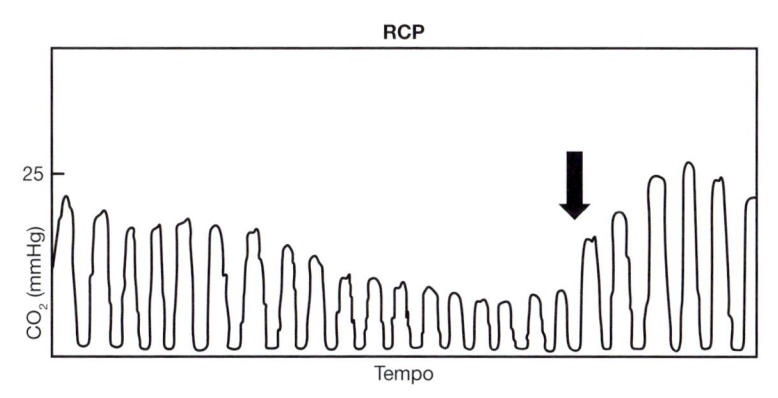

Figura 11.5 Onda de capnografia durante RCP mostrada com baixa taxa de registro para análise de tendência. Os valores do $ETCO_2$ durante a RCP estão intimamente relacionados com a circulação. Essa tendência da onda mostra aumento no $ETCO_2$ com a melhora das compressões torácicas (*seta*). O RCE também resulta em elevação abrupta no $ETCO_2$.

do tubo traqueal e RCP ideal. Uma elevação abrupta do $ETCO_2$ para valores normais (> 30 mmHg) durante a RCP é um indicador precoce de RCE e costuma preceder outros sinais clínicos. Esteja alerta para o fato de a administração intravenosa de bicarbonato de sódio liberar CO_2 e causar elevação transitória do $ETCO_2$, o que não deve ser erroneamente interpretado como RCP otimizada ou RCE.

Monitoramento da ventilação durante sedação procedural

No caso de sedação procedural, a capnografia é o indicador mais sensível de hipoventilação e apneia. Vários estudos mostram que pacientes submetidos à sedação procedural têm taxa elevada de eventos respiratórios agudos, incluindo hipoventilação e apneia, sendo que a avaliação clínica da elevação do tórax não é sensível para a detecção desses eventos. A queda na saturação de oxigênio é um achado tardio na hipoventilação, especialmente em pacientes que recebem oxigênio suplementar. Por exemplo, essa é a premissa por trás dos testes de apneia para determinação da morte encefálica: aplicar oxigênio suplementar para que a dessaturação de oxigênio não ocorra enquanto a hipercapnia se acumula devido à apneia. A adição de capnografia ao monitoramento-padrão oferece alerta mais precoce e reduz os eventos hipóxicos.

Ao usar a capnografia para avaliar depressão respiratória, é importante compreender que a hipoventilação pode resultar em aumento ou redução no $ETCO_2$. As evidências capnográficas de depressão respiratória incluem $ETCO_2$ > 50 mmHg, mudança de 10% no $ETCO_2$ em relação ao valor basal (ou mudança absoluta de 10 mmHg) ou perda da onda. A hipoventilação bradipneica (clássica) resulta em uma onda com amplitude e largura aumentadas (**Fig. 11.6**). A hipoventilação hipopneica (respiração superficial inefetiva) resulta em onda de baixa amplitude, apesar da elevação no CO_2 alveolar (**Fig. 11.7**). Nesse caso, o valor medido do

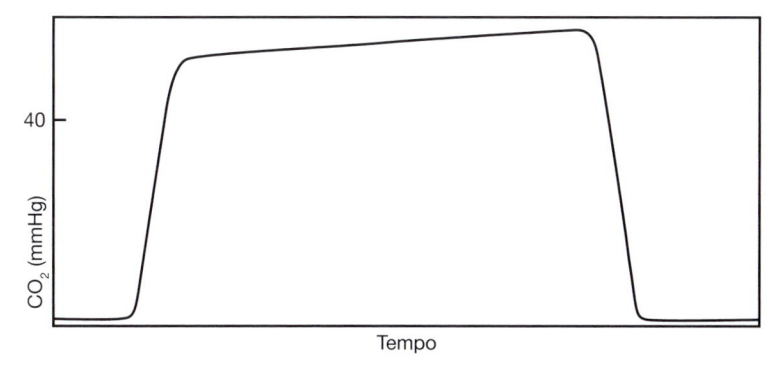

Figura 11.6 Hipoventilação bradipneica (clássica). Observe que a onda é larga e tem amplitude aumentada, com $ETCO_2$ > 50 mmHg.

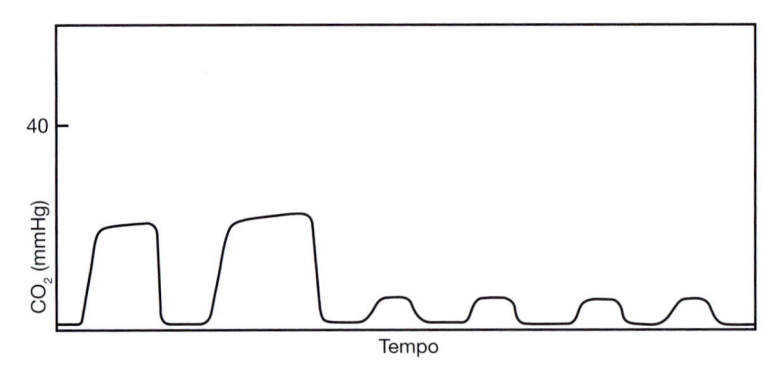

Figura 11.7 Hipoventilação hipopneica. A respiração muito superficial resulta em onda de baixa amplitude e $ETCO_2$ baixo apesar de elevação no CO_2 alveolar.

$ETCO_2$ irá diminuir devido à redução relativa no volume de gás exalado em relação ao volume fixo de gás no espaço morto, diluindo assim o CO_2 na amostra, conforme indicado.

De maneira análoga ao seu uso em sedação procedural, a capnografia pode ser usada para medir a adequação da ventilação espontânea sempre que houver preocupação quanto à depressão respiratória, de modo semelhante aos pacientes com estado mental deprimido causado por doença, trauma ou agentes farmacológicos.

Vigilância e monitoramento de pacientes em ventilação mecânica

A capnografia é útil para determinar a adequação da ventilação em pacientes ventilados mecanicamente e para monitorar a extubação acidental durante movimentações (p. ex., o paciente se vira para procedimentos, no decorrer da tomografia computadorizada ou durante a transferência). Embora o $ETCO_2$ possa ser uma medida não confiável da $PaCO_2$ devido a variações no gradiente alvéolo-arterial, o $ETCO_2$ pode ser incorporado como substituto para a $PaCO_2$ a fim de minimizar as gasometrias de rotina. Uma gasometria arterial inicial permite a comparação entre $PaCO_2$ e $ETCO_2$, estabelecendo a calibração de modo que o monitoramento do $ETCO_2$ forneça uma medida contínua da $PaCO_2$, supondo que não haja mudança clínica importante na condição do paciente. Isso é especialmente útil na manutenção da normocapnia em pacientes intubados e que podem sofrer dano por hipercapnia ou hiperventilação, como aqueles com hipertensão intracraniana ou lesão cerebral.

Avaliação e monitoramento de pacientes com insuficiência respiratória

A capnografia pode ser útil no monitoramento de pacientes que apresentam insuficiência respiratória. Uma embolia pulmonar grande pode causar redução no $ETCO_2$ devido à ausência de perfusão pulmonar, e vários pacientes com insuficiência respiratória grave têm hipercapnia. Doença pulmonar obstrutiva crônica e broncospasmo mostram onda característica com elevação lenta. A forma da onda pode normalizar com o tratamento da doença subjacente. O aumento do $ETCO_2$ geralmente indica piora da disfunção respiratória, e a redução do $ETCO_2$ costuma indicar melhora da disfunção respiratória. Os valores de $ETCO_2$ e as tendências de ondas podem ajudar a orientar as decisões de manejo, como a intubação traqueal ou a observação sob cuidados intensivos, nos pacientes com insuficiência respiratória de qualquer etiologia.

EVIDÊNCIAS

Quais os principais pontos no monitoramento da oximetria de pulso que são particularmente pertinentes durante o manejo de emergência da via aérea?

Mudanças rápidas na saturação de oxigênio são comuns durante o manejo da via aérea. Embora a oximetria de pulso seja contínua, há um atraso na oximetria cutânea periférica em relação à SaO_2 central. O grau de correlação depende da média calculada pelo monitor, da localização do sensor, do estado circulatório e de oxigenação, bem como da velocidade da queda na saturação. A localização anatômica do sensor é um fator facilmente modificável: os sensores na fronte estão mais próximos do coração e respondem mais rápido do que os sensores nas extremidades distais. Embora a maioria dos sensores perca a confiabilidade durante hipotensão, hipoperfusão e hipotermia, os sensores de reflectância na fronte mantêm a confiabilidade durante essas condições na maioria dos pacientes.[1-3] Assim, eles costumam ser preferidos no manejo de pacientes criticamente enfermos.[4,5]

O monitoramento do ETO_2 pode ser útil para avaliar a pré-oxigenação?

Os valores de ETO_2 podem refletir a concentração de oxigênio alveolar e, portanto, podem ajudar a avaliar a porcentagem de oxigênio que foi substituído por nitrogênio nos pulmões. Valores de $ETO_2 > 85\%$ geralmente indicam uma pré-oxigenação ideal. Um estudo baseado em um centro único mostrou que, quando os médicos não conheciam os valores de ETO_2, apenas 25% alcançaram esse grau de pré-oxigenação.[6] Em um estudo de acompanhamento em que os médicos puderam ver os valores de ETO_2 e fazer ajustes na pré-oxigenação com base nessas informações, 67% dos pacientes alcançaram a pré-oxigenação ideal.[7] O ETO_2 pareceu ser mais útil ao usar uma BVM para pré-oxigenação, porque pequenos vazamentos de máscara ameaçam a pré-oxigenação adequada. Esses estudos destacam um possível papel para o monitoramento do ETO_2 durante a pré-oxigenação, embora sejam necessárias mais pesquisas para avaliar a utilidade do ETO_2 em diferentes estratégias de pré-oxigenação e determinar sua associação com resultados centrados no paciente.

Há evidências para o uso da capnografia em situações de emergência?

As diretrizes do ACLS de 2020 da AHA recomendam o uso da capnografia para a confirmação da posição do tubo traqueal, o monitoramento da qualidade da RCP e a indicação de RCE. A capnografia contínua em forma de onda é recomendada, além da avaliação clínica, como o método mais confiável para confirmar e monitorar a posição correta de um tubo traqueal.[8] Se a capnografia contínua em forma de onda não estiver disponível, um detector de CO_2 sem forma de onda é uma alternativa razoável.[8] Os detectores colorimétricos são menos precisos para confirmar o posicionamento correto do tubo durante uma parada cardíaca. No entanto, os capnômetros colorimétricos e sem forma de onda são quase 100% precisos para confirmar o posicionamento correto do tubo em pacientes com circulação.[9] As diretrizes da AHA também recomendam a capnografia em forma de onda para otimizar o desempenho da RCP.[8] O RCE é improvável quando os valores de $ETCO_2$ são persistentemente < 10 mmHg em pacientes intubados recebendo RCP de boa qualidade.[10] Um aumento repentino do $ETCO_2$ para valores normais (> 30 mmHg) durante a RCP é uma indicação precoce de RCE.[11] O uso da capnografia em forma de onda durante a sedação procedural é bem aceito e recomendado como padrão para a prática segura da anestesia em todo o mundo.[12] Embora não seja usada em alguns departamentos de emergência, há boas evidências de que a capnografia em forma de onda é o indicador precoce mais sensível de hipoventilação e apneia, e foi demonstrado que seu uso diminui a incidência de hipoxia durante a sedação procedural no departamento de emergência.[13-16]

REFERÊNCIAS

1. Chan ED, Chan MM, Chan MM. Pulse oximetry: understanding its basic principles facilitates appreciation of its limitations. *Respir Med.* 2013;107(6):789-799.
2. Jubran A. Pulse oximetry. *Crit Care.* 2015;19:272.
3. Schallom L, Sona C, McSweeney M, et al. Comparison of forehead and digit oximetry in surgical/trauma patients at risk for decreased peripheral perfusion. *Heart Lung.* 2007;36(3):188-194.
4. Branson RD, Mannheimer PD. Forehead oximetry in critically ill patients: the case for a new monitoring site. *Respir Care Clin N Am.* 2004;10(3):359-367, vi-vii.
5. Nesseler N, Frenel JV, Launey Y, et al. Pulse oximetry and high-dose vasopressors: a comparison between forehead reflectance and finger transmission sensors. *Intensive Care Med.* 2012;38(10):1718-1722.
6. Caputo ND, Oliver M, West JR, Hackett R, Sakles JC. Use of end tidal oxygen monitoring to assess preoxygenation during rapid sequence intubation in the emergency department. *Ann Emerg Med.* 2019;74:410-415.
7. Oliver M, Caputo ND, West JR, Hackett R, Sakles JC. Emergency physician use of end-tidal oxygen monitoring for rapid sequence intubation. *J Am Coll Emerg Physicians Open.* 2020;1:706-713.
8. Panchal AR, Bartos JA, Cabañas JG, et al. Part 3: adult basic and advanced life support: 2020 American Heart Association guidelines for cardiopulmonary resuscitation and emergency cardiovascular care. *Circulation.* 2020;142(16_suppl_2):S366-S468.

9. Ornato JP, Shipley JB, Racht EM, et al. Multicenter study of a portable, hand-size, colorimetric end-tidal carbon dioxide detection device. *Ann Emerg Med.* 1992;21(5):518-523.
10. Levine RL, Wayne MA, Miller CC. End-tidal carbon dioxide and outcome of out-of-hospital cardiac arrest. *N Engl J Med.* 1997;337(5):301-306.
11. Falk JL, Rackow EC, Weil MH. End-tidal carbon dioxide concentration during cardiopulmonary resuscitation. *N Engl J Med.* 1988;318(10):607-611.
12. Merry AF, Cooper JB, Soyannwo O, et al. International standards for a safe practice of anesthesia 2010. *Can J Anaesth.* 2010;57(11):1027-1034.
13. Deitch K, Miner J, Chudnofsky CR, Dominici P, Latta D. Does end tidal CO_2 monitoring during emergency department procedural sedation and analgesia with propofol decrease the incidence of hypoxic events? A randomized, controlled trial. *Ann Emerg Med.* 2010;55(3):258-264.
14. Krauss B, Hess DR. Capnography for procedural sedation and analgesia in the emergency department. *Ann Emerg Med.* 2007;50(2):172-181.
15. Mohr NM, Wessman B. Continuous capnography should be used for every emergency department procedural sedation. *Ann Emerg Med.* 2013;61(6):697-698.
16. Waugh JB, Epps CA, Khodneva YA. Capnography enhances surveillance of respiratory events during procedural sedation: a meta-analysis. *J Clin Anesth.* 2011;23(3):189-196.

Parte III

Manejo básico da via aérea

12 Ventilação com bolsa-válvula-máscara
13 Dispositivos extraglóticos
14 Manejo do paciente com dispositivo extraglótico

CAPÍTULO 12

Ventilação com bolsa-válvula-máscara

Robert F. Reardon
Steven C. Carleton

INTRODUÇÃO

A experiência em ventilação com bolsa-válvula-máscara (VBVM) é uma habilidade fundamental no manejo da via aérea na emergência. A VBVM é a forma inicial de ventilação para pacientes com *drive* respiratório inadequado ou apneia e a primeira linha de resgate quando a sequência rápida de intubação (SRI) ou outras técnicas de via aérea falham. Os dispositivos de bolsa-válvula-máscara sempre estão disponíveis e, muitas vezes, são o único equipamento à disposição nos momentos iniciais de uma emergência em via aérea. A VBVM difícil é relativamente comum em ambientes de emergência, mas os profissionais qualificados podem manejar esse tipo de via aérea de forma confiável e evitar desastres. Infelizmente, a VBVM é muitas vezes delegada a profissionais relativamente inexperientes, e a maioria dos profissionais de saúde acredita que são proficientes em VBVM e, dessa forma, empenham pouco tempo e esforço tentando melhorar suas habilidades. Os profissionais que desejam dominar a VBVM devem prever as dificuldades, empregar a técnica ideal, monitorar e ajustar constantemente, além de utilizar um *checklist* para a solução de problemas.

DISPOSITIVOS DE BOLSA-VÁLVULA-MÁSCARA

Este capítulo se concentra no uso de dispositivos de bolsa-válvula-máscara (BVM) descartáveis com bolsas autoinsufláveis (**Fig. 12.1**), os quais representaram um grande avanço no manejo da via aérea na emergência devido à facilidade de uso. Eles diferem das bolsas de "anestesia" de fluxo livre ou insufladas por fluxo usadas primariamente em ambientes cirúrgicos e na reanimação neonatal, as quais exigem alto fluxo de oxigênio e uma vedação quase perfeita da máscara para a ventilação efetiva. Todas as bolsas de reanimação são projetadas para garantir que o paciente receba oxigênio a 100% a partir do reservatório, eliminando o gás para o ambiente através de uma série de válvulas unidirecionais. As configurações das válvulas variam conforme o fabricante. Em geral, há uma válvula inspiratória tipo "bico de pato" que, quando forçada a abrir pela compressão da bolsa ou pela inalação realizada pelo paciente, fornece oxigênio a 100% a partir do reservatório. Durante o fluxo anterógrado de gás, a válvula expiratória fecha, limitando a entrada de ar do ambiente. Durante a expiração, ocorre o contrário, e a válvula "bico de pato" permanece fechada para evitar o retorno de CO_2 para o reservatório, enquanto a válvula expiratória é aberta, permitindo a saída de ar para o ambiente. A primeira bolsa de reanimação autoinsuflável foi inventada por Henning Ruben e Holger Hesse, em Copenhague, na Dinamarca, em 1956, tendo sido produzida pela Testa Laboratory. Eles chamaram o dispositivo de "AMBU" (Air Mask Bag Unit) e depois trocaram o nome da empresa para Ambu. O nome "AMBU" se tornou sinônimo de bolsa de reanimação autoinsuflável. Os dispositivos de BVM descartáveis estão disponíveis em tamanhos adulto (1.500 a 2.000 mL), pediátrico (450 a 900 mL) e neonatal (220 a 320 mL). As bolsas autoinsufláveis são projetadas para a ventilação de pacientes apneicos, não sendo ideais para

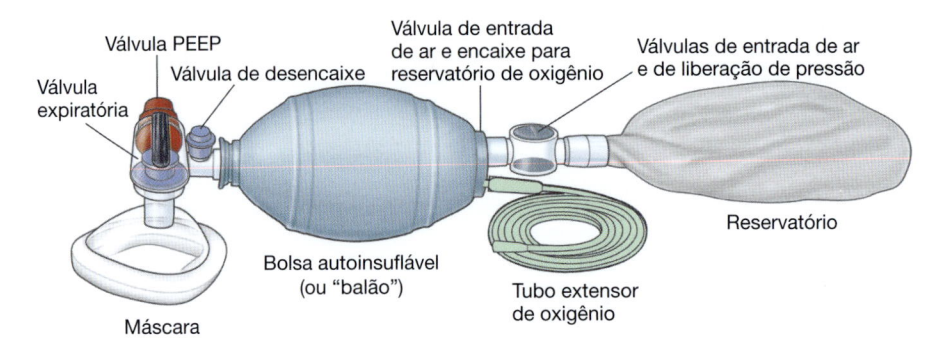

Figura 12.1 Bolsa-válvula-máscara para adultos.

o fornecimento de oxigênio em alto fluxo a pacientes que respiram espontaneamente (ver seção "Evidências"). Elas também não oferecem o mesmo grau de *feedback* sobre a complacência para o profissional em comparação com as bolsas de fluxo livre.

TÉCNICA DE VENTILAÇÃO COM MÁSCARA FACIAL NO AMBIENTE DE EMERGÊNCIA

Muitos profissionais aprendem inicialmente técnicas de ventilação com máscara (VM) no centro cirúrgico, onde a incidência de VM difícil é baixa, havendo utilização frequente de técnicas com uma mão. Isso nem sempre é fácil de transferir para ambientes de emergência, onde uma VBVM difícil deve ser antecipada e técnicas com uma mão são desencorajadas. Os componentes essenciais da VBVM ideal incluem (1) a seleção de equipamentos de tamanho apropriado; (2) a otimização da vedação da máscara facial com uma pegada que permita o máximo avanço mandibular; (3) o posicionamento da cabeça e do pescoço para abrir a via aérea superior; (4) o uso de dispositivos orais e/ou nasais; (5) o bloqueio neuromuscular quando necessário; (6) a atenção ao volume, pressão e frequência; (7) a aplicação de pressão expiratória final positiva (PEEP); (8) a avaliação contínua da adequação da VBVM; e (9) a solução de problemas da VBVM difícil.

Otimização da vedação da máscara facial

Criar uma vedação de máscara adequada sem vazamentos envolve usar o tamanho correto da máscara e garantir o contato ininterrupto entre a máscara e as estruturas faciais. O balonete da máscara deve ser posicionado sobre a ponte nasal, as eminências malares da maxila, os dentes maxilares e mandibulares, o corpo anterior da mandíbula e o sulco entre o mento e a borda alveolar da mandíbula (**Fig. 12.2**). Isso garante que a boca e o nariz sejam totalmente cobertos e que o balonete seja apoiado por estruturas ósseas.

Em geral, a vedação entre a máscara e a face é menos consistente lateralmente sobre as bochechas. Isso é particularmente verdadeiro em pacientes edêntulos nos quais as partes moles sem suporte das bochechas podem fazer contato incompleto com o balonete. Nessas circunstâncias, o suporte facial pode ser mantido, deixando-se as dentaduras no local durante a VBVM, ou restaurado, posicionando-se gazes na face interna das bochechas. A compressão medial das partes moles da face contra as margens externas do balonete pode também reduzir os vazamentos. Mudar o apoio da máscara, de modo que a margem caudal do balonete esteja posicionada na face interna do lábio inferior, pode melhorar a vedação entre a máscara e a face em pacientes edêntulos.

A máscara não deve ser forçada para baixo, empurrando o rosto do paciente durante a VBVM, mas, em vez disso, o rosto do paciente deve ser puxado para cima em direção à máscara. Isso tem implicações significativas sobre o método mais efetivo de manter a máscara posicionada após a obtenção da vedação ideal. Conforme discutido na próxima seção, sempre que possível, deve ser usada uma técnica com duas pessoas, uma delas utilizando as duas mãos para exercer a preensão tenar da máscara.

Técnica de preensão da máscara facial que permite o avanço máximo da mandíbula – preensão tenar

A obstrução funcional da via aérea é comum em pacientes torporosos em posição supina, particularmente quando forem administrados bloqueadores neuromusculares (BNMs). A obstrução funcional resulta do

Ventilação com bolsa-válvula-máscara

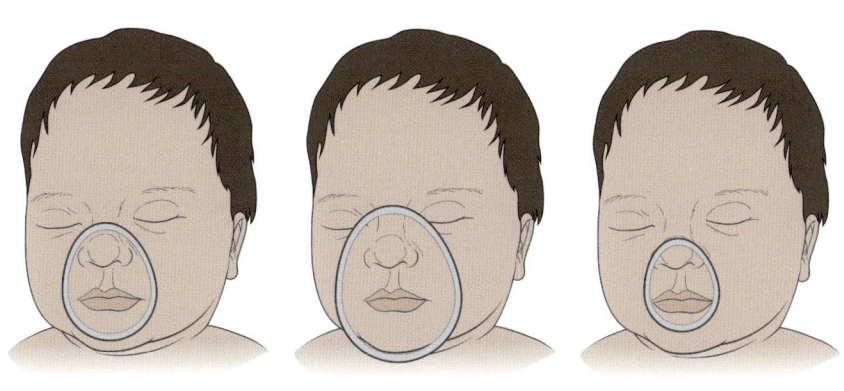

A Correto. Cobre boca, nariz e queixo, mas não os olhos.

B Incorreto. Muito grande. Cobre olhos e estende-se para além do queixo.

C Incorreto. Muito pequena. Não cobre adequadamente nariz e boca.

Figura 12.2 Posicionamento adequado da máscara facial. Ajuste o balonete da máscara antes de posicioná-la sobre a face para melhorar a vedação. Usar o tamanho adequado da máscara é importante, mas é preferível usar uma máscara maior em relação ao adequado do que uma menor.

deslocamento posterior da língua sobre a orofaringe posterior, bem como do relaxamento dos músculos genioglosso, genio-hióideo e hioglosso (**Fig. 12.3**). O avanço mandibular supera a obstrução funcional da via aérea superior e é a melhor maneira de abrir a via aérea superior em um paciente inconsciente ou paralisado (**Fig. 12.4**).

A pegada da máscara facial que permite o máximo avanço mandibular é a preensão tenar. A preensão tenar é realizada com o alinhamento dos dedos em direção ao chão e com a colocação das pontas dos dedos médios atrás do ângulo da mandíbula (**Fig. 12.5**). Ela é chamada de preensão tenar porque o corpo da máscara é mantido no lugar pela eminência tenar das mãos, o que libera quatro dedos para realizar o avanço mandibular. Essa técnica pode ser realizada a partir da cabeceira (Fig. 12.5A) ou ao lado do paciente (Fig. 12.5B). Tal técnica é bastante diferente da pegada tradicionalmente ensinada, a qual não permite o avanço máximo da mandíbula.

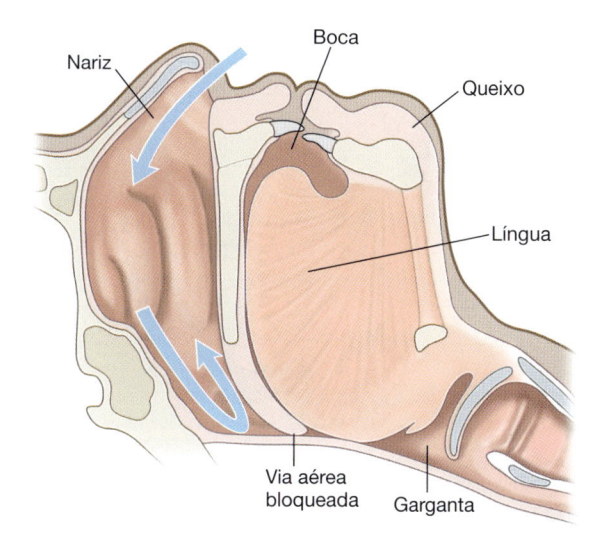

Figura 12.3 Obstrução funcional da via aérea superior em um paciente inconsciente ou paralisado.

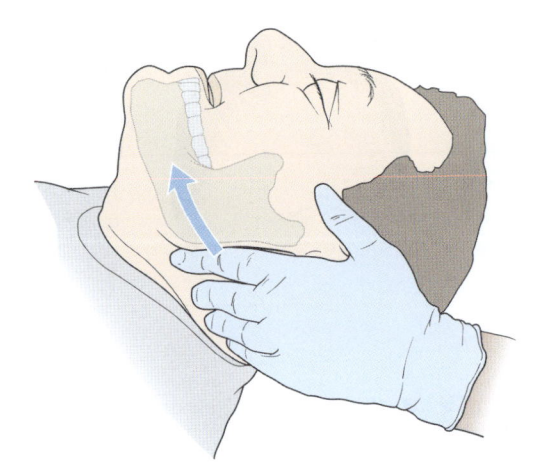

Figura 12.4 Avanço mandibular (ou anteriorização da mandíbula). É útil pensar na anteriorização da mandíbula como uma manobra que cria uma mordedura em que os incisivos inferiores são colocados anteriormente aos incisivos superiores. Essa é a melhor maneira de abrir a via aérea superior e pode ser realizada com segurança sem movimentação da coluna cervical em pacientes com trauma contuso.

Preensão tradicional com uma mão

Na técnica com uma mão, a mão dominante do profissional é usada para segurar e apertar a bolsa, enquanto a mão não dominante é colocada sobre a máscara com o polegar e o dedo indicador parcialmente ao redor do conector da máscara, como se fizessem um sinal de "OK". Essa forma de manuseio é chamada de "pegada C e E", pois o terceiro, quarto e quinto dedos formam a letra "E", enquanto o polegar e o indicador formam a letra "C" ao segurar a máscara (**Fig. 12.6A**). Usando a pegada de máscara com uma mão, é praticamente impossível realizar o avanço mandibular. Ela foi desenvolvida para anestesiologistas que fornecem anestesia inalatória a pacientes com respiração espontânea e não funciona bem para fornecer ventilação com pressão positiva a pacientes com hipoventilação ou apneia. Por esse motivo, a técnica tradicional de segurar a máscara facial com uma mão não deve ser usada durante o manejo da via aérea na emergência, a menos que não haja outra opção (nenhum assistente disponível para apertar a bolsa). Nesse cenário, pode ser melhor colocar um dispositivo extraglótico (DEG) e conectar o paciente a um ventilador (ver Cap. 13), em vez de realizar uma VBVM abaixo do ideal.

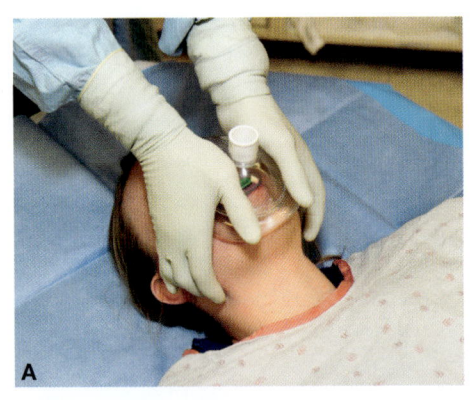

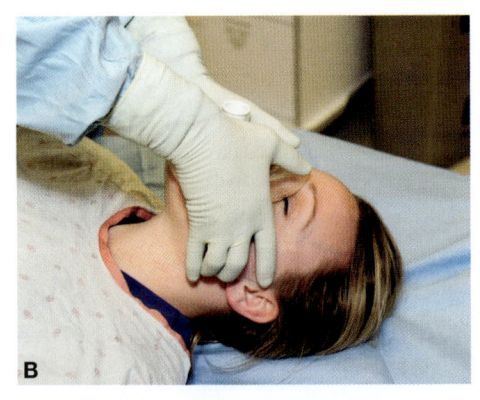

Figura 12.5 Preensão tenar. Essa é a única pegada de máscara que permite o máximo avanço mandibular, devendo ser a técnica de escolha em ambientes de emergência. Ela pode ser realizada a partir da cabeceira (**A**) ou do lado do paciente (**B**).

Ventilação com bolsa-válvula-máscara

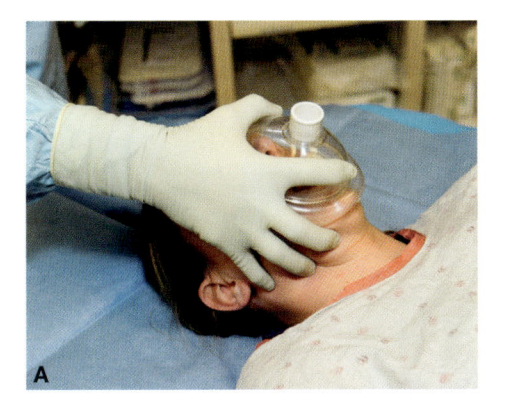

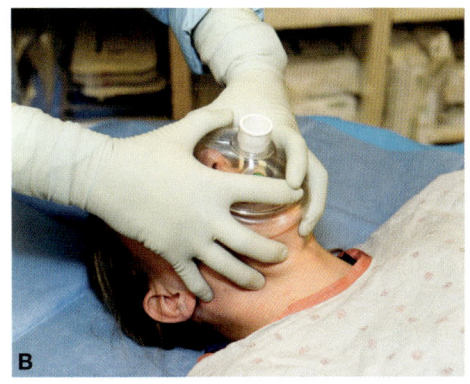

Figura 12.6 **A:** Manuseio da máscara com mão única com a pegada "C e E". **B:** Manuseio da máscara com duas mãos com a pegada dupla convencional "ED".

Pegada de máscara tradicional com duas mãos

As técnicas de segurar a máscara com as duas mãos são muito mais eficazes para fornecer ventilação adequada aos pacientes apneicos, especialmente em ambientes de emergência. Segurar a máscara com as duas mãos permite que o profissional faça uma melhor vedação da máscara e realize o avanço mandibular adequado. A técnica tradicional com duas mãos é apenas uma técnica C e E com duas mãos (**Fig. 12.6B**), mas com essa técnica os dedos do operador estão no corpo da mandíbula e não conseguem realizar o avanço mandibular máximo. Embora os dados sejam mistos, vários estudos mostraram que os volumes de ventilação são maiores e o risco de falha na ventilação é menor com a preensão tenar (ver seção "Evidências").

Manobras de cabeça e pescoço para abrir a via aérea superior

Uma via aérea patente permite a administração de volumes correntes apropriados com a menor pressão positiva possível. A obstrução funcional da via aérea é comum em pacientes torporosos em posição supina, particularmente quando forem administrados BNMs. A obstrução resulta do deslocamento posterior da língua sobre a orofaringe posterior, bem como do relaxamento dos músculos genioglosso, genio-hióideo e hioglosso. O fechamento da via aérea pode também resultar da obstrução da hipofaringe pela epiglote ou pelo colapso circunferencial da hipofaringe quando é perdido o tônus da via aérea. O colapso da via aérea é exacerbado pela flexão da cabeça sobre o pescoço e pela ampla abertura da boca.

O posicionamento ideal da cabeça e do pescoço para a VBVM é o mesmo da laringoscopia direta. Alcançar a melhor posição exigirá movimentos diferentes, dependendo do tamanho e biotipo do paciente. O parâmetro isolado mais importante para garantir a perviedade da via aérea superior é o alinhamento do conduto auditivo externo (CAE) e da incisura esternal. Um adulto magro de tamanho normal precisará de cerca de 7 a 10 cm de elevação da cabeça para alcançar o alinhamento do CAE e da incisura esternal. Isso resulta em cerca de 30° de flexão da coluna cervical inferior (C6-7) e extensão da cabeça (articulação atlanto-occipital, C1-2) (**Fig. 12.7A**). Isso também é conhecido como "posição olfativa" (*sniffing*). Para alcançar essa posição em um paciente obeso, será necessário um coxim grande sob os ombros e pescoço (**Fig. 12.7B**).

Em crianças, a altura do coxim da cabeça varia de acordo com a idade. Crianças pequenas podem não precisar de elevação da cabeça, e crianças mais velhas precisarão de maior elevação da cabeça (**Fig. 12.7C e D**). Recém-nascidos e bebês têm occipitais grandes e, portanto, precisarão elevar o tronco em relação à cabeça para alinhar o CAE e a incisura esternal (**Fig. 12.7E**). Em crianças pré-escolares (de 1 a 5 anos), a cabeça em posição neutra ou em extensão leve (0 a 13°) é mais adequada, e em crianças em idade escolar (de 6 a 10 anos), a extensão ideal da cabeça é de cerca de 16°. Os erros mais comuns em crianças são a falha no alinhamento do CAE e da incisura esternal e a extensão excessiva da cabeça (articulação atlanto--occipital).

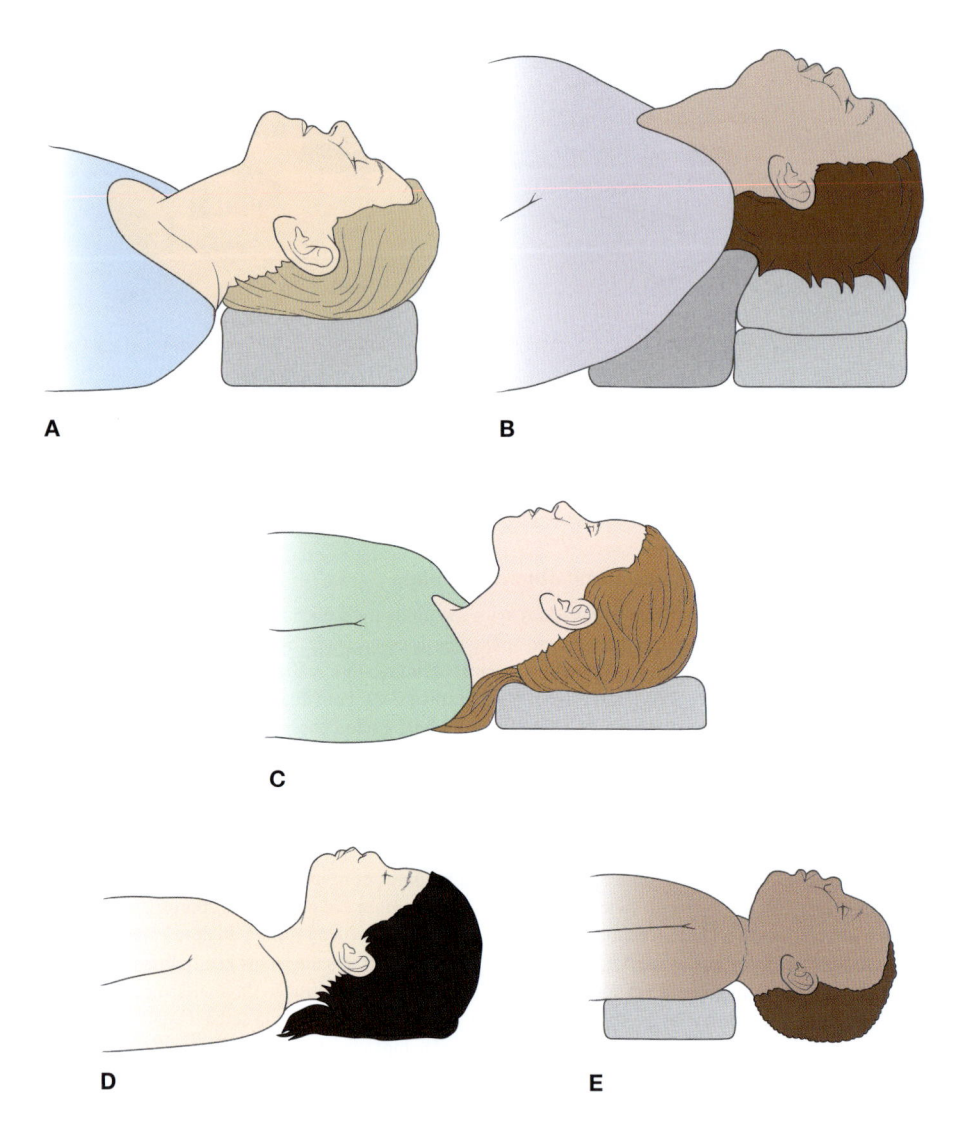

Figura 12.7 Posição ideal da cabeça e do pescoço para abrir a via aérea superior. A: Adulto de tamanho normal. **B:** Adulto com obesidade mórbida. **C.** Criança de 8 anos. **D.** Criança de 3 anos. **E.** Recém-nascido.

Cânulas orofaríngeas e nasofaríngeas

As cânulas orofaríngeas (COFs) e nasofaríngeas (CNFs) ajudam a prevenir a obstrução dinâmica da via aérea superior causada pela língua e a manter uma via aérea patente em pacientes inconscientes ou bloqueados. As COFs geralmente facilitam a manutenção da via aérea de forma mais confiável que as CNFs, mas as COFs são pouco toleradas em pacientes com reflexos de vômito e de tosse preservados. Ambas são subutilizadas no manejo da via aérea na emergência. Deve-se usar um ou mais desses adjuntos sempre que houver dificuldade na VBVM. Quando for difícil manter a patência da via aérea durante a VBVM apenas com uma COF, é possível usar duas CNFs. A escolha do tamanho é fundamental porque uma COF ou CNF que seja muito grande ou muito pequena pode, paradoxalmente, levar à obstrução da via aérea.

Ventilação com bolsa-válvula-máscara

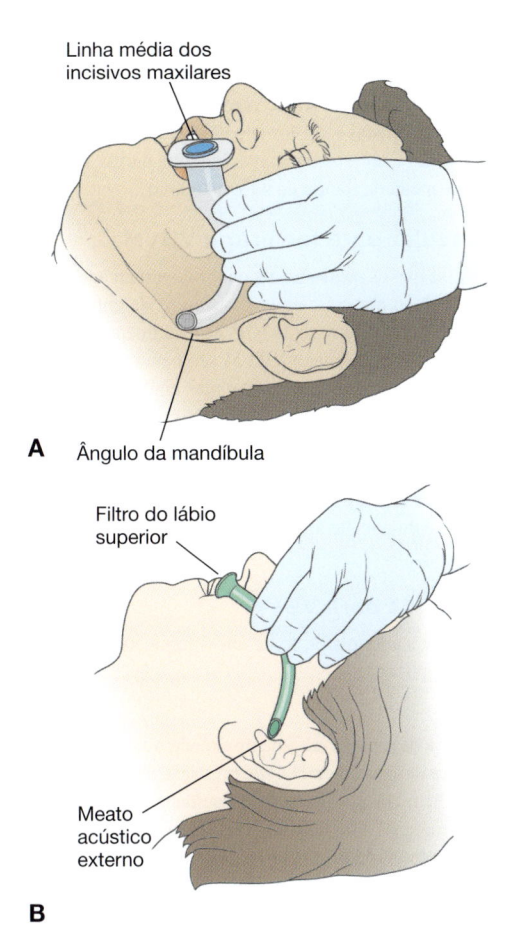

Figura 12.8 Dimensionamento adequado das COFs e CNFs. A: A COF deve cobrir externamente desde a linha média dos incisivos maxilares até o ângulo da mandíbula. O tamanho 8 é apropriado para a maioria das mulheres e o tamanho 9 para a maioria dos homens. **B:** A CNF deve cobrir externamente desde o filtro do lábio superior até o meato acústico externo. O tamanho 6 é apropriado para a maioria das mulheres e o tamanho 7 para a maioria dos homens.

Uma COF de tamanho adequado cobre desde a parte externa da linha média dos incisivos maxilares até o ângulo da mandíbula (**Fig. 12.8A**). O tamanho 8* é apropriado para a maioria das mulheres e o tamanho 9 para a maioria dos homens. Elas visam estender-se do incisivo central até logo antes da epiglote e parede posterior da faringe. Dois métodos de inserção são comumente usados para COFs. Em um deles, a COF é inserida na boca em posição invertida com sua ponta deslizando ao longo do palato. À medida que se completa a inserção, a COF é rotacionada em 180° até sua posição final com o rebordo descansando contra os lábios. Esse método é projetado para minimizar a chance de que a COF impacte contra a língua e a desloque posteriormente. No segundo método, a língua é puxada manualmente para fora e a COF é inserida com sua curva paralela àquela da via aérea até que o rebordo descanse sobre os lábios.

A CNF tem tamanho adequado quando cobre desde a parte externa do filtro do lábio superior até o meato acústico externo (**Fig. 12.8B**). O tamanho 6 é apropriado para a maioria das mulheres e o tamanho 7 para a maioria dos homens.

---

*N. de R.T. A codificação das medidas pode variar entre diferentes países.

Uma CNF bem lubrificada é, então, inserida através do meato nasal inferior paralelamente ao palato até que o rebordo alcance a narina. Ao introduzir uma CNF, a posição recomendada é com sua ponta afastada do septo nasal anterior (lado do bisel virado medialmente) para reduzir a chance de lesão ao plexo de Kiesselbach e reduzir o risco de epistaxe. Se for encontrada resistência, o tubo deve ser trocado por um de tamanho menor ou a inserção deve ser tentada através da outra narina. As contraindicações relativas incluem distúrbios de coagulação e suspeita de fratura da base do crânio.

Bloqueio neuromuscular para facilitar a VBVM

Tradicionalmente, ensinava-se que os profissionais nunca deveriam administrar um BNM até demonstrarem que o paciente podia ser ventilado por máscara com sucesso. No entanto, hoje há evidências de que o bloqueio neuromuscular pode melhorar o sucesso da VBVM e raramente a torna mais difícil. A circunstância em que os BNMs seriam utilizados para facilitar a VBVM seria em um paciente com parada respiratória súbita, sem *drive* respiratório adequado para se manter vivo, mas ainda com tônus muscular suficiente para interferir nas manobras de abertura da via aérea e na ventilação com pressão positiva. A menos que isso se deva a uma condição imediatamente reversível (i.e., *overdose* de heroína), todos esses pacientes serão intubados e, portanto, administrar medicamentos de SRI para facilitar a oxigenação e a VM, enquanto os preparativos para intubação estão sendo finalizados, é uma estratégia razoável. Um benefício adicional de usar o bloqueio neuromuscular nesse cenário é de que ele ajudará a facilitar a inserção de um DEG se a VBVM não puder ser realizada.

Parâmetros ventilatórios para VBVM

A ventilação adequada envolve a administração de um volume corrente, pressão de pico e frequência apropriados para minimizar as complicações.

Volume

A oferta cuidadosa de volume e de pressão facilmente excedem as pressões de abertura dos esfíncteres esofágicos superior e inferior (cerca de 20 a 25 cmH$_2$O de pressão), insuflando o estômago, o que aumenta o risco de regurgitação e aspiração, bem como a perda da capacidade residual funcional à medida que o estômago distende e comprime os diafragmas. Volumes maiores também impactam negativamente no retorno venoso e no débito cardíaco em pacientes suscetíveis com hipovolemia e disfunção cardíaca. Outro agravante é que os volumes dos dispositivos de BVM não sejam padronizados e excedam em muito os volumes correntes desejados para a maioria dos pacientes. A meta para a maioria dos pacientes é de 5 a 8 mL/kg de peso corporal ideal, aproximadamente 400 mL em um adulto médio. Alguns autores têm defendido o uso de BVMs pediátricas para pacientes adultos a fim de minimizar o risco de ventilação excessiva. Embora isso possa ser mais relevante em pacientes intubados e estáveis, não há estudos clínicos que apoiem tal prática no contexto do manejo da via aérea de um paciente gravemente doente ou descompensado na emergência, o que pode resultar em volumes correntes inadequados (ver seção "Evidências").

Pressão

Os fatores que aumentam as pressões de pico incluem tempos inspiratórios curtos, volumes correntes excessivos, abertura incompleta da via aérea, resistência aumentada da via aérea e complacência pulmonar ou torácica diminuída. Vários desses fatores são controláveis, devendo-se atentar para a manutenção da patência da via aérea, a administração da inspiração ao longo de 1 a 2 segundos e a limitação do volume corrente àquele suficiente para produzir elevação discreta do tórax. Alguns defendem o uso rotineiro de válvulas limitadoras de pressão, mas isso pode resultar na incapacidade de ventilar de forma adequada pacientes com pressões intrinsecamente altas na via aérea (ver seção "Evidências").

Frequência

A frequência adequada da VM deve ter como alvo a idade e a condição apropriadas para o volume-minuto, após garantir os volumes correntes adequados. Frequências ventilatórias excessivas levam à ventilação do espaço morto, "empilhamento" da respiração e hipocarbia (alcalose respiratória). Os níveis de CO$_2$ estão diretamente correlacionados com o fluxo sanguíneo cerebral, e os resultados em pacientes com traumatismo cranioencefálico têm se mostrado consistentemente piores quando os pacientes são ventilados em excesso. Além disso, a frequência-padrão para um paciente adulto em parada cardíaca é de 10 respirações por minuto, mas a ventilação excessiva durante a parada cardíaca é comum, de modo que contar em voz alta ou usar um temporizador de luz é útil nessa situação. Também é importante lembrar que alguns pacientes (lactentes, aqueles com acidose grave) precisam de frequências respiratórias mais altas; portanto, determinar a frequência apropriada com base no paciente e na situação é fundamental.

Avaliação da adequação da VBVM

O profissional que aperta a BVM deve sentir simultaneamente a resistência da compressão da bolsa e observar a sutil elevação e descida do tórax do paciente durante a ventilação. Essa informação pode oferecer indícios sobre a complacência torácica e pulmonar do paciente, podendo influenciar a técnica de uso da bolsa. Outros sinais mais objetivos de ventilação adequada são a capnografia e a manutenção de oxigenação apropriada. A capnografia em forma de onda é a melhor maneira de avaliar a adequação da VBVM, pois fornece informações sobre o estado e a frequência da ventilação a cada ciclo ventilatório, para que os problemas possam ser corrigidos imediatamente. A diminuição da saturação de oxigênio é um marcador tardio de VBVM inadequada. Um método de graduação simples usando a forma e os valores da forma de onda da capnografia foi proposto como o método ideal para avaliar o sucesso da VBVM (**Fig. 12.9**).

Insuflação gástrica, manobra de Sellick e risco de aspiração com VBVM

A insuflação do estômago é uma complicação da VBVM que pode ser inevitável, mas esforços devem ser feitos para reduzi-la, se possível. Pacientes com VBVM prolongada e aqueles que são ventilados com maiores volumes correntes e maior pressão – incluindo aqueles com asma, outras doenças pulmonares e obesidade – apresentam maior probabilidade de ter insuflação do estômago. O uso das abordagens discutidas antes para mitigar a ventilação excessiva ajudará a limitar a insuflação do estômago. Estudos demonstram que a aplicação da pressão cricoide (manobra de Sellick) para ocluir o esôfago contra os corpos vertebrais anteriores durante a VBVM pode reduzir a insuflação gástrica. Se os recursos permitirem, considere aplicar uma leve pressão cricoide – uma força suficiente para causar dor se aplicada na ponte do nariz – durante a VBVM em pacientes inconscientes. A compressão deve ser descontinuada imediatamente se forem encontradas altas pressões/resistência e quando a laringoscopia começar.

VENTILAÇÃO COM MÁSCARA DIFÍCIL E IMPOSSÍVEL

A incidência de VM difícil é de 1 a 15% em pacientes cirúrgicos eletivos, dependendo da definição, mas provavelmente muito maior no manejo da via aérea na emergência. A VM facial impossível é rara em pacientes anestesiados eletivamente, mas é mais comum em pacientes do departamento de emergência. As melhores maneiras de lidar com a VM difícil ou impossível são prevê-la, empregar a técnica ideal, ter um plano de solução de problemas e adotar alternativas como um DEG de forma antecipada. A dificuldade de VM pode ser atribuída a fatores relacionados à técnica que podem ser modificados, como uso de um tamanho de máscara inadequado, posicionamento abaixo do ideal, falta de equipamentos adjuntos ou fatores do paciente que

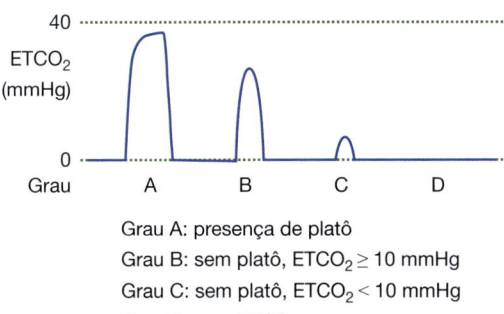

Grau A: presença de platô
Grau B: sem platô, $ETCO_2 \geq 10$ mmHg
Grau C: sem platô, $ETCO_2 < 10$ mmHg
Grau D: sem $ETCO_2$

Figura 12.9 **Uso de capnografia contínua para avaliar objetivamente a adequação da VBVM.** A forma de onda B indica a presença de vazamento da máscara. (Reimpressa com permissão da Elsevier, de Lim KS, Nielsen JR. Objective description of mask ventilation. *Br J Anaesth*. 2016;117(6):828-829; permissão concedida por Copyright Clearance Center, Inc.)

não podem ser modificados, mas que podem ser previstos e mitigados. Usar um *checklist* (ver adiante) para identificar rapidamente problemas passíveis de correção é a melhor maneira de solucionar dificuldades na VBVM.

Prevendo a VBVM difícil ou impossível

Sabe-se que os seguintes fatores estão associados à dificuldade da VBVM:

1. Gênero masculino
2. Barba
3. Movimentação limitada do pescoço
4. Idade avançada (> 45 anos)
5. Obesidade
6. Pescoço curto e grosso
7. Mallampati grau 3 ou 4
8. Limitações na anteriorização mandibular
9. Distância tireomentoniana curta (< 6 cm)
10. Ausência de dentes
11. Bochechas côncavas
12. Histórico de ronco
13. Histórico de irradiação no pescoço

Além dos fatores anteriores, pacientes com doença pulmonar subjacente que requerem altas pressões inspiratórias correm maior risco de vazamento da máscara, bem como de insuflação gástrica e aspiração. Pacientes com trauma são mais difíceis porque costumam ser mantidos em uma posição neutra da coluna, e não na posição olfativa ou em rampa, e sangue ou lesões diretas no rosto podem afetar a vedação da máscara. Os colares cervicais rígidos, se utilizados, devem ser abertos na frente para permitir a anteriorização mandibular. Pacientes pediátricos particularmente correm risco de insuflação gástrica, o que limita o volume corrente e pode rapidamente tornar a VM quase impossível. Em adultos, o preditor clínico mais significativo de VM impossível é um histórico de irradiação cervical.

Técnica ideal e solução de problemas da VBVM difícil

Nem todos os pacientes necessitam de uma técnica ideal para obter ventilação e oxigenação adequadas, mas a VM nunca deve ser considerada difícil ou impossível, a menos que a técnica ideal tenha falhado. Embora os profissionais em geral se concentrem na saturação, a primeira pergunta a fazer é *se a ventilação está ocorrendo* por meio da avaliação da complacência da bolsa, elevação do tórax e capnografia. Use o *checklist* na Tabela 12.1 para solucionar problemas de ventilação rapidamente. Se *a saturação for inadequada, mas a ventilação estiver boa*, o foco deve ser garantir o fluxo de oxigênio, empregar PEEP e manobras de recrutamento, reservatório eficaz e tratar a doença pulmonar (**Tab. 12.1**).

Tabela 12.1 *Checklist* para otimizar a VBVM

Checklist para otimizar a ventilação com máscara:

1. Equipamento de tamanho adequado
2. Vedação ideal da máscara facial com a máxima anteriorização mandibular
   a. Uma pessoa dedicada à máscara com preensão tenar
   b. Vazamento visível/audível
   c. Verificar a forma de onda da capnografia
3. Posicionamento ideal entre o meato acústico externo e a incisura esternal
4. Cânulas oral e/ou nasal posicionadas
5. Considerar doenças pulmonares tratáveis
   a. Pneumotórax hipertensivo
   b. Asma
6. Considerar o bloqueio neuromuscular
7. Fluxo máximo de oxigênio, PEEP, reservatório de oxigênio adequado
8. Falha no equipamento, válvula de segurança ou escape

EXPERIÊNCIA, TREINAMENTO E CURVA DE APRENDIZADO PARA VBVM

A falta de experiência costuma ser um fator na dificuldade da VBVM. Quando a VBVM é inadequada ou impossível em um ambiente de emergência, o profissional mais experiente deve assumir o controle imediatamente. Infelizmente, em muitos ambientes de emergência, pode não haver um profissional mais experiente. Isso destaca a necessidade de os profissionais que trabalham na emergência praticarem as habilidades de VBVM com a preensão tenar com duas mãos, sempre que possível. Quer o treinamento ou a prática da VBVM ocorram em um ambiente clínico ou em cadáveres ou manequins, o objetivo deve ser praticar a VBVM com a forma ideal usando o *checklist* anterior. O treinamento necessário para obter experiência mínima em VBVM em pacientes cirúrgicos eletivos é de 25 procedimentos (ver seção "Evidências"), e o número necessário para obter experiência em ambientes de emergência provavelmente é muito maior. Conforme observado na Introdução, a maioria dos profissionais de saúde pensa erroneamente que são proficientes em VBVM, então empenham pouco tempo e esforço praticando ou tentando melhorar seu nível de habilidade. Os responsáveis pelo treinamento da equipe da emergência devem considerar se seus alunos são proficientes em VBVM e procurar todas as oportunidades possíveis para praticar essa habilidade essencial (ver "VBVM durante o período apneico da SRI" na seção "Evidências").

RESUMO

A VBVM é uma das habilidades mais importantes para o manejo da via aérea na emergência. Os profissionais que trabalham na emergência devem fazer todo o possível para melhorar seu nível de habilidade, sempre fornecer uma VBVM ideal e saber como prever e solucionar problemas de VBVM difícil.

EVIDÊNCIAS

Os dispositivos de VBVM funcionam bem em pacientes que respiram espontaneamente?

Os dispositivos de VBVM são projetados para ventilar e fornecer 100% de F_{IO_2} a pacientes apneicos e costumam ter um desempenho ruim quando usados para "auxiliar" pacientes que respiram espontaneamente. Vários estudos mostram que os dispositivos de VBVM em geral não fornecem oxigênio em alta concentração para pacientes que respiram espontaneamente.[1-7] A menos que haja uma vedação perfeita da máscara (o que é improvável), os pacientes que respiram espontaneamente inalam o ar ambiente ao redor da máscara e acabam recebendo uma baixa concentração de oxigênio. Na sala de cirurgia, uma máscara facial é comumente usada para fornecer 100% de F_{IO_2} usando um aparelho de anestesia, o qual permite o fornecimento de oxigênio na taxa de *flush* ($\geq$ 40 L/min), compensando uma vedação deficiente da máscara. Isso não funciona bem com um dispositivo de VBVM, e uma vedação deficiente da máscara resulta no fornecimento de oxigênio em baixa concentração.[8,9] Além disso, vários estudos mostram que o uso de um dispositivo de VBVM para pacientes com respiração espontânea aumenta o trabalho respiratório, sobremaneira com o aumento da ventilação-minuto e a adição de PEEP.[10-12] Quando pacientes que respiram espontaneamente precisam de alta concentração de oxigênio, preferencialmente deve-se usar pressão positiva na via aérea em dois níveis (BiPAP), pressão positiva contínua na via aérea (CPAP), cânula nasal de alto fluxo (CNAF) ou uma máscara não reinalante (MNR) com oxigênio em fluxo máximo (*flush*).[9,12-14]

Há evidências sobre o uso de válvula de PEEP com dispositivo de VBVM?

Embora seja uma prática comum, há poucas evidências para orientá-la. Vários estudos mostram que quando uma válvula de PEEP descartável é adicionada a uma BVM neonatal, os resultados são inconsistentes.[15-18] Com algumas configurações, as válvulas de PEEP funcionam corretamente, mas com outras, a pressão da PEEP é rapidamente perdida e as pressões desejadas não são fornecidas com precisão.[15,16,18] As recomendações do International Liaison Committee for Resuscitation (ILCOR) de 2010 para reanimação de recém-nascidos sugerem que bolsas autoinsufláveis (BAIs) com válvulas de PEEP "em geral produzem pressões expiratórias finais inconsistentes".[19] Não há evidências publicadas para orientar a prática do uso de válvulas de PEEP com dispositivos de VBVM em adultos. Ao mesmo tempo, é improvável que as válvulas de PEEP causem danos e devem ser testadas se a PEEP for considerada necessária no contexto de VM difícil.

Como o bloqueio neuromuscular afeta a VBVM?

Tradicionalmente, ensinava-se que os pacientes não deveriam ser bloqueados antes do sucesso da VBVM, mas pacientes com parada respiratória aguda costumam apresentar tônus muscular que interfere nas manobras de abertura da via aérea e na ventilação com pressão positiva. Isso é diferente da decisão de administrar BNMs em pacientes com respiração espontânea que necessitam de manejo da via aérea na emergência, nos quais a SRI pode ser inicialmente contraindicada se a VM de resgate falhar. Existem vários estudos mostrando que a paralisia com um bloqueador neuromuscular melhora a VBVM.[20-25] É importante ressaltar que nenhum paciente em nenhum desses estudos se tornou mais difícil de ventilar com BVM após a administração de um bloqueador neuromuscular. O estudo de Soltesz e colaboradores é o mais interessante porque eles estudaram pacientes com alto risco de VBVM difícil e aqueles conhecidos por serem difíceis de ventilar com máscara. Eles descobriram que os volumes correntes medianos aumentaram de 350 para 600 mL após o bloqueio neuromuscular completo. Muitos algoritmos modernos de via aérea difícil recomendam que um bloqueador neuromuscular seja tentado no caso de uma VBVM difícil.[26,27]

É apropriado realizar a VBVM durante o período apneico da SRI?

O ensino tradicional não recomendava ventilação com pressão positiva durante o período apneico da SRI, a menos que ocorresse uma dessaturação crítica devido à preocupação com a insuflação gástrica e a regurgitação. Casey mostrou que a realização de VBVM entre a indução da SRI e a laringoscopia melhora as saturações de oxigênio e reduz a incidência de hipoxemia grave na unidade de terapia intensiva (UTI) sem aumento da aspiração.[28] Esses resultados, no entanto, são difíceis de extrapolar para populações de emergência. Neste estudo, não havia estratégias padronizadas de pré-oxigenação e os pacientes considerados de alto risco de aspiração foram excluídos. Além disso, praticamente todos os pacientes estavam sendo intubados por insuficiência respiratória hipoxêmica e, portanto, a relação risco-benefício da VBVM intervalada durante a SRI pode não ser a mesma para todos os pacientes no departamento de emergência. Essas descobertas também podem ser explicadas por esforços insuficientes na pré-oxigenação. No departamento de emergência, é razoável realizar uma VM cuidadosa e deliberada quando o médico acreditar que o risco de dessaturação rápida supera o risco de aspiração. Independentemente disso, essa prática não deve substituir a pré-oxigenação adequada.

A rotação da cabeça melhora a VBVM?

Alguns especialistas têm ensinado que a rotação da cabeça melhora a VBVM. Há dois estudos que abordam essa questão, com resultados conflitantes. Ambos os estudos foram realizados em adultos em apneia anestesiados no centro cirúrgico. Um deles mostrou que 45° de rotação lateral da cabeça aumentavam significativamente o volume corrente durante a VM facial, e o outro não encontrou nenhuma mudança significativa com 30° de rotação da cabeça.[29,30] Portanto, pode ser útil tentar a rotação da cabeça em casos de VBVM difícil, mas isso não pode ser amplamente recomendado.

Deve-se aplicar pressão cricoide durante a VBVM?

Se houver equipe suficiente disponível, essa técnica pode ser vantajosa, especialmente durante a VBVM prolongada. A aplicação adequada da pressão cricoide parece reduzir o volume de ar que entra no estômago quando a VBVM é realizada com pressões inspiratórias baixas a moderadas.[31] Embora um estudo de radiologia tenha demonstrado que a pressão cricoide pode não ocluir de maneira confiável o esôfago,[32] um estudo recente mostrou o oposto.[33] Como a pressão cricoide pode causar obstrução da via aérea, ela deve ser liberada imediatamente se a VBVM for difícil.[34,35]

As válvulas de segurança são sempre úteis em situações de emergência?

Não, as válvulas de segurança destinam-se a prevenir o barotrauma em pacientes com pulmões normais. Em pacientes graves com altas pressões na via aérea, elas impedirão a ventilação adequada. Alguns especialistas em pediatria recomendam que as válvulas de segurança sejam abertas rotineiramente em ambientes de emergência.[36,37]

Devemos nos livrar das bolsas de reanimação de tamanho adulto?

Alguns sugeriram a substituição de bolsas de reanimação de tamanho adulto (≈1.000 mL) por bolsas de tamanho pediátrico (≈500 mL).[38] Atualmente, não há evidências suficientes apoiando essa mudança. Embora a ventilação de baixa pressão e baixo volume corrente seja apropriada para a maioria dos pacientes que estão em parada cardíaca ou na UTI após a reanimação inicial, as equipes da emergência manejam pacientes com uma ampla variedade de distúrbios anatômicos e fisiológicos, e é provável que alguns deles precisem de maior pressão e volume de ventilação em situações extremas. Não há estudos clínicos sobre o uso de bolsas de reanimação pediátrica em adultos abordando uma grande variedade de emergências em via aérea. A extrapolação de dados de pacientes intubados no centro cirúrgico ou de estudos com manequins pode ser inadequada, e há evidências significativas de que o volume administrado com a VBVM costuma ser menor do que o esperado, especialmente com profissionais inexperientes.[39-41]

Há evidências de que a preensão tenar seja melhor do que a técnica tradicional de C e E com duas mãos?

Em um estudo com pacientes apneicos anestesiados em centro cirúrgico, foi demonstrado que o uso da máscara com preensão tenar com duas mãos resultou em volumes de ventilação substancialmente maiores e menos falhas de ventilação em comparação com a técnica tradicional *C e E* com duas mãos para VM administrada por iniciantes.[39] Outro estudo comparou a preensão *C e E* com duas mãos e a preensão tenar em pacientes apneicos obesos anestesiados por profissionais mais experientes e mostrou resultados semelhantes.[42]

REFERÊNCIAS

1. Mills PJ, Baptiste J, Preston J, Barnas GM. Manual resuscitators and spontaneous ventilation–an evaluation. *Crit Care Med*. 1991;19(11):1425-1431.
2. Robinson A, Ercole A. Evaluation of the self-inflating bag-valve-mask and non-rebreather mask as preoxygenation devices in volunteers. *BMJ Open [Internet]*. 2012;2(5).
3. Nimmagadda U, Ramez Salem M, Joseph NJ, et al. Efficacy of preoxygenation with tidal volume breathing [Internet]. *Anesthesiology*. 2000;93(3):693-698.
4. Carter BG, Fairbank B, Tibballs J, Hochmann M, Osborne A. Oxygen delivery using self-inflating resuscitation bags. *Pediatr Crit Care Med*. 2005;6(2):125-128.
5. Mazzolini DG Jr, Marshall NA. Evaluation of 16 adult disposable manual resuscitators. *Respir Care*. 2004;49(12):1509-1514.
6. Kwei P, Matzelle S, Wallman D, Ong M, Weightman W. Inadequate preoxygenation during spontaneous ventilation with single patient use self-inflating resuscitation bags. *Anaesth Intensive Care*. 2006;34(5):685-686.
7. Grauman S, Johansson J, Drevhammar T. Large variations of oxygen delivery in self-inflating resuscitation bags used for preoxygenation–a mechanical simulation. *Scand J Trauma Resusc Emerg Med*. 2021;29(1):98.
8. Russell T, Ng L, Nathan E, Debenham E. Supplementation of standard pre-oxygenation with nasal prong oxygen or machine oxygen flush during a simulated leak scenario. *Anaesthesia*. 2014;69(10):1133-1137.
9. Driver BE, Klein LR, Carlson K, Harrington J, Reardon RF, Prekker ME. Preoxygenation with flush rate oxygen: comparing the nonrebreather mask with the bag-valve mask. *Ann Emerg Med*. 2018;71(3):381-386.
10. Hess D, Hirsch C, Marquis-D'Amico C, Kacmarek RM. Imposed work and oxygen delivery during spontaneous breathing with adult disposable manual ventilators. *Anesthesiology*. 1994;81(5):1256-1263.
11. Kacmarek RM, Mang H, Barker N, Cycyk-Chapman MC. Effects of disposable or interchangeable positive end-expiratory pressure valves on work of breathing during the application of continuous positive airway pressure. *Crit Care Med*. 1994;22(8):1219-1226.
12. Groombridge CJ, Ley E, Miller M, Konig T. A prospective, randomised trial of pre-oxygenation strategies available in the pre-hospital environment. *Anaesthesia*. 2017;72(5):580-584.
13. Driver BE, Prekker ME, Kornas RL, Cales EK, Reardon RF. Flush rate oxygen for emergency airway preoxygenation. *Ann Emerg Med*. 2017;69(1):1-6.
14. Groombridge C, Chin CW, Hanrahan B, Holdgate A. Assessment of common preoxygenation strategies outside of the operating room environment. *Acad Emerg Med*. 2016;23(3):342-346.
15. Morley CJ, Dawson JA, Stewart MJ, Hussain F, Davis PG. The effect of a PEEP valve on a Laerdal neonatal self-inflating resuscitation bag. *J Paediatr Child Health*. 2010;46(1-2):51-56.

16. Bennett S, Finer NN, Rich W, Vaucher Y. A comparison of three neonatal resuscitation devices. *Resuscitation*. 2005;67(1):113-118.
17. Tracy M, Shah D, Priyadarshi A, Hinder M. The effectiveness of Ambu neonatal self-inflating bag to provide consistent positive end-expiratory pressure. *Arch Dis Child Fetal Neonatal Ed*. 2016;101(5):F439-F443.
18. Kelm M, Proquitté H, Schmalisch G, Roehr CC. Reliability of two common PEEP-generating devices used in neonatal resuscitation. *Klin Padiatr*. 2009;221(7):415-418.
19. Kattwinkel J, Perlman JM, Aziz K, et al. Part 15: Neonatal resuscitation [Internet]. *Circulation*. 2010;122(18_suppl_3).
20. Soltész S, Alm P, Mathes A, Hellmich M, Hinkelbein J. The effect of neuromuscular blockade on the efficiency of facemask ventilation in patients difficult to facemask ventilate: a prospective trial. *Anaesthesia*. 2017;72(12):1484-1490.
21. Sachdeva R, Kannan TR, Mendonca C, Patteril M. Evaluation of changes in tidal volume during mask ventilation following administration of neuromuscular blocking drugs. *Anaesthesia*. 2014;69(8):826-831.
22. Warters RD, Szabo TA, Spinale FG, DeSantis SM, Reves JG. The effect of neuromuscular blockade on mask ventilation. *Anaesthesia*. 2011;66(3):163-167.
23. Ikeda A, Isono S, Sato Y, et al. Effects of muscle relaxants on mask ventilation in anesthetized persons with normal upper airway anatomy. *Anesthesiology*. 2012;117(3):487-493.
24. Engelhardt T, Weiss M. Difficult mask ventilation and muscle paralysis. *Anesthesiology*. 2013;118(4):994.
25. Joffe AM, Ramaiah R, Donahue E, et al. Ventilation by mask before and after the administration of neuromuscular blockade: a pragmatic non-inferiority trial. *BMC Anesthesiol*. 2015;15:134.
26. Frerk C, Mitchell VS, McNarry AF, et al. Difficult Airway Society 2015 guidelines for management of unanticipated difficult intubation in adults. *Br J Anaesth*. 2015;115(6):827-848.
27. Combes X, Le Roux B, Suen P, et al. Unanticipated difficult airway in anesthetized patients: prospective validation of a management algorithm. *Anesthesiology*. 2004;100(5):1146-1150.
28. Casey JD, Janz DR, Russell DW, et al. Bag-mask ventilation during tracheal intubation of critically ill adults. *N Engl J Med*. 2019;380(9):811-821.
29. Itagaki T, Oto J, Burns SM, Jiang Y, Kacmarek RM, Mountjoy JR. The effect of head rotation on efficiency of face mask ventilation in anaesthetised apnoeic adults: a randomised, crossover study. *Eur J Anaesthesiol*. 2017;34(7):432-440.
30. Matsunami S, Komasawa N, Konishi Y, Minami T. Head elevation and lateral head rotation effect on facemask ventilation efficiency: randomized crossover trials. *Am J Emerg Med*. 2017;35(11):1709-1712.
31. Petito SP, Russell WJ. The prevention of gastric inflation–a neglected benefit of cricoid pressure. *Anaesth Intensive Care*. 1988;16(2):139-143.
32. Smith KJ, Dobranowski J, Yip G, Dauphin A, Choi PT-L. Cricoid pressure displaces the esophagus: an observational study using magnetic resonance imaging. *Anesthesiology*. 2003;99(1):60-64.
33. Pellrud R, Ahlstrand R. Pressure measurement in the upper esophagus during cricoid pressure: a high-resolution solid-state manometry study [Internet]. *Acta Anaesthesiol Scand*. 2018;62(10):1396-1402.
34. Allman KG. The effect of cricoid pressure application on airway patency. *J Clin Anesth*. 1995;7(3):197-199.
35. Hartsilver EL, Vanner RG. Airway obstruction with cricoid pressure. *Anaesthesia*. 2000;55(3):208-211.
36. O'Neill J, Scott C, Kissoon N, Wludyka P, Wears R, Luten R. Pediatric self-inflating resuscitators: the dangers of improper setup. *J Emerg Med*. 2011;41(6):607-612.
37. Driver BE, Atkins AH, Reardon RF. The danger of using pop-off valves for pediatric emergency airway management. *J Emerg Med*. 2020;59(4):590-592.
38. Wenzel V, Keller C, Idris AH, Dörges V, Lindner KH, Brimacombe JR. Effects of smaller tidal volumes during basic life support ventilation in patients with respiratory arrest: good ventilation, less risk? *Resuscitation*. 1999;43(1):25-29.

39. Gerstein NS, Carey MC, Braude DA, et al. Efficacy of facemask ventilation techniques in novice providers. *J Clin Anesth*. 2013;25(3):193-197.
40. Doerges V, Sauer C, Ocker H, Wenzel V, Schmucker P. Smaller tidal volumes during cardiopulmonary resuscitation: comparison of adult and paediatric self-inflatable bags with three different ventilatory devices. *Resuscitation*. 1999;43(1):31-37.
41. Kroll M, Das J, Siegler J. Can altering grip technique and bag size optimize volume delivered with bag-valve-mask by emergency medical service providers? *Prehosp Emerg Care*. 2019;23(2):210-214.
42. Fei M, Blair JL, Rice MJ, et al. Comparison of effectiveness of two commonly used two-handed mask ventilation techniques on unconscious apnoeic obese adults. *Br J Anaesth*. 2017;118(4):618-624.

CAPÍTULO 13

Dispositivos extraglóticos

Erik G. Laurin
Leslie V. Simon
Darren A. Braude

INTRODUÇÃO

Os dispositivos extraglóticos (DEGs) consistem em vias aéreas artificiais que são inseridas na parte superior do esôfago ou hipofaringe, mas não através da glote, com o objetivo de fornecer uma passagem de gás para dentro e para fora dos pulmões. Aqueles que ficam acima da laringe são denominados dispositivos *supraglóticos* (DSGs), enquanto aqueles que ficam posteriormente à glote na parte superior do esôfago são denominados dispositivos *retroglóticos* (DRGs).

Historicamente, esses dispositivos eram usados para casos de cirurgia eletiva em pacientes em jejum, mas com o tempo seu papel fundamental no tratamento de emergência da via aérea foi aprimorado. Os DEGs em geral são colocados às cegas e podem ser usados como vias aéreas primárias (alternativas) ou secundárias (resgate). As vias aéreas extraglóticas costumam ser mais fáceis de utilizar do que a ventilação com máscara facial ou a intubação traqueal e demonstraram fornecer um grau substancial, mas não completo, de proteção contra a aspiração.

A pressão de vazamento do balonete, que é a pressão dentro das vias aéreas até a qual o dispositivo evita o vazamento de ar, varia de acordo com o dispositivo e o encaixe. Os DRGs em geral têm pressões de vazamento do balonete maiores (até 35 a 40 cmH_2O) em comparação com os DSGs (25 a 30 cmH_2O). Essa vedação mais estrita pode ser vantajosa em pacientes com alta resistência intrínseca das vias aéreas que requerem altos picos de pressão (p. ex., asma ou obesidade) ou se a anatomia glótica estiver distorcida por hematoma, infecção ou massa, exigindo aumento da pressão de enchimento. Esses dispositivos também podem fornecer algum efeito de tamponamento para o sangramento na via aérea superior. Existem preocupações, provenientes de estudos com animais, de que os DRGs exerçam mais pressão sobre os vasos carotídeos do que os DSGs, mas isso não foi demonstrado por estudos em humanos.

Para fins de manejo emergencial da via aérea, o DEG ideal seria barato, fácil de usar, disponível em tamanhos pediátricos, teria um alto sucesso na primeira tentativa de oxigenação e ventilação em uma ampla variedade de circunstâncias clínicas, permitiria a drenagem gástrica e serviria como um canal até a traqueia para intubação. Existem vários produtos que atendem a essas expectativas; no entanto, há poucas pesquisas que demonstrem a clara superioridade de um dispositivo específico em relação aos outros. A escolha de qual DEG incluir em seus suprimentos de via aérea pode se resumir à preferência por características específicas ou ao que é padronizado em outras partes do hospital ou nos serviços pré-hospitalares locais, porque é importante ter consistência e familiaridade. A maioria dos dispositivos usados em ambientes de emergência são de uso único e baratos.

Todos os DRGs contêm dois balões de alto volume e baixa pressão, um distal para ocluir o esôfago e outro proximal para ocluir a faringe, com fenestrações entre os balões, que se alinham com a entrada da laringe para permitir a passagem de ar. Os DRGs podem ter um único lúmen (King LT) ou lumens duplos (combitube traqueal esofágico [ETC], EasyTube). O segundo lúmen pode oferecer uma opção de ventilação em caso de inserção na traqueia, evento este muito raro e que pode torná-lo uma situação ainda mais complexa. Na prática comum, os DRGs são inseridos às cegas, mas há forte evidência na literatura sustentando a visualização direta para a colocação do ETC quando há equipamento e experiência prévia. Isso pode ser extrapolado para o EasyTube e possivelmente até para o King LT. Essa técnica de inserção pode reduzir alguns dos problemas comumente encontrados com esses dispositivos, sobretudo o trauma da faringe posterior.

O DSG prototípico é o Laryngeal Mask Airway, mas agora há uma variedade substancial de outros DSGs disponíveis. Esses dispositivos podem ser diferenciados por um balonete inflável ou de gel, pelo fato de estarem disponíveis em tamanhos pediátricos, por incluírem um canal secundário para passagem de um tubo de drenagem gástrica (dispositivos de segunda geração) e por facilitarem a intubação às cegas ou endoscópica.

INDICAÇÕES PARA USO NO MANEJO EMERGENCIAL DA VIA AÉREA

As indicações para esses dispositivos aumentaram nas últimas três décadas e atualmente incluem seu potencial para uso como:

Via aérea primária

- Sempre que a ventilação com máscara facial é indicada, mas é desafiadora, desde que o paciente não apresente reflexo de vômito.
- Manejo da via aérea na parada cardíaca em pacientes pediátricos e adultos (ver Cap. 5).
- Sequência rápida de via aérea, uma alternativa à sequência rápida de intubação (SRI) para o manejo da via aérea facilitado por medicamentos no ambiente pré-hospitalar (ver Cap. 30).
- Como um canal para facilitar a intubação traqueal (ver Cap. 17).

Via aérea secundária

- Quando um paciente necessita de ventilação com pressão positiva após tentativas malsucedidas de intubação ou quando se prevê que tentativas adicionais de intubação serão malsucedidas ou potencialmente prejudiciais.
- Em uma situação de via aérea falha "*não consigo* intubar, *não consigo* oxigenar" enquanto se prepara simultaneamente para uma via aérea cirúrgica.

CONTRAINDICAÇÕES AO USO

Não há contraindicações absolutas para o uso de um DEG durante emergências na via aérea. A relutância em tentar a colocação do DEG quando há contraindicações relativas é uma armadilha comum.

Contraindicações relativas para o uso de um DEG:

Necessidade de altas pressões nas vias aéreas (doença pulmonar obstrutiva, obesidade, etc.)
Alto risco de aspiração (sangue ou vômito na boca)
Edema, obstrução ou distorção distal das vias aéreas
Reflexo de vômito intacto

Contraindicações relativas específicas para um DRG:

Possível doença esofágica, como estenoses, varizes ou ingestões cáusticas (risco de perfuração da mucosa)

DISPOSITIVOS RETROGLÓTICOS

A via aérea com obturador esofágico e a via aérea com tubo gástrico esofágico estavam entre os primeiros DRGs desenvolvidos e abriram o caminho para os DEGs modernos, mas não têm um papel no manejo contemporâneo da via aérea. Os DRGs atuais representam uma grande melhora em relação a esses primeiros dispositivos, tendo demonstrado sua efetividade e segurança no rápido estabelecimento da oxigenação e ventilação em várias situações de emergência. O DRG prototípico é o combitube traqueal esofágico (ETC, Tyco-Healthcare-Kendall-Sheridan, Mansfield, MA), embora tenha sido amplamente suplantado pelo tubo laríngeo King (King LT, Ambu Inc. USA, Columbia, MD). O ETC e o EasyTube têm portas de insuflação distintas para cada balonete, enquanto o King LT tem uma única porta de insuflação que infla os balonetes superior e inferior com uma única injeção de ar. A vantagem deste último é sua simplicidade, embora durante a troca do DRG por um tubo traqueal pode ser benéfico manter a oclusão esofágica enquanto se esvazia o balonete superior para a laringoscopia.

Combitube traqueal esofágico

O ETC (**Fig. 13.1**) está em uso por muito mais tempo do que qualquer outro DRG e, assim, acumulou uma grande quantidade de evidências descrevendo suas indicações, contraindicações, benefícios e riscos. O ETC demonstrou ser uma via aérea primária fácil e efetiva, particularmente no ambiente pré-hospitalar, sendo também uma via aérea de resgate em caso de intubação falha. As complicações são raras, mas ocasionalmente muito graves e provavelmente subnotificadas. Essas complicações estão relacionadas sobretudo ao trauma das vias aéreas superiores e do esôfago decorrentes da inserção excessivamente agressiva sem a técnica adequada ou ao excesso de insuflação do balão. O ETC é fornecido em dois tamanhos: cateter 37 French (F) SA (adulto pequeno) e cateter 41 F Regular, os quais, conforme as informações da embalagem, devem ser usados em pacientes com 1,22 m a 1,67 m de altura e mais de 1,67 m, respectivamente. Porém, pesquisas de pós-vendas demonstraram que o tamanho para adulto pequeno deveria ser usado até uma altura de 1,82 m. Não há ETC adequado para uso em crianças ou em pacientes com altura < 1,22 m. Devido a seus balonetes robustos e grandes, o ETC pode gerar algumas das maiores pressões de pico ventilatórias antes que ocorra vazamento (até 40 cmH_2O), podendo ser o DEG de escolha quando é prevista uma ventilação difícil. Embora o ETC tenha méritos, ele caiu em desuso porque não pode facilitar a intubação, não está disponível em tamanhos pediátricos e tem uma técnica de inserção mais complicada do que outros DRGs.

Rusch EasyTube

O Rusch EasyTube é outro DRG de balonete duplo e lúmen duplo que visa melhorar o ETC. Se estiver na traqueia, o tamanho e o formato da ponta distal são semelhantes a um tubo traqueal padrão. O fabricante sugere que o risco de trauma traqueal em relação ao ETC é reduzido devido ao diâmetro menor do EasyTube ao nível da ponta distal, embora isso não tenha sido validado em ensaios clínicos. O EasyTube não contém látex e é fornecido em dois tamanhos, 28 F e 41 F, com o tamanho menor para pacientes de até 91 cm de altura em comparação com a limitação de 1,22 m para o ETC. Há mínimas evidências de estudos em seres humanos demonstrando a taxa de sucesso do EasyTube em comparação com máscara laríngea (ML), ETC ou

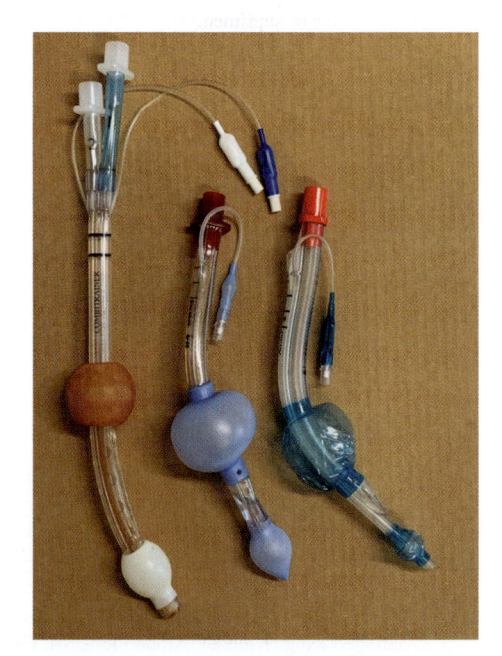

Figura 13.1 Dispositivos retroglóticos (DRGs). Os DRGs mais comuns (*da esquerda para a direita*): Combitube, King LT-D (DEG de primeira geração), King LTS-D (DEG de segunda geração). DEG, dispositivo extraglótico.

King LT, embora os dados iniciais pareçam promissores. Múltiplos estudos com manequins mostram que ele é semelhante ao ETC em termos de velocidade de inserção, sucesso da ventilação e retenção das habilidades. Há necessidade de mais dados para determinar seu papel no manejo da via aérea de emergência.

Laryngeal Tube Airway

O Laryngeal Tube Airway (conhecido como King Airway ou King LT na América do Norte) (Fig. 13.1) é um DRG novo de lúmen simples e de silicone (não contém látex) que se baseia na suposição de que a inserção às cegas irá praticamente sempre resultar em posicionamento esofágico. Os dois balonetes são insuflados ao mesmo tempo, utilizando uma única via. As versões descartáveis vêm com o designador "D", e aquelas com uma ponta distal aberta para permitir a descompressão gástrica vêm com o designador "S" para sucção. A versão mais comum para uso na emergência é o King LTS-D. É necessária uma distância interdental aproximada de 20 mm para a inserção, comparável à do ETC. O tamanho do King LT se baseia primariamente na altura, como o ETC, embora haja diretrizes para a escolha do tamanho baseadas no peso fornecidas para crianças. Uma faixa completa de tamanhos, do recém-nascido (< 5 kg) ao adulto, está disponível.

Uma nova versão iLT-D para facilitar a intubação com um tubo traqueal padrão e uma via para descompressão gástrica foi recentemente disponibilizada em algumas partes do mundo, devendo logo estar disponível nos Estados Unidos. Embora a intubação por meio desse dispositivo possa ser realizada às cegas, ela fica mais fácil por via endoscópica para aumentar a taxa de sucesso. Após a passagem bem-sucedida do tubo traqueal pelo iLT-d, o iLT-d pode ser removido desconectando o conector da bolsa do tubo traqueal, esvaziando o balonete no iLT-d e, em seguida, removendo-o sobre o tubo traqueal enquanto este é estabilizado. Ainda não há dados suficientes disponíveis para avaliar este produto, mas ele pode ser promissor para vias aéreas desafiadoras, como na obesidade mórbida.

A facilidade de uso tornou o King LT um dos DRGs mais usados no atendimento pré-hospitalar. O King LT é inserido através da faringe e às cegas até o esôfago de maneira semelhante ao ETC, exceto por haver menor experiência relatada com o uso de um laringoscópio, e a manobra de Lipp (dobrar manualmente a ponta do dispositivo para ajudar a navegar pela base da língua) não é recomendada. Há raros relatos publicados de posicionamento traqueal acidental com essa técnica.

Técnica de inserção – supondo que não haja visualização

1. Escolha o dispositivo de tamanho correto com base no peso do paciente (pediatria) ou na altura (adultos)
2. Reúna os suprimentos
3. Teste o balonete e depois esvazie
4. Aplique lubrificante se as membranas mucosas não estiverem muito úmidas
5. Coloque o paciente em posição neutra ou olfativa
6. Faça uma anteriorização da mandíbula com a mão não dominante
7. Coloque o LT na boca do paciente em um ângulo de aproximadamente 45° em relação à linha média
8. Avance o tubo pela faringe enquanto gira para a linha média
9. Avance suave e delicadamente até que o flange do conector da bolsa codificado por cores esteja alinhado com os incisivos, a menos que seja encontrada resistência.
10. Os balonetes devem ser insuflados através da porta única com a quantidade de ar recomendada para o tamanho do dispositivo. Um King-LT tamanho 4 (o tamanho mais usado) requer 60 mL de ar.
11. A ventilação é, então, tentada *enquanto* o dispositivo é lentamente tracionado, monitorando cuidadosamente até que se observe ventilação sem restrição e elevação do tórax junto com a capnografia e sons pulmonares bilateralmente. É comum que os profissionais interrompam a tração quando observam o primeiro sinal de ventilação, o que pode deixar as saídas de ventilação distais ficarem muito profundas, de modo que o ar seja direcionado para o estômago em vez dos pulmões. Sugerimos que seja tracionado cerca de 1 ou 2 cm (menos para os tamanhos pediátricos menores e mais para os tamanhos adultos) além do ponto em que a ventilação primeiramente ocorre, parando quando a ventilação ficar mais proeminente e fácil de realizar. Isso garante que toda a ventilação seja direcionada para os pulmões.
12. Continue com a ventilação adequada
13. Fixe o dispositivo na posição
14. Passe uma sonda gástrica, se possível, para descomprimir o estômago

Se não for possível ventilar com um dispositivo de tamanho adequado, ele em geral está inserido muito profundamente. Após o posicionamento correto, o King LT funciona de maneira muito semelhante àquela do ETC com possibilidades similares de ventilação e oxigenação, além de proteção da via aérea. Embora não tenha havido muitos relatos de complicações, foi relatado traumatismo da via aérea. Também foi relatado edema clinicamente significativo da língua, em um caso ocorrendo tão cedo quanto 45 minutos após a inserção, mas esses casos parecem ser raros. O balonete também pode deslocar a língua para a frente, criando a ilusão de edema. Ainda assim, a inserção prolongada de qualquer DRG não é recomendada e a troca por um tubo traqueal é estimulada dentro de 2 a 4 horas quando isso puder ser feito de forma segura. Devido a preocupações com relação a isquemia da mucosa e possíveis efeitos sobre a perfusão cerebral, é aconselhável o uso de um manômetro para verificar as pressões dos balonetes, em vez de confiar nos volumes sugeridos.

DISPOSITIVOS SUPRAGLÓTICOS

Os DSGs consistem em uma máscara laríngea (balonete) que fica sobre a glote, selando o esôfago proximal, a base da língua e estruturas glóticas laterais, e um tubo de ventilação que atravessa a faringe e sai pela boca, terminando em um conector de bolsa. Existem muitas marcas e variedades de DSGs para escolher. As principais diferenças funcionais incluem (a) a presença ou ausência de um canal para a sonda gástrica; (b) se o manguito é inflável, não inflável ou autopressurizante; (c) a capacidade de uso como conduto de intubação; (d) a facilidade de inserção; e (e) a faixa de tamanho disponível. Historicamente, os DSGs foram projetados e destinados especificamente para o tratamento eletivo da via aérea no centro cirúrgico, mas agora há um uso generalizado em ambientes de emergência, gerando novos desenhos que incorporam essas características preferidas.

Os DSGs são fáceis de usar, possuem alta taxa de sucesso, produzem pouca resposta hemodinâmica adversa na inserção e desempenham um papel significativo no manejo de resgate da via aérea de emergência. Taxas de sucesso de ventilação próximas a 100% foram relatadas nas séries em centro cirúrgico e em torno de 95% nas séries de emergência. Foi demonstrado que a intubação às cegas tem um sucesso consistentemente alto apenas com o LMA Fastrach, mas a intubação endoscópica agora é viável por meio de muitos DSGs para profissionais com um mínimo de treinamento (ver Cap. 17). Como qualquer DEG, os DSGs não constituem o *manejo definitivo da via aérea*, definido como um tubo traqueal com balonete insuflado na traqueia, mas fornecem proteção substancial contra a aspiração.

Máscara laríngea

A Laryngeal Mask Company (de propriedade da Teleflex) desenvolveu o DSG original e prototípico em 1981, agora chamado de LMA Classic (**Fig. 13.2**). Na atualidade, a empresa oferece várias outras versões

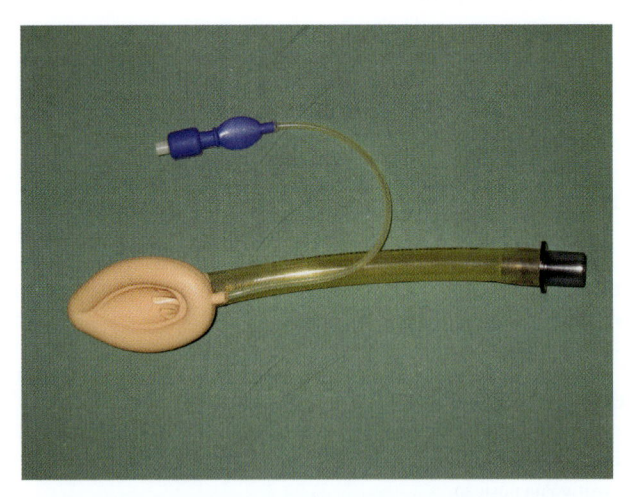

Figura 13.2 LMA Classic. Note as barras em fenda na extremidade distal do tubo plástico para limitar a capacidade de herniação da epiglote para dentro desta abertura.

da LMA, incluindo três que são especificamente destinadas ao uso emergencial: a LMA Supreme, a LMA Protector e a LMA Fastrach, também conhecida como LMA de intubação. Embora seus outros DSGs possam funcionar como dispositivos de resgate, não recomendamos a LMA Classic, a LMA Unique, a LMA Unique EVO, a LMA Flexible ou a LMA ProSeal (**Fig. 13.3**) para ambientes que lidam predominantemente com emergências em via aérea.

A LMA Supreme tem características de *design* convincentes, que fazem dela um bom dispositivo para o manejo da via aérea em emergência (**Fig. 13.4**). Ela é de fácil inserção, tem maiores pressões de vazamento do que as versões mais antigas de ML, tem bloqueio de mordida embutido e contém um canal pelo qual pode ser passada uma sonda gástrica. Ela tem um bom histórico de experiência clínica e evidência científica, além de estar disponível em uma ampla variedade de tamanhos. A principal limitação da LMA Supreme é a incapacidade de usá-la como um canal para intubação subsequente.

A LMA Protector (**Fig. 13.5**) é um dispositivo de silicone mais novo, de uso único, que está disponível com porta para tubo de drenagem gástrica e um balonete que incorpora tecnologia Cuff Pilot, um balão-piloto

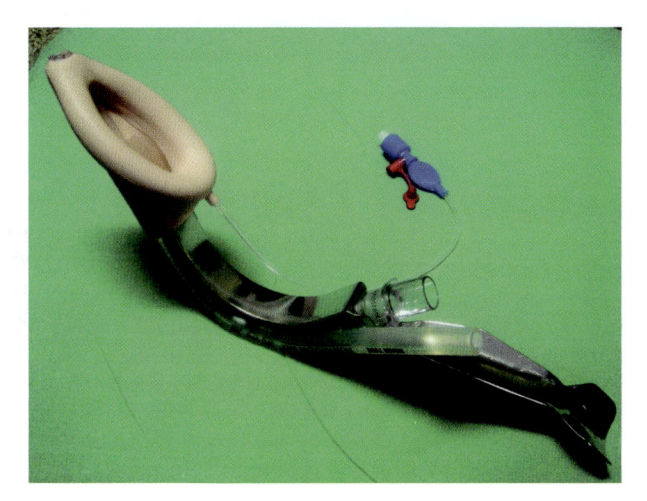

Figura 13.3 **LMA ProSeal.** Observe o tubo de drenagem e o orifício distal que permitem a passagem de sonda gástrica e de drenagem.

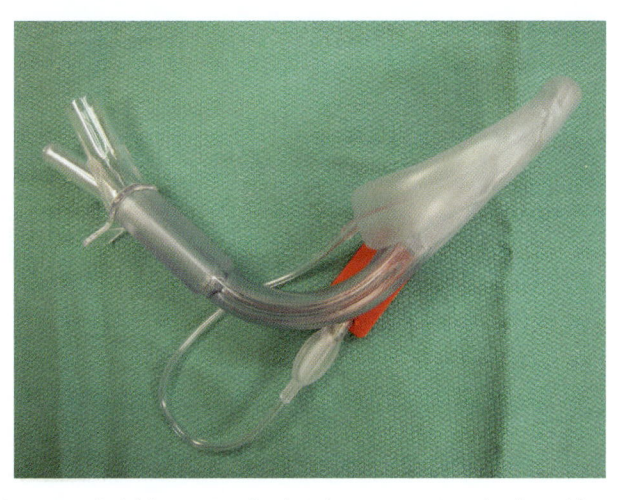

Figura 13.4 **LMA Supreme.** A rígida construção do tubo e a curvatura do dispositivo melhoram as características de inserção e a rapidez de obtenção da vedação quando insuflada.

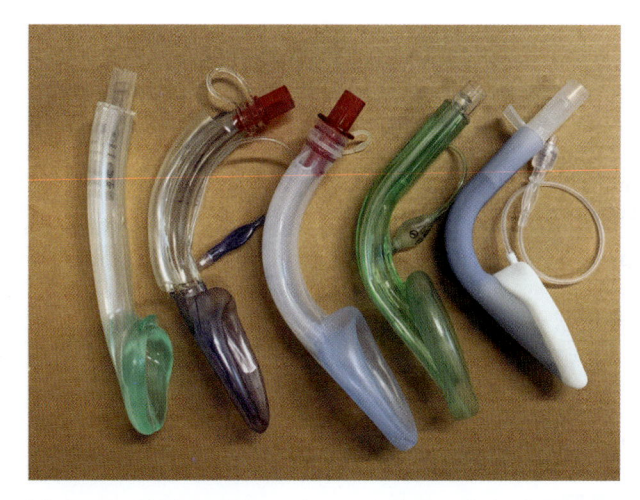

Figura 13.5 **Dispositivos supraglóticos.** Cinco máscaras laríngeas de intubação de segunda geração mais comuns (*da esquerda para a direita*): Intersurgical i-gel, Cookgas Air-Q Blocker, Cookgas Air-Q3SP (balonete autopressurizante), Ambu AurAgain, LMA Protector.

indicador de pressão. Estudos iniciais mostram que a Protector tem uma pressão de vedação ainda melhor do que a LMA Supreme e serve como um canal para intubação guiada endoscopicamente, mas até agora só está disponível para crianças maiores e adultos.

A LMA Fastrach, também chamada de máscara laríngea intubadora (MLI), combina as altas taxas de sucesso de inserção e ventilação das outras LMAs com características especiais de *design* para facilitar a intubação às cegas na maioria dos casos, independentemente de obesidade, precauções de imobilização da coluna vertebral e secreções (**Fig. 13.6**). Ela está disponível em formas reutilizáveis e de uso único, mas apenas para crianças mais velhas e adultos e sem o benefício de um canal para descompressão gástrica. Apesar dessas limitações, acreditamos que a LMA Fastrach é um dispositivo subutilizado no manejo da via aérea de emergência devido ao seu *design* exclusivo que permite intubação às cegas.

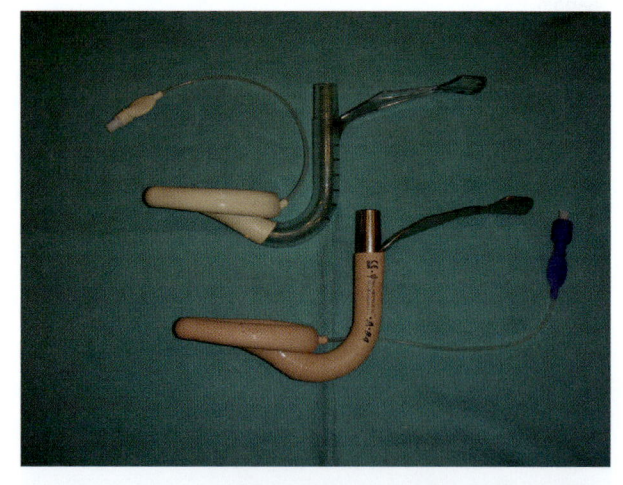

Figura 13.6 **LMA Fastrach ou MLI.** As variantes reutilizável (*abaixo*) e descartável estão ilustradas. A característica mais exclusiva deste dispositivo, que confere uma vantagem particular, é o cabo que permite o posicionamento na hipofaringe, melhorando a vedação da via aérea e a capacidade para trocas gasosas adequadas. Esse fator pode ser crucial ao resgatar uma via aérea falha.

Ambu LMA

A família de dispositivos Ambu LMA inclui o AuraOnce, o Aura40, o AuraStraight, o Aura-i, o AuraFlex e o AuraGain (**Figs. 13.5** e **13.7A e B**). Desses dispositivos, o AuraGain é o melhor para o manejo emergencial da via aérea porque tem um canal para descompressão gástrica e vem em uma ampla variedade de tamanhos; além disso, estudos demonstraram excelentes pressões de vedação e condições para intubação endoscópica. Embora existam dados publicados limitados sobre o AuraGain no tratamento de emergência da via aérea, há uma vasta experiência positiva com ele em ambientes pré-hospitalares.

Cookgas Air-Q

O dispositivo Cookgas Air-Q (anteriormente conhecido na versão reutilizável como Cookgas ILA) tem várias versões, incluindo Reusable, Disposable, Blocker e o novo Air-Q3 (Fig. 13.5). Muitos de seus produtos também têm a opção de um balonete autopressurizante ("sp" na marca Cookgas), o que significa que, a cada ventilação fornecida, um pouco de ar é direcionado para o balonete a fim de aumentar a pressão e criar uma vedação, mas permitindo a deflação parcial na expiração para aliviar a pressão da mucosa. O sucesso de primeira passagem na ventilação é alto, eles vêm em uma ampla variedade de tamanhos e a intubação

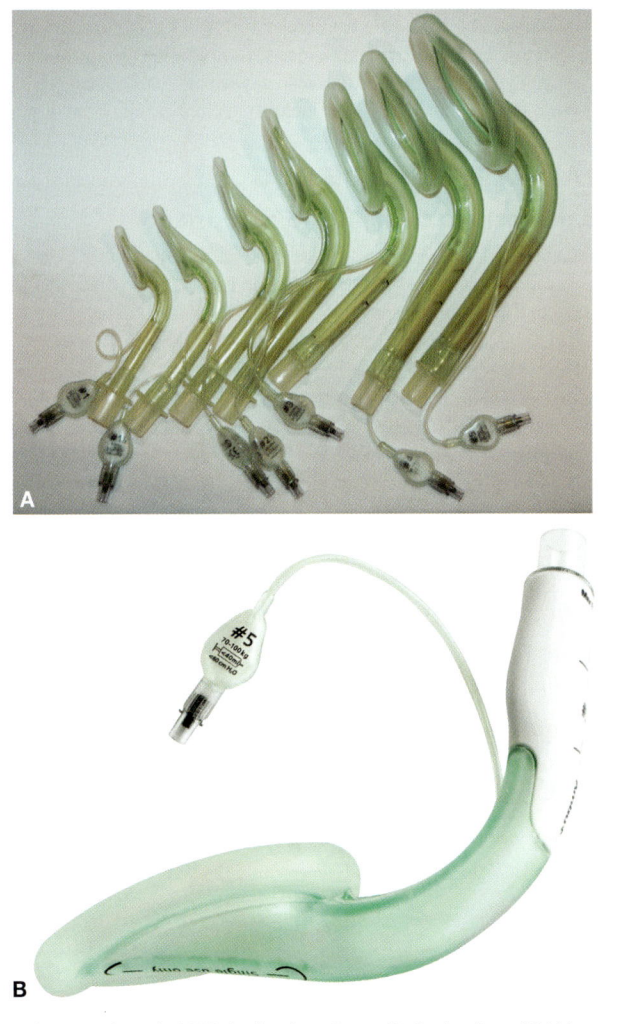

Figura 13.7 **A:** Gama de tamanhos da LMA Ambu AuraOnce. **B:** Ambu Aura-i LMA.

endoscópica é muito bem-sucedida através deles. A intubação às cegas também demonstrou ser razoavelmente bem-sucedida em adultos e na pediatria sem a necessidade de tubos traqueais especializados. O Air-Q Blocker e o Air-Q3 são as versões preferidas para via aérea de emergência porque são um pouco mais rígidos e, portanto, mais fáceis de inserir, além de possuírem canais para um tubo gástrico.

Intersurgical I-GEL

O i-gel (Fig. 13.5) é um dispositivo descartável, pré-moldado e não inflável, feito com um polímero macio semelhante a um gel que cria uma vedação imediata sem a necessidade de insuflação. Logo após a inserção, o ambiente quente e úmido da hipofaringe do paciente permite que o material gelatinoso se torne mais flexível e termine de preencher as lacunas supraglóticas dos tecidos moles. Após esse processo, a vedação se torna ainda mais robusta. O vazamento persistente do dispositivo foi relatado quando usado em ambientes externos de temperatura extremamente baixa. O equipamento inclui um bloqueio de mordida, estando disponível em uma variedade de tamanhos, de lactentes até adultos. O i-gel é fácil de inserir sem necessidade de insuflação do balonete, e há um longo histórico de uso internacional em serviços pré-hospitalares e de emergência. A intubação endoscópica é altamente bem-sucedida por meio do i-gel, embora o sucesso da intubação às cegas tenha sido variado. O i-gel tem um canal para o tubo gástrico, mas ele é relativamente pequeno, o que é uma desvantagem em situações de emergência em que os pacientes podem estar com o estômago cheio. Convenientemente, o i-gel tamanho 4 serve para pacientes de 50 a 90 kg, o que é uma faixa muito maior do que a maioria dos DSGs adultos e, portanto, elimina a incerteza na escolha do tamanho adequado. Há também uma versão i-gel O_2 que inclui uma porta para oxigenação passiva durante o manejo da parada cardíaca. O i-gel O_2 pode ser adquirido em um "Pacote Resus", que inclui ainda lubrificante e um dispositivo de fixação.

TÉCNICA GERAL PARA USO DE DSG

Selecione o dispositivo de tamanho apropriado

A escolha do tamanho dos DSGs costuma se basear no peso corporal ideal, embora alguns fabricantes recomendem o peso corporal real. Os DSGs destinados ao uso em emergência vêm com faixas de peso claras listadas na embalagem e no próprio dispositivo.

Prepare o dispositivo para inserção

1. Balonete: para dispositivos com balonete, as recomendações-padrão do fabricante sugerem a completa deflação antes da inserção. No entanto, a experiência recente com novos dispositivos tem demonstrado que manter o ar já presente no balonete, sem adicionar ou retirar antes da inserção, é geralmente mais eficaz e ajuda a evitar que a ponta se enrole para trás (**Fig. 13.8**). O ar pode então ser adicionado, se

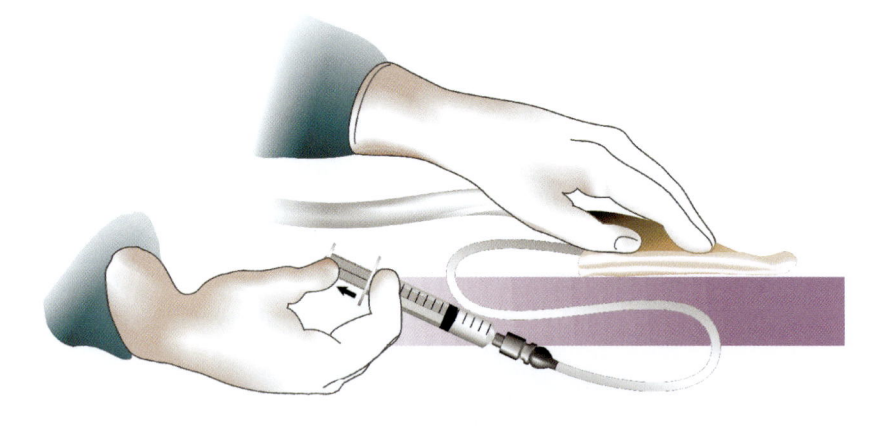

Figura 13.8 Método correto para esvaziar o balonete da ML.

necessário, embora eles tendam a vedar melhor com menos volume de ar em vez de mais. Os modelos i-gel e Air-Q sp não exigem insuflação ou deflação.
2. Lubrificação: se a boca estiver seca, um lubrificante à base de água aplicado na superfície posterior do balonete e do tubo de ventilação facilitará a inserção rápida e atraumática. Mantenha o lubrificante longe da cúpula do balonete.

Prepare o paciente para a inserção

1. Relaxamento muscular: no ambiente de emergência, o relaxamento muscular e a atenuação do reflexo de vômito ocorrem devido à condição clínica (i.e., parada cardíaca) ou pela administração de um agente indutor e paralisante. O uso de medicamentos para facilitar a colocação do DSG é conhecido como sequência rápida de via aérea (SRVA) e é discutido no Capítulo 30. Mais comumente, um agente de indução e um paralisante já foram administrados para a SRI, e o DSG é colocado quando as tentativas de intubação falharam e/ou a saturação de oxigênio não pode ser mantida. Nesses casos, em geral há relaxamento muscular residual suficiente, mas se houver múltiplas tentativas de intubação, é possível que medicamentos adicionais sejam necessários.
2. Posicionamento: quando não há contraindicação por preocupações com lesões na coluna cervical, a colocação na posição olfativa ou de extensão da cabeça é o ideal. A anteriorização da mandíbula geralmente também é útil.

Insira o dispositivo

Abra a boca o máximo possível e direcione o DSG ao longo do palato duro, avançando sobre a parte posterior da língua, permitindo que a curvatura natural do DSG siga a curvatura da faringe e da hipofaringe até que ele se posicione (**Figs. 13.9** a **13.13**). Os DSGs mais antigos e flexíveis costumam exigir a colocação de um dedo na boca ao nível da junção do balonete (Fig. 13.9), embora isso normalmente não seja mais necessário para os novos DSGs com tubos de ventilação mais rígidos.

Manejo pós-colocação

1. Avalie visualmente se o DSG era do tamanho correto e está com encaixe adequado. Ajuste ou reinsira o tamanho alternativo caso indicado.
2. Avalie as ventilações usando capnografia em forma de onda, observando a elevação do tórax e ouvindo/sentindo vazamentos de ar na boca.

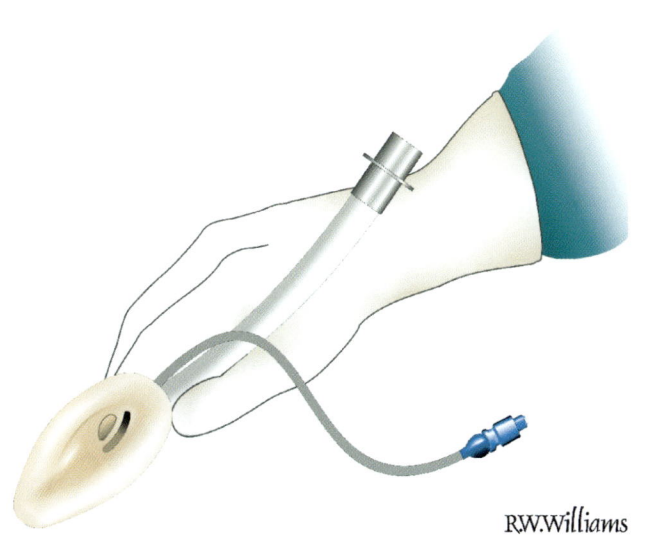

Figura 13.9 Posição correta dos dedos para a inserção da ML.

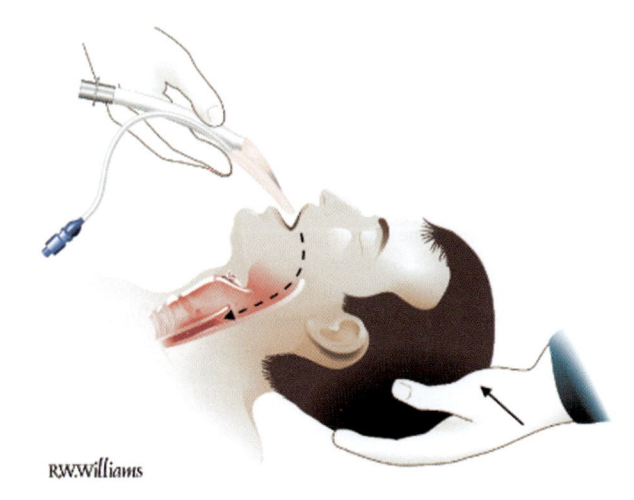

Figura 13.10 Posição inicial de inserção para LMA Classic e LMA Unique.

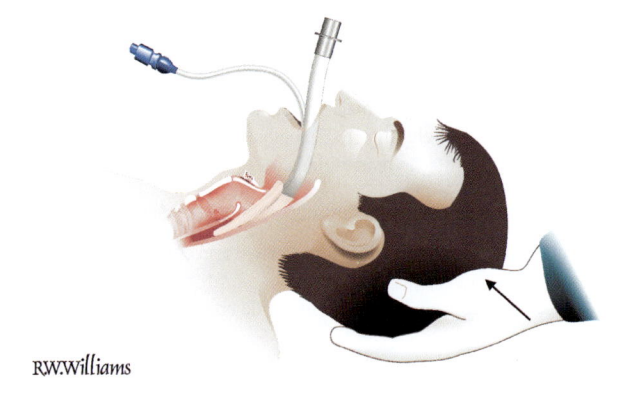

Figura 13.11 Insira a ML até o limite do comprimento de seu dedo.

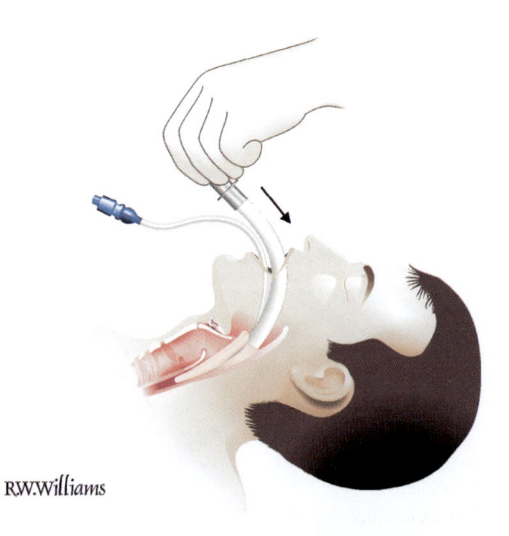

Figura 13.12 Complete a inserção empurrando a ML no restante do caminho com a outra mão.

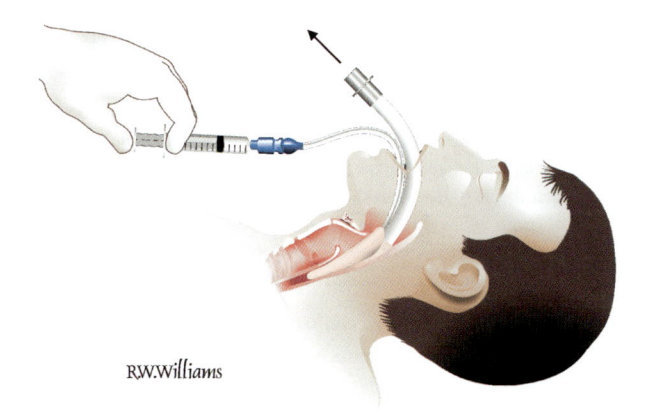

Figura 13.13 Insufle o *cuff* da ML.

3. Se a ventilação estiver completamente obstruída, a principal preocupação é que a ponta do balonete tenha se enrolado ou a epiglote tenha sido flexionada em direção aos pés. Tracione o DSG alguns centímetros com o balonete insuflado, reinsira na profundidade correta e reavalie.
4. Se houver vazamento de ar e um balonete insuflável, adicione pequenos volumes de ar, acompanhando os volumes máximos do balonete, que em geral são indicados claramente na parede lateral do DSG. Lembre-se de que a insuflação excessiva também pode resultar em vazamento de ar.
5. Quando você tiver certeza de que o DSG está funcionando corretamente, ele pode ser fixado e a ventilação continuada por meio de um ventilador.

COMPLICAÇÕES E LIMITAÇÕES

Infelizmente, a ponta distal do balonete pode enrolar para trás na inserção, impedindo o posicionamento ideal e a vedação do balonete. É provável que este processo também contribua para a lesão faríngea que algumas vezes ocorre com a inserção. Algumas autoridades recomendam a insuflação parcial do balonete para minimizar o enrolamento da ponta, embora exista pouca evidência de que isso ajude; outras sugerem a manobra para cima/para baixo (ver anteriormente). A inserção da LMA Classic e da LMA Unique "de cabeça para baixo" com rotação até sua posição quando estiver na hipofaringe também tem sido descrita e é preferida por alguns. Nosso método preferencial é a inserção-padrão, conforme descrito antes.

A obtenção de uma vedação suficiente para permitir a ventilação com pressão positiva com um DSG pode ser difícil. Manter a porção tubular do dispositivo na linha média e alterar a posição de flexão da cabeça e do pescoço (mais comum) para uma posição neutra ou de extensão pode ser útil. Em geral, as taxas de sucesso da ventilação são muito altas com todos os DSGs. O posicionamento ideal melhora a eficiência da ventilação e, no caso da LMA Fastrach, facilita a intubação. Não se sabe até que ponto os DSGs protegem a via aérea contra a aspiração de conteúdo gástrico em pacientes da emergência; assim, o dispositivo é considerado apenas uma medida temporária.

RESUMO

Com muitos DEGs disponíveis e mais projetos e reformulações chegando ao mercado, essa é uma área em rápida evolução no manejo da via aérea de emergência. Em situações de emergência, os DEGs podem servir como vias aéreas primárias e de resgate altamente eficazes. O DEG ideal seria barato, fácil de usar, estaria disponível em tamanhos pediátricos, teria um alto sucesso na primeira tentativa de oxigenação e ventilação em uma ampla variedade de circunstâncias clínicas, permitiria a drenagem gástrica e serviria como um conduto até a traqueia para intubação. Vários dispositivos atuais atendem a esses requisitos. É importante que os médicos compreendam as distinções entre DRGs e DSGs e as nuances de produtos individuais que eles podem encontrar.

EVIDÊNCIAS

A via aérea King LT é útil como um DEG?

O manuseio simples, a possível proteção contra aspiração, o potencial de intubação com projetos futuros e a disponibilidade em tamanhos desde recém-nascidos até adultos são considerados vantagens do King LT.[1-4] Há evidências de que o uso deste dispositivo é facilmente aprendido pelos profissionais que atuam em emergência e fornece uma ventilação mais eficaz do que os dispositivos de bolsa-válvula-máscara.[5-7] A evidência de que o King LT é útil como via aérea de resgate ou em pacientes onde a intubação falhou é limitada e, na maioria das vezes, baseada em relatos de casos.[5,8,9] No entanto, uma publicação recente fornece evidências convincentes de que esse dispositivo pode ser útil em vias aéreas difíceis e falhas.[10]

Existem problemas potenciais que eu deva conhecer sobre o King LT?

Como no caso do ETC, a compressão da mucosa pelos balonetes insuflados pode causar lesão isquêmica da mucosa. O risco é maior quando os dispositivos são deixados no local por períodos prolongados (> 4 horas) ou quando os balonetes estão cheios demais.[4,11]

Os DSGs são efetivos no manejo da via aérea de emergência, difícil e falha?

Há ampla evidência de que os DSGs são úteis no manejo emergencial da via aérea, tanto para o manejo da via aérea difícil quanto para o resgate da via aérea falha. Geralmente, são preferidos[12-16] os DSGs que otimizam o sucesso na primeira passagem, com alta pressão de vedação e capacidade de permitir a intubação. Além disso, vários estudos demonstraram que os DSGs são pelo menos tão efetivos quanto outros métodos de manejo da via aérea em pacientes que necessitam de reanimação cardiopulmonar (RCP).[17-19]

Quão fácil é o uso bem-sucedido dos DSGs para quem não é especialista?

Vários autores descreveram a inserção e o uso bem-sucedidos de dispositivos clássicos e mais novos por socorristas não médicos minimamente treinados, profissionais do atendimento pré-hospitalar, enfermeiros, fisioterapeutas e profissionais com pouca experiência no manejo de via aérea.[20,21] Parte da literatura sobre emergência questionou a facilidade de uso do dispositivo como método primário no manejo da via aérea no serviço de atendimento pré-hospitalar (APH),[22] embora a análise tenha mostrado que o treinamento é fundamental para seu uso bem-sucedido.[23]

Como se comparam os dispositivos pré-moldados e sem balonete com os DSGs mais tradicionais com balonete?

O i-gel foi comparado favoravelmente na maioria dos aspectos com outros DSGs. Em comparação com a LMA Classic/Unique, a resposta fisiológica à inserção é equivalente ou melhor, havendo menos insuflação gástrica e maiores pressões de vazamento em crianças e adultos.[13,24,25] As evidências são variadas, mas costumam ser boas em relação à facilidade de inserção e ao sucesso da primeira passagem. Verificou-se que a adequação da vedação do i-gel é equivalente à maioria dos DSGs.[26,27] A intubação às cegas através do i-gel tem um sucesso moderado, mas há, essencialmente, 100% de sucesso com um endoscópio.[28-30]

Quais taxas de sucesso são alcançadas com a intubação através dos DSGs?

As taxas de sucesso da intubação às cegas são inconsistentes e variam de 40 a 99%, exceto para a LMA Fastrach, que demonstra consistentemente mais de 90% de sucesso.[13,22,28,30-35] Técnicas que utilizam o DEG como conduto até a traqueia e usam um endoscópio para intubação visualizada têm taxas de sucesso rotineiramente acima de 90%.[22,29,31,33,35-39]

É seguro e eficaz passar um introdutor-guia por um DEG para facilitar a intubação?

A passagem de um guia por um King LT para facilitar a intubação não teve sucesso em um modelo de cadáver e pode resultar em complicações.[40] No entanto, em certos DSGs, o uso de um guia ajudou no sucesso da intubação traqueal,[41,42] embora seja necessário tomar extremo cuidado para evitar traumas na mucosa, avulsão da aritenoide ou corda vocal e perfurações traqueais.

Quais são as complicações esperadas com o uso por curto prazo de um DSG?

A incidência de dificuldade de ventilação ou de grandes eventos adversos na via aérea com DSGs é bastante baixa e acredita-se que seja significativamente menor do que a intubação traqueal padrão ou a ventilação com bolsa-válvula-máscara.[43] O DSG pode falhar em fornecer uma vedação suficiente para permitir ventilação adequada, muitas vezes relacionada à sensibilidade da vedação com a posição da cabeça e pescoço.[44,45] Pode ocorrer insuflação do estômago. Embora os DSGs possam não oferecer proteção total contra a aspiração do conteúdo gástrico regurgitado, eles protegem contra a aspiração do material produzido acima do dispositivo com vários graus de sucesso.[46] A pressão cricoide pode ou não interferir no funcionamento adequado de um DSG, embora na prática cada caso seja avaliado individualmente.[47] Edema pulmonar por pressão negativa, causado por um paciente sugando com força para inspirar contra uma obstrução, seguido pela translocação de fluido para os espaços alveolares, foi relatado em pacientes mordendo um DSG, o que pode ser evitado usando um DSG com um bloqueio de mordida integrado ou com a colocação de gazes dobradas entre os dentes molares de cada lado.[48]

Os DEGs são efetivos na população pediátrica?

Há ampla evidência de que os DSGs são apropriados e amplamente aceitos como dispositivos de resgate em crianças.[49,50] Alguns autores descreveram diretrizes para selecionar o tamanho apropriado em crianças, e o fabricante fornece um cartão de bolso para orientar os médicos. Também há evidências para o uso de DSGs no manejo das vias aéreas pediátricas de rotina e difíceis.[51-54] Estudos com manequins sugerem que o King LT pediátrico pode ser colocado mais rapidamente e com maior grau de sucesso em comparação com a intubação traqueal por profissionais do atendimento pré-hospitalar.[55,56] A taxa muito baixa de manejo avançado da via aérea em pacientes pediátricos no ambiente pré-hospitalar limita dados significativos sobre o uso pediátrico.[57]

Os DEGs oferecem alguma proteção contra aspiração?

Os DEGs parecem fornecer muito mais proteção contra aspiração do que se pensava originalmente. Em um modelo de cadáver, a pressão de vedação de sete DEGs diferentes foi variável, mas muito substancial.[44] Em um pequeno estudo com pacientes de emergência que analisa especificamente a aspiração, as taxas com DEGs não são estatisticamente maiores do que com a intubação traqueal.[58] Em dois estudos muito grandes de parada cardíaca que compararam a intubação com um King LT ou i-gel, as taxas de aspiração não foram estatisticamente diferentes.[59,60] Em séries de casos pré-hospitalares e do departamento de emergência que analisaram o uso de SRVA, as taxas de aspiração foram bastante baixas.[61,62] Um estudo de pacientes hospitalizados com trauma constatou que a estratégia pré-hospitalar da via aérea não teve impacto sobre as taxas de pneumonia associada à ventilação mecânica.[63,64]

Pacientes com parada cardíaca devem ser tratados primeiramente com um DEG?

Os DEGs são facilmente inseridos e minimizam as interrupções durante a RCP com menos requisitos de treinamento, motivo pelo qual são uma estratégia de tratamento atraente durante a parada cardíaca. Os desfechos de pacientes entre a via aérea extraglótica e a intubação traqueal já foram comparados em dois grandes ensaios pré-hospitalares prospectivos e randomizados. Um deles, nos Estados Unidos, encontrou melhores desfechos neurológicos e de sobrevivência com o King LT em comparação com a intubação.[60] O outro, no Reino Unido, encontrou desfechos equivalentes entre i-gel e intubação.[59] Muitos sistemas de APH e alguns profissionais do atendimento intra-hospitalar usaram esses dados para justificar uma estratégia inicial de via aérea baseada em DEG na parada cardíaca.

REFERÊNCIAS

1. Gaszynski T. The intubating laryngeal tube (iLTS-D) for blind intubation in superobese patients. *J Clin Anesth*. 2019;52:91-92.
2. Agro F, Cataldo R, Alfano A, Galli B. A new prototype for airway management in an emergency: the Laryngeal Tube. *Resuscitation*. 1999;41(3):284-286.
3. Dorges V, Ocker H, Wenzel V, Steinfath M, Gerlach K. The laryngeal tube S: a modified simple airway device. *Anesth Analg*. 2003;96(2):618-621, table of contents.
4. Ulrich-Pur H, Hrska F, Krafft P, et al. Comparison of mucosal pressures induced by cuffs of different airway devices. *Anesthesiology*. 2006;104(5):933-938.
5. Asai T. Use of the laryngeal tube for difficult fibreoptic tracheal intubation. *Anaesthesia*. 2005;60(8):826.
6. Kette F, Reffo I, Giordani G, et al. The use of laryngeal tube by nurses in out-of-hospital emergencies: preliminary experience. *Resuscitation*. 2005;66(1):21-25.

7. Kurola J, Harve H, Kettunen T, et al. Airway management in cardiac arrest–comparison of the laryngeal tube, tracheal intubation and bag-valve mask ventilation in emergency medical training. *Resuscitation*. 2004;61(2):149-153.

8. Genzwuerker HV, Dhonau S, Ellinger K. Use of the laryngeal tube for out-of-hospital resuscitation. *Resuscitation*. 2002;52(2):221-224.

9. Matioc AA, Olson J. Use of the laryngeal tube in two unexpected difficult airway situations: lingual tonsillar hyperplasia and morbid obesity. *Can J Anaesth*. 2004;51(10):1018-1021.

10. Winterhalter M, Kirchhoff K, Gröschel W, et al. The laryngeal tube for difficult airway management: a prospective investigation in patients with pharyngeal and laryngeal tumours. *Eur J Anaesthesiol*. 2005;22(9):678-682.

11. Keller C, Brimacombe J, Kleinsasser A, Loeckinger A. Pharyngeal mucosal pressures with the laryngeal tube airway versus ProSeal laryngeal mask airway. *Anasthesiol Intensivmed Notfallmed Schmerzther*. 2003;38(6):393-396.

12. Frerk C, Mitchell VS, McNarry AF, et al. Difficult Airway Society 2015 guidelines for management of unanticipated difficult intubation in adults. *Br J Anaesth*. 2015;115(6):827-848.

13. Kapoor S, Das Jethava D, Gupta P, Jethava D, Kumar A. Comparison of supraglottic devices i-gel® and LMA Fastrach® as conduit for endotracheal intubation. *Indian J Anaesth*. 2014;58(4):397-402.

14. Parmet JL, Colonna-Romano P, Horrow JC, Miller F, Gonzales J, Rosenberg H. The laryngeal mask airway reliably provides rescue ventilation in cases of unanticipated difficult tracheal intubation along with difficult mask ventilation. *Anesth Analg*. 1998;87(3):661-665.

15. Wetsch WA, Schneider A, Schier R, Spelten O, Hellmich M, Hinkelbein J. In a difficult access scenario, supraglottic airway devices improve success and time to ventilation. *Eur J Emerg Med*. 2015;22(5):374-376.

16. Wong DT, Yang JJ, Jagannathan N. Brief review: the LMA Supreme supraglottic airway. *Can J Anaesth*. 2012;59(5):483-493.

17. Benoit JL, Gerecht RB, Steuerwald MT, McMullan JT. Endotracheal intubation versus supraglottic airway placement in out-of-hospital cardiac arrest: a meta-analysis. *Resuscitation*. 2015;93:20-26.

18. Grayling M, Wilson IH, Thomas B. The use of the laryngeal mask airway and Combitube in cardiopulmonary resuscitation; a national survey. *Resuscitation*. 2002;52(2):183-186.

19. Kurz MC, Prince DK, Christenson J, et al. Association of advanced airway device with chest compression fraction during out-of-hospital cardiopulmonary arrest. *Resuscitation*. 2016;98:35-40.

20. Braun P, Wenzel V, Paal P. Anesthesia in prehospital emergencies and in the emergency department. *Curr Opin Anaesthesiol*. 2010;23(4):500-506.

21. Stroumpoulis K, Isaia C, Bassiakou E, et al. A comparison of the i-gel and classic LMA insertion in manikins by experienced and novice physicians. *Eur J Emerg Med*. 2012;19(1):24-27.

22. Fukutome T, Amaha K, Nakazawa K, Kawamura T, Noguchi H. Tracheal intubation through the intubating laryngeal mask airway (LMA-Fastrach) in patients with difficult airways. *Anaesth Intensive Care*. 1998;26(4):387-391.

23. Ruetzler K, Roessler B, Potura L, et al. Performance and skill retention of intubation by paramedics using seven different airway devices–a manikin study. *Resuscitation*. 2011;82(5):593-597.

24. Ismail SA, Bisher NA, Kandil HW, Mowafi HA, Atawia HA. Intraocular pressure and haemodynamic responses to insertion of the i-gel, laryngeal mask airway or endotracheal tube. *Eur J Anaesthesiol*. 2011;28(6):443-448.

25. Maitra S, Baidya DK, Bhattacharjee S, Khanna P. Evaluation of i-gel™ airway in children: a meta-analysis. *Paediatr Anaesth*. 2014;24(10):1072-1079.

26. Belena JM, Núñez M, Vidal A, et al. Randomized comparison of the i-gel™ with the LMA Supreme TM in anesthetized adult patients. *Anaesthesist*. 2015;64(4):271-276.

27. Middleton PM, Simpson PM, Thomas RE, Bendall JC. Higher insertion success with the i-gel supraglottic airway in out-of-hospital cardiac arrest: a randomised controlled trial. *Resuscitation*. 2014;85(7):893-897.

28. Halwagi AE, Massicotte N, Lallo A, et al. Tracheal intubation through the I-gel supraglottic airway versus the LMA Fastrach: a randomized controlled trial. *Anesth Analg*. 2012;114(1):152-156.

29. Moore A, Gregoire-Bertrand F, Massicotte N, et al. I-gel versus LMA-Fastrach supraglottic airway for flexible bronchoscope-guided tracheal intubation using a parker (GlideRite) endotracheal tube: a randomized controlled trial. *Anesth Analg*. 2015;121(2):430-436.

30. Sastre JA, Lopez T, Garzon JC. Blind tracheal intubation through two supraglottic devices: i-gel versus Fastrach intubating laryngeal mask airway (ILMA). *Rev Esp Anestesiol Reanim.* 2012;59(2):71-76.

31. Erlacher W, Tiefenbrunner H, Kästenbauer T, Schwarz S, Fitzgerald RD. CobraPLUS and Cookgas air-Q versus Fastrach for blind endotracheal intubation: a randomised controlled trial. *Eur J Anaesthesiol.* 2011;28(3):181-186.

32. Garzon Sanchez JC, Lopez Correa T, Sastre Rincon JA. Blind tracheal intubation with the air-Q® (ILA-Cookgas) mask. A comparison with the ILMA-Fastrach laryngeal intubation mask. *Rev Esp Anestesiol Reanim.* 2014;61(4):190-195.

33. Karim YM, Swanson DE. Comparison of blind tracheal intubation through the intubating laryngeal mask airway (LMA Fastrach) and the Air-Q. *Anaesthesia.* 2011;66(3):185-190.

34. Liu EH, Goy RW, Lim Y, Chen F-G. Success of tracheal intubation with intubating laryngeal mask airways: a randomized trial of the LMA Fastrach and LMA CTrach. *Anesthesiology.* 2008;108(4):621-626.

35. Yang D, Deng X-M, Tong S-Y, et al. Roles of Cookgas and Fastrach intubating laryngeal mask airway for anticipated difficult tracheal intubation. *Zhongguo Yi Xue Ke Xue Yuan Xue Bao.* 2013;35(2):207-212.

36. Abdel-Halim TM, Abo El Enin MA, Elgoushi MM, Afifi MG, Atwa HS. Comparative study between Air-Q and intubating laryngeal mask airway when used as conduit for fiber-optic. *Egypt J Anaesth.* 2014;30:107-113.

37. El-Ganzouri AR, Marzouk S, Abdelalem N, Yousef M. Blind versus fiberoptic laryngoscopic intubation through air Q laryngeal mask airway. *Egypt J Anaesth.* 2011;27:213-218.

38. Galgon RE, Schroeder K, Joffe AM. The self-pressurising air-Q(R) Intubating Laryngeal Airway for airway maintenance during anaesthesia in adults: a report of the first 100 uses. *Anaesth Intensive Care.* 2012;40(6):1023-1027.

39. Kannan S, Chestnutt N, McBride G. Intubating LMA guided awake fibreoptic intubation in severe maxillo-facial injury. *Can J Anaesth.* 2000;47(10):989-991.

40. Lutes M, Worman DJ. An unanticipated complication of a novel approach to airway management. *J Emerg Med.* 2010;38(2):222-224.

41. Ruetzler K, Guzzella SE, Tscholl DW, et al. Blind intubation through self-pressurized, disposable supraglottic airway laryngeal intubation masks: an international, multicenter, prospective cohort study. *Anesthesiology.* 2017;127(2):307-316.

42. Wong DT, Yang JJ, Mak HY, Jagannathan N. Use of intubation introducers through a supraglottic airway to facilitate tracheal intubation: a brief review. *Can J Anaesth.* 2012;59(7):704-715.

43. Cook TM, Woodall N, Frerk C. Major complications of airway management in the UK: results of the Fourth National Audit Project of the Royal College of Anaesthetists and the Difficult Airway Society. Part 1: anaesthesia. *Br J Anaesth.* 2011;106(5):617-631.

44. Bercker S, Schmidbauer W, Volk T, et al. A comparison of seal in seven supraglottic airway devices using a cadaver model of elevated esophageal pressure. *Anesth Analg.* 2008;106(2):445-448, table of contents.

45. Park SH, Han S-H, Do S-H, Kim J-W, Kim J-H. The influence of head and neck position on the oropharyngeal leak pressure and cuff position of three supraglottic airway devices. *Anesth Analg.* 2009;108(1):112-117.

46. Schmidbauer W, Bercker S, Volk T, Bogusch G, Mager G, Kerner T. Oesophageal seal of the novel supralaryngeal airway device I-Gel in comparison with the laryngeal mask airways Classic and ProSeal using a cadaver model. *Br J Anaesth.* 2009;102(1):135-139.

47. Li CW, Xue FS, Xu YC, et al. Cricoid pressure impedes insertion of, and ventilation through, the ProSeal laryngeal mask airway in anesthetized, paralyzed patients. *Anesth Analg.* 2007;104(5):1195-1198, tables of contents.

48. Vandse R, Kothari DS, Tripathi RS, Lopez L, Stawicki SPA, Papadimos TJ. Negative pressure pulmonary edema with laryngeal mask airway use: recognition, pathophysiology and treatment modalities. *Int J Crit Illn Inj Sci.* 2012;2(2):98-103.

49. Greif R, Theiler L. The use of supraglottic airway devices in pediatric laparoscopic surgery. *Minerva Anestesiol.* 2010;76(8):575-576.

50. Sanket B, Ramavakoda CY, Nishtala MR, Ravishankar CK, Ganigara A. Comparison of second-generation supraglottic airway devices (i-gel versus LMA ProSeal) during elective surgery in children. *AANA J.* 2015;83(4):275-280.

51. Jagannathan N, Kozlowski RJ, Sohn LE, et al. A clinical evaluation of the intubating laryngeal airway as a conduit for tracheal intubation in children. *Anesth Analg.* 2011;112(1):176-182.

52. Jagannathan N, Roth AG, Sohn LE, Pak TY, Amin S, Suresh S. The new air-Q intubating laryngeal airway for tracheal intubation in children with anticipated difficult airway: a case series. *Paediatr Anaesth*. 2009;19(6):618-622.
53. Jagannathan N, Sohn LE, Mankoo R, Langen KE, Roth AG, Hall SC. Prospective evaluation of the self-pressurized air-Q intubating laryngeal airway in children. *Paediatr Anaesth*. 2011;21(6):673-680.
54. Kleine-Brueggeney M, Nicolet A, Nabecker S, et al. Blind intubation of anaesthetised children with supraglottic airway devices AmbuAura-i and Air-Q cannot be recommended: a randomised controlled trial. *Eur J Anaesthesiol*. 2015;32(9):631-639.
55. Byars DV, Brodsky RA, Evans D, Lo B, Guins T, Perkins AM. Comparison of direct laryngoscopy to Pediatric King LT-D in simulated airways. *Pediatr Emerg Care*. 2012;28(8):750-752.
56. Ritter SC, Guyette FX. Prehospital pediatric King LT-D use: a pilot study. *Prehosp Emerg Care*. 2011;15(3):401-404.
57. Hansen M, Lambert W, Guise J-M, Warden CR, Mann NC, Wang H. Out-of-hospital pediatric airway management in the United States. *Resuscitation*. 2015;90:104-110.
58. Steuerwald MT, Braude DA, Petersen TR, Peterson K, Torres MA. Preliminary report: comparing aspiration rates between prehospital patients managed with extraglottic airway devices and endotracheal intubation. *Air Med J*. 2018;37(4):240-243.
59. Benger JR, Kirby K, Black S, et al. Effect of a strategy of a supraglottic airway device vs tracheal intubation during out-of-hospital cardiac arrest on functional outcome: the AIRWAYS-2 randomized clinical trial. *JAMA*. 2018;320(8):779-791.
60. Wang HE, Schmicker RH, Daya MR, et al. Effect of a strategy of initial laryngeal tube insertion vs endotracheal intubation on 72-hour survival in adults with out-of-hospital cardiac arrest: a randomized clinical trial. *JAMA*. 2018;320(8):769-778.
61. Braude D, Dixon D, Torres M, Martinez JP, O'Brien S, Bajema T. Brief research report: prehospital rapid sequence airway. *Prehosp Emerg Care*. 2021;25(4):583-587.
62. Lee DH, Stang J, Reardon RF, Martel ML, Driver BE, Braude DA. Rapid sequence airway with the intubating laryngeal mask in the emergency department. *J Emerg Med*. 2021;61(5):550-557.
63. Steuerwald MT, Robinson BRH, Hanseman DJ, Makley A, Pritts TA. Prehospital airway technique does not influence incidence of ventilator-associated pneumonia in trauma patients. *J Trauma Acute Care Surg*. 2016;80(2):283-288.
64. Vezina D, Lessard MR, Bussières J, Topping C, Trépanier CA. Complications associated with the use of the Esophageal-Tracheal Combitube. *Can J Anaesth*. 1998;45(1):76-80.

CAPÍTULO 14

Manejo do paciente com dispositivo extraglótico

Darren A. Braude
Eli Torgeson
Michael T. Steuerwald

INTRODUÇÃO

Os dispositivos extraglóticos (DEGs) são dispositivos primários para o manejo da via aérea durante a parada cardíaca ou como resgate em uma intubação falha. Os profissionais devem se sentir confortáveis em avaliar e manejar um paciente quando um DEG estiver instalado. Um DEG pode ter sido usado como via aérea primária sem tentativa prévia de intubação ou secundariamente no caso de falha da intubação, e isso pode ter importantes implicações clínicas. Como os DEGs costumam ser substituídos por um tubo traqueal para o manejo definitivo da via aérea, os profissionais devem ser capazes de combinar a técnica de troca apropriada para o dispositivo instalado com o cenário clínico encontrado.

O serviço de atendimento pré-hospitalar (APH) normalmente trabalha com apenas um modelo de DEG. Os profissionais do intra-hospitalar devem se familiarizar com os dispositivos usados em suas instituições e pelo APH em sua área de abrangência; isso deve incluir o treinamento prático e a simulação realística sempre que possível. Unidades de terapia intensiva (UTIs), departamentos de emergência e serviços de transporte de cuidados críticos devem considerar ter à disposição amostras desses dispositivos para referência rápida. O conhecimento aprofundado sobre os diversos DEGs mais provavelmente usados melhorará o cuidado com o paciente e facilitará seu manejo.

MANEJO DO PACIENTE COM UM DEG

Embora os DEGs não sejam vias aéreas definitivas (i.e., tubos com balonete dentro da luz traqueal), eles são condutos confiáveis para oxigenação e ventilação, oferecendo graus variáveis de proteção contra a aspiração. Assim, o processo mental inicial do profissional deve se concentrar na confirmação e otimização das trocas gasosas, e não na troca imediata por um tubo traqueal. A maioria dos pacientes gravemente doentes ou feridos com um DEG *in situ* tem outras prioridades concomitantes. Se outras intervenções na via aérea puderem ser adiadas com segurança mesmo que por alguns minutos, isso em geral permitirá que o profissional resolva esses outros problemas e crie uma situação mais controlada para o manejo adicional da via aérea.

AVALIAÇÃO

A avaliação rápida das trocas gasosas deve ser o primeiro passo. Avalie visualmente se o dispositivo parece ter tamanho correto, se está colocado em uma posição adequada e se as pressões do balonete parecem apropriadas (se presente). Certifique-se de que não há vazamento de ar significativo. Confirme a troca gasosa como se faria com um tubo traqueal. Observações clínicas como sons respiratórios, elevação do tórax e distensão gástrica são importantes, mas a capnografia em forma de onda é fundamental. Qualquer problema passível de correção deve ser rapidamente abordado, como o reposicionamento do dispositivo ou a adição/remoção de ar dos balonetes infláveis.

SOLUÇÃO DE PROBLEMAS DE OXIGENAÇÃO

Se a ventilação for adequada, mas a oxigenação for ruim apesar de uma F_{IO_2} de 100%, a hipoxemia se deve mais provavelmente à doença do paciente e não à falha do dispositivo (**Fig. 14.1**). Nesse caso, a avaliação e o tratamento de um pneumotórax, se presente, devem ser realizados. Outras etiologias comuns dependem do cenário clínico, mas costumam envolver doenças do parênquima e *shunt* fisiológico que podem responder a um aumento na pressão média das vias aéreas, em geral aumentando-se a pressão expiratória final positiva (PEEP), se não houver contraindicação. Normalmente empregamos níveis de PEEP de 10 cmH$_2$O com um DEG, sendo que já foram relatados níveis de até 17 cmH$_2$O com um tubo laríngeo.[1]

Adicione sedação, analgesia e bloqueio neuromuscular para tratar a dissincronia com o ventilador. Se essas manobras obtiverem sucesso, a troca semieletiva deve ser considerada, conforme discutido adiante.

Se essas manobras não obtiverem sucesso, o profissional deve "pecar pelo excesso" fazendo a troca rápida de modo a garantir que o dispositivo não esteja contribuindo para a falha da oxigenação. Uma opção

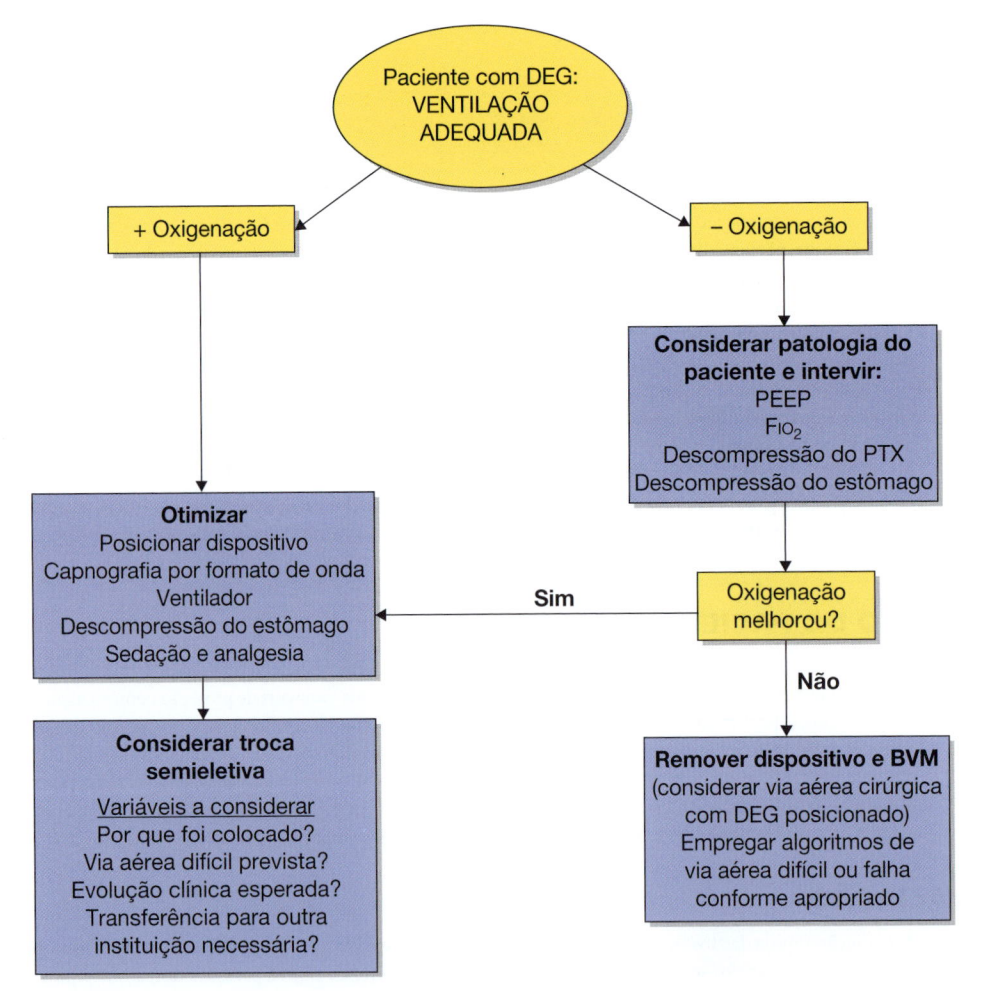

Figura 14.1 Algoritmo para avaliação e solução de problemas de um DEG quando a ventilação é adequada. DEG, dispositivo extraglótico; PEEP, pressão expiratória final positiva; PTX, pneumotórax.

comum para esse tipo de troca é a sequência rápida de intubação (SRI) com "preparação dupla" para uma via aérea cirúrgica. Depois de garantir que o paciente tenha recebido analgesia, sedação e bloqueador neuromuscular adequados, o DEG pode ser removido e a melhor tentativa de laringoscopia feita antes de passar para uma cricotireotomia, já que agora o resgate do DEG não é mais considerado confiável. Se houver mãos suficientes disponíveis, esforços continuados de oxigenação com ventilação com bolsa-válvula-máscara (VBVM) podem oferecer mais tempo para a cricotireotomia. Outra opção nessa situação, especialmente se houver previsão de que a intubação seja bastante difícil, é deixar o DEG no local, continuar com qualquer que seja o grau de oxigenação e ventilação e realizar uma via aérea cirúrgica.

SOLUÇÃO DE PROBLEMAS DE VENTILAÇÃO

Conforme observado na **Figura 14.2**, o vazamento de ar e a complacência da bolsa orientam as ações adicionais. Especificamente, *a falha na ventilação acompanhada de alta resistência/pressão* sugere fortemente uma oclusão do circuito ou DEG ou doença do paciente, como broncospasmo ou laringospasmo, obstrução de muco, obstrução por corpo estranho, pneumotórax hipertensivo, estenose traqueal ou auto-PEEP excessiva. Em contraste, *a falha na ventilação acompanhada de baixa resistência/pressão* aponta para uma interface ruim entre o DEG e a via aérea do paciente ou, raramente, ruptura da via aérea distalmente ao local de assentamento do dispositivo. A solução de problemas deve ser direcionada ao(s) problema(s) identificado(s).

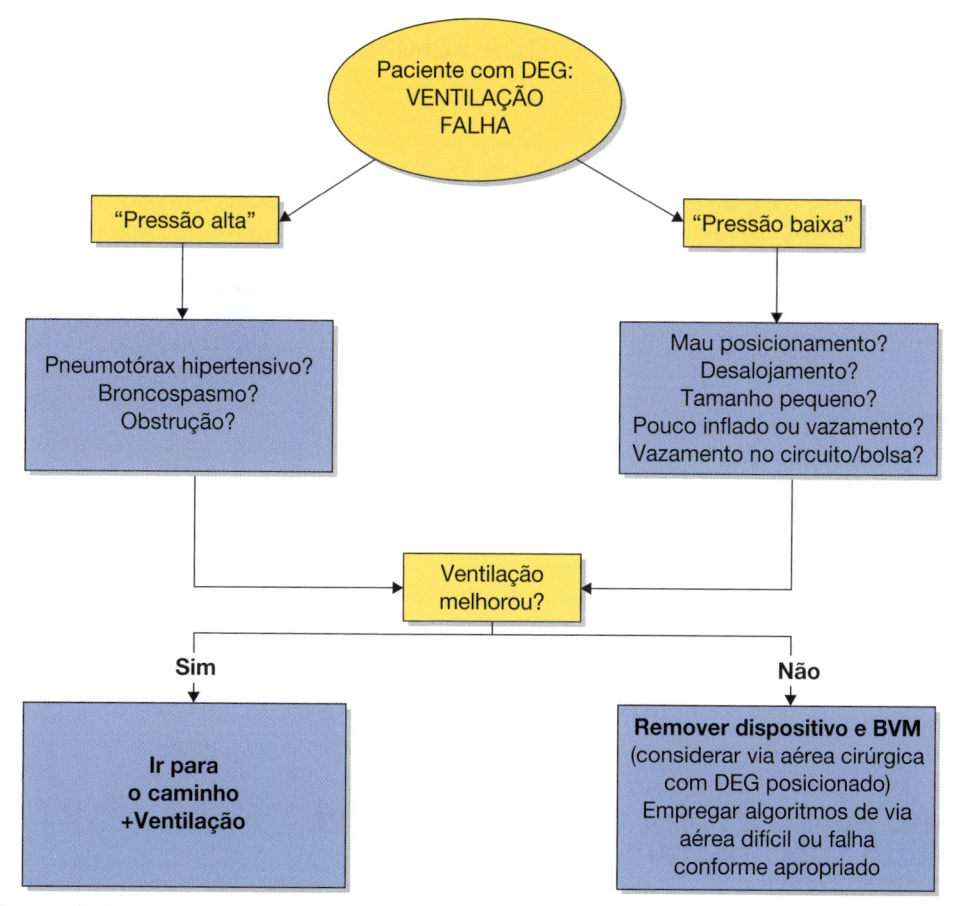

Figura 14.2 Algoritmo para avaliação e solução de problemas de um DEG quando a ventilação não é adequada. DEG, dispositivo extraglótico.

Se houver algum problema importante que não possa ser corrigido rapidamente, o dispositivo deve ser removido, iniciada a VBVM e o manejo adicional realizado de acordo com os algoritmos da via aérea difícil e falha apresentados no Capítulo 5. Se o profissional concluir que a ventilação crítica está ocorrendo, então a oxigenação deve ser considerada na sequência.

OTIMIZANDO A FUNÇÃO DO DEG

Após a avaliação e confirmação da função geral, o profissional pode se concentrar na otimização da situação. Podem ser usados ventiladores como se o paciente estivesse intubado. Um ventilador irá liberar as mãos e garantir uma ventilação consistente e protetora para os pulmões conforme adequado à condição do paciente, além da aplicação precisa de PEEP; dezenas de milhares de pacientes são manejados dessa forma no bloco cirúrgico diariamente. A reavaliação para a presença de vazamentos de ar deve ser feita após qualquer mudança nos parâmetros do ventilador. Os pacientes devem receber analgesia e sedação adequadas, e o bloqueio neuromuscular, quando apropriado, deve ser usado como se os pacientes estivessem intubados com um tubo traqueal. Os pacientes devem ser rotineiramente monitorados para complicações comuns a qualquer ventilação com pressão positiva, como o pneumotórax. Uma sonda gástrica deve ser inserida se existir um conduto para isso. Todos os DEGs de "segunda geração" facilitam a colocação de sonda gástrica, embora nem todos os profissionais do APH que colocam esses dispositivos possam realizar a descompressão gástrica ou armazenar sondas gástricas de tamanho apropriado. Bloqueios de mordida devem ser usados para pacientes com respiração espontânea se o DEG não tiver um desses integrado.

QUANDO CONSIDERAR A TROCA SEMIELETIVA

Quando o dispositivo claramente não está funcionando e não se obtém sucesso com a solução de problemas citada antes, é fácil tomar a decisão de remover o dispositivo. No entanto, a decisão de remover um DEG funcional (i.e., uma troca semieletiva) é muito mais desafiadora, e a troca semieletiva por um tubo traqueal não é isenta de riscos.

Deve-se considerar a razão pela qual o dispositivo foi inicialmente colocado. Se o DEG foi inserido de forma protocolar, então uma avaliação de rotina da via aérea deve ser realizada usando-se as ferramentas e mnemônicos apresentados no Capítulo 5. Se o DEG foi colocado por um profissional experiente após uma ou mais falhas da intubação, a via aérea deve ser considerada difícil independentemente de outros fatores de predição.

A evolução clínica esperada para o paciente também deve ser considerada. Caso o paciente necessite de procedimento crítico ou exame de imagem de urgência, isso não deve ser postergado se o dispositivo estiver funcionando e se as trocas gasosas estiverem ocorrendo. Se a via aérea superior do paciente estiver piorando, como na lesão térmica por inalação em que se prevê a falha na função do DEG, então o DEG deve ser trocado o mais rapidamente possível. Se o paciente for levado em caráter de emergência para o bloco cirúrgico, pode ser razoável postergar a troca para que ela seja feita pelo anestesista. Se, por outro lado, o paciente for levado para locais de procedimentos, como o ambiente de radiologia intervencionista ou laboratório de cateterismo cardíaco, o limiar para a troca por um tubo traqueal é menor. Todas essas decisões devem ser tomadas em conjunto com os profissionais que receberão o paciente.

Por fim, se o paciente estiver sendo transferido entre instituições, o limiar para intubação também é reduzido. É razoável transferir um paciente com um DEG em bom funcionamento se: (i) a troca for prevista como difícil; (ii) não é provável que a condição clínica mude ao longo do transporte, de forma que não se espere mais que o DEG forneça oxigenação e ventilação eficazes; e (iii) não se espera que o DEG permaneça no local por tempo suficiente para correr o risco de lesão isquêmica da mucosa. Essa decisão deve ser tomada em conjunto com o hospital que recebe o paciente, com a equipe de transporte e com a direção médica do serviço de transporte, sempre que possível.

COMO REALIZAR UMA TROCA SEMIELETIVA POR UM TUBO TRAQUEAL

Desestimulamos fortemente a pressa na remoção de um DEG até que a via aérea tenha sido amplamente avaliada e se possa fazer planos específicos para o dispositivo. As técnicas disponíveis para a troca variam conforme os atributos de cada dispositivo (**Tab. 14.1**), os equipamentos disponíveis, a experiência e a situação clínica.

Tabela 14.1 Atributos de DEGs comuns e técnicas de troca selecionadas

Dispositivo	Tipo	Passagem às cegas de tubo traqueal através da luz do DEG	Passagem visualizada do tubo traqueal através da luz usando endoscópio ou estilete de intubação	Uso de cateter Aintree para a troca
Combitube	Balão duplo e lúmen duplo Retroglótico	Não é possível	Não é possível	Não é possível
King Laryngeal Tube	Balão duplo Lúmen único Retroglótico	Não é possível	Não é possível	Possível
King iLT-D	Balão duplo Lúmen único Retroglótico	Possível Confiabilidade não estabelecida	Possível	Possível
LMA Unique	Supraglótico	Não confiável	Possível	Possível
LMA Supreme	Supraglótico	Não é possível	Não é possível	Difícil
LMA Fastrach	Supraglótico	Confiável	Possível (apenas com endoscópio flexível)	Possível
Intersurgical i-gel	Supraglótico	Não confiável	Possível	Possível
CookGas air-Q	Supraglótico	Não confiável	Possível	Possível
Ambu AuraGain	Supraglótico	Não confiável	Possível	Possível

Remoção com intubação de rotina por laringoscopia direta/por vídeo

Um DEG pode sempre ser esvaziado e removido. Essa abordagem pode ser utilizada com qualquer DEG quando uma via aérea difícil não é prevista e nos casos em que a fisiologia do paciente é favorável ou quando não há disponibilidade de equipamento ou experiência suficiente para uma troca mais segura. Faça a descompressão gástrica primeiro, sempre que possível. O paciente deve estar adequadamente sedado e paralisado como durante um procedimento de SRI. A reinserção do mesmo DEG é uma consideração se a intubação for difícil ou impossível, desde que o balonete não tenha sido danificado ao ser removido.

Trabalhando ao redor do dispositivo e realizando a intubação por laringoscopia direta/por vídeo

Essa abordagem é particularmente útil nas situações em que um DEG retroglótico como o Combitube ou o King LT estiver inserido. Nesses casos, o dispositivo efetivamente bloqueia o esôfago, limitando o potencial para posicionamento errado do tubo. Com o Combitube, o balão faríngeo pode ser esvaziado, enquanto o balão esofágico é deixado inflado para minimizar a regurgitação. Com o King LT, os dois balões são conectados a uma única via de insuflação e, portanto, os dois balões são esvaziados simultaneamente. A descompressão gástrica deve ocorrer sempre que possível antes da manipulação das vias aéreas. Esses dispositivos podem então ser deslocados para o lado esquerdo da boca de modo a permitir a laringoscopia e a passagem do tubo. O uso da videolaringoscopia com uma lâmina-padrão e um guia introdutor (*bougie*) de tubo traqueal pode ser útil porque o espaço de trabalho que permanece costuma ser apertado (**Fig. 14.3**). Caso essa estratégia se mostre difícil, mas se for revelada uma anatomia suficientemente tranquilizadora das vias aéreas, o dispositivo pode ser removido inteiramente a fim de permitir mais espaço de trabalho para a intubação. Se a intubação não for bem-sucedida e a anatomia da via aérea estiver gravemente comprometida, o DEG pode ser rapidamente reinflado para permitir a continuação da ventilação e oxigenação.

Troca às cegas

O único DEG que comprovadamente facilita a intubação às cegas de forma confiável e segura, sem a necessidade de adjuntos, é o Intubating Laryngeal Mask Airway (I-LMA, Fastrach LMA), usando as técnicas

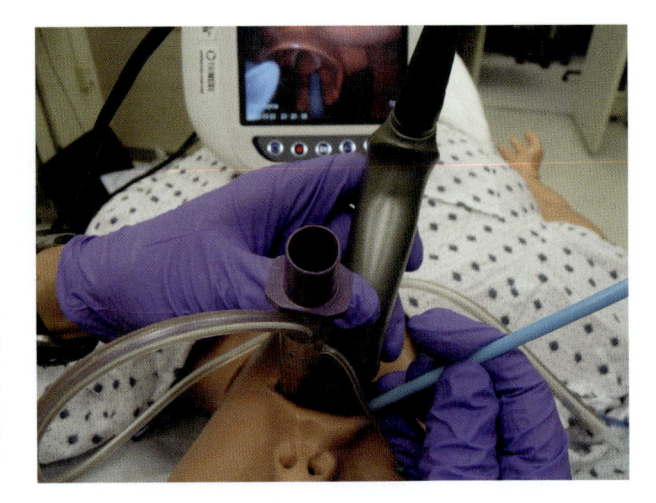

Figura 14.3 Troca de um tubo laríngeo King. O balonete é esvaziado após uma pré-oxigenação ideal. A sonda gástrica é deixada no lugar. O tubo laríngeo é deslocado para o lado oposto da boca e a laringoscopia é realizada, neste caso com videolaringoscopia com lâmina-padrão e um *bougie*.

descritas mais adiante. Também pode ser razoável fazer uma tentativa de intubação às cegas por meio de outros dispositivos supraglóticos, como o Air-Q ou o i-gel, embora as taxas de sucesso relatadas sejam em geral muito mais baixas do que com a Fastrach. O novo Intubating Laryngeal Tube (iLTS-d) também permite a intubação às cegas, mas as taxas de sucesso ainda não estão bem estabelecidas. Outra abordagem hipotética para a intubação às cegas através de um DEG seria passar um introdutor pelo dispositivo, sentindo o *feedback* tátil típico da ponta do introdutor colidindo com os anéis traqueais. Se isso ocorrer, o DEG pode ser removido e um tubo traqueal é inserido sobre o introdutor da maneira habitual. Estamos cientes de casos de perfuração de vias aéreas usando essa técnica, possivelmente porque um introdutor normalmente flexível se torna muito mais rígido quando se projeta de um DEG e direciona toda a força para uma pequena área crítica. Assim sendo, em geral não recomendamos essa abordagem, nem os fabricantes dos dispositivos o fazem.

LMA Fastrach

A LMA Fastrach está disponível em três tamanhos (3, 4, 5) para pacientes com peso corporal ideal de mais de 30 kg e com tamanhos de tubo traqueal correspondentes de 6,0 a 8,0. A Fastrach é inicialmente inserida e utilizada para fornecer ventilação e oxigenação. A técnica de inserção não é descrita aqui, mas está amplamente disponível *online*, em edições anteriores deste texto e em outras referências de manejo das vias aéreas. Uma vez que a saturação esteja adequada, pode-se tentar a intubação às cegas usando essas etapas. A técnica é mais fácil utilizando o tubo traqueal disponibilizado pelo fabricante, que possui uma ponta de silicone e é reforçado com um fio que o mantém reto, mas um tubo traqueal convencional pode ser usado se estiver "carregado de forma reversa".

1. Segure o cabo da Fastrach com firmeza na mão dominante, usando uma pegada do tipo "frigideira". Enquanto ventila, manipule a máscara elevando-a em direção semelhante àquela usada na laringoscopia direta (i.e., em direção ao teto por sobre os pés do paciente, **Fig. 14.4**). Esta é a Segunda Manobra de Chandy, a qual melhora o sucesso da vedação da máscara e da intubação. O posicionamento ideal da máscara será identificado por uma ventilação essencialmente silenciosa, quase como se o paciente estivesse ventilando através de um tubo traqueal com balonete.

2. Inspecione visualmente e teste o balonete do tubo traqueal com ponta de silicone que é fornecido com a LMA Fastrach. *Esvazie completamente* o balonete (importante), lubrifique o tubo traqueal de maneira generosa e passe-o através da LMA Fastrach. Com a linha vertical negra sobre o tubo traqueal direcionada para o operador (indicando que a ponta do bisel avançará entre as pregas vocais com orientação A-P), insira o tubo traqueal até o marcador de 15 cm de profundidade, que corresponde à linha negra transversa sobre o tubo traqueal com ponta de silicone. Isso indica que a ponta de silicone do tubo está a ponto de emergir da LMA Fastrach, empurrando para cima a barra de elevação da epiglote para levantar a epiglote. Use o cabo para elevar delicadamente a LMA Fastrach à medida que o tubo traqueal é avançado até completar a intubação. Insufle o balonete do tubo traqueal e confirme a intubação por capnografia.

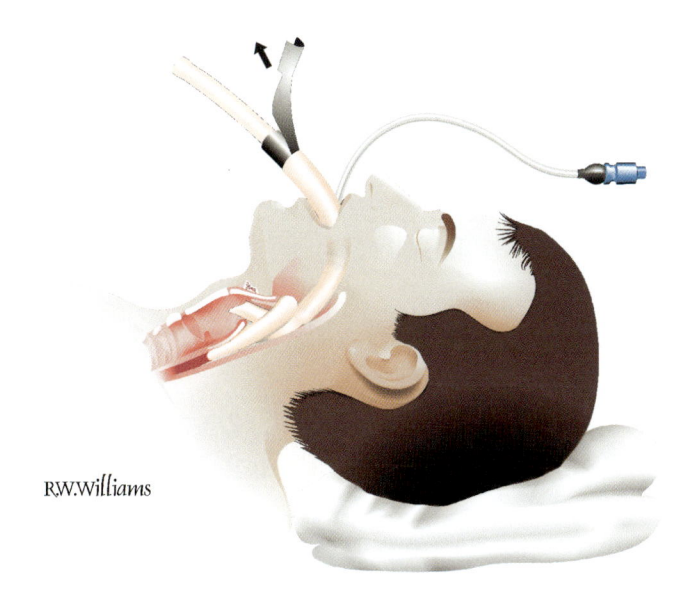

Figura 14.4 **Manobra de Chandy.** Levante o cabo da LMA Fastrach quando o tubo traqueal for passar para a laringe a fim de aumentar a taxa de sucesso da intubação.

3. Após a intubação, o balonete da Fastrach deve ser esvaziado, mas não precisa ser removido de forma emergencial; ele pode ser deixado no local até que a situação clínica esteja estabilizada e a ajuda experiente estiver disponível. O processo de remoção de DEGs por meio de um tubo traqueal é discutido a seguir.

Troca endoscópica

A troca endoscópica é a abordagem ideal quando os equipamentos, a experiência e o tempo necessários estão disponíveis, e o DEG *in situ* é aquele que acomodará um tubo traqueal (ver Tab. 14.1). Como essas trocas costumam ser realizadas apenas quando o DEG está funcionando bem como um conduto para a ventilação a fim de permitir o tempo necessário, o orifício deve estar diretamente na frente da abertura glótica, o que faz dele um procedimento simples e com alta taxa de sucesso mesmo para profissionais sem experiência. A troca endoscópica também permite a oxigenação contínua que prolonga o tempo seguro do procedimento.

Muitos DEGs indicam o tamanho apropriado do tubo a ser usado diretamente na lateral do dispositivo. Em alguns casos, identificar a marca e o tamanho da LMA em uso é difícil quando apenas uma parte do DEG é visível fora da boca (ver **Fig. 14.5A e B**). Por esse motivo, a comunicação com a equipe que colocou o DEG é fundamental, assim como a familiaridade com a aparência de vários DEGs.

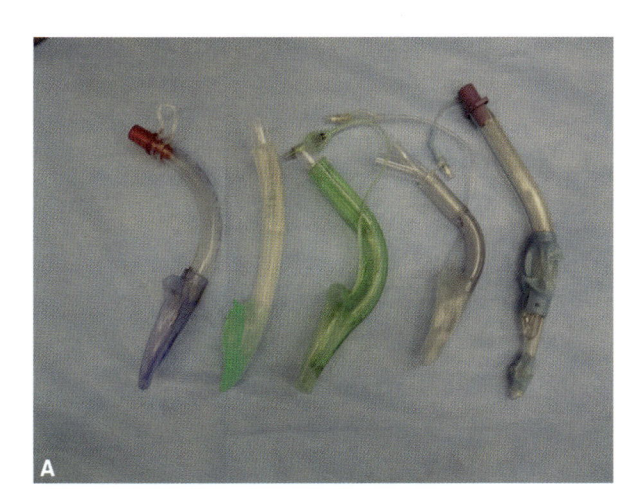

Figura 14.5 **A:** Um arranjo similar com uma visão lateral completa. Cada DEG tem características distintas. Da esquerda para a direita: CookGas Air-Q SP, Intersurgical i-gel, Ambu AurAgain, LMA Supreme e King Laryngeal Tube. *(Continua)*

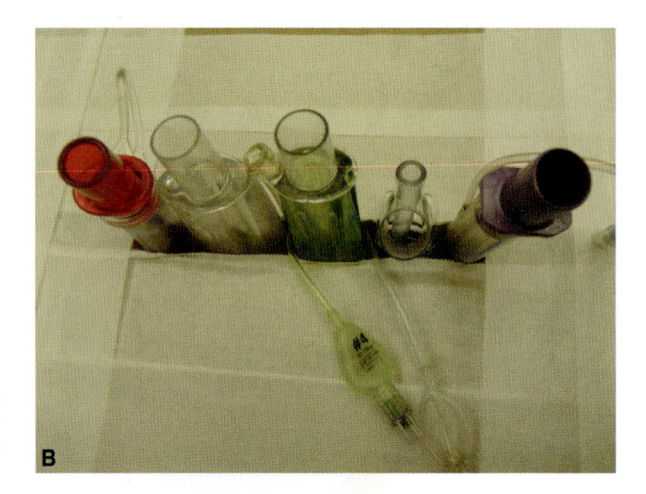

Figura 14.5 *(Continuação)* **B:** DEGs representativos, vistos como seriam encontrados por um profissional após a inserção.

Recomendamos primeiro colocar o tubo traqueal bem lubrificado no DEG até que o balonete esteja dentro do lúmen (**Fig. 14.6**), seguido pela insuflação do balonete com a quantidade suficiente de ar apenas para seu posicionamento (em geral cerca de 2 a 3 mL). Alguns profissionais preferem um tubo traqueal que seja cônico para uma interface mais confortável com o endoscópio de fibra óptica. Isso torna menos provável que a passagem do tubo traqueal se prenda às aritenoides. A Genesis Airway Innovations atualmente fabrica um tubo traqueal de resgate projetado especificamente para facilitar a colocação através de um DEG e vem com um extensor aprimorado para a remoção, conforme descrito adiante.

Idealmente, um adaptador de via endoscópica (i.e., "adaptador para broncoscopia", "cotovelo para broncoscopia" ou "conector giratório") será colocado na extremidade do tubo traqueal durante essas manobras (Fig. 14.6) para permitir a ventilação e oxigenação contínuas enquanto o endoscópio é avançado. O endoscópio lubrificado é, então, avançado através da luz do tubo traqueal e do DEG (**Fig. 14.7**), sendo visualmente guiado até a traqueia. Nesse ponto, o balonete do tubo traqueal pode ser esvaziado para permitir sua passagem até a traqueia sobre o broncoscópio. O ventilador provavelmente detectará uma breve perda de volumes e acionará um alarme. Quando o tubo estiver dentro da traqueia, o balonete é reinflado para permitir que

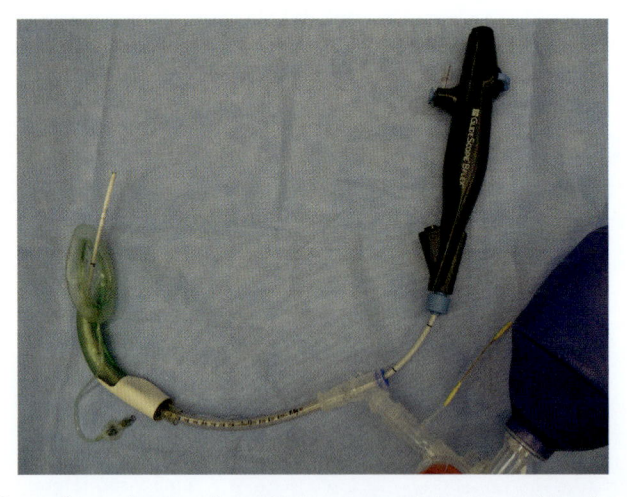

Figura 14.6 Configuração *ex vivo* descrita no texto em que o tubo traqueal é pré-carregado no dispositivo extraglótico (DEG) (essencialmente apenas estendendo o dispositivo e criando espaço morto extra) e um adaptador giratório permite oxigenação e ventilação enquanto o endoscópio é passado através do tubo traqueal e DEG até a traqueia. Observe também o monitoramento contínuo da capnografia.

Manejo do paciente com dispositivo extraglótico   **149**

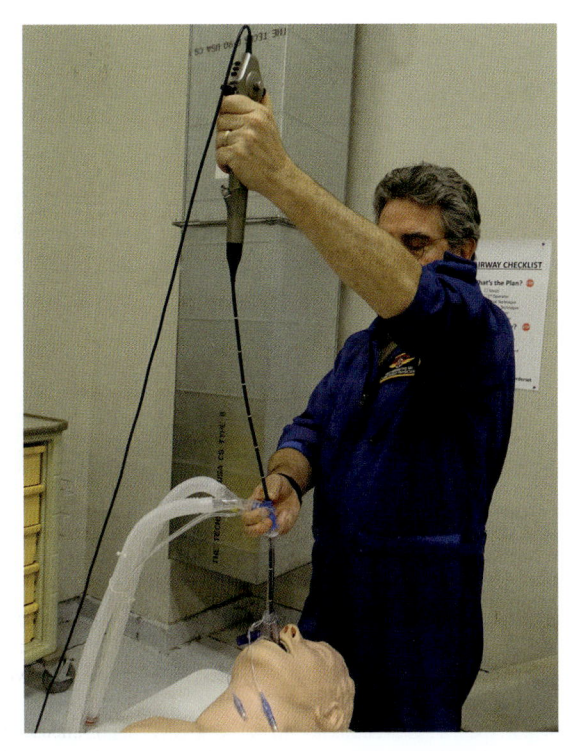

Figura 14.7 Intubação endoscópica através de um dispositivo extraglótico (DEG). Um tubo traqueal foi pré-carregado em um DEG, o Cookgas air-Q, o qual foi colocado em um manequim; 2 a 3 mL de ar são administrados no balonete do tubo traqueal para seu posicionamento seguro e para prover a vedação. Um adaptador de porta endoscópica está sendo usado para manter o circuito de ventilação. Um endoscópio está sendo colocado através da porta, através do tubo traqueal e do DEG, e para dentro da traqueia com facilidade, enquanto se mantém a oxigenação e a ventilação. Após a traqueia ter sido acessada com o endoscópio, o tubo traqueal pode ser simplesmente avançado sobre ele.

a ventilação total seja retomada. O DEG pode então ser removido ou simplesmente deixado no lugar. Ver "Remoção após intubação".

É possível verificar e ajustar rapidamente a profundidade do tubo traqueal antes de remover o broncoscópio. Para fazer isso, avance a câmera do equipamento até a carina, segure o aparelho no ponto em que ele entra no adaptador broncoscópico e retire-o enquanto mantém os dedos na mesma posição. Quando a ponta distal do tubo traqueal é visualizada pela primeira vez, a distância de seus dedos até o adaptador broncoscópico é agora a distância da carina até a ponta do tubo traqueal.

Para aqueles DEGs que não têm calibre suficientemente grande para acomodar um tubo traqueal, como a LMA Supreme ou o King LTS-D, há necessidade de um cateter Aintree (**Fig. 14.8**) ou de outro conjunto de troca de via aérea, como o Arndt Airway Exchange Catheter Kit se for desejada uma troca endoscópica. Essas técnicas estão dentro do domínio do médico emergencista, mas são mais complicadas do que a abordagem anterior.

O cateter Aintree é um dispositivo que lembra um *bougie* oco desenhado para se encaixar sobre um endoscópio pediátrico flexível permitindo que o endoscópio saia pela extremidade distal e seja manipulado. O cateter Aintree vem com um diâmetro externo de 19 F (6,33 mm) e um diâmetro interno de 4,7 mm. Isso é importante porque a maioria dos broncoscópios para adultos tem um diâmetro externo maior do que isso. O aScope 4 Broncho Slim tem um diâmetro externo de 3,8 mm e a linha GlideScope BFlex também tem uma versão de 3,8 mm. Outras versões desses dois broncoscópios descartáveis populares são grandes demais para caber no cateter Aintree. Depois que o Aintree é colocado sobre um broncoscópio lubrificado, o aparelho pode ser conduzido através de um adaptador para broncoscopia e descer pelo lúmen do DEG até a via aérea

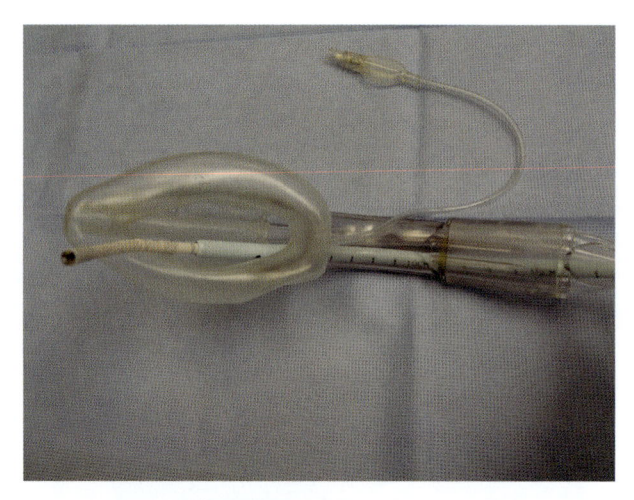

Figura 14.8 Intubação através de uma LMA Supreme. A LMA Supreme não acomoda tubo traqueal tamanho adulto com balonete. Em vez disso, pode-se usar um broncoscópio pediátrico através de um cateter Aintree. Observe que o lúmen da via aérea na LMA Supreme é dividido com a sonda de descompressão gástrica. Isso diminui significativamente o espaço utilizável para uma troca. Além disso, o cateter Aintree deve sair da concavidade da LMA Supreme antes das aletas epiglóticas ou corre o risco de ficar preso nelas.

com ventilação contínua, conforme descrito antes. O endoscópio e o DEG são cuidadosamente removidos sobre o Aintree, deixando o Aintree dentro da traqueia para ser usado como um introdutor para guiar um tubo traqueal até sua posição. Apenas uma ventilação limitada é possível depois da remoção do DEG e somente se o adaptador de 15 mm fornecido estiver conectado ao Aintree.

Como é o caso de qualquer intubação com *bougie*, um laringoscópio deve ser inserido para deslocar a língua para dentro da fossa mandibular a fim de reduzir a pressão sobre o Aintree e evitar que ele se curve para trás na faringe, pois isso dificultaria a passagem do tubo. Manter o cateter Aintree dentro da traqueia durante a troca é a principal prioridade, embora seja importante não permitir que o cateter passe muito profundamente na árvore brônquica devido ao risco de causar pneumotórax ou outra lesão brônquica.

Os conjuntos de troca utilizam princípios semelhantes, mas passam um guia através do canal de trabalho do endoscópio para facilitar a passagem do cateter após a remoção do endoscópio. Essa técnica raramente é usada no departamento de emergência e não é descrita aqui.

Se não houver outra opção e caso o profissional tenha disponibilidade de um broncoscópio descartável, mas não de um cateter Aintree compatível, é possível usar o endoscópio como "introdutor". Em outras palavras, após colocar o endoscópio descartável na via aérea sob visualização, a vareta pode ser cortada com tesoura de trauma e usada como introdutor; a vareta é descartável e não há energia passando por ela. Depois disso, a capacidade de visualização adicional é perdida. Embora isso não tenha sido rigorosamente estudado, tem tido sucesso em nossa experiência em um número limitado de casos. No entanto, é algo muito desafiador porque descobrimos que a varinha é curta e não tão rígida quanto a maioria dos *bougies* modernos.

REMOÇÃO APÓS INTUBAÇÃO

A remoção de um DEG após a passagem de um tubo traqueal através de sua luz pode provocar ansiedade e introduz o risco de extubação acidental do paciente. Felizmente, essa etapa em geral não é obrigatória. Se essa troca for realizada em caso de via aérea difícil prevista, nossa recomendação é de que quaisquer balonetes infláveis do DEG sejam esvaziados e o dispositivo seja deixado no local até a disponibilidade de recursos adicionais, o que pode exigir a transferência para UTI, bloco cirúrgico ou outra instituição.

Se, por alguma outra razão, for considerada imperativa a remoção do DEG após ele ter sido usado como conduto para a intubação, a preocupação central da remoção é simplesmente manter a posição fixa do tubo traqueal à medida que o DEG é retirado sobre ele. Dispositivos para troca de tubos produzidos comercialmente estão disponíveis para a LMA Fastrach e o Cookgas Air-Q. Os tubos traqueais Genesis Rescue

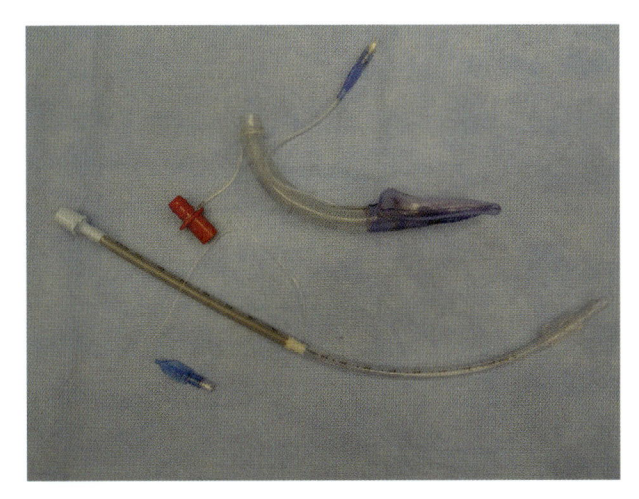

Manejo do paciente com dispositivo extraglótico

Figura 14.9 **Tubo traqueal Genesis Airway Innovations Rescue mostrado ao lado de um CookGas Air-Q.**
O extensor permite a ventilação continuada enquanto o DEG colocado é removido sobre ele.

incluem um "extensor" (ver **Figs. 14.9** e **14.10**) para permitir a troca junto com a ventilação continuada. Eles estão disponíveis nos tamanhos de 5,5 a 8 mm e podem ser usados com qualquer DEG. Caso não se encontre um dispositivo disponível comercialmente, um tubo traqueal do mesmo tamanho ou menor pode ser usado para "estender" o comprimento do tubo traqueal já instalado (**Fig. 14.11**). Deve-se tomar cuidado para evitar que o tubo traqueal extensor fique preso ao tubo traqueal de intubação. É mais provável que isso aconteça se a ponta do tubo extensor for pressionada firmemente na extremidade do tubo traqueal de intubação. Há relatos de que a extremidade reversa de um tubo traqueal serve como um extensor para evitar essa complicação (**Fig. 14.12**).

Independentemente das técnicas usadas, o balonete do tubo traqueal de intubação em algum momento começará a entrar no DEG que está saindo. Nesse ponto, o movimento adicional do DEG será prejudicado ou correrá o risco de rasgar o balonete ou o tubo de insuflação (nota: isso pode não se aplicar a DEGs com lumens de grande calibre). O profissional deve agora colocar a mão na boca e fixar o tubo traqueal de

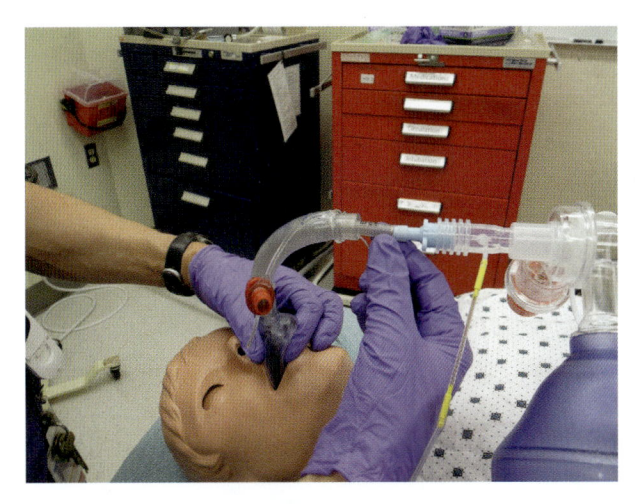

Figura 14.10 **Remoção do DEG após a intubação.** Um DEG Air-Q está sendo removido sobre o tubo traqueal de resgate com ventilação continuada e monitoramento por meio de capnografia. O operador está pronto para inserir os dedos na boca a fim de fixar o tubo contra o palato.

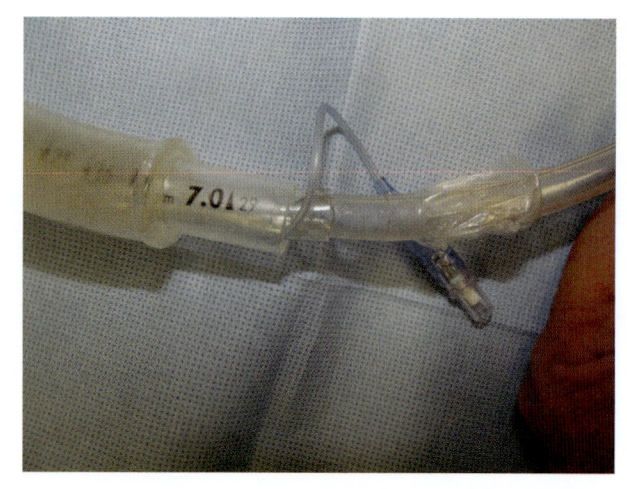

Figura 14.11 **Estendendo o comprimento do tubo traqueal para facilitar a remoção.** Um tubo traqueal de 0,5 mm de diâmetro menor pode ser colocado na extremidade do tubo primário para atuar como um "batente do tubo". Deve-se tomar cuidado para não encaixá-lo com firmeza exagerada a fim de garantir uma fácil remoção.

intubação no palato ou segurar o tubo traqueal para que ele não se mova. O tubo traqueal extensível agora pode ser removido para permitir a passagem livre do balonete pelo DEG que sai. Alguns profissionais têm usado a pinça de McGill para segurar o tubo traqueal de intubação; no entanto, deve-se tomar cuidado para não rasgar o tubo de insuflação.

VIA AÉREA CIRÚRGICA

A medida final na "troca" é a realização de uma via aérea cirúrgica enquanto se continua a ventilar através do DEG. Essa é uma abordagem razoável quando o DEG está fornecendo algum grau de oxigenação, quando condições de intubação muito difíceis são esperadas e quando não há disponibilidade de tempo, equipamento e/ou experiência para uma troca endoscópica (ou um dispositivo como o Combitube que não permite a

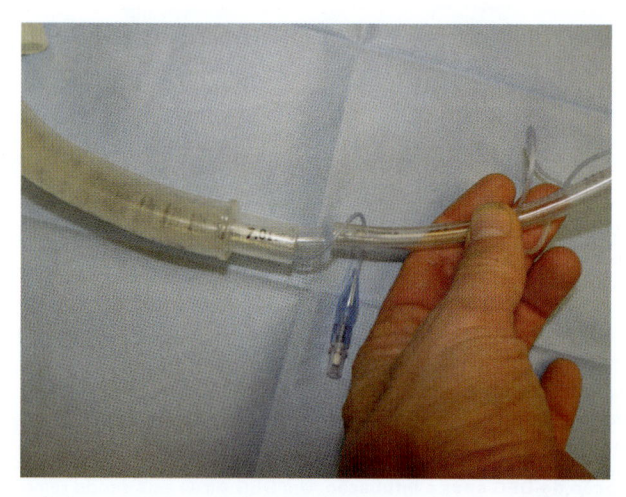

Figura 14.12 Extremidade reversa de um tubo traqueal sendo usada como batente de tubo; essa extremidade pode ser usada para evitar que a ponta do tubo traqueal fique presa dentro do tubo traqueal primário.

passagem endoscópica *in situ*). Embora não haja evidências de alto nível para essa abordagem, ela faz sentido intuitivamente, e os autores têm utilizado essa abordagem em raras situações, considerando-a muito efetiva.

EVIDÊNCIAS

Um paciente pode ser considerado morto com um DEG posicionado?

É comum surgir a questão se é possível considerar um paciente em parada cardíaca morto após a reanimação cardiopulmonar utilizando um DEG ou se um tubo traqueal "padrão-ouro" deve ser colocado antes. Os autores acreditam que, se o DEG estiver ventilando o paciente, é razoável deixá-lo no local. Em outras palavras, não é necessário trocar o dispositivo por um tubo traqueal antes de encerrar esforços fúteis de reanimação.

Há chances de os médicos emergencistas manejarem pacientes que chegam com DEGs instalados?

Houve uma mudança na prática do manejo pré-hospitalar da via aérea em muitas comunidades nos últimos 10 anos, reduzindo a ênfase na intubação traqueal, sobretudo para pacientes em parada cardíaca. Muitos profissionais do APH atualmente colocam os DEGs como sua estratégia inicial de via aérea ou têm um limite muito menor para migrar até eles como resgate.[2,3] Assim, os emergencistas têm maior probabilidade de manejar pacientes que chegam com um DEG instalado. Isso pode ser um desafio se o DEG não estiver funcionando adequadamente ou se o médico não estiver familiarizado com o dispositivo.

O papel tradicional dos DEGs está sendo expandido em pacientes no departamento de emergência?

O papel tradicional do DEG em emergência era apenas de "resgate" para falha na intubação. Os DEGs agora são colocados como vias aéreas primárias em muitos departamentos de emergência para pacientes em parada cardíaca. Os DEGs também podem ser utilizados sempre que for difícil obter uma vedação para a ventilação com máscara. A colocação primária de um DEG facilitada por indução e paralisia, denominada sequência rápida de via aérea (SRVA), também foi defendida como uma opção no departamento de emergência para auxiliar na pré-oxigenação.[4,5]

Por quanto tempo um DEG funcional pode ficar no local com segurança antes da troca?

A experiência com a inserção prolongada é limitada, mas há situações em que é necessário em áreas muito rurais com longos tempos de transporte do APH, para facilitar as transferências inter-hospitais ou para aguardar a chegada de consultores que irão ajudar nas trocas previstas como difíceis. Braude e colaboradores relataram o uso da LMA Supreme sem complicações por 9 horas.[6] Por outro lado, complicações com a LMA Fastrach foram relatadas após muito menos tempo.[7] Em um relato de Gaither e colaboradores, um edema maciço da língua foi observado após um King LTS-D ficar no local por 3 horas.[8] Até que mais dados estejam disponíveis, tentamos limitar o uso dos dispositivos supraglóticos não infláveis (i-gel, Air-Q autopressurizante) a 6 horas, os supraglóticos infláveis a 4 horas e os retroglóticos (King Laryngeal Tube) a 2 horas. O uso de um manômetro para medir as pressões de insuflação do balonete pode prolongar essa duração.

A intubação às cegas por meio de um DEG é uma opção razoável?

Vários estudos demonstraram a viabilidade da troca visualizada, mas o único DEG que provou facilitar a intubação às cegas de forma confiável e segura é a LMA Fastrach: a taxa de sucesso na primeira passagem utilizando a técnica recomendada é superior a 90%, e o sucesso em três tentativas é superior a 97%, independentemente de obesidade, secreções ou precauções de imobilização cervical.[2] As taxas de sucesso da intubação às cegas com outros dispositivos, como o i-gel e o Air-Q, têm sido altamente variáveis em estudos com humanos.[9-20] Pode ser razoável praticar essa técnica se você encontrar esses DEGs e considerar fazer uma única tentativa delicada quando o equipamento para trocas endoscópicas não estiver disponível imediatamente.

A troca de tubos laríngeos King foi avaliada?

Um centro relatou altas taxas de via aérea cirúrgica em pacientes que chegaram à emergência com um tubo laríngeo *in situ*.[21] Uma grande série de casos subsequente usando análise de vídeo de quase 600 casos no departamento de emergência descobriu que as taxas de sucesso com a simples remoção do tubo laríngeo e a intubação eram muito altas, mas a técnica preferida era mover o dispositivo para o lado esquerdo da boca e intubar ao redor dele.[22] As vias aéreas cirúrgicas desta série só foram necessárias em < 1% dos pacientes que chegaram com um tubo laríngeo.

A troca endoscópica é realmente uma habilidade a ser tentada por um novato no departamento de emergência?

Embora a intubação endoscópica oral com o paciente acordado possa ser um desafio para iniciantes, um estudo descobriu que não havia diferença na troca endoscópica por meio de um DEG realizada por novatos ou especialistas.[23]

REFERÊNCIAS

1. Hopkins JB, Roginski MA, Braude DA, Cathers AD, Johnson T, Steuerwald MT. Troublshooting hypoxemia after placement of an extraglottic airway. *Air Med. J.* 2019;38:228-230.
2. Benger JR, Kirby K, Black S, et al. Effect of a strategy of a supraglottic airway device vs tracheal intubation during out-of-hospital cardiac arrest on functional outcome: the AIRWAYS-2 randomized clinical trial. *JAMA.* 2018;320(8):779-791.
3. Wang HE, Schmicker RH, Daya MR, et al. Effect of a strategy of initial laryngeal tube insertion vs endotracheal intubation on 72-hour survival in adults with out-of-hospital cardiac arrest: a randomized clinical trial. *JAMA.* 2018;320(8):769-778.
4. Braude D, Southard A, Swenson K, Sullivan A. Using rapid sequence airway to facilitate preoxygenation and gastric decompression prior to emergency intubation. *J Anesth Clin Res.* 2010;01:001-003.
5. Souza LF, Pereira AC, Lavinas PS. Use of preoxygenation with the laryngeal mask airway in critical care. *Am J Respir Crit Care Med.* 2007;175(5):521
6. Braude DA, Southard A, Bajema T, Sims E, Martinez J. Rapid sequence airway using the LMA-supreme as a primary airway for 9 hours in a multi-system trauma patient. *Resuscitation* 2010;81(9):1217.
7. Gerstein NS, Braude D, Harding JS, et al. Lingual ischemia from prolonged insertion of a Fastrach laryngeal mask airway. *West J Emerg Med.* 2011;12(1):124-127.
8. Gaither JB, Matheson J, Eberhardt A, et al. Tongue engorgement associated with prolonged use of the King LT laryngeal tube device. *Ann Emerg Med.* 2010;55:367-369.
9. Bhandari G, Shahi KS, Asad M, Parmar NK, Bhakuni R. To assess the efficacy of i-gel for ventilation, blind tracheal intubation and nasogastric tube insertion. *Anesth Essays Res.* 2013;7(1):94-99.
10. Van Dijck M, Houweling BM, Koning MV. Blind intubation through an i-gel in the prone position: a prospective cohort study. *Anaesth Intensive Care.* 2020;48(6):439-443.
11. Sastre JA, Lopez T, Garzon JC. Blind tracheal intubation through two supraglottic devices: i-gel versus Fastrach intubating laryngeal mask airway (ILMA). *Rev Esp Anesthesiol Reanim.* 2012;59(2):71-76.
12. Halwagi AE, Massicotte N, Lallo A, et al. Tracheal intubation through the I-gel supraglottic airway versus the LMA Fastrach™: a randomized controlled trial. *Anesth Analg.* 2012;114(1):152-156.
13. Kapoor S, Jethava DD, Gupta P, Jethava D, Kumar A. Comparison of supraglottic devices i-gel and LMA Fastrach as conduit for endotracheal intubation. *Indian J Anaesth.* 2012;58(4):397-402.
14. Erlacher W, Tiefenbrunner H, Kastenbauer T. CobraPLUS and Cookgas air-Q versus Fastrach for blind endotracheal intubation: a randomized controlled trial. *Eur J Anaesthesiol.* 2011;28:181-186.
15. Karim YM, Swanson DE. Comparison of blind tracheal intubation through the intubating laryngeal mask airway (LMA Fastrach) and the air-Q. *Anesthesia.* 2011;66:185-190.
16. Garzon Sanchez JC, Lopez Correa T, Sastre Rincon JA. Blind tracheal intubation with the air-Q (ILA-Cookgas) mask. A comparison with the ILMA-Fastrach laryngeal intubation mask. *Rev Esp Anesthesiol Reanim.* 2014;61(4):190-195.
17. Kkeine-Brueggeney M, Nicolet A, Nabecker S et al. Blind intubation of anesthetised children with supraglottic airway devices AmbuAura-I and air-Q cannot be recommended: a randomised controlled trial. *Eur J Anaestheiol.* 2015;32(9):631-639.
18. Pandey RV, Subramanium RK, Darlong V et al. Evaluation of glottic view through air-Q intubating laryngeal airway in the supine and lateral position and assessing it as a conduit for blind endotracheal intubation in the supine position. *Paeditr Anaesth.* 2015;25(12):1241-1247.
19. Yamada R, Maruyama K, Hirabayashi G, Koyama Y, Andoh T. Effect of head positon on the success rate of blind intubation using intubating supraglottic airway devices. *Am J Emerg Med.* 2016;34(7):1193-1197.

20. El-Emam EM, Abd El Motlb EA. Blind tracheal intubation through the air-Q intubating laryngeal airway in pediatric patients: reevaluation—a randomized controlled trial. *Anesth Essays Res*. 2019;13(2):269-273.
21. Subramanian A, Garcia-Marcinkiewicz AG, Brown DR et al. Definitive airway management of patients presenting with a pre-hospital inserted King LT(S)-DTM laryngeal tube airway: a historical cohort study. *Can J Anaesth*. 2016;36:114-119.
22. Driver BE, Scharber SK, Horton GB, Braude DA, Simpson NS, Reardon RF. Emergency department management of out-of-hospital laryngeal tubes. *Ann Emerg Med*. 2019;74:403-439.
23. Hodzovic I, Janakiraman C, Sudhir G, Goodwin N, Wilkes AR, Latto IP. Fiberoptic intubation through the laryngeal mask airway: effect of operator experience. *Anaesthesia*. 2009;64:1066-1071.

VI

Parte IV

Intubação traqueal

15 Laringoscopia direta
16 Videolaringoscopia
17 Intubação com endoscópio flexível
18 Técnicas de intubação às cegas
19 Via aérea cirúrgica de emergência

CAPÍTULO 15

Laringoscopia direta

Robert F. Reardon
Steven C. Carleton
Leslie V. Simon

LARINGOSCOPIA DIRETA

Em 1913, Chevalier Jackson e Henry Janeway publicaram artigos descrevendo o uso da laringoscopia direta (LD) para a intubação traqueal. Mais de 100 anos depois, a laringoscopia assistida por vídeo tornou-se a técnica predominante; no entanto, a LD continuará sendo sempre uma habilidade necessária para os emergencistas. O equipamento de LD é barato e está disponível universalmente. Com o advento da videolaringoscopia (VL) e as crescentes evidências de que a VL melhora o desempenho e a segurança da intubação, muitos especialistas acreditam que a maneira mais eficiente de ensinar e manter as habilidades de LD é usando um videolaringoscópio de geometria-padrão (na forma de Macintosh) (VL-GP), que permite a realização da mecânica da LD e a visualização direta, mas com o benefício adicional de auxílio imediato à VL se a situação o exigir. Com essa abordagem, o instrutor faz a supervisão visualizando o monitor de VL (ver seção "Evidências"). Além disso, dispositivos que permitem LD e VL podem ser os melhores para otimizar o sucesso da primeira tentativa, porque a VL pode ser usada para superar dificuldades anatômicas e a LD pode ser utilizada quando a câmera de VL ficar suja por secreções, sangue ou vômito.

FUNDAMENTOS DA LARINGOSCOPIA DIRETA

O conceito da LD é simples: criar uma linha reta de visão desde a boca até a laringe para visualizar as pregas vocais. A língua é o maior obstáculo para a LD. O laringoscópio é usado para controlar a língua e deslocá-la para fora da linha de visão. Um laringoscópio consiste em um cabo, uma lâmina e uma fonte de luz. Ele é usado como instrumento para a mão esquerda independentemente da preferência de mão do operador. Em geral, as lâminas de LD são curvas (Macintosh) ou retas (Miller) (**Fig. 15.1**). Ambas as lâminas estão disponíveis em uma variedade de tamanhos, desde recém-nascidos até adultos grandes, e os tamanhos 3 e 4 costumam ser usados em adultos. As lâminas Macintosh têm curva suave, rebordo vertical para deslocar a língua e ponta quadrada relativamente larga com uma pequena protuberância. Variações do desenho original da lâmina Macintosh, que incluem um rebordo vertical menor e uma menor distância entre a luz e a ponta, também são fabricadas. A altura do rebordo vertical das lâminas de tamanho 3 e 4 é semelhante, de modo que é razoável começar com a lâmina mais longa de tamanho 4 na maioria dos adultos. As lâminas curvas visam ser avançadas até a valécula e quando a protuberância na ponta faz contato e eleva a prega da valécula na linha média (e o ligamento hioepiglótico), a epiglote é levantada, expondo as pregas vocais (**Fig. 15.2**).

As lâminas Miller, as lâminas retas mais comumente disponíveis, têm rebordo mais estreito e curto, além de uma ponta levemente curvada e sem protuberância. O rebordo menor pode ser vantajoso quando há menor abertura bucal, mas dificulta o controle da língua e reduz a área de deslocamento para visualização e colocação do tubo. As lâminas Miller de tamanho 3 e 4 são idênticas exceto pelo comprimento, de modo que

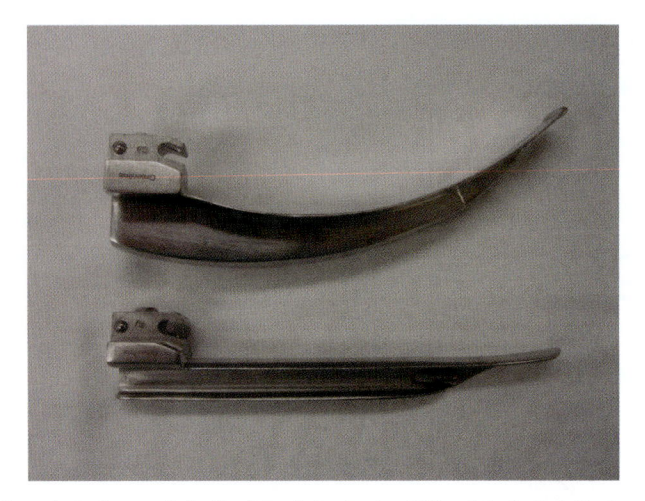

Figura 15.1 Lâminas de laringoscópio Macintosh (*acima*) e Miller (*abaixo*). A lâmina curva é um modelo alemão Macintosh tamanho 4, uma boa lâmina para uso rotineiro em adultos, diferentemente do desenho americano, que tem um rebordo mais alto. A lâmina reta é uma Miller tamanho 3, para adultos de tamanho normal. A maioria das lâminas Miller tem a luz do lado esquerdo (conforme mostrado aqui), o que pode ficar obscurecido pela língua, mas modelos melhores colocam a luz à direita da lâmina.

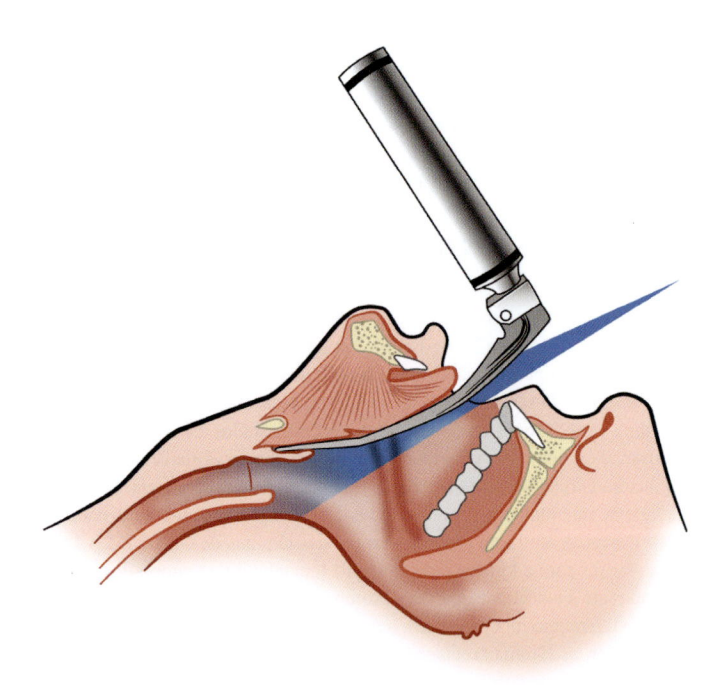

Figura 15.2 Laringoscopia direta com lâmina Macintosh. Observe que a ponta da lâmina está adequadamente localizada na base da valécula e eleva a epiglote empurrando o ligamento hioepiglótico.

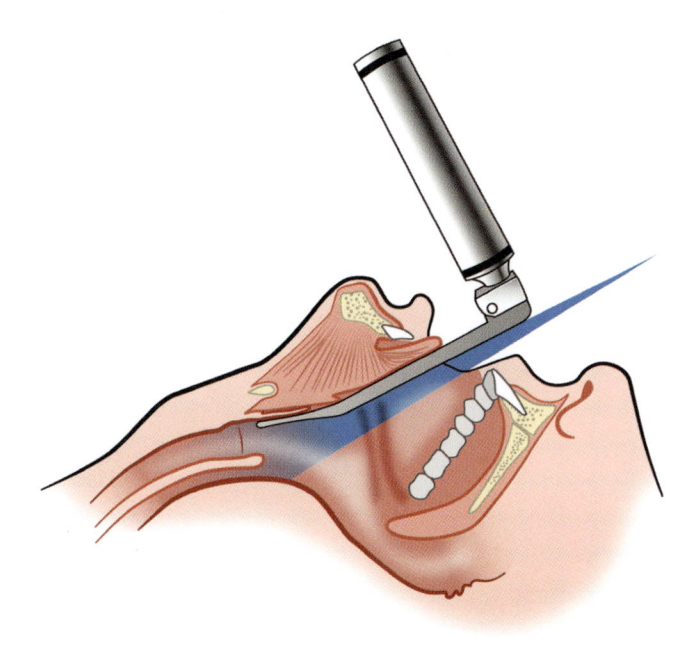

Figura 15.3 Laringoscopia direta com lâmina Miller. A ponta da lâmina é usada para levantar diretamente a epiglote.

é razoável iniciar com a lâmina 4, mais longa, na maioria dos adultos. As lâminas Miller visam ser passadas posteriormente à epiglote, para levantá-la diretamente e expor as pregas vocais (**Fig. 15.3**).

Muitos operadores preferem a lâmina curva Macintosh, pois ela é mais larga e permite melhor controle da língua; porém, a lâmina reta Miller pode oferecer melhor visualização da glote em casos de via aérea difícil como um espaço estreito entre os incisivos, limitação da abertura bucal ou uma epiglote grande e frouxa. Por esses motivos, é importante dominar as técnicas de LD com lâmina curva e reta.

ANATOMIA PARA LARINGOSCOPIA DIRETA

A intubação traqueal é realizada passando-se o tubo orotraqueal (TOT) através das pregas vocais após a visualização com a laringoscopia. O reconhecimento dos pontos de referência anatômicos é fundamental para o sucesso da LD. Os pontos de referência mais importantes são a epiglote e a valécula, as cartilagens aritenóideas posteriores, a incisura interaritenoide e as pregas vocais. Há maior chance de sucesso se as pregas vocais forem bem visualizadas e uma quase certeza de êxito (com a LD) se for obtida uma visualização completa (**Fig. 15.4A**); porém, é importante notar que a intubação traqueal nem sempre exige a visualização das pregas vocais. Se apenas as cartilagens posteriores forem visíveis, o tubo pode ser passado anteriormente a essas estruturas na linha média e em geral entrará na traqueia (**Fig. 15.4B**). Além disso, a intubação pode até mesmo ser obtida quando a única estrutura visível é a epiglote (**Fig. 15.4C**), especialmente se for usado um introdutor de TOT. Isso torna a identificação da epiglote uma etapa fundamental na laringoscopia. Se a epiglote não puder ser identificada, a probabilidade de sucesso na intubação traqueal é muito baixa (**Fig. 15.4D**).

Uma estrutura anatômica importante é a prega valecular da linha média (prega glossoepiglótica mediana), que recobre o ligamento hioepiglótico. Embora não seja tão bem visualizada com a LD em comparação com a VL, essa estrutura anatômica é fundamental para a laringoscopia com lâmina curva. Aplicar uma leve pressão nessa estrutura com a ponta da lâmina do laringoscópio demonstrou elevar a epiglote e melhorar a visualização laríngea (**Fig. 15.5**). Quando há pouca exposição glótica durante a laringoscopia com a Macintosh em razão de uma epiglote baixa, isso geralmente se deve à falha ou ao envolvimento limitado do ligamento hioepiglótico (ver seção "Evidências").

Parte IV | Intubação traqueal

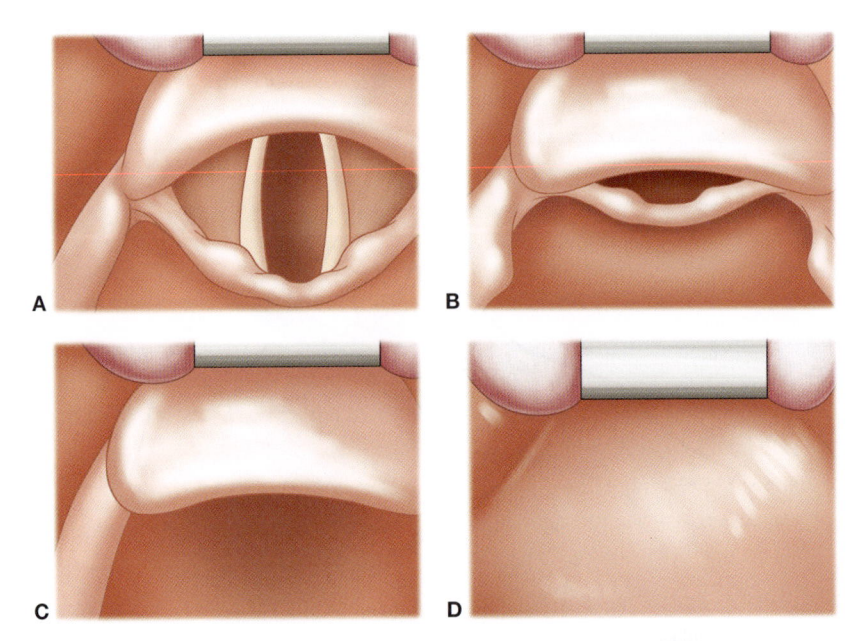

Figura 15.4 **Visualizações laringoscópicas (correlação com o sistema Cormack-Lehane).** **A:** Visualização completa das pregas vocais (grau 1). **B:** Apenas as cartilagens/estruturas glóticas posteriores são visíveis (grau 2). **C:** Apenas a epiglote é visível (grau 3). **D:** Nem a epiglote nem as estruturas glóticas são visíveis; apenas o palato mole (grau 4).

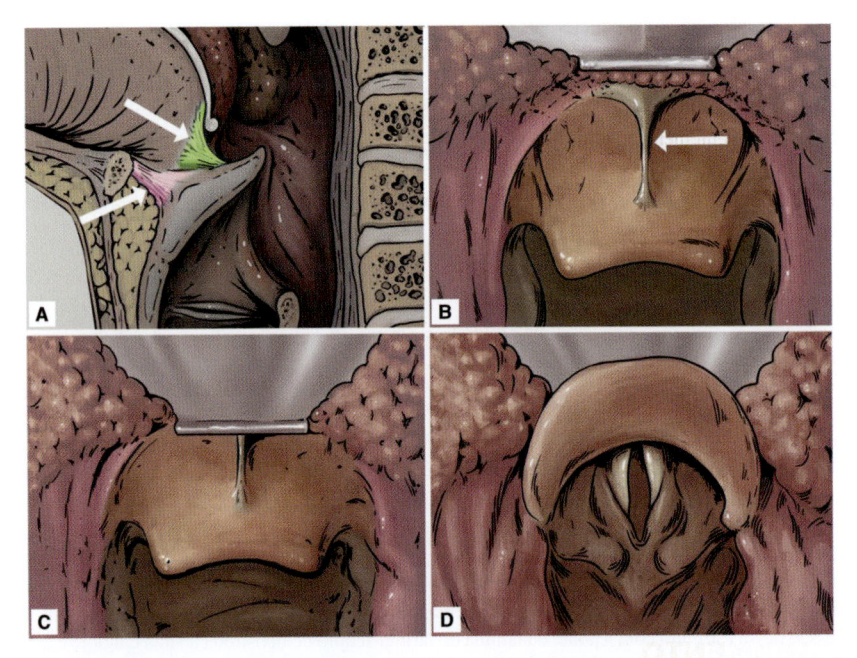

Figura 15.5 **A importância da prega valecular da linha média durante a laringoscopia de lâmina curva.** **A:** Vista lateral da prega valecular da linha média (*seta superior*) e do ligamento hioepiglótico (*seta inferior*). **B:** A prega valecular da linha média vista durante a laringoscopia com lâmina curva na base da valécula. **C:** Articulação da prega valecular da linha média com a ponta bulbosa de uma lâmina curva de laringoscópio. **D:** Depressão da prega valecular da linha média resultando em pressão sobre o ligamento hioepiglótico e elevação epiglótica indireta e exposição da entrada glótica.

PREPARAÇÃO E ASSISTÊNCIA

Antes de iniciar a LD para intubação, o profissional que faz o manejo da via aérea deve garantir que o seguinte equipamento esteja disponível (acesso vascular, monitores de pacientes e medicamentos para a sequência rápida de intubação [SRI] são discutidos separadamente):

- Lâmina e cabo de laringoscópio – confirmados como funcionantes
- TOT lubrificado e TOT de reserva de tamanho menor
- Estilete maleável
- Seringa de 10 mL para inflar o balonete
- Introdutor de TOT (i.e., introdutor elástico de borracha)
- Sucção adequada
- Dióxido de carbono expiratório final ($ETCO_2$) quantitativo ou qualitativo
- Meios para fixar o tubo
- Meios para oxigenar e ventilar o paciente (bolsa autoinflável ou ventilador)
- Pelo menos um assistente treinado (idealmente posicionado à direita do paciente)

O assistente deve estar preparado para fazer o seguinte:

- Observar e relatar os sinais vitais.
- Alcançar o equipamento necessário para o operador da via aérea.
- Manter a estabilização da coluna cervical.
- Aplicar uma anteriorização da mandíbula para ajudar a levantar a língua.
- Realizar manipulação laríngea externa conforme as instruções.
- Manter retraído o canto da boca do paciente durante a intubação.
- Auxiliar na passagem de um TOT sobre um introdutor.

AVALIAÇÃO PRÉ-INTUBAÇÃO E ESCOLHA DO EQUIPAMENTO

A avaliação da via aérea do paciente pré-intubação, conforme discutido nos Capítulos 2 e 3, é fundamental e deve, quando o tempo permitir, ser realizada em todos os pacientes antes da administração de bloqueadores neuromusculares. O fundamental para o sucesso da laringoscopia é a seleção de uma lâmina, curva ou reta, que seja suficientemente larga e comprida para controlar a língua durante a laringoscopia, jogá-la para a esquerda e para dentro do espaço mandibular, para fora do campo visual, permitindo a visualização direta da via aérea. O rebordo maior da lâmina curva Macintosh costuma oferecer melhor controle da língua em relação à lâmina mais fina do modelo reto Miller. Muitos operadores preferem uma lâmina Macintosh tamanho 4 para a maioria das vias aéreas de emergência a fim de garantir um comprimento de lâmina adequado. Porém, a escolha da lâmina de laringoscópio e a técnica usada para facilitar a intubação são mais bem orientadas pela avaliação à beira do leito, opção pessoal e habilidades.

MANUSEIO DO LARINGOSCÓPIO E POSTURA DO OPERADOR

O laringoscópio deve ser segurado pela parte de baixo do cabo de forma que a extremidade proximal da lâmina empurre as eminências tenares ou hipotenares da mão esquerda. Essa pegada estimula a elevação do ombro, mantendo o cotovelo baixo e o punho firme durante a laringoscopia. O operador deve estar em posição ereta com os braços e mãos em uma altura de trabalho confortável, em vez de inclinar-se ou esforçar-se para alcançar o paciente. Quando possível, o leito do paciente deve ser elevado até uma posição ideal para o intubador, o qual deve ficar atrás do paciente de modo que seu dorso esteja relativamente reto durante a laringoscopia.

POSICIONAMENTO DO PACIENTE

O posicionamento ideal da cabeça e do pescoço para a LD costuma ser descrito como a "posição olfativa": flexão da coluna cervical inferior e extensão atlanto-occipital. Essa posição tenta alinhar os eixos oral, faríngeo e laríngeo da via aérea superior (**Fig. 15.6A-C**). Na ausência de contraindicações, o alinhamento desses eixos é importante para otimizar a visualização laringoscópica. O grau ideal de flexão da coluna cervical

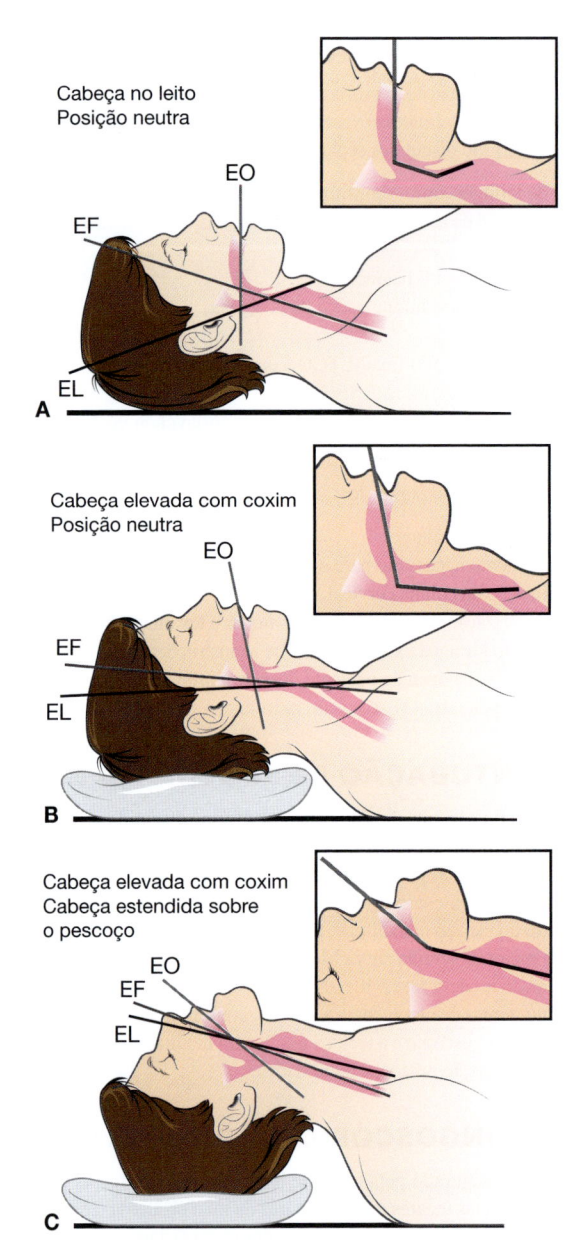

Figura 15.6 **A:** Posição anatômica neutra. O eixo oral (EO), o eixo faríngeo (EF) e o eixo laríngeo (EL) não estão alinhados. **B:** A cabeça, ainda em posição neutra, foi elevada por um coxim, fletindo a coluna cervical inferior e alinhando EF e EL. **C:** A cabeça foi estendida sobre a coluna cervical, alinhando EO com EF e EL, criando a posição olfativa ideal para a intubação.

inferior traz o meato auditivo externo até o nível da fúrcula esternal ou da superfície anterior do ombro. Em pacientes adultos com peso ideal para a faixa etária, é suficiente para esse propósito colocar um coxim de 4 a 6 cm abaixo da região occipital. De modo alternativo, o operador pode estender e levantar a cabeça com sua mão direita durante a laringoscopia para determinar empiricamente a posição ideal. A cabeça pode, então, ser apoiada por toalhas dobradas ou por um assistente que fica à direita do paciente enquanto o operador intuba ou realiza a manipulação laríngea externa. Em pacientes com obesidade mórbida, o posicionamento ideal costuma exigir a construção de uma rampa com lençóis ou coxins colocados sob o torso superior, ombros, pescoço e região occipital para alinhar o canal auditivo com a incisura esternal (ver Cap. 43). Também há rampas de via aérea comercialmente disponíveis para esse propósito. Em crianças pequenas com região occipital protuberante, pode ser necessário elevar o torso para permitir que o meato externo "caia" para trás até o plano desejado (ver Cap. 26). Devido a variações individuais na anatomia, a posição ideal da cabeça e pescoço costuma ser imprevisível e pode exigir ajustes empíricos durante a tentativa de intubação. É de importância fundamental que haja algum meio disponível para ajustar a posição do paciente antes de iniciar o procedimento. A compreensão do posicionamento ideal da cabeça e pescoço ajudará os operadores a perceberem a dificuldade na realização da LD em pacientes de trauma e em outros que devem ser intubados em uma posição fixa.

TÉCNICA-PADRÃO DE LARINGOSCOPIA DIRETA

Essa é a técnica-padrão usada com lâminas curvas e retas.

- Abra a boca o máximo possível usando a técnica de tesoura com o dedo indicador direito e o polegar do operador.
- Gire todo o laringoscópio 90° em direção ao tórax do paciente para orientar verticalmente a lâmina para inserção entre os dentes ou gengivas.
- Insira a lâmina na goteira lingual direita ao longo da lateral interna dos molares mandibulares empurrando a língua para a esquerda e trazendo a ponta da lâmina até a linha média (**Fig. 15.7**).

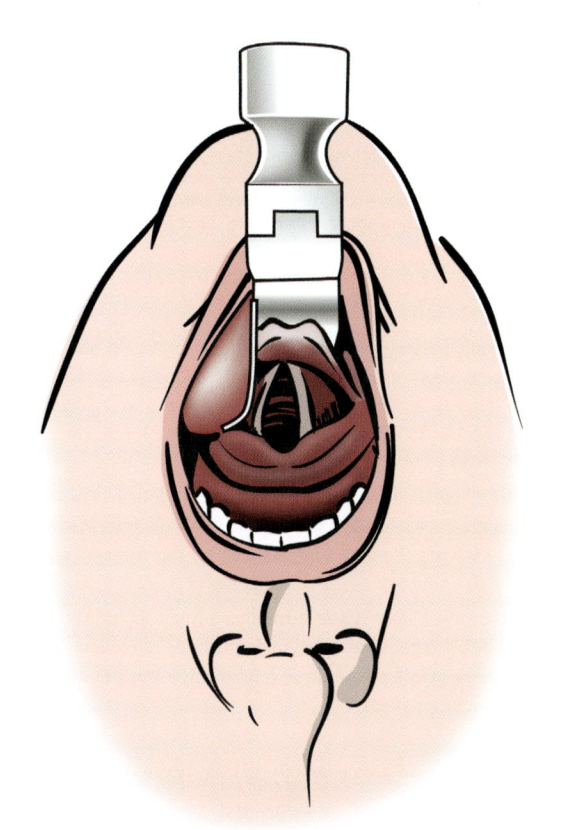

Figura 15.7 Laringoscopia direta com lâmina Macintosh. A boca está bem aberta. A língua é bem controlada e mantida inteiramente à esquerda pelo grande rebordo da lâmina Macintosh (esse é o ensino clássico). Como alternativa, a lâmina é mantida na linha média durante todo o procedimento (o que pode facilitar a visualização progressiva da anatomia da linha média). A úvula é visualizada, e então a epiglote é visualizada, e a ponta da lâmina é empurrada até a valécula para elevar a epiglote e expor as pregas vocais. Aplica-se força levantando toda a lâmina e não inclinando a lâmina em direção aos incisivos superiores.

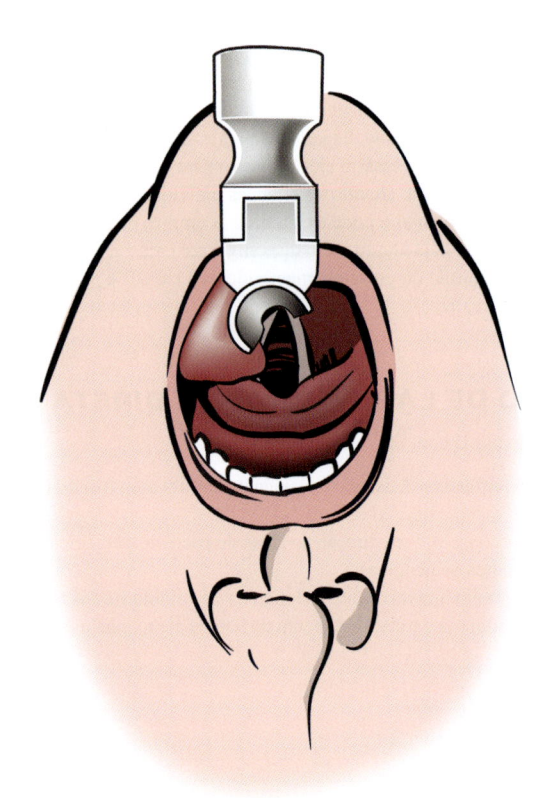

Figura 15.8 Laringoscopia direta com lâmina Miller. A boca é amplamente aberta e a língua é difícil de controlar com o rebordo pequeno da lâmina Miller, mas é mantida inteiramente para a esquerda. A epiglote é identificada e elevada com a ponta da lâmina (de modo que não está mais visível aqui) para expor as pregas vocais. Aplica-se força levantando toda a lâmina e não inclinando a lâmina em direção aos incisivos superiores.

- Utilize uma abordagem "olhe enquanto vai" avançando a ponta da lâmina pela língua de maneira gradual e cuidadosa, levantando intermitentemente para confirmar a localização da ponta em relação às estruturas anatômicas, até que a epiglote seja localizada. *A epiglote é o principal ponto de referência anatômico para a LD*, pois a glote pode ser encontrada de forma consistente posterior e inferiormente a ela.
- Desloque a epiglote anteriormente para permitir a visualização direta das estruturas glóticas. Ao usar uma lâmina curva, desloque a epiglote indiretamente pressionando a prega da valécula da linha média e o ligamento hioepiglótico subjacente na base da valécula. Ao usar a lâmina reta, levante diretamente a epiglote com a ponta da lâmina (**Fig. 15.8**).
- *Identifique as cartilagens posteriores e o sulco interaritenóideo*. Essas estruturas formam a borda posterior da glote e separam a via de entrada traqueal do esôfago, sendo o segundo ponto de referência mais importante para a LD. A intubação traqueal pode ser obtida passando-se o tubo anteriormente a essas estruturas, mesmo quando as pregas vocais não podem ser vistas.
- Visualize as pregas vocais, se possível.
- Passe o tubo anteriormente às cartilagens posteriores; isso o colocará através das pregas vocais e na traqueia, mesmo que as pregas não sejam visualizadas.

TÉCNICA DE LÂMINA RETA PARAGLOSSAL (RETROMOLAR, MOLAR DIREITA OU ESQUERDA)

Essa é uma técnica alternativa que pode ser útil quando a LD padrão é inesperadamente difícil devido a incisivos superiores proeminentes, língua grande ou limitação da abertura bucal.

- Insira a lâmina Miller no canto direito da boca.
- Passe a lâmina ao longo do sulco entre a língua e a tonsila.
- Avance a ponta da lâmina em direção à linha média, mantendo o dorso da lâmina do lado direito da boca adjacente aos molares (**Fig. 15.9**).
- Como alternativa, use uma abordagem semelhante no canto esquerdo da boca, embora isso seja tecnicamente mais difícil de realizar.
- Identifique a epiglote e levante sua ponta para expor as pregas vocais.
- Peça que um assistente faça a retração do canto direito da boca.
- Passe o tubo através das pregas vocais até a traqueia. Muitas vezes será preciso usar um introdutor pelo canal do aparelho com essa abordagem, devido ao espaço limitado que impede o avanço do TOT. O introdutor foi especificamente projetado para esse propósito.

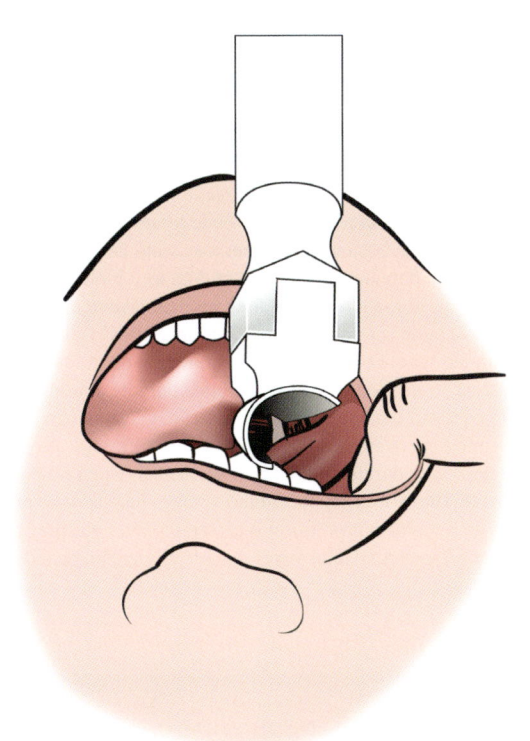

Figura 15.9 **Técnica de lâmina reta paraglossal (retromolar, molar direita ou esquerda).** Para uma abordagem pelo lado direito, a lâmina Miller entra pelo lado direito da boca e a ponta avança em direção à linha média, enquanto a porção proximal da lâmina permanece no lado direito da boca. Observe que a língua está totalmente à esquerda da lâmina. Essa técnica pode melhorar a visualização da glote em situações difíceis, mas não deixa muito espaço para a passagem do TOT. Peça que um assistente faça a retração do lábio para criar mais espaço, conforme mostrado. Há muito pouco espaço para a passagem do TOT ao usar essa técnica, e talvez seja necessário avançar um introdutor pelo canal do equipamento.

TECNICA DE INSERÇÃO ÀS CEGAS COM LÂMINA RETA

Essa é uma técnica alternativa muitas vezes usada em neonatos, lactentes e crianças pequenas com lâmina reta, ou em adultos quando se prevê que outras técnicas serão difíceis ou caso elas falhem. Ela também pode ajudar a superar uma dificuldade comum com a laringoscopia de lâmina reta, principalmente para iniciantes, quando eles não reconhecem nenhuma estrutura, mas não têm certeza se a ponta está muito profunda ou muito rasa. Com o uso dessa técnica, há apenas uma direção para se mover até que um ponto de referência reconhecível seja visualizado. Esse método tem duas fases: (1) inserção às cegas da ponta da lâmina do laringoscópio além da entrada da glote e até o esôfago e (2) visualização da glote durante sua retirada. O potencial para lesão esofágica ou traqueal ou de regurgitação resultante da abertura do esfíncter esofágico superior durante a inserção às cegas da lâmina ainda não foi estudado, mas não temos relatos de problemas com esta técnica.

- Coloque a lâmina pelo lado direito da boca e mantenha a língua à esquerda. Isso é mais fácil de fazer com o paciente na posição olfativa total, conforme descrito antes.
- Segure o laringoscópio com as pontas dos dedos e avance delicadamente toda a extensão da lâmina às cegas em direção à linha média além da base da língua, posteriormente à glote e até o esôfago cervical. Se houver qualquer resistência, pare e tracione um pouco e, então, realinhe e avance completamente.
- Ao observar a via aérea, levante a lâmina e tracione de maneira lenta e deliberada até que a glote entre no campo de visão. Se epiglote também entrar no campo de visão, pare e reavance a lâmina a fim de levantá-la com a ponta da lâmina de modo a expor as pregas vocais.
- Passe o tubo através das pregas vocais até a traqueia.

INTUBANDO A TRAQUEIA (PASSAGEM DO TUBO)

Se parte da glote for diretamente visualizada, costuma ser fácil passar um tubo até a traqueia durante a LD. Porém, mesmo com exposição excelente da glote, é possível bloquear a linha de visão com o TOT durante a tentativa de intubação. Essa possibilidade pode ser minimizada inserindo o tubo a partir da parte mais extrema do canto direito da boca enquanto um assistente faz a retração do lábio, além de manter o tubo abaixo da linha de visão durante seu avanço em direção à glote, levantando-o acima dos pontos de referência posteriores apenas durante a fase final de inserção. Além disso, um introdutor (pré-carregado através do lúmen do TOT) pode ser colocado primeiro, permitindo a orientação para a traqueia durante a passagem subsequente do tubo. O introdutor é muito mais fino do que um tubo traqueal e tem menos probabilidade de bloquear visualmente a entrada glótica durante a intubação. A forma do tubo também influencia a facilidade da visualização durante a intubação. O uso de um estilete maleável para produzir um tubo reto com uma única curva de "bastão de hockey" de < 35° logo proximalmente ao balonete facilita a visualização das pregas vocais durante a passagem, ao manter o tubo fora da linha de visão até que passe das pregas vocais (**Fig. 15.10**). À medida que o tubo se aproxima da parte profunda da glote, ele é levantado acima dos pontos de referência posteriores e passado através das pregas vocais. Um tubo em forma de banana tende a cruzar o eixo visual duas vezes durante a inserção, podendo interferir com a orientação visual durante a colocação.

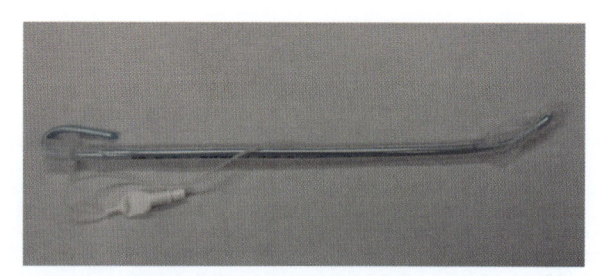

Figura 15.10 **Forma ideal do TOT/estilete.** Um TOT relativamente reto com formato de "bastão de hockey" com ângulo de inclinação < 35°. Esse formato permite a passagem do TOT sem bloqueio da linha de visão.

SOLUÇÃO DE PROBLEMAS DURANTE LARINGOSCOPIA DIRETA DIFÍCIL

Paralisia

O bloqueio neuromuscular promove condições ideais de intubação durante a LD no paciente que não está em parada cardíaca. Os reflexos e o tônus muscular da via aérea superior são difíceis de superar em pacientes que estão sedados, mas não paralisados. Os profissionais que fazem o manejo da via aérea devem compreender as indicações e o uso dos bloqueadores neuromusculares.

Manipulação laríngea externa

A LD é mais bem realizada com uma técnica de duas mãos (laringoscopia bimanual) na qual o operador usa a mão direita colocada externamente sobre a cartilagem tireóidea recobrindo a mão do assistente para manipular a visão glótica interna (**Fig. 15.11**). A pressão para trás, para cima (cefálica) e para a direita (BURP, do inglês *backward, upward, rightward pressure*) sobre a cartilagem tireóidea, por um assistente, demonstrou melhorar a visualização da glote durante a laringoscopia, mas o resultado não é garantido. A manipulação laríngea externa (MLE) ideal pelo laringoscopista é ainda melhor que a BURP feita por um assistente, pois o operador obtém *feedback* imediato e pode rapidamente determinar quais movimentos oferecem uma visualização ideal. Esses movimentos podem incluir a manobra BURP, mas podem também envolver qualquer movimento que melhore a visualização da glote. A firme pressão para baixo sobre a cartilagem tireóidea move posteriormente as pregas vocais para dentro da linha de visão do laringoscopista. Além disso, durante a laringoscopia com lâmina curva, a pressão para baixo sobre a cartilagem tireóidea ajuda a levar a ponta do laringoscópio até o ligamento hioepiglótico, levantando ainda mais a epiglote para fora do eixo de visão. Quando o laringoscopista encontra a melhor visualização, um assistente pode manter a posição ideal enquanto o TOT é colocado. Se os dedos do assistente não estiverem na cartilagem tireóidea primeiramente, há uma chance significativa de que a visão seja perdida quando ocorrer uma mudança do intubador que mantém a posição para o assistente. A manobra BURP ainda pode ser preferida em situações de ensino se o intubador ainda não estiver qualificado em MLE ideal. A laringoscopia bimanual não deve ser confundida com a pressão cricoide (manobra de Sellick), que é o deslocamento posterior não direcionado do anel cricoide, historicamente

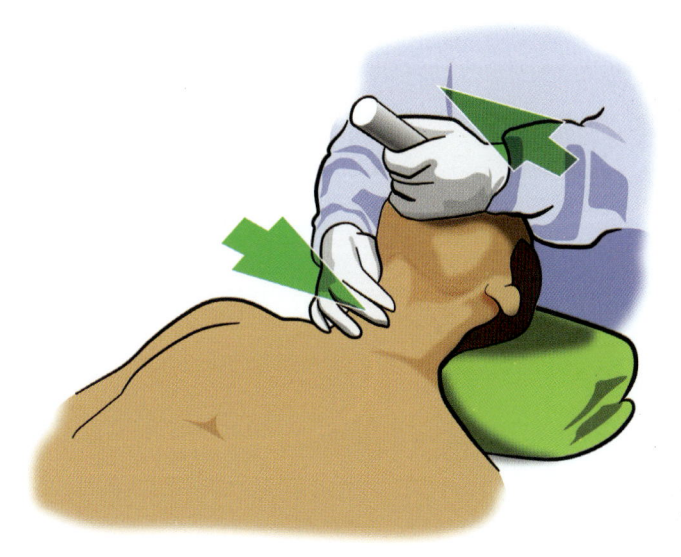

Figura 15.11 Laringoscopia bimanual. O laringoscopista utiliza a mão direita para manipular a cartilagem tireóidea. A manipulação externa ideal costuma envolver a pressão firme sobre a cartilagem tireóidea e o movimento para a direita (para trás, para cima [cefálica] e para a direita). A vantagem da realização dessa manobra pelo laringoscopista (e não por um assistente) é que ele recebe *feedback* visual imediato e pode determinar rapidamente o que constitui a manipulação externa ideal.

realizado durante a ventilação com bolsa-válvula-máscara (VBVM) para evitar a regurgitação. A pressão cricoide pode piorar a visualização glótica e impedir a passagem do tubo quando aplicada de forma incorreta.

Posicionamento

Quando a visualização glótica é ruim, o operador pode estender e levantar a cabeça com a mão direita durante a laringoscopia (quando a estabilização em linha não é necessária) para determinar a posição ideal e, em seguida, pedir a um assistente que segure a cabeça, se necessário. Um reposicionamento mais extenso do paciente exigirá o abandono da primeira tentativa, e pode ser muito difícil reposicionar pacientes maiores após a administração de medicamentos para a SRI. Isso destaca a importância do posicionamento ideal do paciente antes da SRI, sobretudo dos pacientes maiores.

Anteriorização mandibular

A anteriorização mandibular feita por um assistente durante a laringoscopia move os incisivos inferiores para cima dos incisivos superiores e pode ajudar a deslocar a língua e melhorar a visualização glótica. Uma maneira prática de conseguir isso é fazer com que o assistente fique ao lado do paciente e realize o *"jaw thrust"* com as duas mãos por baixo, tomando cuidado para não atrapalhar o intubador. Isso é especialmente útil quando o paciente é grande e o intubador é pequeno e não tem força para mover a língua e a mandíbula com a lâmina do laringoscópio.

Introdutores de tubo orotraqueal

Um introdutor ou *bougie* é um adjunto simples e barato que pode melhorar o sucesso da intubação quando há dificuldade na visualização da glote (**Fig. 15.12**). Ele é mais útil quando a epiglote é visualizada, mas as pregas vocais e as cartilagens posteriores não são vistas (Classe III de Cormack-Lehane). O introdutor é um dispositivo longo (60 a 70 cm), estreito (5 mm), flexível, de plástico ou de náilon, com uma curvatura fixa de 40° na extremidade distal (ponta Coudé). Algumas marcas vêm pré-moldadas, mas para aquelas que são embaladas em linha reta, a inserção costuma ser facilitada com uma curvatura anterior de 60° a aproximadamente 10 a 15 cm da ponta distal (Fig. 15.12, inserção). O introdutor é segurado com a ponta direcionada para cima. Sob orientação visual de um laringoscópio, ele é passado logo abaixo da epiglote e para cima até a via de entrada da traqueia ou até onde o intubador acredita que a entrada esteja (**Fig. 15.13**). O posicionamento

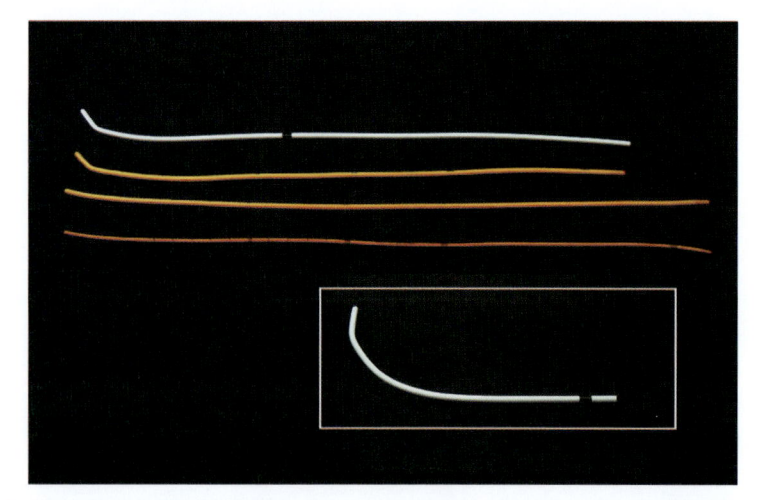

Figura 15.12 *Bougie* **(introdutor).** O clássico introdutor de borracha elástica em amarelo é reutilizável, tem comprimento de 60 a 70 cm e está disponível com desenhos de ponta reta ou Coudé. Um introdutor de polietileno reutilizável (*em azul*) está disponível com ponta Coudé e tem 60 cm de comprimento. Os introdutores de tubo traqueal adultos têm 5 mm de diâmetro. Um introdutor pediátrico mais fino pode acomodar um TOT de 4,0 mm. O detalhe inferior direito mostra a curvatura ideal de 60° para tentar a intubação quando não se consegue visualizar nenhuma das estruturas glóticas (apenas a epiglote) com a laringoscopia.

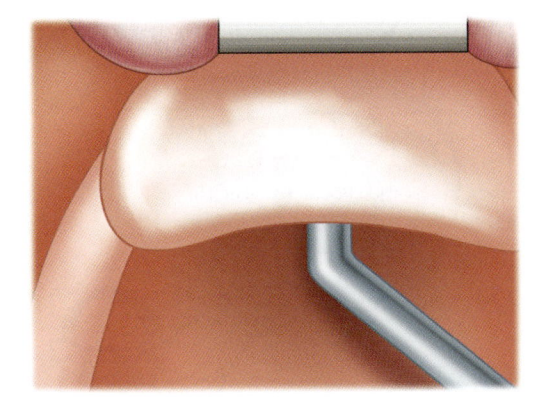

Figura 15.13 Introdutor facilitando a intubação com laringoscopia difícil (grau 3 – visualização "apenas da epiglote"). O introdutor azul descartável é passado abaixo da epiglote e, depois, anterior e caudalmente através da entrada da glote. O operador pode imediatamente confirmar o posicionamento traqueal sentindo o introdutor contra os anéis traqueais ou sentindo uma parada firme à medida que o introdutor entra em um brônquio principal.

na traqueia resulta em vibrações palpáveis do introdutor à medida que a ponta Coudé faz atrito contra os anéis traqueais durante a inserção. De modo alternativo, o posicionamento na traqueia pode ser confirmado por uma parada firme após um avanço delicado a cerca de 40 cm de inserção. O posicionamento no esôfago não gera essa parada firme. O TOT é colocado sobre o introdutor pelo intubador ou por um assistente até que a extremidade proximal do introdutor seja agarrada enquanto o operador mantém o laringoscópio no local, continuando a deslocar a língua para dentro da fossa mandibular. Este é um ponto fundamental e muitas vezes negligenciado (**Fig. 15.14**). O operador então passa o TOT distalmente enquanto o assistente segura a extremidade superior do introdutor para evitar maiores avanços. Como alternativa, o operador pode estabilizar o introdutor com a mão esquerda junto com o laringoscópio, uma vez que ele tenha passado pelas pregas vocais. Quando a ponta do TOT se aproxima da glote, o laringoscopista deve girá-la no sentido anti-horário para facilitar a passagem pelas pregas vocais e evitar que a ponta fique presa sob a crista das cartilagens aritenóideas (**Fig. 15.15A-C**). Pode ser melhor usar o introdutor em todas as intubações de emergência.

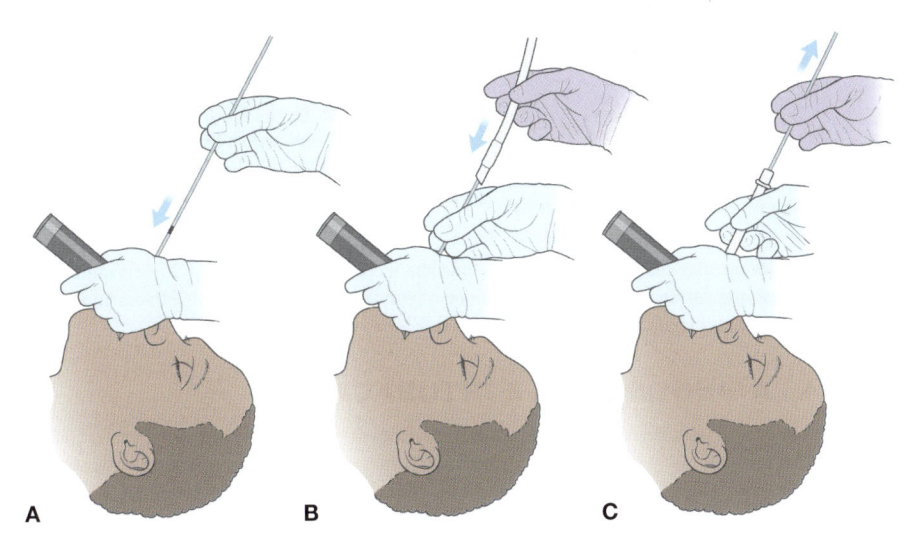

A   B   C

Figura 15.14 Técnicas de intubação com introdutor. O introdutor (pré-moldado ao gosto do intubador) é colocado na mão direita do intubador após a melhor visão glótica ter sido obtida. O intubador coloca o introdutor na traqueia até que uma parada forte seja sentida. O assistente então passa o TOT sobre o introdutor, e o intubador o empurra para dentro da traqueia até a profundidade adequada e o estabiliza (girando-o 90° no sentido anti-horário pouco antes de a ponta passar pelas pregas vocais; ver Fig. 15.15). O assistente então retira o introdutor. O intubador deve manter a visualização da glote durante todo o procedimento.

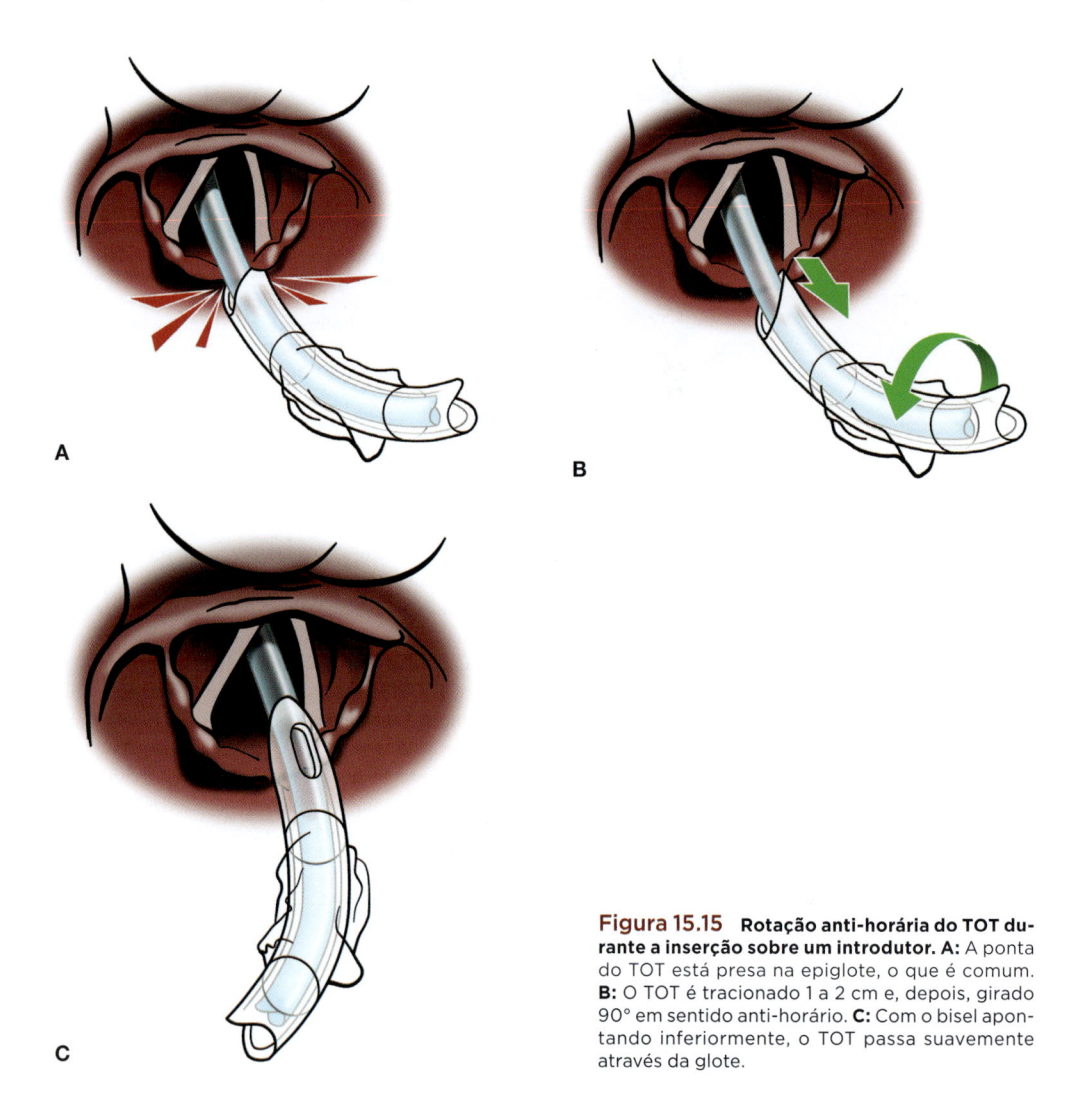

Figura 15.15 Rotação anti-horária do TOT durante a inserção sobre um introdutor. **A:** A ponta do TOT está presa na epiglote, o que é comum. **B:** O TOT é tracionado 1 a 2 cm e, depois, girado 90° em sentido anti-horário. **C:** Com o bisel apontando inferiormente, o TOT passa suavemente através da glote.

Como há pouca ou nenhuma desvantagem e há uma alta incidência de vias aéreas difíceis imprevistas nesse ambiente, o uso regular do introdutor permitiria que o intubador e os assistentes mantivessem a competência e o conforto com essa técnica.

FALHA NA LARINGOSCOPIA E INTUBAÇÃO

Quando a intubação traqueal não é bem-sucedida, o paciente deve geralmente ser reoxigenado com VBVM e com oxigênio em alto fluxo se a saturação cair para 93% ou menos. Neste momento, o laringoscopista deve analisar de forma sistemática as prováveis causas da falha (**Tab. 15.1**). Não faz sentido tentar uma segunda laringoscopia sem mudar algo na técnica para melhorar a chance de sucesso. As seguintes questões devem ser avaliadas:

- O paciente está na melhor posição para a laringoscopia e a intubação? Se o paciente estava colocado em uma posição olfativa inicialmente e a laringe ainda parecia bem anterior, a redução do grau de extensão da cabeça pode ser útil. Também pode ser válido elevar e fletir a cabeça e pescoço do paciente, com a mão direita (livre) do laringoscopista para criar uma melhor visão de uma verdadeira via aérea anterior.

Tabela 15.1	Erros associados à falha da laringoscopia
Laringoscopia apressada	Se o paciente apresentar queda rápida da saturação, não tente uma intubação às pressas. Use bolsa-válvula-máscara para melhorar o grau de oxigenação e, depois, realize uma laringoscopia com mais cautela e metódica.
Laringoscopia sem planejamento	Não apenas insira a lâmina e espere que as pregas vocais apareçam. Isso costuma resultar em avanço muito profundo da lâmina, perdendo os pontos de referência anatômicos. Use uma abordagem metódica com visualização progressiva das estruturas anatômicas – siga da língua até a epiglote e, depois, da epiglote até as pregas vocais.
Controle ruim da língua	Nenhuma porção da língua deve estar visível do lado direito da lâmina durante uma laringoscopia realizada adequadamente. Isso impedirá a visualização adequada da glote e a passagem do tubo orotraqueal.
Ergonomia ruim	Segurar incorretamente o laringoscópio, inclinar-se em posição desconfortável, repousar o cotovelo sobre o paciente ou leito e posicionar os olhos muito próximos do procedimento são receitas para o fracasso.

- Uma lâmina diferente forneceria melhor visualização? Se a tentativa inicial de laringoscopia foi feita com uma lâmina curva, pode ser aconselhável mudar para uma reta e vice-versa. Como alternativa, uma lâmina de tamanho diferente, de qualquer tipo, pode ser útil.
- O paciente está adequadamente relaxado? O bloqueio neuromuscular apropriado pode melhorar a visualização da laringoscopia em um grau Cormack-Lehane completo. A laringoscopia pode ter sido tentada muito cedo após a administração de um bloqueador neuromuscular, ou pode ter sido administrada uma dose inadequada. No caso de usar a succinilcolina, se o tempo total de laringoscopia foi longo, o efeito da succinilcolina pode estar se dissipando, então aconselha-se uma segunda dose paralisante completa do fármaco. A atropina deve estar disponível para tratar a potencial bradicardia que por vezes acompanha a repetição da dose de succinilcolina.
- Seria útil a manipulação laríngea externa? A manipulação da cartilagem tireóidea pelo laringoscopista ou pelo assistente, conforme descrita antes, muitas vezes melhora a visualização da laringe em um grau Cormack-Lehane completo.
- Um laringoscopista mais experiente está disponível? Se estiver, pode ser necessário chamá-lo.
- Se a LD foi otimizada, há disponibilidade de VL? Se for o caso, deve-se considerar precocemente a mudança para a VL.

CONFIRMANDO A INTUBAÇÃO DA TRAQUEIA

Quando o TOT estiver no local, é imperativo confirmar que ele está na traqueia. A detecção do $ETCO_2$ há muito tempo é considerada o padrão-ouro para a confirmação do tubo traqueal. Detectores colorimétricos qualitativos e capnografia quantitativa têm quase 100% de acurácia para a confirmação da posição traqueal do tubo em pacientes que não estejam em parada cardíaca. No caso de parada cardíaca, a capnografia com onda contínua é o método mais confiável para confirmar a posição correta do TOT. Os detectores colorimétricos de $ETCO_2$ mudam rapidamente de roxo ("ruim") para amarelo ("sim") quando o $ETCO_2$ é detectado. A mudança de cor deve ocorrer em poucas respirações após a intubação traqueal e a falta de mudança de cor indica uma intubação esofágica. Incomumente, o CO_2 do estômago pode criar uma mudança de cor para amarelo, mas isso irá reverter para roxo dentro de seis respirações. Com a intubação traqueal adequada, a cor deve continuar a mudar de roxo para amarelo a cada respiração. Uma mudança de cor para laranja, em vez de amarelo brilhante, pode indicar posicionamento incorreto no esôfago ou supraglótico. Na parada cardíaca, os detectores colorimétricos têm valor limitado, pois o $ETCO_2$ pode ser menor que o limite de detecção para a mudança de cor (em geral 5% de CO_2 no gás exalado), de modo que a capnografia deve ser preferencialmente usada. Existem dispositivos de detecção esofágica por sucção, mas eles raramente ou nunca são usados em medicina de emergência. Quando há dúvidas sobre o posicionamento adequado e a mudança de cor não é clara, o intubador deve assumir que o TOT não está na traqueia e empreender esforços para confirmar a colocação ou extubar e reintubar. Quando é usada a capnografia por onda, a intubação traqueal é confirmada pela visualização de uma onda quadrada que persiste por pelo menos seis respirações. A ausência de uma onda confirma o posicionamento esofágico. Na parada cardíaca, a presença de uma onda confirma a intubação endotraqueal, enquanto a falta de uma onda é indeterminada, necessitando do uso de métodos de detecção alternativos.

Ao se usar um dispositivo que permite tanto LD quanto VL, a confirmação da colocação traqueal é imediata. A confirmação por VL ou broncoscópica da intubação traqueal é útil quando outros métodos de confirmação são confusos, especialmente em caso de parada cardíaca. A ausculta é importante para a detecção de intubação de brônquio principal e de doença pulmonar, mas não é confiável para confirmar o posicionamento traqueal do tubo. As radiografias de tórax não devem ser usadas para diferenciar se o TOT está na traqueia ou no esôfago, mas apenas para estimar a profundidade adequada do TOT e para avaliar a intubação de brônquio principal. O embaçamento (condensação) do TOT é um método *completamente não confiável* para confirmação da intubação traqueal e não deve ser usado.

EVIDÊNCIAS

A LD ainda tem um papel na era da VL?

A maioria dos especialistas concorda – e as evidências sugerem fortemente – que a VL é superior à LD em quase todos os cenários de vias aéreas. A maioria também concorda que é ideal que os profissionais de atendimento de emergência sejam qualificados em VL e LD. Além disso, há evidências de que as lâminas VL-GP são superiores às lâminas VL hiperanguladas (VL-HA) para colocação de tubos, mas não para visualização.[1] Além disso, a VL-GP permite LD e VL simultâneas, o que possibilita ao operador usar VL para vias aéreas anatomicamente difíceis e LD no caso de a câmera de VL ficar obstruída por sangue, vômito ou secreções. Em um estudo randomizado em departamento de emergência sobre VL-GP (Storz C-MAC) de introdutor primeiro *versus* TOT com estilete, o grupo do introdutor teve o maior sucesso de intubação na primeira passagem (98%).[2] Embora o Storz C-MAC tenha sido utilizado, foi escolha do operador realizar LD ou VL, e 58% dos pacientes do grupo do introdutor foram intubados sob visão direta (o operador não visualizou o monitor Concurrent Media Access Control [CMAC] em nenhum momento durante o procedimento), o que pode ter contribuído para a alta taxa de sucesso na primeira passagem. De fato, os dispositivos de VL em formato Macintosh permitem a possibilidade de LD e VL durante a mesma tentativa de intubação, o que pode ser importante para otimizar o sucesso da primeira passagem, sobretudo no cenário imprevisível do manejo emergencial das vias aéreas. É improvável que a LD desapareça completamente da medicina de emergência, embora seu papel no manejo das vias aéreas esteja se tornando menos relevante ano após ano.

Qual é a maneira mais segura e eficiente para ensinar a LD em situações de emergência?

Há necessidade de um mínimo de 50 intubações para se tornar proficiente em LD no cenário de intubações eletivas.[3] É mais difícil ensinar e aprender LD na emergência, e o número de intubações necessárias para obter proficiência em via aérea de emergência difícil é provavelmente muito maior que 50. Ensinar LD com um laringoscópio tradicional em um ambiente de emergência pode ser um desafio tanto para os estagiários quanto para os instrutores, já que apenas uma pessoa pode enxergar a via aérea diretamente.[4] A taxa de complicações aumenta de forma drástica quando há várias tentativas de intubação e, portanto, o objetivo deve ser o sucesso na primeira tentativa.[5,6] Foi demonstrado que a VL aumenta o sucesso da intubação mesmo em vias aéreas difíceis; no entanto, dispositivos de VL hiperangulados não recriam a mecânica da LD.[7-9] Como a VL é uma tecnologia suscetível a mau funcionamento elétrico e digital, a LD continua sendo uma habilidade importante que os estagiários devem tentar dominar. Hoje, vários dispositivos permitem LD e VL simultâneas para pacientes adultos e pediátricos.[10-12] Há evidências subjetivas e objetivas de que esses dispositivos encurtam a curva de aprendizado para a LD.[10-13] Em um pequeno estudo randomizado de 198 pacientes intubados com uma lâmina de geometria-padrão C-MAC ou uma LD, o sucesso na primeira tentativa foi maior com VL (92 vs. 86%), embora o pequeno tamanho da amostra tenha impedido que isso fosse estatisticamente significativo.[14] Houve falha na intubação com LD na primeira tentativa em oito pacientes (8%), e todos foram intubados com sucesso usando VL na segunda tentativa. De modo interessante, os residentes envolvidos nesse estudo aprenderam a LD usando o C-MAC, e esse foi o primeiro estudo baseado em departamento de emergência que demonstrou a eficácia de aprender e realizar a LD com VL em formato Macintosh.

Qual é o posicionamento ideal de cabeça e pescoço para a LD?

Cormack e Lehane criaram o sistema mais aceito para classificar a visão da laringe obtida com um laringoscópio colocado por via oral.[15] A posição olfativa (extensão da cabeça e flexão do pescoço) tem sido amplamente aceita como a posição ideal para intubação orotraqueal. No entanto, há evidências conflitantes de que o aumento da elevação da cabeça (aumento da flexão do pescoço) ou apenas a extensão simples (extensão da cabeça e extensão do pescoço) podem ser melhores do que a posição olfativa.[16,17] Embora a questão do posicionamento ideal da cabeça permaneça sem resposta, é provável que ela varie de paciente para paciente. Isso reforça a importância de uma técnica de duas mãos para a intubação, permitindo ajustes individualizados durante a laringoscopia. Os pacientes com obesidade mórbida devem ser colocados em uma posição de "rampa" com elevação significativa dos ombros, pescoço e cabeça, de maneira que possa ser traçada uma linha horizontal desde o trago da orelha até a fúrcula esternal.[18-20]

A MLE e a anteriorização mandibular melhoram a LD?

Foi claramente demonstrado que a manipulação laríngea externa, cujo exemplo é a manobra BURP, melhora a graduação da visualização laríngea em um grau completo em média. Além disso, um estudo recente demonstrou a importância da manipulação laríngea dirigida pelo operador (em oposição à manipulação dirigida pelo assistente) na maximização da visualização das estruturas glóticas.[21] A importância da laringoscopia como sendo uma técnica bimanual é enfatizada independentemente da direção em que a cartilagem tireóidea é deslocada. Além disso, um estudo baseado em bloco cirúrgico mostrou que a elevação da mandíbula (anteriorização da mandíbula), além da manobra BURP, melhorava a visualização glótica durante a LD por laringoscopistas sem experiência.[22]

Um introdutor é realmente útil?

A literatura apoia claramente o uso de um introdutor para aumentar as taxas de sucesso da intubação, sobretudo com visualizações de grau 3.[23-26] Além disso, um grande estudo randomizado no ambiente do departamento de emergência mostrou que o uso do introdutor em todas as tentativas de intubação melhorou o sucesso da intubação na primeira passagem de 87% para 98%.[2] No estudo, foi usado um Storz CMAC, embora o operador pudesse optar por intubar sob visão direta ou por vídeo. Ao usar um introdutor, é importante continuar a laringoscopia enquanto o TOT é avançado sobre o introdutor, girando o TOT 90° em sentido anti-horário à medida que ele passa através da laringe. Além disso, pode ser útil liberar a pressão cricoide à medida que o TOT é avançado sobre o introdutor.[27]

Faz diferença a lâmina de laringoscópio que eu usar?

Em geral, acredita-se que a escolha de uma lâmina de laringoscópio e a técnica usada para facilitar a intubação são mais bem orientadas pela escolha e experiência pessoais.[28,29] A literatura sugere que as lâminas retas melhoram a visão laringoscópica (maior exposição das pregas vocais), enquanto as lâminas curvas proporcionam melhores condições de intubação (visualização contínua das pregas vocais durante a passagem do TOT).[28]

Quais são os melhores métodos de confirmação da posição correta do TOT?

Nenhum método de confirmação é perfeito, de modo que os profissionais devem sempre usar uma combinação de avaliação clínica e dispositivos de detecção. A capnografia contínua em forma de onda é recomendada pela American Heart Association como o método mais confiável para confirmar e monitorar o posicionamento correto de um TOT.[30,31] Os capnógrafos de forma de onda fornecem uma medida quantitativa do $ETCO_2$, bem como uma forma de onda repetida distinta que facilita o monitoramento contínuo da posição do TOT, mesmo na maioria dos casos de parada cardíaca. Uma onda de $ETCO_2$ pode estar ausente em casos de parada cardíaca prolongada ou de mau funcionamento do monitor, mas boas compressões torácicas e um paciente viável irão geralmente produzir uma onda detectável. Os detectores de CO_2 colorimétricos e não baseados em onda não têm a mesma utilidade na parada cardíaca, mas apresentam acurácia de quase 100% para a confirmação da posição correta do TOT em pacientes que não estejam em parada cardíaca. A presença de refrigerantes contendo CO_2 no estômago pode simular o CO_2 exalado dos pulmões por algumas respirações, a chamada complicação das Colas; esse resultado confundidor não deve persistir além de seis respirações.

Há vários tipos de dispositivos de detecção esofágica (DDEs) que identificam a intubação esofágica pela criação de pressão negativa no TOT, fazendo as paredes do esôfago colapsarem ao redor da ponta do TOT. Embora esses dispositivos detectem cerca de 99% das intubações esofágicas e sejam melhores em casos de parada cardíaca prolongada, eles costumam ser menos acurados que os dispositivos baseados em $ETCO_2$. Além disso, eles raramente são usados durante o manejo moderno de emergência das vias aéreas.

Seria razoável acreditar que a visualização do TOT entrando na laringe é um método confiável para a verificação da posição correta do TOT, mas foi demonstrado que há necessidade de um método confirmatório adicional, mesmo quando profissionais experientes colocam o TOT. A ausculta do tórax quanto à presença de sons respiratórios e do epigástrio quanto à ausência de entrada de ar no estômago, e a observação da movimentação torácica durante a ventilação são métodos comuns, mas notoriamente imprecisos para a verificação da correta posição do TOT. A observação de condensação dentro do TOT é um método completamente não confiável para confirmar a posição correta. Nenhuma dessas técnicas por si só garante o posicionamento correto.

REFERÊNCIAS

1. Lewis SR, Butler AR, Parker J, Cook TM, Schofield-Robinson OJ, Smith AF. Videolaryngoscopy versus direct laryngoscopy for adult patients requiring tracheal intubation: a Cochrane systematic review. *Br J Anaesth.* 2017;119:369-383.
2. Driver BE, Prekker ME, Klein LR, et al. Effect of use of a bougie vs endotracheal tube and stylet on first-attempt intubation success among patients with difficult airways undergoing emergency intubation: a randomized clinical trial. *JAMA.* 2018;319:2179-2189.
3. Buis ML, Maissan IM, Hoeks SE, Klimek M, Stolker RJ. Defining the learning curve for endotracheal intubation using direct laryngoscopy: a systematic review. *Resuscitation.* 2016;99:63-71.
4. Sagarin MJ, Barton ED, Chng Y-M, Walls RM, National Emergency Airway Registry Investigators. Airway management by US and Canadian emergency medicine residents: a multicenter analysis of more than 6,000 endotracheal intubation attempts. *Ann Emerg Med.* 2005;46:328-336.
5. Mort TC. Emergency tracheal intubation: complications associated with repeated laryngoscopic attempts. *Anesth Analg.* 2004;99:607-613, table of contents.
6. Sakles JC, Chiu S, Mosier J, Walker C, Stolz U. The importance of first pass success when performing orotracheal intubation in the emergency department. *Acad Emerg Med.* 2013;20:71-78.
7. Michailidou M, O'Keeffe T, Mosier JM, et al. A comparison of video laryngoscopy to direct laryngoscopy for the emergency intubation of trauma patients. *World J Surg.* 2015;39:782-788.
8. Sakles JC, Mosier J, Chiu S, Cosentino M, Kalin L. A comparison of the C-MAC video laryngoscope to the Macintosh direct laryngoscope for intubation in the emergency department. *Ann Emerg Med.* 2012;60:739-748.
9. Sakles JC, Patanwala AE, Mosier JM, Dicken JM. Comparison of video laryngoscopy to direct laryngoscopy for intubation of patients with difficult airway characteristics in the emergency department. *Intern Emerg Med.* 2014;9:93-98.
10. O'Shea JE, Thio M, Kamlin CO, et al. Videolaryngoscopy to teach neonatal intubation: a randomized trial. *Pediatrics.* 2015;136:912-919.
11. Kaplan MB, Ward DS, Berci G. A new video laryngoscope—an aid to intubation and teaching. *J Clin Anesth.* 2002;14:620-626.
12. Viernes D, Goldman AJ, Galgon RE, Joffe AM. Evaluation of the GlideScope direct: a new video laryngoscope for teaching direct laryngoscopy. *Anesthesiol Res Pract.* 2012;2012:820961.
13. Howard-Quijano KJ, Huang YM, Matevosian R, Kaplan MB, Steadman RH. Video-assisted instruction improves the success rate for tracheal intubation by novices. *Br J Anaesth.* 2008;101:568-572.
14. Driver B, Dodd K, Klein LR, et al. The bougie and first-pass success in the emergency department. *Ann Emerg Med.* 2017;70:473-478.e1.
15. Cormack RS, Lehane J. Difficult tracheal intubation in obstetrics. *Anaesthesia.* 1984;39:1105-1111.
16. Levitan RM, Mechem CC, Ochroch EA, Shofer FS, Hollander JE. Head-elevated laryngoscopy position: improving laryngeal exposure during laryngoscopy by increasing head elevation. *Ann Emerg Med.* 2003;41:322-330.
17. Adnet F, Baillard C, Borron SW, et al. Randomized study comparing the "sniffing position" with simple head extension for laryngoscopic view in elective surgery patients. *Anesthesiology.* 2001;95:836-841.
18. Brodsky JB, Lemmens HJM, Brock-Utne JG, Saidman LJ, Levitan R. Anesthetic considerations for bariatric surgery: proper positioning is important for laryngoscopy. *Anesth Analg.* 2003;96:1841-1842.

19. Brodsky, JB, Lemmens, HJM, Brock-Utne JG, Vierra M, Saidman LJ. Morbid obesity and tracheal intubation. *Anesth Analg.* 2002;94:732-736.
20. Collins JS, Lemmens HJM, Brodsky JB, Brock-Utne JG, Levitan RM. Laryngoscopy and morbid obesity: a comparison of the "sniff" and "ramped" positions. *Obes Surg.* 2004;14:1171-1175.
21. Levitan RM, Kinkle WC, Levin WJ, Everett WW. Laryngeal view during laryngoscopy: a randomized trial comparing cricoid pressure, backward-upward-rightward pressure, and bimanual laryngoscopy. *Ann Emerg Med.* 2006;47:548-555.
22. Tamura M, Ishikawa T, Kato R, Isono S, Nishino T. Mandibular advancement improves the laryngeal view during direct laryngoscopy performed by inexperienced physicians. *Anesthesiology.* 2004;100:598-601.
23. Combes X, et al. Unanticipated difficult airway in anesthetized patients: prospective validation of a management algorithm. *Anesthesiology.* 2004;100:1146-1150.
24. Green DW. Gum elastic bougie and simulated difficult intubation. *Anaesthesia.* 2003;58:391-392.
25. Henderson JJ. Development of the "gum-elastic bougie." *Anaesthesia.* 2003;58:103-104.
26. Noguchi T, Koga K, Shiga Y, Shigematsu A. The gum elastic bougie eases tracheal intubation while applying cricoid pressure compared to a stylet. *Can J Anaesth.* 2003;50:712-717.
27. McNelis U, Syndercombe A, Harper I, Duggan J. The effect of cricoid pressure on intubation facilitated by the gum elastic bougie. *Anaesthesia.* 2007;62:456-459.
28. Arino JJ, Velasco JM, Gasco C, Lopez-Timoneda F. Straight blades improve visualization of the larynx while curved blades increase ease of intubation: a comparison of the Macintosh, Miller, McCoy, Belscope and Lee--Fiberview blades. *Can J Anesth.* 2003;50:501.
29. Apfelbaum JL, Hagberg CA, et al. Practice guidelines for management of the difficult airway: an updated report by the American Society of Anesthesiologists Task Force on Management of the Difficult Airway. *Anesthesiology.* 2013;118:251-270.
30. Panchal AR, Berg KM, Hirsch KG, et al. 2019 American Heart Association focused update on advanced cardiovascular life support: use of advanced airways, vasopressors, and extracorporeal cardiopulmonary resuscitation during cardiac arrest: an update to the American Heart Association Guidelines for Cardiopulmonary Resuscitation and Emergency Cardiovascular Care. *Circulation.* 2019;140-145.
31. Silvestri S, Ralls GA, Krauss B, et al. The effectiveness of out-of-hospital use of continuous end-tidal carbon dioxide monitoring on the rate of unrecognized misplaced intubation within a regional emergency medical services system. *Ann Emerg Med.* 2005;45:497-503.

CAPÍTULO 16

Videolaringoscopia

Brian E. Driver
John C. Sakles

INTRODUÇÃO

No passado, a laringoscopia direta (LD) era o método primário para a realização da intubação traqueal no departamento de emergência. Ao utilizar a LD, o objetivo é comprimir e levantar os tecidos da via aérea superior de modo a tirá-los do caminho e alcançar uma linha de visão entre os olhos do operador e a entrada da laringe. Chevalier Jackson, pioneiro em laringoscopia, comentou em 1922 que "A laringe pode ser exposta diretamente em qualquer paciente cuja boca possa ser aberta, embora a facilidade varie muito com o tipo de paciente". Como a facilidade de exposição realmente varia muito entre os pacientes e como o grau de visão laríngea está altamente correlacionado com o sucesso da intubação, os videolaringoscópios foram desenvolvidos para permitir a intubação sem a necessidade de obter uma linha de visão direta entre a boca e a laringe.

O uso inicial de fibras ópticas flexíveis estimulou o desenvolvimento de laringoscópios rígidos de fibra óptica, como o laringoscópio Bullard, um dispositivo rígido que incorporava um feixe de fibra óptica e uma ocular que permitia ao intubador ver ao redor da língua. Embora esses laringoscópios de fibra óptica tenham sido projetados de forma inteligente, para usá-los com eficácia, era necessária muita experiência. As limitações inerentes às fibras ópticas, incluindo campo de visão pequeno, embaçamento da lente, necessidade de uma ocular e fácil contaminação, restringiram seu uso generalizado. Quando as câmeras de vídeo foram miniaturizadas o suficiente para colocá-las na lâmina do laringoscópio, surgiram novas oportunidades para a laringoscopia.

O Dr. John A. Pacey desenvolveu o primeiro videolaringoscópio comercialmente disponível, o GlideScope, que continua em uso clínico desde 2001. A câmera de vídeo oferecia uma visão indireta da via aérea e permitia que a intubação fosse realizada com o uso de um monitor de vídeo. Desde aquela época, vários videolaringoscópios foram desenvolvidos e estão hoje presentes na prática clínica. Esses dispositivos diferem consideravelmente em seu *design*, incluindo diferenças no formato da lâmina (geometria-padrão vs. hiperangulada), colocação do tubo (à mão livre vs. guia de canal embutida), posicionamento do monitor (no cabo vs. em uma torre) e capacidade de reutilização (uso único vs. reutilizável), além de outros recursos. Uma característica comum de cada videolaringoscópio, entretanto, é a capacidade de obter uma visão indireta da entrada laríngea e exibir a anatomia relevante em um monitor de vídeo. Isso permite que a intubação seja realizada sem a necessidade de mover o tecido obstrutivo para fora do caminho. Além disso, o ângulo de visão é muito aumentado em relação àquele que costuma ser experimentado na LD (10° com a LD vs. 60° com a videolaringoscopia [VL]).

Os videolaringoscópios agora são usados para muitas intubações de emergência, sendo que a literatura atual indica que eles são superiores aos laringoscópios diretos. Este capítulo fornecerá uma visão geral do uso desses dispositivos, seguida de instruções específicas para cada classe de videolaringoscópio.

VANTAGENS DA VIDEOLARINGOSCOPIA

A VL tem muitas vantagens em relação à LD:

- Evita a necessidade de uma linha direta de visão até a via aérea
- Amplia a visão da via aérea
- Exige menos força para a intubação
- Permite que assistentes observem e ajudem com o procedimento
- Possibilita que os instrutores supervisionem remotamente
- Propicia o registro de fotos e vídeos que podem ser usados para documentação e ensino

CLASSIFICAÇÃO DOS VIDEOLARINGOSCÓPIOS

Os videolaringoscópios podem ser classificados fundamentalmente de acordo com dois formatos de lâmina diferentes: geometria-padrão (estilo Macintosh) ou hiperangulada. Além disso, alguns sistemas também oferecem pequenas lâminas Miller (retas) para uso em intubação pediátrica. Os videolaringoscópios de geometria-padrão têm geometria muito semelhante à dos laringoscópios diretos Macintosh padrão, mas possuem uma câmera na lâmina. As lâminas hiperanguladas têm um ângulo na porção distal da lâmina de cerca de 60°; esse ângulo foi selecionado apenas para otimizar a visualização laríngea, resultando em maior dificuldade para a colocação do tubo em comparação com formas de lâminas com ângulos distais menores. As lâminas hiperanguladas podem ainda ser divididas naquelas que têm um guia para o tubo e naquelas que não o têm.

Os dois principais fabricantes de videolaringoscópios, Karl Storz (C-MAC) e Verathon (GlideScope), e outras empresas menores agora têm sistemas de videolaringoscópio que incluem geometria-padrão e formatos de lâminas hiperangulados. Como o formato da lâmina não é mais a diferença que define os sistemas, isso simplifica a decisão de qual sistema comprar. A **Figura 16.1** mostra exemplos de geometria-padrão e de lâminas hiperanguladas. A **Tabela 16.1** mostra vários tipos de videolaringoscópios disponíveis comercialmente e suas características.

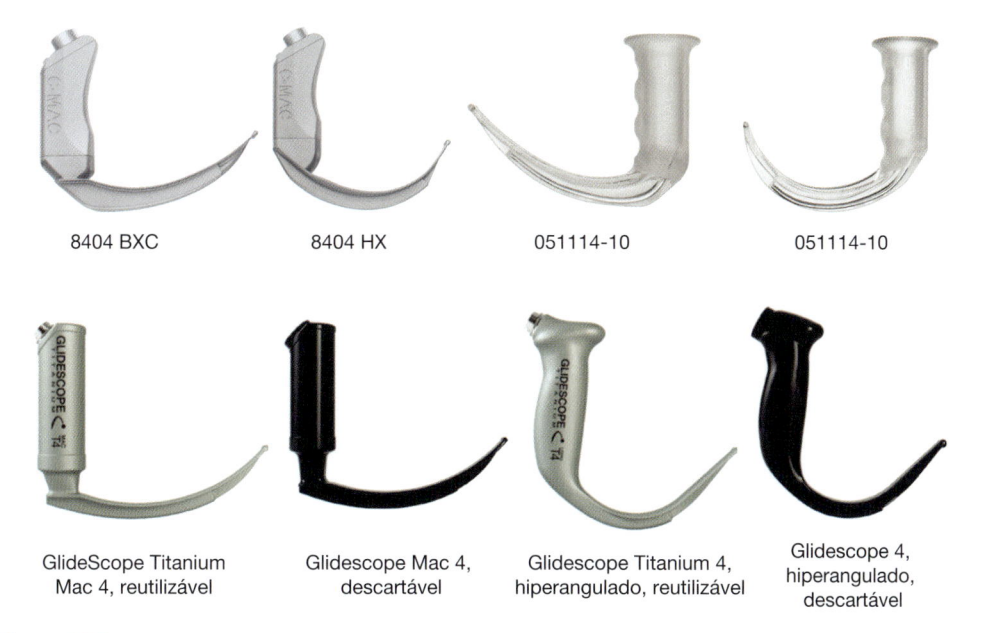

Figura 16.1 **Exemplos de videolaringoscópios Macintosh e de lâminas hiperanguladas.** Os principais fabricantes de videolaringoscópios produzem lâminas em formato Macintosh e hiperangulado, com opções reutilizáveis e descartáveis. Aqui estão as lâminas Storz C-MAC (*linha superior*) e GlideScope (*linha inferior*). (Linha superior: ©2022 KARL STORZ Endoscopy-America, Inc.; Linha inferior: copyright Verathon Inc.)

Tabela 16.1 Classificação dos videolaringoscópios

Sistema de video-laringoscópio	Tamanhos de lâmina estilo Macintosh, para adultos	Tamanhos de lâmina hiperangulada, para adultos	Hiperangulado com canal para colocação do tubo	Tamanhos de lâmina pediátricos	Opção de uso único	Opção de lâmina reutilizável	Alimentação	Localização da tela: no cabo ou no monitor externo com fio	Capacidade embutida de usar endoscópio flexível
C-MAC reutilizável	Mac 0, 2, 3, 4	D-blade e D-blade pediátrica	Não	Mac 0, 2 Miller 0, 1, 2	NA	Sim	Bateria recarregável embutida	Ambas são opções	Endoscópios reutilizáveis e descartáveis disponíveis
C-MAC descartável	Mac 3, 4	D-blade	Não	Miller 0, 1	Sim	Ver linha acima	Bateria recarregável embutida	Ambas são opções	Endoscópios reutilizáveis e descartáveis disponíveis
Glidescope reutilizável	Mac T3, T4	LoPro T3, T4	Não	LoPro T2	NA	Sim	Bateria recarregável embutida	Ambas são opções	Endoscópio descartável disponível
Glidescope descartável	DVM S3, S4 GVL 3, 4	LoPro S3, S4	Não	LoPro S1, S2, S2.5, Miller S0, Miller S1	Sim	Ver linha acima	Bateria recarregável embutida	Ambas são opções	Endoscópio descartável disponível
McGrath MAC	Mac 3, 4	X blade tamanho 3	Não	Mac 1, 2	Sim	Não	Bateria própria substituível	Cabo	Não
Venner AP advance	Mac 3, 4	Lâmina de via aérea difícil	Lâmina de via aérea difícil com canal	Miller 1, 2	Sim	Não	Requer pilhas AA e bateria recarregável embutida	Cabo	Não

iView	Semelhante a Mac 4	Não	Não	Nenhuma	Sim	Não	Bateria embutida – unidade inteira descartável	Cabo	Não
King Vision	Tamanho 3	Tamanho 3	Tamanho 3	Tamanho 1, 2	Sim	Não	Pilhas AAA substituíveis	Cabo	Não
Pentax AWS	Não	Não	Sim	Sim	Sim	Não	Pilhas AA substituíveis	Cabo	Não
Airtraq*	Não	Não	Sim	Sim	Sim	Não	Bateria embutida – unidade inteira descartável	Cabo	Não
Vividtrac	Não	Não	Sim	Sim	Sim	Não	Sem bateria, alimentado por conexão USB	Deve usar seu próprio monitor (*tablet*, computador)	Não
CoPilot VL	Não	Tamanho 3, 4	Não	Não	Sim	Não	Bateria recarregável embutida	Conexão com fio ao monitor	Não
OneScope	Tamanho 3, 4	Tamanho 3, 4	Não	Tamanho 1, 2	Sim	Não	Bateria recarregável embutida	Cabo	Não

*O Airtraq usa espelhos para exibir imagens das estruturas das vias aéreas e, tecnicamente, não é um videolaringoscópio. No entanto, sua função é semelhante a de outros videolaringoscópios com canal.

QUANDO USAR A VIDEOLARINGOSCOPIA EM VEZ DA LARINGOSCOPIA DIRETA

A VL está se tornando mais acessível e onipresente, oferece visualizações laríngeas melhores e, como várias metanálises demonstraram maior sucesso na primeira tentativa quando a VL é usada, há poucos motivos para usar um laringoscópio direto. As vantagens potenciais da LD – o fato de ser mais simples, sofrer falhas técnicas com menos frequência, não ser suja por fluidos corporais e facilitar a colocação do tubo – são motivos para manter as habilidades de LD, mas não são motivos para usar um laringoscópio direto como método-padrão. As habilidades de LD podem ser mantidas com o uso de um videolaringoscópio de geometria-padrão, que permite ao intubador realizar LD com recurso a uma tela de vídeo, caso a intubação seja difícil.

A falha técnica e a sujeira da câmera ocorrem raramente e, mesmo quando essas dificuldades são consideradas, o sucesso da VL é maior do que o da LD. Estima-se que a sujeira da câmera, uma preocupação bastante citada para a VL, ocorra em apenas 1% das intubações de emergência. Além disso, o sucesso na primeira tentativa, tanto para LD quanto para VL, é menor quando fluidos corporais estão presentes na boca, com a LD tendo taxas de sucesso significativamente mais baixas.

Alguns defendem o uso da LD para vias aéreas simples e da VL para vias aéreas difíceis. Isso não é convincente por dois motivos. Primeiro, a dificuldade da via aérea de um paciente nem sempre é conhecida antes da laringoscopia. Segundo, para que um dispositivo seja útil em vias aéreas difíceis, o operador deve ter habilidade com esse dispositivo. Como acontece com quase todo procedimento, a habilidade do operador melhora com a repetição. Para que um videolaringoscópio permita a intubação bem-sucedida de um paciente com uma via aérea anatomicamente difícil, o operador deve ter uma prática substancial com esse dispositivo específico. Essa prática não deve ocorrer *apenas* em vias aéreas difíceis, porque a incidência de uma via aérea realmente difícil é bastante baixa para que um operador não pratique o suficiente.

DIFERENÇAS NA TÉCNICA DE VIDEOLARINGOSCOPIA EM COMPARAÇÃO COM A LARINGOSCOPIA DIRETA

Como a VL fornece uma visão mais clara da laringe, mas nem sempre fornece um caminho fácil para a passagem do tubo, a técnica difere daquela da LD. Forneceremos instruções específicas para a VL de geometria-padrão e a VL hiperangulada mais adiante neste capítulo. As principais diferenças na técnica de VL em comparação com a LD incluem:

- A língua não precisa ser totalmente deslocada para que se obtenha uma boa visão da via aérea. Se o operador estiver olhando para a tela durante a intubação, a língua não obstrui a visão. Assim, a lâmina pode ser colocada na linha média da língua.
- A visualização da via aérea é melhorada. Obter uma boa visão quase nunca é um problema, mesmo na presença de fluidos corporais, desde que uma boa técnica seja seguida.
- A passagem do tubo pode ser mais difícil. Como a língua não está sendo deslocada tanto quanto na LD, o operador deve direcionar o tubo ao redor da curva para alcançar o que está sendo visto na tela. Percorrer essa curva costuma ser o aspecto mais desafiador da intubação usando VL, especialmente quando uma lâmina hiperangulada é usada.
- Para lâminas hiperanguladas, um estilete especial deve ser usado. Ao usar uma lâmina hiperangulada, o operador deve usar um estilete rígido que corresponda à curva da lâmina. Caso contrário, pode ser muito difícil manobrar o tubo ao redor da curva.
- Às vezes, a câmera pode ficar suja por fluidos corporais. Isso ocorre com pouca frequência e pode ser evitado com uma boa técnica.
- O operador deve, em momentos-chave e de maneira intercalada, olhar para a boca e para a tela durante o curso da intubação. Isso ajuda a evitar lesões nas amígdalas e em outras estruturas orofaríngeas ao avançar a lâmina e o tubo.

VIDEOLARINGOSCÓPIOS DE GEOMETRIA-PADRÃO (ESTILO MACINTOSH)

Exceto pela adição da câmera na lâmina, os videolaringoscópios de geometria-padrão são muito semelhantes aos laringoscópios diretos Macintosh. Por tal motivo, esse tipo de videolaringoscópio pode ser usado tanto para LD quanto para VL. Como é usada a mecânica mais tradicional de laringoscopia, a trajetória da boca até a abertura da glote é bem estreita e, assim, não há necessidade de um estilete rígido curvo. O caminho relativamente direto entre a boca e a laringe também facilita a inserção do tubo porque permite uma passagem mais direta e costuma evitar o impacto do tubo ou introdutor na traqueia anterior. Como a técnica de LD pode ser usada e a colocação do tubo é mais simples com os videolaringoscópios de geometria-padrão, eles são os laringoscópios preferidos no dia a dia para a intubação de emergência, especialmente em programas de treinamento.

Anteriormente, o sistema C-MAC (Karl Storz, Tuttlingen, Alemanha) era o principal sistema que incluía uma lâmina de videolaringoscópio de geometria-padrão, enquanto o GlideScope (Verathon Inc, Bothell, WA) oferecia apenas lâminas hiperanguladas. Hoje, esses e muitos outros fabricantes de videolaringoscópios oferecem lâminas em geometria-padrão e hiperanguladas. Assim, todas as instituições devem ter a capacidade de intubar com qualquer formato de lâmina.

Intubação com um videolaringoscópio de geometria-padrão
Etapas para obter uma visão da via aérea

1. Posicione o paciente de maneira a alinhar a orelha e a fúrcula esternal, geralmente elevando-se a cabeça, se as circunstâncias clínicas o permitirem.
2. A lâmina é inserida na linha média da língua sob visão direta e avançada pela língua aos poucos até que a ponta da lâmina seja vista na tela do vídeo.
3. O intubador então avança a lâmina lenta e metodicamente, aos poucos, pela língua e procura a epiglote. Como a epiglote começa onde a língua termina, encontrar a epiglote é simples, desde que o intubador permaneça na linha média da língua e avance a lâmina deliberadamente.
4. A ponta da lâmina é colocada dentro da valécula (melhor, **Fig. 16.2**) ou sob a epiglote (alternativa se uma boa visualização laríngea for de outro modo impossível) para oferecer visualização da entrada da glote. A lâmina deve ser posicionada no recesso mais profundo da valécula, e não muito superficialmente (na língua) ou muito profundamente (na epiglote). Assim se obtém a melhor visão.
5. Dentro da valécula, o alvo da ponta da lâmina é uma prega mucosa superficial na linha média da valécula que conecta a língua e a epiglote (definida anatomicamente como a prega glossoepiglótica mediana e

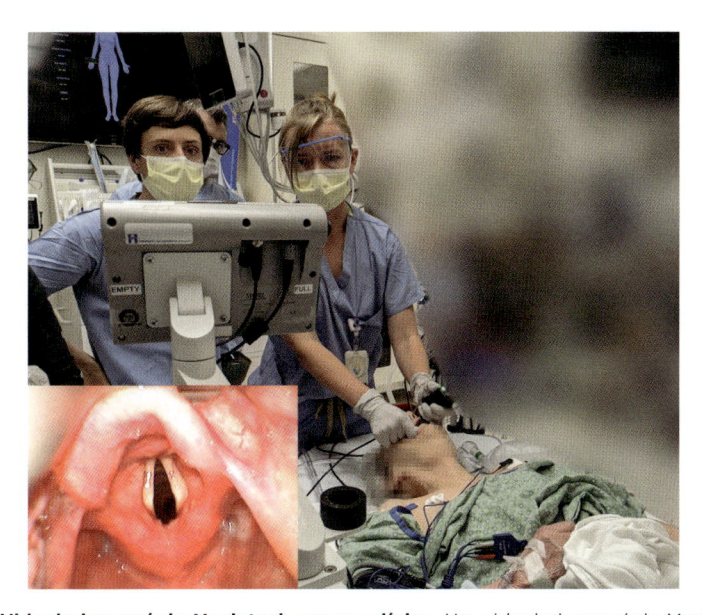

Figura 16.2 **Videolaringoscópio Macintosh em uso clínico.** Um videolaringoscópio Macintosh (Storz C-MAC Macintosh 3) está sendo usado para realizar a intubação traqueal no departamento de emergência. O operador está olhando para a tela para otimizar o posicionamento da lâmina antes da colocação do tubo. Idealmente, a altura do leito deveria ser um pouco maior, no umbigo do operador ou acima dele.

comumente chamada de prega valecular da linha média, **Fig. 16.3**). Empurrar a ponta da lâmina contra essa dobra costuma resultar em elevação epiglótica simétrica, o que está associado a uma melhor visão da laringe em comparação com o não engate da dobra (o que ocorre quando a lâmina não está na linha média da valécula). O intubador deve manipular a lâmina dentro da valécula até que a melhor visão possível seja obtida. Isso pode incluir alterar a direção da força, mover a ponta da lâmina para dentro ou para fora da linha média ou mover a ponta da lâmina para ficar mais profunda ou superficial. Elevar a cabeça do paciente, realizar manipulação externa da laringe ou anteriorizar a mandíbula também podem melhorar a visão das vias aéreas.

Se o paciente tiver fluidos corporais na boca, deve-se tomar cuidado extra para evitar sujar a lente da câmera. Nesses casos, certifique-se de que a lâmina permaneça pressionada contra a língua enquanto você aspira os fluidos visíveis antes do avanço gradual da lâmina. *Não insira a lâmina em uma coleção de fluidos.* Isso também se aplica às lâminas hiperanguladas.

Colocação do tubo

O trajeto da boca até a laringe é relativamente direto e o tubo tem uma curvatura semelhante àquela usada na LD convencional.

1. Se for usado tubo com estilete, deve ser criado um formato reto até o balonete, onde ele se transforma em um ângulo de 25 a 35° (Fig. 15.10 no Cap. 15).
2. Se for usado um introdutor, ele deve ter uma ponta tipo Coudé. Se nenhuma dificuldade for prevista, o introdutor pode ser deixado reto. Se houver previsão de dificuldade na via aérea, o intubador pode, alternativamente, dobrar o introdutor distal até um ângulo de 60° começando entre 15 e 20 cm da ponta. A curvatura exata necessária varia de acordo com o paciente. Não dobre nem curve em excesso o introdutor.
3. O tubo ou introdutor deve ser mantido longe da ponta, próximo ao adaptador do tubo e a cerca de 40 cm da ponta do introdutor.
4. Insira o tubo ou introdutor no canto extremo direito da boca e, em seguida, avance a ponta até a glote, mantendo o tubo ou introdutor abaixo da linha de visão enquanto avança em direção à via aérea.
5. O tubo ou introdutor é levantado sobre as cartilagens posteriores assim que entra na laringe. Se estiver usando um tubo com estilete, avance o tubo até a profundidade desejada e remova o estilete.
6. Se o introdutor entrar na laringe, mas não conseguir avançar porque está colidindo com a traqueia anterior, tracione-o levemente, gire-o pelo menos 90° no sentido horário e avance outra vez. Este problema específico ocorre com mais frequência quando a lâmina é inserida muito profundamente, o que inclina a laringe para cima e aumenta o ângulo entre a lâmina e a traqueia.

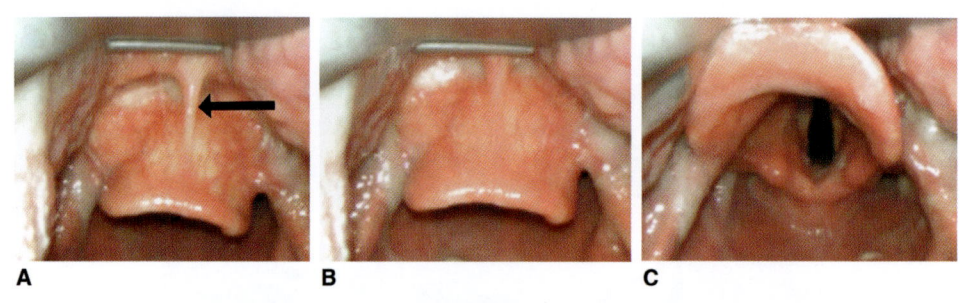

Figura 16.3 **Posicionamento adequado da ponta da lâmina Macintosh com ênfase na prega valecular da linha média. A:** Visão do intubador da prega valecular da linha média (indicada pela seta), uma prega mucosa da linha média que conecta a base da língua à epiglote, à medida que a lâmina se aproxima da valécula. **B:** A lâmina começa a engatar na dobra, o que ajuda a levantar indiretamente a epiglote. O intubador deve colocar a ponta da lâmina profundamente na valécula e garantir que a ponta não fique muito superficial (na língua) ou muito profunda (na epiglote). **C:** Visão laríngea após a epiglote ser levantada indiretamente.

7. Uma vez que o introdutor está na traqueia, o intubador deixa a lâmina na valécula e um assistente passa um tubo endotraqueal (TET) sobre o introdutor e para a mão do intubador. O tubo é avançado e, pouco antes de entrar na laringe, girado 90° no sentido anti-horário para posicionar o bisel e evitar a colisão com a cartilagem aritenóidea direita (Fig. 15.15 no Cap. 15).

Resumo

Os videolaringoscópios de geometria-padrão oferecem uma grande melhoria em relação à LD, preservando a capacidade de treinar e executar a LD. Esse tipo de laringoscópio deve ser considerado o dispositivo-padrão para intubação de emergência.

VIDEOLARINGOSCÓPIOS HIPERANGULADOS

Os videolaringoscópios hiperangulados são dispositivos de intubação úteis que fornecem uma excelente visão das vias aéreas em quase todos os casos. Eles podem ser usados para intubações de rotina e em situações de distorção anatômica severa ou de via aérea falha. A curva hiperangulada significa que a laringe é essencialmente *sempre* visualizada de forma adequada, mas que a passagem do tubo é mais desafiadora. O intubador deve visualizar a tela para realizar a intubação – a LD não é possível. Como a lâmina tem perfil estreito e não exige a visualização direta da laringe através da boca, eles são úteis quando existe limitação da mobilidade cervical ou da abertura da boca.

Intubação com um videolaringoscópio hiperangulado

Esta seção será dividida em três partes: realização de laringoscopia para obter uma visão da via aérea, passagem do tubo com um dispositivo não canalizado (mais comum) e passagem do tubo com um dispositivo canalizado (menos comum).

Etapas para obter uma visão da via aérea

1. Posicione o paciente de modo a alinhar a orelha e a fúrcula esternal, se as circunstâncias clínicas o permitirem.
2. O cabo é segurado com a mão esquerda, da mesma maneira que na laringoscopia convencional, e a ponta da lâmina do laringoscópio é delicadamente inserida na boca, pela linha média e sob visão direta.
3. Mantenha o cabo na linha média à medida que a lâmina penetra mais adiante na boca, observando as principais estruturas da linha média, como a úvula, à medida que avança a lâmina lentamente. Não arraste a língua para a esquerda, pois isso dificulta a identificação de pontos de referência.
4. Assim que a ponta da lâmina do laringoscópio passar pelos dentes, o operador deve visualizar a tela do vídeo e usar pontos anatômicos para avançar em direção à via aérea. Avance delicadamente a lâmina pela língua até passar a úvula, com um delicado movimento de elevação até a visualização da epiglote.
5. Avance a lâmina para dentro da valécula e use uma força suave em direção superior para levantar indiretamente a epiglote para fora do caminho. A lâmina deve ser colocada na valécula da mesma forma como uma lâmina Macintosh é usada, com uma diferença fundamental: a melhor e mais próxima visão da via aérea complica a passagem do tubo e não é a visão ideal (**Fig. 16.4**). A visão que mais facilita a passagem do tubo mostra a via aérea um pouco afastada, com a abertura laríngea na metade superior da tela (**Fig. 16.5**).
6. O intubador deve ter cuidado para não colocar a lâmina próxima demais da abertura glótica. Embora possa resultar em visualização maior e mais evidente do alvo, isso acaba dificultando a passagem do TET por duas razões:
    a. Isso inclina o eixo laríngeo para cima, o que aumenta o ângulo entre a lâmina do laringoscópio e a traqueia (i.e., o tubo terá que subir mais antes de descer até a traqueia – é exatamente esse problema que às vezes pode impossibilitar a passagem do tubo).
    b. O tamanho do campo visualizado para a passagem do tubo é reduzido, o que resulta em menos espaço para manobrá-lo, exigindo maior precisão na colocação do tubo.
7. Se a visualização da glote não for suficiente, uma sutil inclinação do cabo costuma expô-la por completo, em contraste com o movimento de elevação feito na laringoscopia convencional. Se a abertura glótica

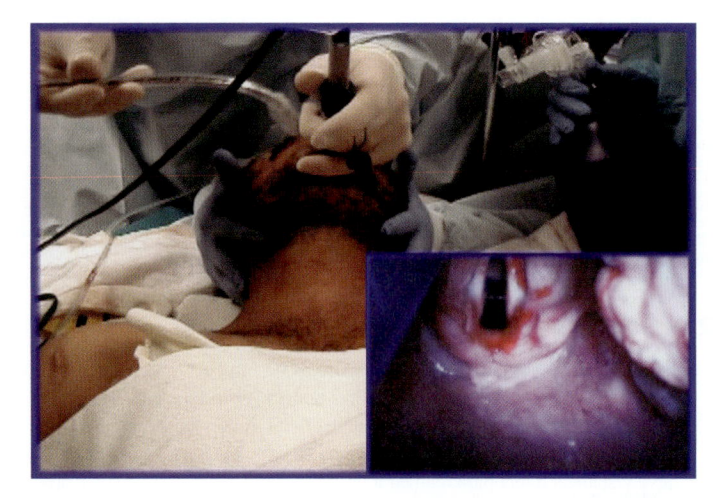

Figura 16.4 Videolaringoscópio hiperangulado em uso clínico com a lâmina inserida muito distalmente.
Um GlideScope reutilizável está sendo usado para intubar um paciente com traumatismo fechado no departamento de emergência. A parte frontal do colar cervical foi removida e um assistente faz a estabilização cervical em linha. Foi obtida uma excelente visualização da entrada da laringe, mas o operador inseriu demais a lâmina, causando a elevação e inclinação da laringe, o que dificultará bastante a colocação do tubo.

ainda não puder ser exposta, a lâmina pode ser um pouco tracionada, colocada sob a epiglote e usada como uma lâmina de Miller para deslocar fisicamente a epiglote para cima e para fora do caminho. Porém, este movimento tende a inclinar a laringe de maneira mais aguda, tornando o avanço do tubo para dentro da traqueia muito mais desafiador.

Passagem do tubo com um videolaringoscópio hiperangulado

Identificar e expor a glote costuma ser fácil com um videolaringoscópio hiperangulado. Por causa do ângulo significativo da lâmina, no entanto, avançar o tubo em direção à via aérea pode ser difícil. O ajuste da orofaringe e a passagem pela glote ao redor da lâmina hiperangulada podem ser tecnicamente difíceis por duas

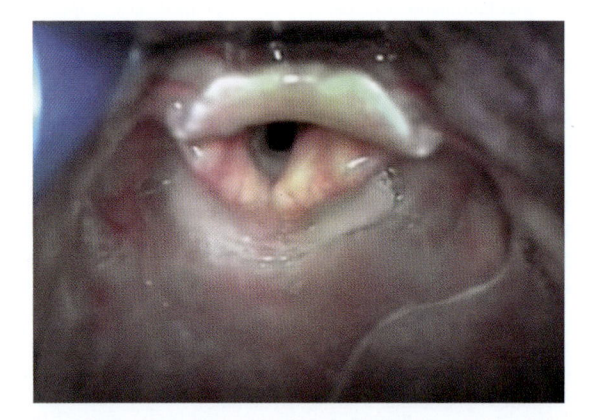

Figura 16.5 Videolaringoscópio hiperangulado com melhor posicionamento da ponta da lâmina. Em contraste com a Figura 16.4, esta imagem mostra um videolaringoscópio hiperangulado com a ponta da lâmina em uma localização melhor. A lâmina está assentada na valécula, a abertura das vias aéreas está um pouco afastada e na metade superior da tela e a laringe não está totalmente exposta. Em comparação com uma visão glótica completa, essa visão facilita a passagem do tubo.

razões. Primeiro, como as lâminas hiperanguladas têm um ângulo íngreme (cerca de 60°) com uma curva distal ascendente (anterior) e a traqueia tem trajeto para baixo (posteriormente), o intubador não deve apenas seguir para cima ao redor da curva da lâmina, mas também para baixo até a traqueia (**Fig. 16.6**). O segundo problema é que o uso da tela para navegar até a via aérea exige uma forma de coordenação entre mão e olho que é diferente da LD tradicional.

As etapas a seguir descrevem o posicionamento ideal do tubo ao usar um videolaringoscópio hiperangulado:

1. Para obter sucesso com um videolaringoscópio hiperangulado, o tubo deve ser moldado de acordo com a curva da lâmina. Portanto, antes do procedimento, encaixe um estilete rígido hiperangulado no tubo. É altamente recomendável lubrificar o estilete e o interior do tubo para facilitar a remoção do estilete.
2. Depois de obter a visão da via aérea conforme descrito antes, o assistente entrega o tubo com estilete.
3. Sob visão direta, coloque a ponta do tubo no canto direito da boca do paciente com o tubo quase paralelo ao chão. Sua mão estará na posição de 2 a 3 horas. Avance levemente o tubo e oriente-o mais verticalmente ao lado da lâmina.
4. Mantenha a visualização direta do tubo à medida que ele entra na boca e ao redor da língua até que seja visto na tela do vídeo. Perfurações da faringe e hipofaringe ocorrem quando tubos com estiletes rígidos são inseridos às cegas.
5. Quando o tubo está bem posicionado, verticalmente orientado e paralelo ao cabo da lâmina, o operador olha para a tela e avança o tubo ao longo de seu eixo curvado para guiá-lo até a entrada da laringe, com a curvatura anteriormente em direção à abertura da via aérea.

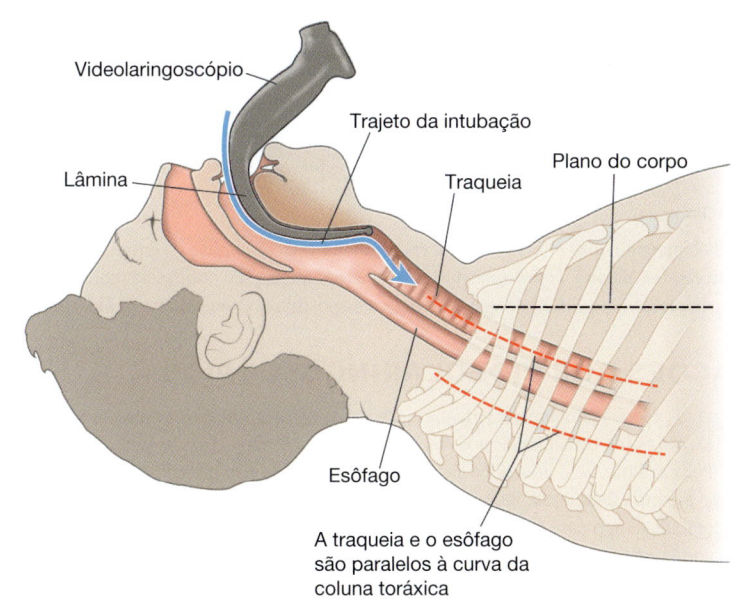

Figura 16.6 Passagem posterior da traqueia. Orientação da traqueia. Essa figura, adaptada de uma ilustração publicada pelo renomado laringoscopista Chevalier Jackson em 1915, mostra que a abertura da traqueia é relativamente anterior e que toda a estrutura não é perpendicular à cavidade oral, mas atravessa posteriormente seguindo a direção geral da coluna torácica. Para o intubador usando um videolaringoscópio, essa trajetória posterior da traqueia força o tubo a primeiro percorrer a curva da lâmina e terminar em uma orientação anterior (para cima), antes de mergulhar posteriormente (para baixo). Assim, a orientação traqueal complica a passagem do tubo na videolaringoscopia.

6. Quando o tubo passar pelas pregas vocais e entrar na traqueia, o tubo estiletado altamente curvado irá impactar na parede traqueal anterior. Nesse ponto, o estilete deve ser parcialmente tracionado pelo operador ou assistente de modo que a ponta do tubo fique mais reta. O polegar do operador pode ser usado para retirar o estilete alguns centímetros para trás, o que facilita o avanço do tubo pela traqueia.
7. Se o tubo continuar a impactar na traqueia anterior, a lâmina pode ser tracionada cerca de 2 cm, fazendo com que a laringe caia, reduzindo o ângulo de abordagem e, assim, facilitando o avanço do tubo.
8. Os estiletes curvos rígidos têm uma curvatura extrema e não são maleáveis e, dessa forma, devem ser retirados do tubo em uma manobra tipo arco sobre o tórax do paciente em direção aos pés. Se um estilete curvo rígido for puxado para fora como um estilete maleável convencional, o tubo pode ser acidentalmente retirado com ele.

Passagem do tubo com um videolaringoscópio hiperangulado canalizado

Alguns laringoscópios hiperangulados de vídeo ou ópticos (p. ex., King Vision com um canal, Airtraq, Pentax AWS) têm um canal para o tubo na lateral da lâmina que auxilia na passagem do tubo. Esse canal direciona o tubo ao redor da curva da lâmina e até a via aérea sem a necessidade de um estilete. Antes de inserir o dispositivo na boca, um tubo bem lubrificado *sem* um estilete deve ser colocado no canal o mais longe possível sem obstruir o campo de visão.

Esses dispositivos são mais longos do que os laringoscópios típicos, e a parede torácica de pacientes maiores às vezes obstrui a parte superior do dispositivo durante a inserção. Se isso ocorrer, insira o dispositivo na boca do paciente com toda a unidade girada 90° em sentido horário. Após a inserção, o dispositivo é girado de volta para a linha média do paciente antes do avanço.

Obter uma visão laríngea com esses dispositivos é semelhante a dispositivos não canalizados, e o intubador deve se lembrar de que a visão mais próxima não é a melhor visão para a passagem do tubo. A ponta da lâmina deve estar dentro da valécula e não deve levantar a epiglote diretamente. Antes da passagem do tubo, a abertura das vias aéreas deve estar no meio do campo de visão.

Quando a abertura das vias aéreas for visualizada, o tubo é avançado para frente pelo canal até dentro da via aérea. É fundamental girar o TET em sentido anti-horário no canal enquanto o avança em direção à via aérea. Isso evitará que o TET fique preso e bloqueado pela cartilagem aritenóidea direita. Se o tubo não avançar na via aérea, tracione-o até sua posição original e manipule todo o dispositivo para alinhar melhor a trajetória do tubo com a abertura da via aérea. Embora isso não seja difícil, é necessário um pouco de prática antes que a proficiência seja alcançada.

Resumo

As lâminas hiperanguladas quase sempre fornecem uma visão completa da entrada laríngea, mesmo em vias aéreas difíceis. No entanto, como essas visualizações completas são obtidas ao redor de uma grande curva, a passagem do tubo é mais difícil do que com outros dispositivos, e um estilete rígido sempre deve ser usado.

COMPLICAÇÕES DOS VIDEOLARINGOSCÓPIOS

Quando usados adequadamente, os videolaringoscópios são dispositivos seguros e efetivos. Eles têm riscos de complicações muito semelhantes aos dos laringoscópios diretos. As complicações únicas resultam do uso indevido. Por exemplo, se o intubador não olhar para o paciente ao inserir o tubo, a via aérea superior pode ser lesada e algumas estruturas, incluindo o palato mole ou as amígdalas, podem ser perfuradas. Às vezes, a VL requer mais tempo para intubar devido à dificuldade de direcionar o tubo até a via aérea. Isso pode ser resolvido com a prática da técnica correta, o que mantém a lâmina na posição e profundidade adequadas, e com o uso de um estilete de formato apropriado.

CONCLUSÃO

A VL fornece uma visão superior da via aérea com menos força do que a LD e deve ser considerada uma técnica de primeira linha para vias aéreas rotineiras e difíceis. Os laringoscópios assistidos por vídeo têm desempenho melhor do que a laringoscopia convencional naqueles pacientes com abertura bucal reduzida, imobilidade da coluna cervical e trauma de crânio e face. A maioria dos profissionais relata que apenas algumas intubações usando um videolaringoscópio são necessárias antes da adoção da VL como um dispositivo para a rotina diária. Isso foi confirmado por pesquisas que demonstram um aprendizado mais rápido para a VL do que para a LD. Vários modelos têm versões descartáveis que reduzem grandemente o tempo de limpeza e o potencial para disseminação de agentes infecciosos.

Os videolaringoscópios também são úteis para confirmação da posição do TET em pacientes nos quais a localização do tubo é questionada, visualização de corpo estranho e obstrução de via aérea superior e auxílio em trocas difíceis de tubo. Também é importante que os VLs permitam um *feedback* em tempo real para a assistência e para o ensino do manejo da via aérea. O instrutor pode fornecer conselhos para uma intubação bem-sucedida enquanto permite que o operador mantenha o controle do aparelho.

A LD, para o propósito da intubação endotraqueal, foi introduzida na prática clínica há cerca de 100 anos. Desde então, pouco mudou em sua aplicação e seu desempenho. O desenvolvimento de videolaringoscópios nos últimos 20 anos é um avanço significativo no campo da laringoscopia e da intubação. Com base na literatura atual e na opinião de especialistas, fica claro que os videolaringoscópios são ferramentas mais seguras e eficazes do que os laringoscópios diretos para intubações de emergência. Eles estão associados com melhor visualização laríngea, alta taxa de sucesso na primeira passagem, baixas taxas de intubação esofágica e baixas taxas de complicação. Todos os profissionais que fazem manejo da via aérea devem estar familiarizados e confortáveis com o uso da VL.

DICAS

Uso de VL
- Sempre use a abordagem pela linha média.
- Permaneça em posição elevada na boca para evitar a contaminação na faringe posterior.
- Evite o avanço da lâmina muito próximo da laringe.
- Ao usar uma lâmina hiperangulada, use um estilete rígido adequadamente curvado e remova-o lentamente à medida que o tubo avança pela traqueia.

EVIDÊNCIAS

O que se sabe sobre o papel dos videolaringoscópios no departamento de emergência?

A literatura que compara a VL com a LD no departamento de emergência tem mostrado de forma consistente que a VL é superior ou pelo menos igual à LD para intubações de emergência. Uma análise recente de Brown e colaboradores de 11.714 intubações do National Emergency Airway Registry mostrou que a VL sem ajuda teve maior sucesso do que a LD aumentada pelo uso de introdutor, manipulação externa da laringe ou rampa.[1] Um estudo randomizado realizado por Driver e colaboradores descobriu que o sucesso na primeira passagem foi de 92% para o C-MAC e 86% para a LD, embora essa diferença não tenha alcançado significância estatística.[2] Em um estudo observacional de Sakles e colaboradores, o C-MAC demonstrou ter maior sucesso na primeira passagem e mais sucesso geral do que o laringoscópio direto Macintosh.[3] Em pacientes com características de vias aéreas difíceis no departamento de emergência, Sakles e colaboradores descobriram que o uso do GlideScope ou do C-MAC resultava em um maior sucesso na primeira passagem do que a LD.[4] Sakles e colaboradores também descobriram que em pacientes com falha na primeira tentativa de intubação na emergência, o C-MAC foi superior ao laringoscópio direto na obtenção de uma intubação bem-sucedida na segunda tentativa.[5] Quando usado por residentes de medicina de emergência, a VL resultou em significativamente menos intubações esofágicas do que a LD (1% vs. 5%).[6] Sakles e colaboradores também descobriram que a curva de aprendizado para a VL foi muito melhor do que para a LD, com residentes de medicina de emergência aumentando seu sucesso na primeira passagem com o GlideScope em 16% (de 74% para 90%) em um período de treinamento de três anos, mas apenas em 4% (de 69% para 73%) com a LD.[7] Uma revisão da Cochrane publicada recentemente mostrou que os videolaringoscópios de geometria-padrão reduziam a probabilidade de falha na intubação (RR 0,41) e de hipoxemia (RR 0,72). Essa mesma revisão também constatou que o videolaringoscópio hiperangulado reduziu a probabilidade de intubação falha (RR 0,51) e de intubação esofágica (RR 0,39).[8] O uso da VL está aumentando ao longo do tempo. Os resultados do National Emergency Airway Registry abrangendo mais de 19.000 intubações em adultos entre 2016 e

2019 mostraram que a VL foi usada em cerca de 60% de todas as primeiras tentativas de intubação no departamento de emergência.[9]

O que se sabe sobre o papel dos videolaringoscópios na unidade de terapia intensiva (UTI)?
A pesquisa sobre VL na UTI tem resultados mistos, com a maioria dos dados observacionais sugerindo que os videolaringoscópios são superiores aos laringoscópios diretos para intubação de pessoas gravemente doentes.[10-14] No entanto, muitos estudos randomizados, que costumam excluir pacientes com vias aéreas difíceis, tiveram resultados negativos.[15,16] Em um estudo multicêntrico na França que envolveu 371 pacientes adultos em UTI,[16] o sucesso não foi significativamente diferente entre VL (67,7%) e LD (70,3%). No entanto, essas taxas de sucesso são bastante baixas em ambos os grupos e nenhum estilete foi usado, limitando a generalização para uma prática mais ampla. Hypes e colaboradores realizaram o maior estudo sobre o uso da VL na UTI e sua análise do escore de propensão demonstrou que a VL estava associada com maior taxa de sucesso na primeira passagem, menor incidência de queda na saturação de oxigênio e menor incidência de intubação esofágica.[13]

O que se sabe sobre o papel dos videolaringoscópios no ambiente pré-hospitalar?
Os dados sobre o uso de VL no ambiente pré-hospitalar são limitados, mas a literatura que existe é positiva. Wayne e McDonnell[17] compararam o GlideScope com a LD em um sistema de serviço médico de emergência (SME) urbano e concluíram que paramédicos eram capazes de realizar intubações bem-sucedidas com menos tentativas ao usar o GlideScope. Jarvis e colaboradores realizaram um estudo comparando o King Vision com a LD em seu sistema de SME, encontrando maior sucesso na primeira tentativa quando o King Vision foi usado em comparação com a LD (74% vs. 44%), bem como um maior sucesso geral com o King Vision (92% vs. 65%).[18] Boehringer e colaboradores descobriram que quando o monitor de bolso C-MAC foi incorporado ao seu programa de voo aeromédico, o sucesso na primeira passagem melhorou de 75% para 95% e o sucesso geral melhorou de 95% para 99%.[19] Uma revisão sistemática e uma metanálise de dados comparando VL com LD demonstraram que aqueles com menos experiência de intubação obtêm mais benefícios com a VL do que aqueles com vasta experiência.[20]

AGRADECIMENTO

Agradecemos as contribuições feitas a este capítulo pelo autor da edição anterior, Aaron E. Bair.

REFERÊNCIAS

1. Brown CA III, Kaji AH, Fantegrossi A, et al. Video laryngoscopy compared to augmented direct laryngoscopy in adult emergency department tracheal intubations: a National Emergency Airway Registry (NEAR) study. *Acad Emerg Med*. 2020;27(2):100-108.
2. Driver BE, Prekker ME, Moore JC, Schick AL, Reardon RF, Miner JR. Direct versus video laryngoscopy using the C-MAC for tracheal intubation in the emergency department, a randomized controlled trial. *Acad Emerg Med*. 2016;23(4):433-439.
3. Sakles JC, Mosier J, Chiu S, Cosentino M, Kalin L. A comparison of the C-MAC video laryngoscope to the Macintosh direct laryngoscope for intubation in the emergency department. *Ann Emerg Med*. 2012;60(6):739-748.
4. Sakles JC, Patanwala AE, Mosier JM, Dicken JM. Comparison of video laryngoscopy to direct laryngoscopy for intubation of patients with difficult airway characteristics in the emergency department. *Intern Emerg Med*. 2014;9(1):93-98.
5. Sakles JC, Mosier JM, Patanwala AE, Dicken JM, Kalin L, Javedani PP. The C-MAC® video laryngoscope is superior to the direct laryngoscope for the rescue of failed first-attempt intubations in the emergency department. *J Emerg Med*. 2015;48(3):280-286.
6. Sakles JC, Javedani PP, Chase E, Garst-Orozco J, Guillen-Rodriguez JM, Stolz U. The use of a video laryngoscope by emergency medicine residents is associated with a reduction in esophageal intubations in the emergency department. *Acad Emerg Med*. 2015;22(6):700-707.
7. Sakles JC, Mosier J, Patanwala AE, Dicken J. Learning curves for direct laryngoscopy and GlideScope® video laryngoscopy in an emergency medicine residency. *West J Emerg Med*. 2014;15(7):930-937.

8. Hansel J, Rogers AM, Lewis SR, Cook TM, Smith AF. Videolaryngoscopy versus direct laryngoscopy for adults undergoing tracheal intubation. *Cochrane Database of Systematic Reviews* 2022, Issue 4. Art. No.: CD011136.
9. Driver BE, Prekker ME, Reardon RF, Fantegrossi A, Walls RM, Brown CA III. Comparing emergency department first-attempt intubation success with standard-geometry and hyperangulated video laryngoscopes. *Ann Emerg Med*. 2020;76(3):332-338.
10. Lakticova V, Koenig SJ, Narasimhan M, Mayo PH. Video laryngoscopy is associated with increased first pass success and decreased rate of esophageal intubations during urgent endotracheal intubation in a medical intensive care unit when compared to direct laryngoscopy. *J Intensive Care Med*. 2015;30(1):44-48.
11. Kory P, Guevarra K, Mathew JP, Hegde A, Mayo PH. The impact of video laryngoscopy use during urgent endotracheal intubation in the critically ill. *Anesth Analg*. 2013;117(1):144-149.
12. Mosier JM, Whitmore SP, Bloom JW, et al. Video laryngoscopy improves intubation success and reduces esophageal intubations compared to direct laryngoscopy in the medical intensive care unit. *Crit Care*. 2013;17(5):R237.
13. Hypes CD, Stolz U, Sakles JC, et al. Video laryngoscopy improves odds of first-attempt success at intubation in the Intensive Care Unit. A propensity-matched analysis. *Ann Am Thorac Soc*. 2016;13(3):382-390.
14. De Jong A, Molinari N, Conseil M, et al. Video laryngoscopy versus direct laryngoscopy for orotracheal intubation in the intensive care unit: a systematic review and meta-analysis. *Intensive Care Med*. 2014;40(5):629-639.
15. Janz DR, Semler MW, Lentz RJ, et al. Randomized trial of video laryngoscopy for endotracheal intubation of critically ill adults. *Crit Care Med*. 2016;44(11):1980-1987.
16. Lascarrou JB, Boisrame-Helms J, Bailly A, et al. Video laryngoscopy vs direct laryngoscopy on successful first-pass orotracheal intubation among ICU patients: a randomized clinical trial. *JAMA*. 2017;317(5):483-493.
17. Wayne MA, McDonnell M. Comparison of traditional versus video laryngoscopy in out-of-hospital tracheal intubation. *Prehosp Emerg Care*. 2010;14(2):278-282.
18. Jarvis JL, McClure SF, Johns D. EMS intubation improves with king vision video laryngoscopy. *Prehosp Emerg Care*. 2015;19(4):482-489.
19. Boehringer B, Choate M, Hurwitz S, Tilney PVR, Judge T. Impact of video laryngoscopy on advanced airway management by critical care transport paramedics and nurses using the CMAC pocket monitor. *Biomed Res Int*. 2015;2015:821302.
20. Savino PB, Reichelderfer S, Mercer MP, Wang RC, Sporer KA. Direct versus video laryngoscopy for prehospital intubation: a systematic review and meta-analysis. *Acad Emerg Med*. 2017;24(8):1018-1026.

CAPÍTULO 17

Intubação com endoscópio flexível

Alan C. Heffner
Calvin A. Brown III

INTRODUÇÃO

A intubação traqueal com um endoscópio flexível é uma técnica valiosa no manejo da via aérea, particularmente em pacientes nos quais a intubação orotraqueal com laringoscopia rígida é prevista como difícil ou impossível. Os dispositivos endoscópicos podem ser usados para avaliação diagnóstica da via aérea superior e para intubação traqueal em um paciente que respira espontaneamente com uma via aérea difícil.

INDICAÇÕES E CONTRAINDICAÇÕES

As indicações para a intubação com endoscópio flexível (IEF) no manejo da via aérea de emergência costumam ser identificadas durante a avaliação LEMON para a via aérea anatomicamente difícil (ver Cap. 2) e incluem as seguintes:

- Pacientes com falha na regra 3-3-2 (restrição da abertura bucal, mandíbula pequena ou laringe alta) ou que exibem escore Mallampati grau 4.
- O acesso oral inadequado, reconhecido como uma distância muito limitada entre os incisivos, é um forte preditor de intubação orotraqueal difícil ou impossível por meios convencionais. Os exemplos incluem fixação cirúrgica da mandíbula, trismo, doença da articulação temporomandibular e lesões expansivas na língua e assoalho oral (i.e., angiedema, hematoma, infecção oral).
- A distorção da anatomia da via aérea superior, particularmente doenças obstrutivas da via aérea superior, costuma impedir a visualização por laringoscopia direta ou por vídeo, além de impedir a colocação adequada de dispositivos extraglóticos às cegas na via aérea. Os exemplos incluem abscesso faríngeo, hematoma ou trauma cervical ou faríngeo posterior, angiedema e tumor laríngeo ou da base da língua.
- Trauma laríngeo ou suspeita de ruptura traqueal. Nesses casos, recomenda-se a intubação com visualização contínua sem bloqueio neuromuscular. O endoscópio atende a essa indicação e é usado como ponte para a área do trauma a fim de guiar um tubo traqueal de fino calibre além da região da lesão sem causar danos adicionais.
- A imobilidade ou deformidade da coluna cervical aumenta a complexidade da laringoscopia, principalmente quando há previsão de via aérea difícil com base em características adicionais. O colar cervical rígido e a imobilização com halo são os exemplos mais comuns. A cifose cervicotorácica grave dificulta o posicionamento para a maioria das intervenções convencionais e alternativas na via aérea.
- A obesidade mórbida, sobretudo quando associada a marcadores adicionais de intubação orotraqueal difícil, pode ser preferencialmente tratada via IEF.

As contraindicações para a intubação endoscópica são relativas e podem incluir as seguintes:

- Excesso de sangue e secreções na via aérea superior com o potencial para obscurecer a visualização indireta da IEF. Alguns broncoscopistas experientes transiluminam o caminho até a traqueia, depois verificam a posição traqueal com o endoscópio, mas isso depende muito do operador e exige habilidades avançadas com a endoscopia flexível.
- Endoscopia no contexto de obstrução laríngea ou traqueal de alto grau, como com corpo estranho, supraglotite ou doença maligna, podendo precipitar a obstrução total da via aérea. Em pacientes com obstrução supraglótica de alto grau na via aérea e fechamento completo iminente da via aérea, os atrasos e riscos de precipitação de laringospasmo ou obstrução completa da via aérea podem argumentar contra a intubação endoscópica e a favor da cricotireotomia primária.
- A oxigenação inadequada com bolsa-válvula-máscara (situação não consigo intubar, não consigo oxigenar) não permite a intubação endoscópica devido a restrições de tempo nessa situação crítica.

TÉCNICA

Visão geral

Após a IEF ser reconhecida como a técnica pretendida para o manejo da via aérea, deve-se selecionar o melhor caminho. Quando não há problemas relacionados a doenças, a abordagem nasotraqueal é considerada tecnicamente mais fácil, pois o nariz mantém o tubo orotraqueal (TOT) e o endoscópio na linha média e a nasofaringe oferece uma visão panorâmica e desobstruída das estruturas periglóticas. O tempo necessário para a anestesia tópica do nariz e o uso de TOTs menores são problemas significativos. A via oral em geral acomoda um TOT de tamanho maior, porém exige mais destreza técnica. Cânulas para intubação oral são um adjunto importante para manter a posição na linha média e controlar a língua. Embora ambas as técnicas possam ser usadas com mínima anestesia tópica durante uma crise imediata, a rota oral é mais bem tolerada nos casos em que o tempo não permite a anestesia tópica completa.

Preparação do paciente

Embora a situação de via aérea difícil ou falha na emergência não permitam preparações demoradas, uma abordagem metódica visa fornecer preparação psicológica e farmacológica para o paciente em um intervalo de 10 a 15 minutos. A IEF com o paciente acordado geralmente inclui as seguintes etapas de preparação do paciente:

- Preparação psicológica do paciente: a comunicação clara com explicação do procedimento melhora a cooperação, com menor necessidade de sedação procedural.
- Administração de antissialagogos: o glicopirrolato 0,005 mg/kg IV, pelo menos 10 a 20 minutos antes do procedimento, reduz as secreções e melhora a visualização e a eficácia da anestesia local tópica.
- Anestesia da via aérea superior: a anestesia melhora a tolerância do paciente durante a manipulação da via aérea superior. A IEF pode ser realizada com pouca anestesia quando a condição do paciente demanda intervenção imediata (ver Cap. 24).
- Sedação procedural: hipnóticos devem ser usados apenas quando necessários com titulação cuidadosa para manter a patência da via aérea e a ventilação espontânea. Pacientes colaborativos e aqueles com comprometimento crítico da via aérea podem não necessitar nem tolerar qualquer sedação para a IEF.

Seleção do instrumento

A seleção do instrumento para a endoscopia da via aérea de emergência é importante. Endoscópios flexíveis acessíveis e duráveis de uso único e descartáveis estão disponíveis e são fornecidos por vários fabricantes. Os endoscópios flexíveis têm diversos usos clínicos, incluindo:

- Intubação naso e orotraqueal
- Nasofaringoscopia e laringoscopia diagnósticas
- Identificação de corpo estranho orofaríngeo

O aparelho deve ter calibre e firmeza suficientes para guiar a passagem de um TOT sobre si através das curvas da via aérea sem deformar nem dobrar, e deve apresentar resistência à movimentação para fora da traqueia. Os broncoscópios diagnósticos (5,0 mm) de adulto padrão (60 cm) costumam ser recomendados para uso no departamento de emergência e em cuidados intensivos, tendo em vista sua disponibilidade e uso amplo. Esses aparelhos têm o benefício de um canal de trabalho para a injeção de anestesia local, aspiração e lavagem de secreções pulmonares.

A insuflação de oxigênio pelo canal de trabalho está relativamente contraindicada após casos relatados de insuflação e perfuração gástrica. Nos pacientes que necessitam de oxigênio para suporte durante o procedimento, pode-se colocar uma máscara facial com oxigênio sobre a boca ou, se uma abordagem oral for planejada, aplicar um tubo nasal padrão ou oxigênio por cânula nasal de alto fluxo (CNAF). Os endoscópios reutilizáveis podem ter uma fonte de luz proveniente de uma bateria removível ou de uma fonte de luz alimentada na parede. Os novos endoscópios de uso único utilizam fontes de iluminação por diodo emissor de luz (LED) de alta intensidade integradas ao aparelho e alimentadas pelo monitor de visão (**Figs. 17.1** e **17.2**.)

Alguns fabricantes de aparelhos produzem dispositivos específicos para intubação com maior rigidez, o que permite o uso de aparelhos de menor calibre (3 a 4 mm de diâmetro na ponta) para diagnóstico ou para intubação endoscópica. Também estão disponíveis endoscópios neonatais e pediátricos (2 a 3 mm de diâmetro na ponta). É importante observar que os aparelhos de 40 cm para uso pediátrico ou para nasofaringoscopia não têm comprimento suficiente para permitir a intubação endoscópica em adultos.

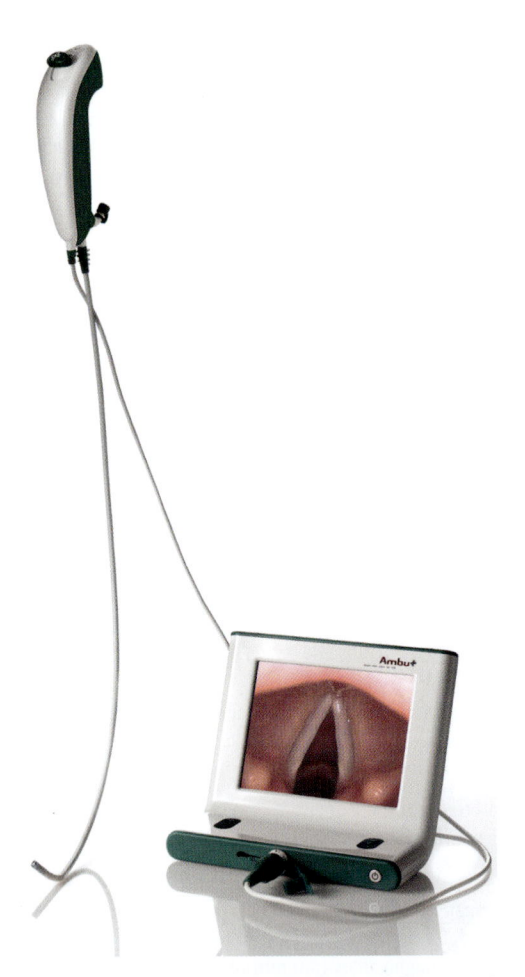

Figura 17.1 O Ambu aScope é um aparelho de intubação de uso único e flexível.

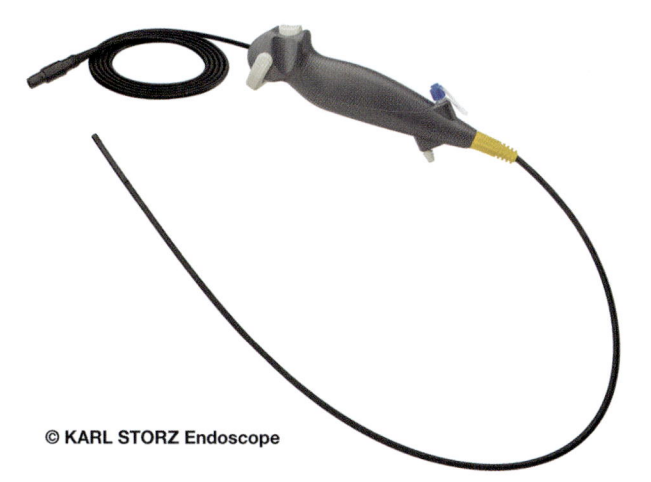

Figura 17.2 Broncoscópio de intubação flexível Storz C-MAC FIVE S de uso único. (© KARL STORZ Endoscope. © 2022 KARL STORZ Endoscopy-America, Inc.)

Cuidados com o instrumento

Algumas precauções gerais são necessárias para evitar o dano aos delicados feixes de fibra óptica em um aparelho, e precauções semelhantes são prudentes mesmo com os endoscópios por vídeo menos propensos a dano:

- Não derrube o aparelho.
- Use um mordedor para proteger o aparelho. Os guias para a intubação oral da via aérea incorporam essa característica (p. ex., cânula Williams ou cânula Ovassapian) e são adjuntos muito úteis para a IEF bem-sucedida (**Fig. 17.3**). A cânula Rapid Oral Tracheal Intubation Guidance System (ROTIGS) é um novo modelo de dispositivo que guia o TOT e faz o manejo da língua para evitar o reflexo do vômito (**Fig. 17.4**).
- Evite dobras ou curvaturas agudas no endoscópio, especialmente ao avançar o TOT sobre o aparelho para dentro da traqueia.

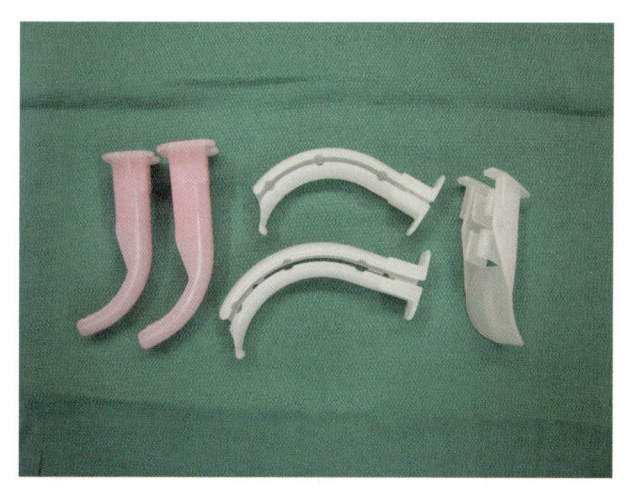

Figura 17.3 Três exemplos de cânulas de intubação oral: Williams (*à esquerda*), Berman "breakaway" (*no centro*) e Ovassapian (*à direita*).

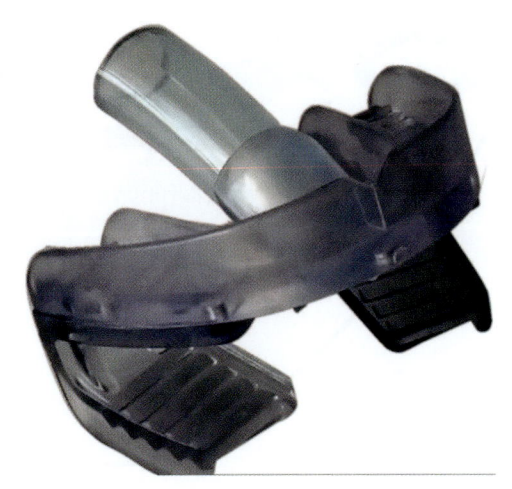

Figura 17.4 ROTIGS: Rapid Oral Tracheal Intubation Guidance System.

- Se for necessária a rotação do TOT durante a intubação, gire-o juntamente com o aparelho.
- Lubrifique o TOT aplicando anestésico local ou outro lubrificante hidrossolúvel para permitir a fácil remoção do aparelho quando o TOT estiver bem posicionado. A lubrificação do aparelho pode deixá-lo escorregadio, dificultando sua manipulação.
- Não faça flexão da ponta do endoscópio contra uma eventual resistência para manipular a direção do TOT ou para a retração de tecidos.
- No caso de endoscópios flexíveis, limpe o dispositivo, incluindo o canal de trabalho, imediatamente após o uso. A demora na limpeza pode levar ao depósito de material semissólido e ao desenvolvimento de biofilme infeccioso. A melhor rotina é a aspiração de 1 L de soro fisiológico através do dispositivo imediatamente após o uso. Os fabricantes e as unidades de endoscopia fornecem instruções para rotinas de limpeza aceitáveis. Os osciloscópios de uso único, como o Ambu aScope, o Storz C-MAC FIVE S e o Verathon BFlex, são desconectados do monitor após o uso e descartados nos recipientes apropriados para riscos biológicos.

Técnica de IEF

O endoscópio tem dois componentes principais: um corpo (controle manual), que contém os controles e acessos às vias, e um longo cordão flexível contendo os componentes de vídeo ou fibra óptica (**Fig. 17.5**). A maioria dos aparelhos flexíveis agora usa tecnologia de vídeo. O controle da ponta do aparelho é simples: a flexão e extensão ao longo de um único arco de 270° é feita com um botão manejado pelo polegar no corpo do endoscópio. O dedo indicador ativa a aspiração. A rotação do eixo longo do endoscópio em sentido horário ou anti-horário é feita pela rotação do punho. A flexão e extensão do punho movimenta a ponta do endoscópio fletida para a esquerda e a direita. O cordão do endoscópio deve ser mantido reto para otimizar essa manobra. Uma folga no cordão evita que a movimentação do punho se transmita para a ponta do aparelho.

A mão dominante pode ser usada para manejar o corpo e os controles do endoscópio ou o cordão distal na interface com o TOT, o que for mais confortável. Manter o corpo do endoscópio na mão ipsolateral ao olho dominante facilita que se mantenha o cordão reto ao usar o visor monocular. Alguns autores também recomendam que se segure o corpo do aparelho na mão esquerda para facilitar a limpeza da fonte de luz e do tubo de aspiração, que saem do corpo do aparelho pela esquerda.

A maioria dos endoscópios flexíveis da geração atual são sistemas com capacidade de vídeo que permitem a visualização da endoscopia em uma tela de vídeo anexa.

Como regra, os alvos visuais devem ser mantidos no centro do campo de visão, especialmente à medida que o aparelho é avançado. A mão que segura o cordão avança ou traciona de forma delicada o aparelho. Faça movimentos lentos em direção ao alvo, usando pequenas manipulações no controle alternante e na rotação do punho para manter a entrada da glote no centro do campo visual. Os principais movimentos do operador

Intubação com endoscópio flexível

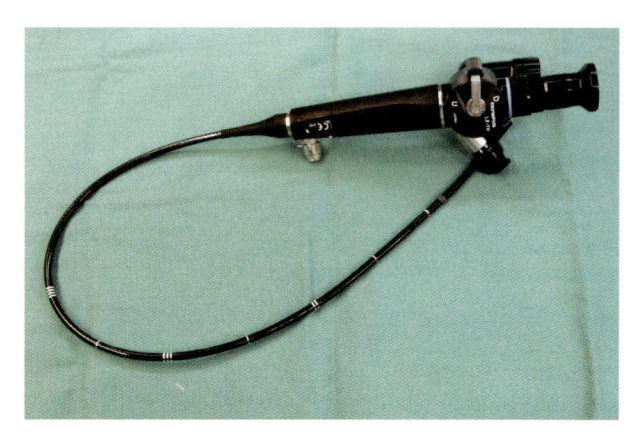

Figura 17.5 Endoscópio flexível adulto padrão para intubação. Observe as marcações brancas denotando 10, 15, 20, 25, 30, 35 e 40 cm no cordão do aparelho.

são manipulações do aparelho com a mão e o pulso. A coordenação mão-olho necessária para o sucesso da intubação endoscópica foi comparada à coordenação usada para jogos de *videogame*.

A preparação do paciente para a endoscopia depende do tempo disponível. Em geral, os suprimentos da endoscopia devem estar prontos ou facilmente disponíveis no carrinho de via aérea difícil:

1. Junte todo o equipamento (preferivelmente pré-montado em uma bandeja):
   a. Suprimentos e equipamentos para anestesia tópica da via aérea, incluindo três seringas de 5 a 10 mL carregadas com 3 a 5 mL de lidocaína aquosa a 2 ou 4% para injeção na via aérea através da via de trabalho do aparelho, conforme a necessidade. A seringa restante deve ser enchida com ar para impulsionar o anestésico através do canal do aparelho.
   b. Endoscópio, TOTs, cânulas orais, mordedores.
   c. Equipamento de aspiração.
   d. Solução lubrificante e antiembaçante (esta última é necessária somente se estiver usando um endoscópio com uma fonte de luz remota).
   e. Equipamento de reserva para manejo da via aérea, conforme indicado no caso de piora do paciente e necessidade de intervenção alternativa rápida.
2. Consiga um assistente capacitado e instruído, preferivelmente alguém que esteja bem familiarizado com esse procedimento.
3. Prepare o paciente:
   a. Discuta as etapas do procedimento antes e durante o procedimento.
   b. Administre um antissialagogo, como glicopirrolato 0,005 mg/kg IM ou IV, dando-lhe tempo suficiente para agir (mínimo de 10 minutos). Ele deve ser administrado assim que o procedimento for reconhecido, para que tenha tempo de fazer efeito.
   c. Realize a vasoconstrição nasal com agente tópico se a via nasal for desejada.
   d. Aplique anestesia local tópica nas vias aéreas (ver Cap. 24).
   e. Mantenha o paciente na posição de conforto e otimize a pré-oxigenação antes do início do procedimento.
   f. Aplique sedação, por exemplo, cetamina (alíquotas de 0,25-0,5 mg/kg) IV, se necessário. Titule até o nível mínimo de sedação necessário para concluir o procedimento.
4. Lubrifique a parte externa do TOT. A lubrificação do endoscópio faz com que ele fique escorregadio e difícil de manipular.
5. O posicionamento do operador é uma questão de preferência pessoal e de tolerância do paciente. A maioria dos pacientes com desconforto respiratório ou distorção da anatomia das vias aéreas superiores precisa ser mantida em posição sentada e ereta. Assim, fique de pé ao lado do leito e de frente para o paciente. A endoscopia também pode ser feita a partir da cabeceira do leito no paciente em posição supina.
6. *Pré-insira o TOT, com ou sem um dispositivo de vias aéreas, dependendo da técnica (ver mais adiante).*

7. Técnica oral: fique na linha média, fique na linha média, fique na linha média! *Monte o TOT dentro da cânula de intubação oral, certificando-se de que a ponta do TOT esteja nivelada com a ponta da cânula.* Insira a cânula e o TOT na boca como uma única unidade, aproximadamente dois terços do caminho acima do horizonte da língua. Com a inserção total da via aérea, corre-se o risco de estimular o paciente e aproximar demais a ponta do TOT da glote ou para além dela. O assistente deve manter a cânula na linha média e evitar a inserção profunda demais do dispositivo. Um mordedor convencional é uma alternativa menos eficaz que serve apenas para proteger o aparelho se não houver disponibilidade de cânula para intubação oral. De modo alternativo, uma seringa de 10 mL pode ser transformada em um guia para a intubação removendo-se o êmbolo e cortando-se a ponta da seringa, na marca de 1 mL, com tesoura de trauma. Pedir que o paciente faça a protrusão da língua ou que o assistente faça uma tração delicada da língua ou anteriorização da mandíbula pode ajudar a abrir a orofaringe e facilitar a visualização endoscópica. Se o paciente estiver em posição supina, colocá-lo sentado ereto também diminui o problema causado pela língua.
8. Técnica nasal: amoleça o TOT colocando-o em água morna antes da inserção. Pode ser útil dilatar a narina escolhida, devidamente anestesiada e vasoconstrita, inserindo, com delicadeza e aos poucos, cânulas nasofaríngeas cada vez maiores ou o dedo mínimo enluvado e lubrificado antes de inserir o TOT. Isso permite que o operador identifique a narina maior e mais patente. *Avance o TOT lubrificado até a nasofaringe posterior (aproximadamente 12 cm no adulto de tamanho médio).*
9. Insira o endoscópio através do TOT pré-inserido. Assim se tem um endoscópio limpo próximo ao alvo laríngeo com estimulação mínima do paciente.
10. O assistente deve aspirar as secreções orais com equipamento de aspiração conforme a necessidade. Evite a aspiração da via aérea se isso não for fundamental, pois as secreções podem sujar a ponta do endoscópio, bloquear a ponta do aparelho e prejudicar a visualização. O canal de trabalho do aparelho pode fornecer aspiração insuficiente para eliminar as secreções durante o procedimento, em especial se forem espessas ou pegajosas. Se a ponta ficar suja ou embaçada, obscurecendo a visão, toque delicadamente a ponta contra a mucosa para limpá-la.
11. Situe-se. Lembre-se de que a visão endoscópica é invertida quando o procedimento é realizado com o profissional de frente para o paciente. Ao passar o aparelho através do TOT pré-inserido, avance-o lentamente, observando as estruturas reconhecíveis. A base da língua e a epiglote são os primeiros pontos de referência mais comumente encontrados.
12. Após o reconhecimento das pregas vocais, monitore a abertura e o fechamento conforme a respiração. Peça que o paciente respire de maneira lenta e profunda se ele estiver colaborativo. Se o tempo permitir, injete 2 mL de lidocaína aquosa a 2 ou 4% através do canal de trabalho na laringe para reduzir a tosse e os reflexos de fechamento. Posicione o aparelho no centro da glote e avance-o rapidamente através das pregas vocais durante a inspiração.
13. lSe o operador se perder em qualquer momento, deve tracionar o aparelho até identificar um ponto de referência reconhecível.
14. Após passar pelas pregas vocais, avance o aparelho confirmando a presença dos anéis traqueais da via aérea. Pare logo acima da carina a fim de evitar o surgimento de tosse. A traqueia não está bem anestesiada, devendo-se prever a estimulação do paciente e a tosse.
15. Avance o TOT sobre o aparelho para dentro da traqueia, tomando cuidado para não dobrar o aparelho. Pode ser usado um laringoscópio convencional para endireitar o ângulo de abordagem, mas isso raramente é necessário, exceto no paciente em posição supina. Pode ser necessária uma delicada rotação do aparelho se o TOT ficar trancado nas aritenoides. Desenhos de pontas de TOTs especiais podem facilitar a passagem através das pregas vocais (p. ex., tubo Parker).
16. Confirme a intubação endotraqueal visualizando a ponta do TOT dentro da traqueia com base em pontos traqueais reconhecíveis (p. ex., anéis traqueais e carina). Estabilize o TOT para evitar o deslocamento durante a retirada do aparelho. Confirme a capnografia expiratória final imediatamente após a remoção do endoscópio.
17. Sede o paciente para tolerância ao TOT somente após essas etapas de confirmação da intubação.

COMPLICAÇÕES

As complicações da IEF de emergência são incomuns e mais comumente estão relacionadas a descompensação respiratória devido à evolução da doença, à administração de sedativos ou à manipulação da via aérea. Um plano de resgate com ferramentas alternativas deve sempre estar presente e pronto antes de iniciar o procedimento. O dano à mucosa da via aérea, incluindo a epistaxe, costuma ser leve, e o dano ao aparato vocal é possível, porém raro. A retirada do endoscópio antes que o TOT seja avançado até a profundidade adequada traz o risco de intubação esofágica inadvertida. De maneira inversa, pode ocorrer intubação do brônquio se a carina não for corretamente identificada ou não for percebida. O endoscópio pode ser danificado ao morder, torcer ou dobrar o cordão.

EVIDÊNCIAS

Quão comum é a IEF em pacientes do departamento de emergência?

A IEF é um procedimento incomum durante o manejo de emergência das vias aéreas. No último relatório do National Emergency Airway Registry (NEAR), incluindo mais de 19.000 intubações de 25 centros participantes, a IEF foi realizada em pouco menos de 1% dos casos. A maioria foi realizada por médicos de emergência e usada para controlar a obstrução da via aérea relacionada com angiedema ou sem angiedema.[1-3]

Como é a curva de aprendizado para a IEF na emergência?

Existem poucos dados para estabelecer a curva de aprendizado esperada para a IEF. A intubação sobre um endoscópio, por via nasal ou oral, é uma técnica bem estabelecida para o manejo da via aérea difícil. Ela é reconhecida como uma habilidade importante no treinamento em medicina de emergência, mas não é uma habilidade exigida pelo Accreditation Council for Graduate Medical Education (ACGME). Entendemos a IEF como um desafio técnico que exige treinamento inicial e, então, atividades de manutenção da habilidade para manter a rapidez e a proficiência. A destreza manual na manipulação do endoscópio é essencial para realizar a intubação endoscópica rápida. As habilidades psicomotoras necessárias são desenvolvidas com treino e prática dedicada, e a falta de treinamento e experiência constituem a causa mais comum de falha na intubação endoscópica. Um nível razoável de desempenho na manipulação broncoscópica pode ser alcançado com 2 a 3 horas de prática independente utilizando um modelo de intubação. Aconselhamos a assistência a cursos de intubação endoscópica com instrução de especialistas e a prática posterior em manequins de intubação ou simuladores de pacientes humanos de alta fidelidade antes de tentar intubar um paciente, em especial aqueles com via aérea difícil. Os fabricantes de endoscópios geralmente fornecem vídeos de treinamento, equipe de suporte e manequins para prática.

A técnica também pode ser aprendida em situações da vida real realizando-se a nasofaringoscopia diagnóstica para situações como dor de garganta severa, odinofagia superior, sensação de corpo estranho, rouquidão e outros problemas da via aérea superior. Ganhar experiência em casos rotineiros tem valor inestimável antes de tentar a intubação endoscópica em uma crise. Os pacientes que necessitam da intubação de emergência para a insuficiência respiratória não hipoxêmica em condições controladas sem previsão de características de via aérea difícil são candidatos apropriados para a intubação endoscópica com a garantia de uma sequência rápida de intubação (SRI) de reserva.

REFERÊNCIAS

1. Sandefur BJ, Liu XW, Kaji AH, et al.; National Emergency Airway Registry Investigators. Emergency department intubations in patients with angioedema: a report from the National Emergency Airway Registry. *J Emerg Med.* 2021;61(5):481-488.
2. Hayden EM, Pallin DJ, Wilcox SR, et al. Emergency department adult fiberoptic intubations: incidence, indications and implications for training. *Acad Emerg Med.* 2018;25(11):1263-1267.
3. Brown CA 3rd, Bair AE, Pallin DJ, et al. Techniques, success, and adverse events of emergency department adult intubations. *Ann Emerg Med.* 2015;65(4):363-370.

CAPÍTULO 18

Técnicas de intubação às cegas

Michael T. Steuerwald

Steven A. Godwin

Darren A. Braude

INTUBAÇÃO NASOTRAQUEAL ÀS CEGAS

Embora a intubação nasotraqueal às cegas (INTC) já tenha sido um procedimento comum na intubação de emergência, ela agora é um procedimento de exceção em quase todas as situações no mundo desenvolvido. Com o advento da sequência rápida de intubação (SRI) e de tecnologias como videolaringoscópios, endoscópios de intubação flexíveis, cânulas extraglóticas e ventilação com pressão positiva não invasiva (VNI), a necessidade de realizar a INTC foi praticamente abolida. Além disso, as unidades de terapia intensiva (UTIs) não desejam manejar pacientes com intubação nasal porque os tubos menores necessários para a passagem dificultam a ventilação e a higiene pulmonar, havendo também maior risco de sinusite.

A indicação "original" para a INTC no manejo de emergência da via aérea era o paciente no qual a intubação era considerada necessária, mas que ainda estava com os reflexos de proteção da via aérea intactos, e para o qual o manejo da via aérea facilitado por fármacos (MVFF) não estava disponível. Atualmente, esses pacientes seriam manejados com SRI ou VNI. Havia também uma crença antiga, mas já desacreditada, de que a INTC era preferível em casos de lesão cervical confirmada ou suspeitada, devido à percepção de menor movimentação cervical periprocedimental. Isso não tem mais nenhum crédito.

INDICAÇÕES E CONTRAINDICAÇÕES

A INTC pode ainda ser considerada naquelas situações em que a intubação está claramente indicada e (1) a SRI não é permitida pelo escopo da prática ou (2) a SRI está contraindicada devido à previsão de via aérea difícil, ou (3) não há disponibilidade de equipamento ou experiência para a intubação oral com o paciente acordado ou para a intubação nasal visualizada. Infelizmente, as taxas de sucesso para a INTC nunca chegaram perto daquelas da SRI mesmo quando ela era comumente realizada; sem dúvida, elas são agora ainda mais baixas. Assim, os profissionais que tentam a INTC devem estar prontos para a realização de uma via aérea cirúrgica em caso de insucesso.

A INTC é alcançada usando-se algumas indicações para o reconhecimento de que o fluxo de ar espontâneo do paciente está indo através do tubo orotraqueal (TOT) após a passagem às cegas e, assim, o procedimento não pode ser tentado no paciente com apneia nem no paciente quimicamente paralisado. Ela está relativamente contraindicada em pacientes combativos, naqueles com vias aéreas anatomicamente rompidas ou distorcidas (p. ex., hematoma cervical, tumor de via aérea superior), no contexto de trauma facial grave com suspeita de fratura da base do crânio, em infecção, obstrução ou abscesso de vias aéreas superiores (p. ex., angina de Ludwig, epiglotite) e na presença de coagulopatia. Ela é também uma escolha ruim para pacientes com insuficiência respiratória hipoxêmica que não conseguem ser adequadamente oxigenados durante uma tentativa demorada de intubação nasal.

TÉCNICA

1. *Pré-oxigenar* o paciente com 100% de oxigênio na taxa de fluxo de descarga (*flush*).
2. *Se o paciente estiver acordado, explique o procedimento*. Esta é uma etapa crucial que costuma ser negligenciada. Se o paciente tornar-se combativo durante a intubação, a tentativa deve ser interrompida devido ao risco de epistaxe, lesão das conchas ou mesmo perfuração faríngea. Uma explicação breve e tranquilizadora sobre o procedimento, sua necessidade e o desconforto esperado pode evitar essa situação indesejável.
3. *Escolha a narina a ser usada*. Inspecione o interior das narinas, com referência ao septo e às conchas. Pode ser útil a oclusão de uma narina por vez e a audição do fluxo de ar através dos orifícios. Se parecer que não há claramente uma favorita, a narina direita deve ser selecionada, porque ela facilita a passagem do tubo com a ponta principal do bisel lateralmente posicionada.
4. *Instile um vasoconstritor tópico (p. ex., fenilefrina ou oximetazolina) em spray em ambas as narinas*. Isso pode reduzir o risco de epistaxe e facilitar a passagem do tubo, embora as evidências sejam limitadas. A atomização com um dispositivo comercialmente disponível pode ser o método de aplicação mais desejável. Também pode ser útil embeber dois ou três cotonetes na solução vasoconstritora e colocá-los delicada e completamente na narina até que a ponta alcance a nasofaringe; isso faz vasoconstrição na região onde costuma ser mais difícil manusear o TOT às cegas.
5. *Insira uma cânula nasal lubrificada com gel de lidocaína a 2% na narina selecionada*. Isso ajuda a dilatar a passagem nasal e distribuir a anestesia. Se houver bastante tempo, alguns profissionais preferem começar com um tamanho menor e sequencialmente substituir por cânulas nasofaríngeas (CNFs) de diâmetro maior para "aumentar" o tamanho do TOT a ser usado.
6. *Considere a anestesia da orofaringe posterior se o tempo permitir*. A cavidade posterior pode receber um *spray* de lidocaína a 4% ou semelhante; um dispositivo de atomização comercialmente disponível do tipo "vareta" pode ser a melhor opção para essa aplicação. Embora não seja tão efetiva, uma alternativa é nebulizar 3 mL de solução aquosa de lidocaína a 4% em um nebulizador-padrão de pequeno volume (ver Cap. 24).
7. *Selecione o TOT adequado*. Um TOT especializado, como o tubo Endotrol (Covidien; Mansfield, MA) pode ser extremamente útil. Esses tubos têm um aparato tipo "polia" embutido para permitir a deflexão anterior da ponta do tubo conforme a vontade do operador (**Fig. 18-1A, B**). Em geral, o tubo deve ser o maior possível a passar pela narina sem induzir trauma significativo ou de 6,0 a 6,5 mm na maioria dos adultos. Teste o balonete do TOT quanto a vazamentos da maneira habitual. Você pode considerar o aquecimento do tubo como na intubação nasal endoscópica padrão apenas se estiver usando um TOT do tipo Endotrol. Se estiver usando um TOT padrão, o aquecimento pode deixá-lo muito frouxo para fazer a deflexão mais anteriormente.

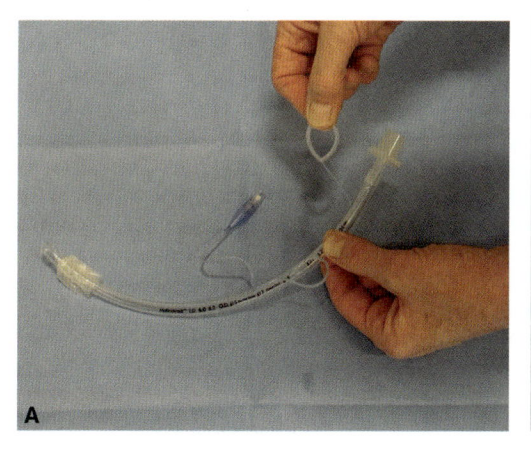

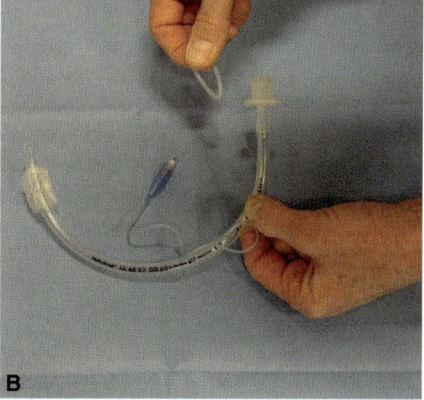

Figura 18.1 **A:** Tubo Endotrol, sem aplicação de flexão. **B:** Tubo Endotrol, com aplicação de flexão.

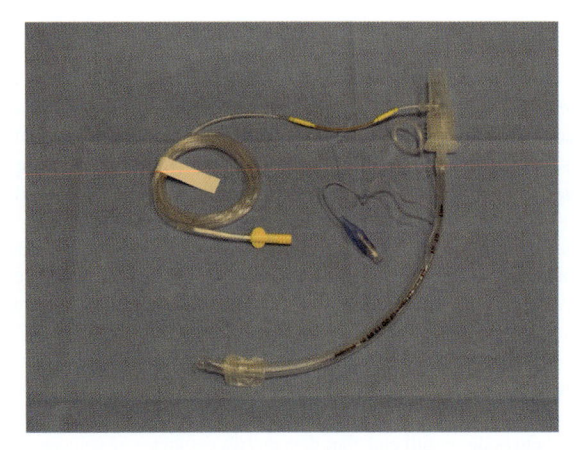

Figura 18.2 Tubo Endotrol com equipamento de capnografia por onda acoplado.

8. *Prepare a capnografia em forma de onda* (será usada para orientar o tubo; **Fig. 18.2**).
9. *Lubrifique generosamente o tubo* usando lubrificante de TOT adequado.
10. *Posicione adequadamente o paciente.* O paciente acordado em geral ficará sentado, enquanto o paciente inconsciente ficará geralmente em posição supina. Em ambas as situações, uma posição olfativa ou com rampa deve ser obtida a menos que haja contraindicação. Vale a pena posicionar a cabeça como se fosse para a intubação oral, quando possível. A chamada posição "orelha na fúrcula esternal", com o pescoço fletido sobre o corpo e a cabeça estendida sobre o pescoço, melhora o alinhamento da boca e da faringe (no paciente adulto) com as pregas vocais e a traqueia (ver Cap. 15). Uma pequena toalha pode ser colocada atrás da nuca do paciente adulto para ajudar a manter esta relação. Porém, deve-se tomar cuidado para evitar a hiperextensão da articulação atlanto-occipital, o que faz o tubo passar anteriormente à epiglote.
11. *Posicione-se.* Com um paciente sentado, o profissional deve se posicionar onde haja acesso e/ou do lado em que se sinta mais confortável para manipular simultaneamente a laringe, o tubo e o mecanismo de polia. Com o paciente inconsciente (mas respirando), costuma ser mais fácil posicionar-se logo acima da cabeça do paciente.
12. *Considere a sedação.* Alguns pacientes podem se beneficiar da administração intravenosa com cautela de um agente sedativo ou dissociativo antes da INTC (ver Cap. 24).
13. *Remova a CNF e considere a dilatação final.* O operador pode considerar a inserção do dedo mínimo, com luva e lubrificado, tão profundamente quanto possível para verificar a patência da narina escolhida e dilatá-la para que receba o tubo.
14. *Insira o TOT.* Insira delicadamente o TOT na narina com a ponta do bisel lateralmente (i.e., "bisel para fora" ou "bisel longe do septo") para teoricamente minimizar o risco de epistaxe. Por uma questão de consistência, o restante dessa discussão presume um bisel para fora e intubação nasal direita, o que orienta a curva natural do TOT com a curva natural da via aérea sem rotação. A via aérea nasal principal está localizada abaixo da concha inferior e a colocação do TOT deve seguir o assoalho do nariz posteriormente, com a ponta direcionada um pouco em direção caudal para acompanhar o assoalho com discreto declive na cavidade nasal (ver Cap. 7). Todo esse processo deve ser feito sem pressa e com muito cuidado. Após a passagem pela porção nasal da via aérea, é improvável que seja provocada uma epistaxe. Quando a ponta do tubo alcançar a nasofaringe posterior, em geral será sentida uma resistência, em especial se a ponta principal do TOT penetrar a depressão da nasofaringe onde a tuba de Eustáquio chega. Neste ponto, é possível penetrar a mucosa nasofaríngea com o TOT e dissecar a submucosa se não forem tomados os cuidados adequados. Em geral, a rotação de 90 graus da extremidade proximal do TOT em direção à narina esquerda quando essa resistência for sentida facilitará que se "vire a esquina"

ao orientar a ponta principal do tubo para longe daquela depressão. Quando a orofaringe for alcançada com sucesso, deve-se recolocar o tubo em sua orientação original e continuar.

15. *Avance o tubo com o detector de capnografia acoplado.* Observe cuidadosamente o surgimento da morfologia de onda quadrada normal (**Fig. 18.3**). A ausência de onda indica o posicionamento no esôfago. Se estiver usando um tubo Endotrol, o anel pode ser manipulado enquanto se monitora a melhor onda possível. Um Beck Airway Airflow Monitor (BAAM; Great Plains Ballistics; Donaldsonville, LA) tem sido usado como adjunto para fornecer *feedback* auditivo – um sopro mais alto indica a abordagem ou entrada na laringe, enquanto a cessação do sopro indica a passagem para o esôfago (**Fig. 18.4**). Preferimos a orientação pela capnografia, embora isso não tenha sido objeto de avaliação rigorosa.
16. *Avance o tubo até a laringe.* Monitore a respiração e a capnografia e avance o tubo delicadamente mais 3 ou 4 cm na laringe durante a inspiração do paciente enquanto aplica pressão laríngea com a mão que não avança o tubo. As pregas vocais são abduzidas durante a inspiração e estão mais separadas neste momento.
17. *Determine se entrou na traqueia.*
    a. Se a traqueia for alcançada, o paciente em geral apresentará uma série de tosses longas e sibilantes imediatamente e a onda da capnografia estará presente.

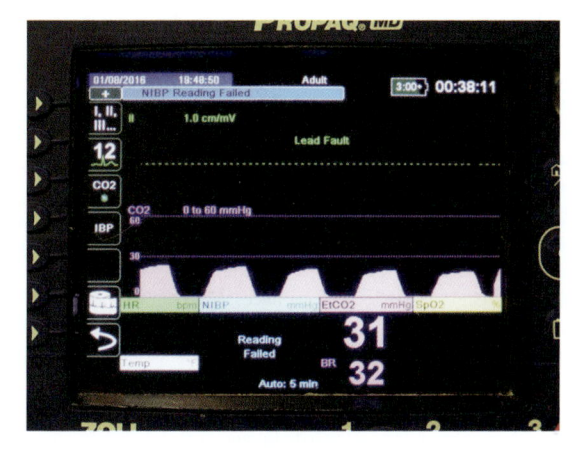

Figura 18.3   Capnograma de onda com morfologia normal.

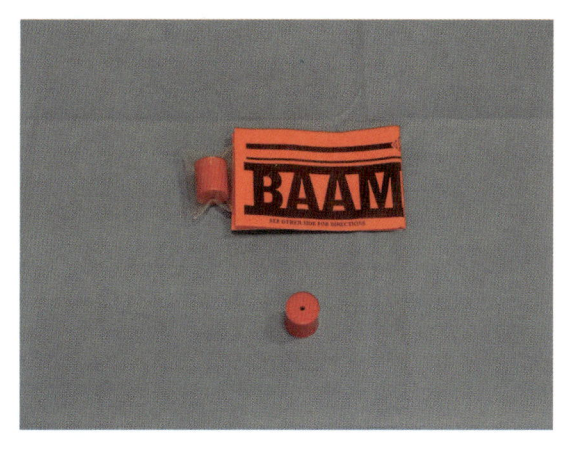

Figura 18.4   Dispositivo BAAM.

b. Se o esôfago for penetrado, tracione o tubo até que seja recuperada a onda de $ETCO_2$ antes de tentar novamente. Considere o reposicionamento da cabeça do paciente se não houver contraindicação, primeiro com a extensão adicional. Preste atenção à quantidade de pressão aplicada ao anel do Endotrol. Observe que apenas 60 a 70% das INTCs terão sucesso na primeira tentativa. Se a intubação mostrar-se muito difícil, considere as opções adiante ou abandone a tentativa.

18. *Ajuste a profundidade do tubo.* Avalie a presença de vazamento de ar audível, de perda de volume no ventilador e da onda quadrada na capnografia – um tubo na hipofaringe irá gerar uma onda, mas é provável que sua morfologia seja mais apiculada. Observe que um tubo em posição adequada estará cerca de 3 cm mais profundo quando medido nas narinas em comparação com os lábios após intubação oral.

19. *Faça a confirmação de rotina do tubo e o manejo pós-intubação.*

SOLUÇÃO DE PROBLEMAS

- Quando disponível, a melhor maneira de resolver problemas é a passagem de um endoscópio flexível para converter um procedimento às cegas em um procedimento visualizado. Pelo restante desta seção, iremos supor que essa tecnologia não está disponível.
- Converta para um tubo Endotrol quando estiver disponível e não tiver sido usado inicialmente.
- Se o tubo tiver encontrado uma resistência firme, ele pode estar anterior às pregas vocais ou batendo contra a parede anterior da traqueia – pode ser possível determinar a posição do tubo pela palpação – e a discreta tração do tubo seguida por ligeira flexão da cabeça pode facilitar a passagem junto com a orientação pela capnografia. Se a impressão for de que o tubo está muito para a direita ou para a esquerda, tracione o tubo, faça uma flexão discreta da cabeça se possível e gire a extremidade proximal do TOT ou vire a cabeça discretamente na direção para onde se acredita que a extremidade distal do tubo esteja desviada da linha média.
- A insuflação do balonete à medida que o tubo se encontra na orofaringe pode ajudar no alinhamento do TOT com a abertura glótica. O tubo é, então, avançado até que encontre resistência nas pregas vocais e, então, o balonete é desinflado antes de se tentar empurrá-lo através das pregas vocais durante a inspiração. Acredita-se que a insuflação do balonete levante a extremidade do tubo para longe do esôfago e o alinhe com as pregas vocais. Isso não deve ser necessário com o tubo Endotrol.
- Troque para um novo tubo, talvez para um que tenha um diâmetro interno 0,5 a 1,0 mm menor. O tubo costuma aquecer e amolecer durante a tentativa de intubação, não sendo possível manipulá-lo adequadamente.
- Segure a língua com um pedaço de gaze e puxe-a para fora, ou sente o paciente de forma ereta (se possível) para melhorar o ângulo na parte de trás da língua.
- Abandone a tentativa. As tentativas prolongadas estão associadas com hipoxemia e edema de glote causado por trauma local. Ambas as condições podem piorar substancialmente o caso. As tentativas repetidas não são significativamente mais bem-sucedidas que a primeira. Em 10 a 20% dos casos, a INTC simplesmente não é possível.

INTUBAÇÃO DIGITAL TRAQUEAL

A intubação digital traqueal (IDT) é uma técnica tátil de intubação às cegas na qual o intubador usa seus dedos para direcionar o TOT para dentro da laringe.

INDICAÇÕES E CONTRAINDICAÇÕES

A IDT tem sido mais descrita ou recomendada para situações da via aérea em que há falha do equipamento de laringoscopia ou ele está indisponível, como no ambiente tático e militar, no paciente com posicionamento difícil ou devido ao excesso de secreções obscurecendo a visualização. A evidência para esse procedimento é primariamente limitada a estudos em cadáveres e manequins, além de relatos de casos. A maioria desses casos pode também ser manejada com um dispositivo extraglótico (DEG), de modo que é raro que uma IDT seja a única ou a melhor opção disponível. Ao realizar a IDT, o paciente deve estar paralisado ou comatoso, ou pelo menos suficientemente torporoso para que se evite lesão por mordedura no operador.

TÉCNICA

1. O operador destro fica do lado direito do paciente. Peça que um assistente use uma gaze para puxar a língua de maneira delicada e firme.
2. Um TOT sem estilete deve ser tentado antes, pois isso deixa a ponta do TOT mais flexível, facilitando a deflexão digitalmente na laringe. Se a mão e os dedos do operador forem muito curtos e não for possível alcançar a entrada da glote, pode-se usar um TOT pré-moldado com um estilete maleável padrão. Insira um estilete no TOT e curve o TOT/estilete em um ângulo de 90 graus na parte logo acima do balonete, e coloque o TOT/estilete na boca. De modo alternativo, o uso de um introdutor endotraqueal (p. ex., *bougie*) já foi descrito.
3. Deslize para baixo os dedos indicador e médio da mão direita ao longo da língua, posicionando o TOT/estilete na superfície palmar da mão.
4. Identifique a ponta da epiglote com a ponta do dedo médio e direcione-a anteriormente.
5. Utilize o dedo médio para direcionar o TOT/estilete ou introdutor, de forma delicada, para dentro da abertura glótica. Se for usado um introdutor, o posicionamento traqueal deve ser confirmado visualmente e, depois, o TOT é passado sobre ele até a traqueia.
6. Confirme a posição do TOT da maneira habitual.

TAXAS DE SUCESSO E COMPLICAÇÕES

Talvez a maior limitação na realização bem-sucedida dessa técnica seja o comprimento dos dedos do operador em relação às dimensões da orofaringe do paciente. Podem ocorrer lesões por mordedura ou lesões dentais não intencionais na mão do intubador com risco de transmissão de doenças infecciosas. A técnica é pouco usada e a maioria dos autores concorda que é necessária alguma experiência para realizar este procedimento de maneira eficiente e efetiva. Os dados são insuficientes para relatar uma taxa de sucesso esperada confiável.

EVIDÊNCIAS

Com que frequência a INTC é realizada no departamento de emergência?

Como a SRI se tornou o método de escolha para a intubação de pacientes em emergência, poucos médicos realizam rotineiramente a INTC. Em um grande registro multicêntrico de mais de 17.500 intubações de adultos no departamento de emergência, Brown e colaboradores[1] relataram 162 intubações nasais, 99 utilizando endoscópio flexível; 63 (0,35%) foram realizadas sem um dispositivo (INTC). O sucesso global na primeira tentativa de intubação nasal foi de 65%.

Qual a taxa de sucesso da INTC realizada por profissionais pré-hospitalares?

Em uma recente metanálise de Hubble e colaboradores, cerca de 57.000 casos de manejo pré-hospitalar da via aérea foram examinados. No geral, a taxa de sucesso da INTC realizada por paramédicos foi de 75,9%.[2]

A capnografia de onda deve ser usada para aumentar o sucesso da INTC?

De acordo com o conhecimento dos autores, nunca houve ensaio clínico comparando a INTC com e sem o uso dessa tecnologia. Assim, as recomendações para seu uso na INTC representam apenas a opinião de especialistas.

REFERÊNCIAS

1. Brown C III, Bair A, Pallin D, et al. Techniques, success, and adverse events of emergency department adult intubations. *Ann Emerg Med*. 2015;65:363-370.
2. Hubble MW, Brown L, Wilfong DA, et al. A meta-analysis of prehospital airway control techniques part I: orotracheal and nasotracheal intubation success rates. *Prehosp Emerg Care*. 2010;14(3):377-401.

CAPÍTULO 19

Via aérea cirúrgica de emergência

Michael A. Gibbs
David A. Caro
Robert F. Reardon

INTRODUÇÃO

Uma via aérea cirúrgica de emergência é a etapa final de todos os algoritmos modernos, motivo pelo qual é imperativo que todo pessoal que fornece o manejo avançado de via aérea de emergência seja capaz de realizar esse procedimento rapidamente. Por várias razões, mais difícil do que concluir cada uma das etapas individuais da realização de uma via aérea cirúrgica é tomar a decisão de fazê-la. Em primeiro lugar, porque a via aérea cirúrgica é extremamente rara, mesmo para os médicos mais experientes. Em segundo lugar, por definição, porque os pacientes que precisam de uma via aérea cirúrgica de emergência terão anatomia precária, fisiologia alterada ou ambas. Em terceiro lugar, porque caso haja no final das contas a necessidade de uma via aérea cirúrgica, ela costuma ser vista erroneamente como uma "falha". Neste último ponto, é imperativo que o profissional responsável pelo tratamento saiba, em vez disso, que uma via aérea cirúrgica realizada adequadamente pode ser a única intervenção que faz a diferença entre a vida ou a morte do paciente. O uso do algoritmo de via aérea falha (ver Cap. 5) permite que os profissionais reconheçam rapidamente quando uma via aérea cirúrgica está indicada e os ajuda a vê-la como uma opção viável durante o tratamento emergencial das vias aéreas. Usar uma abordagem sistêmica com treinamento e equipamento-padrão, bem como um algoritmo-padrão, melhorará o desempenho desse procedimento raro e gerador de ansiedade.

Descrição e abordagem geral

Uma via aérea cirúrgica de emergência refere-se ao estabelecimento de uma via aérea definitiva através da frente do pescoço (também conhecida como "via aérea frontal do pescoço" ou "FONA" [do inglês *front of neck airway*]), seja através da membrana cricotireóidea (cricotireotomia) ou da traqueia (traqueostomia). Dada a dinâmica complexa recém-descrita, é imperativo selecionar uma técnica que possa ser concluída de forma confiável por profissionais com níveis variáveis de experiência usando equipamentos prontamente disponíveis. Como esse é um procedimento raro que salva vidas, também é imperativo praticar a técnica periodicamente para que ela possa ser executada com eficácia em um ambiente sob alta pressão. Por fim, é fundamental entender que, no ambiente de emergência, a via aérea cirúrgica deve ser realizada sem atenção ao sangramento incisional até que a via aérea esteja segura. O sangramento é inevitável e a confirmação visual dos pontos de referência da via aérea não é necessária porque trata-se primariamente de um procedimento tátil. Portanto, o operador deve proceder sem hesitar, sabendo que o procedimento será realizado *às cegas*, contando com a palpação das estruturas anatômicas relevantes, sem a expectativa de realmente enxergar essas estruturas.

Indicações e contraindicações

Estudos amplos e multicêntricos de manejo da via aérea de emergência, como os descritos pelo National Emergency Airway Registry (NEAR), revelam que a indicação mais comum para via aérea cirúrgica de emergência é como técnica de resgate quando outros métodos menos invasivos falham. Essa abordagem é particularmente relevante durante os cenários de *não consigo intubar, não consigo oxigenar* (NINO) (ver Cap. 5). Com menos frequência, uma via aérea cirúrgica será realizada como o principal método de manejo da via aérea em pacientes para os quais a intubação "padrão" é contraindicada ou considerada impossível. Um exemplo dessa circunstância seria um paciente com trauma facial grave e sangramento ativo, cujo acesso pela boca ou nariz seria muito demorado, perigoso ou impossível. Assim, deve-se imaginar a cricotireotomia como uma técnica de resgate na maioria das circunstâncias e que raras vezes será usada como método primário de manejo da via aérea.

Quando estiver tomada a decisão de iniciar o manejo cirúrgico da via aérea, existem algumas considerações fundamentais:

1. O acesso pela membrana cricotireóidea será *efetivo*? Em outras palavras, a incisão ao nível da membrana cricotireóidea e a introdução de uma cânula irão fornecer ventilação e oxigenação adequadas? Na maioria dos casos, a resposta a essa pergunta será *sim*, a menos que haja uma lesão obstrutiva na via aérea distal à membrana cricotireóidea. Realizar uma cricotireotomia nesse cenário não resolverá o problema e é uma grande perda de tempo (ver Cap. 37).
2. A anatomia do paciente ou o processo patológico dificultam a realização da cricotireotomia? A realização da incisão cutânea inicial se baseia na identificação da anatomia pertinente. Se o procedimento for dificultado por adiposidade, massas, queimaduras, trauma ou infecção, então a estratégia deve ser ajustada. Um mnemônico para a cricotireotomia difícil (SMART) é mostrado no **Quadro 19.1** e discutido no Capítulo 2.
3. Que *tipo* de técnica invasiva é melhor nas circunstâncias particulares (i.e., cirúrgica aberta ou percutânea)? Embora defendamos fortemente a técnica aberta auxiliada por introdutor com base nas evidências atuais disponíveis (ver seção "Evidências"), uma abordagem percutânea pode ser preferida dependendo do equipamento disponível, das características do paciente e da habilidade do profissional. Em pacientes obesos, os tecidos subcutâneos podem obscurecer os pontos de referência, dificultando a localização da agulha (ver Cap. 43). Para esses pacientes, uma cricotireotomia cirúrgica aberta é a melhor opção.

As contraindicações para o manejo cirúrgico da via aérea são poucas e, com uma exceção, relativas. A única exceção é o paciente muito jovem. As crianças têm a cartilagem cricóidea e a laringe móveis, pequenas e complacentes, o que torna a cricotireotomia extremamente difícil. Para crianças de até 10 anos de idade, a menos que sejam do tamanho de adolescentes ou adultos, evite uma cricotireotomia aberta padrão. As contraindicações relativas à cricotireotomia incluem doenças laríngeas ou traqueais preexistentes ou agudas, como tumor, infecções, abscesso, hematoma ou trauma das vias aéreas superiores, que tornariam o procedimento difícil ou impossível. Embora a presença dessas barreiras anatômicas deva levar à consideração de técnicas alternativas que também podem resultar em uma via aérea bem-sucedida, nos casos em que nenhum método alternativo parece ter chance de sucesso, a cricotireotomia deve ser realizada.

TÉCNICA

Anatomia e pontos de referência

A membrana cricotireóidea (MCT) é o local anatômico de acesso mais comum para a via aérea cirúrgica de emergência, independentemente da técnica usada. Essa abordagem tem muitas vantagens em relação à traqueia em situações de emergência. A MCT é mais superficial do que a traqueia e tem menos tecido mole

Quadro 19.1 Mnemônico SMART para a cricotireotomia difícil
Surgery (Cirurgia)
Massa
Acesso/anatomia
Radiação
Trauma

entre a membrana e a pele, sendo, portanto, mais fácil de identificar rapidamente por palpação. Também há menor vascularização do tecido circundante nesse nível em comparação com a traqueia e, portanto, um risco menor de sangramento arterial significativo.

A MCT é identificada primeiramente pela localização da proeminência laríngea (entalhe) da cartilagem tireóidea. Cerca de um dedo abaixo da proeminência laríngea, a membrana pode ser palpada na linha média da região anterior do pescoço, como uma depressão suave entre o aspecto inferior da cartilagem tireóidea acima e o anel cricoide abaixo. A anatomia relevante pode ser mais fácil de apreciar em homens devido ao entalhe tireóideo mais proeminente. Devemos enfatizar que a literatura recente sugere que a identificação da MCT por pontos de referência ou palpação pode ser mais difícil do que se supunha antes, especialmente em mulheres e em obesos. Nesses pacientes, a ultrassonografia é muito precisa (e fácil de aprender) para identificar a MCT (ver seção "Evidências"). A MCT é desproporcionalmente menor em crianças devido à maior sobreposição da cartilagem tireóidea sobre a cartilagem cricóidea, o que consiste em uma das razões pelas quais a cricotireotomia não é recomendada em crianças até 10 anos de idade.

É importante reconhecer que as mesmas anormalidades anatômicas ou fisiológicas (i.e., trauma, obesidade mórbida, anomalias congênitas) que podem levar à necessidade de uma via aérea cirúrgica podem também impedir uma fácil palpação dos pontos de referência relevantes. Uma maneira de estimar a localização da MCT é colocando quatro dedos sobre o pescoço, orientados no sentido longitudinal, com o dedo mínimo na fúrcula esternal. A membrana está localizada aproximadamente abaixo do quarto dedo (indicador), e essa estimativa pode servir como ponto em que é feita a incisão inicial vertical na pele. Depois que essa incisão é realizada, a nova palpação na base da incisão é crucial para confirmar a localização da MCT com mais precisão.

Equipamento

Uma lista simples dos itens recomendados para uma bandeja de cricotireotomia é mostrada no **Quadro 19.2**.

Técnica

Vários métodos diferentes de cricotireotomia foram descritos, incluindo (i) métodos de trocarte percutâneo, (ii) cricotireotomia aberta padrão, (iii) a técnica *No-Drop*, (iv) a técnica de quatro etapas rápidas, (v) cricotireotomia guiada por introdutor e (vi) o método de Seldinger.

Atualmente, a maioria dos especialistas recomenda uma técnica cirúrgica aberta simples usando um bisturi, gancho, introdutor e tubo endotraqueal (TET) padrão. Independentemente da técnica usada, todas elas têm etapas processuais semelhantes.

Essas etapas são as seguintes:

Etapa 1:	Identificar os pontos de referência.
Etapa 2:	Imobilizar a laringe.
Etapa 3:	Preparar o pescoço.
Etapa 4:	Incisar a pele e os tecidos moles que recobrem a MCT.
Etapa 5:	Reidentificar a membrana por palpação direta através da incisão.
Etapa 6:	Fazer a incisão da membrana.
Etapa 7:	Inserir o gancho traqueal (e segurar acima ou abaixo da membrana).
Etapa 8:	Inserir o introdutor.
Etapa 9:	Avançar o tubo sobre o introdutor.
Etapa 10:	Insuflar o balonete e confirmar a posição do tubo.

1. *Identificar os pontos de referência*. O paciente deve ser posicionado em decúbito dorsal (**Fig. 19.1**). A MCT é identificada pela mão não dominante e pelo uso dos pontos de referência antes descritos. Se a

---

Quadro 19.2 Itens recomendados para uma bandeja de cricotireotomia

Bisturi com lâmina nº 20
Gancho traqueal pequeno e rombo
Bougie (introdutor)
TET 6,0 padrão
Seringa de 10 mL

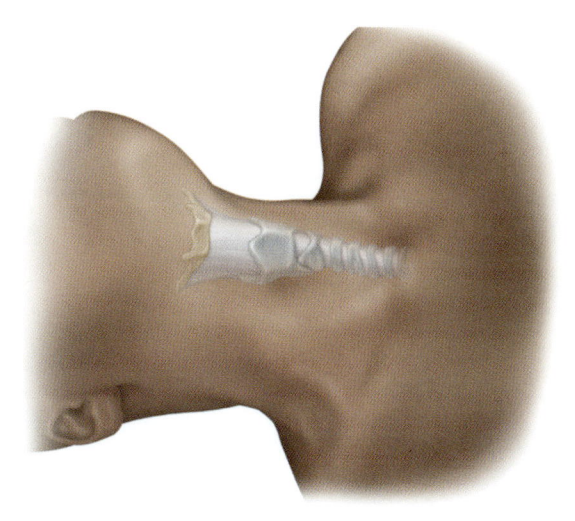

Figura 19.1 Paciente em posição supina. (© 2020 Airway Management Education Center.)

MCT não puder ser claramente identificada pela palpação, use a técnica de quatro dedos ou considere o uso de ultrassom se o tempo permitir.

2. *Imobilizar a laringe*. Durante todo o procedimento, a laringe deve ser imobilizada (**Fig. 19.2**). A melhor forma de fazer isso é colocando o polegar e o dedo médio da mão não dominante em lados opostos dos cornos laríngeos superiores, o aspecto posterossuperior da cartilagem laríngea. Com o polegar e o dedo médio posicionados dessa forma, o dedo indicador está em uma posição ideal anteriormente para localizar e identificar outra vez a MCT a qualquer momento durante o procedimento.
3. *Preparar o pescoço*. Se houver tempo, aplique uma solução antisséptica apropriada. A anestesia local é desejável se o paciente estiver consciente. A infiltração da pele e do tecido subcutâneo da região anterior do pescoço com solução de lidocaína a 1% fornecerá uma anestesia adequada. Se houver tempo e o paciente estiver consciente e responsivo, anestesie a via aérea através da injeção de lidocaína por punção da MCT. O paciente irá tossir por um curto período, mas a via aérea estará razoavelmente anestesiada e o reflexo de tosse será suprimido.

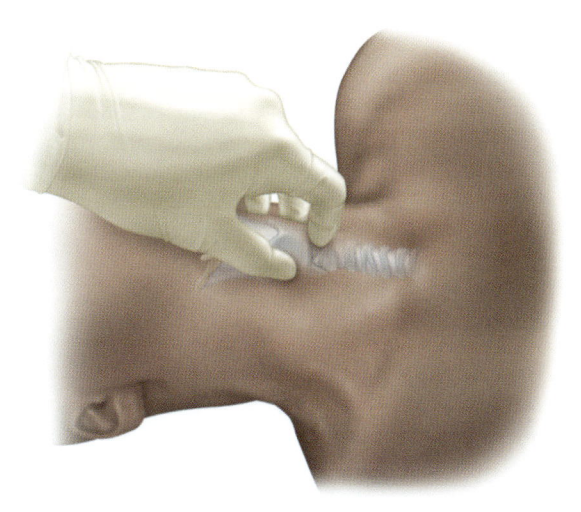

Figura 19.2 A laringe é imobilizada com o dedo indicador livre para palpar a MCT. (© 2020 Airway Management Education Center.)

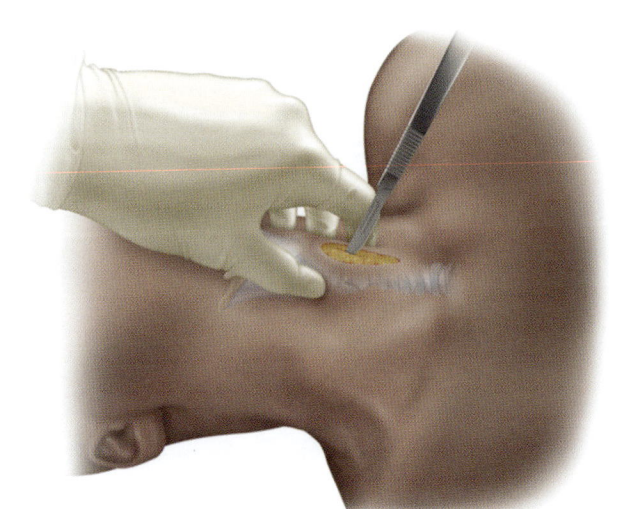

Figura 19.3 Incisão vertical da pele na linha média. (© 2020 Airway Management Education Center.)

4. *Incisar a pele*. Usando a mão dominante, uma incisão vertical da pele na linha média de 4 a 8 cm deve ser feita na pele e nos tecidos moles (**Fig. 19.3**). A incisão deve começar um pouco acima da MCT e se estender abaixo dela. Isso garante que a MCT seja exposta dentro do comprimento da incisão. Espere sangramento venoso significativo neste momento do procedimento, o que obscurecerá a visão da MCT, mas não deve atrasar a conclusão do procedimento.
5. *Reidentificar a membrana*. Com o polegar e o dedo médio mantendo a imobilização da laringe, o dedo indicador consegue palpar a parte anterior da laringe, a MCT e a cartilagem cricóidea sem a interposição de pele ou de tecido subcutâneo (**Fig. 19.4**). Quando os pontos de referência estiverem confirmados, o dedo indicador pode ser deixado na incisão colocando-o sobre o aspecto inferior da laringe anterior, fornecendo assim uma indicação clara da extensão superior da MCT.

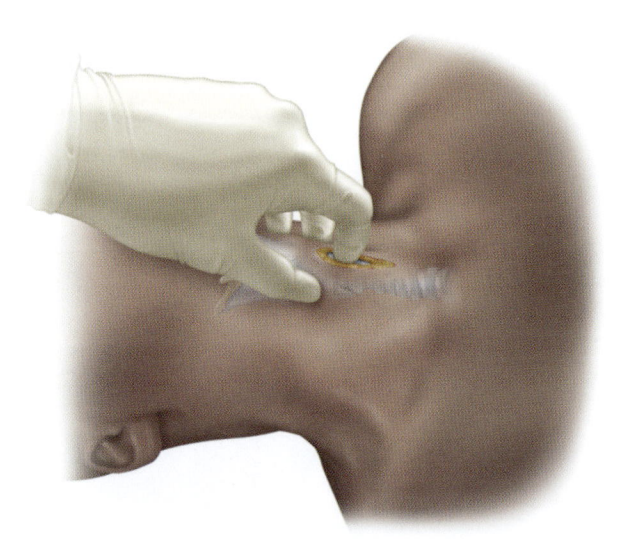

Figura 19.4 Palpação da laringe anterior, da membrana cricotireóidea e da cartilagem cricóidea. (© 2020 Airway Management Education Center.)

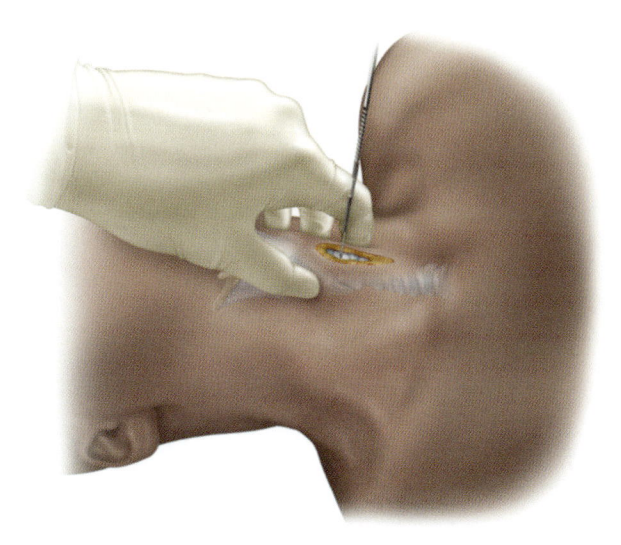

Figura 19.5 Incisão feita através da MCT. (© 2020 Airway Management Education Center.)

6. *Fazer a incisão da membrana.* Uma incisão deve ser feita através da MCT e estendida horizontalmente de uma borda da via aérea até a outra (**Fig. 19.5**). Como a lâmina do bisturi estará dentro da via aérea e contida pelas bordas laterais da laringe, não há risco significativo de cortar estruturas importantes quando isso é feito.
7. *Inserir o gancho traqueal.* Com a lâmina do bisturi ainda dentro da incisão na MCT, o gancho traqueal é girado de maneira que fique orientado no plano transversal, passado através da incisão e, então, girado novamente de maneira que o gancho esteja na direção cefálica ou caudal. O gancho é aplicado no aspecto inferior da cartilagem tireóidea ou da cartilagem cricóidea, e uma leve tração para cima é aplicada para trazer a via aérea para frente e para fora da incisão cutânea (**Fig. 19.6**). Se um assistente estiver disponível, este gancho pode ser passado para ele manter a imobilização da laringe. Neste ponto do procedimento, a lâmina do bisturi pode ser removida.

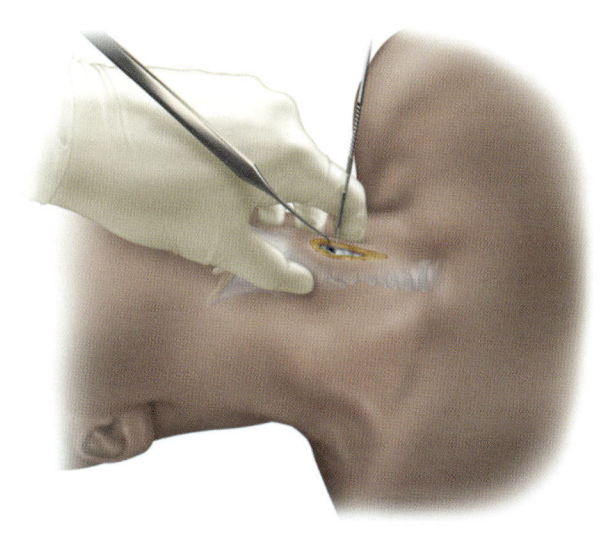

Figura 19.6 Inserção do gancho traqueal. (© 2020 Airway Management Education Center.)

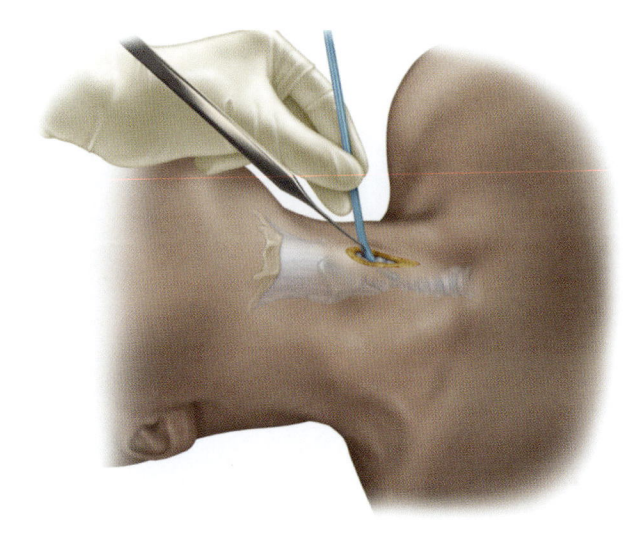

Figura 19.7 Inserção do introdutor. (© 2020 Airway Management Education Center.)

8. *Inserir o introdutor.* A extremidade curva de um introdutor-padrão (ou pediátrico) é então avançada através da incisão até a traqueia (**Fig. 19.7**). Se a ponta do introdutor estiver orientada para frente, a sensação familiar de cliques traqueais será observada à medida que ela avança pela traqueia.
9. *Avançar o tubo sobre o introdutor.* Um TET padrão 6,0 deve ser avançado sobre o introdutor (**Fig. 19.8**). É importante observar que um TET de calibre um pouco menor pode ser necessário em mulheres porque suas MCTs costumam ser mais estreitas do que em homens.
10. *Insuflar o balonete e confirmar a posição do tubo.* Com o balonete inflado e enquanto o profissional segura o tubo traqueal no local, a posição adequada do tubo pode ser confirmada pelos mesmos métodos usados no posicionamento do TET por via oral (**Fig. 19.9A-C**). A formação imediata de enfisema subcutâneo com a ventilação com bolsa-válvula-máscara sugere uma provável colocação extratraqueal. Entenda que a colocação esofágica do tubo de traqueostomia é extremamente improvável.

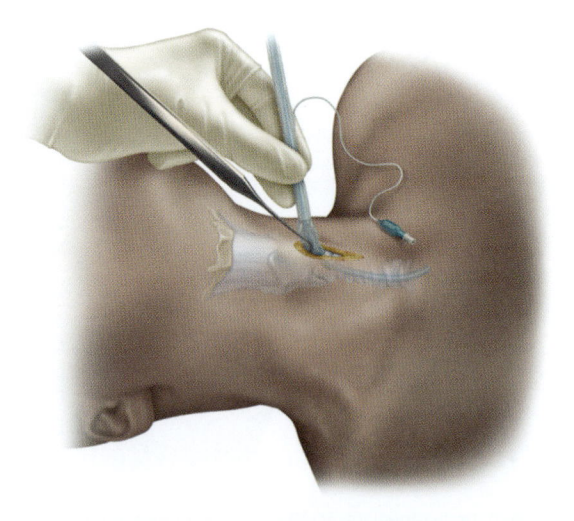

Figura 19.8 Avanço do TET sobre o introdutor. (© 2020 Airway Management Education Center.)

Figura 19.9 Posição correta do tubo traqueal. **A.** Insufle o balão do tubo traqueal após a inserção. **B.** Confirme a colocação com ETCO$_2$ colorimétrico. **C.** Remova o gancho traqueal. (© 2020 Airway Management Education Center.)

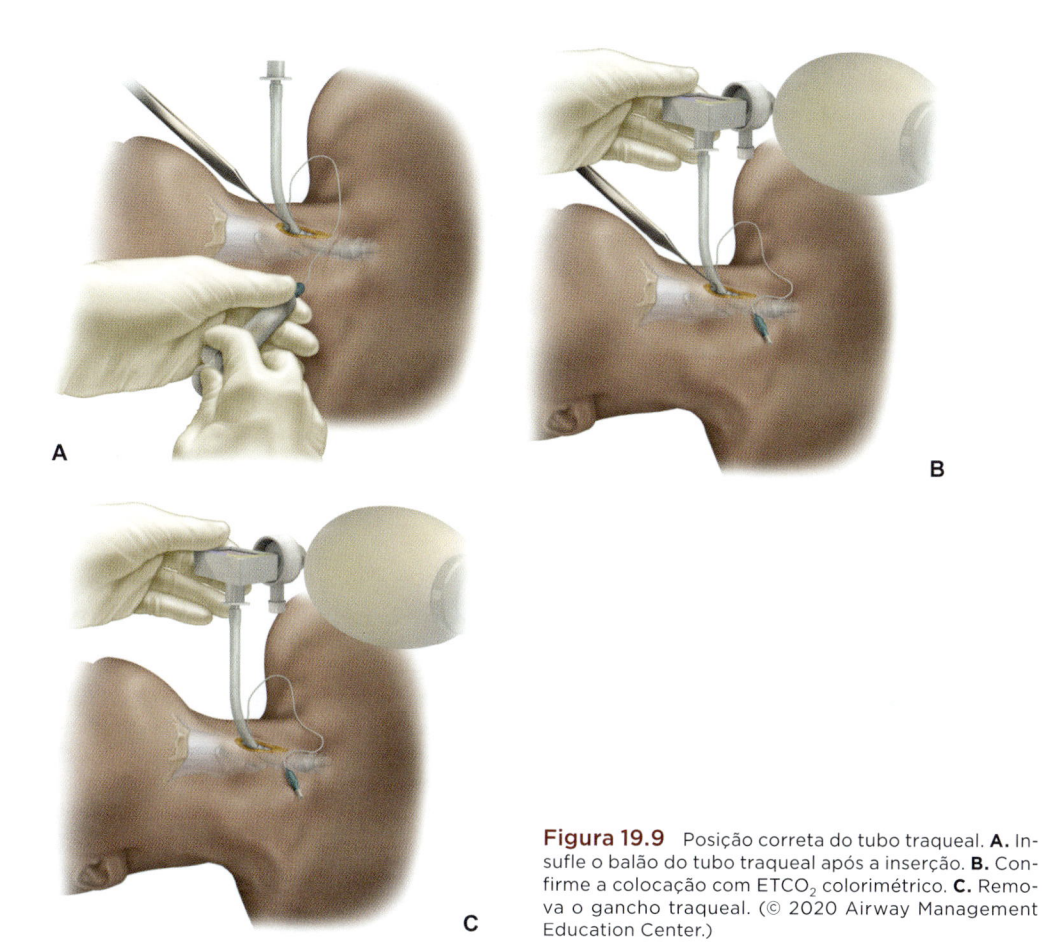

Complicações

Por causa da alta taxa de sucesso da sequência rápida de intubação (SRI), a cricotireotomia é realizada com pouca frequência nos departamentos de emergência, de maneira que relatos sobre complicações são difíceis de avaliar. No estudo National Emergency Airway Registry (NEAR III), menos de 0,3% das mais de 17.500 intubações de adultos na emergência envolveram uma cricotireotomia de resgate.

A complicação mais importante para o paciente no contexto do manejo cirúrgico da via aérea ocorre quando o atraso na tomada de decisão e/ou as tentativas inefetivas e persistentes resultam em lesão hipóxica. As vias aéreas cirúrgicas de emergência têm uma taxa de complicações maior do que as vias aéreas cirúrgicas eletivas; no entanto, a maioria dessas complicações é relativamente pequena, sobretudo quando comparada às consequências de uma via aérea falha.

O **Quadro 19.3** lista as complicações do manejo cirúrgico da via aérea.

Alternativas às técnicas cirúrgicas abertas

Técnica de Seldinger

O principal método de acesso cirúrgico é o descrito anteriormente, mas quando se deseja uma alternativa à cricotireotomia aberta, recomendamos o uso da técnica de Seldinger. Os *kits* disponíveis comercialmente são fornecidos por vários fabricantes. Esse método é semelhante àquele em geral usado na colocação de cateteres venosos centrais e oferece alguma familiaridade ao operador que não tem experiência com a técnica de cricotireotomia cirúrgica antes descrita ou a considera desconfortável. São recomendados dispositivos de intubação que incorporam um balonete inflável.

Quadro 19.3 Complicações do manejo cirúrgico da via aérea

- Hemorragia – universal e predominantemente venosa
- Laceração da laringe, anel cricoide ou traqueia
- Barotrauma e/ou pneumomediastino
- Infecção
- Alteração vocal
- Estenose subglótica

As etapas individuais do procedimento são as seguintes:

Etapa 1: Identificar os pontos de referência.
Etapa 2: Imobilizar a laringe.
Etapa 3: Preparar o pescoço.
Etapa 4: Inserir a agulha localizadora.
Etapa 5: Inserir o fio-guia.
Etapa 6: Incisar a pele.
Etapa 7: Inserir o tubo e o dilatador.
Etapa 8: Remover o dilatador.
Etapa 9: Insuflar o balonete e confirmar a posição do tubo.

1. *Identificar os pontos de referência.* Como na técnica aberta (ver seção anterior) (**Figs. 19.10** e **19.11**).
2. *Imobilizar a laringe*. Como na técnica aberta (ver seção anterior) (**Fig. 19.12**).
3. *Preparar o pescoço*. Como na técnica aberta (ver seção anterior).
4. *Inserir a agulha localizadora.* A agulha introdutora é, então, inserida na MCT com uma direção levemente caudal (**Fig. 19.13**). Quando os pontos de referência são indistintos, uma abordagem alternativa envolve fazer uma incisão vertical na pele primeiro seguida pela inserção da agulha (**Fig. 19.14A-C**). A agulha é acoplada a uma seringa e avançada com a mão dominante, enquanto se mantém uma pressão negativa sobre o êmbolo da seringa (**Fig. 19.15**). A aspiração súbita de ar indica a colocação da agulha dentro da luz traqueal.

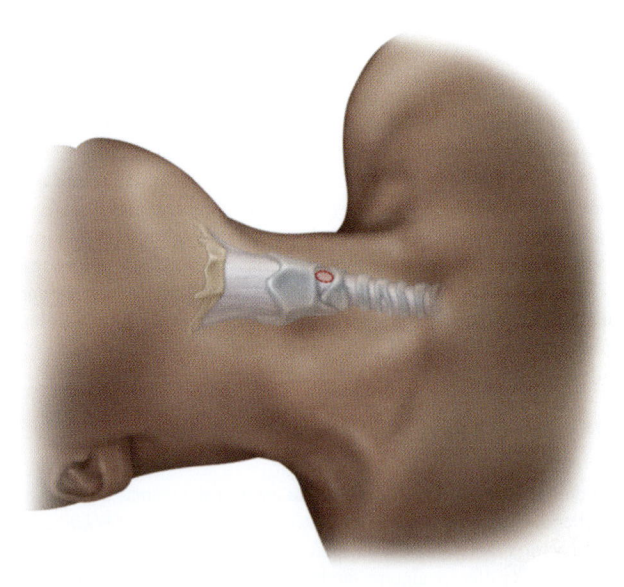

Figura 19.10 Identificação dos pontos de referência na técnica de Seldinger. (© 2020 Atrium Health | Michael Gibbs, MD.)

Via aérea cirúrgica de emergência 215

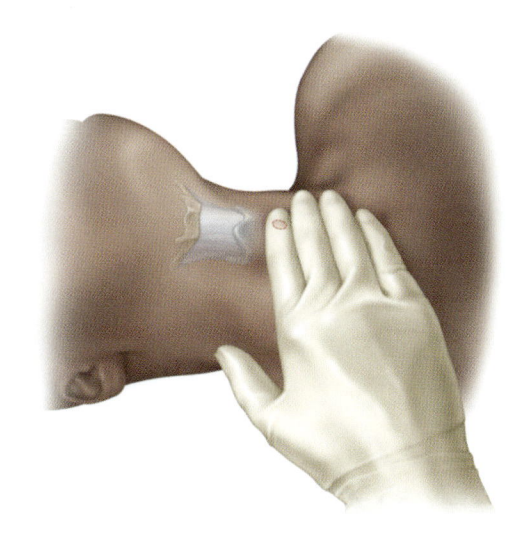

Figura 19.11 Identificação dos pontos de referência na técnica de Seldinger. (© 2020 Atrium Health | Michael Gibbs, MD.)

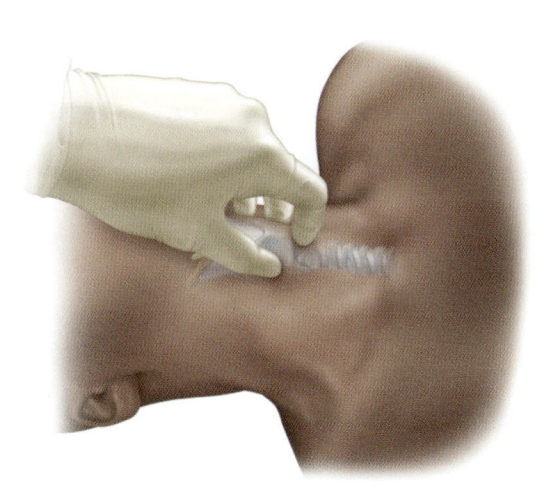

Figura 19.12 Imobilização da laringe na técnica de Seldinger. (© 2020 Atrium Health | Michael Gibbs, MD.)

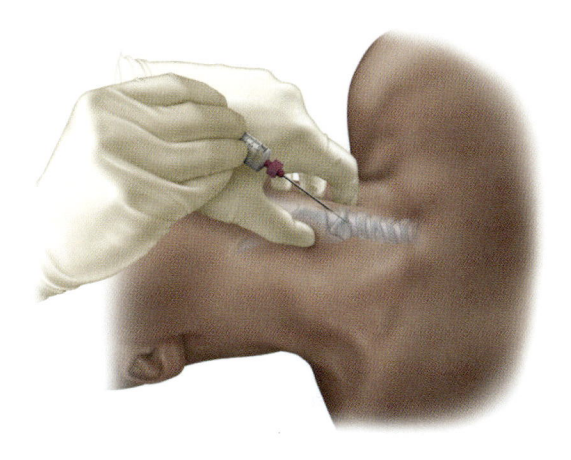

Figura 19.13 Inserção da agulha localizadora na técnica de Seldinger. (© 2020 Atrium Health | Michael Gibbs, MD.)

Figura 19.14 Abordagem alternativa para a inserção da agulha localizadora na técnica de Seldinger. **A.** A incisão vertical é feita com bisturi. **B.** Os pontos de referência são reconfirmados usando o dedo indicador. **C.** A agulha localizadora é colocada através da MCT. (© 2020 Atrium Health | Michael Gibbs, MD.)

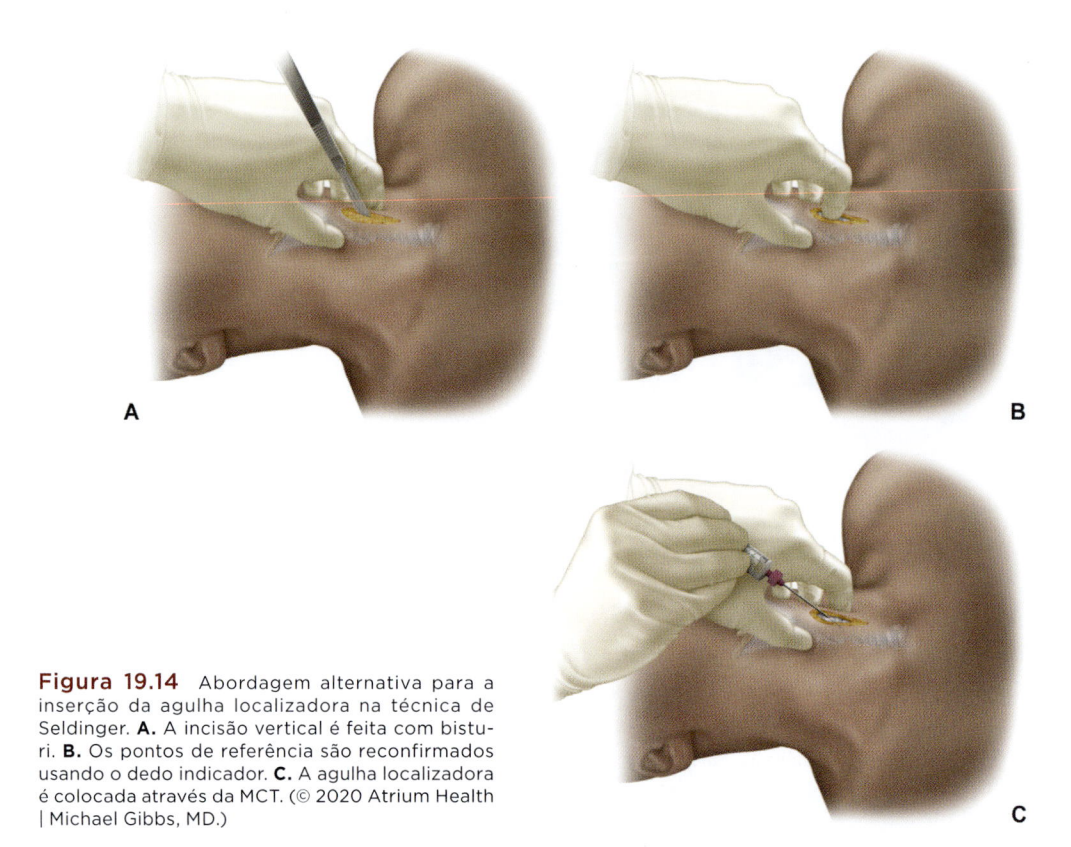

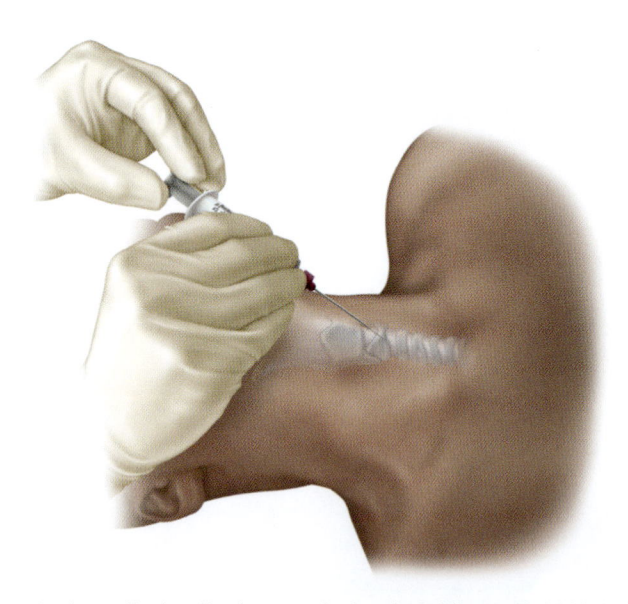

Figura 19.15 Inserção da agulha localizadora na técnica de Seldinger (© 2020 Atrium Health | Michael Gibbs, MD.)

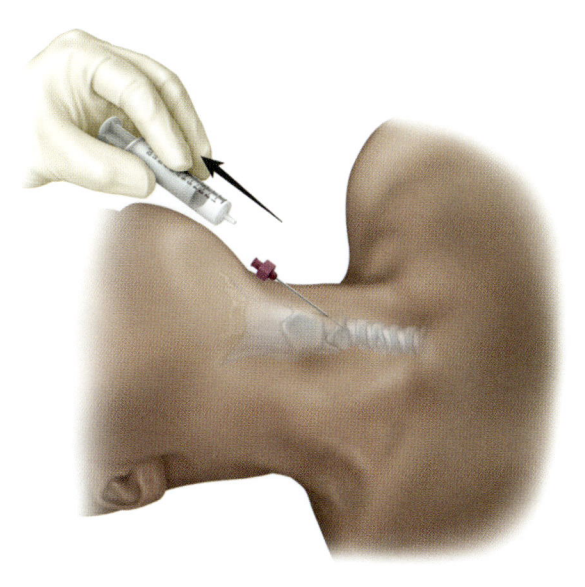

Figura 19.16 Remoção da seringa uma vez que a agulha localizadora tenha entrado na traqueia. (© 2020 Atrium Health | Michael Gibbs, MD.)

5. *Inserir o fio-guia.* A seringa é, então, desconectada da agulha. Um fio-guia de ponta macia é inserido através da agulha na traqueia em direção caudal (**Figs. 19.16** e **19.17**). A agulha é, então, removida, deixando o fio-guia no local. O controle do fio deve sempre ser mantido (Fig. 19.17).
6. *Incisar a pele e remover o fio.* Uma pequena incisão cutânea é feita adjacente ao fio-guia. Isso facilita a passagem do dispositivo na via aérea através da pele (**Figs. 19.18** e **19.19**).

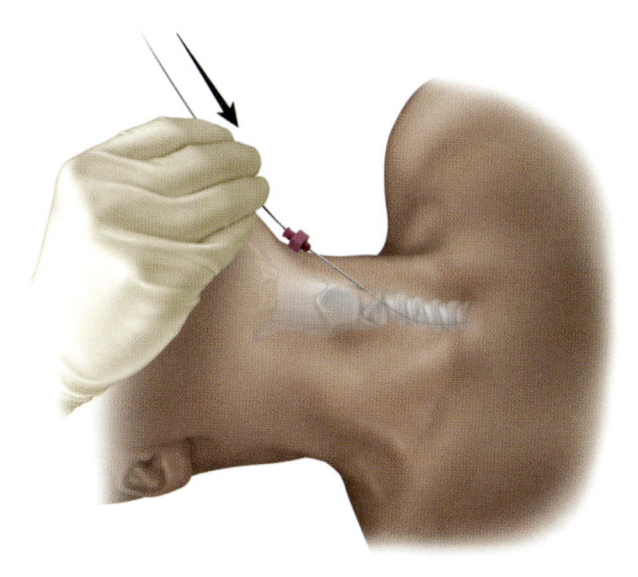

Figura 19.17 Inserção do fio-guia na técnica de Seldinger. (© 2020 Atrium Health | Michael Gibbs, MD.)

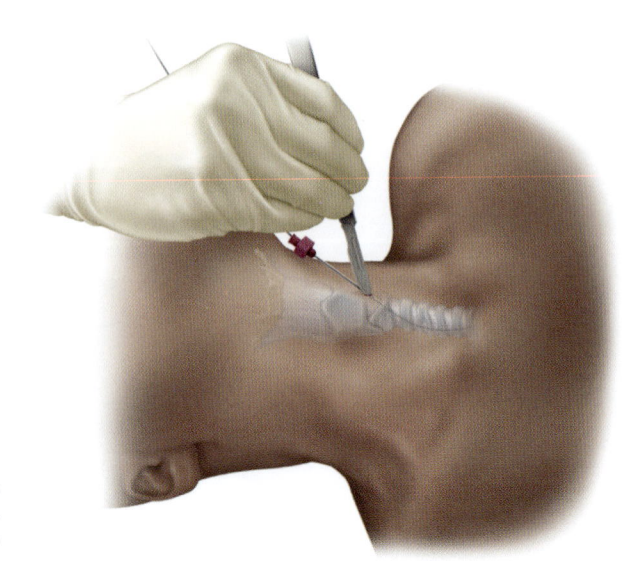

Figura 19.18 Incisão na pele e remoção do fio na técnica de Seldinger. (© 2020 Atrium Health | Michael Gibbs, MD.)

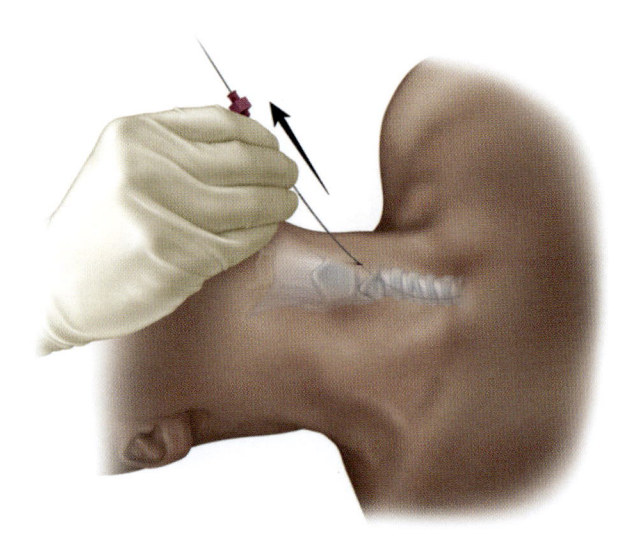

Figura 19.19 Incisão na pele e remoção do fio na técnica de Seldinger. (© 2020 Atrium Health | Michael Gibbs, MD.)

7. *Inserir a cânula de via aérea e o dilatador.* O cateter de via aérea (3 a 6 mm de diâmetro interno [DI]) com um dilatador interno no local é inserido dentro da traqueia sobre o fio-guia (**Fig. 19.20**). Se for encontrada uma resistência, a incisão cutânea deve ser aprofundada e um delicado movimento lateral deve ser aplicado no dispositivo de via aérea que estará firmemente posicionado na traqueia. O fio-guia e o dilatador são removidos em conjunto tomando-se o cuidado de manter o tubo traqueal em posição (**Fig. 19.21**).
8. *Confirmar a localização do tubo.* Se o dispositivo tem um balonete, ele deve ser inflado nesse momento. A posição do tubo é confirmada da maneira habitual, incluindo a detecção mandatória de CO_2 no final da expiração. A cânula da via aérea deve ser fixada de maneira apropriada (**Fig. 19.22**). Os dispositivos são radiopacos em radiografias.

Via aérea cirúrgica de emergência 219

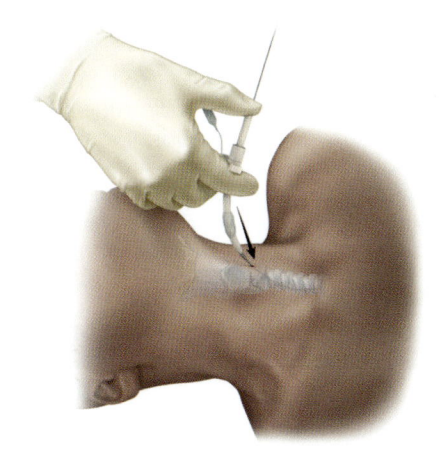

Figura 19.20 Inserção de cânulas e dilatadores na técnica de Seldinger. (© 2020 Atrium Health | Michael Gibbs, MD.)

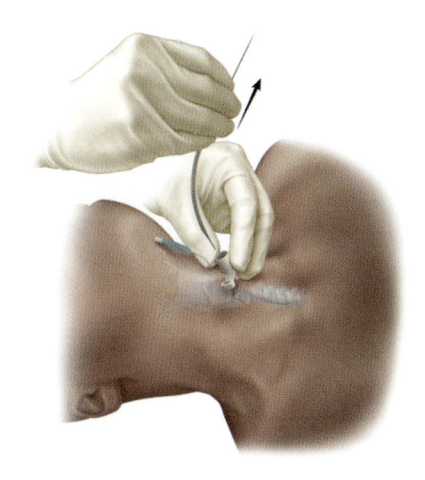

Figura 19.21 Inserção de cânulas e dilatadores na técnica de Seldinger. (© 2020 Atrium Health | Michael Gibbs, MD.)

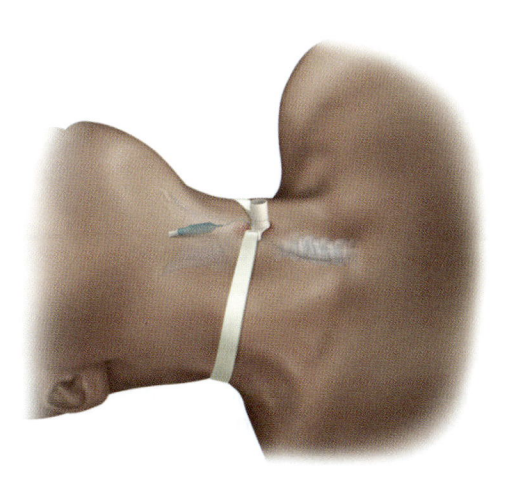

Figura 19.22 Confirmação da localização do tubo na técnica de Seldinger. (© 2020 Atrium Health | Michael Gibbs, MD.)

Dispositivos de colocação de via aérea direta

Vários cricotireótomos estão comercialmente disponíveis. Esses dispositivos, como o Nu-Trake e o Pertrach, costumam envolver a inserção de um dispositivo grande que funciona como introdutor e cânula de via aérea. Seu propósito é obter uma via aérea de maneira simples e rápida, mas nenhum deles tem registro de segurança e desempenho suficiente para uma recomendação de uso em emergências; além disso, a incidência de lesão da via aérea é maior do que com o uso da técnica de Seldinger. Esses dispositivos não oferecem vantagem clara em sua técnica e são apenas raras vezes (ou nunca) colocados com tanta facilidade como é dito, sendo também considerados como tendo maior probabilidade de causar complicações traumáticas durante sua inserção do que aqueles que usam a técnica de Seldinger, a princípio devido às características cortantes do dispositivo de via aérea.

DICAS

Via aérea cirúrgica de emergência

- Utilizar uma técnica simples com equipamentos prontamente disponíveis e que tenha uma alta taxa de sucesso com iniciantes é o melhor no ambiente de emergência, pois a via aérea cirúrgica é rara e a maioria dos profissionais tem experiência limitada com esse procedimento.
- Recomenda-se uma técnica aberta com bisturi auxiliada por introdutor. Embora sejam atraentes inicialmente, as técnicas guiadas por agulha têm maiores taxas de falhas e complicações quando usadas em ambientes de emergência (ver seção "Evidências").
- A palpação percutânea da anatomia da via aérea pode ser difícil e, portanto, uma incisão vertical inicial na linha média na pele e nos tecidos moles é recomendada. Isso permite a palpação direta da anatomia das vias aéreas antes da incisão na via aérea.
- Colocar um introdutor na incisão da via aérea é tecnicamente mais fácil do que colocar um tubo diretamente e fornece algum *feedback* quando ele é colocado de forma correta dentro da traqueia. Sempre que possível, os introdutores são colocados antes do TET.
- O uso de um gancho de pequeno diâmetro para estabilizar as estruturas das vias aéreas antes de colocar o introdutor é recomendado, sendo especialmente importante em pacientes obesos quando a anatomia das vias aéreas está a vários centímetros de profundidade da incisão na pele.
- Use um TET padrão com balonete. Um tubo de traqueostomia pode não estar prontamente disponível, pode ser mais difícil de colocar sobre um introdutor, pode ter várias peças desconhecidas (p. ex., tubo traqueal Shiley) e pode não ser longo o suficiente em um pescoço obeso ou inchado.
- A intubação do brônquio principal é comum quando um TET padrão é usado, portanto, esteja ciente disso e ajuste a profundidade de forma adequada.
- Em crianças com menos de 10 anos de idade, a cricotireotomia aberta é contraindicada porque a MCT é menor e a probabilidade de danos às estruturas laríngeas é maior.
- A ventilação transtraqueal a jato com agulha foi ensinada como a principal técnica de retaguarda em pediatria para o cenário "não consigo intubar, não consigo ventilar" por mais de 20 anos; no entanto, não há evidências sustentando tal recomendação (ver seção "Evidências").
- A ideia de realizar uma cirurgia de emergência na via aérea em uma criança pequena ou bebê é assustadora para a maioria dos profissionais de saúde. A melhor maneira de evitar essa situação é ter adjuntos modernos de todos os tamanhos disponíveis, como dispositivos extraglóticos de segunda geração que podem fornecer ventilação e oxigenação em quase todos os pacientes pediátricos, além de ser um canal para intubação.

EVIDÊNCIAS

Uma via aérea cirúrgica de emergência deve ser vista como uma falha?

Não. Embora empregada em cenários de "falha" do tipo não consigo intubar, não consigo oxigenar, a cricotireotomia não deve ser vista como uma falha.[1,2] Esse é um problema dos sistemas que precisa ser corrigido nos níveis de treinamento de departamentos, instituições e especialidades.[3] Os sistemas precisam fornecer educação, equipamento e um plano sólido, e os profissionais precisam saber que uma via aérea cirúrgica deve, em vez disso, ser vista como um procedimento essencial que salva vidas no cenário clínico correto. O uso de uma abordagem algorítmica simples para o manejo emergencial das vias aéreas (ver Cap. 5) ajuda os profissionais a reconhecerem rapidamente quando o procedimento está indicado e os ajuda a ver esse procedimento como apenas mais uma etapa do algoritmo, e não como uma falha.[4-6]

Com que frequência a via aérea cirúrgica de emergência é realizada no departamento de emergência?

A via aérea cirúrgica é um procedimento pouco frequente em populações no departamento de emergência. Em um relatório de 2015 do NEAR III, uma via aérea cirúrgica foi usada em 0,5% das 17.583 intubações em ambiente de emergência em adultos.[7] Ela foi usada como procedimento inicial das vias aéreas em 0,2% e como técnica de resgate após falha de outras técnicas de intubação em 0,3%. Em um estudo sobre o manejo da via aérea pediátrica recente do mesmo registro, nenhuma via aérea cirúrgica foi registrada em mais de 1.000 intubações pediátricas.[8]

O que é melhor para vias aéreas cirúrgicas de emergência: uma técnica aberta com bisturi ou uma técnica de cânula com agulha?

Uma técnica aberta com bisturi é recomendada para vias aéreas cirúrgicas de emergência. Tem havido um debate na literatura de anestesiologia sobre os méritos relativos das técnicas de cânula e agulha (Seldinger, i.e., agulha-fio-guia-cânula). No entanto, o 4th National Audit Project (NAP4) sobre as principais complicações das vias aéreas no Reino Unido avaliou 79 vias aéreas falhas no ambiente hospitalar que exigiram uma via aérea cirúrgica e encontrou uma taxa de falha de apenas 2% para técnicas cirúrgicas abertas em comparação com uma taxa de falha de 65% para técnicas de cânula com agulha.[1] Essas descobertas levaram à forte recomendação da Difficult Airway Society para o uso de técnicas de cricotireotomia com bisturi.[5] Dados do NEAR nos Estados Unidos e do NAP4 no Reino Unido mostram que, em departamentos de emergência, apenas técnicas abertas com bisturi são usadas.[9,10]

Há evidências de que a técnica guiada por introdutor, utilizando um gancho e um tubo endotraqueal padrão, é melhor do que a técnica tradicional de cricotireotomia?

Sim. É muito difícil estudar as vias aéreas cirúrgicas de emergência porque elas são muito raras. Estudos clínicos são quase impossíveis, então estudos com animais vivos podem ser a próxima melhor opção. Dois estudos randomizados em um modelo animal vivo mostraram que a técnica guiada por introdutor é melhor para iniciantes.[11,12] Em ambos os estudos (um com ovelhas normais, outro com ovelhas "obesas"), os novatos foram randomizados para assistir a um vídeo e depois realizar a técnica tradicional (publicada no *New England Journal of Medicine*) ou a técnica guiada por introdutor, e nos dois estudos a técnica guiada por introdutor foi considerada mais rápida e bem-sucedida.[13,14]

Qual é a melhor técnica para a localização da membrana cricotireóidea?

Embora isso possa ser impraticável no ambiente de emergência, várias metanálises mostram que a ultrassonografia é a melhor maneira de identificar a MCT, e isso é especialmente importante em mulheres e pacientes obesos.[15-17] As técnicas de palpação e identificação dos pontos de referência são menos confiáveis para a identificação da MCT, sobremaneira em pacientes do sexo feminino e obesos, com taxas de sucesso variando de 24 a 72%.[18-20] Este não é apenas um problema teórico; na primeira série de casos relatados de cricotireotomias no departamento de emergência, 10% foram posicionadas erroneamente *acima* da cartilagem tireóidea.[21] Em um estudo randomizado comparando a ultrassonografia com a palpação em pacientes com pontos cervicais mal definidos, a linha média sagital (no nível da membrana cricóidea) foi identificada de forma errônea em 1,5 a 2,3 cm lateralmente apenas com palpação.[22] Além disso, em um estudo com 500 pacientes submetidos à tomografia computadorizada, nenhum paciente tinha um vaso principal recobrindo a MCT, mas 9% tinham um vaso maior (mais comumente a artéria braquiocefálica) na linha média 20 mm acima da incisura esternal.[23] A ultrassonografia demonstrou ser fácil e precisa na localização e identificação da MCT, e muitos especialistas acreditam que ela é o padrão de cuidado em pacientes com vias aéreas potencialmente difíceis e pontos de referência externos imprecisos.[24,25] A melhor maneira de utilizar o ultrassom é marcar a pele que recobre a MCT antes de iniciar o manejo das vias aéreas. Se uma via aérea cirúrgica for necessária posteriormente, a marcação permanece acurada se o pescoço for retornado à mesma posição em que estava (em geral estendido) para o exame de ultrassom.[24,26,27]

Existe algum papel para a via aérea cirúrgica no cenário pré-hospitalar?
Sim. Embora seu uso seja raro, a cricotireotomia tem sido amplamente ensinada e empregada em ambientes pré-hospitalares. Um documento de posicionamento recente da National Association of EMS Physicians afirmou que as vias aéreas cirúrgicas são uma opção razoável no ambiente pré-hospitalar.[28] Eles alertaram que uma via aérea cirúrgica não substitui outras ferramentas e técnicas de manejo das vias aéreas e que não deve ser a única opção de resgate disponível. Além disso, eles recomendaram uma técnica aberta com bisturi, com base em uma metanálise que analisou os resultados de 512 vias aéreas cirúrgicas pré-hospitalares e relataram taxas de sucesso de 66% para técnicas de cricotireotomia com agulha e 91% para técnicas abertas com bisturi.[29]

REFERÊNCIAS

1. Cook TM, Woodall N, Frerk C, Project FNA. Major complications of airway management in the UK: results of the Fourth National Audit Project of the Royal College of Anaesthetists and the Difficult Airway Society. Part 1: anaesthesia. *Br J Anaesth.* 2011;106:617-631.
2. Greenland KB, Acott C, Segal R, Goulding G, Riley RH, Merry AF. Emergency surgical airway in life-threatening acute airway emergencies—why are we so reluctant to do it? *Anaesth Intensive Care* 2011;39:578-584.
3. Bromiley M. The husband's story: from tragedy to learning and action. *BMJ Qual Saf.* 2015;24:425-427.
4. Chrimes N. The vortex: a universal "high-acuity implementation tool" for emergency airway management. *BJA: Br J Anaesth.* 2016;117:i20-i27.
5. Frerk C, Mitchell VS, McNarry AF, et al. Difficult Airway Society 2015 guidelines for management of unanticipated difficult intubation in adults. *Br J Anaesth.* 2015;115:827-848.
6. Brown CA III, Sakles JC, Mick NW. The emergency airway algorithms. In: *Manual of Emergency Airway Management.* 5th ed. Lippincott Williams & Wilkins; 2018:25.
7. Brown CA, 3rd, Bair AE, Pallin DJ, Walls RM, NEAR III Investigators. Techniques, success, and adverse events of emergency department adult intubations. *Ann Emerg Med.* 2015;65:363-370.e1.
8. Pallin DJ, Dwyer RC, Walls RM, Brown CA, 3rd, NEAR III Investigators. Techniques and trends, success rates, and adverse events in emergency department pediatric intubations: a report from the National Emergency Airway Registry. *Ann Emerg Med.* 2016;67:610-615.e1.
9. Cook TM, Woodall N, Harper JBenger J, Fourth National Audit Project. Major complications of airway management in the UK: results of the Fourth National Audit Project of the Royal College of Anaesthetists and the Difficult Airway Society. Part 2: intensive care and emergency departments. *Br J Anaesth.* 2011;106:632-642.
10. Brown III CA, Fantegrossi A, Baker O, Walls RM. Reduction in cricothyrotomy rate in the emergency department: a report from The National Emergency Airway Registry (NEAR). *Mediterranean Emergency Medicine Conference 2019, Dubrovnik, Croatia*, 2019.
11. Hill C, Reardon R, Joing S, Falvey D, Miner J. Cricothyrotomy technique using gum elastic bougie is faster than standard technique: a study of emergency medicine residents and medical students in an animal lab. *Acad Emerg Med.* 2010;17:666-669.
12. Driver BE, Klein LR, Perlmutter MC, Reardon RF. Emergency cricothyrotomy in morbid obesity: comparing the bougie-guided and traditional techniques in a live animal model. *Am J Emerg Med.* 2021;50:582-586.
13. Reardon R, Joing S, Hill C. Bougie-guided cricothyrotomy technique. *Acad Emerg Med.* 2010;17:225-225.
14. Hsiao J, Pacheco-Fowler V. Videos in clinical medicine. Cricothyroidotomy. *N Engl J Med.* 2008;358:e25.
15. Rai Y, You-Ten E, Zasso F, et al. The role of ultrasound in front-of-neck access for cricothyroid membrane identification: a systematic review. *J Crit Care.* 2020;60:161-168.
16. Kristensen MS, Teoh WH, Rudolph SS. Ultrasonographic identification of the cricothyroid membrane: best evidence, techniques, and clinical impact. *Br J Anaesth.* 2016;117(Suppl 1):i39-i48.
17. Hung K-C, Chen I-W, Lin C-M, Sun C-K. Comparison between ultrasound-guided and digital palpation techniques for identification of the cricothyroid membrane: a meta-analysis. *Br J Anaesth.* 2021;126:e9-e11.
18. Bair AE, Chima R. The inaccuracy of using landmark techniques for cricothyroid membrane identification: a comparison of three techniques. *Acad Emerg Med.* 2015;22:908-914.

19. Aslani, A., Ng S-C, Hurley M, McCarthy KF, McNicholas M, McCaul CL. Accuracy of identification of the cricothyroid membrane in female subjects using palpation: an observational study. *Anesth Analg.* 2012;114:987-992.
20. Lamb, A., Zhang J, Hung O, et al. Accuracy of identifying the cricothyroid membrane by anesthesia trainees and staff in a Canadian institution. *Can J Anaesth.* 2015;62:495-503.
21. McGill J, Clinton JE, Ruiz E. Cricothyrotomy in the emergency department. *Ann Emerg Med.* 1982;11:361-364.
22. Siddiqui N, Yu E, Boulis S, You-Ten KE. Ultrasound is superior to palpation in identifying the cricothyroid membrane in subjects with poorly defined neck landmarks: a randomized clinical trial. *Anesthesiology.* 2018;129:1132-1139.
23. Weightman WM, Gibbs NM. Prevalence of major vessels anterior to the trachea at sites of potential front-of-neck emergency airway access in adults. *Br J Anaesth.* 2018;121:1166-1172.
24. Kristensen MS, Teoh WH, Rudolph SS, Hesselfeldt R, Børglum J, Tvede MF. A randomised cross-over comparison of the transverse and longitudinal techniques for ultrasound-guided identification of the cricothyroid membrane in morbidly obese subjects. *Anaesthesia.* 2016;71:675-683.
25. Kristensen MS, Teoh WH. Ultrasound identification of the cricothyroid membrane: the new standard in preparing for front-of-neck airway access. *Br J Anaesth.* 2021;126:22-27.
26. Bowness, J. Teoh WH, Kristensen MS, et al. A marking of the cricothyroid membrane with extended neck returns to correct position after neck manipulation and repositioning. *Acta Anaesthesiol Scand.* 2020;64:1422-1425.
27. Mallin M, Curtis K, Dawson M, Ockerse P, Ahern M. Accuracy of ultrasound-guided marking of the cricothyroid membrane before simulated failed intubation. *Am J Emerg Med.* 2014;32:61-63.
28. Reardon RF, Robinson AE, Kornas R, et al. Prehospital surgical airway management: an NAEMSP position statement and resource document. *Prehosp Emerg Care.* 2022;26:96-101.
29. Hubble MW, Wilfong DA, Brown LH, Hertelendy A, Benner RW. A meta-analysis of prehospital airway control techniques part II: alternative airway devices and cricothyrotomy success rates. *Prehosp Emerg Care.* 2010;14:515-530.

Parte V

Farmacologia e técnicas de manejo da via aérea

20 Sequência rápida de intubação
21 Agentes sedativos de indução
22 Bloqueadores neuromusculares
23 Otimização do sucesso na primeira tentativa de intubação
24 Anestesia e sedação para intubação com o paciente acordado

CAPÍTULO 20

Sequência rápida de intubação

Calvin A. Brown III
Ron M. Walls

DEFINIÇÃO

A sequência rápida de intubação (SRI) é a administração, após a pré-oxigenação e otimização fisiológica do paciente, de um agente indutor potente seguido imediatamente por um agente bloqueador neuromuscular (BNM) de ação rápida, a fim de induzir inconsciência e paralisia motora para a intubação traqueal. A técnica é projetada para que se realize a intubação, na maior parte das vezes sem a necessidade de ventilação com bolsa-válvula-máscara (VBVM), da via aérea desprotegida, de modo a minimizar o risco de aspiração do conteúdo gástrico. Os pacientes que necessitam de intubação de emergência não estão em jejum como estariam antes de um procedimento programado e, portanto, correm o risco de aspiração. A fase de pré-oxigenação, que começa antes da administração dos fármacos, permite que um período de apneia ocorra de forma segura entre a infusão dos fármacos e a intubação da traqueia, em geral sem a necessidade de VBVM interposta. Da mesma forma, a otimização fisiológica é uma etapa focada na maximização da condição hemodinâmica e da fisiologia global do paciente antes da administração dos fármacos da SRI para minimizar a probabilidade e a gravidade do colapso circulatório durante ou imediatamente após a intubação. Em outras palavras, a SRI tem como objetivo deixar o paciente inconsciente e paralisado e, em seguida, intubar a traqueia, com o paciente mantendo a oxigenação e a estabilidade hemodinâmica na maior medida possível. A pré-oxigenação efetiva elimina a necessidade, na maioria dos casos, de realizar VBVM enquanto os medicamentos fazem efeito, mesmo durante a apneia. A VBVM pode insuflar o estômago e aumentar o risco de aspiração. Ocasionalmente, pacientes com alto risco de dessaturação, mas com baixo risco de aspiração, podem precisar de VBVM manual suave e deliberada para reduzir a velocidade da dessaturação enquanto os medicamentos da SRI fazem efeito e as condições de intubação são alcançadas. A manobra de Sellick (pressão posterior sobre a cartilagem cricóidea para ocluir o esôfago e evitar a regurgitação passiva), embora antes amplamente recomendada, não tem benefício comprovado e pode piorar as condições de intubação, motivo pelo qual não é mais usada.

Indicações e contraindicações

A SRI é a pedra angular do manejo da via aérea na emergência, sendo a técnica de escolha quando a intubação de emergência estiver indicada e o paciente não apresentar características de via aérea difícil que contraindiquem o uso de BNMs (ver Caps. 2 e 3). Tanto a succinilcolina quanto o rocurônio são uma escolha apropriada de BNM para a maioria dos pacientes. Existem contraindicações específicas à succinilcolina em alguns pacientes. Para esses pacientes, o rocurônio é o BNM de escolha (ver Cap. 22). Em pacientes sem contraindicação à succinilcolina, não há evidências claras que estabeleçam qualquer um dos medicamentos como superior ao outro e, portanto, a preferência do operador é o princípio que orienta a escolha.

TÉCNICA

Pode-se imaginar a SRI como uma série de passos distintos, referidos como os sete Ps. Embora a organização da SRI como uma série de ações individuais seja útil ao ensinar ou planejar a técnica, a maioria das intubações de emergência exige que as várias etapas, especialmente as que levam à colocação do tubo, ocorram de forma simultânea. Os sete Ps da SRI são mostrados no **Quadro 20.1**.

Preparação

Antes de iniciar a sequência, faz-se uma avaliação completa do paciente quanto a características anatômicas ou fisiológicas que alertem para dificuldade na intubação (ver Caps. 2 e 3). Os planos de resgate no caso de intubação falha são estabelecidos, e o equipamento necessário é posicionado. O paciente necessita estar em uma área do departamento de emergência organizada e equipada para reanimação. Deve-se monitorar o ritmo cardíaco, a pressão arterial e a oximetria de pulso em todos os casos. A capnografia contínua em forma de onda oferece informações adicionais valiosas, particularmente após a intubação, devendo ser usada sempre que possível. O paciente deve ter pelo menos um e de preferência dois acessos venosos seguros e em bom estado de funcionamento. Os agentes farmacológicos são aspirados em seringas devidamente rotuladas. Os equipamentos vitais são testados. Um videolaringoscópio (VL), se disponível, deve ser trazido à beira do leito e testado quanto à clareza da imagem independentemente de ser usado na primeira tentativa. O tubo orotraqueal (TOT) do tamanho escolhido é preparado e o balonete testado quanto à presença de vazamentos. Prepare um tubo de 0,5 a 1,0 mm a menos de diâmetro interno (DI) se houver previsão de dificuldade de intubação. A seleção e a preparação do tubo, bem como o uso do introdutor (fio-guia) e do *bougie*, são discutidos em detalhes no Capítulo 15. Durante toda essa fase de preparação, o paciente recebe pré-oxigenação e medidas de otimização, se adequado, conforme descrito nas duas próximas seções.

Pré-oxigenação

A pré-oxigenação é o estabelecimento de um reservatório de oxigênio nos pulmões, no sangue e nos tecidos, para permitir potencialmente vários minutos de apneia sem queda clinicamente significativa na saturação de oxigênio arterial. O principal reservatório é a capacidade residual funcional (CRF) dos pulmões, que é de cerca de 30 mL/kg. A administração de oxigênio em alto fluxo a 100% por 3 minutos substitui esta mistura de ar ambiente rica em nitrogênio por oxigênio, permitindo vários minutos de apneia antes que a saturação da hemoglobina caia para < 90% (**Fig. 20.1**). Uma pré-oxigenação semelhante pode ser obtida muito mais rapidamente se um paciente colaborativo realizar oito respirações com a capacidade vital (a respiração de maior volume que ele conseguir) enquanto recebe oxigênio a 100%. Pacientes obesos são mais bem pré-oxigenados na posição ereta.

A dessaturação da oxi-hemoglobina é significativamente mais lenta se for administrado oxigênio a 5 a 15 L/min de forma contínua por cânula nasal durante a sequência de intubação. Deve ser usada a maior taxa de fluxo que o paciente tolere, com um alvo de 15 L/min. As evidências para esta técnica, chamada de "oxigenação apneica", são apresentadas no final deste capítulo. Isso é particularmente importante para pacientes obesos, a fim de mitigar sua tendência à rápida dessaturação. Recomendamos a administração de oxigênio por cânula nasal durante a fase apneica da intubação em todas as intubações no departamento de emergência; porém, nós a consideramos fundamental nos pacientes com alto risco de queda rápida da saturação.

O tempo até a dessaturação de um paciente varia. Crianças, pacientes com obesidade mórbida, doença pulmonar crônica, doença crítica (causada pela alta extração de oxigênio nos tecidos) e mulheres grávidas próximas ao termo dessaturam de forma significativamente mais rápida do que um adulto saudável médio.

Observe as barras indicando a recuperação da paralisia induzida pela succinilcolina na parte inferior direita da Figura 20.1. Isso expõe a falácia de que um paciente irá se recuperar suficientemente da paralisia induzida pela succinilcolina e respirar sozinho antes de ocorrer lesão por hipoxemia, mesmo se a intubação e

---

Quadro 20.1 Os sete Ps da SRI

1. Preparação
2. Pré-oxigenação
3. Otimização fisiológica (*Physiologic optimization*)
4. Paralisia com indução
5. Posicionamento
6. Passagem do tubo com comprovação
7. Manejo Pós-intubação

Sequência rápida de intubação 229

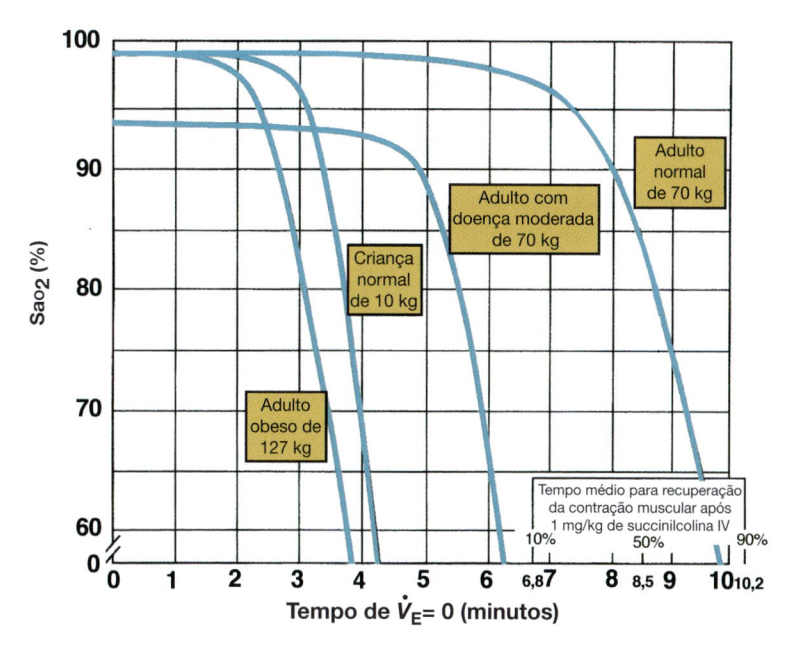

Figura 20.1 Tempo para dessaturação de pacientes em diferentes situações. (De Benumof J, Dagg R, Benumof R. Critical hemoglobin desaturation will occur before return to an unparalyzed state following 1 mg/kg intravenous succinylcholine. *Anesthesiology.* 1997;87:979-982.)

a ventilação mecânica forem impossíveis. Embora alguns pacientes saudáveis e com biotipo normal possam recuperar a função neuromuscular adequada para respirarem sozinhos antes de uma queda catastrófica na saturação, muitos outros não o farão, incluindo quase todas as crianças e a maioria dos pacientes intubados em situações de emergência. Mesmo aqueles que o fizerem, dependem de uma pré-oxigenação ideal antes da paralisia.

Um adulto saudável de 70 kg, completamente pré-oxigenado, manterá a saturação de oxigênio (Sao_2) > 90% por 6 a 8 minutos, enquanto um adulto obeso terá queda na saturação para 90% em < 3 minutos. Uma criança de 10 kg terá queda na saturação para 90% em < 4 minutos. O tempo para dessaturação de 90% para 0% é ainda mais importante e muito mais curto. Isso é causado por uma alteração conformacional que a hemoglobina sofre quando está aproximadamente 7 a 10% dessaturada, o que faz com que ela libere seus estoques de oxigênio restantes com muito mais rapidez. Essa também é a base para nossa recomendação de que uma tentativa de intubação seja abortada e os esforços de reoxigenação comecem quando um declínio da Spo_2 atinge 93%, a menos que a intubação esteja prestes a ser concluída. O adulto de 70 kg saudável tem dessaturação de 90% para 0% em < 120 segundos, e a criança pequena o faz em 45 segundos. Uma gestante no final da gravidez é uma grande consumidora de oxigênio, apresenta CRF reduzida e tem uma massa corporal aumentada, de modo que ela dessatura rapidamente, de maneira semelhante à do paciente obeso. É necessário cuidado especial nessas circunstâncias, pois tanto o obeso quanto a gestante podem também ser difíceis de intubar e de ventilar com bolsa-válvula-máscara.

A maior parte dos departamentos de emergência não utiliza sistemas capazes de fornecer oxigênio a 100%. Historicamente, os pacientes na emergência eram pré-oxigenados usando a "máscara não reinalante a 100%" com fluxo de 15 L/min, a vazão máxima indicada pelo medidor de vazão em um fluxômetro de oxigênio padrão montada na parede. Nessa taxa de fluxo, a fração de oxigênio inspirado (Fio_2) é de aproximadamente 65 a 70%, dependendo do ajuste e da frequência respiratória do paciente (ver Cap. 8). Uma Fio_2 de 100% não é possível na maioria dos casos porque a demanda inspiratória do paciente supera a taxa de entrada de oxigênio a 100%. Isso é particularmente verdadeiro em pacientes com angústia respiratória, taquipneia ou ventilação-minuto > 15 L/min. A entrada de ar ambiente ao redor da margem da máscara fornece o volume adicional necessário extraído pelo paciente a cada respiração. O ar ambiente, a 1 atmosfera (atm), tem 21%

de oxigênio. Portanto, a combinação de 100% de oxigênio a 15 L/min do reservatório na máscara não reinalante junto com volumes variáveis de oxigênio a 21% no ar ambiente resulta em uma média de F_{IO_2} de 65 a 70%, na maioria dos casos. Essa limitação pode ser superada aumentando-se o influxo de oxigênio a 100% para o "fluxo máximo" (cerca de 50 L/min). Apesar da vazão máxima indicada de 15 L/min no medidor de vazão montado, essa não é a vazão mais alta disponível em uma fonte de oxigênio montada na parede. O fluxo máximo (*flush*) é normalmente indicado por uma etiqueta afixada na base da torneira (**Fig. 20.2**) e pode ser ativado girando-se o botão verde de controle de fluxo para a posição totalmente aberta. Uma máscara não reinalante usando fluxo máximo de 100% de oxigênio pode aumentar a F_{IO_2} para > 90% e é mais eficaz na desnitrogenação. Recomendamos a pré-oxigenação em pressão ambiente com fluxo máximo como a técnica--padrão durante a SRI (ver adiante seção "Evidências").

Se a saturação de oxigênio for de 93% ou menos, apesar do fluxo máximo de oxigênio suplementar, isso indica a presença de *shunt* intrapulmonar significativo e a necessidade de recrutamento alveolar para uma pré-oxigenação ideal. Nessas circunstâncias, faça a transição do paciente de uma máscara não reinalante para pressão positiva nas vias aéreas de dois níveis (BiPAP) ou oxigênio por cânula nasal de alto fluxo (CNAF). Ambos são capazes de fornecer alto fluxo de oxigênio e pressão expiratória final positiva (PEEP), sendo que a última é necessária para manter os alvéolos abertos e reduzir o desequilíbrio ventilação-perfusão (V/Q). A CNAF pode fornecer até 70 L/min de fluxo de oxigênio e 5 cmH_2O de PEEP, podendo ser usada tanto para pré-oxigenação quanto para oxigenação apneica. Uma discussão adicional sobre a administração de oxigênio pode ser encontrada no Capítulo 8. O uso da oximetria de pulso ao longo da intubação permite que o médico monitore o nível da saturação de oxigênio, eliminando suposições.

Otimização fisiológica

Os pacientes podem ser difíceis de intubar por questões anatômicas, como obstrução da via aérea ou mobilidade cervical reduzida. Além disso, o manejo geral das vias aéreas pode se tornar mais complexo devido ao comprometimento da fisiologia, refletido pela alteração dos sinais vitais. Embora por si só não dificultem a laringoscopia e a passagem do tubo traqueal, choque séptico, disfunção miocárdica grave ou incapacidade de pré-oxigenar podem contribuir para o estresse do operador e potencial morbidade do paciente pelo fato de reduzirem de forma drástica o tempo disponível para uma intubação segura ou colocarem o paciente em risco para lesão hipóxica ou colapso hemodinâmico peri-intubação (ver Cap. 3). A otimização fisiológica envolve identificar e mitigar aspectos vulneráveis da condição cardiopulmonar que podem complicar os esforços de reanimação, mesmo se a intubação traqueal ocorrer rápida e suavemente. A ventilação com pressão positiva iniciada após a intubação bem-sucedida reduz o retorno venoso ao aumentar a pressão intratorácica, podendo causar ou contribuir para o comprometimento circulatório grave em pacientes vulneráveis. Se a necessidade de intubação não for imediata, os parâmetros hemodinâmicos anormais devem ser corrigidos o máximo possível antes da intubação. Um exemplo simples disso seria a administração de um litro de solução isotônica e a titulação da norepinefrina para melhorar a pressão arterial em um paciente com hipotensão causada por

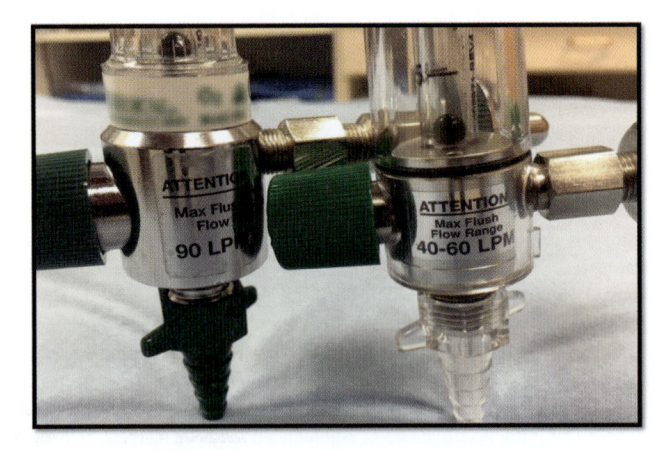

Figura 20.2 Fluxômetro de oxigênio mostrando o fluxo máximo disponível.

choque séptico, antes de iniciar a intubação. Alterações fisiológicas comuns que devem ser identificadas e abordadas durante essa etapa são mostradas no **Quadro 20.2**. O problema fisiológico mais encontrado é a hipotensão. Sangramento, desidratação, sepse e doenças cardíacas primárias são condições comuns na emergência que podem complicar o manejo do paciente, apesar da passagem bem-sucedida do TOT. Todos os agentes indutores podem potencializar a vasodilatação periférica e a depressão miocárdica, e os pacientes que apresentam função cardíaca diminuída, volume intravascular baixo ou tônus vascular ruim podem apresentar choque refratário ou colapso circulatório após a administração dos fármacos da SRI, particularmente quando a ventilação com pressão positiva for iniciada, comprometendo ainda mais o retorno venoso. Fluidos isotônicos, hemocomponentes e agentes vasopressores podem ser usados, se o tempo permitir, para melhorar a pressão arterial e aumentar as opções farmacológicas para a SRI. Os esforços de oxigenação são reavaliados durante essa etapa e escalonados, se necessários. Pacientes com emergências hipertensivas em geral não necessitam de tratamento adicional se for planejada a SRI com dose cheia do indutor. Embora agentes simpaticolíticos, como o fentanil, possam mitigar a resposta simpática reflexa à laringoscopia, seu benefício durante a SRI de emergência não está comprovado e o bloqueio simpático não sofreria aumento significativo em pacientes que receberam, essencialmente, doses anestésicas gerais de um agente de indução. Além disso, não existem diretrizes de dosagem baseadas em evidências para o fentanil durante a SRI, e a adição de um terceiro agente apresenta maior risco de erro na administração do medicamento e prolonga a sequência de intubação. Embora não seja contraindicada durante a SRI, nesta 6ª edição, não recomendamos a administração rotineira de fentanil para emergências hipertensivas.

Paralisia com indução

Nessa etapa, um agente indutor de ação rápida é administrado em dose adequada para produzir perda imediata da consciência (ver Cap. 21). A administração do indutor é imediatamente seguida pelo BNM (ver Cap. 22). A succinilcolina e o rocurônio são os únicos dois BNMs apropriados para uso durante a SRI. Qualquer um deles produz condições de intubação satisfatórias dentro de um minuto após a administração, e os efeitos adversos raros, porém presentes, da succinilcolina em certos grupos de pacientes levaram alguns profissionais a escolherem o rocurônio como seu BNM de rotina para a SRI. Independentemente das preferências do operador, se a succinilcolina estiver contraindicada, deve ser usado o rocurônio. O indutor e o BNM são administrados em bólus intravenoso (IV). A SRI não envolve a administração lenta do agente de indução nem a abordagem de aumento gradual conforme a resposta algumas vezes usada na indução de anestesia geral. O agente sedativo e a dose são selecionados com intenção de uma rápida administração IV dos fármacos. Embora a administração rápida dos agentes de indução possa aumentar a probabilidade e a gravidade de efeitos colaterais, especialmente da hipotensão, a técnica se baseia na rápida perda de consciência, no rápido bloqueio neuromuscular e em um período curto de apneia, em geral sem a interposição de ventilação assistida antes da intubação. Assim, o agente de indução é administrado rapidamente em bólus e seguido de imediato por um BNM também em bólus rápido. Dentro de 10 a 20 segundos da administração do agente de indução e do BNM, o paciente começará a perder a consciência e as respirações vão diminuir e, então, cessar.

Posicionamento

Após 20 a 30 segundos, o paciente está inconsciente, apneico e ficando flácido. Se a succinilcolina tiver sido usada como BNM, serão observadas fasciculações durante esse período. É fundamental que a máscara de oxigênio e a cânula nasal usadas para a pré-oxigenação permaneçam no local para evitar qualquer inalação de ar ambiente. Os estoques de oxigênio se esgotam rapidamente se o paciente respirar ar ambiente. Nesse ponto, o posicionamento do paciente é otimizado para a intubação, considerando a imobilização da coluna cervical em caso de trauma. O leito deve estar suficientemente elevado para a realização confortável

Quadro 20.2 Otimização fisiológica durante a SRI	
Fluidos ou sangue	Hipotensão por sangramento, desidratação, sepse, etc.
Vasopressores (norepinefrina ou fenilefrina)	Hipotensão refratária à reanimação volêmica
BiPAP/CPAP	Hipoxia refratária ao oxigênio por máscara facial
Dreno de tórax	Pneumotórax hipertensivo identificado ou suspeito

da laringoscopia, embora isso seja um problema maior para a laringoscopia direta do que por vídeo. O paciente é deslocado totalmente para a cabeceira da cama, se isso não tiver sido feito antes, e, caso não haja contraindicações, a cabeça é elevada e estendida. Alguns pacientes estarão suficientemente comprometidos ou em risco de dessaturação crítica durante o breve período desde a administração do medicamento até o relaxamento total, a ponto de necessitar de ventilação assistida contínua durante toda a sequência para manter as saturações de oxigênio acima de 90%. Esses pacientes, sobretudo aqueles com hipoxemia profunda, são ventilados com bolsa-válvula-máscara, exceto quando ocorrer a laringoscopia. Os pacientes manterão a saturação de oxigênio elevada por mais tempo se receberem oxigênio a 5 a 15 L/min por cânula nasal durante toda a laringoscopia. Deve-se usar a maior taxa de fluxo pela cânula nasal que o paciente possa tolerar enquanto acordado. O fluxo pode, então, ser aumentado para até 15 L/min após o paciente ficar inconsciente.

Passagem do tubo com comprovação

Cerca de 45 a 60 segundos após a administração de succinilcolina ou rocurônio, teste a flacidez da mandíbula do paciente e intube. A atenção estrita a uma pré-oxigenação robusta garante à maioria dos pacientes *minutos* de apneia segura, permitindo que a intubação seja realizada de maneira suave e cuidadosa. Se necessário, múltiplas tentativas costumam ser possíveis sem qualquer necessidade de fornecimento de oxigenação adicional com bolsa-válvula-máscara. A posição do tubo é comprovada conforme descrito no Capítulo 15. A detecção de dióxido de carbono no final da expiração ($ETCO_2$) é mandatória. Um capnômetro, como um detector colorimétrico do $ETCO_2$, é suficiente para este propósito. Recomendamos o uso de capnografia quantitativa contínua, se disponível, pois ela fornece informações contínuas para o manejo pós-intubação, além da verificação inicial e continuada da posição do tubo.

Manejo pós-intubação

Após a confirmação do posicionamento, o TOT deve ser fixado. A ventilação mecânica deve ser iniciada conforme descrito no Capítulo 10. Uma radiografia de tórax deve ser obtida assim que possível para avaliar a condição pulmonar e assegurar que não ocorreu intubação seletiva. A hipotensão é comum no período pós-intubação e é geralmente causada pelo retorno venoso reduzido resultante do aumento da pressão intratorácica inerente à ventilação mecânica, o que é exacerbado pelos efeitos hemodinâmicos do agente indutor. Embora essa forma de hipotensão costume ser autolimitada e responda a fluidos IV, a hipotensão persistente ou profunda pode indicar uma causa mais grave, como pneumotórax hipertensivo ou colapso circulatório iminente. Se houver hipotensão significativa, considere as etapas de manejo da **Tabela 20.1**.

A sedação de longo prazo costuma ser indicada, sendo obrigatória quando o bloqueio neuromuscular prolongado é utilizado. Pesquisas em departamentos de emergência sugerem que a sedação não é administrada ou é feita com doses inadequadas em até 18% dos pacientes intubados após o uso de bloqueio neuromuscular.

Tabela 20.1 Hipotensão no período pós-intubação

Causa	Detecção	Ação
Pneumotórax	Aumento da pressão inspiratória de pico (PIP), dificuldade em ventilar, sons respiratórios diminuídos e queda progressiva na saturação de oxigênio	Toracostomia imediata
Retorno venoso diminuído	Especialmente em pacientes com PIP elevada secundária a uma alta pressão intratorácica ou naqueles com estado hemodinâmico limítrofe antes da intubação	Infusão de fluidos em bólus e tratamento da resistência da via aérea (broncodilatadores); aumento da taxa de fluxo inspiratório para permitir aumento do tempo expiratório; tente diminuir o V**c**, a frequência respiratória, ou ambos se a SpO_2 for adequada e reduza a dose dos sedativos
Indutores	Outras causas excluídas	Bólus de fluidos e redução da dose dos sedativos
Cardiogênica	Geralmente em paciente comprometido; eletrocardiograma; exclua outras causas	Bólus de fluidos (cautela), vasopressores e redução da dose dos sedativos

Porém, a paralisia por longo prazo costuma ser evitada, exceto quando necessária para aspectos específicos da condução do paciente. O uso de uma escala de sedação, como Escala de Agitação e Sedação de Richmond (RASS), ajuda a orientar a tomada de decisão em relação à necessidade de bloqueio neuromuscular (**Quadro 20.3**). A sedação e a analgesia são administradas para alcançar o nível desejado, e o bloqueio neuromuscular é usado apenas se necessário para o manejo do paciente. O uso de uma escala de sedação evita o uso de bloqueio neuromuscular para o controle do paciente quando a causa de sua agitação for sedação ou analgesia inadequadas. Uma amostra de protocolo de sedação é mostrada na **Figura 20.3**. A manutenção da intubação e da ventilação mecânica exige sedação e analgesia, as quais podem ser ajustadas conforme a resposta do paciente. O propofol se tornou o agente de escolha para a sedação contínua nos pacientes em ventilação mecânica, especialmente naqueles com problemas neurológicos. O propofol é preferível porque ele pode ser suspenso ou reduzido com rápida recuperação da consciência. A infusão de propofol pode ser iniciada com 25 a 50 μg/kg/min e ajustada conforme a necessidade. Um bólus inicial de 0,5 a 1 mg/kg pode ser administrado se for desejada uma sedação rápida. Há necessidade de analgesia, conforme anteriormente, pois o propofol não é analgésico. Estratégias secundárias de sedação podem incluir midazolam 0,1 a 0,2 mg/kg, combinado com um analgésico como o fentanil 2 μg/kg, a morfina 0,2 mg/kg ou a hidromorfona 0,03 mg/kg. O fentanil pode ser preferível por sua estabilidade hemodinâmica superior. Quando um BNM é necessário, uma dose para paralisia completa deve ser usada (ver Cap. 22). A sedação e a analgesia são difíceis de ajustar

Quadro 20.3 — Escala de Agitação e Sedação de Richmond (RASS)

Escore	Termo	Descrição	
+4	Combativo	Visivelmente combativo, violento, perigo imediato para a equipe	
+3	Muito agitado	Puxa ou retira drenos e cateteres, agressivo	
+2	Agitado	Movimentos frequentes e sem propósito, luta com o ventilador	
+1	Inquieto	Ansioso, mas com movimentos não agressivos ou vigorosos	
0	Alerta e calmo		
−1	Sonolento	Não está completamente alerta, mas desperta (abertura ocular/contato visual) ao *chamado* (> 10 s)	Estímulo verbal
−2	Sedação leve	Desperta de forma breve com contato visual ao *chamado* (< 10 s)	
−3	Sedação moderada	Movimentos ou abertura ocular ao *chamado* (mas sem contato visual)	
−4	Sedação profunda	Sem resposta ao *chamado*, mas com movimentos ou abertura ocular ao estímulo *físico*	Estímulo físico
−5	Não despertável	Sem resposta ao *chamado* ou estímulo *físico*	

Procedimento para Avaliação da RASS
1. Observe o paciente.
   a. Paciente está alerta, inquieto ou agitado. (escore 0 a +4)
2. Se o paciente não estiver alerta, diga seu nome e *peça* que abra os olhos e olhe para o examinador.
   b. Paciente acorda com abertura ocular sustentada e contato visual. (escore −1)
   c. Paciente acorda com abertura ocular e contato visual, mas de maneira não sustentada. (escore −2)
   d. Paciente faz qualquer movimento em resposta ao estímulo da voz, mas sem contato visual. (escore −3)
3. Quando não houver nenhuma resposta ao estímulo verbal, estimule fisicamente o paciente sacudindo seu ombro e/ou friccionando seu esterno.
   e. Paciente faz qualquer movimento em resposta ao estímulo físico. (escore −4)
   f. Paciente sem resposta a qualquer estímulo. (escore −5)

Adaptada de Sessler CN, Gosnell M, Grap MJ, et al. The Richmond Agitation-Sedation Scale: validity and reliability in adult intensive care patients. *Am J Respir Crit Care Med.* 2002;166:1338-1344; e Ely EW, Truman B, Shintani A, et al. Monitoring sedation status over time in ICU patients: the reliability and validity of the Richmond Agitation Sedation Scale (RASS). *JAMA.* 2003;289:2983-2991.

Paciente em ventilação mecânica com monitoração cardiopulmonar contínua

Considerar: insuficiência renal, insuficiência hepática, insuficiência cardíaca, choque hipovolêmico, doença de Addison, hipotireoidismo

REAVALIAR FREQUENTEMENTE

Manejo da dor
Pressupor que o paciente está com dor
Objetivo: escore na escala de dor < 2, sem sinais de dor

Hemodinamicamente comprometido? — Sim → *Fentanil*

Não ↓

Escolher entre
Fentanil
Morfina
Hidromorfona

Manejo da sedação-agitação
Objetivo: RASS 0 a −1, objetivo BIS 60-80 → Considerar *delirium*

Escolher entre
Haloperidol
Olanzapina
Quetiapina

Escore RASS desejado de 0 a −1

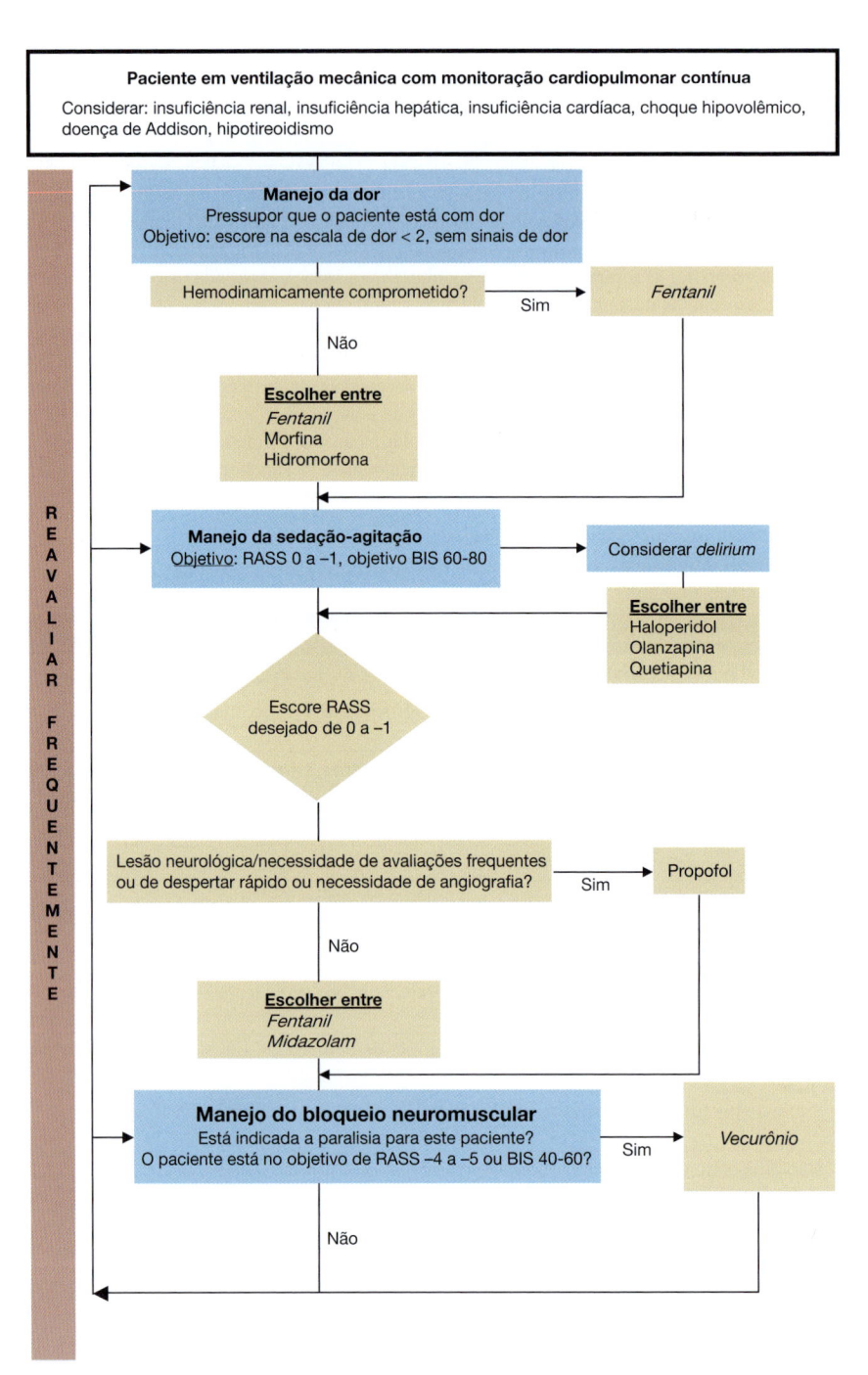

Lesão neurológica/necessidade de avaliações frequentes ou de despertar rápido ou necessidade de angiografia? — Sim → Propofol

Não ↓

Escolher entre
Fentanil
Midazolam

Manejo do bloqueio neuromuscular
Está indicada a paralisia para este paciente?
O paciente está no objetivo de RASS −4 a −5 ou BIS 40-60? — Sim → *Vecurônio*

Não

Figura 20.3 Protocolo de manejo pós-intubação usando o escore RASS. Ver também Quadro 20.3 para uma descrição da RASS. BIS, índice bispectral. (O protocolo, adaptado com permissão, foi desenvolvido para uso no Brigham and Women's Hospital, Boston, MA.)

quando o paciente está paralisado, e doses adicionais devem ser administradas com regularidade, antes que um estresse fisiológico (hipertensão, taquicardia) se torne evidente.

Definindo o momento para os passos da SRI

Uma SRI bem-sucedida exige o conhecimento detalhado da sequência de passos a serem seguidos e também do tempo necessário para cada passo alcançar seu propósito. A duração desde a preparação até a administração dos medicamentos da SRI é variável e depende do cenário clínico. Embora alguns pacientes possam necessitar de via aérea imediata, como no caso de anafilaxia rapidamente progressiva, alguns pacientes não terão uma ameaça iminente à oxigenação e à ventilação, mas apresentam hipotensão profunda, e o médico pode investir um tempo adicional na reanimação volêmica e otimização hemodinâmica antes de administrar os fármacos da SRI. A pré-oxigenação exige pelo menos 3 minutos para o efeito máximo. Se necessário, em um paciente colaborativo, oito respirações sucessivas com toda a capacidade vital podem alcançar uma pré-oxigenação equivalente em menos de 30 segundos. A farmacocinética dos sedativos e dos BNMs sugere que o ideal é um intervalo de 45 a 60 segundos entre a administração desses agentes e o início da intubação orotraqueal. O início pode ser mais tardio se a condição do paciente resultar em débito cardíaco baixo, pois a distribuição do fármaco será afetada. Em estados de baixo fluxo, certifique-se de que a dose mais alta recomendada com base no peso seja usada para compensar a distribuição prejudicada. Assim, toda a sequência da SRI pode ser descrita como uma série de passos cronometrados. Para os propósitos da discussão, o *momento zero* é aquele em que o agente sedativo e o BNM são administrados. Se a necessidade de intubação não for imediata e puderem ser seguidas as etapas-padrão para a preparação, o operador necessita de um mínimo de 5 a 15 minutos para preparar uma resposta segura e eficiente da equipe, com um plano de resgate definido, pré-oxigenação suficiente e otimização fisiológica. Como já foi citado, a linha de tempo até a administração dos fármacos da SRI pode variar muito conforme a urgência da passagem do tubo e a estabilidade do paciente. Em um paciente hipotenso vítima de trauma contuso com uma fratura de fêmur aberta e pelve instável, mas sem ameaça imediata à via aérea, podem ser necessários 20 a 30 minutos para o estabelecimento de acesso IV e o início da reanimação com hemocomponentes para otimizar a segurança da intubação. Assim, embora haja um tempo mínimo para determinadas etapas da pré-intubação, a preparação para a SRI pode demorar mais se o paciente exigir uma otimização fisiológica antes da intubação ou ela pode ser mais curta se a intubação for altamente emergencial. A sequência recomendada é mostrada na **Tabela 20.2**.

Um exemplo de SRI realizada em um paciente saudável de 40 anos e com 80 kg é mostrado na **Tabela 20.3**. Outros exemplos de SRI para condições clínicas particulares podem ser encontrados nas seções correspondentes no decorrer desta obra.

Tabela 20.2 Sequência rápida de intubação	
Tempo	Ação (7 Ps)
Zero menos 10+ minutos	**P**reparação: *organizar todo o equipamento necessário, fármacos, etc.*
Zero menos 10+ minutos (pelo menos 3 min)	**P**ré-oxigenação
Zero menos 10+ minutos	Otimização fisiológica (**P**hysiologic optimization)
Zero	**P**aralisia com indução: *administrar o indutor em bólus IV, seguido imediatamente pelo BNM em bólus IV*
Zero mais 30 segundos	**P**osicionamento: *posicionar o paciente para uma laringoscopia ideal; continuar a suplementação de oxigênio a 5 a 15 L/min por cânula nasal após o início da apneia*
Zero mais 45 segundos	**P**assagem do tubo com comprovação: *avaliar o relaxamento da mandíbula; realizar a intubação; confirmar a posição*
Zero mais 1 minuto	**P**ós-intubação (manejo): *sedação de longo prazo com paralisia apenas se indicado*

Tabela 20.3	SRI para um paciente saudável com 80 kg
Tempo	Ação (7 Ps)
Zero menos 10+ minutos	**P**reparação
Zero menos 10+ minutos	**P**ré-oxigenação
Zero menos 10+ minutos	Otimização fisiológica (**P**hysiologic optimization): nenhuma indicada
Zero	**P**aralisia com indução: etomidato, 24 mg, em bólus IV; succinilcolina, 120 mg, em bólus IV
Zero mais 20 a 30 segundos	**P**osicionamento: Posicionar o paciente para uma laringoscopia ideal; continuar a suplementação de oxigênio a 5 a 15 L/min
Zero mais 45 segundos	**P**assagem do tubo com comprovação: confirmar com $ETCO_2$, exame físico
Zero mais 1 minuto	**P**ós-intubação (manejo): sedação de longo prazo/paralisia conforme a indicação

Taxas de sucesso e eventos adversos

A SRI tem uma taxa de sucesso muito alta no departamento de emergência, aproximando-se de 99% na maioria das séries modernas. O National Emergency Airway Registry (NEAR), um estudo multicêntrico internacional com > 19.000 intubações de adultos em ambiente de emergência, relatou taxa de sucesso na primeira tentativa de 85% com o uso da SRI. As taxas de sucesso da SRI são maiores do que com outros métodos de manejo da via aérea na emergência. A taxa de sucesso final foi de 99,4% em todos os casos. A SRI foi a principal abordagem, sendo usada em 85% de todas as primeiras tentativas. Os investigadores do NEAR classificaram os eventos relacionados à intubação conforme o seguinte:

- Complicações imediatas: aspiração presenciada, dentes quebrados, trauma de via aérea e intubação esofágica não detectada.
- Problemas técnicos: intubação do brônquio principal, vazamento do balonete e intubação esofágica reconhecida.
- Alterações fisiológicas: pneumotórax, pneumomediastino, parada cardíaca e arritmia.

Esse sistema permite que as complicações presenciadas sejam identificadas e todos os efeitos adversos sejam capturados, além de evitar a atribuição incorreta de vários problemas técnicos (p. ex., intubação esofágica reconhecida ou falha do balonete do tubo) ou alterações fisiológicas (p. ex., parada cardíaca em um paciente que estava *in extremis* antes de ser intubado e que pode ou não ser atribuível à intubação) como complicações. No registro NEAR, a taxa de eventos peri-intubação é baixa, ocorrendo em cerca de 12% dos casos, com a mais comum sendo a intubação esofágica reconhecida (3,3%) seguida pela hipotensão (1,6%). A hipotensão e as alterações na frequência cardíaca podem resultar do agente farmacológico usado ou da estimulação da laringe com os reflexos autonômicos resultantes. Outros estudos relataram resultados consistentes. A complicação mais catastrófica da SRI é a intubação esofágica não reconhecida, a qual é rara no departamento de emergência, mas ressalta a importância de confirmar a posição do tubo pela detecção de $ETCO_2$. É incumbência da pessoa que realiza a SRI ser capaz de manter a oxigenação do paciente, idealmente estabelecendo uma via aérea definitiva e mantendo a ventilação mecânica. Esse processo pode exigir uma via aérea cirúrgica como resgate final após tentativas falhas de intubação orotraqueal (ver Cap. 5). A aspiração de conteúdo gástrico pode ocorrer, mas é incomum. Em geral, a taxa real de complicações da SRI no departamento de emergência é baixa e a taxa de sucesso é extremamente alta, em especial quando se considera a natureza grave das doenças pelas quais o paciente é intubado, bem como a limitação de tempo e as informações disponíveis para o médico que realiza a intubação.

Sequência prolongada de intubação

Quando um paciente está persistentemente hipoxêmico ou em risco de queda rápida na saturação de oxi-hemoglobina e é incapaz de colaborar com o profissional para melhorar a oxigenação, pode ser adequado fazer uma pausa temporária durante a sequência de intubação para se concentrar em maximizar a pré-oxigenação.

Essa abordagem tem sido chamada sequência prolongada de intubação (SPI), sendo utilizada em caso de falha na pré-oxigenação usando-se os métodos habituais. A diferença fundamental entre a SPI e o que descrevemos como otimização fisiológica é que, nesse último caso, todas as medidas são tomadas antes da administração do agente de indução. Na técnica de SPI, o indutor é administrado primeiro, no intento de facilitar a oxigenação de um paciente não colaborativo ou agitado. A técnica envolve a administração de uma dose dissociativa de cetamina (1 mg/kg IV) seguida por vários minutos de oxigenação usando uma máscara facial não reinalante ou ventilação não invasiva por máscara (como o BiPAP ou a pressão positiva contínua na via aérea). Quando a oxigenação for considerada ideal, o operador administra o BNM e intuba como na SRI. Uma série de casos de cerca de 60 pacientes no departamento de emergência e na unidade de terapia intensiva (UTI) mostrou uma melhora significativa nas saturações pré e pós-SPI usando-se essa estratégia. Além disso, não foram relatados eventos de queda na saturação, mesmo em pacientes de alto risco. Embora esse processo possa ser promissor, ele não foi validado em ambientes gerais de departamento de emergência nem em estudos de tamanho suficiente, e não foi comparado com a SRI convencional quanto a desfechos, incluindo complicações. Embora seja razoável usar essa abordagem em casos selecionados, preferimos realizar a oxigenação como parte da otimização do paciente sempre que possível, realizando a SRI rapidamente conforme descrito antes.

EVIDÊNCIAS

Qual o método ideal para a pré-oxigenação?

A pré-oxigenação padrão tem sido tradicionalmente obtida com 3 minutos de respirações de volume corrente em repouso com oxigênio a 100% ou com oito respirações de capacidade vital. A pré-oxigenação de pacientes saudáveis pode produzir uma média de 6 a 8 minutos de apneia antes que ocorra queda na saturação para 90%, mas esse prazo é muito menor (tão pouco como 2 a 3 minutos) em pacientes com doença cardiovascular, obesos e crianças pequenas. A pré-oxigenação com taxa de fluxo máximo de oxigênio deve ser feita sempre que possível, pois a oxigenação é superior àquela obtida por máscara facial com fluxo de oxigênio de 15 L/min. Em um ensaio clínico randomizado de voluntários saudáveis, a oxigenação com máscara não reinalante em fluxo máximo (50 L/min) resultou na fração mais alta (86%) de oxigênio expirado em uma única respiração (FeO_2), um marcador substituto para a eliminação do nitrogênio. A máscara não reinalante a 15 L/min teve um desempenho ruim, atingindo uma FeO_2 de apenas 54%.[1] Um estudo de seguimento realizado pelos mesmos pesquisadores mostrou que uma máscara não reinalante com fluxo máximo de oxigênio era não inferior à ventilação com bolsa-válvula-máscara usando taxas de fluxo semelhantes, independentemente de a assistência com bolsa ter sido realizada ou não. Os dispositivos de bolsa-válvula-máscara tiveram um desempenho ruim devido ao vazamento significativo da máscara.[2] A pré-oxigenação por fluxo máximo não requer nenhum equipamento, pessoal ou monitoramento adicional em relação às técnicas anteriores, mas supera outras modalidades de pressão ambiente. *Nossa recomendação é de que a pré-oxigenação com fluxo máximo via máscara não reinalante seja a técnica inicial padrão para todas as SRIs de emergência com o paciente com cabeceira elevada ou em Trendelenburg reverso.* Isso é particularmente importante para pacientes obesos, nos quais o posicionamento é tão crucial para a criação de um reservatório de oxigênio quanto o suprimento de oxigênio. Uma metanálise recente de 14 estudos demonstra que a oxigenação apneica (administração contínua de oxigênio de alto fluxo pela cânula nasal durante o período apneico de intubação) diminui a taxa de dessaturação durante o manejo das vias aéreas. A oxigenação apneica foi associada à diminuição da hipoxemia (razão de chances [do inglês *odds ratio*, OR] 0,66; intervalo de confiança de 95% [IC 95%] 0,52 a 0,84) e a um aumento da taxa de sucesso na primeira passagem (OR 1,59; IC 95% 1,04 a 2,44).[3] Em pacientes obesos, a oxigenação apneica pode ser ainda mais importante devido à rápida dessaturação que esses pacientes apresentam. Quando pacientes obesos recebem oxigênio contínuo a 5 L/min durante a fase apneica da intubação, a queda da saturação é retardada em 5,25 minutos *versus* 3,75 minutos para um grupo de comparação não oxigenado, e 8/15 pacientes oxigenados *versus* 1/15 pacientes não oxigenados mantiveram sua saturação de oxi-hemoglobina em 95% ou mais por 6 minutos.[4] Há necessidade de BiPAP ou de oxigênio por CNAF com PEEP em pacientes com saturações de oxigênio subótimas (< 94%) apesar do oxigênio suplementar com fluxo máximo em pressão ambiente. Isso indica uma alta fração de *shunt* e a necessidade de recrutamento alveolar. Ambos são eficazes, e as evidências, até o momento, não mostraram que uma modalidade tenha clara superioridade em relação à outra. Em um estudo multicêntrico recente, em 322 pacientes de UTI intubados por insuficiência respiratória hipoxêmica aguda, randomizados para ventilação com pressão positiva não invasiva ou cânula nasal de alto fluxo para pré-oxigenação, não houve diferença na taxa de hipoxemia grave peri-intubação entre os dois grupos (23 vs. 27%, respectivamente, diferença absoluta 4,2%, IC 95% -13,7 a 5,5; p = 0,39).[5] Para fins práticos, essas duas modalidades devem ser consideradas como apresentando equivalência clínica e qualquer uma delas pode ser usada. A vantagem do oxigênio por CNAF é que ele pode ser continuado durante a intubação traqueal oral. A taxa relativamente alta de hipoxemia neste estudo também enfatiza a importância de realizar cuidadosamente a ventilação interposta com pressão positiva em pacientes com insuficiência respiratória hipoxêmica e altas frações de *shunt* (i.e., síndrome do desconforto respiratório agudo [SDRA]) porque o desrecrutamento alveolar ocorre imediatamente após a remoção da pressão positiva.

Quais são as evidências para a sequência prolongada de intubação?

O termo *sequência prolongada de intubação* visa descrever o ato de sedar pacientes com cetamina com uma dose de 1 mg/kg IV a fim de facilitar a pré-oxigenação por máscara facial ou BiPAP. Uma série de casos com pacientes de UTI e do departamento de emergência mostrou uma melhora média de 9% na saturação de oxigênio, passando de uma saturação de oxigênio pré-SPI de 90% para uma saturação de 99% pós-SPI. Não houve eventos de queda na saturação, mesmo em pacientes de alto risco.[6] Esse estudo sugere que tal abordagem é bem-sucedida na UTI e em ambientes de emergência de alta intensidade com equipe especialmente treinada que tenha experiência com o uso de cetamina dessa maneira e com equipe para o monitoramento cuidadoso do paciente após a administração da cetamina. Não há dados suficientes para recomendar essa técnica além do uso muito limitado por pessoal altamente experiente em ambientes como os departamentos de emergência de alta intensidade e a UTI.

A ventilação interposta com bolsa-válvula-máscara deve ser realizada rotineiramente durante a SRI?

Historicamente, a SRI tem sido ensinada como um procedimento sem uso de ventilação com bolsa, exceto nos casos em que os pacientes estavam persistentemente hipóxicos, apesar da pré-oxigenação. No entanto, pode haver pacientes com Sao_2 normal durante a pré-oxigenação, mas que, devido a doença, biotipo ou doença pulmonar intrínseca, correm alto risco de dessaturação crítica da oxi-hemoglobina na janela de tempo entre a administração do medicamento até a criação de condições que permitam a laringoscopia e a intubação. Em um recente estudo multicêntrico na UTI, 401 pacientes intubados por insuficiência respiratória hipoxêmica foram randomizados para ventilação interposta com bolsa-válvula-máscara ou máscara não reinalante (cuidado usual) durante o manejo das vias aéreas. Os pacientes do grupo de ventilação com bolsa-válvula-máscara tiveram taxas significativamente mais baixas de hipoxemia grave (definida como SpO_2 ou Sao_2 < 80%), 11 *versus* 23%, e níveis mínimos maiores durante as quedas de saturação de oxigênio sem evidência de aumento da aspiração. Embora este tenha sido um achado significativo, esses resultados são difíceis de extrapolar para pacientes em ambientes de emergência. Neste estudo, os pacientes tinham maior probabilidade de estarem em jejum porque estavam internados em uma UTI. Além disso, aqueles considerados de alto risco de aspiração foram excluídos do estudo. Também não havia uma estratégia padronizada de pré-oxigenação, e é possível que a ventilação interposta com bolsa-válvula-máscara simplesmente tenha resgatado técnicas precárias de pré-oxigenação. Os pesquisadores não compararam a ventilação com bolsa-válvula-máscara com a oxigenação nasal de alto fluxo durante e após a pré-oxigenação convencional. Ao mesmo tempo, as diferenças foram evidentes e a metodologia do estudo era adequada. Como resultado, recomendamos que, se o médico considerar que o risco de dessaturação crítica e rápida supera o risco de aspiração, então uma ventilação interposta suave e controlada com bolsa-válvula-máscara deve ser realizada no período entre a administração dos medicamentos da SRI e a laringoscopia.[7]

Quais são as consequências hemodinâmicas da SRI?

A combinação de doença aguda, hemorragia, desidratação, sepse e efeitos vasodilatadores dos agentes de indução fazem com que seja comum a hipotensão peri-intubação. Uma revisão retrospectiva de 336 intubações no departamento de emergência concluiu que a hipotensão peri-intubação significativa ocorria em 23% dos casos. Pacientes com hipotensão peri-intubação eram mais provavelmente idosos, sofriam de doença pulmonar obstrutiva crônica ou tinham um índice de choque (SI) elevado na chegada e, não surpreendentemente, tiveram mortalidade hospitalar significativamente maior.[8] Uma análise recente de mais de 15.000 intubações do NEAR revelou que a taxa de parada cardíaca peri-intubação foi de 1,0%. Os pacientes com maior risco foram aqueles com choque pré-intubação (aOR 6,2; IC 95% 4,5 a 8,4) e hipoxia (aOR 3,1; IC 95% 2,0 a

4,8).[9] Um estudo do tipo antes e depois em UTI mostrou que uma estratégia usando otimização efetiva da pré-carga, seleção de medicamentos cardioestáveis e uso precoce de vasopressores resultou em taxas significativamente mais baixas de parada cardíaca, choque refratário e hipoxemia crítica.[10] Esses estudos formam a base atual de nossa recomendação de maximizar a fisiologia do paciente antes da SRI.

A SRI é superior à intubação com sedação isolada?

Isso também é discutido na seção "Evidências" do Capítulo 22. A evidência mais forte apoiando o uso de um BNM em adição a um indutor vem de estudos de dosagem com BNMs, dos quais há muitos. Os resultados são uniformemente os mesmos. A intubação é mais bem-sucedida devido a melhores condições de intubação quando se usa um BNM, em comparação com o uso apenas de um agente de indução. Os resultados do relatório NEAR III de 17.583 intubações em adultos mostraram que a SRI produziu maior sucesso na primeira tentativa (85%) em comparação com intubações facilitadas apenas por sedativos (76%).[11] Embora o número de defensores de intubações somente com cetamina tenha aumentado, uma análise recente do NEAR revelou que intubações somente com cetamina foram realizadas em apenas 80/12.511 casos (0,6%) e foram associadas a menores taxas de sucesso não ajustadas na primeira tentativa em comparação com a SRI (61 vs. 90%, respectivamente). A taxa de pelo menos um evento adverso peri-intubação também foi maior (32 vs. 14%).[12]

REFERÊNCIAS

1. Driver BE, Prekker ME, Kornas RL, Cales EK, Reardon RF. Flush rate oxygen for emergency airway preoxygenation. *Ann Emerg Med*. 2017;69(1):1-6.
2. Driver BE, Klein LR, Carlson K, Harrington J, Reardon RF, Prekker ME. Preoxygenation with flush rate oxygen: comparing the nonrebreather mask with the bag-valve mask. *Ann Emerg Med*. 2018;71(3):381-386.
3. Oliveira JE, Silva L, Cabrera D, et al. Effectiveness of apneic oxygenation during intubation: a systematic review and meta-analysis. *Ann Emerg Med*. 2017;70(4):483-494.
4. Ramachandran SK, Cosnowski A, Shanks A, et al. Apneic oxygenation during prolonged laryngoscopy in obese patients: a randomized, controlled trial of nasal oxygen administration. *J Clin Anesth*. 2010;22(3):164-168.
5. Frat JP, Ricard JD, Quenot JP, et al. Non-invasive ventilation versus high-flow nasal cannula oxygen therapy with apnoeic oxygenation for preoxygenation before intubation of patients with acute hypoxaemic respiratory failure: a randomised, multicentre, open-label trial. *Lancet Respir Med*. 2019;7(4):303-312.
6. Weingart SD, Trueger NS, Wong N, et al. Delayed sequence intubation: a prospective observational trial. *Ann Emerg Med*. 2015;65(4):349-355.
7. Casey JD, Janz DR, Russell DW, et al. Bag-mask ventilation during tracheal intubation of critically ill adults. *N Engl J Med*. 2019;380(9):811-821.
8. April MD, Arana AA, Reynolds JC, et al. Peri-intubation cardiac arrest in the ED: a National Emergency Airway Registry (NEAR) study. *Resuscitation*. 2021;162:403-441.
9. Heffner AC, Swords DS, Nussbaum ML, et al. Predictors of the complication of postintubation hypotension during emergency airway management. *J Crit Care*. 2012;27(6):587-593.
10. Jaber S, Jung B, Come P, et al. An intervention to decrease complications related to endotracheal intubation in the intensive care unit: a prospective, multicenter study. *Intensive Care Med*. 2010;36(2):248-255.
11. Brown III, CA, Bair AE, Pallin DJ, Walls RM, Techniques, success and adverse events of emergency department adult intubations. *Ann of Emerg Med*. 2015;65(4):363-370.
12. Driver BE, Prekker M, Reardon RF, April MD, Fantegrossi A, Brown III CA. Success and complications of the ketamine-only intubation method in the emergency department. *J Emerg Med*. 2021;60(3):265-272.

CAPÍTULO 21

Agentes sedativos de indução

David A. Caro
Katren R. Tyler

INTRODUÇÃO

Os agentes utilizados para sedar, ou "induzir", os pacientes durante a sequência rápida de intubação (SRI) são adequadamente chamados de agentes sedativos de indução, porque a indução de anestesia geral está na extremidade do espectro de suas ações sedativas. Neste capítulo, referimo-nos a essa família de fármacos como "indutores". O indutor ideal deixaria o paciente rápida e suavemente inconsciente, irresponsivo e amnésico em um único tempo de circulação braço/coração/cérebro. Ele também forneceria analgesia, manteria estáveis a pressão de perfusão cerebral (PPC) e a hemodinâmica cardiovascular, seria imediatamente reversível e teria poucos efeitos fisiológicos adversos (ou nenhum). Infelizmente, tal agente de indução não existe. A maioria dos indutores preenche o primeiro critério, pois eles são altamente lipofílicos e, assim, têm um rápido início de ação dentro de 15 a 30 segundos a partir da administração intravenosa (IV). Seu efeito clínico também termina à medida que o fármaco é rapidamente redistribuído para tecidos menos perfundidos. Porém, todos os agentes de indução têm o potencial para causar depressão miocárdica dose-dependente e hipotensão subsequente. Esses efeitos dependem do fármaco em particular, da condição fisiológica subjacente do paciente e da dose, concentração e rapidez da administração do fármaco. Quanto mais rápido for administrado IV e maior a concentração do fármaco que satura aqueles órgãos com o maior fluxo sanguíneo (i.e., cérebro e coração), mais pronunciado é o efeito. Como a SRI exige a rápida administração de uma dose pré-calculada do indutor, a escolha do fármaco e da dose deve ser individualizada para tirar proveito dos efeitos desejados, enquanto se minimizam aqueles que podem afetar adversamente o paciente. Alguns pacientes são tão instáveis, apesar da otimização pré-indução, que o objetivo primário é produzir amnésia em vez de anestesia, porque a produção desta última poderia causar hipotensão grave e hipoperfusão de órgãos.

O indutor mais usado na emergência é o etomidato, popular devido a seu rápido início de ação, relativa estabilidade hemodinâmica e ampla disponibilidade. Dados de registros recentes sugerem que a cetamina e o propofol são os próximos indutores mais usados. O midazolam está disponível como agente de indução, mas deve ser considerado como uma quarta opção distante, sendo usado apenas se os outros agentes não estiverem disponíveis. Ele é menos confiável na indução de anestesia, apresenta início de ação mais lento e tem mais chance de produzir hipotensão que o etomidato ou a cetamina em doses de indução completas. Os barbitúricos de ação ultracurta, como o metoexital, e os narcóticos de ação ultracurta, como o remifentanil, são raros no departamento de emergência e não serão discutidos com mais detalhes neste capítulo. A dexmedetomidina, agonista α_2-adrenérgico relativamente seletivo, não é usada como indutor na SRI, pois não é administrada de forma rápida como bólus IV, mas pode ter um papel durante as avaliações da via aérea com o paciente acordado.

Os agentes anestésicos gerais agem por meio de dois mecanismos principais: (1) aumento na inibição por meio da atividade dos receptores GABA (ácido gama-aminobutírico) A (p. ex., benzodiazepínicos, barbitúricos, propofol, etomidato, isoflurano, enflurano e halotano), e (2) diminuição na excitação por meio dos receptores NMDA (*N*-metil-D-aspartato) (p. ex., cetamina, óxido nitroso e xenônio).

Os indutores IV discutidos neste capítulo compartilham importantes características farmacocinéticas. Os agentes de indução são altamente lipofílicos e, como o cérebro é um órgão altamente perfundido e rico em lipídeos, uma dose de indução padrão de cada agente em paciente euvolêmico e normotenso irá produzir perda de consciência dentro de 30 segundos. A barreira hematencefálica é livremente permeável aos fármacos usados para indução de anestesia. A duração clínica observada de cada fármaco é medida em minutos e deve-se à meia-vida de redistribuição ($t_{1/2}\alpha$) caracterizada pela distribuição do fármaco da circulação central para tecidos bem perfundidos, como o cérebro. A redistribuição do fármaco a partir do cérebro para gordura e músculo finaliza os seus efeitos no sistema nervoso central (SNC). A meia-vida de eliminação ($t_{1/2}\beta$, em geral medida em horas) se caracteriza pela reentrada de cada fármaco, a partir da gordura e dos músculos, no plasma por um gradiente de concentração, seguida pelo metabolismo hepático e excreção renal. Em geral, são necessárias 4 a 5 meias-vidas de eliminação para a eliminação completa do fármaco.

A dosagem dos indutores em adultos não obesos deve se basear no peso corporal ideal (PCI) em quilos; porém, na prática clínica, o peso corporal total (PCT ou peso real) é uma aproximação suficiente do PCI para os propósitos de dosagem desses agentes. Porém, a situação é mais complicada nos pacientes obesos mórbidos. A característica altamente lipofílica dos agentes de indução e o volume de distribuição (V_d) aumentado desses fármacos em obesos sugerem que se utilize a dose com base no PCT. Contra essa abordagem, porém, está a significativa depressão cardiovascular que ocorreria se essa grande quantidade do fármaco fosse injetada como bólus único. Ponderando essas duas considerações, e levando em conta a escassez de estudos farmacocinéticos em pacientes obesos, a melhor abordagem é usar o peso corporal magro (PCM) para a dosagem da maior parte dos agentes de indução na maioria dos pacientes com obesidade mórbida. Reduza para o PCI se o paciente estiver hemodinamicamente comprometido ou no caso de medicamentos com depressão hemodinâmica significativa, como o propofol. O PCM é obtido adicionando-se 0,3 do excesso de peso do paciente (PCT menos PCI) ao PCI, e usando-se a soma como o peso para a dosagem. Mais detalhes sobre a dosagem de fármacos em pacientes obesos são fornecidos no Capítulo 43.

A idade afeta a farmacocinética dos indutores. No paciente geriátrico, a massa corporal magra e a água corporal total diminuem enquanto a gordura corporal total aumenta, resultando em volume de distribuição aumentado, aumento na $t_{1/2}\beta$ e duração aumentada do efeito do fármaco. Além disso, o paciente idoso é muito mais sensível aos efeitos de depressão hemodinâmica e respiratória desses agentes e as doses de indução devem ser reduzidas para aproximadamente metade da dose utilizada em pacientes jovens saudáveis.

ETOMIDATO

Etomidato				
Dose habitual para indução na emergência (mg/kg)	Início (s)	$t_{1/2}\alpha$ (min)	Duração (min)	$t_{1/2}\beta$ (h)
0,3	15 a 45	2 a 4	3 a 12	2 a 5

Farmacologia clínica

O derivado imidazólico etomidato é primariamente um agente hipnótico e não tem atividade analgésica. O etomidato é o mais hemodinamicamente estável dos agentes de indução disponíveis na atualidade. Ele exerce seu efetivo aumentando a atividade GABA no complexo de receptores GABA. Os receptores GABA moderam a atividade dos canais de cloro inibitórios, dessa forma tornando os neurônios menos excitáveis. O etomidato atenua a pressão intracraniana (PIC) elevada subjacente ao reduzir o fluxo sanguíneo cerebral (FSC) e a taxa de metabolismo cerebral de oxigênio ($TMCO_2$). Sua estabilidade hemodinâmica preserva a PPC. O etomidato é cerebroprotetor, o que, juntamente com sua estabilidade hemodinâmica e seus efeitos favoráveis no SNC, faz dele uma excelente opção em pacientes com PIC elevada.

O etomidato não libera histamina e seu uso é seguro em pacientes com doença reativa das vias aéreas. Porém, ele não tem as propriedades broncodilatadoras diretas da cetamina ou do propofol, que podem ser os agentes preferenciais nesses pacientes.

Indicações e contraindicações

O etomidato tornou-se o agente de indução de escolha para a maioria das SRIs de emergência por seu início de ação rápido, sua neutralidade hemodinâmica, seus efeitos positivos na $TMCO_2$ e na PPC e sua rápida recuperação. Como qualquer agente de indução, a dosagem deve ser reduzida em pacientes com comprometimento hemodinâmico. O etomidato é um fármaco de categoria C na gestação conforme a Food and Drug Administration (FDA) dos Estados Unidos. O etomidato não é aprovado pela FDA para uso em crianças, mas muitas séries relatam o uso seguro e efetivo em pacientes pediátricos.

Dosagem e uso clínico

Em pacientes hemodinamicamente estáveis e euvolêmicos, a dose de indução normal de etomidato é de 0,3 mg/kg em bólus IV. Em pacientes hemodinamicamente comprometidos, a dose deve ser reduzida de acordo com o estado clínico do paciente; a redução para 0,15 mg/kg é suficiente. Em pacientes com obesidade mórbida, a dose de indução deve ser baseada no PCM, conforme discutido na seção anterior.

Efeitos adversos

A dor no local da injeção é comum em função do diluente (propilenoglicol) e pode ser atenuada fazendo-se correr rapidamente uma solução IV em uma veia de grande calibre. Os movimentos mioclônicos durante a indução são comuns e podem ser confundidos com atividade convulsiva. Eles não têm consequência clínica e em geral terminam imediatamente quando o bloqueador neuromuscular (BNM) começa a agir.

O efeito colateral mais significativo e controverso do etomidato é sua inibição temporária e reversível da produção adrenal do cortisol ao bloquear a 11-β-hidroxilase, o que diminui os níveis séricos de aldosterona e cortisol. Esse efeito colateral ocorre tanto com infusões contínuas de etomidato na unidade de terapia intensiva (UTI) quanto com uma injeção de dose única usada para SRI de emergência, mas é muito mais significativo quando usado como infusão e, portanto, ele não é mais preconizado para esse fim. Os riscos e os benefícios do uso do etomidato em pacientes com sepse são discutidos em detalhes na seção "Evidências", no final deste capítulo.

CETAMINA

Cetamina				
Dose habitual para indução na emergência (mg/kg)	Início (s)	$t_{1/2}\alpha$ (min)	Duração (min)	$t_{1/2}\beta$ (h)
1,5	45 a 60	11 a 17	10 a 20	2 a 3

Farmacologia clínica

A cetamina é um derivado da fenciclidina que fornece analgesia, anestesia e amnésia significativas com efeito mínimo no impulso (*drive*) respiratório. O efeito amnésico não é tão pronunciado quanto aquele visto com os benzodiazepínicos. Acredita-se que a cetamina interaja com os receptores NMDA no complexo de receptores GABA, promovendo neuroinibição e subsequente anestesia. Sua ação sobre os receptores NMDA nos neurônios do corno dorsal da medula espinal parece ser responsável por seu efeito analgésico. A cetamina estimula a liberação de catecolaminas, ativando o sistema nervoso simpático e aumentando a frequência cardíaca e a pressão arterial (PA) naqueles pacientes que não têm depleção de catecolaminas em função da demanda de sua doença subjacente. Além disso, as elevações na pressão arterial média (PAM) podem compensar qualquer aumento na PIC, resultando em uma PPC relativamente estável. Além de seu efeito de liberação de catecolaminas, a cetamina relaxa diretamente a musculatura lisa dos brônquios, produzindo broncodilatação. A cetamina é metabolizada primeiro no fígado, produzindo um metabólito ativo, a norcetamina, que é metabolizado e excretado na urina.

Indicações e contraindicações

A cetamina é comumente usada como agente de indução para pacientes intubados por estado de mal asmático grave. Ela também é um excelente indutor para pacientes hipovolêmicos, hipotensos ou que ficaram hemodinamicamente instáveis há pouco tempo (i.e., jovem vítima de trauma com sangramento e hipotensão). A cetamina deve ser usada com cautela em pacientes idosos que apresentam doença crítica de duração mais longa e correm risco de depleção de catecolaminas. Nesse cenário, o efeito depressor miocárdico da cetamina pode prevalecer e resultar em piora da hemodinâmica ou colapso circulatório. Em pacientes normotensos ou hipertensos com doença cardíaca isquêmica, a liberação de catecolaminas pode aumentar adversamente a demanda miocárdica de oxigênio. A preservação dos reflexos da via aérea superior pela cetamina a torna adequada para a laringoscopia e intubação com o paciente acordado e com via aérea difícil, caso em que a dose é titulada até o efeito desejado. Havia preocupação quanto aos efeitos da cetamina na PIC, especialmente no paciente com traumatismo craniano. Embora tenha sido ligada a aumentos na PIC, a cetamina também aumenta a PAM e, assim, a PPC. A cetamina tem sido cada vez mais usada em pacientes com traumatismo craniano, sendo que nenhum estudo até o momento identificou aumento na mortalidade quando usada em tais pacientes. A cetamina é classificada como categoria C na gestação.

Dosagem e uso clínico

A dose de indução da cetamina para a SRI é de 1,5 mg/kg IV. Em pacientes com depleção de catecolaminas, doses maiores que 1,5 mg/kg podem causar depressão miocárdica e exacerbar a hipotensão. Devido aos seus efeitos estimulantes generalizados, a cetamina exacerba os reflexos laríngeos e aumenta as secreções faríngeas e brônquicas. Esses efeitos podem raras vezes precipitar laringospasmo e interferir com o exame da via aérea superior na intubação com o paciente acordado, mas não são um problema durante a SRI. A atropina 0,01 mg/kg IV ou o glicopirrolato 0,005 mg/kg IV podem ser administrados 15 minutos antes da cetamina para promover um efeito de ressecamento na intubação com o paciente acordado, quando isso for possível. A cetamina está disponível em três concentrações distintas: 10, 50 e 100 mg/mL. Deve-se ter o cuidado de verificar a concentração utilizada durante a SRI para evitar o uso inadvertido de dose muito alta ou baixa.

Efeitos adversos

Podem ocorrer alucinações pela cetamina na superficialização do paciente, o que é mais comum em adultos do que em crianças. Essas reações na emergência do efeito ocorrem com pouca frequência no departamento de emergência e a maioria dos pacientes é subsequentemente sedada com benzodiazepínicos ou propofol, após se garantir a via aérea.

PROPOFOL

Propofol				
Dose habitual para indução na emergência (mg/kg)	Início (s)	$t_{1/2}\alpha$ (min)	Duração (min)	$t_{1/2}\beta$ (h)
1,5	15 a 45	1 a 3	5 a 10	1 a 3

Farmacologia clínica

O propofol é um derivado do alquilfenol (i.e., um álcool) com propriedades hipnóticas. Ele é altamente lipossolúvel. O propofol aumenta a atividade GABA no complexo de receptores GABA e reduz a $TMCO_2$ e a PIC. O propofol não causa liberação de histamina, mas causa redução na PA por vasodilatação e depressão miocárdica direta. A hipotensão resultante e a consequente redução na PPC podem ser prejudiciais em um paciente comprometido. O fabricante recomenda que a administração rápida em bólus (única ou repetida) seja evitada em pacientes idosos, debilitados ou com classe III/IV na classificação da American Society of Anesthesiologists (ASA) para se minimizar uma depressão cardiovascular indesejável, incluindo a hipotensão. Ele deve ser usado com cuidado na SRI de emergência em pacientes hemodinamicamente instáveis.

Indicações e contraindicações

O propofol é um excelente agente de indução no paciente hipertenso que está sendo intubado por uma emergência neurovascular. O potencial de hipotensão, no entanto, limita seu uso como indutor primário na SRI de emergência, um papel reservado ao etomidato. Não existem contraindicações absolutas ao seu uso. O propofol é administrado como uma emulsão em óleo de soja e lecitina; os pacientes alérgicos a ovos costumam reagir com a ovoalbumina, mas não com a lecitina, e o propofol não está contraindicado em pacientes com alergia a ovos. O propofol é da categoria B na gestação e tornou-se o indutor de escolha em gestantes.

Dosagem e uso clínico

A dose de indução do propofol é de 1,5 mg/kg IV em um paciente normotenso e euvolêmico. Devido à sua tendência previsível de redução da PA, as doses são reduzidas para um terço ou para a metade quando o propofol precisa ser administrado como agente de indução na SRI de emergência em pacientes comprometidos ou idosos.

Efeitos adversos

O propofol causa dor no local da injeção, o que pode ser atenuado injetando-se a medicação IV rapidamente em veia de grande calibre (p. ex., antecubital). A pré-medicação da veia com lidocaína (2 a 3 mL de lidocaína a 1%) também minimizará a dor da injeção. O propofol e a lidocaína são compatíveis na mesma seringa e podem ser misturados em uma proporção de 10:1 (10 mL de propofol para 1 mL de lidocaína a 1%). O propofol pode causar mioclonia leve e tromboflebite no local da injeção.

BENZODIAZEPÍNICOS

Benzodiazepínicos de ação curta: midazolam				
Dose habitual para indução na emergência (mg/kg)	Início (s)	$t_{1/2}\alpha$ (min)	Duração (min)	$t_{1/2}\beta$ (h)
0,2 a 0,3	60 a 90	7 a 15	15 a 30	2 a 6

Farmacologia clínica

Os benzodiazepínicos se ligam a receptores específicos do complexo GABA e atuam aumentando a frequência com que se abrem os canais de cloreto inibitórios. Isso resulta em depressão do SNC manifestada por amnésia, ansiólise, relaxamento muscular, sedação, efeitos anticonvulsivantes e hipnose. Embora os benzodiazepínicos costumem apresentar perfis farmacológicos semelhantes, eles diferem na seletividade, tornando sua utilidade clínica variável. Os benzodiazepínicos têm potentes propriedades amnésicas dose-dependentes, talvez sua característica mais importante para indicações de emergência. Porém, o tempo até a eficácia clínica do midazolam é muito maior do que para os outros agentes de indução comumente usados. Quando o midazolam IV é administrado como agente de indução anestésica, o início de ação ocorre em cerca de 1,5 minutos quando foi utilizada a pré-medicação com opioides, e em 2 a 2,5 minutos sem essa pré-medicação. Seus atributos farmacocinéticos fazem dele um agente de indução ruim e ele não pode ser recomendado para esse propósito, a menos que não haja outras opções disponíveis. O midazolam tem um metabólito ativo significativo, o 1-hidróxi-midazolam, que pode contribuir para sua atividade farmacológica. A eliminação do midazolam é reduzida em associação com idade avançada, insuficiência cardíaca congestiva e doença hepática. A meia-vida de eliminação ($t_{1/2}\beta$) do midazolam pode estar prolongada no comprometimento renal. Os benzodiazepínicos não liberam histamina, e reações alérgicas são muito raras.

Indicações e contraindicações

As indicações primárias para os benzodiazepínicos são a promoção de amnésia e a sedação. Nesse aspecto, os benzodiazepínicos não têm paralelo. O uso primário do midazolam no departamento de emergência e em outros locais no hospital é a sedação procedural.

Devido à sua redução dose-dependente na resistência vascular sistêmica e à depressão miocárdica direta, a dosagem deve ser ajustada em pacientes com depleção de volume ou comprometimento hemodinâmico. A dose correta de indução de midazolam, 0,3 mg/kg, raramente é usada. Mesmo nessa dose, o midazolam é um agente de indução ruim para a SRI de emergência devido à demora no início de ação e aos efeitos hemodinâmicos adversos, devendo ser escolhido apenas quando não houver outros agentes disponíveis. Todos os benzodiazepínicos pertencem à categoria D na gestação de acordo com a FDA.

Dosagem e uso clínico

O midazolam é raramente usado como agente de indução no centro cirúrgico, e não recomendamos seu uso na SRI de emergência. Mesmo na dose de indução correta para pacientes hemodinamicamente estáveis, com bólus IV de 0,3 mg/kg, o início de ação é lento, não sendo adequado para situações de emergência. O midazolam deve ser reservado para sedação e empregado na SRI de emergência somente como último recurso.

Efeitos adversos

Com exceção do midazolam, os benzodiazepínicos não são hidrossolúveis, estando geralmente em soluções com propilenoglicol. A menos que a injeção seja feita em veia de grande calibre, a dor e a irritação venosa podem ser significativas.

EVIDÊNCIAS

O etomidato é seguro para pacientes com sepse?

Mais de 15 anos depois que os médicos intensivistas foram instados a abandonar o uso do etomidato, ainda se debatem seus riscos potenciais, agentes alternativos e mortalidade geral, sobretudo em pacientes que apresentam sepse.[1-6] Grande parte da literatura publicada é de dados retrospectivos com confundidores significativos, e poucos pacientes foram incluídos em ensaios clínicos randomizados.[7] Uma extensa revisão da Cochrane em 2015 não demonstrou nenhuma evidência conclusiva de que a dose única de etomidato para o manejo das vias aéreas aumente a mortalidade ou a utilização de recursos de saúde.[8] Qualquer substituto para o etomidato deve ter estabilidade cardiovascular, início de ação confiável e dosagem simples.

Quais indutores são os mais hemodinamicamente estáveis para a SRI no paciente instável?

Embora praticamente todos os agentes de indução *possam ser usados* para a SRI, nem todos são adequados. O sucesso da primeira tentativa é importante e queremos evitar tanto a consciência do paciente quanto o comprometimento hemodinâmico.[9] Doses reduzidas de etomidato ou cetamina são as opções mais seguras para a SRI em um paciente com instabilidade hemodinâmica.[10] O etomidato resulta em menor variação na PA e na frequência cardíaca quando usado para indução rápida da anestesia e deve ser considerado o agente de indução padrão para o manejo emergencial das vias aéreas.[11,12] A cetamina também oferece várias vantagens como agente de indução em pacientes hemodinamicamente comprometidos. A experiência clínica e as evidências apoiam o uso seguro da cetamina para SRI na maioria dos pacientes. Duas análises publicadas recentemente a partir de um grande registro de intubação observaram que a cetamina estava associada a maiores taxas de hipotensão pós-indução e à necessidade de uso de vasopressor, particularmente em pacientes com sepse.[13,14] A cetamina deve ser usada com cautela em pacientes hipotensos vulneráveis com risco de depleção de catecolaminas.[13] Neste cenário, o etomidato é preferido.

Qual é o risco da cetamina no paciente com lesão cerebral?

Foi observado que a cetamina aumenta a PIC por meio do aumento no FSC e por efeitos excitatórios sobre os neurônios. Após a lesão cerebral, há perda da autorregulação cerebral e o FSC depende muito da PPC, o que, por sua vez, depende muito da PAM. Como resultado, agentes como o etomidato e a cetamina, os quais mantêm a PAM, irão manter o FSC. Isso é particularmente verdadeiro em pacientes com politrauma, nos quais a lesão cerebral traumática e o choque podem coexistir.[15] Os perigos da hipotensão no cérebro lesado são bem conhecidos, e evitar a hipotensão na lesão cerebral traumática é uma prioridade.[16] Além dos efeitos neuroprotetores da manutenção do FSC por meio da PPC, descobriu-se que a cetamina também tem outras propriedades neuroprotetoras.[17] Nos últimos anos, surgiram evidências clínicas crescentes da segurança da cetamina em pacientes com lesão cerebral, e está ficando cada vez mais claro que a cetamina não é perigosa neste cenário.[15,16,18] Se o paciente com lesão cerebral também estiver hipotenso, a cetamina é uma excelente escolha.

O cetofol é um agente apropriado para a SRI?

O cetofol, uma mistura 1:1 de cetamina e propofol, tem ganhado popularidade como agente combinado para sedação procedural. O profissional administra a metade da dose de cada um dos medicamentos, com a soma de ambos causando um nível semelhante de sedação em comparação com cada um deles na dose total. Comumente usado durante a sedação para procedimentos, o cetofol tem evidências limitadas como indutor, sobretudo em pacientes hemodinamicamente comprometidos.[19,20]

O que é a síndrome da infusão de propofol?

A síndrome da infusão de propofol é uma condição rara, com um mecanismo pouco claro, que foi reconhecida inicialmente em pacientes pediátricos, mas depois em pacientes de todas as idades. A síndrome clínica é inespecífica e inclui acidose metabólica, rabdomiólise, instabilidade hemodinâmica e disfunção de múltiplos órgãos. A mortalidade chega a 50% em pacientes adultos e pediátricos. A síndrome da infusão de propofol costuma ocorrer após altas doses (> 5 mg/kg/h) ou infusões de longa duração (48 horas) e é improvável que seja observada no ambiente de emergência.[21] Protocolos que evitam o propofol como agente sedativo são comuns em algumas populações: pacientes com grandes queimaduras e populações pediátricas. O sucesso no tratamento da síndrome da infusão de propofol depende do reconhecimento precoce, da cessação das infusões de propofol e dos cuidados de suporte, incluindo terapia renal substitutiva.

Como os agentes sedativos devem ser administrados no período pós-intubação?

A sedação e a analgesia devem ser iniciadas imediatamente após o uso da SRI.[22] A sedação é de particular importância se um bloqueador neuromuscular de ação prolongada, como o rocurônio, tiver sido usado para SRI ou se o paciente estiver em risco de ficar acordado e paralisado.[23-25] Em geral, os agentes para sedação após a intubação devem ser minimamente ativos hemodinamicamente e, de forma ideal, fornecer amnésia, sedação e analgesia. Quanto aos fármacos de indução, não existe um agente perfeito. A administração de doses sedativas é mais tolerante do que a administração de doses de indução, e outros agentes podem ser considerados. Por exemplo, uma infusão de dexmedetomidina proporcionou analgesia, sedação e amnésia com alterações hemodinâmicas clinicamente importantes mínimas em pacientes do departamento de emergência intubados e não intubados.[26] O propofol fornece sedação e amnésia excepcionais, mas carece de propriedades analgésicas. Um estudo comparando protocolos de sedação leve com dexmedetomidina ou propofol em pacientes de cuidados intensivos em ventilação mecânica não mostrou diferenças substanciais entre os agentes.[27] Dexmedetomidina, cetamina e propofol são administrados preferencialmente como infusões. Nos últimos 20 anos, as estratégias analgésicas e sedativas na terapia intensiva mudaram drasticamente.[28] Embora as infusões de benzodiazepínicos tenham sido bastante usadas como sedativos, elas são um fator de risco modificável para o desenvolvimento de *delirium* na UTI e não são mais recomendadas como sedativo primário.[29]

REFERÊNCIAS

1. Annane D. ICU physicians should abandon the use of etomidate! *Intensive Care Med.* 2005;31(3):325-326.
2. Albert SG, Sitaula S. Etomidate, adrenal insufficiency and mortality associated with severity of illness: a meta-analysis. *J Intensive Care Med.* 2021;36(10):1124-1129.
3. Kuza CM, To J, Chang A, et al. A retrospective data analysis on the induction medications used in trauma rapid sequence intubations and their effects on outcomes. *Eur J Trauma Emerg Surg.* 2021:1-12.
4. Park HY, Lee Y, Lim CY, Kim M, Park J, Lee T. Effects of etomidate use in ICU patients on ventilator therapy: a study of 12,526 patients in an open database from a single center. *Korean J Anesthesiol.* 2021;74(4):300-307.
5. Wan C, Hanson AC, Schulte PJ, Dong Y, Bauer PR. Propofol, ketamine, and etomidate as induction agents for intubation and outcomes in critically ill patients: a retrospective Cohort study. *Crit Care Explor.* 2021;3(5):e0435.
6. Jabre P, Combes X, Lapostolle F, et al. Etomidate versus ketamine for rapid sequence intubation in acutely ill patients: a multicentre randomised controlled trial. *Lancet.* 2009;374(9686):293-300.
7. Freund Y, Jabre P, Mourad J, et al. Relative adrenal insufficiency in critically ill patient after rapid sequence intubation: KETASED ancillary study. *J Crit Care.* 2014;29(3):386-389.
8. Bruder EA, Ball IM, Ridi S, Pickett W, Hohl C. Single induction dose of etomidate versus other induction agents for endotracheal intubation in critically ill patients. *Cochrane Database Syst Rev.* 2015;1(1):CD010225.
9. Patanwala AE, McKinney CB, Erstad BL, Sakles JC. Retrospective analysis of etomidate versus ketamine for first-pass intubation success in an academic emergency department. *Acad Emerg Med.* 2014;21(1):87-91.
10. Kim JM, Shin TG, Hwang SY, et al. Sedative dose and patient variable impacts on postintubation hypotension in emergency airway management. *Am J Emerg Med.* 2019;37(7):1248-1253.
11. Hannam JA, Mitchell SJ, Cumin D, et al. Haemodynamic profiles of etomidate vs propofol for induction of anaesthesia: a randomised controlled trial in patients undergoing cardiac surgery. *Br J Anaesth.* 2019;122(2):198-205.

12. April MD, Long B, Brown CA III. Etomidate should be the default agent for rapid sequence intubation in the emergency department. *Ann Emerg Med*. 2021;78(6):720-721.

13. Mohr NM, Pape SG, Runde D, Kaji AH, Walls RM, Brown CA III. Etomidate use is associated with less hypotension than ketamine for emergency department sepsis intubations: a NEAR Cohort study. *Acad Emerg Med*. 2020;27(11):1140-1149.

14. April MD, Arana A, Schauer SG, et al. Ketamine versus etomidate and peri-intubation hypotension: a National Emergency Airway Registry Study. *Acad Emerg Med*. 2020;27(11):1106-1115.

15. Cohen L, Athaide V, Wickham ME, Doyle-Waters MM, Rose NG, Hohl CM. The effect of ketamine on intracranial and cerebral perfusion pressure and health outcomes: a systematic review. *Ann Emerg Med*. 2015;65(1):43-51.e42.

16. Zeiler FA, Teitelbaum J, West M, Gillman LM. The ketamine effect on ICP in traumatic brain injury. *Neurocrit Care*. 2014;21(1):163-173.

17. Chang LC, Raty SR, Ortiz J, Bailard NS, Mathew SJ. The emerging use of ketamine for anesthesia and sedation in traumatic brain injuries. *CNS Neurosci Ther*. 2013;19(6):390-395.

18. Gregers MCT, Mikkelsen S, Lindvig KP, Brøchner AC. Ketamine as an anesthetic for patients with acute brain injury: a systematic review. *Neurocrit Care*. 2020;33(1):273-282.

19. Smischney NJ, Seisa MO, Morrow AS, et al. Effect of ketamine/propofol admixture on peri-induction hemodynamics: a systematic review and meta-analysis. *Anesthesiol Res Pract*. 2020;2020:9637412.

20. Smischney NJ, Nicholson WT, Brown DR, et al. Ketamine/propofol admixture vs etomidate for intubation in the critically ill: KEEP PACE randomized clinical trial. *J Trauma Acute Care Surg*. 2019;87(4):883-891.

21. Hemphill S, McMenamin L, Bellamy MC, Hopkins PM. Propofol infusion syndrome: a structured literature review and analysis of published case reports. *Br J Anaesth*. 2019;122(4):448-459.

22. Lembersky O, Golz D, Kramer C, et al. Factors associated with post-intubation sedation after emergency department intubation: a report from The National Emergency Airway Registry. *Am J Emerg Med*. 2020;38(3):466-470.

23. Watt JM, Amini A, Traylor BR, Amini R, Sakles JC, Patanwala AE. Effect of paralytic type on time to post-intubation sedative use in the emergency department. *Emerg Med J*. 2013;30(11):893-895.

24. Pappal RD, Roberts BW, Winkler W, Yaegar LH, Stephens RJ, Fuller BM. Awareness with paralysis in mechanically ventilated patients in the emergency department and ICU: a systematic review and meta-analysis. *Crit Care Med*. 2021;49(3):e304-e314.

25. Pappal RD, Roberts BW, Mohr NM, et al. The ED-AWARENESS Study: a prospective, observational Cohort study of awareness with paralysis in mechanically ventilated patients admitted from the emergency department. *Ann Emerg Med*. 2021;77(5):532-544.

26. Sinnott J, Holthaus CV, Ablordeppey E, Wessman BT, Roberts BW, Fuller BM. The use of dexmedetomidine in the emergency department: a Cohort study. *West J Emerg Med*. 2021;22(5):1202-1209.

27. Hughes CG, Mailloux PT, Devlin JW, et al. Dexmedetomidine or propofol for sedation in mechanically ventilated adults with sepsis. *N Engl J Med*. 2021;384(15):1424-1436.

28. Mart MF, Pun BT, Pandharipande P, Jackson JC, Ely EW. ICU survivorship-the relationship of delirium, sedation, dementia, and acquired weakness. *Crit Care Med*. 2021;49(8):1227-1240.

29. Barr J, Fraser GL, Puntillo K, et al. Clinical practice guidelines for the management of pain, agitation, and delirium in adult patients in the intensive care unit. *Crit Care Med*. 2013;41(1):263-306.

CAPÍTULO 22

Bloqueadores neuromusculares

David A. Caro
Erik G. Laurin

INTRODUÇÃO

O bloqueio neuromuscular é a base da sequência rápida de intubação (SRI), otimizando as condições para a intubação traqueal e minimizando os riscos de aspiração e outros eventos fisiológicos adversos. Os bloqueadores neuromusculares (BNMs) não oferecem analgesia, sedação ou amnésia. Assim, eles são combinados com um agente indutor sedativo para a SRI. De maneira semelhante, a sedação apropriada é essencial quando o bloqueio neuromuscular é mantido após a intubação.

Os receptores colinérgicos nicotínicos na membrana pós-juncional da placa motora terminal desempenham o papel primário na estimulação da contração muscular. Sob circunstâncias normais, o neurônio pré-sináptico sintetiza acetilcolina (ACh) e a guarda em pequenos pacotes (vesículas). A estimulação nervosa faz essas vesículas migrarem para a superfície pré-juncional do nervo, rompendo e liberando a ACh na fenda sináptica da placa motora. A ACh se liga aos receptores nicotínicos, promovendo a despolarização, que culmina em um potencial de ação da célula muscular e em contração muscular. À medida que a ACh se difunde a partir do receptor, a maior parte do neurotransmissor é hidrolisada pela acetilcolinesterase (AChE). O restante é recaptado pelo neurônio pré-juncional.

Os BNMs são agonistas ("despolarizantes" da placa motora) ou antagonistas (agentes competitivos, também chamados de "não despolarizantes"). Os agonistas agem via despolarização persistente da placa terminal, exaurindo a capacidade de resposta do receptor. Os antagonistas, por outro lado, se ligam aos receptores e bloqueiam de forma competitiva o acesso da ACh ao receptor durante sua ligação. Como eles competem com a ACh pela placa motora, os antagonistas podem ser deslocados da placa pelo aumento nas concentrações da ACh, o resultado final de agentes reversores (inibidores da colinesterase, como neostigmina, edrofônio e piridostigmina) que inibem a AChE e permitem que a ACh seja acumulada e reverta o bloqueio. O relaxante muscular ideal para facilitar a SRI teria um início de ação rápido, deixando o paciente paralisado em segundos; uma curta duração da ação, com o retorno dos reflexos protetores normais do paciente dentro de 3 a 4 minutos; nenhum efeito adverso significativo; e metabolismo e excreção independentes da função hepática e renal.

SUCCINILCOLINA

BNM despolarizante (não competitivo): succinilcolina					
Dose para intubação (mg/kg)	Início (s)	$t_{1/2}\alpha$ (min)	Duração (min)	$t_{1/2}\beta$ (h)	Categoria na gestação
1,5	45	< 1	6 a 10	2 a 5	C

A succinilcolina (SC) é o medicamento que chega mais perto desses objetivos desejáveis citados na seção anterior. A popularidade do rocurônio tem crescido possivelmente como resultado dos efeitos adversos da SC e, em pacientes pediátricos, pelo fantasma da hipercalemia (hiperpotassemia) causada pela administração de SC a uma criança com doença neuromuscular degenerativa não diagnosticada. Dados recentes de registro sugerem que a SC e o rocurônio são usados com aproximadamente a mesma frequência na SRI.

Farmacologia clínica

A SC é formada por duas moléculas de ACh ligadas por uma ponte de éster e, como tal, é quimicamente semelhante à ACh. Ela estimula todos os receptores colinérgicos nicotínicos e muscarínicos do sistema nervoso simpático e parassimpático em graus variáveis, e não apenas aqueles da junção neuromuscular. Por exemplo, a estimulação de receptores muscarínicos cardíacos pode causar bradicardia, em especial quando doses repetidas são administradas em crianças pequenas. Embora a SC possa ser um inotrópico negativo, esse efeito é tão pequeno a ponto de não ter relevância clínica. A SC causa liberação de mínimas quantidades de histamina, mas esse efeito também não tem significância clínica. No início, a despolarização pela SC se manifesta como fasciculações, mas isso é rapidamente seguido por paralisia motora completa. O início, a atividade e a duração da ação da SC são independentes da atividade da AChE e dependem da hidrólise rápida pela pseudocolinesterase (PChE), uma enzima hepática e plasmática que não está presente na junção neuromuscular, antes da excreção pela urina. Assim, a difusão além da placa motora da junção neuromuscular e retrogradamente para o compartimento vascular é responsável pelo metabolismo da SC. Esse conceito farmacológico tão importante explica por que apenas uma fração da dose intravenosa (IV) inicial da SC alcança a placa motora para a promoção de paralisia. Assim, doses maiores de SC, em vez de menores, são usadas na SRI de emergência. A paralisia incompleta pode ameaçar o paciente por comprometer a respiração sem fornecer um relaxamento adequado para facilitar uma intubação endotraqueal.

A succinilmonocolina, o metabólito inicial da SC, sensibiliza os receptores muscarínicos cardíacos do nó sinusal a doses repetidas de SC, as quais podem, então, causar bradicardia, que responderá à atropina. Como resultado, os profissionais devem estar prontos para tratar a bradicardia significativa se forem necessárias doses repetidas de SC; no entanto, não há evidências de que a atropina profilática seja necessária antes de uma segunda dose. Em temperatura ambiente, a SC mantém 90% de sua atividade por até três meses. A refrigeração atenua sua degradação. Assim, se a SC for armazenada em temperatura ambiente, ela deve ser datada e os estoques devem sofrer rotação regularmente.

Indicações e contraindicações

A SC é um BNM que costuma ser usado para a SRI de emergência em razão de seu rápido início de ação e duração relativamente breve. História pessoal ou familiar de hipertermia maligna (HM) é uma contraindicação absoluta para o uso de SC. As doenças hereditárias que levam a colinesterases anormais ou insuficientes prolongam a duração do bloqueio e contraindicam o uso da SC na anestesia eletiva, mas não são um problema no manejo de emergência da via aérea. Certas condições, descritas na seção "Efeitos adversos", colocam o paciente em risco para hipercalemia relacionada com a SC e representam contraindicações absolutas à SC. Esses pacientes devem ser intubados com o uso de rocurônio. As contraindicações relativas ao uso da SC dependem da habilidade e proficiência do intubador e das circunstâncias clínicas do paciente. O papel da avaliação da via aérea difícil na decisão quanto à possibilidade de o paciente submeter-se à SRI é discutido nos Capítulos 2 e 3.

Dosagem e uso clínico

No paciente adulto de tamanho normal, a dose recomendada para a SC na SRI de emergência é de 1,5 mg/kg IV. Quando os pacientes apresentam comprometimento da circulação ou choque, recomendamos aumentar a dose para 2,0 mg/kg IV para compensar a redução na distribuição do medicamento IV. Em uma circunstância rara e ameaçadora à vida em que a SC deva ser administrada intramuscularmente (IM) por incapacidade de assegurar um acesso venoso, uma dose de 4 mg/kg IM pode ser usada. A absorção e a liberação do fármaco dependerão do estado circulatório do paciente. A administração IM pode resultar em um período prolongado de vulnerabilidade para o paciente, durante o qual a respiração estará comprometida, mas o relaxamento não será suficiente para permitir a intubação. A ventilação ativa com bolsa-válvula-máscara costuma ser necessária antes da laringoscopia nessa circunstância.

A dose da SC se baseia no peso corporal total. No departamento de emergência, pode ser impossível saber o peso exato do paciente, e as estimativas, em especial com o paciente em posição supina, são notoriamente imprecisas. Nessas circunstâncias incertas, é melhor errar para mais, administrando uma dose maior da SC para assegurar a paralisia adequada do paciente. A meia-vida sérica da SC é de menos de 1 minuto, de maneira que a duplicação da dose aumenta a duração do bloqueio em apenas 60 segundos. A SC é segura até uma dose cumulativa de 6 mg/kg. Em doses > 6 mg/kg, o bloqueio de despolarização de fase 1, típico da SC, se torna um bloqueio de fase 2, que muda o deslocamento farmacocinético da SC da placa motora. Embora as características eletrofisiológicas de um bloqueio de fase 2 se assemelhem àquelas de um bloqueio não despolarizante ou competitivo (sequência de quatro estímulos e potencialização pós-tetânica), o bloqueio continua sendo não reversível. Isso prolonga a duração da paralisia, mas é, de outro modo, irrelevante do ponto de vista clínico. O risco de um paciente inadequadamente paralisado, que é difícil de intubar devido a uma dose inadequada de SC, supera de longe o potencial mínimo para efeitos adversos por dose excessiva.

Em crianças com menos de 10 anos de idade, recomenda-se a dosagem baseada na altura, mas, se o peso for usado como determinante, a dose recomendada da SC para a SRI de emergência é de 2 mg/kg IV, e no lactente (menos de 12 meses de idade) a dose apropriada é de 3 mg/kg IV. Alguns profissionais rotineiramente administram atropina (0,02 mg/kg IV) a crianças com menos de 12 meses que recebem SC, mas não há evidências de boa qualidade para sustentar a prática. Por outro lado, não há evidências de que isso seja prejudicial. Quando adultos ou crianças de qualquer idade recebem uma segunda dose de SC, pode ocorrer bradicardia, caso em que a atropina deve estar disponível.

Efeitos adversos

Os efeitos colaterais conhecidos da SC incluem fasciculações, hipercalemia, bradicardia, bloqueio neuromuscular prolongado, HM e trismo/espasmo muscular do masseter. Cada um deles é discutido em separado.

Fasciculações

Acredita-se que as fasciculações sejam produzidas por estimulação dos receptores nicotínicos de ACh. As fasciculações ocorrem simultaneamente com elevações na pressão intracraniana (PIC), pressão intraocular e pressão intragástrica, mas isso não é o resultado de atividade muscular conjunta. Destas, apenas o aumento na PIC pode ter importância clínica.

Os mecanismos exatos pelos quais esses efeitos ocorrem não estão bem elucidados. No passado, recomendava-se que os agentes não despolarizantes fossem administrados antes da SC para reduzir a elevação da PIC, mas as evidências não são suficientes para apoiar essa prática, e eles não são mais recomendados.

A relação entre fasciculações musculares e a subsequente dor muscular pós-operatória é controversa. Os estudos têm variado com respeito à prevenção de fasciculações e da dor muscular subsequente. Embora exista uma preocupação teórica em relação à extrusão do vítreo em pacientes com lesões de globo ocular que recebem SC, não há relatos publicados sobre essa potencial complicação. Os anestesiologistas continuam usando a SC como relaxante muscular em casos de lesão aberta do globo ocular, com ou sem o uso conjunto de agentes defasciculantes. Da mesma forma, nunca foi mostrado que o aumento mensurado na pressão intragástrica tenha qualquer significância clínica, talvez porque seja superado por um aumento correspondente na pressão do esfíncter esofágico inferior.

Hipercalemia

Sob circunstâncias normais, o potássio sérico aumenta minimamente (0 a 0,5 mEq/L) com a administração de SC. Em certas condições patológicas, porém, pode ocorrer um aumento rápido e drástico no potássio sérico em resposta à SC. Essas respostas hipercalêmicas patológicas ocorrem por dois mecanismos distintos: suprarregulação (*upregulation*) de receptores e rabdomiólise. Em qualquer das situações, o aumento no potássio pode se aproximar de 5 a 10 mEq/L dentro de poucos minutos e resultar em arritmias hipercalêmicas ou parada cardíaca.

Existem duas formas de receptores pós-juncionais: maduros (juncionais) e imaturos (extrajuncionais). Cada receptor é composto de cinco proteínas arranjadas de maneira circular ao redor de um canal comum. Ambos os tipos de receptores contêm duas subunidades α. A ACh deve ligar-se a ambas as subunidades α para abrir o canal e efetuar a despolarização e a contração muscular. Quando ocorre a suprarregulação do receptor, os receptores maduros na placa motora e ao redor dela são gradualmente convertidos, em um período de 3 a 5 dias, em receptores imaturos que se propagam ao longo de toda a membrana muscular. Os receptores imaturos se caracterizam por baixa condutância e tempos prolongados de abertura dos canais (quatro vezes mais longos do que os receptores maduros), resultando em liberação aumentada de potássio. A maioria das entidades associadas com hipercalemia durante a SRI de emergência resulta da suprarregulação de receptores. De maneira interessante, esses mesmos receptores nicotínicos extrajuncionais são relativamente refratários aos agentes não despolarizantes, de modo que doses maiores de rocurônio podem ser necessárias para a produção de paralisia. Isso não é um problema na SRI de emergência, em que são usadas doses totais de intubação muitas vezes maiores do que a DE95 para paralisia.

A hipercalemia também pode ocorrer com rabdomiólise, mais comumente aquela associada com miopatias, em especial nas formas hereditárias de distrofia muscular. Quando ocorre hipercalemia grave relacionada com rabdomiólise, a mortalidade se aproxima de 30%, quase três vezes maior do que no caso da suprarregulação de receptores. Esse aumento na mortalidade pode estar relacionado à coexistência de miocardiopatia. A SC é uma toxina para membranas instáveis em qualquer paciente com miopatia, devendo ser evitada.

Os pacientes com as seguintes condições estão em risco para hipercalemia induzida pela SC:

- Suprarregulação de receptores
    - **Queimaduras** – Em pacientes queimados, a sensibilização dos receptores extrajuncionais fica clinicamente significativa três dias após a queimadura. Ela persiste por um período indeterminado, pelo menos até haver cicatrização completa da área queimada. Se a queimadura ficar infectada ou houver retardo na cicatrização, o paciente permanece em risco para hipercalemia. É prudente não administrar a SC em queimados após esse prazo se houver dúvidas sobre o estado da queimadura. A porcentagem da área de superfície corporal queimada não se correlaciona bem com a magnitude da hipercalemia. Foi relatada hipercalemia significativa em pacientes mesmo com apenas 8% de área de superfície corporal total queimada (menos do que a superfície de um braço), mas isso é raro. A maioria das intubações de emergência em pacientes com queimaduras é realizada bem antes da janela de três dias. Porém, se uma intubação mais tardia for necessária, o rocurônio deve ser usado.
    - **Denervação** – O paciente que sofre um evento de denervação, como lesão na medula espinal ou acidente vascular cerebral (AVC), está em risco para hipercalemia desde aproximadamente o terceiro dia pós-evento até seis meses após o evento. Os pacientes com distúrbios neuromusculares progressivos, como esclerose múltipla ou esclerose lateral amiotrófica, estão sempre em risco para hipercalemia. Da mesma forma, os pacientes com distúrbios neuromusculares transitórios, como síndrome de Guillain-Barré ou botulismo, podem desenvolver hipercalemia após o terceiro dia, dependendo da gravidade de sua doença. Enquanto a doença neuromuscular estiver ativa, haverá potencialização dos receptores extrajuncionais, aumentando o risco para hipercalemia. Essas situações clínicas específicas devem ser consideradas contraindicações absolutas para a SC durante os intervalos de tempo designados.
    - **Lesões por esmagamento** – Os dados a respeito de lesões por esmagamento são escassos. A resposta hipercalêmica começa cerca de três dias após a lesão, de maneira semelhante à denervação, e persiste por vários meses após a aparente cicatrização completa. O mecanismo parece ser a suprarregulação de receptores.
    - **Infecções graves** – Essa entidade parece estar relacionada a infecções graves já estabelecidas, em geral no ambiente da unidade de terapia intensiva (UTI), e à imobilidade relativa do paciente que acompanha essas condições. O mecanismo é a suprarregulação de receptores, mas o evento inicial não está estabelecido. A atrofia difusa muscular corporal total por desuso e a denervação química dos receptores de ACh, particularmente se BNMs forem infundidos por longos períodos, parecem levar a alterações patológicas dos receptores. Mais uma vez, o período de tempo em risco é tão precoce quanto três dias após o início da infecção e continua indefinidamente enquanto o processo da doença estiver em andamento. Qualquer infecção grave, prolongada e incapacitante deve causar essa preocupação.
- **Miopatia.** A SC está absolutamente contraindicada em pacientes com miopatias hereditárias, como a distrofia muscular. A hipercalemia miopática pode ser devastadora devido aos efeitos combinados da suprarregulação de receptores e rabdomiólise. Trata-se de um problema particularmente difícil em pediatria, quando uma criança com distrofia muscular oculta recebe SC. A SC tem uma tarja preta de advertência desaconselhando seu uso em anestesia pediátrica eletiva, mas ela continua sendo uma opção comum de relaxante muscular para intubações de emergência. Qualquer paciente com suspeita de miopatia deve ser intubado com relaxantes musculares não despolarizantes, e não com SC.

- **Hipercalemia preexistente**. A hipercalemia, por si só, não é contraindicação absoluta para a SC. Há poucas evidências de que a elevação normal do potássio induzida pela SC de 0,5 mEq/L seja prejudicial em pacientes com hipercalemia preexistente que de outro modo não estejam sob risco de hipercalemia grave induzida pela SC por um dos mecanismos descritos na seção anterior. De fato, há apenas um trabalho publicado documentando esse fenômeno. Apesar dessa falta de evidências significativas, há amplo reconhecimento de que os pacientes com hipercalemia secundária a lesão renal aguda ou a condições acidóticas, como a cetoacidose diabética, têm chances de exibir arritmias cardíacas pela administração de SC. O maior estudo examinando o uso de SC em pacientes com insuficiência renal crônica (incluindo hipercalemia documentada antes da intubação) não identificou qualquer efeito adverso relacionado à SC. Assim, uma abordagem razoável é presumir que a SC é segura para ser usada em pacientes com hipercalemia ou insuficiência renal preexistentes a menos que o eletrocardiograma (monitor eletrocardiográfico ou ECG de 12 derivações) mostre evidências de instabilidade miocárdica pela hipercalemia (prolongamento do complexo QRS ou morfologia de ondas sinusoidais).

Bradicardia

Em adultos e em crianças, doses repetidas de SC podem produzir bradicardia e a administração de atropina pode ser necessária.

Bloqueio neuromuscular prolongado

O bloqueio neuromuscular prolongado pode resultar de deficiência adquirida de PChE, ausência congênita de PChE ou presença de uma forma atípica de PChE, todas as três retardando a degradação da SC e prolongando a paralisia. A deficiência adquirida de PChE pode resultar de doença hepática, abuso crônico de cocaína, gravidez, queimaduras, contraceptivos orais, metoclopramida, bambuterol ou esmolol. Uma redução de 20% nos níveis normais aumentará o tempo de apneia em cerca de 3 a 9 minutos. A variante mais grave (0,04% da população) prolongará a paralisia por 4 a 8 horas.

Hipertermia maligna

Uma história pessoal ou familiar de HM é uma contraindicação absoluta ao uso da SC. A HM é uma miopatia caracterizada por anormalidade genética na membrana muscular esquelética no receptor Ry (rianodina). Ela pode ser desencadeada por anestésicos halogenados, SC, exercício vigoroso e, até mesmo, estresse emocional. Após o evento precipitante, seu início pode ser agudo e progressivo ou retardado por horas. A conscientização generalizada sobre a HM, o diagnóstico precoce e a disponibilidade do dantrolene diminuíram a mortalidade de até 70% para 5%. A perda aguda do controle do cálcio intracelular resulta em uma cascata de eventos rapidamente progressivos manifestados por metabolismo aumentado, rigidez muscular, instabilidade autonômica, hipoxia, hipotensão, acidose láctica grave, hipercalemia, mioglobinemia e coagulação intravascular disseminada. A elevação da temperatura é uma manifestação tardia. A presença de mais de um desses sinais clínicos é sugestiva de HM.

O espasmo do masseter era considerado marcador principal da HM, mas não é patognomônico. A SC pode causar espasmo do masseter como resposta exagerada na junção neuromuscular, especialmente em crianças.

O tratamento para HM consiste na descontinuação do agente precipitante suspeito ou conhecido e na administração imediata de dantrolene sódico. O dantrolene é essencial para a reanimação bem-sucedida e deve ser administrado assim que o diagnóstico for seriamente considerado. O dantrolene é um derivado da hidantoína, que age diretamente no músculo esquelético para evitar a liberação de cálcio do retículo sarcoplasmático sem afetar a recaptação de cálcio. A dose inicial é de 2,5 mg/kg IV e é repetida a cada 5 minutos, até que ocorra relaxamento muscular ou até que uma dose máxima de 10 mg/kg seja administrada. O dantrolene é isento de qualquer efeito colateral grave. Além disso, devem ser tomadas medidas para controlar a temperatura corporal, o equilíbrio ácido-básico e a função renal. Todos os casos de HM exigem monitoramento frequente de pH, gasometria arterial e potássio sérico. Pode ser necessário o manejo imediato e vigoroso da hipercalemia com a administração de gluconato de cálcio, glicose, insulina e bicarbonato de sódio. De maneira interessante, a paralisia completa com BNMs não despolarizantes irá evitar a HM desencadeada pela SC. A HM nunca foi relatada com relação ao uso de SC no departamento de emergência. O número da *hotline* de emergência de HM é 1-800-MH-HYPER 1-800-644-9737 (Estados Unidos e Canadá) 24 horas por dia, 7 dias por semana. Pergunte por "index zero". O *e-mail* da Malignant Hyperthermia Association of the United States (MHAUS) é mhaus@norwich.net e o *site* é www.mhaus.org.*

Trismo/espasmo do músculo masseter

Por vezes, a SC pode causar transitoriamente trismo/espasmo do músculo masseter, em especial nas crianças. Isso se manifesta como rigidez da musculatura da mandíbula associada com flacidez da musculatura dos membros. O pré-tratamento com doses defasciculantes de BNMs não despolarizantes não evita o espasmo do masseter. Se o espasmo do masseter interferir com a intubação, uma dose de um agente não despolarizante competitivo (p. ex., rocurônio, 1 mg/kg) deve ser administrada e relaxará a musculatura envolvida. O paciente pode necessitar de ventilação com bolsa-válvula-máscara (VBVM) até que o relaxamento seja completo e a intubação, possível. O espasmo do masseter deve levar a considerações sobre o diagnóstico de HM (ver discussão anterior).

BLOQUEADORES NEUROMUSCULARES COMPETITIVOS

BNMs não despolarizantes (competitivos)				
	Dose para intubação (mg/kg)	Tempo para obter a paralisia para intubação (s)	Duração (min)	Categoria na gestação
Rocurônio	1,5	60	40 a 60	B

Farmacologia clínica

Os BNMs não despolarizantes ou competitivos competem com e bloqueiam a ação da ACh nos receptores colinérgicos nicotínicos pós-juncionais da placa motora. O bloqueio é resultado da ligação competitiva a uma ou ambas as subunidades α no receptor, impedindo o acesso da ACh às duas subunidades α, o que é necessário para a despolarização muscular. Esse bloqueio competitivo se caracteriza pela ausência de fasciculações. Ele pode ser revertido pelos inibidores da AChE que normalmente impedem o metabolismo da ACh. Os inibidores da AChE causam o reacúmulo de ACh na placa motora, a qual compete com o BNM competitivo e promove a contração muscular.

Em geral, os BNMs não despolarizantes são eliminados por degradação de Hofmann (atracúrio e cisatracúrio) ou são excretados inalterados na bile (vecurônio e rocurônio), embora haja excreção renal e metabolismo hepático limitados do vecurônio e do rocurônio. Eles se dividem em dois grupos: os compostos benzilisoquinolínicos (p. ex., D-tubocurarina, atracúrio, mivacúrio) e os compostos aminoesteroides (p. ex., rocurônio). O único agente comumente usado para SRI de emergência é o rocurônio.

O rocurônio não libera significativamente histamina nem causa bloqueio ganglionar. O rocurônio tem um leve efeito vagolítico. Ele é lipofílico e eliminado primariamente na bile, tendo estabilidade cardiovascular muito boa. O rocurônio é o principal BNM competitivo para a SRI de emergência, pois seu início de ação e duração de ação são os mais curtos entre todos os BNMs não despolarizantes.

O rocurônio pode ser revertido pela administração de inibidores da AChE, como a neostigmina, 0,06 a 0,08 mg/kg IV, após ocorrer uma recuperação espontânea significativa (40%). Atropina, 0,01 mg/kg IV, ou glicopirrolato, 0,01 a 0,005 mg/kg IV, podem ser administrados rotineiramente para bloquear a estimulação muscarínica excessiva (salivação, lacrimejamento, diurese, diarreia, desconforto gastrintestinal, vômitos). A reversão do bloqueio quase nunca é indicada após o manejo de emergência da via aérea.

Um novo agente reversor seletivo para o rocurônio, sugamadex,** está aprovado para uso nos Estados Unidos. Sua estrutura molecular oca em forma de cone de polissacarídeos encapsula o rocurônio e, em menor grau, o vecurônio, revertendo o bloqueio neuromuscular sem os efeitos colaterais muscarínicos dos

---

*N. de R.T. Desde 2009, um grupo da Anestesiologia da Escola Paulista de Medicina é responsável por uma *hotline* para profissionais atendendo casos de hipertermia maligna. O serviço funciona 24 horas por dia em São Paulo, pelo número (11) 5575-9873. Mais informações podem ser encontradas em https://www.sbahq.org/hotline-hipertermia-maligna/ e www.mhaus.org.

**N. de R.T. O sugamadex tem registro na Agência Nacional de Vigilância Sanitária (Anvisa) para uso em adultos desde 2009. Em 2021, foi aprovada a ampliação do uso para a população pediátrica (2 a 17 anos), além de ter ocorrido o fim da sua patente, havendo o registro do medicamento genérico por outras farmacêuticas, o que deve melhorar tanto o custo quanto a acessibilidade ao longo dos próximos anos.

inibidores da AChE. A respiração espontânea é restaurada em cerca de 3 minutos, em comparação com mais de 5 minutos com os inibidores da AChE. Além disso, o sugamadex é rapidamente efetivo na dose de 16 mg/kg, independente da extensão do bloqueio neuromuscular, e não é necessário que ocorra nenhuma recuperação espontânea antes de se iniciar a reversão. Ver seção "Evidências" para detalhes.

Infelizmente, o sugamadex não se mostrou tão útil em SRI de emergência quanto se esperava antes. São necessários vários minutos para diluir o medicamento e as doses são caras. Embora possa ser usado em um cenário planejado, como para restabelecer a função neuromuscular a fim de avaliar a extensão da lesão cerebral ou a continuação do estado de mal epiléptico após a intubação, seu uso em um cenário "não consigo intubar, não consigo oxigenar (NINO)" é limitado. As seringas pré-misturadas disponíveis para uso têm um custo proibitivo. Se ocorrer uma situação NINO, os muitos minutos necessários para determinar que se trata, de fato, de NINO, somados ao tempo para obter o medicamento, misturá-lo, administrá-lo e aguardar o retorno da respiração espontânea excedem o tempo de sobrevida de um cérebro sob anoxia. Além disso, o sugamadex não afeta a sedação profunda e a depressão respiratória criadas pelo agente de indução sedativo. Ademais, mesmo que a reversão do bloqueio neuromuscular e da respiração espontânea ocorresse a tempo, ainda haveria o estado original do paciente exigindo que ele fosse intubado. Portanto, a maioria dos especialistas em vias aéreas concorda que a única solução para um verdadeiro cenário NINO é uma via aérea cirúrgica rápida.

Indicações e contraindicações

Os BNMs não despolarizantes desempenham vários papéis no manejo da via aérea na emergência. Com base em dados de registro recentes, o rocurônio é o único BNM não despolarizante usado para SRI de emergência. Qualquer dos agentes despolarizantes (vecurônio, pancurônio ou rocurônio) é adequado para manutenção da paralisia após a intubação, quando isso for desejado. A única contraindicação para um BNM não despolarizante é a anafilaxia prévia conhecida a esse agente, embora isso seja extremamente raro. Os pacientes com miastenia grave são sensíveis aos BNMs e podem experimentar uma paralisia maior ou mais prolongada em qualquer dose.*

Dosagem e uso clínico

A dose recomendada de rocurônio para o manejo emergencial das vias aéreas é de 1,5 mg/kg IV. Ele produz paralisia suficiente para a intubação de forma consistente dentro de 60 segundos, especialmente quando uma dose adequada do agente de indução (sedativo) é usada, pois o indutor também causa relaxamento substancial. Para o manejo pós-intubação, quando for desejado um bloqueio neuromuscular continuado, o vecurônio, 0,1 mg/kg IV, ou o pancurônio, 0,1 mg/kg IV, são apropriados, em conjunto com a sedação adequada (ver Caps. 20 e 30). A **Tabela 22.1** lista o início e a duração da ação para doses paralisantes de rotina de todos os BNMs mais usados. O início e a duração da ação se referem às doses específicas listadas, que são menores do que as usadas para intubação.

Tabela 22.1 Início e duração da ação dos fármacos bloqueadores neuromusculares

Fármaco	Dose (mg/kg)	Tempo para bloqueio máximo (min)	Tempo para recuperação (min) 25%	Tempo para recuperação (min) 75%
Compostos benzilisoquinoleínicos				
Succinilcolina	1,0	1,1	8	11 (90%)
Compostos aminoesteroides				
Rocurônio	0,6	1,0	43	66

De Hunter JM. Drug therapy: new neuromuscular blocking drugs. *N Engl J Med*. 1995;332:1691-1699. Copyright © 1995 Massachusetts Medical Society. Reproduzida com permissão da Massachusetts Medical Society.

---

*N. de R.T. Não há contraindicações, mas há situações particulares que merecem destaque. O rocurônio e o pancurônio podem causar bloqueio neuromuscular prolongado, de várias horas, em pacientes com insuficiência renal, situação que demanda suporte ventilatório e sedação. O sugamadex não é recomendado para pacientes com insuficiência renal grave (ClCr < 30 mL/min).

Efeitos adversos

Previamente, os BNMs não despolarizantes eram considerados menos desejáveis para a intubação do que a SC em função do tempo maior até a paralisia, da duração da ação prolongada, ou de ambos. No entanto, seu início pode ser reduzido com a administração de uma dose de intubação maior (em oposição à dose de DE95 [Tab. 22.1] usada para a paralisia cirúrgica), e a disponibilidade de sugamadex permite o término prematuro do bloqueio neuromuscular, caso isso seja necessário.

EVIDÊNCIAS

Qual é a vantagem de realizar a SRI com um BNM versus a intubação com sedação profunda isoladamente?

A SRI com um BNM é o padrão atual de cuidados nas intubações de emergência. Múltiplos estudos prospectivos e dados de registros do departamento de emergência confirmam as altas taxas de sucesso da SRI com os BNMs quando realizada por profissionais experientes em pacientes de emergência adultos e pediátricos.[1-3]

Algum dos BNMs não despolarizantes é tão bom quanto a SC na SRI de emergência?

Múltiplos estudos compararam a SC com o rocurônio para a intubação. Todos concluíram que as condições de intubação dos dois medicamentos são muito semelhantes, desde que administrados em doses corretas. Revisões recentes comparando a SC e o rocurônio para a SRI em ambiente de emergência por emergencistas demonstraram não haver diferença significativa entre o sucesso na intubação com ambos os agentes.[4-11] A dose do rocurônio é fundamental para o sucesso da SRI. A dose correta de rocurônio previamente preconizada para SRI era de 1,0 a 1,2 mg/kg, e não 0,6 mg/kg, como costuma ser usada na sala de cirurgia. Uma revisão da Cochrane de 2015 concluiu que a SC a 1,5 mg/kg IV em comparação com o rocurônio a 1,0 mg/kg IV produzia condições de intubação superiores com mais frequência, mas taxas equivalentes de condições de intubação aceitáveis. Entretanto, o rocurônio na dose de 1,2 mg/kg IV fornece condições de intubação equivalentes às da SC, mas a duração da ação é maior do que com 1,0 mg/kg IV e muito maior do que a da SC.[7] A duração da dose IV de 1,0 mg/kg é de 46 minutos.

Qual é a dose correta da SC para a SRI?

As condições de intubação estão diretamente relacionadas à dose de SC usada, com excelentes condições de intubação em mais de 80% dos pacientes que recebem 1,5 mg/kg IV ou mais de SC.[12] Subir a dose de SC de 1,5 para 2 mg/kg IV aumenta a duração da ação apenas de 5,2 para 7,5 minutos, reforçando a noção de que a meia-vida da SC *in vivo* é de cerca de 1 minuto. Há evidências suficientes sobre doses menores de SC produzirem piores condições para a intubação. Assim, recomendamos firmemente 1,5 mg/kg (ou mais) de SC para a SRI de emergência.

Qual é a dose correta do rocurônio para a SRI?

A nova recomendação para SRI é 1,5 mg/kg IV. Nos últimos anos, a recomendação baseada no peso para o rocurônio tem aumentado em conjunto com evidências que mostram que as condições de intubação são maximizadas com doses mais altas. Uma análise recente do National Emergency Airway Registry (NEAR) sobre doses estratificadas de rocurônio baseadas no peso revelou que o sucesso da intubação na primeira tentativa era maior quando mais de 1,4 mg/kg IV de rocurônio era usado (92% vs. 88% para 1,0 mg/kg IV).[13] O benefício era mais pronunciado em pacientes com hipotensão e nos quais a laringoscopia direta era realizada. No último grupo, a chance ajustada de sucesso na primeira tentativa foi de 1,9 (IC 95% 1,3 a 2,7) quando foi usado 1,4 mg/kg ou mais de rocurônio. Esse benefício não foi observado no grupo de videolaringoscopia (VL), provavelmente porque a visualização glótica foi aprimorada o suficiente pela tecnologia de vídeo para que o bloqueio neuromuscular adicional não conferisse benefício; no entanto, há pouca desvantagem em usar doses mais altas, mesmo quando a VL é planejada. Em pacientes de emergência, o peso costuma ser estimado e, se considerado baixo, o que em geral é o caso, o BNM em dose total inadequada pode resultar em paralisia parcial e condições precárias de intubação. Com 1,0 mg/kg IV, o paciente ficará relaxado por cerca de 45 minutos. O manejo bem-sucedido das vias aéreas é necessário muito antes disso para evitar lesões anóxicas. Portanto, embora a administração de uma dose maior de rocurônio baseada no peso prolongue a duração clínica da ação, ela não apresenta maior risco para o paciente. Diante disso, e em um esforço para simplificar a dosagem de BNMs, 1,5 mg/kg IV é atualmente a dose recomendada em SRI tanto para a SC como para o rocurônio.

Uso de SC em pacientes com lesão ocular aberta

A SC tem sido ligada a aumentos na PIC. Porém, nunca houve um relato de caso sobre extrusão de vítreo após o uso de SC em pacientes com lesão aberta do globo ocular. Assim, recomendamos que o BNM para a SRI em pacientes com lesão ocular aberta seja selecionado como para qualquer outro paciente.

Uso de SC em lesões com denervação (AVC, síndrome de Guillain-Barré, poliomielite, trauma da medula espinal, etc.)

Lesões por denervação causam uma alteração no número e na função dos receptores de ACh juncionais e extrajuncionais já em três dias após a lesão.[14,15] Isso pode resultar em aumentos maciços de potássio sérico que podem causar parada cardíaca. A SC pode ser usada com segurança até três dias após a denervação, devendo ser evitada até que ocorra atrofia muscular completa ou que o evento não esteja mais evoluindo.

Uso de SC em pacientes com miopatia (distrofia muscular, rabdomiólise, lesões por esmagamento, imobilização prolongada, etc.)

As miopatias causam hipercalemia por meio de um mecanismo semelhante à denervação, ou seja, alterações na função e densidade do receptor ACh.[16] As miopatias congênitas são consideradas uma contraindicação absoluta para a SC; seu uso em pacientes com miopatias pode resultar em rabdomiólise e parada hipercalêmica resistente à reanimação.[17,18] A hipercalemia secundária à miopatia oculta não diagnosticada deve ser considerada em crianças que sofrem parada cardíaca após SC.[19] Quando um paciente com rabdomiólise conhecida é encontrado, a SC deve ser evitada.

Uso de SC em pacientes com hipercalemia preexistente

Até o momento, poucos estudos examinaram o risco da administração de SC em pacientes hipercalêmicos.[20] Em uma metanálise, Thapa e Brull identificaram quatro estudos controlados de pacientes com e sem insuficiência renal, e não houve casos em que o potássio sérico tenha aumentado em mais de 0,5 mEq/L.[21] A maior série, envolvendo mais de 40.000 pacientes submetidos à anestesia geral, identificou 38 adultos e crianças com hipercalemia (5,6 a 7,6 mEq/L) no momento em que receberam SC. Nenhum desses pacientes teve um evento adverso, e os autores calcularam que a probabilidade máxima de um evento adverso relacionado à SC em pacientes hipercalêmicos é de 7,9%.[20] O dogma de longa data de evitar a SC em qualquer paciente com insuficiência renal não é válido, e a independência da excreção renal da SC a torna um agente viável a ser considerado quando a função renal está comprometida.[22,23] Recomendamos que quando a hipercalemia estiver presente, ou acredita-se que esteja presente (p. ex., paciente com doença renal em estágio terminal) e o ECG mostrar estigmas de instabilidade cardíaca decorrente da hipercalemia (aumento da duração do QRS), um agente alternativo, como o rocurônio, deve ser usado para a SRI. Caso contrário, a insuficiência renal ou a hipercalemia nominal (i.e., sem alterações eletrocardiográficas) não são contraindicação para a SC.*

Evidências com o sugamadex

A forma molecular do sugamadex permite encapsular o rocurônio e reverter o bloqueio neuromuscular.[24] Estudos iniciais demonstram a reversão segura e eficaz do bloqueio neuromuscular do rocurônio em apenas 2 minutos.[8,24-27] Porém, seu uso como agente de resgate em um cenário NINO não é realista devido ao tempo necessário para decidir usá-lo, prepará-lo, administrá-lo e esperar que ele reverta o bloqueio neuromuscular.

REFERÊNCIAS

1. Brown CA III, Bair AE, Pallin DJ, et al. Techniques, success, and adverse events of emergency department adult intubations. *Ann Emerg Med.* 2015;65(4):363.e1-370.e1.
2. Pallin DJ, Dwyer RC, Walls RM, et al. Techniques and trends, success rates, and adverse events in emergency department pediatric intubations: a report from the National Emergency Airway Registry. *Ann Emerg Med.* 2016;67:610.e1-615.e1.
3. Wilcox SR, Bittner EA, Elmer J, et al. Neuromuscular blocking agent administration for emergent tracheal intubation is associated with decreased prevalence of procedure-related complications. *Crit Care Med.* 2012;40(6):1808-1813.

---

*N. de R.T. Em pacientes com perda de função renal, o tempo de bloqueio neuromuscular induzido por rocurônio e pancurônio pode ser de várias horas, havendo necessidade de suporte ventilatório e sedação.

4. Perry JJ, Lee JS, Sillberg VA, et al. Rocuronium versus succinylcholine for rapid sequence induction intubation. *Cochrane Database Syst Rev.* 2008;2:CD002788.
5. Patanwala AE, Stahle SA, Sakles JC, et al. Comparison of succinylcholine and rocuronium for first-attempt intubation success in the emergency department. *Acad Emerg Med.* 2011;18(1):10-14.
6. Herbstritt A, Amarakone K. Towards evidence-based emergency medicine: best BETs from the Manchester Royal Infirmary. BET 3: is rocuronium as effective as succinylcholine at facilitating laryngoscopy during rapid sequence intubation? *Emerg Med J.* 2012;29(3):256-258.
7. Tran DTT, Newton EK, Mount VAH, et al. Rocuronium versus succinylcholine for rapid sequence induction intubation. *Cochrane Database Syst Rev.* 2015;10:CD002788.
8. Sørensen MK, Bretlau C, Gätke MR, et al. Rapid sequence induction and intubation with rocuronium-sugammadex compared with succinylcholine: a randomized trial. *Br J Anaesth.* 2012;108(4):682-689.
9. Marsch SC, Steiner L, Bucher E, et al. Succinylcholine versus rocuronium for rapid sequence intubation in intensive care: a prospective, randomized controlled trial. *Crit Care.* 2011;15(4):R199.
10. April MD, Arana A, Pallin DJ, et al. Emergency department intubation success with succinylcholine versus rocuronium: a National Emergency Airway Registry study. *Ann Emerg Med.* 2018;72(6):645-653. Epub 2018 May 7. PMID: 29747958.
11. Li G, Cheng L, Wang J. Comparison of rocuronium with succinylcholine for rapid sequence induction intubation in the emergency department: a retrospective study at a single center in China. *Med Sci Monit.* 2021;27:e928462. PMID: 33441534; PMCID: PMC7814511.
12. Naguib M, Samarkandi AH, El-Din ME, et al. The dose of succinylcholine required for excellent endotracheal intubating conditions. *Anesth Analg.* 2006;102(1):151-155.
13. Levin NM, Fix ML, April MD, Allyson AA, Brown CA III. The Association of Rocuronium dosing and first-attempt intubation success in adult emergency department patients. *CJEM.* 2021;23(4):518-527.
14. Martyn JA, White DA, Gronert GA, et al. Up-and-down regulation of skeletal muscle acetylcholine receptors. Effects on neuromuscular blockers. *Anesthesiology.* 1992;76(5):822-843.
15. Gronert GA, Theye RA. Pathophysiology of hyperkalemia induced by succinylcholine. *Anesthesiology.* 1975;43(1):89-99.
16. Smith CL, Bush GH. Anaesthesia and progressive muscular dystrophy. *Br J Anaesth.* 1985;57(11):1113-1118.
17. Gronert GA. Cardiac arrest after succinylcholine: mortality greater with rhabdomyolysis than receptor upregulation. *Anesthesiology.* 2001;94(3):523-529.
18. Larach MG, Rosenberg H, Gronert GA, et al. Hyperkalemic cardiac arrest during anesthesia in infants and children with occult myopathies. *Clin Pediatr.* 1997;36(1):9-16.
19. Schow AJ, Lubarsky DA, Olson RP, et al. Can succinylcholine be used safely in hyperkalemic patients? *Anesth Analg.* 2002;95(1):119-122, table of contents.
20. Thapa S, Brull SJ. Succinylcholine-induced hyperkalemia in patients with renal failure: an old question revisited. *Anesth Analg.* 2000;91(1):237-241.
21. Powell DR, Miller R. The effect of repeated doses of succinylcholine on serum potassium in patients with renal failure. *Anesth Analg.* 1975;54(6):746-748.
22. Koide M, Waud BE. Serum potassium concentrations after succinylcholine in patients with renal failure. *Anesthesiology.* 1972;36(2):142-145.
23. Sacan O, White PF, Tufanogullari B, et al. Sugammadex reversal of rocuronium-induced neuromuscular blockade: a comparison with neostigmine-glycopyrrolate and edrophonium-atropine. *Anesth Analg.* 2007;104(3):569-574.
24. Suy K, Morias K, Cammu G, et al. Effective reversal of moderate rocuronium- or vecuronium-induced neuromuscular block with sugammadex, a selective relaxant binding agent. *Anesthesiology.* 2007;106(2):283-288.
25. Groudine SB, Soto R, Lien C, et al. A randomized, dose-finding, phase II study of the selective relaxant binding drug, sugammadex, capable of safely reversing profound rocuronium-induced neuromuscular block. *Anesth Analg.* 2007;104(3):555-562.
26. Sparr HJ, Vermeyen KM, Beaufort AM, et al. Early reversal of profound rocuronium-induced neuromuscular blockade by sugammadex in a randomized multicenter study: efficacy, safety, and pharmacokinetics. *Anesthesiology.* 2007;106(5):935-943.
27. Schaller SJ, Fink H. Sugammadex as a reversal agent for neuromuscular block: an evidence-based review. *Core Evid.* 2013;8:57-67.

CAPÍTULO 23

Otimização do sucesso na primeira tentativa de intubação

Brian E. Driver
Robert F. Reardon

A IMPORTÂNCIA DO SUCESSO NA PRIMEIRA TENTATIVA DE INTUBAÇÃO

Alcançar o sucesso na primeira tentativa de intubação é crucial para os pacientes submetidos à intubação de emergência. A falha em intubar com sucesso na primeira tentativa está associada ao aumento do risco de hipoxemia, aspiração, parada cardíaca e outras complicações peri-intubação. Embora o sucesso na primeira tentativa tenha crescido com o melhor treinamento e a introdução da videolaringoscopia (VL), as taxas estimadas de sucesso na primeira tentativa no departamento de emergência permanecem próximas de 90%, com taxas mais baixas na unidade de terapia intensiva (UTI). Cerca de 1,5 milhão de pacientes adultos gravemente enfermos são intubados a cada ano nos Estados Unidos – 90% de sucesso na primeira tentativa significa que pelo menos 150.000 pacientes necessitam de várias tentativas antes de uma intubação bem-sucedida. Levando em conta a existência de uma taxa de eventos adversos de 30 a 50% quando a primeira tentativa falha, há espaço evidente para melhorias nessa medida. Avaliação adequada dos pacientes, preparação, utilização de *checklists* e uso consistente de vídeo permitiram que alguns departamentos de emergência e grupos pré-hospitalares alcançassem taxas de sucesso na primeira tentativa > 95%. Isso sugere que, em vez de depender principalmente da habilidade individual, o sucesso da intubação depende muito dos sistemas de intubação que apoiam o médico.

CHAVES PARA OTIMIZAR A SEGURANÇA E O SUCESSO NA PRIMEIRA TENTATIVA DE INTUBAÇÃO

A otimização do sucesso na primeira tentativa de intubação exige o uso consistente das melhores práticas para *todos os aspectos* da intubação. O sucesso não ocorre por acaso ou pelo recrutamento de residentes, *fellows* ou assistentes com uma coordenação olho-mão excepcionalmente boa. Ele ocorre prestando-se atenção meticulosa a todo o processo de intubação. Os elementos com maior efeito sobre o sucesso na primeira tentativa de intubação e a segurança do paciente incluem:

1. Uso de uma abordagem padronizada para todas as intubações
2. Uso adequado da sequência rápida de intubação (SRI)
3. Utilização de um *checklist* para se preparar meticulosamente para a intubação
4. Pré-oxigenação robusta
5. Uso do melhor dispositivo, técnica e adjuntos
6. Tomada de decisão algorítmica
7. Uso precoce de ferramentas de resgate bem praticadas
8. Apropriação da responsabilidade pelo procedimento, com melhoria contínua da qualidade por um líder no manejo da via aérea

USO DE UMA ABORDAGEM PADRONIZADA PARA A INTUBAÇÃO DE EMERGÊNCIA

Esse pode ser o elemento mais importante a afetar o sucesso na primeira tentativa de intubação e a segurança da intubação de emergência. A intubação de emergência é um processo complexo, sendo que ainda há um debate sobre quais equipamentos e técnicas são os melhores. No entanto, cada departamento deve decidir e padronizar as melhores práticas para seu grupo. A intubação de emergência costuma ser um evento estressante e envolve vários membros da equipe – uma abordagem consistente leva a um melhor trabalho em equipe, diminuição do estresse e menos erros.

Os departamentos devem adotar uma abordagem de intubação que padronize preparação, medicamentos, técnicas e dispositivos para praticamente todos os pacientes que necessitem de intubação. A abordagem-padrão deve usar as melhores técnicas e equipamentos disponíveis – isso garantirá que ela seja bem-sucedida em casos difíceis. O uso de técnicas ou dispositivos novos, desconhecidos ou raramente empregados para via aérea difícil em geral significa desafios imprevistos ou falhas de intubação.

Estudos randomizados na UTI e no departamento de emergência estudaram elementos singulares do processo de intubação, incluindo o uso de um *checklist versus* nenhum *checklist*; o uso de um laringoscópio direto *versus* o de vídeo; a colocação do paciente na posição olfativa *versus* a posição em rampa; e o uso de oxigenação apneica *versus* ausência de oxigenação apneica, com os resultados mostrando que aspectos individuais do manejo da via aérea podem não ter tanto impacto no sucesso da intubação quanto as alterações de todo o sistema. Todos esses estudos têm limitações (p. ex., estudar apenas operadores iniciantes) e, em vez de demonstrar a futilidade de *checklists*, videolaringoscópios, posição de intubação e uso de oxigenação apneica, eles sugerem que alterar apenas um elemento em um processo complexo pode não alterar os resultados.

A intubação traqueal de emergência é complexa, e todos os elementos do procedimento, antes, durante e após a colocação do tubo, contribuem para a segurança do paciente. Por exemplo, usar um *checklist* não ajudará se o paciente não estiver posicionado adequadamente; posicionar o paciente não ajudará se um laringoscópio direto for usado em via aérea difícil; e usar um videolaringoscópio pode não ajudar se a pré-oxigenação for inadequada, levando a um tempo de laringoscopia encurtado. Departamentos e intubadores devem prestar atenção especial a *todos* os elementos da intubação, às vezes denominados *processo* de intubação ou pacote de via aérea. Quando um intubador – ou um departamento inteiro – faz uso de um pacote-padrão de via aérea que usa o melhor de todas as técnicas e equipamentos disponíveis, isso simplifica muito a complexidade do procedimento e oferece o melhor cuidado para o paciente.

A IMPORTÂNCIA DO BLOQUEIO NEUROMUSCULAR PARA INTUBAÇÃO DE EMERGÊNCIA

Talvez nada ajude mais no sucesso na primeira tentativa de intubação do que o bloqueio neuromuscular. Antes da introdução da SRI (ver Cap. 20), a intubação era significativamente mais difícil e o sucesso na primeira tentativa era incomum.

Devido ao poderoso instinto humano de proteger a via aérea, a colocação do laringoscópio e do tubo sem paralisia costuma resultar em combate físico, condições precárias de intubação e trauma na via aérea. A SRI é o método mais usado para intubação de emergência. Múltiplos estudos prospectivos e dados de registros de departamentos de emergência confirmam as altas taxas de sucesso da SRI com os bloqueadores neuromusculares (BNMs) quando realizada por profissionais experientes em pacientes de emergência adultos e pediátricos (ver seção "Evidências" no Cap. 20). Paradoxalmente, a crença de que usar sedativos isoladamente sem bloqueio neuromuscular era mais seguro muitas vezes causava mais danos. É necessária uma sedação significativa para facilitar a laringoscopia e a intubação oral, o que em geral resulta em hipoventilação ou apneia. Instrumentar a via aérea nesse estado também pode causar vômitos, o que pode ser desastroso em um paciente sem reflexos intactos na via aérea.

Use adequadamente a sequência rápida de intubação

A SRI revolucionou o manejo emergencial da via aérea e está associada a um maior sucesso e segurança da intubação. Nos registros de intubação, um BNM é usado em cerca de 85% de todas as abordagens à via aérea e em > 95% dos pacientes quando aqueles com parada cardíaca são excluídos. Essa taxa muito alta demonstra que a SRI deve ser o método-padrão para facilitar a intubação, a menos que haja uma razão convincente para selecionar um método que mantenha a respiração espontânea (i.e., dificuldade anatômica ou fisiológica significativa – ver Caps. 2 e 3) – e não o contrário.

Quando os intubadores confiam no plano da via aérea e nos dispositivos de retaguarda e estão usando o melhor equipamento, eles confiam no sucesso do procedimento e no sucesso da oxigenação de resgate, o que permitirá o uso da SRI.

Use a intubação com o paciente acordado quando houver falha provável da SRI e da oxigenação de resgate

A SRI deve ser evitada quando a intubação, a oxigenação de resgate ou ambas forem consideradas muito difíceis ou potencialmente impossíveis. Menos de 5% dos pacientes atenderão a esses critérios. Os algoritmos dos Capítulos 2 e 3 fornecem uma excelente estrutura para avaliar a via aérea difícil. O Capítulo 5 descreve a aplicação algorítmica desse conhecimento para ajudar a construir o plano apropriado. O intubador deve compreender a importância do ponto de ramificação da decisão entre a SRI e a intubação com o paciente acordado e não utilizar excessivamente as técnicas com o paciente acordado. No entanto, não se deve ser descuidado na abordagem de pacientes com características de via aérea difícil. Quando equipamentos e técnicas modernas são usados, é raro que um paciente não possa ser intubado ou reoxigenado; contudo, esses casos ainda existem e, portanto, a intubação com o paciente acordado continua sendo uma ferramenta valiosa.

A decisão de usar uma técnica com o paciente acordado não pode se basear apenas no mnemônico e nos preditores individuais de via aérea difícil (porque pelo menos um marcador está presente em 60% das intubações de emergência); em vez disso, ela deve depender do julgamento do intubador ao considerar as características do paciente, o equipamento disponível e seu nível de habilidade e experiência. Além disso, há momentos em que a intubação com o paciente acordado está sendo considerada, mas pode não ser a abordagem mais prática, incluindo obstrução rapidamente progressiva da via aérea superior sem tempo para preparação do paciente (ver Cap. 24) ou um paciente com trauma e ferimento penetrante no pescoço e sangramento orofaríngeo abundante. Esses pacientes costumam ser enquadrados na categoria "forçados a agir" no algoritmo de via aérea difícil (ver Cap. 5).

Se a SRI for evitada, o paciente deve, idealmente, ser mantido total ou quase totalmente acordado, e a intubação deve ser realizada após a aplicação meticulosa de anestesia tópica (Caps. 17 e 24). Se a intubação com o paciente acordado não for possível devido à falta de cooperação, mesmo após anestesia tópica liberal, pequenas quantidades de agentes sedativos, administrados em série, podem ser fornecidas. O objetivo não é deixar o paciente torporoso ou inconsciente, mas atingir o nível mínimo de sedação que facilite a tolerância do paciente e sua cooperação com o procedimento. Quando uma sedação significativa é administrada sem bloqueio neuromuscular, a respiração e os reflexos protetores da via aérea ficam comprometidos, mas a laringoscopia continua sendo difícil devido à resistência intrínseca do paciente à inserção do laringoscópio e à manipulação laríngea. Isso pode causar trauma na via aérea, visualização glótica deficiente e vômitos com aspiração. Todos os esforços devem ser feitos para tornar o procedimento tolerável, mas preservando os reflexos respiratórios e da via aérea até que o tubo esteja na traqueia. Os medicamentos para SRI e o equipamento de retaguarda devem estar preparados ao realizar uma intubação com o paciente acordado.

Evite intubações somente com sedação

Em contraste com uma verdadeira intubação com o paciente acordado, uma intubação somente com sedação, definida como intubação após a administração de uma dose mais alta de sedativo que deixe o paciente inconsciente, deve ser evitada. Tal procedimento ainda é defendido em alguns hospitais e UTIs por medo de usar o bloqueio neuromuscular. Acredita-se erroneamente que a intubação somente com sedação seja uma alternativa mais segura em pacientes com dificuldade prevista, pois evita a paralisia em pacientes com marcadores de dificuldade na via aérea. No entanto, essa abordagem leva ao comprometimento da respiração e dos reflexos da via aérea, piores condições de intubação e menor sucesso na primeira tentativa, além de colocar o paciente em risco de vômito e aspiração. Ocasionalmente, essa abordagem é promovida para avaliar a viabilidade da intubação, tentando visualizar a glote após o paciente estar mais profundamente sedado. Acredita-se que, se as estruturas glóticas forem visualizadas, a pessoa terá certeza do sucesso e poderá prosseguir com a SRI.

A realização de laringoscopia com sedação significativa, mas sem bloqueio neuromuscular com a intenção de avaliar a dificuldade de intubação, leva a duas possibilidades: (i) a intubação parece ter chances de ser bem-sucedida, e um BNM é então administrado e a intubação realizada, ou (ii) a intubação não parece ter chances de ser bem-sucedida, e o intubador não tem certeza de que isso se deve à anatomia do paciente ou ao

Otimização do sucesso na primeira tentativa de intubação

relaxamento inadequado do paciente – nesses casos, um BNM é comumente administrado para melhorar as condições de intubação (ou o intubador realiza uma cricotireotomia ou administra um BNM e coloca um dispositivo extraglótico). Os resultados do último cenário destacam o desafio da técnica erroneamente chamada de "olhar acordado". Ao contrário, isso sugere que o intubador deve escolher entre a SRI ou uma intubação ou avaliação da via aérea com o paciente total (ou quase totalmente) acordado.

IMPORTÂNCIA DE UM *CHECKLIST* PRÉ-INTUBAÇÃO

A intubação de emergência é análoga a outras situações de alto risco, como pilotar um avião ou saltar de paraquedas, onde pequenos erros podem resultar em catástrofes. Portanto, os *checklists* são comumente usados nessas e em outras atividades de alto risco. Vários estudos mostraram que a implementação de um *checklist* como parte de um pacote de via aérea melhora o sucesso na primeira tentativa de intubação.

Detalhes aparentemente pequenos podem fazer a diferença entre uma intubação simples e um desastre da via aérea. Os detalhes que podem passar despercebidos sem um *checklist* incluem confirmar que o acesso intravenoso esteja patente, que o aspirador esteja montado e ligado e que a tela do videolaringoscópio esteja funcionando. O uso de um *checklist* incentiva uma abordagem em equipe para o manejo da via aérea e garante que todos os membros da equipe estejam cientes do plano. Os *checklists* reforçam que habilidades, técnicas e equipamentos básicos são essenciais para o manejo seguro e eficaz da via aérea. Um exemplo de *checklist* é apresentado na **Figura 23.1**. O conteúdo exato de um *checklist* de intubação varia de acordo com a instituição e talvez tenha menos importância do que sua implementação rigorosa para garantir que seja utilizado continuamente.

Como 60% dos pacientes submetidos à intubação de emergência têm uma ou mais características de via aérea difícil, todas as intubações de emergência devem ser consideradas potencialmente difíceis e merecedoras de uma preparação meticulosa. Um *checklist* garantirá que você esteja sempre preparado quando surgirem dificuldades. Muitos elementos de um *checklist* pré-intubação são abordados em outros capítulos. Aqui, fornecemos um breve resumo dos principais elementos para enfatizar sua importância no processo de intubação.

Avalie a via aérea

Se o tempo e as circunstâncias clínicas permitirem, o intubador deve avaliar a dificuldade prevista com a ventilação por bolsa-válvula-máscara (VBVM), a colocação de dispositivo extraglótico (DEG) e a laringoscopia

---

Checklist de Via Aérea na Emergência

Checklist de equipamentos antes do início:
- BVM com O_2 ligado
- Aspirador ligado
- Laringoscópio pronto
- Máscara laríngea e/ou tubo laríngeo pronto
- *Kit* de crico à mão
- Capnógrafo pronto

Checklist de detalhes pré-intubação:
- Avaliação – abertura da boca, mobilidade cervical, anatomia da crico
- Discussão sobre a melhor abordagem (acordado, sedado ou SRI?)
- Medicamentos prontos (incluindo fármacos pós-intubação)
- Posicionamento do paciente otimizado
- Pré-oxigenação (geralmente com máscara facial com O_2 a 60 L/min)
- Cânula nasal com O_2 a 15 L/min (para oxigenação apneica)
- Comunicação do plano de abordagem à via aérea para toda a equipe
- Assistentes prontos (fisio, estabilização cervical, etc.)
- Acesso IV pérvio (manguito de PA acima do sítio de punção?)
- Oxímetro funcionante

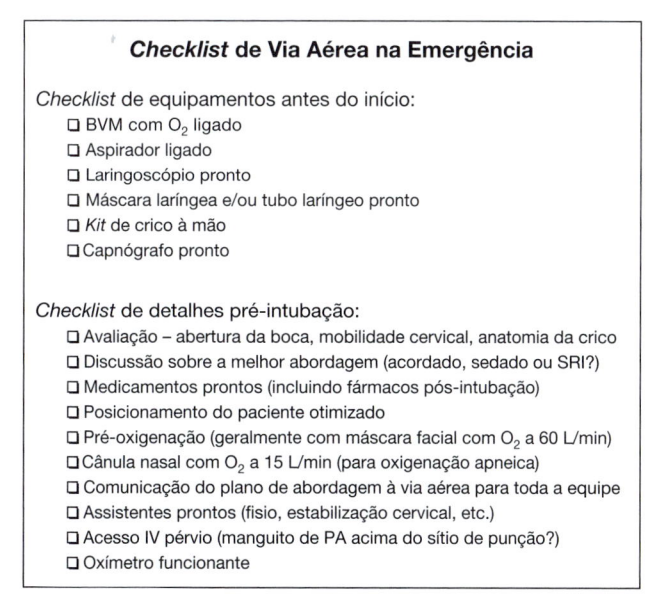

Figura 23.1 Exemplo de *checklist* pré-intubação. Os *checklists*, que variam de acordo com a instituição, lembrarão aos intubadores as melhores práticas que devem ser padronizadas para todas as tentativas de intubação. (Cortesia do Department of Emergency Medicine, Hennepin County Medical Center.)

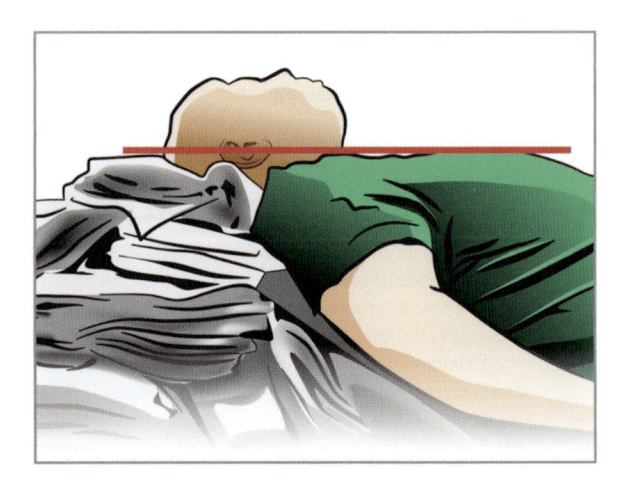

Figura 23.2 **A posição ideal do paciente alinha o pavilhão auricular anterior com a fúrcula esternal.** Isso geralmente é feito elevando-se a cabeça do paciente, mantendo o rosto paralelo ao teto. (Cortesia do Department of Emergency Medicine, Hennepin County Medical Center.)

(Cap. 2). No mínimo, o intubador deve avaliar a abertura da boca e a mobilidade do pescoço e considerar se pode haver alguma obstrução entre a boca e a via aérea. Isso orientará a formação do plano para a abordagem à via aérea.

Posicione perfeitamente o paciente

O posicionamento, abordado com mais detalhes nos Capítulos 15 e 16, pode determinar o sucesso ou o fracasso na primeira tentativa tanto quanto o uso da SRI, da pré-oxigenação e da VL. Alinhar a orelha com a fúrcula esternal, elevando a cabeça em relação ao tórax, mantendo a face paralela ao teto, é benéfico em todas as intubações, desde que não haja suspeita de lesão da coluna cervical (**Fig. 23.2**). O caminho mais direto entre a boca e a laringe ajuda tanto na laringoscopia quanto na passagem do tubo, independentemente do laringoscópio usado. Cada paciente precisará de manobras um pouco diferentes para alcançar a posição perfeita: alguns não precisarão de nada; alguns precisarão de uma toalha colocada atrás do pescoço ou dos ombros; outros, principalmente os pacientes obesos, precisarão de uma rampa ou de dispositivos disponíveis no mercado para elevar a cabeceira. Isso pode ser refinado durante a laringoscopia, mas deve ser configurado o mais próximo possível da posição ideal antes da intubação.

Prepare uma excelente sucção

Além da lâmina, introdutor e tubo, a sucção é o único outro dispositivo que entra na boca do paciente. Para alguns pacientes, a sucção adequada determina não apenas o sucesso ou o fracasso, mas também se há aspiração de grande volume de sangue, secreções ou conteúdo gástrico para a traqueia. A ponta de sucção dental e a tonsila-padrão (comumente chamada de Yankauer), além do tubo de sucção padrão (diâmetro interno de 5 mm), têm diâmetros estreitos e são facilmente obstruídos por sangue ou vômitos. O melhor equipamento de sucção para pacientes com sangramento significativo ou vômitos na via aérea inclui uma ponta de grande diâmetro com um diâmetro interno da ponta de pelo menos 1/4 pol. (p. ex., cateter Big Stick e DuCanto da SSCOR, Inc.; Sun Valley, CA) e tubo de sucção de 5/16 pol. (~ 8 mm) de diâmetro interno (p. ex., Tubo Kuriyama, PVC transparente).

Selecione e localize dispositivos de resgate

Sempre espere uma via aérea difícil. Selecione, localize e tenha dispositivos de retaguarda prontos, incluindo um dispositivo de bolsa-válvula-máscara, DEG e *kit* de cricotireotomia. Essa preparação mental e física aumentará a confiança no sucesso geral do procedimento, particularmente na oxigenação e ventilação de resgate.

A PRÉ-OXIGENAÇÃO IDEAL É FUNDAMENTAL

A pré-oxigenação é fundamental para o sucesso da intubação de emergência porque prolonga o período em que o paciente mantém uma saturação de oxigênio normal enquanto está apneico, permitindo mais tempo para o procedimento de intubação (ver Caps. 8 e 20). Idealmente, os pacientes devem ser pré-oxigenados por 3 minutos ou oito respirações com capacidade vital se o tempo for curto. É melhor pré-oxigenar os pacientes com a cabeça elevada. Existem dois métodos simples que fornecem pré-oxigenação adequada.

1. **Alto fluxo de oxigênio**. O método mais fácil de fornecer um alto fluxo de oxigênio é usar uma máscara facial não reinalante com a vazão de oxigênio ajustada o mais alto possível (i.e., vazão de *flush*, em geral de 40 a 60 L/min), obtida girando-se o botão do fluxômetro-padrão até que ele não gire mais; o fluxo de oxigênio será bastante barulhento. Esse é o método-padrão de pré-oxigenação inicial para todas as intubações de emergência. A cânula nasal padrão ajustada para 5 a 15 L/min é colocada sob a máscara não reinalante e deixada no lugar durante a intubação para prolongar o período de apneia segura. O oxigênio nasal umidificado por um cateter nasal de alto fluxo (CNAF) também é uma opção, mas requer equipamento especial.
2. **Oxigênio com pressão positiva**. Isso é melhor para pacientes com doença respiratória subjacente ou obesidade e, na maioria das vezes, é realizado por ventilação com pressão positiva não invasiva, o que fornece ventilação de alta qualidade estreitamente sincronizada com a respiração do paciente. Usar um dispositivo de bolsa-válvula-máscara com uma válvula de pressão expiratória final positiva (PEEP), sem fornecer ventilação, e com outro oxigênio suplementar sob a máscara, é uma consideração, mas deve-se ter cuidado, pois isso exige que o paciente tenha esforço ventilatório suficiente para extrair volume do reservatório da bolsa e que um membro da equipe mantenha continuamente uma vedação *perfeita* da máscara. A menos que o paciente esteja apneico, a ventilação manual com bolsa não é recomendada. Para pacientes que respiram espontaneamente, é difícil sincronizar o dispositivo de bolsa-válvula-máscara com a respiração do paciente, e este método fornece apenas uma pressão positiva insignificante.

FAÇA DA PRIMEIRA A MELHOR TENTATIVA

Use o melhor equipamento, as melhores técnicas e o melhor pessoal na primeira tentativa, em vez de guardar algum equipamento, técnica ou pessoal melhor para até que a primeira tentativa falhe. Na maioria das intubações de emergência, a principal ferramenta usada na primeira tentativa deve ser um videolaringoscópio com lâminas de geometria-padrão e hiperanguladas disponíveis.

Prepare o ambiente

Ao realizar a intubação traqueal de pacientes gravemente enfermos, as distrações devem ser proibidas, a menos que sejam necessárias para evitar morbidade ou morte. Isso é análogo à regra da cabine estéril em aeronaves que proíbe atividades não essenciais durante o taxiamento, a decolagem e o pouso. Antes do procedimento de intubação, instrua um membro da equipe a notificar a todos quando a saturação de oxigênio do paciente atingir um determinado limite (p. ex., 93%) – isso é muito melhor do que ficar avisando sobre níveis decrescentes de saturação de oxigênio que não demandam ações (p. ex., "99%, 98%, 96%" e assim por diante).

O restante da equipe (p. ex., enfermeiros, assistentes, estudantes) deve ser informado sobre o plano para a via aérea e sua função no procedimento inicial e em quaisquer procedimentos de apoio. Idealmente, um departamento deve ter uma abordagem muito semelhante na maioria das intubações, para que a equipe possa se familiarizar com uma rotina, o que aumenta o conforto e a proficiência.

Identifique um assistente principal para ajudar no procedimento. Esse assistente lhe entregará o aspirador, o *bougie* e o tubo endotraqueal, e poderá auxiliar na manipulação externa da laringe. Certifique-se de que o assistente tenha acesso à tela do vídeo para que ele possa ajudar melhor no procedimento e solucionar mais rapidamente os problemas que surgirem. Esse assistente também pode ser responsável por garantir que os itens do *checklist* sejam preenchidos.

Use o melhor laringoscópio

Selecione o laringoscópio que fornecerá a maior chance de sucesso na primeira tentativa. Muitos defendem que o videolaringoscópio seja o dispositivo de intubação padrão porque ele resulta em uma visão melhor, raramente fica sujo por fluidos corporais ou sangue na boca e, em estudos observacionais, está associado a uma maior taxa de sucesso, mesmo quando comparado à laringoscopia direta potencializada pela posição em rampa, manipulação laríngea externa e uso de *bougie*.

A laringoscopia direta (LD), uma habilidade necessária para desenvolver e manter nos casos em que a tecnologia falha ou quando não há lâminas limpas disponíveis, pode ser usada se o médico acreditar que ela oferece a melhor chance de sucesso, embora isso deva ser excepcionalmente raro. A LD deve ser realizada, sempre que possível, usando um videolaringoscópio no estilo Macintosh. Isso permite a LD com retaguarda instantânea de vídeo, caso a intubação seja difícil. As instituições que treinam residentes devem considerar fortemente o uso de um videolaringoscópio no estilo Macintosh, para que tanto a LD quanto a VL possam ser realizadas com um único dispositivo. As evidências disponíveis sugerem que os videolaringoscópios no estilo Macintosh alcançam sucesso semelhante aos videolaringoscópios hiperangulados para muitos pacientes, mesmo quando usados em pacientes com suspeita de lesão da coluna cervical.

Embora as lâminas hiperanguladas sejam eficazes e altamente bem-sucedidas em mãos habilidosas, os intubadores que usam principalmente videolaringoscópios hiperangulados podem não manter a proficiência com a LD, e isso pode ser problemático se o dispositivo de vídeo não estiver disponível ou se houver dificuldades técnicas.

Realize a laringoscopia ideal

Segure a lâmina perto de onde o cabo se encontra com a lâmina, fique em uma boa postura e certifique-se de que seu rosto esteja suficientemente longe do paciente. Não apresse a laringoscopia nem coloque o rosto diretamente contra o rosto do paciente. Se você sentir que precisa se apressar, provavelmente precisará de uma melhor pré-oxigenação ou de um plano diferente para a via aérea. Insira metodicamente a lâmina na boca e mova-a aos poucos pela língua, levantando-a e olhando à medida que avança. Visualize de forma progressiva estruturas da úvula, língua, epiglote, cartilagens aritenóideas e abertura glótica. Os Capítulos 15 e 16 fornecem mais detalhes.

Use um *bougie* ou fio-guia com formato reto até o balonete

A laringoscopia é apenas parte do procedimento de intubação – depois de obter a melhor visão possível, o tubo deve então ser inserido na traqueia. A laringoscopia de alta qualidade e o posicionamento do paciente costumam facilitar a passagem do tubo, especialmente quando uma lâmina Macintosh é usada. No entanto, atenção especial deve ser dada ao formato do tubo, que deve ser reto até o balonete, com uma curvatura distal de 25° a 35°. Foi demonstrado que o uso de um *bougie* na primeira tentativa aumenta o sucesso na primeira tentativa quando incorporado à prática rotineira e pode tornar a passagem do tubo ainda mais fácil. O diâmetro mais estreito do *bougie* facilita a inserção na laringe sem obscurecer a visão da via aérea para o intubador. Preocupações anteriores sobre tempos de intubação significativamente maiores ou trauma na via aérea com o *bougie* não foram confirmadas em estudos randomizados. O uso rotineiro durante a primeira tentativa de dispositivos normalmente reservados para via aérea difícil ou após tentativas falhas de intubação (p. ex., VL e introdutor) pode melhorar seu sucesso para via aérea realmente difícil. Os Capítulos 15 e 16 fornecem mais detalhes sobre esse importante componente da intubação.

UM ALGORITMO SIMPLES TEM VALOR INESTIMÁVEL QUANDO AS TENTATIVAS DE INTUBAÇÃO FALHAM

Esse plano de intubação deve incluir um algoritmo simples para a via aérea preconcebido com técnicas testadas, o qual permita, em caso de insucesso na primeira tentativa, que o intubador siga rumo à próxima etapa sem precisar passar por uma grande carga cognitiva para tomar decisões *de novo*. Essa estrutura melhora a confiança na capacidade de manter a oxigenação do paciente. O Capítulo 5 faz uma revisão dos algoritmos de via aérea na emergência.

OS PLANOS DE RETAGUARDA PRECISAM ESTAR DISPONÍVEIS, TESTADOS E BEM PRATICADOS

Quando as tentativas de intubação falham, é fundamental que o equipamento de retaguarda esteja prontamente disponível – ao alcance da mão, e não em um carrinho de via aérea difícil em outra sala. Como cerca de metade dos casos de via aérea difícil são inesperados, o equipamento de retaguarda precisa estar disponível tanto para intubações de rotina quanto para aquelas com previsão de dificuldade.

A VBVM é o principal dispositivo de retaguarda. Os DEGs também são ferramentas de retaguarda extremamente importantes e podem ser usados após a VBVM ou em seu lugar. Os médicos que atendem emergências da via aérea devem perceber que nem todos os DEGs são iguais e escolher cuidadosamente seus dispositivos de resgate (ver Cap. 13). Especificamente, os DEGs de segunda geração são projetados para permitir a passagem simultânea de um tubo orogástrico, alguns são projetados para facilitar a intubação às cegas ou endoscópica e alguns permitem ventilação com pressões mais altas antes que ocorram vazamentos. Muitos departamentos têm apenas uma máscara laríngea de primeira geração como seu principal dispositivo alternativo, a qual não consegue esvaziar o estômago, facilitar a intubação ou tolerar altas pressões de ventilação. Os departamentos de emergência devem estocar um DEG de geração posterior e garantir que todos os intubadores estejam familiarizados com seu uso.

A etapa final em todos os algoritmos de via aérea na emergência é uma abordagem cirúrgica. Uma técnica cirúrgica aberta simples usando equipamento prontamente disponível (bisturi, *bougie*, tubo endotraqueal e gancho) é recomendada pela maioria dos especialistas em via aérea de emergência.

A prática regular com técnicas de apoio – VBVM, colocação de DEG e via aérea cirúrgica – é altamente recomendada e permite que os médicos manejem cenários de via aérea difícil com mais conforto. Essa preparação mental e física aumentará a confiança no sucesso geral do procedimento, particularmente na oxigenação e ventilação de resgate, o que pode levar a uma maior confiança com a SRI e, por sua vez, aumentar a chance de sucesso na primeira tentativa.

PEÇA AJUDA

Os responsáveis pela intubação de emergência devem, idealmente, estar comprometidos com *todo* o *processo* de intubação, incluindo vias aéreas fáceis e difíceis, intubação com o paciente acordado, SRI, resgate com DEGs e realização de via aérea cirúrgica. Contudo, a humildade é fundamental para o manejo seguro e bem-sucedido da via aérea, especialmente em casos difíceis. É importante reconhecer que uma via aérea provavelmente será difícil e pedir ajuda adequada.

Profissionais de via aérea experientes e qualificados podem precisar apenas de alguns assistentes, enquanto aqueles com menos habilidade ou experiência devem chamar o profissional com mais experiência em via aérea que esteja disponível, de preferência outro emergencista ou alguém que maneje vias aéreas de emergência regularmente.

Embora seja comum que alguns médicos de emergência recorram a anestesiologistas para intubação com o paciente acordado ou a cirurgiões para a via aérea cirúrgica, é importante conhecer as capacidades desses outros especialistas. Contar com um outro especialista para uma parte do processo de manejo emergencial da via aérea pode ser problemático por três motivos. Primeiro, ele pode não estar imediatamente disponível 24 horas por dia, o que tem implicações óbvias. Segundo, ele pode não ter a experiência ou a habilidade que você espera. Por exemplo, muitos anestesiologistas não têm experiência significativa em intubação com o paciente acordado no ambiente de emergência. Alguns cirurgiões não estão familiarizados com a abordagem tátil da cricotireotomia de emergência e, em vez disso, podem tentar em vão visualizar estruturas anatômicas ou solicitar equipamentos indisponíveis. Terceiro, o operador pode ter habilidade técnica, mas pode não ter experiência na tomada de decisões para o manejo da via aérea na emergência, incluindo o uso de SRI, DEGs e a indicação de quando realizar uma via aérea cirúrgica. Se um outro especialista que normalmente não realiza intubações no departamento de emergência estiver auxiliando no procedimento de intubação, a tomada de decisão deve permanecer com a equipe principal. A comunicação perfeita quanto ao momento ideal para as técnicas de resgate é essencial.

APROPRIAÇÃO DA RESPONSABILIDADE, MELHORIA CONTÍNUA DA QUALIDADE E LIDERANÇA NO MANEJO DA VIA AÉREA

Existem fatores menos tangíveis que também contribuem significativamente para o sucesso e a segurança da intubação de emergência para indivíduos e departamentos. Os departamentos que têm uma cultura de apropriação total da intubação pela equipe da emergência se sentirão e serão mais responsáveis pelo procedimento, o que, por sua vez e com o tempo, aumentará a habilidade e a confiança no espectro de tomada de decisão e nas habilidades técnicas necessárias. Indivíduos e departamentos devem, quando devidamente treinados e experientes, se comprometer a cuidar de todos os pacientes que precisam de intubação, e não apenas daqueles para os quais são previstas intubações simples. Isso implicará proficiência em laringoscopia, oxigenação de resgate com dispositivos de bolsa-válvula-máscara e DEGs, realização de via aérea cirúrgica e intubação endoscópica com o paciente acordado e o conhecimento sobre quando realizar cada uma dessas técnicas. Esse conhecimento e atitude promoverão uma cultura de apropriação desse procedimento, permitindo um manejo mais rápido, eficiente e seguro da via aérea na emergência.

É comum que os departamentos realizem a garantia de qualidade em imagens de ultrassom ou outros processos. Devemos realizar essas mesmas atividades para a intubação de emergência. Como a intubação de emergência é um procedimento inerentemente arriscado, no qual pequenas alterações procedurais ou omissões de etapas importantes podem ter grandes efeitos no paciente que recebe os cuidados, a melhoria contínua da qualidade é necessária para monitorar os resultados do paciente. Isso ajudará a determinar se há melhorias sistemáticas que podem aumentar o sucesso e a segurança desse procedimento em um departamento. Os processos de melhoria da qualidade variam de acordo com o departamento, mas devem incluir, no mínimo, um registro dos detalhes do procedimento, seus resultados e quaisquer complicações, permitindo comentários específicos da equipe clínica. Isso pode assumir várias formas, desde a inserção de um simples formulário em papel em uma caixa de depósito para revisão manual até a entrada de dados de intubação sofisticados em um banco de dados eletrônico. Sem medir esses dados, é quase impossível melhorá-los sistematicamente.

Por fim, em cada departamento que realiza o manejo emergencial da via aérea, pelo menos uma pessoa deve ser indicada como líder de via aérea. Essa pessoa será responsável por se manter atualizada com a literatura sobre via aérea, garantir que o departamento tenha dispositivos e treinamento adequados e revisar os dados de melhoria contínua da qualidade para monitorar os resultados dos procedimentos e dos pacientes. O objetivo de um líder de via aérea é alcançar sucesso na primeira tentativa em > 95% dos casos e, ao mesmo tempo, diminuir continuamente as complicações associadas à intubação. Identificar uma ou duas pessoas para desempenhar essa função, em vez de dividir a responsabilidade entre várias pessoas, serve para concentrar a responsabilidade por essas tarefas importantes e permitir uma responsabilidade mais verdadeira.

RESUMO

A intubação de emergência é um procedimento complexo e potencialmente arriscado. Tal procedimento pode ser mais simples e seguro usando uma abordagem-padrão que usa as melhores técnicas, equipamentos e pessoal disponíveis para cada intubação. A fim de obter o maior sucesso com o menor número de complicações, os departamentos devem monitorar continuamente os resultados da intubação para identificar áreas de melhoria gradual.

EVIDÊNCIAS

Quais são as estimativas do sucesso na primeira tentativa de intubação em vários ambientes?

Uma grande metanálise, publicada em 2017, incluindo estudos no departamento de emergência publicados de 2000 a 2016 em todo o mundo, demonstrou uma taxa média de sucesso na primeira tentativa de 84,1%.[1] Entretanto, dados contemporâneos dos registros em emergência mostram uma taxa média de sucesso na primeira tentativa de cerca de 90%, com o sucesso nos locais que participam do registro de departamento de emergência variando de 77 a 97%.[2,3] O sucesso na primeira tentativa em UTIs, com uma população de pacientes diferente, tem variado de cerca de 70[4,5] até 80%.[6,7]

Qual a importância do sucesso na primeira tentativa?

Vários estudos, em diversas áreas geográficas, especialidades médicas, unidades hospitalares (emergência e UTI) e populações de pacientes mostraram que o sucesso na primeira tentativa está associado a um risco reduzido de hipoxemia, aspiração, parada cardíaca e outras complicações peri-intubação.[1,7-12]

Checklists, pacotes de iniciativas e um programa de melhoria contínua da qualidade podem aumentar o sucesso na primeira tentativa de intubação?

Sim, existem vários estudos mostrando que a implementação de um programa de melhoria contínua da qualidade (MCQ), incluindo *checklists* e pacotes de alterações, está associada a uma melhoria significativa na taxa de sucesso na primeira tentativa de intubação na emergência.

Sakles e colaboradores descreveram como um programa abrangente de MCQ durante um período de 10 anos aumentou o sucesso na primeira tentativa de intubação em um departamento de emergência acadêmico movimentado de 73 para 92%.[13] Groombridge e colaboradores mostraram que a implementação de um pacote de medidas para a via aérea, incluindo um registro de vias aéreas, sessões mensais de auditoria e um *checklist* para a SRI, resultou em melhora do sucesso na primeira tentativa de intubação de 89 para 95%.[14] Fogg e colaboradores descobriram que, ao implementar um conjunto de mudanças nos domínios de treinamento de pessoal, equipamentos e padronização de práticas, eles conseguiram melhorar sua taxa de sucesso na primeira tentativa de 83 para 94%.[15] Kerrey e colaboradores iniciaram um programa de MCQ em um departamento de emergência acadêmico pediátrico de alto volume, que incluía um *checklist* com processo de execução formal, uso obrigatório de VL e restrições para intubadores iniciantes, e relataram uma redução significativa na hipoxemia associada à intubação em relação a um controle histórico de 33 para 16%.[16]

Quais alterações específicas foram comuns entre os grupos que implementaram mudanças e melhoraram o sucesso na primeira tentativa de intubação?

- Uso de um *checklist* pré-intubação.[14-16]
- Otimização da pré-oxigenação e da oxigenação apneica.[13-16]
- Maior uso de lâminas de VL com geometria-padrão (Macintosh) – que permitem a LD e a VL simultaneamente.[13-16]
- Maior uso de *bougie* ou fio-guia.[14,15]
- Menor incidência de iniciantes tentando realizar intubações de emergência.[15,16]

REFERÊNCIAS

1. Park L, Zeng I, Brainard A. Systematic review and meta-analysis of first-pass success rates in emergency department intubation: creating a benchmark for emergency airway care. *Emerg Med Australas*. 2017;29(1):40-47.
2. Brown CA III, Kaji AH, Fantegrossi A, et al. Video laryngoscopy compared to augmented direct laryngoscopy in adult emergency department tracheal intubations: a National Emergency Airway Registry (NEAR) study. *Acad Emerg Med*. 2020;27(2):100-108.
3. Driver BE, Prekker ME, Reardon RF, et al. Success and complications of the ketamine-only intubation method in the emergency department. *J Emerg Med*. 2021;60(3):265-272.
4. Lascarrou JB, Boisrame-Helms J, Bailly A, et al. Video laryngoscopy vs direct laryngoscopy on successful first-pass orotracheal intubation among ICU patients: a randomized clinical trial. *JAMA*. 2017;317(5):483-493.
5. Janz DR, Semler MW, Lentz RJ, et al. Randomized trial of video laryngoscopy for endotracheal intubation of critically ill adults. *Crit Care Med*. 2016;44(11):1980-1987.
6. Mosier JM, Sakles JC, Stolz U, et al. Neuromuscular blockade improves first-attempt success for intubation in the intensive care unit. A propensity matched analysis. *Ann Am Thorac Soc*. 2015;12(5):734-741.
7. Russotto V, Myatra SN, Laffey JG, et al. Intubation practices and adverse peri-intubation events in critically ill patients from 29 countries. *JAMA*. 2021;325(12):1164-1172.
8. Sakles JC, Chiu S, Mosier J, Walker C, Stolz U. The importance of first pass success when performing orotracheal intubation in the emergency department. *Acad Emerg Med*. 2013;20(1):71-78.
9. Hasegawa K, Shigemitsu K, Hagiwara Y, et al. Association between repeated intubation attempts and adverse events in emergency departments: an analysis of a multicenter prospective observational study. *Ann Emerg Med*. 2012;60(6):749-754.e2.
10. Mort TC. Emergency tracheal intubation: complications associated with repeated laryngoscopic attempts. *Anesth Analg*. 2004;99(2):607-613.
11. Martin LD, Mhyre JM, Shanks AM, Tremper KK, Kheterpal S. 3,423 emergency tracheal intubations at a university hospital: airway outcomes and complications. *Anesthesiology*. 2011;114(1):42-48.
12. Brown CA III, Bair AE, Pallin DJ, Walls RM: NEAR III Investigators. Techniques, success, and adverse events of emergency department adult intubations. *Ann Emerg Med*. 2015;65(4):363-370.e1.
13. Sakles JC, Augustinovich CC, Patanwala AE, Pacheco GS, Mosier JM. Improvement in the safety of rapid sequence intubation in the emergency department with the use of an airway continuous quality improvement program. *West J Emerg Med*. 2019;20(4):610-618.
14. Groombridge C, Maini A, Olaussen A, et al. Impact of a targeted bundle of audit with tailored education and an intubation checklist to improve airway management in the emergency department: an integrated time series analysis. *Emerg Med J*. 2020;37(9):576-580.
15. Fogg T, Alkhouri H, Vassiliadis J. The Royal North Shore Hospital emergency department airway registry: closing the audit loop. *Emerg Med Australas*. 2016;28(1):27-33.
16. Kerrey BT, Mittiga MR, Rinderknecht AS, et al. Reducing the incidence of oxyhaemoglobin desaturation during rapid sequence intubation in a paediatric emergency department. *BMJ Qual Saf*. 2015;24(11):709-717.

CAPÍTULO 24

Anestesia e sedação para intubação com o paciente acordado

Steven C. Carleton
Alan C. Heffner

INTRODUÇÃO

Os seres humanos protegem sua via aérea a qualquer custo. É extremamente difícil visualizar de forma adequada a glote com um laringoscópio em um paciente totalmente acordado e consciente com reflexos intactos de proteção à via aérea. A sequência rápida de intubação (SRI) é eficaz na produção de condições de intubação porque torna o paciente cooperativo, amnésico e inconsciente, ao mesmo tempo em que desativa a porção eferente desses reflexos protetores. Pode-se utilizar uma estratégia farmacológica alternativa para produzir condições de intubação e evitar a precipitação de uma crise na via aérea em pacientes com fragilidade fisiológica ou desafios anatômicos, particularmente quando se prevê que a reoxigenação com ventilação com bolsa-válvula-máscara (VBVM) ou dispositivo extraglótico (DEG) seja difícil.

Os métodos de intubação com o paciente acordado têm como objetivo manter o impulso (*drive*) ventilatório durante o procedimento e reduzir as consequências fisiológicas da indução. Essas técnicas dependem da anestesia local para facilitar a instrumentação das vias aéreas, atenuando a alça aferente dos reflexos protetores das vias aéreas e da sedação procedural titulada para tornar o paciente cooperativo. Geralmente, a anestesia local é o componente mais importante, sendo otimizada primeiro para limitar os potenciais efeitos adversos da sedação sistêmica.

INDICAÇÕES E CONTRAINDICAÇÕES

A laringoscopia com o paciente acordado tem dois objetivos comuns. Ambos são aplicáveis a pacientes com características de intubação difícil.

Visualização glótica

A anestesia local da via aérea facilita a visualização da hipofaringe e da glote para fins diagnósticos ou prognósticos. As indicações comuns incluem exame para rouquidão, estridor, hemoptise, suspeita de corpo estranho ou massa, lesão por inalação ou trauma no pescoço. Em muitos casos, a necessidade de intubação não é clara, e o exame visual ajuda a determinar a necessidade de uma via aérea definitiva, bem como a presença de limitações anatômicas. Essa é uma prática comum em pacientes com queimaduras que possam ter sofrido uma lesão térmica na via aérea. Se houver edema ou se os sintomas forem progressivos, a intubação é necessária. Se o inchaço for pequeno ou inexistente e os sintomas do paciente parecerem estáveis, a observação atenta em uma unidade de terapia intensiva (UTI), sem intubação, pode ser uma abordagem razoável. Uma avaliação diagnóstica da via aérea com o paciente acordado é normalmente feita com um endoscópio flexível inserido através de uma narina ou da boca. Esta última pode ser realizada fazendo-se com que um assistente segure a língua do paciente para fora da boca com uma gaze dobrada. O aparelho é então avançado sobre a base da língua e a ponta flexível é desviada para baixo com o objetivo de visualizar rapidamente a anatomia glótica e periglótica. Isso em geral pode ser realizado de forma rápida apenas com anestesia tópica nasal ou oral. Quando a intubação é prevista, é útil pré-carregar um tubo endotraqueal (TET) 6,0 ou 6,5 na narina ou através de um adjunto orofaríngeo (p. ex., uma via aérea Williams ou de Ovassapian). O aparelho pode então ser passado pelo tubo a caminho da entrada glótica. Isso permite que a intubação prossiga, se necessário, durante a avaliação inicial sem a necessidade de retirar o aparelho e começar de novo.

Intubação com o paciente acordado

A segunda indicação comum para uma técnica com o paciente acordado é quando a intubação é necessária, mas a situação prioriza a manutenção da respiração espontânea e da permeabilidade das vias aéreas durante o procedimento. Um método com o paciente acordado é considerado quando se acredita que indução total, paralisia e apneia estejam contraindicadas. A visualização glótica prevista como difícil com base na avaliação de marcadores anatômicos externos (p. ex., LEMON), preocupação com a dessaturação imediata com o início da apneia ou anormalidades cardiovasculares que tornam a indução um fator de risco independente para colapso circulatório são exemplos comuns (ver Cap. 4).

Em todas essas situações, o grau de dificuldade percebida e a decisão de usar a SRI *versus* uma abordagem com o paciente acordado dependem das características do paciente, da experiência e do julgamento de quem faz o manejo da via aérea e do equipamento disponível. A única contraindicação para uma estratégia com o paciente acordado é a necessidade de intervenção imediata em uma via aérea em rápida deterioração, quando o tempo é insuficiente para permitir a preparação (ver Cap. 5, discussão sobre o cenário de "forçado a agir"). O tempo adequado e a cooperação do paciente são as limitações mais importantes para a visualização da via aérea com o paciente acordado. Um elemento crítico da preparação do paciente é o manejo das secreções ou do sangue, o que pode impedir os esforços para anestesiar efetivamente a via aérea e as tentativas de visualizar a glote por endoscopia ou laringoscopia com lâmina.

FATORES PARA A ANESTESIA LOCAL

A anestesia local da via aérea pode ser produzida topicamente, por injeção ou por uma combinação dessas duas técnicas. A seleção de um agente anestésico local depende das propriedades do agente e de como ele é fornecido (concentração e preparação – aquosa, gel ou pomada). A anestesia local potente pode permitir que a via aérea seja visualizada com pouca ou nenhuma sedação. Como regra, a anestesia local deve ser otimizada antes da administração de qualquer sedação nos pacientes de alto risco selecionados para uma técnica com o paciente acordado.

As secreções das vias aéreas interferem na anestesia tópica diluindo os agentes aplicados ou afastando-os do alvo pretendido. Os antissialagogos são adjuntos efetivos para reduzir as secreções e melhorar a anestesia local e as condições de visualização. O agente antimuscarínico glicopirrolato é o agente preferido (0,005 mg/kg: dose usual para adultos 0,2 a 0,4 mg IV). A maior desvantagem de seu uso é o tempo de secagem efetiva, que é de 10 a 20 minutos após a administração intravenosa. Ainda assim, com tempo suficiente, mesmo que estejam disponíveis apenas 10 minutos, o glicopirrolato deve ser administrado para facilitar a anestesia tópica e melhorar a visão glótica. É importante perceber que os antissialagogos atenuam apenas as secreções que são produzidas após o início da ação pretendida. As secreções existentes que podem interferir na anestesia tópica ou na visão glótica devem ser removidas por aspiração, limpeza mecânica ou tosse e deglutição eficazes do paciente. A necessidade de aspiração deve ser sempre antecipada e um cateter de sucção preparado para uso antes da topicalização das vias aéreas. A tolerância do paciente à aspiração subsequente é uma evidência útil de topicalização adequada antes da instrumentação adicional da via aérea.

A lidocaína ainda é o fármaco preferido para a anestesia da via aérea devido a seu rápido início de ação (2 a 5 minutos até o pico do efeito), duração útil (15 a 90 minutos), segurança e ampla disponibilidade. As concentrações de 2% (20 mg/mL) a 4% (40 mg/mL) de soluções aquosas são ideais para uso tópico, com as concentrações mais altas produzindo anestesia mais rápida. A adição de epinefrina não oferece vantagem.

A lidocaína aplicada às membranas mucosas não é completamente absorvida pela circulação sistêmica. Os níveis séricos após a topicalização variam amplamente entre os indivíduos e são influenciados pelo uso do antissialagogo, método e momento de aplicação, extremos de idade, estado circulatório, biotipo, doença hepática e condição da mucosa-alvo (normal vs. inflamada). A lidocaína aplicada na via aérea supraglótica e deglutida é eliminada pelo metabolismo de primeira passagem no fígado e não contribui para a toxicidade sistêmica. Os níveis séricos e a dosagem aplicada se correlacionam mal com a toxicidade clínica, mas o nível no qual a toxicidade ocorre pela primeira vez costuma ser considerado como de 5 µg/mL. Os níveis séricos podem não atingir o pico por 20 minutos a uma hora após a aplicação na mucosa. As diretrizes de dosagem intravenosa são excessivamente conservadoras quando a lidocaína deve ser administrada por aerossol ou pulverizada através de um endoscópio. Recomendamos uma dose máxima tópica de lidocaína de 4 a 5 mg/kg (280 a 350 mg em um indivíduo de 70 kg; 7 a 8,75 mL de solução aquosa de 4%). Com uma administração cuidadosa, isso deve ser mais do que suficiente para fornecer uma topicalização eficaz das vias aéreas para intubação nasotraqueal ou orotraqueal com o paciente acordado. A dose máxima deve ser calculada com base no peso corporal magro (PCM) antes da administração, e a dose cumulativa deve ser monitorada durante o uso. Diferentes centros têm defendido dosagens infiltrativas máximas seguras de 5 mg/kg sem epinefrina e dosagens tópicas de 4 a 9 mg/kg. Não há estudos que avaliem sistematicamente a anestesia tópica da mucosa na população do departamento de emergência. É necessário um julgamento clínico, devendo-se ter atenção meticulosa aos detalhes quando a lidocaína for aplicada à via aérea, para que uma anestesia efetiva seja alcançada sem que cause toxicidade.

A aerossolização da lidocaína aquosa é eficaz quando o tamanho das gotículas produzidas favorece a administração do fármaco à mucosa supraglótica. Os nebulizadores a gás, usados para terapia broncodilatadora, podem ser úteis como primeira etapa para iniciar a anestesia tópica das vias aéreas. No entanto, os nebulizadores são projetados para fornecer aerossóis de partículas pequenas que atingem principalmente a árvore traqueobrônquica, onde não contribuirão para a anestesia da via aérea superior. Além disso, a lidocaína é bem absorvida pela traqueia e pelas vias aéreas subglóticas distais, aumentando o potencial de toxicidade sistêmica. Por fim, uma fração grande, mas variável, da lidocaína nebulizada é exalada a cada respiração, complicando as estimativas da dose administrada. Em comparação com os nebulizadores, os atomizadores produzem gotículas maiores que tendem a se espalhar na mucosa supraglótica, fornecendo anestesia mais rápida, eficaz e direcionada para a instrumentação das vias aéreas superiores. Dispositivos eficazes e comumente disponíveis para atomização anestésica local são mostrados na **Figura 24.1**. Um endoscópio configurado para permitir a pulverização de lidocaína através do canal de trabalho é mostrado na Figura **24.2**.

Além das formulações aquosas, a lidocaína tópica está disponível como pomada ou gel em concentrações que variam de 2 a 5%. Combinações dessas formulações são frequentemente necessárias, com atenção à contribuição cumulativa de cada uma para a dose total administrada (**Fig. 24.3**).

Anestesia nasal

Quase um quarto das intubações nasais são complicadas por sangramento. A vasoconstrição tópica melhora o calibre das vias nasais e pode evitar a epistaxe. Embora as evidências para essa prática não sejam fortes, o risco é baixo e em geral não há contraindicação para seu uso. A solução de fenilefrina a 0,5 a 1% ou de oximetazolina a 0,05% deve ser aplicada como *spray* e aspirada em cada narina 2 a 3 minutos antes da aplicação de anestesia local de modo a permitir um tempo adequado para a eficácia clínica. Quase todos os agentes anestésicos locais são efetivos quando usados topicamente no nariz. Se disponível, a cocaína a 4% e a tetracaína a 0,45% são particularmente efetivas devido à sua penetração tecidual e capacidade de eliminar o desconforto profundo pela pressão comumente associado à manipulação nasal. Entretanto, a cocaína está associada a um maior risco de complicações cardiovasculares do que as demais alternativas disponíveis. A lidocaína (discutida antes) é um anestésico nasal eficaz, embora esteja associada à disestesia ardente durante a aplicação e possa produzir anestesia menos densa do que a cocaína ou a tetracaína. Independentemente disso, a lidocaína é o agente mais usado para topicalização das vias aéreas, incluindo anestesia da cavidade nasal.

As técnicas comumente usadas para anestesia nasal focada incluem as seguintes:

- Atomizar 1 a 3 mL de lidocaína aquosa a 4% diretamente na narina pedindo que o paciente faça uma aspiração profunda. A oclusão da narina oposta também pode ser realizada para auxiliar na distribuição do fármaco na nasofaringe posterior.
- Injetar gel ou pomada de lidocaína (2 a 4 mL) nas narinas com uma pequena seringa, pedindo que o paciente aspire. Essas formulações também podem ser aplicadas na mucosa do meato nasal inferior usando um aplicador com ponta de algodão ou através da inserção de uma via aérea nasofaríngea revestida. Se for planejada a intubação, um TET pode ser inserido com lidocaína aplicada na face externa da porção distal.

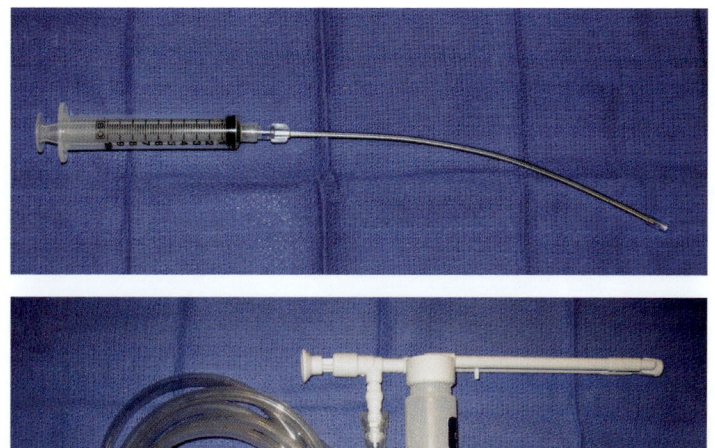

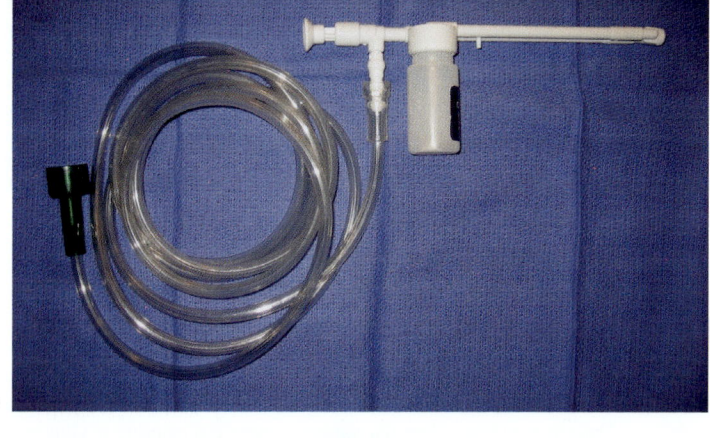

Figura 24.1 **Dispositivos atomizadores de mucosa. A:** Cânula de atomização flexível e direcionável por fio que se conecta a qualquer seringa com bico Luer lock ou Luer slip. A seringa força a solução anestésica local através da ponta atomizadora, resultando em uma névoa fina. Isso pode ser sincronizado com a inspiração para distribuição supraglótica geral ou direcionado a estruturas específicas das vias aéreas para anestesia mucosa direcionada. **B:** Atomizador a gás com uma haste não direcionável que produz uma névoa anestésica ao se conectar ao oxigênio de parede ou a uma bomba de ar separada.

Anestesia oral

A anestesia tópica da cavidade oral se concentra na língua para atenuar a resposta de vômito e para reduzir o desconforto associado com sua manipulação (p. ex., segurar a língua com gaze e puxá-la para trazer a epiglote para frente durante o exame de endoscopia).

- Pacientes cooperativos podem ser solicitados a gargarejar e bochechar uma solução aquosa de lidocaína a 2 ou 4%. O gargarejo aumenta a anestesia da orofaringe e da hipofaringe.

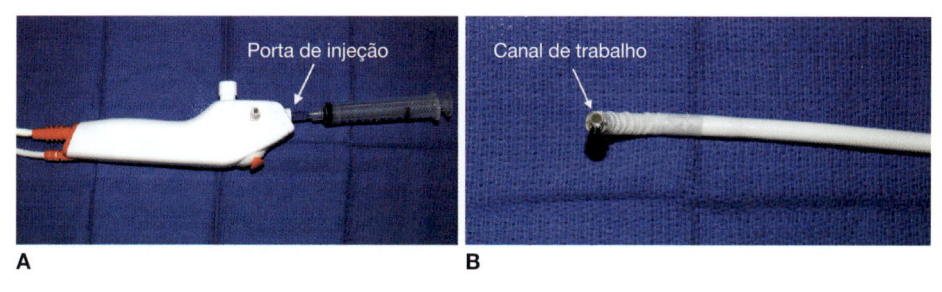

Figura 24.2 **A:** Aparelho endoscópico com uma seringa de anestésico conectada à porta de injeção. **B:** Abertura do canal de trabalho na ponta do endoscópio, permitindo a injeção direcionada do anestésico sob orientação visual.

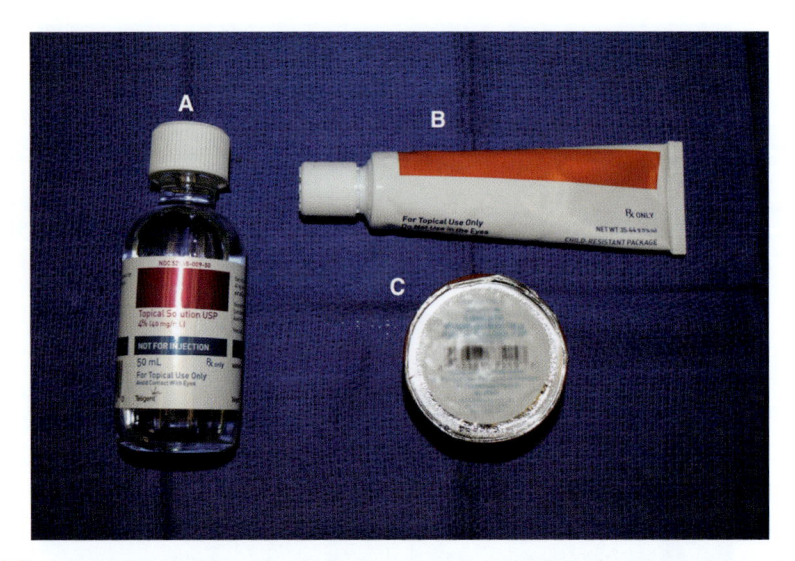

Figura 24.3 Preparações de lidocaína adequadas para anestesia tópica da mucosa da via aérea. **A:** Frasco de 50 mL de lidocaína aquosa a 4%. **B:** Tubo de pomada hidrossolúvel de lidocaína a 5%. **C:** Reservatório contendo gel de lidocaína a 2%.

- Um atomizador pode ser usado para pulverizar lidocaína aquosa na língua, palato, arcos palatofaríngeos e orofaringe de forma direcionada. Este método merece atenção especial porque pacientes com qualquer grau de dificuldade respiratória podem não conseguir gargarejar ou projetar a língua para frente de forma eficaz. O inchaço ou o deslocamento da língua para cima e para trás (como no angiedema ou em uma massa sublingual) podem interferir na aplicação do anestésico tópico sobre a língua (ver mais adiante). Um atomizador de mucosa flexível e direcionável (dispositivo Madgic, LMA North America, San Diego, CA) pode ser superior a outros métodos quando o acesso à cavidade oral e orofaringe é limitado ou quando o desconforto respiratório reduz a capacidade de cooperação do paciente. Se for usada uma combinação de lidocaína atomizada e pomada de lidocaína, a atomização deve preceder a aplicação da pomada, pois a pomada impedirá que a lidocaína aquosa atinja a mucosa.
- Aplique 3 a 4 cm de pomada de lidocaína a 5% sobre a língua (equivalente a 60 a 80 mg) na base posterior saliente com um abaixador de língua. Mantenha a boca aberta e a protrusão da língua por vários minutos para permitir que a pomada derreta e escorra pela base da língua, tonsilas linguais e orofaringe. O controle manual da língua com gaze pedindo que o paciente "arfe como um cachorro" facilita essa manobra.

Anestesia orofaríngea e hipofaríngea

O principal suprimento sensorial da orofaringe e da hipofaringe é o nervo glossofaríngeo (ver Cap. 7). Embora os pacientes colaborativos possam gargarejar o anestésico para iniciar o processo, a melhor maneira de obter anestesia local densa dessas regiões para a instrumentação da via aérea é através de um bloqueio do nervo na base do arco palatofaríngeo (pilar tonsilar posterior; ver Fig. 7.3). As quatro técnicas a seguir costumam ser usadas:

- *Técnica de injeção:* uma agulha longa de calibre 22 a 25 G com 1 cm de ponta de agulha exposta é inserida 0,5 cm atrás do ponto médio do pilar tonsilar posterior e dirigida lateral e um pouco posteriormente (**Fig. 24.4**). Infiltram-se 2 mL de lidocaína a 2%, após um teste de aspiração da agulha negativo. Embora esse bloqueio seja muito efetivo, ele não é amplamente usado devido à proximidade com a artéria carótida e ao risco de injeção carotídea em até 5% dos casos. Ele também é altamente dependente da cooperação do paciente.

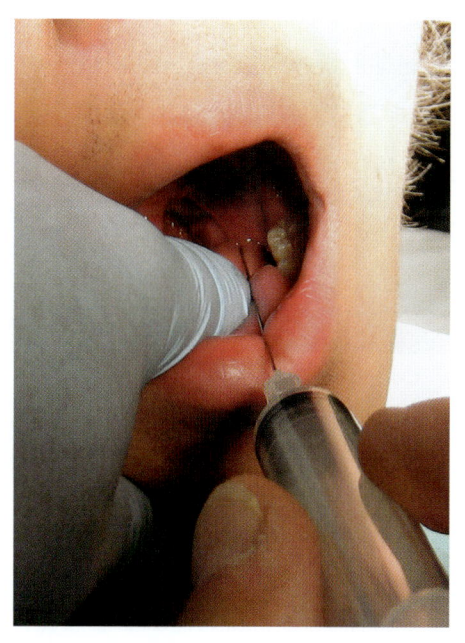

Figura 24.4 **Bloqueio do nervo glossofaríngeo.** Ponto de inserção para uma agulha longa de 22 a 25 G.

- *Técnica da compressa*: uma compressa de algodão é saturada com lidocaína aquosa a 4% e aplicada por vários minutos na porção inferior do pilar tonsilar posterior com uma pinça Jackson em ângulo reto. Esse método também é altamente dependente da cooperação do paciente e do acesso desimpedido ao pilar tonsilar posterior.
- *Técnica da pomada tópica:* a técnica anteriormente citada de aplicar a pomada de lidocaína na língua fornece anestesia efetiva para as estruturas hipofaríngeas. A pomada ficará líquida com o calor e escorrerá para a área da base do arco palatofaríngeo, penetrando na mucosa até alcançar o nervo glossofaríngeo. A distribuição na valécula, epiglote e recessos piriformes fornece anestesia tópica direta adicional e pode bloquear o ramo interno do nervo laríngeo superior, oferecendo anestesia laríngea. Embora eficaz, esse método requer aproximadamente 10 minutos para que a pomada derreta e se distribua pelas estruturas relevantes e depende da capacidade do paciente para protruir a língua durante esse intervalo.
- *Técnica da atomização tópica:* um dispositivo MADgic é acoplado a uma seringa de 10 mL contendo 4 a 10 mL de lidocaína a 4% (dependendo do PCM). A base da língua, palato mole, pilares tonsilares e orofaringe posterior são pulverizados sequencialmente. Após 30 segundos, a porção distal da haste flexível direcionada do atomizador é dobrada a 90°, passada até a orofaringe e girada de forma que a ponta vire para baixo em direção à hipofaringe e à entrada glótica. A epiglote, a valécula, os recessos piriformes, o vestíbulo e as pregas vocais (anunciadas pela tosse) são então pulverizados às cegas (**Fig. 24.5**).

Anestesia laríngea

A anestesia tópica da laringe pode ser realizada usando-se um atomizador ou o canal de trabalho de um endoscópio (técnica de pulverização durante o trajeto) para fornecer 2 a 4 mL de lidocaína aquosa a 4%. A atomização é mais rápida e eficaz, mas a pulverização através do endoscópio sob visão direta permite uma aplicação direcionada ao vestíbulo glótico e às pregas vocais. De modo alternativo, o ramo interno do nervo laríngeo superior pode ser bloqueado interna ou externamente (ver Fig. 7.6).

- O ramo interno do nervo laríngeo superior pode ser bloqueado topicamente pelos métodos antes descritos ou com o uso de uma pinça Jackson para segurar uma compressa de algodão embebida em lidocaína a 4% contra a mucosa, logo abaixo dos recessos piriformes, por 1 minuto. As indicações emergenciais para

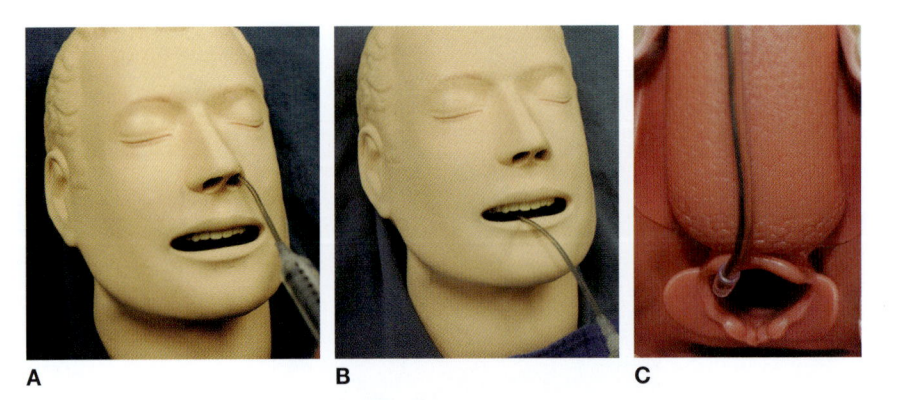

Figura 24.5 **A:** Lidocaína aquosa sendo pulverizada com um atomizador de mucosa direcionável no meato inferior da cavidade nasal. **B:** Atomizador de mucosa pulverizando lidocaína na cavidade oral e orofaringe. **C:** Atomizador de mucosa em posição de pulverizar lidocaína aquosa na hipofaringe e no vestíbulo glótico.

intubações com o paciente acordado geralmente tornam essa etapa impraticável ou impossível devido à doença das vias aéreas, à gravidade da condição do paciente ou a ambas as circunstâncias.
- Um bloqueio infiltrativo pode também ser realizado usando-se uma abordagem externa do nervo onde ele perfura a membrana tireo-hióidea logo abaixo do corno maior do osso hioide. O bloqueio infiltrativo com 3 mL de lidocaína a 2% através de uma agulha de 21 a 25 G produz uma anestesia laríngea muito eficaz. No entanto, esse método é raro na medicina de emergência e *não* deve ser realizado por profissionais não familiarizados com a anatomia regional ou inexperientes na técnica. As complicações potenciais graves incluem injeção arterial carotídea e hematoma compressivo nas vias aéreas.

Anestesia traqueal

A traqueia é mais bem anestesiada topicamente. Agentes anestésicos locais podem ser pulverizados na traqueia por meio de um atomizador ou do canal endoscópico, conforme descrito antes. A anestesia tópica da traqueia superior e da laringe pode ser realizada por injeção por meio de punção cricotireóidea.

- Uma seringa de 5 mL contendo 3 mL de lidocaína aquosa a 4% é conectada a um cateter sobre agulha de calibre 20 G. Uma pequena área de pele sobre a membrana cricotireóidea é anestesiada usando-se uma agulha de calibre 25 a 27 G. O dispositivo é inserido na traqueia enquanto se faz aspiração de ar. Quando a coluna de ar for encontrada, a cânula plástica é passada sobre a agulha até a traqueia. A agulha é retirada e descartada. A lidocaína é injetada no final da expiração de maneira que a inspiração subsequente e a tosse facilitem a dispersão do anestésico para baixo e para cima.
- *Técnica de pulverização durante o trajeto:* a lidocaína aquosa é aplicada sob orientação visual direta através do canal de trabalho de um endoscópio. Esse método é menos invasivo do que a punção cricotireóidea e é particularmente útil como adjuvante da anestesia tópica atomizada, permitindo a aplicação direcionada à traqueia e à entrada glótica logo antes de passar o endoscópio e o tubo traqueal por essas estruturas densamente inervadas.

TÉCNICAS DE SEDAÇÃO

A laringoscopia com o paciente acordado durante uma situação de emergência da via aérea pode exigir a titulação de pequenas quantidades de sedação sistêmica para suplementar a anestesia tópica. Administre somente a quantidade de sedação necessária para a cooperação do paciente e a tolerância ao procedimento. A anestesia profunda anula o propósito fundamental de uma abordagem com o paciente acordado de manter a ventilação espontânea e equivale a uma tentativa de intubação "apenas com sedação". Tal abordagem está repleta de complicações, incluindo apneia e colapso das vias aéreas, e deve ser evitada. Vários fármacos sedativo-hipnóticos podem ser usados, incluindo midazolam, propofol, etomidato e cetamina. A seleção do fármaco depende da situação clínica, da sua disponibilidade e da experiência do profissional com cada medicamento no manejo da via aérea. A fim de reduzir a carga cognitiva, geralmente é melhor obter sedação para o exame das vias aéreas por meio de métodos familiares usados para outros procedimentos dolorosos ou desconfortáveis.

Todos os agentes classificados como sedativo-hipnóticos (p. ex., benzodiazepínicos, barbitúricos, propofol e etomidato) causam depressão respiratória de modo dose-dependente. Isso também é verdade para opioides como fentanil e morfina, particularmente quando usados em conjunto com agentes sedativo-hipnóticos. Os pacientes frágeis com insuficiência respiratória compensada podem apresentar bradipneia crítica ou apneia com doses relativamente pequenas desses agentes.* Sedativos e analgésicos opioides também produzem algum grau de relaxamento muscular, e pacientes com obstrução parcial das vias aéreas superiores podem progredir para obstrução completa se esses agentes causarem uma perda do tônus muscular crítico das vias aéreas superiores. O operador deve sempre estar preparado para realizar diretamente uma via aérea cirúrgica (i.e., situação de preparação dupla) quando a sedação e anestesia local são realizadas em um paciente com obstrução parcial ou iminente da via aérea (ver Cap. 37). A cetamina é um agente dissociativo único que mantém o tônus muscular e as respirações espontâneas quando usada em doses baixas a moderadas. Doses superiores a 1 mg/kg por via intravenosa (IV) podem provocar depressão respiratória e, em pacientes com comprometimento hemodinâmico prévio ou depleção de catecolaminas, pode ocorrer depressão cardiovascular. A cetamina também pode predispor a laringe ao laringospasmo em caso de doenças inflamatórias da laringe. A preservação da via aérea e da ventilação espontânea é importante para esse procedimento, e a cetamina é o agente preferido apesar da necessidade desses cuidados. A cetamina deve ser titulada em alíquotas de 25 mg IV até que o paciente possa tolerar a visualização da glote acordado. Mesmo quando totalmente dissociado, o paciente em geral continua respirando espontaneamente e mantendo a patência das vias aéreas. Alguns autores recomendam uma combinação de cetamina e propofol (cetofol) na mesma seringa para atingir uma concentração de 5 mg/mL de cada (5 mL de 10 mg/mL de cetamina mais 5 mL de 10 mg/mL de propofol em uma seringa de 10 mL). O cetofol é titulado em 1 a 2 mL por vez. Embora este método administre dois agentes em uma combinação fixa, ele parece ser efetivo e seguro, e os dois fármacos são compatíveis na mesma seringa. Se a cetamina ou um sedativo alternativo for usado, é necessária a vigilância contínua quanto à patência das vias aéreas e à adequação da ventilação.

Os pacientes não colaborativos ou intoxicados podem necessitar de contenção química antes e durante a avaliação da via aérea. O haloperidol, uma butirofenona, tem ação rápida em doses IV de 2 a 5 mg em adultos, as quais podem ser cuidadosamente tituladas até o efeito desejado a intervalos de 3 a 5 minutos. Se a hipoxia ou a disfunção respiratória grave forem a causa do comportamento combativo, uma técnica com o paciente acordado não é aconselhada nem tem chance de sucesso.

Dois agentes novos se mostram promissores para a endoscopia com o paciente acordado durante situações de emergência. O remifentanil é um opioide de ação ultracurta com rápido início de ação e duração, ambos medidos em dezenas de segundos em vez de minutos. Há uma ampla gama de dosagens recomendadas e uma dose inicial conservadora deve ser considerada. Um bólus intravenoso de 0,75 µg/kg pode preceder uma infusão contínua de 0,05 a 0,1 µg/kg/min com subsequente titulação do efeito. A dosagem deve ser calculada pelo PCM em pacientes com obesidade mórbida, sendo reduzida em até 50% nos idosos. Curiosamente, a infusão de remifentanil parece atenuar o reflexo do vômito, a tosse e o laringospasmo e, portanto, pode potencializar a anestesia tópica das vias aéreas. Ele pode ser particularmente útil em pacientes com reflexo do vômito hiperativo e na presença de secreções em excesso que necessitem de aspiração.

A dexmedetomidina é um agonista α_2 IV indicado para a indução de anestesia geral e sedação durante a doença crítica. Ela tem propriedades desejáveis para a endoscopia com o paciente acordado, incluindo o rápido início de hipnose, analgesia e amnésia sem depressão respiratória. A dosagem típica é de 1 µg/kg IV em 10 minutos, seguida por infusão de 0,1 µg/kg/hora titulada até o efeito desejado. Podem ser necessárias doses suplementares de um segundo agente (p. ex., propofol). Bradicardia e hipotensão são efeitos colaterais incomuns, mas importantes. Embora a diretriz de prática clínica do American College of Emergency Physicians (ACEP) de 2018 sobre sedação procedural não programada apoie o remifentanil e a dexmedetomidina como medicamentos apropriados para sedação em departamentos de emergência, os requisitos de monitoramento, as restrições hospitalares individuais e a familiaridade clínica podem afetar o uso prático desses agentes

---

*N. de R.T. A vantagem dos benzodiazepínicos (midazolam, diazepam) e dos opioides (morfina, fentanil) é que eles possuem antagonistas específicos: flumazenil e naloxona, respectivamente.

DICAS

Resumo
- A anestesia tópica efetiva da via aérea superior tem maior eficácia quando o fármaco é aplicado na mucosa seca.
- Para a secagem da mucosa, recomendamos o glicopirrolato (0,005 mg/kg IV) com uma dose habitual em adultos de 0,2 a 0,4 mg IV.
- A anestesia local deve ser otimizada primeiro para limitar potenciais efeitos indesejados da sedação sistêmica. Os pacientes não colaborativos ou com descompensação rápida são exceções em que a sedação pode ser mais importante do que a anestesia local.
- A anestesia com dissociação e a preservação do *drive* respiratório produzidas com doses IV baixas a moderadas de cetamina (até 1 mg/kg) fazem dela um agente de primeira escolha para procedimentos de via aérea com o paciente acordado.
- A sedação sistêmica deve ser titulada com extremo cuidado em pacientes com obstrução iminente da via aérea, condição respiratória limítrofe ou comprometimento hemodinâmico. Em geral, deve-se usar a menor dosagem possível de sedativos, favorecendo agentes e dosagens com menor propensão a causar depressão respiratória.

EVIDÊNCIAS

Qual é a evidência da dosagem máxima segura de lidocaína tópica nas vias aéreas para evitar a toxicidade sistêmica do anestésico local?

A evidência para isso não é robusta. As recomendações são amplamente baseadas em relatos de casos e pequenos ensaios não controlados na literatura sobre anestesia e endoscopia. Faltam ensaios no departamento de emergência. Em um estudo antigo sobre broncoscopia, a topicalização das vias aéreas com lidocaína não resultou em toxicidade clínica quando administrada em doses de 2 a 17 mg/kg.[1] Apenas 2 dos 84 pacientes desenvolveram níveis séricos que excederam o limite comumente considerado tóxico (um recebendo 12 mg/kg, o outro 17 mg/kg). Outros estudos com pacientes de endoscopia respiratória recebendo doses médias de lidocaína administradas de 8,8 a 9,3 mg/kg não mostraram evidências de toxicidade clínica significativa e nenhum nível sérico que excedesse o limite tóxico.[2] Em comparação, um estudo em voluntários normais documentou sintomas de toxicidade sistêmica da lidocaína em 37%, embora a dose administrada tenha sido < 9 mg/kg.[3] Com base nesses e em outros estudos, a diretriz da Difficult Airway Society para intubação traqueal em adultos acordados recomenda uma dosagem máxima segura para lidocaína aplicada na mucosa de 9 mg/kg, mas observe que a toxicidade sistêmica foi relatada com dosagens tão baixas quanto 6,3 mg/kg.[4] A diretriz enfatiza que essa dosagem é um teto – e não uma dosagem recomendada para uso comum. A topicalização efetiva das vias aéreas pode ser realizada com quantidades bem abaixo desses limites, formando a base para a recomendação de dosagem (4 a 5 mg/kg de PCM) dada anteriormente.

A anestesia local da via aérea superior pode causar obstrução da via aérea?

Na presença de comprometimento preexistente da via aérea, a anestesia tópica e a instrumentação podem causar obstrução dinâmica do fluxo aéreo com ou sem laringospasmo.[5,6] Uma avaliação retrospectiva de 1.554 intubações com o paciente acordado relatou que o comprometimento das vias aéreas após anestesia local das vias aéreas é raro, ocorrendo em apenas 12 casos (0,008%).[7] Todavia, a preparação para o controle cirúrgico imediato das vias aéreas é uma necessidade sempre que uma via aérea é anestesiada topicamente, em particular uma via aérea inflamada, infectada ou parcialmente obstruída. Em alguns casos, é razoável a realização de cricotireotomia ou traqueostomia sob anestesia local.

Qual é a evidência para o uso de dexmedetomidina durante procedimentos de via aérea com o paciente acordado?

O início rápido de hipnose e amnésia sem depressão respiratória são os objetivos primários da sedação durante as manobras da via aérea com o paciente acordado. A dexmedetomidina tem um perfil farmacológico favorável nesse sentido, levando ao aumento de sua aplicação em pacientes com vias aéreas limítrofes ou difíceis.[8] Um número crescente de relatos de casos e evidências de ensaios clínicos apoiam a segurança e eficácia da dexmedetomidina como agente hipnótico primário e/ou único para facilitar a intubação endoscópica com o paciente acordado.[9-11]

Quais são as evidências para o uso de cetamina e propofol juntos com o objetivo de facilitar o manejo das vias aéreas com o paciente acordado?

O cetofol para sedação procedural tem sido cada vez mais utilizado na última década.[12,13] A combinação é teoricamente vantajosa para limitar os eventos adversos relacionados à dosagem de cada agente individual se eles forem usados sozinhos em uma dose mais alta. Um recente estudo prospectivo randomizado em pacientes com via aérea difícil submetidos à intubação endoscópica mostrou eficácia e segurança semelhantes entre o cetofol e uma combinação de dexmedetomidina-propofol.[14] Pacientes que receberam cetofol tiveram um tempo menor de intubação e precisaram de menos propofol de resgate para realizar o procedimento. A satisfação do operador com o regime sedativo foi maior no grupo do cetofol do que no grupo de dexmedetomidina-propofol.

REFERÊNCIAS

1. Efthimiou J, Higenbottam T, Holt D, et al. Plasma concentrations of lignocaine during fibreoptic bronchoscopy. *Thorax*. 1982;37:68-71.
2. Williams KA, Barker GL, Harwood RJ, et al. Combined nebulization and spray-as-you-go local anaesthesia of the airway. *Br J Anaesth*. 2005;95:549-553.
3. Woodall N, Harwood R, Barker G. Complications of awake fibreoptic intubation without sedation in 200 healthy anaesthetists attending a training course. *Br J Anaesth*. 2008;100:850-855.
4. Ahmad I, El-Boghdadly K, Bhagrath R, et al. Difficult Airway Society guidelines for Awake Tracheal Intubation (ATI) in adults. *Anaesthesia*. 2020;75:509-528.
5. Ho AM, Chung DC, To EW, et al. Total airway obstruction during local anesthesia in a non-sedated patient with a compromised airway. *Can J Anaesth*. 2004;51(8):838-841.
6. Ho AM, Chung DC, Karmakar MK, et al. Dynamic airflow limitation after topical anaesthesia of the upper airway. *Anaesth Intensive Care*. 2006;34(2):211-215.
7. Law JA, Morris IR, Brousseau PA, et al. The incidence, success rate, and complications of awake tracheal intubation in 1,554 patients over 12 years: an historical cohort study. *Can J Anaesth*. 2015;62:736-744.
8. Cabrini L, Redaelli MB, Ball L, et al. Awake fiberoptic intubation protocols in the operating room for anticipated difficult airways: a systematic review and meta-analysis of randomized controlled trials. *Anesth Analg*. 2019;128:971-980.
9. Bergese SD, Candiotti KA, Bokesch PM, et al. A phase IIIb, randomized, double-blind, placebo controlled, multicenter study evaluating the safety and efficacy of dexmedetomidine for sedation during awake fiberoptic intubation. *Am J Ther*. 2010;17(6):586-595.
10. Bergese SD, Patrick Bender S, McSweeney TD, et al. A comparative study of dexmedetomidine with midazolam and midazolam alone for sedation during elective awake fiberoptic intubation. *J Clin Anesth*. 2010;22(1):35-40.
11. Johnston KD, Rai MR. Conscious sedation for awake fibreoptic intubation: a review of the literature. *Can J Anaesth*. 2013;60:584-599.
12. Willman EV, Andolfatto G. A prospective evaluation of "ketofol" (ketamine/propofol combination) for procedural sedation and analgesia in the emergency department. *Ann Emerg Med*. 2007;49(1):23-30.
13. Andolfatto G, Willman E. A prospective case series of single-syringe ketamine-propofol (Ketofol) for emergency department procedural sedation and analgesia in adults. *Acad Emerg Med*. 2011;18(3):237-245.
14. El Mourad MB, Elghamry MR, Mansour RF, et al. Comparison of intravenous dexmedetomidine-propofol versus ketofol for sedation during awake fiberoptic intubation: a prospective, randomized study. *Anesth Pain Med*. 2019;9(1):e86442.

Parte VI

Manejo da via aérea pediátrica

25 Aspectos diferenciais da via aérea pediátrica
26 Técnicas para a via aérea pediátrica
27 Via aérea pediátrica difícil
28 Corpo estranho na via aérea pediátrica

CAPÍTULO 25

Aspectos diferenciais da via aérea pediátrica

Robert C. Luten
Nathan W. Mick

DESAFIO CLÍNICO

O manejo da via aérea na população pediátrica apresenta muitos desafios potenciais, incluindo a dosagem de fármacos e o tamanho dos equipamentos relacionados à idade, bem como as variações anatômicas que evoluem de forma contínua ao longo do desenvolvimento da infância à adolescência e a ansiedade que invariavelmente acompanha a reanimação de uma criança criticamente enferma. A habilidade no manejo da via aérea de uma criança gravemente doente ou com trauma requer a apreciação de fatores relacionados com a idade e o tamanho, além de um grau de familiaridade e conforto com os fundamentos da abordagem das emergências pediátricas.

Os princípios gerais do manejo da via aérea em crianças e em adultos são os mesmos. Os medicamentos usados para facilitar a intubação, a necessidade de técnicas alternativas de manejo da via aérea e a abordagem básica para a realização do procedimento são semelhantes independentemente de o paciente ter 8 ou 80 anos de idade. As diferenças, quando existem, são maiores nos primeiros dois anos de vida, após os quais a via aérea pediátrica gradualmente evolui para características da via aérea adulta.

Em comparação com o caso dos adultos, em que o reconhecimento e o manejo da via aérea difícil é uma habilidade fundamental a ser dominada, o desafio nas crianças é desenvolver conforto ao manejar as diferenças previsíveis na anatomia e fisiologia que ocorrem durante o desenvolvimento. Desenvolver habilidades no manejo da via aérea e mantê-las é sem dúvida mais fácil em adultos porque há muitas oportunidades durante a prática clínica, ao contrário da pediatria, onde a escassez de crianças doentes encontradas durante o treinamento e a prática dificulta a obtenção do mesmo nível de conforto. Este capítulo revisa essas diferenças com o objetivo de simplificá-las e facilitar o aprendizado e a manutenção das principais habilidades.

ABORDAGEM AO PACIENTE PEDIÁTRICO

Aspectos gerais

A carga cognitiva dos profissionais durante uma reanimação pediátrica é diferente daquela de adultos devido às variáveis anatômicas e fisiológicas únicas inerentes às crianças. As variáveis relacionadas à idade e ao tamanho exclusivas de crianças introduziram a necessidade de atividades cognitivas mais complexas, não reflexas e com base no conhecimento, como o cálculo da dosagem de fármacos e a seleção de equipamentos. A concentração necessária para realizar essas atividades sob estresse pode distrair o profissional de outras atividades mentais importantes, como avaliação, evolução, priorização e síntese de informações, que foram referidas no processo de reanimação como atividades de pensamento crítico. O efeito cumulativo desses fatores leva a atrasos inevitáveis e a um aumento correspondente no potencial de erros na tomada de decisões durante a reanimação pediátrica. Isso contrasta com a reanimação do adulto, em que as doses dos fármacos, o tamanho dos equipamentos e os parâmetros fisiológicos costumam ser familiares ao profissional, permitindo que essas decisões sejam mais automáticas e liberem a atenção do profissional para o pensamento crítico. Nas crianças, as doses dos fármacos se baseiam no peso e podem variar de magnitude dependendo da idade (i.e., neonato de 3 kg vs. criança de 8 anos com 30 kg vs. adolescente de 100 kg). O uso de recursos auxiliares na reanimação pediátrica reduz de maneira significativa a carga cognitiva (e o erro) relacionada ao cálculo de dosagem de fármacos e à seleção de equipamentos, ao relegar essas atividades a uma ordem mais baixa de função mental (referida como "automática" ou "com base em regras"). O resultado é a redução de erros, a atenuação do estresse psicológico e um aumento do tempo de pensamento crítico. A **Tabela 25.1** traz uma planilha de referência fundamentada no "guia de reanimação" de Broselow-Luten para equipamentos, codificada por cores e baseada na altura para o manejo da via aérea pediátrica, que elimina estratégias propensas ao erro de acordo com a idade e o peso. As informações sobre equipamentos e dosagens de fármacos estão incluídas na fita de Broselow-Luten e podem ser acessadas por uma simples medida da altura ou aferição do peso do paciente. Esse sistema também está disponível como parte de um recurso *online*.

Aspectos específicos

Aspectos anatômicos e funcionais

A abordagem à criança com obstrução da via aérea (a forma mais comum de via aérea pediátrica difícil) incorpora várias características exclusivas da anatomia pediátrica.

1. As crianças sofrem obstrução mais rápido do que os adultos, e a via aérea pediátrica é especialmente suscetível à obstrução resultante de edema (ver Cap. 27, que descreve o efeito do edema de 1 mm na resistência da via aérea do lactente [4 mm de diâmetro da via aérea] vs. do adulto [diâmetro da via aérea de 8 mm]). A epinefrina racêmica nebulizada causa vasoconstrição local e pode reduzir em algum grau o edema de mucosa. Para doenças como crupe, em que o local anatômico do edema ocorre ao nível do anel cricoide, a parte funcionalmente mais estreita da via aérea pediátrica, a epinefrina racêmica pode ter resultados dramáticos. Os distúrbios localizados em áreas de maior calibre, como a região supraglótica da epiglotite ou a região retrofaríngea de um abscesso, raras vezes obtêm resultados tão dramáticos. Na prática clínica, a tentativa de forçar uma medicação nebulizada em uma criança pode agitá-la, causando aumento na velocidade do fluxo de ar e obstrução dinâmica da via aérea superior.
2. Intervenções nocivas podem levar à obstrução dinâmica da via aérea e precipitar a parada respiratória. Historicamente, isso levou à sugestão de "deixá-las em paz" e permitir que o paciente assuma uma posição de conforto. O trabalho de respirar na criança que chora aumenta 32 vezes, elevando a ameaça de obstrução dinâmica da via aérea. Portanto, essas crianças devem ser tratadas em um ambiente tranquilo e confortável quando apresentarem obstrução da via aérea superior (**Fig. 25.1A-C**).
3. A ventilação com bolsa-válvula-máscara (VBVM) pode ser particularmente útil na criança com parada respiratória por obstrução da via aérea superior. Note, na Figura 25.1C, que os esforços do paciente para aliviar a obstrução podem exacerbá-la, porque o esforço inspiratório aumentado cria uma pressão extratorácica mais negativa, causando colapso da maleável traqueia extratorácica. A aplicação de pressão positiva por VBVM pode manter a via aérea aberta e aliviar o componente dinâmico da obstrução (**Fig. 25.1C,D**). Assim, a VBVM é apropriada como uma primeira manobra temporizadora se o paciente parar por obstrução. Há muitos relatos de casos de crianças com epiglotite que foram reanimadas com sucesso utilizando-se a VBVM.
4. Além das diferenças relacionadas ao tamanho, há certas peculiaridades anatômicas da via aérea pediátrica. Essas diferenças são mais pronunciadas em crianças < 2 anos de idade, enquanto as crianças > 8 anos de idade são anatomicamente semelhantes aos adultos, e o período entre 2 e 8 anos de idade é de transição. A abertura glótica está situada ao nível da primeira vértebra cervical (C-1) na infância. Esse nível muda para C-3 a C-4 pela idade de 7 anos e para o nível de C-5 a C-6 no adulto. Assim, a abertura glótica tende a ser mais alta no pescoço em crianças, diferentemente dos adultos. O tamanho da língua em relação à cavidade oral é maior em crianças, sobretudo em bebês, e a epiglote também é proporcionalmente maior, dificultando a visualização da via aérea sem controle direto. Assim, recomenda-se uma lâmina reta (i.e., Miller), usada para chegar por baixo e levantar diretamente a epiglote, nas crianças com menos de 3 anos de idade (**Tab. 25.2**).
5. A intubação nasotraqueal às cegas está relativamente contraindicada em crianças com menos de 10 anos de idade. As crianças têm tonsilas e adenoides grandes que podem sangrar muito ao sofrerem trauma, e o ângulo entre a epiglote e a abertura laríngea é mais agudo do que nos adultos, dificultando a canulação

Aspectos diferenciais da via aérea pediátrica

Tabela 25.1 Seleção de equipamentos

Lista de equipamentos pediátricos com base na altura (cm)

	Rosa[a]	Vermelho	Roxo	Amarelo	Branco	Azul	Laranja	Verde
Peso (kg)	6 a 7	8 a 9	10 a 11	12 a 14	15 a 18	19 a 23	23 a 31	31 a 41
Altura (cm)	60,75 a 67,75	67,75 a 75,25	75,25 a 85	85 a 98,25	98,25 a 110,75	110,75 a 122,5	122,5 a 137,5	137,5 a 155
Tamanho do TOT (mm)	3,5 sem balonete 3,0 com balonete	3,5 sem balonete 3,0 com balonete	4,0 sem balonete 3,5 com balonete	4,5 sem balonete 4,0 com balonete	5,0 sem balonete 4,5 com balonete	5,5 sem balonete 5,0 com balonete	6,0 com balonete	6,5 com balonete
Distância lábio-ponta (mm)	10 a 10,5	10,5 a 11	11 a 12	12,5 a 13,5	14 a 15	15,5 a 16,5	17 a 18	18,5 a 19,5
Laringoscópio, tamanho + lâmina	1 reta	1 reta	1 reta	2 reta	2 reta	2 reta ou curva	2 reta ou curva	3 reta ou curva
Cateter de aspiração	8F	8F	8F	8 a 10F	10F	10F	10F	12F
Fio-guia	6F	6F	10F	10F	10F	10F	14F	14F
Cânula oral (mm)	50	50	60	60	60	70	80	80
Cânula nasofaríngea	14F	14F	18F	20F	22F	24F	26F	30F
Dispositivo de BVM	Lactente	Lactente	Criança	Criança	Criança	Criança	Criança/adulto	Adulto
Máscara de oxigênio	Recém--nascido	Recém--nascido	Pediátrica	Pediátrica	Pediátrica	Pediátrica	Adulto	Adulto
Acesso vascular	22 a 24/23 a 25	22 a 24/23 a 25	20 a 22/23 a 25	18 a 22/21 a 23	18 a 22/21 a 23	18 a 20/21 a 23	18 a 20/21 a 22	16 a 20/18 a 21
Cateter/ butterfly	Intraósseo	Intraósseo	Intraósseo	Intraósseo	Intraósseo	Intraósseo		

(Continua)

Tabela 25.1 Seleção de equipamentos (Continuação)

	Rosa[a]	Vermelho	Roxo	Amarelo	Branco	Azul	Laranja	Verde
Planilha de equipamentos pediátricos com base na altura (cm)								
Sonda nasogástrica	5 a 8F	5 a 8F	8 a 10F	10F	10 a 12F	12 a 14F	14 a 18F	18F
Cateter urinário	5 a 8F	5 a 8F	8 a 10F	10F	10 a 12F	10 a 12F	12F	12F
Dreno de tórax	10 a 12F	10 a 12F	16 a 20F	20 a 24F	20 a 24F	24 a 32F	24 a 32F	32 a 40F
Manguito de pressão arterial	Recém--nascido/lactente	Recém--nascido/lactente	Lactente/criança	Criança	Criança	Criança	Criança/adulto	Adulto
ML[b]	1,5	1,5	2	2	2	2 a 2,5	2,5	3

Orientações para o uso: (1) medir a altura do paciente com fita métrica ou de Broselow; (2) usando a altura medida em centímetros ou a medida da fita de Broselow, avaliar a coluna de equipamentos apropriada; (3) coluna para TOTs, cânulas orais e nasofaríngeas e MLs; sempre selecionar um tamanho menor e um tamanho maior do que o recomendado. BVM, bolsa-válvula-máscara; ML, máscara laríngea; TOT, tubo orotraqueal.
[a]Para crianças menores do que a zona rosa, mas não pré-termo, usar o mesmo equipamento dessa zona.
[b]De acordo com as diretrizes baseadas em peso fornecidas pelo fabricante:

Tamanho da máscara	Tamanho do paciente (kg)
1	≤ 5
1,5	5 a 10
2	10 a 20
2,5	20 a 30
3	> 30

Modificada de Luten RC, Wears RL, Broselow J, et al. Managing the unique size related issues of pediatric resuscitation: reducing cognitive load with resuscitation aids. Acad Emerg Med. 1992;21:900-904.

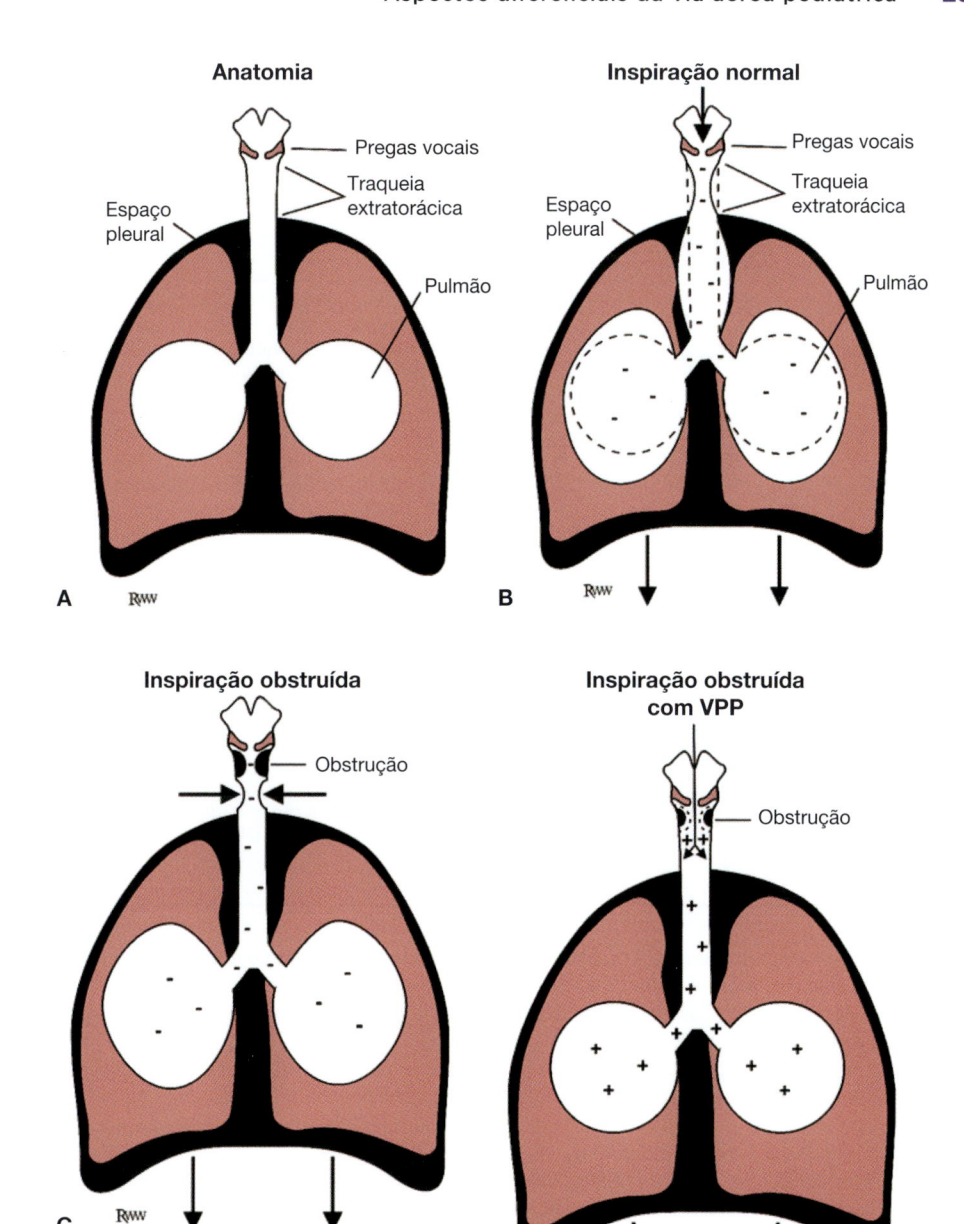

Figura 25.1 **Traqueia intra e extratorácica e as alterações dinâmicas que ocorrem na presença de obstrução da via aérea superior. A:** Anatomia normal. **B:** Alterações que ocorrem com a inspiração normal; isto é, colapso dinâmico da via aérea superior associado com pressão negativa da inspiração sobre a traqueia extratorácica. **C:** Exagero do colapso secundário à obstrução sobreposta na área subglótica. **D:** A ventilação com pressão positiva (VPP) mantém aberto o colapso/obstrução *versus* os esforços inspiratórios do próprio paciente, o que aumenta a obstrução. (Adaptada de Cote CJ, Ryan JF, Todres ID, et al., eds. *A Practice of Anesthesia for Infants and Children.* 2nd ed. WB Saunders; 1993, com permissão.)

Tabela 25.2 Diferenças anatômicas entre adultos e crianças

Anatomia	Significado clínico
Língua intraoral grande ocupando uma porção relativamente grande da cavidade oral e epiglote proporcionalmente maior	A lâmina reta é preferida em relação à curva a fim de empurrar a anatomia distensível para fora do caminho e permitir a visualização da laringe, além de elevar a epiglote
Abertura traqueal alta: C-1 em lactentes vs. C-3 a C-4 com 7 anos, C-5 a C-6 em adultos	Posição anterior e alta da abertura glótica em comparação com adultos
Occipúcio grande que pode causar flexão da via aérea; língua grande que facilmente colapsa contra a faringe posterior	A posição olfativa é preferida. O occipúcio grande na verdade eleva a cabeça até a posição olfativa na maioria dos lactentes e crianças. Pode ser necessária uma toalha sob os ombros para elevar o torso em relação à cabeça em lactentes pequenos
O anel cricoide é a porção funcionalmente mais estreita da traqueia em comparação com as pregas vocais no adulto	Os tubos sem balonete fornecem vedação adequada porque se ajustam firmemente ao nível do anel cricoide O tamanho correto do tubo é essencial porque não são usados tubos com balonete de expansão variável Se for usado um tubo com balonete, é fundamental o cuidadoso monitoramento da pressão de insuflação do balonete
Variações anatômicas consistentes com a idade, com menos variações anormais relacionadas com biotipo, artrite, doença crônica	Menor que 2 anos, via aérea anterior e alta; 2 a 8 anos, transição; e maior que 8 anos, adulto pequeno
Tonsilas e adenoides grandes podem sangrar; um ângulo mais agudo entre a epiglote e a abertura laríngea resulta em tentativas falhas de intubação nasotraqueal	A intubação nasotraqueal às cegas não está indicada em crianças; falha da intubação nasotraqueal
Membrana cricotireóidea pequena como ponto de referência; cricotireotomia cirúrgica impossível em lactentes e crianças pequenas	Cricotireotomia por agulha recomendada; o ponto de referência é a superfície anterior da traqueia e não a membrana cricóidea

bem-sucedida da traqueia. As crianças também têm uma membrana cricotireóidea pequena e nas crianças com menos de 3 a 4 anos ela é praticamente inexistente. Por essa razão, a cricotireotomia por agulha pode ser difícil, e a cricotireotomia cirúrgica é quase impossível e contraindicada em lactentes e crianças pequenas até 10 anos de idade.

6. Embora as crianças menores tenham uma via aérea relativamente alta e anterior, o que pode tornar a visualização da abertura glótica mais difícil, essa característica anatômica é constante em todas as crianças desse intervalo de faixa etária. Portanto, tal dificuldade pode ser prevista. A via aérea do adulto está sujeita a mais variações e distúrbios relacionados à idade, levando a uma via aérea difícil (p. ex., artrite reumatoide, obesidade). As crianças são previsivelmente "diferentes", e não "difíceis". A **Figura 25.2** demonstra as diferenças anatômicas específicas das crianças.

Aspectos fisiológicos

Há duas diferenças fisiológicas importantes entre crianças e adultos que têm impacto no manejo da via aérea (**Quadro 25.1**). As crianças têm um consumo basal de oxigênio cerca de duas vezes maior do que o dos adultos. Junto com uma capacidade residual funcional (CRF) proporcionalmente menor em relação ao peso corporal, esses fatores resultam em queda mais rápida da saturação nas crianças em comparação com os adultos, considerando uma duração equivalente da pré-oxigenação. A queda rápida da saturação é mais pronunciada em crianças com menos de 24 meses de idade. O médico deve antecipar e comunicar esta possibilidade à equipe e estar preparado para fornecer oxigênio suplementar por VBVM se a oxigenação cair abaixo de 90%.

Seleção e dosagem de fármacos

A dose da succinilcolina (SC) em crianças é diferente da dose de adultos. A SC é rapidamente metabolizada por esterases plasmáticas e distribuída na água extracelular. As crianças têm um volume maior de líquido

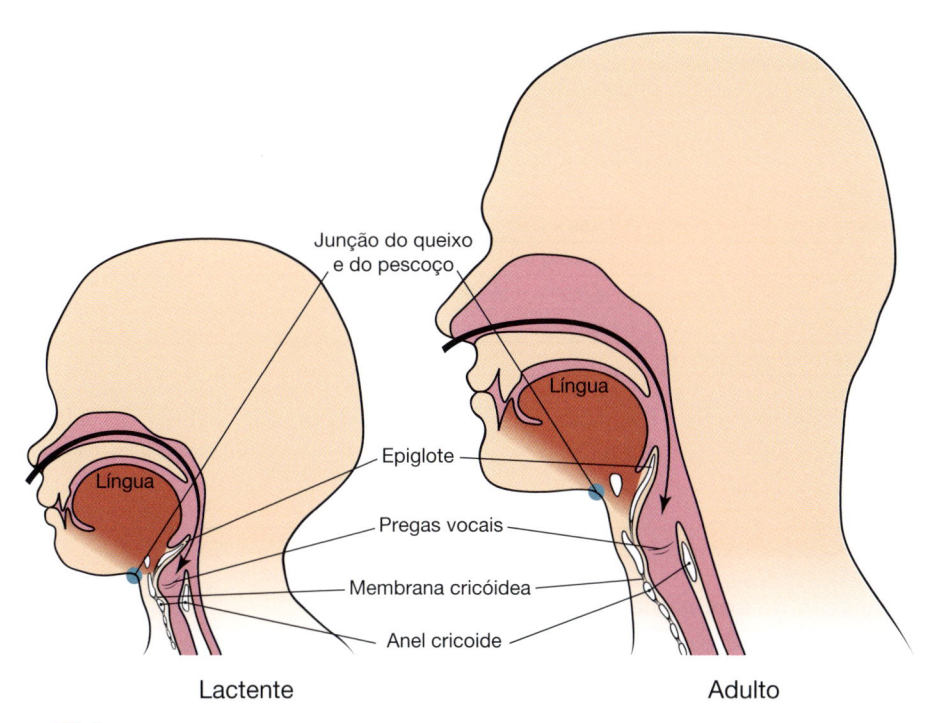

Aspectos diferenciais da via aérea pediátrica 287

Figura 25.2 As diferenças anatômicas específicas das crianças são (1) a posição mais anterior e alta da abertura glótica (note a relação das pregas vocais com a junção queixo/pescoço); (2) a língua relativamente maior no lactente, que fica entre a boca e a abertura glótica; (3) a epiglote relativamente maior e mais frouxa na criança; (4) o anel cricoide é a porção mais estreita da via aérea pediátrica *versus* as pregas vocais no adulto; (5) a posição e o tamanho da membrana cricotireóidea no lactente; (6) o ângulo mais agudo e mais difícil para a intubação nasotraqueal às cegas; e (7) o tamanho relativamente maior do occipúcio no lactente.

Quadro 25.1 Diferenças fisiológicas nas crianças	
Diferença fisiológica	**Significado clínico**
O consumo basal de O_2 é o dobro dos valores de adultos (> 6 mL/kg/min); capacidade residual funcional proporcionalmente menor em comparação com adultos.	Período mais curto de proteção da hipoxia após o tempo de pré-oxigenação equivalente em comparação com adultos. Os lactentes e as crianças pequenas costumam exigir VBVM para evitar a hipoxia, associada a pressão cricoide.

extracelular em relação aos adultos: ao nascimento, 45%; aos 2 meses, cerca de 30%; aos 6 anos, 20%; e na idade adulta, 16 a 18%. Assim, a dose de SC recomendada é maior em uma comparação por quilo de peso nas crianças em relação aos adultos (2 mg/kg vs. 1,5 mg/kg). Todas as determinações das dosagens de fármacos são realizadas de maneira mais apropriada e segura utilizando-se recursos visuais de reanimação como o sistema Broselow-Luten antes descrito.

Em 1993, a Food and Drug Administration (FDA), em conjunto com indústrias farmacêuticas, revisou a advertência na embalagem da SC devido a relatos de parada cardíaca hipercalêmica após a administração da substância em pacientes com doença neuromuscular previamente não diagnosticada. A princípio, a SC estava contraindicada para a anestesia eletiva em pacientes pediátricos por causa desta preocupação, embora a descrição tenha sido posteriormente alterada para incluir uma análise de risco-benefício ao decidir sobre o uso de SC em crianças. Porém, tanto a recomendação inicial quanto a revisada continuam a recomendar a SC para a intubação de emergência ou com estômago cheio em crianças. As doses pediátricas para os fármacos são fornecidas na **Tabela 25.3**.

Parte VI | Manejo da via aérea pediátrica

Tabela 25.3 Fármacos: considerações pediátricas

Fármaco	Dosagem	Comentários específicos para pediatria
Pré-medicações		
Atropina	0,02 mg/kg	Uma opção para crianças < 1 ano
Agentes de indução		
Midazolam	0,3 mg/kg IV	Usar 0,1 mg/kg se houver hipotensão
Etomidato	0,3 mg/kg IV	
Cetamina	2 mg/kg IV, 4 mg/kg IM	
Propofol	2 a 3 mg/kg IV	
Bloqueadores neuromusculares		
Succinilcolina	2 mg/kg IV	Manter a atropina aspirada e pronta
Vecurônio	0,2 mg/kg IV	Pode aumentar para 0,3 mg/kg de vecurônio para a SRI (0,1 mg/kg para manutenção da paralisia)
Rocurônio	1,0 mg/kg IV	Para SRI

IM, intramuscular; IV, intravenosa; SRI, sequência rápida de intubação.

Seleção de equipamentos

A Tabela 25.1 lista as recomendações conforme a altura para equipamentos de emergência em pacientes pediátricos. Os equipamentos de tamanho apropriado podem ser escolhidos com uma medida da altura em centímetros ou com uma fita de Broselow.

Um alerta com respeito ao armazenamento de equipamentos destinados ao manejo da via aérea para crianças: apesar dos melhores esforços (p. ex., listas de equipamentos ou checagens periódicas), não é incomum que equipamentos para recém-nascidos sejam misturados ou estejam próximos dos equipamentos para as demais faixas etárias pediátricas. Tal prática pode fazer um equipamento para recém-nascidos ser usado em crianças maiores, para as quais ele pode não ser adequado. Alguns exemplos de dispositivos para recém-nascidos que não devem ser usados em crianças maiores incluem a lâmina de laringoscópio nº 0, que é muito curta para permitir a visualização da via aérea; a bolsa-válvula-máscara de 250 mL para recém-nascidos, que fornece volumes de ventilação inadequados; e vários outros equipamentos, como as cânulas orais, que podem causar obstrução das vias aéreas se forem muito pequenas (**Tab. 25.4**).

Tabela 25.4 Cuidados com equipamentos em recém-nascidos *versus* crianças maiores

Equipamento	Problema
Lâminas de laringoscópio nº 0 ou 00	Pode-se perder um tempo valioso tentando visualizar a abertura glótica quando o tamanho adequado for de uma lâmina nº 1.
Lâmina de laringoscópio curva nº 1	As lâminas retas são preferidas porque: A epiglote é pega direta, e não indiretamente, pela compressão do ligamento hioepiglótico na valécula. A língua e a anatomia mandibular são mais facilmente elevadas para fora do campo de visão.
BVM de 250 mL	Não consegue gerar volumes correntes adequados.
TOTs < 5,0 mm com balonete	Se as pressões de vazamento não forem monitoradas, pode-se causar isquemia da mucosa traqueal com potencial para fibrose e estenose.
Cânulas orais < 50 mm	Caso as cânulas orais de tamanho apropriado não sejam utilizadas, elas podem aumentar a obstrução, em vez de aliviá-la.
Qualquer *outro* equipamento pequeno demais	O tamanho é fundamental para a função!

Nota: Apenas o tamanho adequado é funcional. É frequente a colocação de tamanhos muito pequenos na área pediátrica sem atenção para sua adequação, o que pode contribuir muito para a falha na obtenção da via aérea.
BVM, bolsa-válvula-máscara; TOT, tubo orotraqueal.

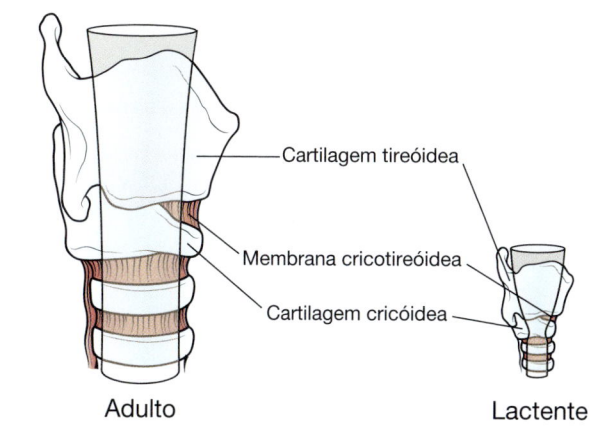

Figura 25.3 Formato da via aérea. Note a posição da porção mais estreita da via aérea pediátrica, a qual está no anel cricoide, criando um formato de funil *versus* um formato cilíndrico visto no adulto, onde as pregas vocais formam a porção mais estreita. Esta é a razão para o uso de tubo sem balonete em crianças; ele se encaixa de maneira confortável, diferentemente do tubo com balonete usado no adulto, que é inflado quando passa pelas pregas vocais para produzir um melhor encaixe. (Modificada com permissão de Cote CJ, Todres ID. The pediatric airway. In: Cote CJ, Ryan JF, Todres ID, et al., eds. *A Practice of Anesthesia for Infants and Children.* 2nd ed. WB Saunders; 1993.)

Tubos orotraqueais

O tamanho correto do tubo orotraqueal (TOT) para o paciente pode ser determinado por uma medida do comprimento e pela referência à planilha de seleção de equipamentos. A fórmula (16 + idade em anos)/4 é também um método razoavelmente acurado para a determinação do tamanho correto para o tubo sem balonete. Porém, a fórmula não pode ser usada em crianças menores de 1 ano e é útil apenas se a idade acurada for conhecida, o que nem sempre pode ser determinado na emergência. Os TOTs com ou sem balonete são aceitáveis nas faixas etárias pediátricas mais jovens (**Fig. 25.3**). A ideia de evitar tubos com balonete em lactentes menores é histórica e, no passado, havia uma taxa inaceitavelmente alta de estenose subglótica resultante de falha em monitorar as pressões no balonete. Os TOTs mais novos facilitam o monitoramento das pressões no balonete e podem ser usados com segurança em lactentes e crianças pequenas, desde que os médicos reconheçam o seguinte: um tubo com balonete acrescenta 0,5 mm ao diâmetro interno (DI), de modo que pode haver necessidade de um tubo menor que o previsto (0,5 mm menor). O tubo com balonete deve ser inserido com o balonete inicialmente desinflado, sendo inflado com o mínimo volume de ar para obter uma vedação adequada.

Ao intubar uma criança pequena, há uma tendência para inserir demais o TOT, em geral no brônquio principal direito. Várias fórmulas podem ser usadas para determinar a distância de inserção correta (p. ex., tamanho do tubo × 3; idade/2 + 10). Por exemplo, um tubo com DI de 3,5 mm deveria ser inserido até 3,5 × 3 = 10,5 cm no lábio. De modo alternativo, pode ser usada uma planilha de acordo com a altura. Recomendamos colocar um pedaço de fita no tubo na linha apropriada em centímetros da ponta ao lábio, o que serve como lembrete visual constante da posição correta da ponta do TOT no paciente intubado.

Dispositivos para fixação dos tubos

Depois que um TOT for inserido com sucesso, tome cuidado ao fixar adequadamente o tubo na boca para evitar o deslocamento e a extubação inadvertidos. Os movimentos de cabeça e pescoço, em particular a extensão que se transforma em movimentação do tubo para cima e potencialmente para fora da traqueia, devem ser minimizados. Um colar cervical colocado após a intubação evita a flexão e extensão e, assim, pode ajudar a impedir o deslocamento do TOT (**Fig. 25.4**). O TOT é tradicionalmente fixado com fita na bochecha, embora também existam vários dispositivos comercialmente disponíveis.

Máscaras de oxigênio

A máscara reinalante simples usada na maioria dos pacientes fornece um máximo de 35 a 60% de oxigênio e exige um fluxo de 6 a 10 L/min. Uma máscara não reinalante pode fornecer aproximadamente 70% de oxigênio em crianças se um fluxo de 10 a 15 L/min for usado. Para o manejo de emergência da via aérea, e em especial para a pré-oxigenação na sequência rápida de intubação (SRI), a máscara pediátrica não reinalante é preferida. As máscaras não reinalantes adultas podem ser usadas em crianças maiores, mas são grandes demais para lactentes ou crianças pequenas, permitindo a entrada de quantidade significativa de ar ambiente. A oxigenação apneica (ver Cap. 8) deve ser considerada em crianças (com taxa de 1 L/min por ano de idade) como manobra de baixo risco para prolongar o tempo de apneia segura. Evidências recentes sugerem que,

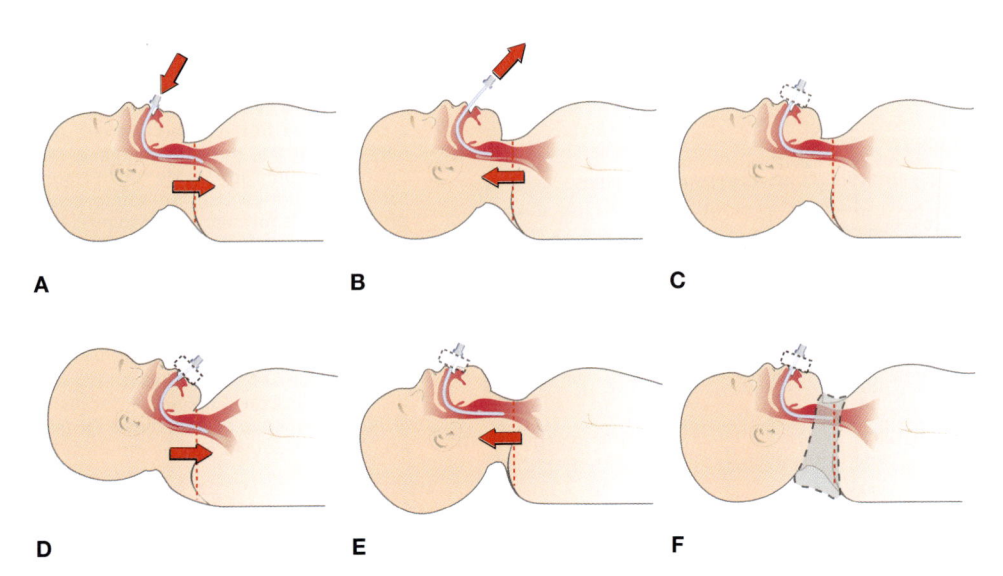

Figura 25.4 Fixação do TOT. A: Tubo não fixado deslizando para dentro e para baixo. **B:** Tubo não fixado deslizando para fora e para cima. **C:** Tubo fixado para evitar a movimentação para dentro/fora e para cima/baixo. **D:** Tubo fixado movendo-se para baixo e para dentro com a flexão da cabeça. **E:** Tubo fixado movendo-se para cima e para fora com a extensão da cabeça. **F:** Movimentação cervical evitada pelo colar cervical, impedindo, assim, a movimentação do tubo na traqueia.

em adultos, a mudança do fluxo de oxigênio para um fluxo aumentado "*flush*" de 40 a 70 L/min (varia dependendo do fluxômetro na parede) aumenta a F_{IO_2} (> 90%) e as medidas de oxigênio no final da expiração. Isso não foi estudado em crianças, mas pode ser razoável tentar essa técnica se a pré-oxigenação for difícil. Além disso, os sistemas de bolsa-válvula-máscara com configuração adequada (i.e., aqueles com válvula de inalação e exalação unidirecional e espaço morto pequeno) são capazes de fornecer oxigênio em concentrações maiores do que 90%, se forem usados da forma correta. O paciente que respira espontaneamente abre a válvula inspiratória na inspiração e, na expiração, o volume expirado com dióxido de carbono (CO_2) mantém a válvula inspiratória fechada, sendo expulso através da válvula expiratória para o ambiente. É preciso ter certeza de que o paciente pode gerar força inspiratória negativa suficiente para abrir a válvula e retirar um volume da bolsa; caso contrário, é necessária a assistência com bolsa. As unidades do tipo adulto tendem a não ser usadas em lactentes e crianças pequenas devido a problemas de espaço morto e dificuldades relacionadas ao tamanho, levando alguns a preferirem as máscaras pediátricas não reinalantes.

Cânulas orais
As cânulas orais devem ser usadas apenas em crianças inconscientes. Naquelas conscientes ou semiconscientes, essas cânulas podem causar vômitos. As cânulas orais podem ser selecionadas com base na medida da fita de Broselow ou selecionando-se uma cânula cujo comprimento vá do ângulo da boca até o trago da orelha.

Cânulas nasofaríngeas
As cânulas nasofaríngeas são úteis na criança torporosa, mas responsiva. A cânula nasofaríngea de tamanho adequado é a maior que se encaixe confortavelmente na narina sem produzir palidez da pele do nariz. O comprimento correto é o da ponta do nariz ao trago da orelha, e em geral corresponde à cânula nasofaríngea com o diâmetro correto. Deve-se ter o cuidado de aspirar essas cânulas com regularidade para evitar a obstrução.

Sondas nasogástricas
A VBVM pode causar insuflação gástrica, dificultando a incursão completa do diafragma e impedindo uma ventilação efetiva. Coloque uma sonda nasogástrica (SNG) logo após a intubação para descomprimir o estômago no paciente submetido à VBVM e que exija ventilação mecânica continuada após a intubação. Em tais pacientes, o abdome costuma estar distendido ou tenso, tornando óbvio o problema, mas outras vezes é difícil identificar a diferença entre isso e o abdome normalmente protuberante da criança pequena. A dificuldade na

ventilação parece estar relacionada à redução de complacência e deve levar à colocação de uma SNG. A fita de Broselow com base na altura identifica o tamanho adequado da SNG.

Equipamento de VBVM

Para o manejo de emergência da via aérea, a bolsa autoinflável é preferida em relação ao equipamento de ventilação anestésico. Essas unidades de bolsa-válvula-máscara devem ter um reservatório de oxigênio de maneira que, com um fluxo de 10 a 15 L, se consiga fornecer uma F_{IO_2} de 90 a 95%, garantindo a vedação da máscara. A menor bolsa a ser usada deve ser a de 450 mL. As bolsas neonatais menores (250 mL) não fornecem volumes correntes efetivos mesmo para lactentes pequenos. Muitos dos dispositivos de VBVM têm uma válvula de alívio da pressão positiva (*pop-off*). A válvula *pop-off* pode ser ajustada pelo fabricante para abrir a qualquer ponto entre 20 e 45 cmH$_2$O de pressão (centímetros de pressão de água [CPA]), dependendo de a bolsa ser planejada para lactentes ou crianças pequenas (respectivamente), e é usada para evitar barotrauma. O manejo da via aérea em cenários de emergência costuma exigir pressões de pico mais altas, de modo que a bolsa-válvula-máscara deve ser configurada sem uma válvula de alívio ou com uma válvula de alívio que possa ser fechada. É bom guardar o dispositivo de VBVM com a válvula de alívio fechada, para que as tentativas iniciais de ventilação do paciente possam alcançar pressões de pico suficientes na via aérea. O Capítulo 26 discute essa questão em mais detalhes e oferece sugestões para evitar a ocorrência.

Monitoramento do CO_2 expirado

Os detectores colorimétricos de CO_2 no final da expiração ($ETCO_2$) são úteis tanto em crianças quanto em adultos. Uma versão pediátrica está disponível para crianças com peso inferior a 15 kg, enquanto o modelo adulto deve ser utilizado para crianças com peso superior a 15 kg. Se um dispositivo de $ETCO_2$ dimensionado para adultos for usado inadequadamente em uma criança pequena, pode haver volumes insuficientes de CO_2 para provocar a mudança de cor no detector, resultando em uma leitura falso-negativa e na remoção de um tubo corretamente posicionado. Por outro lado, a resistência em um detector de $ETCO_2$ pediátrico pode ser elevada o suficiente para dificultar a ventilação em uma criança maior.

Alternativas ao manejo da via aérea

A intubação orotraqueal é o procedimento de escolha para o manejo de emergência da via aérea de pacientes pediátricos, incluindo aqueles com lesão potencial da coluna cervical, nos quais a SRI com estabilização manual alinhada é a de escolha. A intubação nasotraqueal é relativamente contraindicada nas crianças (**Tab. 25.5**).

A cricotireotomia é a via aérea cirúrgica de emergência preferida em adultos. A membrana cricotireóidea se desenvolve na primeira infância, mas não tem tamanho suficiente para ser uma opção viável de resgate da via aérea até os 10 anos de idade. A "cricotireotomia por agulha" em crianças menores de 10 anos é o termo usado quando se acessa a via aérea de maneira percutânea em crianças pequenas, mesmo sabendo-se que o ponto de entrada costuma ser a traqueia e não o espaço cricotireóideo.

Outros dispositivos que podem ser úteis no manejo da via aérea difícil em crianças pequenas são a máscara laríngea (ML) e o GlideScope. As MLs são feitas até para recém-nascidos e lactentes pequenos, podendo ser úteis como medida temporária quando a laringoscopia direta se mostra difícil. O GlideScope é fornecido em tamanhos apropriados para pacientes pediátricos, embora ainda não tenha ocorrido a disseminação dessa tecnologia a todos os cenários de emergência. Estes e outros adjuntos são discutidos no Capítulo 26.

Tabela 25.5 Alternativas para suporte da via aérea	
Ventilação com bolsa-válvula--máscara	Pode ser a medida temporária mais confiável em crianças. A seleção do equipamento, adjuntos e boa técnica são fundamentais
Intubação orotraqueal (geralmente sequência rápida de intubação)	Ainda é o procedimento de escolha para a via aérea de emergência na lesão potencial da coluna cervical e na maioria das outras circunstâncias
Cricotireotomia por agulha	Recomendada como último recurso em lactentes e crianças, mas faltam dados
Máscara laríngea	Alternativa viável
Intubação nasotraqueal às cegas	Não indicada para crianças menores de 10 anos
GlideScope	Bem estudado em adultos, uma alternativa potencial em crianças

INÍCIO DA VENTILAÇÃO MECÂNICA

Na emergência pediátrica, dois modos de ventilação são usados. A ventilação controlada por pressão é o modo usado em recém-nascidos e lactentes pequenos, enquanto a ventilação controlada por volume é usada em crianças maiores e adultos. Pode-se fixar arbitrariamente um peso de 10 kg como o peso abaixo do qual devem ser usados ventiladores limitados por pressão, embora os ventiladores limitados por volume tenham sido usados de forma efetiva em crianças menores. Quanto menor a criança, mais rápida é a frequência respiratória. A frequência respiratória inicial em lactentes em geral é ajustada entre 20 e 25 por minuto. A relação inspiração:expiração é ajustada para 1:2 e a pressão inspiratória de pico típica no início da ventilação fica entre 15 e 20 CPA. Esses ajustes iniciais em um modo de ventilação controlado por pressão irão geralmente fornecer um volume corrente de 8 a 12 mL/kg. Esses parâmetros iniciais são ajustados conforme a avaliação clínica subsequente e a elevação torácica. A pressão expiratória final positiva (PEEP) também deve ser ajustada em 3 a 5 cm de água e a FIO_2 em 1,0. O sistema de Broselow-Luten baseado na altura também oferece orientação para os volumes correntes iniciais aproximados, a frequência do ventilador e o tempo inspiratório.

Quando os parâmetros iniciais estiverem estabelecidos, é fundamental que o paciente seja rapidamente reavaliado e novos ajustes sejam feitos, em especial porque a complacência pulmonar, a resistência da via aérea e os volumes de vazamento mudam com o tempo, dificultando a ventilação adequada com os parâmetros iniciais de ventilação controlada por pressão. A avaliação clínica da efetividade da ventilação é mais importante do que fórmulas para assegurar a ventilação adequada. Quando forem feitos os ajustes e o paciente estiver com uma boa ventilação e oxigenação, podem ser usadas gasometrias ou monitoramento de oximetria de pulso e de $ETCO_2$, tanto para a confirmação quanto para guiar ajustes adicionais (**Tab. 25.6** e **Quadro 25.2**).

Tabela 25.6 Início da ventilação mecânica

I. Parâmetros iniciais		
Tipo de ventilador	Limitado por pressão	Limitado por volume
Frequência respiratória	20 a 25/min	12 a 20/min, de acordo com a idade
Pressão expiratória final positiva – PEEP (cmH_2O)	3 a 5	3 a 5
FIO_2	1,0 (100%)	1,0 (100%)
Tempo inspiratório	≥ 0,6 s	≥ 0,6 s
Relação inspiração:expiração	1:2	1:2
Ajustes de pressão/volume	Para ventilação por pressão, inicie com pressão inspiratória de pico (PIP) de 15 a 20 cmH_2O. Avalie a elevação torácica e ajuste para pressões maiores conforme a necessidade. Para ventilação por volume, inicie com volumes correntes de 8 a 12 mL/kg. Inicie com volumes menores e aumente até uma PIP de 20 a 30 cmH_2O. *Estas são apenas diretrizes para parâmetros iniciais. Avalie a elevação torácica e ajuste conforme a necessidade.*	
II. Avaliação clínica e ajustes	A maioria dos pacientes será ventilada com ventiladores ciclados a volume. A pouca elevação do tórax, a coloração ruim e os sons respiratórios reduzidos exigem volumes correntes *maiores*. Avalie a presença de pneumotórax ou obstrução do tubo. Assegure-se de que o tamanho do tubo e sua posição sejam as ideais e de que não existem vazamentos. Para pacientes ventilados com ventiladores ciclados a pressão, esses achados podem indicar a necessidade de aumentar a PIP.	
III. Informação laboratorial	Gasometrias arteriais devem ser realizadas aproximadamente 10 a 15 minutos após os parâmetros estarem estabilizados. Amostras adicionais podem ser necessárias após cada ajuste do ventilador, a menos que o estado ventilatório seja monitorado por $ETCO_2$ e SpO_2.	

Quadro 25.2 Manejo de emergência da via aérea pediátrica – considerações práticas

Anatômicas
- Antecipar a presença de abertura glótica anterior e alta.
- Não hiperestender o pescoço.
- Em crianças menores de 8 anos, usar tubos sem balonete.
- Usar lâminas retas em crianças menores.

Fisiológicas
- Antecipar a queda na saturação.

Dosagem de fármacos e seleção de equipamentos
- Usar sistema baseado na altura. *Não* usar a memória nem fazer cálculos.
- A sonda nasogástrica é um adjunto importante da via aérea em lactentes.
- Fazer um estoque de máscaras pediátricas não reinalantes.

Alternativa para via aérea falha ou difícil
- Cricotireotomia cirúrgica – contraindicada até a idade de 10 anos.
- Intubação nasotraqueal às cegas (INTC) – contraindicada até a idade de 10 anos.
- Combitube – apenas com altura maior do que 132 cm.
- Cricotireotomia por agulha – aceitável.

DICAS

Técnicas de SRI para crianças

O procedimento de SRI em crianças é essencialmente o mesmo que em adultos, com algumas diferenças importantes descritas a seguir:

- Preparação
  - Use recursos práticos relacionados a peso e altura para dosagem de fármacos e seleção de equipamentos (p. ex., fita de Broselow-Luten).
- Pré-oxigenação
  - Seja meticuloso. As crianças dessaturam mais rapidamente que os adultos.
  - Considere a oxigenação apneica como adjunto para maximizar o tempo de apneia segura.
- Otimização fisiológica
  - Bólus de fluido isotônico ou sangue baseados no peso para hipotensão. Maximize os esforços de pré-oxigenação. Considere a atropina para lactentes < 1 ano de idade.
- Paralisia com indução
  - Selecione o agente de indução como é feito em adultos: dose por altura ou peso.
  - SC 2 mg/kg por via intravenosa ou rocurônio 1 mg/kg.
  - Antecipe a dessaturação; use VBVM se a saturação de oxigênio (SpO_2) for menor do que 90%.
- Posicionamento
  - Opcional: realize a manobra de Sellick.
- Passagem do tubo com comprovação
  - Confirme a posição do tubo com detecção de $ETCO_2$ assim como em adultos.
- Manejo pós-intubação

Em quase todos os casos, as crianças intubadas e mecanicamente ventiladas devem receber bloqueio neuromuscular e sedação no departamento de emergência para evitar elevações deletérias nas pressões intracraniana e intratorácica, além do deslocamento inadvertido do TOT.

EVIDÊNCIAS

A falta de experiência no manejo da via aérea pediátrica é um grande problema para os profissionais de emergência?

Desde o início da medicina de emergência como especialidade, há preocupação com a quantidade de treinamento que os residentes em medicina de emergência recebem em pediatria. A exposição a crianças gravemente doentes é menos comum que a exposição a adultos criticamente enfermos na maioria dos programas de treinamento.[1,2,3] A introdução das vacinas para pneumococos e *Haemophilus influenzae,* a mudança na posição para dormir, a qual reduziu os óbitos por síndrome da morte súbita do lactente, e a melhora global nos cuidados pediátricos reduziram ainda mais as consultas no departamento de emergência por eventos respiratórios agudos. Um artigo recente de um grande hospital infantil com > 90.000 consultas na emergência por ano demonstrou exposição insuficiente a procedimentos críticos, especialmente para as intubações.[4] Dados informais do *Difficult Airway Course: Emergency* revelam que a experiência e conforto dos médicos da emergência com a via aérea pediátrica é fonte de preocupação para muitos profissionais. Espera-se que a educação e o treinamento focados em cursos de via aérea e outros programas de simulação de alta qualidade possam aumentar o nível de conforto.[5]

Quais as barreiras específicas para o manejo bem-sucedido da via aérea em crianças?

Atraso temporal e erros cognitivos são mais comuns no manejo pediátrico de emergência da via aérea.[6] As emergências pediátricas são complicadas pelo fato de as crianças variarem em tamanho, criando dificuldades logísticas, principalmente com relação à dosagem de medicamentos e seleção de equipamentos. Essa sobrecarga mental (ou "carga cognitiva") pode ser reduzida pelo uso de recursos de reanimação, os quais economizam tempo e reduzem os erros. A literatura sugere que os recursos de reanimação podem mitigar o efeito dessas variáveis sobre a carga mental no processo de reanimação.[7] Simulações com pacientes em situações de emergência confirmaram que o sistema de emergência codificado por cores de Broselow-Luten reduz atrasos e erros ao eliminar a carga cognitiva associada a essas situações.[8]

Com o processo simplificado (p. ex., limitar o número de medicações recomendadas, reduzir a complexidade e o número de decisões necessárias), libera-se tempo para o pensamento crítico, que pode então ser dedicado às prioridades do manejo da via aérea. O manejo das crianças em situação extrema é inerentemente estressante e, assim, a SRI deve ser simples e descomplicada para reduzir esse estresse.

A atropina deve ser usada para a SRI em crianças?

As evidências não sustentam o uso universal da atropina em crianças; porém, essa é uma questão difícil de resolver com base na literatura atual. Tradicionalmente, a atropina tem sido usada para evitar a bradicardia associada com uma dose única de SC em crianças, o que é um evento raro, mas grave. Alguns estudos recentes não conseguiram demonstrar uma diferença na resposta à SC com ou sem a atropina em crianças,[9,10] com números semelhantes nos grupos tratados e não tratados com atropina tendo desenvolvido diminuições transitórias e autolimitadas na frequência cardíaca. A ausência de evidência de benefício, porém, não deve ser tomada como "prova" ao lidar com eventos incomuns. A atropina também tem efeitos colaterais significativos, mas raros, incluindo bradicardia paradoxal se administrada incorretamente.[11] A atropina pode ter um papel na manipulação da via aérea de bebês menores de 1 ano devido ao alto tônus vagal, associado a uma dependência relativamente maior da frequência cardíaca para o débito cardíaco.[12] No entanto, a maioria dos episódios bradicárdicos ocorre devido à hipoxia ou são uma resposta reflexa transitória, mediada por via vagal, que melhora espontaneamente. É melhor tratar a hipoxia ou o reflexo se ele ocorrer. Para manter o processo da SRI em crianças tão simples quanto possível, não recomendamos o uso rotineiro de atropina. Em circunstâncias especiais, como em lactentes menores de 1 ano (3, 4 e 5 kg, e zona rosa ou vermelha no cartão de via aérea e na fita de Broselow-Luten), a atropina pode ser considerada opcional.

Succinilcolina **versus** *rocurônio como bloqueador neuromuscular em crianças – qual é o agente preferido?*

Na década de 1990, a FDA alertou contra o uso de SC em crianças depois de relatos de casos de parada cardíaca hipercalêmica após a administração de SC para pacientes com doença neuromuscular não reconhecida. A comunidade da anestesia pediátrica naquele momento desafiou a decisão da FDA com base no risco *versus* benefício em pacientes necessitando de intubação de emergência, levando a uma modificação de sua posição para um nível de "cautela". Não há evidência que avalie especificamente os riscos e benefícios relativos da

SC *versus* rocurônio em crianças para guiar as recomendações. Atualmente, a SC continua sendo o agente de escolha para intubações emergenciais com estômago cheio, embora tanto o rocurônio quanto a SC devam ser considerados opções viáveis para o manejo de emergência da via aérea pediátrica com base na preferência do profissional.[13,14]

Os TOTs com balonete são contraindicados no manejo de emergência da via aérea pediátrica?

A questão sobre se os TOTs com balonete são seguros ou necessários em crianças com menos de 8 a 10 anos tem sido debatida por algum tempo por causa da vedação anatômica e funcional causada pela área subglótica. Dois estudos abordaram esse problema.[15,16] Deakers e colaboradores estudaram 282 pacientes intubados na sala de cirurgia, no departamento de emergência ou na unidade de terapia intensiva.[15] Em seu estudo observacional prospectivo, não randomizado, eles não encontraram diferença no estridor pós-extubação, na necessidade de reintubação ou nas complicações de longo prazo da via aérea superior. Khine e colaboradores compararam a incidência de crupe após a extubação, ventilação inadequada, vazamento de gases anestésicos para o ambiente e a necessidade de troca do tubo resultante do vazamento de ar.[16] Neste estudo com crianças com menos de 8 anos, os autores não encontraram diferença em crupe; eles observaram mais tentativas de intubação com tubos sem balonete; menor necessidade de fluxo de gás com tubos com balonete; e menos vazamento de gás para o ambiente. Além disso, qualquer grande vazamento de ar em um tubo sem balonete pode exigir a remoção e substituição do tubo, o que pode não ser o caso de um TOT com balonete, no qual há mais "margem de erro" no tamanho proporcionado pelo balonete. Mesmo que pareça que o uso de tubos com balonete em crianças menores não resulta em qualquer sequela pós-extubação, deve-se ter claro que esses estudos monitoraram as pressões de insuflação do balonete, uma prática realizada raras vezes em intubações de emergência. Por essa razão, parece razoável recomendar o uso de TOTs sem balonete para evitar a pressão excessiva sobre a mucosa traqueal com o potencial para sequela de fibrose e estenose. Porém, para alguns pacientes nos quais são esperadas pressões médias na via aérea mais elevadas, como aqueles com doenças respiratórias agudas e asma, a colocação de um tubo com balonete, com o balonete inicialmente desinflado, e sendo inflado se necessário, pode ser apropriada. Os padrões mais recentes do *Pediatric Advanced Life Support* recomendam tubos com balonete, mas com a orientação de utilizá-los *apenas se as pressões de vazamento forem monitoradas.*[17]

Por que as crianças dessaturam mais rapidamente em comparação com os adultos com níveis comparáveis de pré-oxigenação?

Os lactentes utilizam 6 mL/kg/min de oxigênio em comparação com o adulto, que utiliza 3 mL/kg/min. A redução da CRF em uma criança apneica é muito maior do que em um adulto apneico devido às diferenças nas forças elásticas da parede torácica e do pulmão. Nas crianças, a parede torácica é mais complacente e a retração elástica do pulmão é menor do que em adultos. Uma análise dessas forças revela que, se equilibradas, como no paciente apneico, é previsto um valor de CRF de cerca de 10% da capacidade pulmonar total em vez do valor observado ligeiramente menor que 40%. Os mesmos fatores também reduzem a CRF no paciente em respiração espontânea, embora em menor grau. A CRF é reduzida mais ainda com a indução de anestesia e pela posição supina. A implicação clínica da diminuição da CRF efetiva combinada com o consumo aumentado de oxigênio é de que o lactente pré-oxigenado e bloqueado tem um armazenamento desproporcionalmente menor de oxigênio intrapulmonar para utilizar em comparação com o adulto. As doenças pulmonares nos pacientes criticamente enfermos podem reduzir ainda mais a capacidade de pré-oxigenação efetiva. Assim, é fundamental que esses fatores sejam considerados ao pré-oxigenar pacientes pediátricos. A VBVM com pressão cricoide pode ser necessária para manter a saturação de oxigênio acima de 90% durante a SRI, ainda mais se múltiplas tentativas forem necessárias ou se a criança tiver um distúrbio que comprometa a capacidade de pré-oxigenação.[18,19]

REFERÊNCIAS

1. Tamariz VP, Fuchs S, Baren JM, et al. Pediatric emergency medicine education in emergency medicine training programs. *Acad Emerg Med.* 2000;7(7):774-778.
2. Chen EH, Cho CS, Shofer FS, et al. Resident exposure to critical patients in the ED. *Pediatr Emerg Care.* 2007;11:774-778.

3. Miele NF. Inadequate exposure to patients in the pediatric emergency department. *Acad Emerg Med*. 2004;11(7):771-773.
4. Mittiga MR, Geis GL, Kerrey BT, et al. The spectrum and frequency of critical procedures performed in a pediatric emergency department: implications of a provider-level view. *Ann Emerg Med*. 2013;61(3):263-270.
5. Overly FL, Sudikoff SN, Shapiro MJ. High-fidelity medical simulation as an assessment tool for pediatric residents' airway management skills. *Pediatr Emerg Care*. 2007;1:11-15.
6. Oakley P. Inaccuracy and delay in decision making in pediatric resuscitation, and a proposed reference chart to reduce error. *BMJ*. 1988;297:817-819.
7. Luten R, Wears R, Broselow J, et al. Managing the unique size-related issues of pediatric resuscitation: reducing cognitive load with resuscitation aids. *Acad Emerg Med*. 2002;9:840-847.
8. Shah AN, Frush KS. Reduction in error severity associated with use of a pediatric medication dosing system: a crossover trial. Paper presented at: The AAP 2001 National Conference and Exhibition, Section on Critical Care; October 2001; San Francisco, CA.
9. McAuliffe G, Bisonnette B, Boutin C. Should the routine use of atropine before succinylcholine in children be reconsidered? *Can J Anaesth*. 1995;42:724-729.
10. Fleming B, McCollough M, Henderson SO. Myth: atropine should be administered before succinylcholine for neonatal and pediatric intubation. *CJEM*. 2005;7(2):114-117.
11. Tsou CH, Chiang CE, Kao T, et al. Atropine-triggered idiopathic ventricular tachycardia in an asymptomatic pediatric patient. *Can J Anaesth*. 2004;51:856-857.
12. Rothrock SG, Pagane J. Pediatric rapid sequence intubation incidence of reflex bradycardia and effects of pretreatment with atropine. *Pediatr Emerg Care*. 2005;21(9):637-638.
13. Robinson AL, Jerwood DC, Stokes MA. Routine suxamethonium in children: a regional survey of current usage. *Anaesthesia*. 1996;51(9):874-878.
14. Weir PS. Anaesthesia for appendicectomy in childhood: a survey of practice in Northern Ireland. *Ulster Med J*. 1997;66(1):34-37.
15. Deakers TW, Reynolds G, Stretton M, et al. Cuffed endotracheal tubes in pediatric intensive care. *J Pediatr*. 1994;125:57-62.
16. Khine HH, Corddry DH, Kettrick RG, et al. Comparison of cuffed and uncuffed endotracheal tubes in young children during general anesthesia. *Anesthesiology*. 1997;86:627-631.
17. American Heart Association. Pediatric advanced life support. *Circulation*. 2005;112:IV-167-IV-187.
18. Agostoni E, Hyatt R. Static behavior of the respiratory system. In: Fishman A, Macklem P, Mead J, Geiger S, eds. *Handbook of Physiology. The Respiratory System. Section III*. American Physiological Society; 1986:113-130.
19. Lumb A. Elastic forces and lung volumes. In: James E, ed. *Nunn's Applied Respiratory Physiology*. 5th ed. Butterworth-Heineman; 2000:51-53.

CAPÍTULO 26

Técnicas para a via aérea pediátrica

Robert C. Luten
Christyn F. Magill
Nathan W. Mick

INTRODUÇÃO

A maioria dos dispositivos e das técnicas utilizadas em crianças maiores e em adolescentes não é diferente do que se usa em adultos. Devido à sua anatomia única da via aérea e à falta de dispositivos de resgate de tamanho apropriado disponíveis no mercado (p. ex., Combitube, LMA Fastrach), o mesmo não pode ser dito de crianças pequenas (menores de 3 anos) e lactentes (menores de 1 ano). Limitamos a discussão àqueles dispositivos de resgate disponíveis para a população pediátrica *e* que têm evidência de uso bem-sucedido em crianças. O domínio dessas técnicas é importante e necessário para quem maneja a via aérea pediátrica de emergência.

TÉCNICAS USADAS EM TODAS AS CRIANÇAS

Ventilação com bolsa-válvula-máscara e intubação traqueal

Os Capítulos 12 e 15 trazem uma descrição detalhada da ventilação com bolsa-válvula-máscara (VBVM) e intubação traqueal. Assim como em adultos, as cânulas naso e orofaríngeas são adjuntos importantes para a VBVM, em especial em crianças pequenas, pois a língua é relativamente grande em relação ao volume da cavidade oral. As recomendações e a razão para o uso de equipamentos específicos (lâminas curvas ou retas, tubos com ou sem balonete) estão descritas no Capítulo 25. O uso de equipamentos de tamanho apropriado para o manejo da via aérea pediátrica é fundamental para o sucesso, mesmo nas mãos mais experientes. A técnica adequada para a VBVM é particularmente importante em pacientes pediátricos, porque a indicação para o manejo da via aérea é mais comumente a hipoxia relacionada a um distúrbio respiratório (i.e., bronquiolite por vírus sincicial respiratório [VSR] ou hipoventilação por convulsões). Além disso, os pacientes pediátricos estão sujeitos a uma queda mais rápida da saturação da oxi-hemoglobina, significando que a VBVM com aplicação de pressão cricoide (manobra de Sellick) para a prevenção de insuflação gástrica é frequentemente necessária durante as fases de pré-oxigenação e bloqueio neuromuscular da sequência rápida de intubação (SRI). A VBVM pediátrica exige volumes correntes menores, frequências respiratórias maiores e equipamentos de tamanho específico. A via aérea pediátrica é particularmente suscetível à ventilação com pressão positiva, mesmo na presença de obstrução da via aérea superior (ver Caps. 25 e 27).

Dicas para o sucesso da VBVM em crianças

Para garantir o sucesso da VBVM em um paciente pediátrico, a vedação da máscara deve ser adequada, a via aérea deve estar aberta e a frequência e o volume da ventilação devem ser adequados para a idade do paciente. As armadilhas nessa técnica incluem uma tendência a pressionar a máscara para baixo, na tentativa

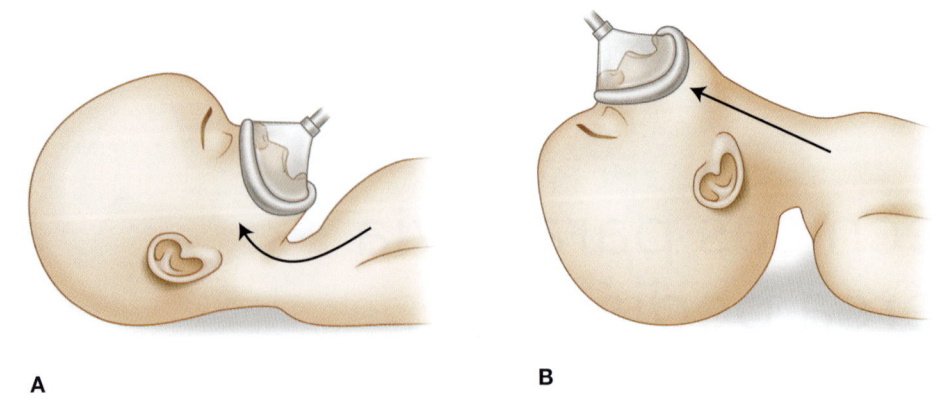

Figura 26.1 **A:** Uso *inadequado* da bolsa. Cadência rápida. **B:** Uso *adequado* da bolsa. "Aperta, solta, solta". A Parte A demonstra a posição em flexão causando obstrução, enquanto a Parte B demonstra a posição em extensão aliviando a obstrução.

de obter uma vedação adequada, resultando em flexão cervical e obstrução da via aérea superior. A cabeça deve ser estendida um pouco em vez de fletida, aliviando a obstrução pela língua e pela anatomia faríngea relaxada (**Fig. 26.1**).

A posição descrita no parágrafo anterior costuma ser obtida aplicando-se a técnica de preensão da máscara em C com uma mão. O polegar e o dedo indicador sustentam a máscara a partir da ponta do nariz até a fenda do queixo, evitando os olhos. As proeminências ósseas do queixo são erguidas pelos outros dedos na máscara, em vez de pressionar a máscara para baixo, colocando a cabeça em leve extensão para alcançar a posição olfativa. Deve-se tomar cuidado para evitar a pressão sobre a via aérea no sentido anterior a fim de evitar o colapso e a obstrução da traqueia flexível.

A técnica de duas mãos também pode ser usada. Embora essa técnica seja fundamental para o sucesso da ventilação de resgate de adultos com máscara, ela pode ser aplicada de forma seletiva em crianças pequenas. Ao abrir um pouco a mandíbula e puxá-la para frente, pode-se aliviar a obstrução. A mandíbula pode ser movida ainda mais para frente abrindo-se um pouco a boca ("anteriorização da mandíbula" para frente; ver Cap. 12) enquanto se usam as eminências tenares da palma da mão para vedar a máscara na face. A preensão tenar é mais efetiva para criar uma vedação uniforme e minimizar vazamentos pelas margens da máscara. Após a aplicação da máscara, outro profissional aperta a bolsa. Se a ventilação não for imediatamente facilitada por essas manobras, o posicionamento deve ser reavaliado e uma cânula nasofaríngea deve ser colocada para auxiliar a cânula orofaríngea.

Outra armadilha relacionada à técnica é a tendência a ventilar com uma frequência excessiva. A cadência da ventilação com bolsa deve permitir tempo adequado para a expiração (repetir as palavras "aperta, solta, solta" ajuda a garantir a cadência adequada). Os livros recomendam frequências maiores para crianças menores. Do ponto de vista prático, porém, essa cadência pode ser usada em todas as idades. Sempre coloque uma cânula oral na criança inconsciente antes da VBVM porque a língua é grande em relação ao tamanho da orofaringe e é mais propensa a obstruir a via aérea superior.

Dicas para o sucesso da intubação orotraqueal em crianças
Pré-intubação
1. *Posicione corretamente:* O posicionamento adequado do paciente é fundamental para evitar a obstrução e fornecer o alinhamento ideal dos eixos da via aérea. O alinhamento ideal dos eixos da laringe, faringe e cavidade oral em adultos costuma exigir a elevação do occipúcio para flexionar o pescoço sobre o torso e estender a cabeça ao nível da articulação atlanto-occipital. Por causa do tamanho relativamente maior do occipúcio em crianças pequenas, sua elevação costuma ser desnecessária e a extensão da cabeça pode, na verdade, causar obstrução. Um leve deslocamento anterior da articulação atlanto-occipital é suficiente (i.e., levantar o queixo para criar a posição olfativa). Em lactentes pequenos, a colocação de uma toalha sob os ombros pode ser necessária para anular o efeito do occipúcio maior que causa a flexão

da cabeça para frente sobre o tórax. Na posição correta, o canal auditivo externo deve estar na mesma linha anteriormente aos ombros. Dependendo do paciente, essa posição exige uma sustentação abaixo do occipúcio (criança maior/adulto), sob os ombros (lactentes pequenos) ou não exige sustentação (criança pequena) (**Fig. 26.2A**), podendo-se utilizar essa regra prática. Essas são apenas diretrizes, devendo-se reconhecer que cada paciente é diferente. Pode haver necessidade de um teste rápido para encontrar a posição ideal. A **Figura 26.2B** demonstra a posição mais comum para a intubação da criança pequena, a chamada "posição olfativa", e como ela é obtida na criança deste tamanho.

Mesmo com o posicionamento ideal, a manipulação externa da via aérea (p. ex., manobra BURP) pode melhorar a visualização da glote. Isso pode ser especialmente útil em crianças pequenas que têm uma via aérea superiormente localizada e em pacientes com trauma que não podem ser otimamente alinhados.

2. *Marque a distância lábio-ponta com fita:* O tubo orotraqueal (TOT) tem marcações em centímetros ao longo de sua extensão. A distância lábio-ponta é a distância do lábio até um ponto no meio do caminho entre as pregas vocais e a carina (i.e., traqueia média), o qual representa o posicionamento ideal do TOT na traqueia e onde estará localizada a ponta do tubo. Antes de uma intubação pediátrica, o TOT deve ser marcado claramente com fita na distância adequada lábio-ponta. Isso servirá como lembrete visual para o intubador sobre a profundidade correta da inserção do TOT nesse paciente.

3. *Sempre selecione um tubo de tamanho maior e um tubo de tamanho menor do que o tamanho de tubo previsto:* Observe que todos os três tubos estarão com fitas na mesma distância prevista lábio-ponta. **A distância lábio-ponta é constante para um determinado paciente e não muda se for usado um**

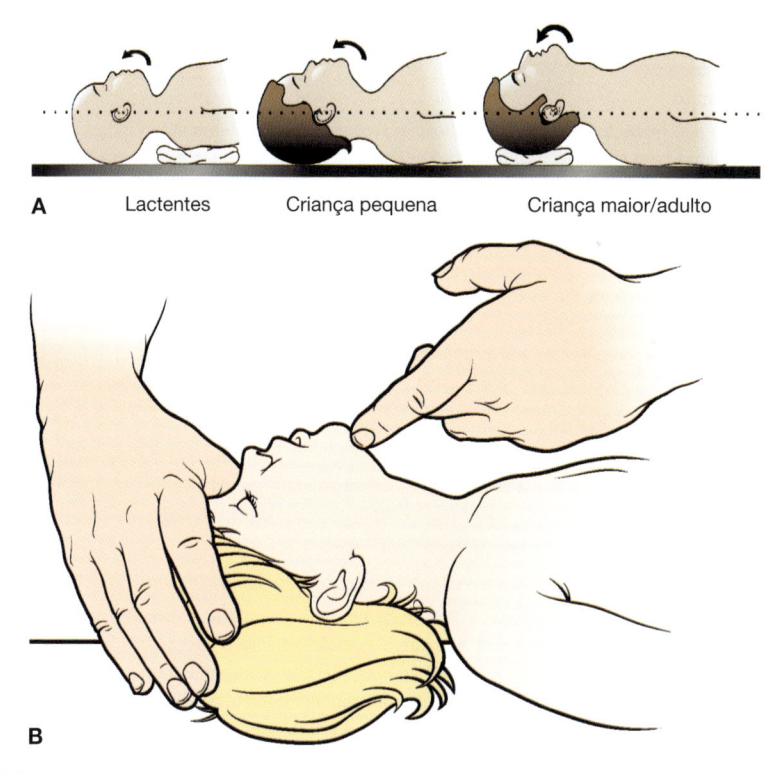

Figura 26.2 **A:** Determinação clínica do alinhamento ideal da via aérea usando uma linha que passa pelo canal auditivo externo e anteriormente aos ombros. **B:** Aplicação da linha para determinar a posição ideal. Nesta criança pequena, o occipúcio torna desnecessário um coxim na cabeça, ainda que o osso não seja tão grande a ponto de precisar de coxim nos ombros. Note que a linha que atravessa o canal auditivo externo passa anteriormente aos ombros. Com apenas uma leve extensão da cabeça sobre a articulação atlanto-occipital é obtida a posição olfativa.

tubo menor ou maior. Como regra, para estimar a distância lábio-ponta, multiplica-se o tamanho previsto do TOT por três; por exemplo, para um TOT de 3,5 mm, a distância lábio-ponta seria de 10,5 cm. Se um tubo menor fosse usado devido a uma abertura glótica estreitada e traumatizada, o recálculo da distância lábio-ponta usando o tubo com o diâmetro menor resultaria em uma distância incorreta.

Laringoscopia direta

1. *Olhe para cima e não para o fundo:* a via aérea pediátrica fica mais alta no pescoço quando comparada com a do adulto. Ao realizar a laringoscopia direta, o ângulo da linha de visão deve ser ajustado de modo que o intubador possa *olhar para cima* para ver a abertura glótica. O não reconhecimento dessa peculiaridade anatômica em crianças pode fazer com que o laringoscópio fique "muito profundo" e contorne as estruturas glóticas.
2. *Use um fio-guia:* o TOT pediátrico é menor e mais flexível que os tubos maiores dos adultos. Assim, um fio-guia é recomendado em todas as intubações pediátricas.
3. *Entre pela lateral:* assim como no adulto, passar o TOT pelo centro da linha de visão oblitera o vestíbulo da glote. Entrar pela lateral da boca com o TOT permite que se mantenha o alvo sempre à vista. Essa manobra é provavelmente mais importante em crianças do que em adultos, pois a abertura da boca e o campo de visão são menores em crianças.
4. *Use a maxila para estabilizar a mão após passar o TOT:* o polegar da mão direita naturalmente faz contato com a maxila durante esse procedimento. Ele deve ser estabilizado e mantido nessa posição, segurando o tubo para evitar a movimentação até que seja fixado.
5. *Considere usar um* bougie*: um *bougie* pode ser um complemento útil, especialmente se for uma via aérea difícil ou se você não tiver uma visão ideal. Com a inserção suave de um *bougie*, você pode confirmar a posição sentindo os anéis traqueais durante sua passagem e, em seguida, avançar seu TOT sobre o *bougie*.

Pós-intubação

A extubação não intencional é uma complicação frequente, mas totalmente evitável. Os TOTs devem ser fixados no lábio para anular o movimento da cabeça, evitando assim o movimento do tubo. A flexão do pescoço faz o tubo ir mais para baixo e para dentro na via aérea, enquanto a extensão do pescoço faz o tubo mover-se para cima e para fora da traqueia. Esse efeito é mais marcado nas crianças menores com um occipúcio proporcionalmente maior. A fixação do TOT no lábio é tradicionalmente feita prendendo-se com fita o tubo à maxila para evitar que ele deslize para dentro ou para fora. A fixação adequada do TOT com fita exige experiência. Uma alternativa à fixação com fita é a aplicação de vários dispositivos comercialmente disponíveis para a fixação do TOT.

A aplicação de um colar cervical evita a flexão e a extensão do pescoço, mantendo o TOT posicionado na traqueia, impedindo a extubação inadvertida.

VBVM e pressão cricoide

A aplicação de pressão cricoide tem caído em desuso como método para evitar a aspiração durante o manejo de emergência da via aérea, mas ela pode ajudar a evitar a insuflação gástrica durante a VBVM, mesmo com pressões de ventilação > 40 cmH_2O. Isso é muito importante em lactentes, nos quais a distensão gástrica pode comprometer a ventilação e aumentar o risco de aspiração.

Válvulas de alívio de pressão positiva (válvulas *"pop-off"*)

Uma válvula *pop-off* é projetada para evitar o fornecimento de pressão excessiva para a via aérea inferior além de limitar o risco de barotrauma. Essas válvulas estão presentes na maioria dos dispositivos de bolsa-válvula-máscara infantis e pediátricos. A válvula *pop-off* abre com uma pressão de pico da via aérea pré-definida (variando de 20 a 45 cm de pressão de água, embora a maioria seja ajustada para 40 cm), limitando a pressão de pico que pode ser entregue aos pulmões. Porém, em casos de obstrução da via aérea superior, resistência aumentada da via aérea ou complacência pulmonar diminuída, podem ser necessárias pressões mais altas. Em situações como essas, o operador deve desabilitar a válvula.

Além dessa válvula de alívio, muitos fabricantes incorporam manômetros à bolsa, tornando possível monitorar as pressões de pico na via aérea enquanto se realiza a VBVM. Um vazamento no local da porta do manômetro pode interferir na capacidade de atingir pressões de via aérea suficientes para garantir uma troca gasosa adequada.

Ainda que a tentativa de solucionar problemas na VBVM inadequada inicie com a avaliação da eficácia da vedação da máscara e da patência da via aérea, a realização de um "teste de vazamentos" imediatamente antes de iniciar a VBVM detectará o estado da válvula *pop-off* e avaliará a presença de vazamentos no local do manômetro (ou em outras partes da unidade). O teste de vazamentos é feito removendo-se a máscara da bolsa-válvula, ocluindo-se a via da máscara com a palma de uma das mãos e apertando a bolsa com a outra mão. Se a bolsa permanecer dura, não ocorreu nenhum escape de ar ou "vazamento". Caso contrário, há escape de ar no sistema, mais comumente através da válvula *pop-off* ou da via do manômetro, embora outras causas de vazamento possam estar presentes. A perda de pressão através de um manômetro aberto ocorre imediatamente ao comprimir a bolsa, diferente de uma válvula *pop-off* aberta, que vaza quando a pressão sobe acima do nível ajustado. A quantidade de volume perdido irá variar, dependendo do tamanho do vazamento. Esse teste também é útil para avaliar os vazamentos e o funcionamento inadequado em equipamentos para adultos. Após um teste negativo (i.e., a bolsa permanece dura ao ser apertada), a palma da mão que oclui a via deve ser retirada e a bolsa apertada novamente para confirmar a saída adequada de ar pela alça inspiratória da bolsa.

Máscara laríngea

A máscara laríngea (ML) é um dispositivo seguro e efetivo para o manejo da via aérea em crianças submetidas à anestesia geral e é considerada uma opção de resgate no caso de uma via aérea falha em crianças e lactentes. A colocação de uma ML em crianças é relativamente fácil de aprender, em especial se for escolhido um tamanho adequado. A ML também tem sido usada com sucesso em situações de via aérea pediátrica difícil e deve ser considerada um dispositivo alternativo no manejo de emergência da via aérea nesses pacientes (p. ex., sequência de Pierre Robin). Assim como em adultos, as intubações pediátricas difíceis também são facilitadas pelo uso da ML em combinação com dispositivos como o broncoscópio flexível.

A ML apresenta algumas complicações associadas, sendo especialmente prevalentes em lactentes menores, incluindo obstrução parcial da via aérea pela epiglote, perda de vedação adequada com o movimento do paciente e vazamento de ar durante a ventilação com pressão positiva. Para evitar a obstrução pela epiglote nessas crianças pequenas e lactentes, alguns autores sugeriram uma técnica rotacional para a colocação, na qual a máscara é inserida através da cavidade oral "de cabeça para baixo" e então girada 180° enquanto se avança até a hipofaringe. A ML é contraindicada em pacientes pediátricos ou adultos com reflexos protetores intactos na via aérea e, portanto, não é adequada para o manejo da via aérea com o paciente acordado. O uso da ML também é contraindicado se houver suspeita ou presença de aspiração de corpo estranho, pois pode agravar uma situação já desesperadora. Além disso, é improvável que a ML forneça ventilação e oxigenação adequadas porque a obstrução é distal ao dispositivo. A ML é fornecida em vários tamanhos, desde neonatos até adolescentes. O i-gel, um dispositivo extraglótico (DEG) não inflável no estilo ML, está disponível em uma variedade de tamanhos pediátricos e tem uma finalidade semelhante.

Cricotireotomia percutânea por agulha

Embora todo capítulo de livro, artigo ou conferência sobre manejo da via aérea pediátrica mencione a técnica de cricotireotomia por agulha como um último procedimento de resgate recomendado, existe pouca literatura apoiando seu uso e sua segurança. Poucos entre os "especialistas" que escrevem sobre a cricotireotomia por agulha já realizaram o procedimento em seres humanos, embora, ainda assim, todo médico que lide com emergências pediátricas como parte de seu trabalho deva estar familiarizado com o procedimento e suas indicações e ter o equipamento apropriado prontamente acessível no departamento de emergência.

A cricotireotomia por agulha está indicada como procedimento de último recurso para salvar a vida de crianças menores de 10 anos que se apresentam ou evoluem para um cenário "não consigo intubar, não consigo oxigenar" (NINO) e cuja obstrução é proximal (cefálica) às pregas vocais. A indicação clássica é a epiglotite em que a VBVM e a intubação são consideradas falhas (embora a verdadeira falha da VBVM na epiglotite seja rara e a falha em geral seja causada por uma falha de técnica e não por uma obstrução realmente intransponível). Outras indicações incluem trauma facial, angiedema e demais condições que impeçam o acesso por via superior à abertura glótica. A cricotireotomia por agulha raramente é útil em pacientes que aspiraram um corpo estranho que não pode ser visualizado pela laringoscopia direta porque esses corpos estranhos costumam estar na via aérea inferior. Ela também teria um valor questionável no paciente com

Parte VI | Manejo da via aérea pediátrica

Tabela 26.1 Cateteres comerciais recomendados*

Estes cateteres estão comercialmente disponíveis e podem ser usados como opção:

Cateter de ventilação a jato (Ravussin). Cateter de tamanhos 13G e 14G, não o 16G. Embora sejam listados como cateteres para ventilação a jato, recomendamos apenas para uso com a VBVM.

Cateteres para via aérea transtraqueal de emergência Cook 6F. Estão disponíveis em dois tamanhos, 5 e 7,5 cm. Recomendamos apenas o cateter de 5 cm.

*N. de R.T. O *kit* para cricotireotomia pediátrica está disponível comercialmente no Brasil, com registro na Agência Nacional de Vigilância Sanitária (Anvisa).

crupe porque a obstrução é subglótica. Nesses pacientes, é mais provável que a obstrução seja vencida por um TOT introduzido na traqueia com um fio-guia do que pela cricotireotomia por agulha às cegas.

Várias agulhas comercialmente disponíveis também podem ser usadas para a cricotireotomia percutânea por agulha (**Tab. 26.1**). Os equipamentos mais simples, apropriados para lactentes, consistem no seguinte:

- Cateter sobre agulha de calibre 14G
- Adaptador de TOT de 3,0 mm acoplado a extensor para equipo de soro (pode ser obtido comercialmente ou construído cortando-se 15 cm distais do fio do extensor e inserindo-se um adaptador de TOT de 2,5 mm na abertura; ver **Fig. 26.3**)
- Seringa de 3 ou 5 mL

É uma boa prática reunir com antecedência o *kit*, colocá-lo em uma bolsa transparente, fechar a bolsa e etiquetá-la, deixando-a em um local acessível na área de reanimação.

Procedimento

Coloque a criança em posição supina com a cabeça estendida, com uma toalha sob os ombros. Isso força a traqueia anteriormente, de modo que ela fica facilmente palpável e pode ser estabilizada com dois dedos de uma das mãos. A chave para o sucesso é a imobilização absoluta da traqueia durante todo o procedimento. A afirmação a seguir aparece em muitos livros que descrevem o procedimento: "Palpe cuidadosamente a membrana cricotireóidea". Na realidade, isso é difícil de se fazer em um lactente e não é fundamental. De fato, em crianças menores, pode ser impossível localizar precisamente a membrana cricotireóidea, de modo que a traqueia proximal é utilizada para o acesso (daí o nome do procedimento de traqueostomia

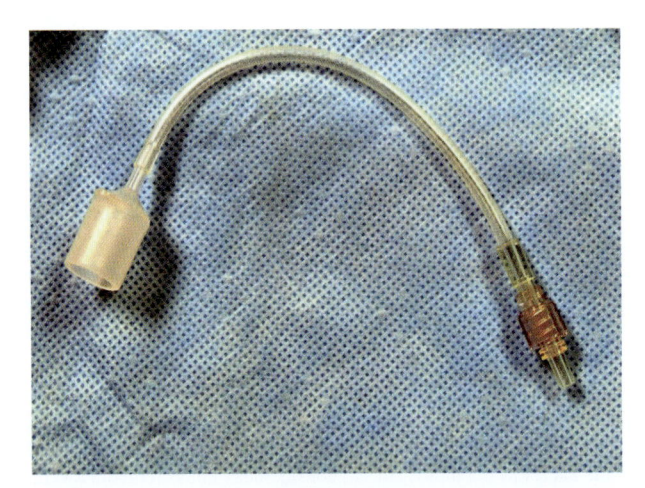

Figura 26.3 **Componentes de um conjunto de extensão para cricotireotomia por agulha.** Esse conjunto de extensão é construído cortando-se os 15 cm terminais do extensor-padrão e inserindo-se um adaptador de TOT de 2,5 mm. A VBVM é acoplada ao adaptador na abertura proximal e a extremidade distal é inserida no cateter que foi introduzido na traqueia. Tal conjunto permite maior liberdade de movimentos durante a VBVM, com menos preocupação quanto a dobras ou obstruções do cateter – uma complicação observada em estudos em animais em que a bolsa foi conectada diretamente ao adaptador de TOT de 3,0 mm.

percutânea por agulha [TPA]). A prioridade é uma via aérea e o fornecimento de oxigênio. As complicações pela inserção do cateter em outros locais da traqueia que não a membrana cricotireóidea são abordadas mais adiante. Considere a traqueia como uma veia de grande calibre e cateterize-a com o dispositivo de cateter sobre agulha direcionado caudalmente em um ângulo de 30°. Aspire ar para assegurar-se da entrada na traqueia e, então, deslize o cateter delicadamente para frente, removendo a agulha. Coloque o adaptador de TOT de 3,0 mm no cateter e comece a ventilar com a bolsa. O profissional notará uma resistência exagerada a essa ventilação. Isso é normal e está relacionado com o diâmetro pequeno do cateter e com a turbulência do fluxo de ar. Isso não costuma ser o resultado de um cateter malposicionado ou de pouca complacência pulmonar secundariamente a um pneumotórax. É importante praticar a VBVM através de um cateter para experimentar a sensação de uma resistência aumentada. O operador deve permitir a expiração completa através da glote do paciente e não pelo cateter para evitar o "acúmulo de ar" nas respirações e o barotrauma. Isso pode ser feito observando-se a descida do tórax após a inspiração.

As pressões necessárias estão bem acima dos limites da válvula *pop-off*; assim, ela deve ser desabilitada para permitir o fluxo de ar através do cateter. A ventilação a jato tem sido defendida em crianças; na verdade, os termos cricotireotomia por agulha e ventilação a jato são frequentemente citados como procedimento de escolha na literatura. A realidade é que as pressões geradas pelo ventilador a jato são extremamente altas, sendo desnecessárias e potencialmente perigosas como adjunto ao uso com esse procedimento em crianças.

Embora a ventilação com agulha no caso de obstrução "completa" das vias aéreas superiores esteja relativamente contraindicada (devido à preocupação com o barotrauma na ausência de expiração), na realidade a obstrução "completa" é extremamente rara em crianças. Observando-se a explicação do mecanismo habitual de obstrução (Cap. 27), pode-se ver que os eventos terminais são parada respiratória por fechamento da via aérea secundário a respirações negativas do paciente, resultando em colapso da via aérea. Quando ocorre a parada, cessam as respirações negativas do paciente e a via aérea relaxa e se expande um pouco. As respirações negativas do paciente também são substituídas na ventilação com pressão positiva, o que pode expandir ainda mais a via aérea estreitada. Assim, a saída de gás durante a ventilação não costuma ser um problema.

TÉCNICAS USADAS EM ADOLESCENTES E ADULTOS

Intubação nasotraqueal às cegas

A intubação nasotraqueal às cegas (INTC) em crianças não é uma técnica de resgate viável devido ao ângulo agudo da nasofaringe e do eixo faringotraqueal em crianças, o que torna a intubação nasotraqueal bem-sucedida algo extremamente difícil. Uma segunda razão é porque as crianças têm risco aumentado de hemorragia por causa da preponderância de tecido adenóideo delicado e altamente vascularizado. A técnica de visualização direta é, contudo, comumente usada em crianças e lactentes pequenos para manejo crônico da ventilação em unidade de terapia intensiva. Ao utilizar a visualização direta com um laringoscópio, assim que o TOT tenha passado para a orofaringe e hipofaringe, a colocação deste na traqueia é auxiliada por uma pinça Magill. Porém, essa técnica não é útil no manejo de emergência da via aérea. Em geral, a INTC não é recomendada para pacientes com menos de 10 anos.

King LTS-D

O tubo laríngeo King LTS-D é um DEG que tem tamanhos pediátricos disponíveis (até < 5 kg de peso corporal). A vantagem do King LTS-D é a facilidade do uso, pois ele foi projetado para ser colocado às cegas e possui uma única conexão para bolsa-válvula-máscara e porta de insuflação do balonete.

Cricotireotomia cirúrgica

A membrana cricotireóidea em crianças pequenas e lactentes é pouco desenvolvida (**Fig. 26.4**). A cricotireotomia cirúrgica não deve ser tentada em crianças menores de 10 anos. Em crianças menores de 10 anos, a traqueostomia percutânea por agulha com VBVM está recomendada. Observe que nosso limite recomendado de 10 anos de idade não deve ser rígido. Várias idades têm sido recomendadas como ponto de corte para a realização de um ou de outro procedimento. Para a cricotireotomia, trata-se de uma questão de tamanho. Se o tamanho da via aérea do paciente e da membrana cricotireóidea permitirem a realização da cricotireotomia cirúrgica (i.e., pontos de referência facilmente identificáveis), então, independentemente da idade, ela pode ser feita. Se não for esse o caso, deve ser realizada a técnica com agulha. A cricotireotomia utilizando um

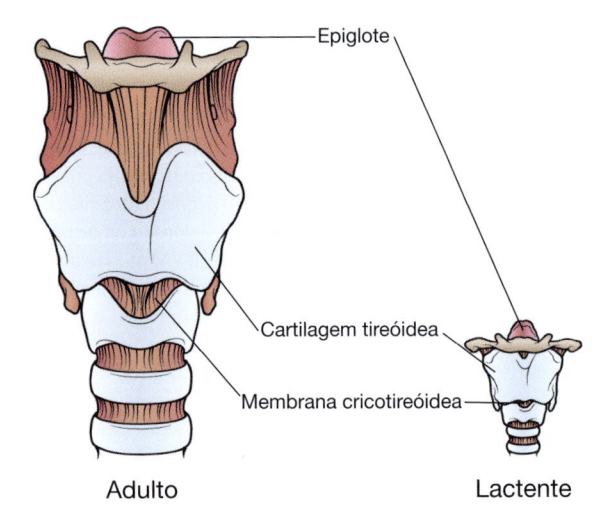

Figura 26.4 Membrana cricotireóidea. Tamanho comparativo da membrana cricotireóidea adulta (à esquerda) *versus* pediátrica (à direita). Note que não apenas a laringe é menor como também a membrana é proporcionalmente menor em comparação à do adulto, envolvendo de um quarto a um terço da circunferência traqueal anterior *versus* dois terços a três quartos no adulto. O desenho pediátrico refere-se a uma criança entre 1 e 3 anos, acomodando um TOT de 4,5 mm.

conjunto comercialmente disponível (Pedia-Trake) não demonstrou ser bem-sucedida ou mesmo segura. O **Quadro 26.1** resume as recomendações para procedimentos invasivos em via aérea pediátrica.

EVIDÊNCIAS

A cricotireotomia por agulha com VBVM em crianças fornece oxigenação e ventilação suficientes para evitar hipoxia e hipercarbia?

A evidência acerca de cricotireotomia por agulha em pediatria se baseia em um estudo em animais feito por Cote e colaboradores[1] utilizando um modelo canino de 30 kg. Cote conseguiu demonstrar que cães com tamanho representativo de crianças de 9 a 10 anos podiam ser oxigenados através de um cateter de 12G e de um adaptador de TOT de 3,0 mm com uma bolsa por pelo menos 1 hora (a duração do estudo). Foram notadas elevações nos níveis de $Paco_2$, mas elas não foram consideradas significativas, visto que as crianças costumam tolerar bem os graus leves de hipercarbia.[1]

Um estudo retrospectivo em adultos relatou que 48 pacientes foram oxigenados e ventilados com sucesso utilizando ventilação transtraqueal através de um cateter intratraqueal de 13G por até 360 minutos. A ventilação a jato transtraqueal (VJTT) foi usada primariamente em 47 desses pacientes, embora 6 tenham recebido medidas convencionais com VBVM até que os circuitos de VJTT pudessem ser iniciados. Durante

---

Quadro 26.1 Resumo de recomendações para procedimentos invasivos da via aérea pediátrica

5 anos
Traqueostomia percutânea por agulha e ventilação com bolsa-válvula-máscara

5 a 10 anos
Traqueostomia percutânea por agulha e ventilação com bolsa-válvula-máscara[a]
Técnica percutânea de Seldinger e ventilação com bolsa-válvula-máscara[b]

> 10 anos
Preferência do operador por vários *kits* comercialmente disponíveis
Cricotireotomia cirúrgica

[a]Há menos evidências para apoiar tal recomendação nessa faixa etária; entretanto, ela pode ser a única opção disponível e deve ser convertida em uma via aérea mais definitiva.
[b]Se o tamanho da membrana cricotireóidea for suficiente.

a ventilação transtraqueal manual, todos demonstraram elevações da Pa_{CO_2} na gasometria arterial, mas mantiveram níveis de Pa_{O_2} acima de 100 mmHg.[2]

A ML deve ser considerada tanto como um dispositivo de resgate como uma via aérea alternativa no manejo da via aérea difícil em pediatria?

A maior parte da literatura em relação ao uso de MLs em crianças tem sido compilada da experiência de anestesia no bloco cirúrgico. Assim, há poucas informações disponíveis para o uso de ML em cenários de emergência. Porém, um estudo observacional de Lopez-Gil e colaboradores[3,4] demonstrou que a habilidade para a colocação da ML pode ser rapidamente aprendida por residentes de anestesia com uma baixa taxa de complicações. Relatos de casos publicados demonstraram o sucesso da ML no paciente pediátrico com via aérea difícil, incluindo retrognatia grave isolada, síndrome de Dandy-Walker e sequência de Pierre Robin.[5,6]

Pelo menos um estudo prospectivo relata uma incidência mais alta de obstrução de via aérea, pressões ventilatórias mais altas, vazamentos inspiratórios maiores e mais complicações em crianças menores (aquelas pesando < 10 kg) com o uso da ML em relação a crianças maiores. Esses autores recomendam que o risco-benefício seja cuidadosamente ponderado em crianças menores antes da colocação da ML em uso de bloqueador neuromuscular e ventilação com pressão positiva. É importante destacar que a taxa de sucesso de colocação da ML nesse estudo realizado em pacientes eletivos submetidos a ventilação prolongada foi alta, de 98%.[7] Embora os profissionais que fazem o manejo da via aérea devam conhecer essas potenciais complicações, esse estudo não é generalizável para o cenário da emergência e não deve impedir que os fornecedores de cuidados implementem isso como um *dispositivo de resgate* em lactentes e crianças pequenas com via aérea falha, ou como abordagem planejada para um lactente ou criança pequena com via aérea difícil identificada. Na situação de via aérea falha, a ML pode ser salvadora, fornecendo oxigenação e ventilação efetivas até que uma via aérea definitiva possa ser assegurada.

REFERÊNCIAS

1. Cote CJ, Eavey RD, Todres ID, et al. Cricothyroid membrane puncture: oxygenation and ventilation in a dog model using an intravenous catheter. *Cut Care Med.* 1988;16:615-619.
2. Ravussin P, Freeman J. A new transtracheal catheter for ventilation and resuscitation. *Can Anaesth Sac J.* 1985;32:60-64.
3. Lopez-Gil M, Brimacombe J, Alvarez M. Safety and efficacy of the laryngeal mask airway: a prospective survey of 1,400 children. *Anaesthesia.* 1996;51:969-972.
4. Lopez-Gil M, Brimacombe J, Cebrian J, et al. Larynneal mask airway in pediatric practice: a prospective study of skill acquisition by anesthesia residents. *Anesthesiology.* 1996;84:807-811.
5. Selim M, Mowafi H, Al-Ghamdi A, et al. Intubation via LMA in pediatric patients with difficult airways. *Can J Anaesth.* 1999;46:891-893.
6. Stocks RM, Egerman R, Thompson JW, et al. Airway management of the severely retrognathic child: use of the laryngeal mask airway. *Ear Nose Throat J.* 2002;81:223-226.
7. Park C, Bahk JH, Ahn WS, et al. The laryngeal mask airway in infants and children. *Can J Anaesth.* 2001;48:413-417.

CAPÍTULO 27

Via aérea pediátrica difícil

Joshua Nagler
Robert C. Luten

INTRODUÇÃO

As diferenças anatômicas e fisiológicas relacionadas à idade no lactente ou na criança pequena podem dificultar o manejo da via aérea. Porém, essas diferenças podem ser previstas e abordadas na maioria dos pacientes pediátricos, conforme discutido no Capítulo 25. A via aérea pediátrica *difícil*, assim como em adultos, é definida por atributos da anamnese e do exame físico que predizem dificuldades na ventilação com máscara, laringoscopia ou intubação. Na população pediátrica, a maioria dos casos de via aérea anatomicamente difícil resulta de agravos agudos que modificam a estrutura normal da via aérea ou de anormalidades congênitas conhecidas. A dificuldade relacionada a anormalidades anatômicas imprevisíveis reveladas apenas após tentativas malsucedidas de manejo da via aérea, resultando em uma via aérea pediátrica *falha*, é rara em crianças.

A abordagem de emergência para a via aérea difícil no paciente adulto está descrita no Capítulo 2, o qual deve ser lido antes deste. Os mesmos conceitos de antecipação e planejamento também se aplicam às crianças. É fundamental o uso de ferramentas rápidas, fáceis de lembrar e sensíveis para a identificação de pacientes com potencial dificuldade. No entanto, as crianças diferem dos adultos no que diz respeito aos preditores de dificuldade mais comuns (**Tab. 27.1**). Por exemplo, características dependentes da idade (p. ex., barba e idade > 55 anos) e processos patológicos progressivos (p. ex., artrite reumatoide cervical) não são aplicáveis às crianças. Porém, o uso do mnemônico LEMON para o imediato reconhecimento de características faciais anormais e a avaliação de sinais de doença obstrutiva da via aérea serão bastante úteis (**Tab. 27.2**). A maioria das crianças com via aérea difícil apresentará processos patológicos reconhecíveis ou anormalidades congênitas previamente identificadas associadas à dificuldade na via aérea. Assim, este capítulo se concentrará nas etiologias comuns de via aérea pediátrica difícil e oferecerá estratégias de manejo. A **Tabela 27.3** oferece uma abordagem geral para o manejo da via aérea pediátrica normal e difícil.

Tabela 27.1 Comparação de fatores de risco pediátricos e adultos

A. Fatores de risco para via aérea difícil no adulto geralmente ausentes em lactentes e crianças pequenas:
  1. Obesidade
  2. Redução da mobilidade cervical (excluindo imobilização após trauma)
  3. Anormalidades dentárias
  4. Problemas de articulações temporomandibulares
  5. Barba
B. Fatores de risco para via aérea difícil em pediatria ausentes em adultos:
  1. Calibre pequeno da via aérea suscetível à obstrução por edema ou infecção
  2. Desconforto secundário ao manejo de variáveis relacionadas com a idade e o tamanho
  3. Desconforto secundário à infrequência do manejo pediátrico

Tabela 27.2	Principais características da avaliação LEMON em crianças
Observar (*Look*)	• A percepção geral é o preditor mais importante de via aérea difícil em crianças • A presença de características dismórficas está associada com anatomia anormal da via aérea e pode indicar dificuldade • Boca pequena, língua grande, queixo mais posterior e trauma facial importante costumam ser imediatamente aparentes
Avaliar (*Evaluate*) (regra 3:3:2)	• Não foi testado em crianças • Pode ser difícil realizar isso em uma criança não colaborativa ou em lactente com pescoço "gordo" • A avaliação geral da abertura bucal, tamanho da mandíbula e posição da laringe pode ser utilizada em seu lugar • Se for realizada a avaliação 3:3:2, usar os dedos da criança e não do profissional
Mallampati	• A cooperação pode ser um problema • Dados mistos em crianças (ver seção "Evidências")
Obstrução Obesidade	• A obstrução da via aérea é uma indicação relativamente frequente para o manejo da via aérea em crianças • Depois da percepção geral inicial, é provável que a avaliação de obstrução seja a etapa mais útil na identificação de via aérea difícil em crianças • Anamnese e exame físico focados e específicos para a doença (alteração de voz, babação, estridor e retrações) podem identificar de forma acurada as crianças com obstrução patológica de via aérea superior aguda ou crônica • A obesidade é uma epidemia crescente em crianças, embora o impacto sobre a via aérea pediátrica seja menos significativo do que em adultos
Pescoço (*Neck*)	• A limitação do posicionamento em pacientes pediátricos com trauma e imobilizados é semelhante àquela de adultos • A imobilidade intrínseca da coluna cervical por anormalidades congênitas é muito rara e as condições adquiridas (p. ex., espondilite anquilosante e artrite reumatoide cervical) são essencialmente inexistentes em crianças pequenas

Tabela 27.3	Abordagem geral à via aérea pediátrica normal *versus* difícil
Previsão de via aérea "normal"	
Pré-insuficiência respiratória	• Máscara não reinalante • Cateter nasal de alto fluxo • Ventilação não invasiva
Insuficiência respiratória (imediata e/ou transitória)	• Ventilação com bolsa-válvula-máscara[a]
Insuficiência respiratória	• Sequência rápida de intubação • Laringoscopia direta ou por vídeo
Via aérea "difícil" prevista/inesperada	
Não consigo intubar, consigo oxigenar[b]	• Dispositivo extraglótico • Videolaringoscopia
Não consigo intubar, não consigo oxigenar	• Via aérea "cirúrgica" (agulha, Seldinger ou aberta)
Preocupação com possível via aérea difícil	
• A previsão de um paciente apresentar uma via aérea normal ou difícil é uma decisão clínica que orienta o tipo de equipamento necessário a ser utilizado para garantir a via aérea. • Quando a avaliação clínica é incerta, o médico pode optar por dar uma "olhada com o paciente sedado e acordado". • A cetamina 2 mg/kg é administrada, o que produz um estado de dissociação ao mesmo tempo que mantém o *drive* respiratório que permite ao médico inserir um laringoscópio e avaliar se a visualização da abertura glótica é possível, orientando o método de intervenção subsequente na via aérea.	

[a] Pode ser útil como medida temporária na obstrução da via aérea.
[b] Pode incluir características dismórficas.

CAUSAS COMUNS DE VIA AÉREA DIFÍCIL EM CRIANÇAS

As causas de via aérea difícil em crianças podem ser classificadas em quatro grupos:

1. Causas infecciosas agudas
2. Causas não infecciosas agudas
3. Anomalias congênitas
4. Sem anormalidade conhecida, com dificuldade inesperada

Via aérea difícil secundária a causas infecciosas agudas

Exemplos de processos infecciosos agudos que alteram uma anatomia normal sob outros aspectos incluem:

- Epiglotite
- Crupe
- Traqueíte bacteriana
- Abscesso retrofaríngeo
- Angina de Ludwig

A epiglotite é o paradigma clássico de processo infeccioso agudo resultando em via aérea difícil. Embora a incidência da doença tenha caído de forma significativa desde a introdução da vacina para *Haemophilus influenzae* tipo b (Hib), continuam a ser relatados casos secundários a falhas da vacina ou a etiologias bacterianas diferentes, mais comumente por cocos Gram-positivos. Edema e inchaço progressivos da epiglote e de estruturas adjacentes podem levar rapidamente a uma obstrução da via aérea proximal. Como o diagnóstico é incomum e o manejo é difícil, os hospitais devem promover protocolos que permitam que os médicos da emergência, os anestesiologistas e a equipe de cirurgia trabalhem de forma rápida e colaborativa com o intuito de construir um plano de via aérea para qualquer criança com apresentação preocupante. A agitação de uma criança com epiglotite pode aumentar a turbulência do fluxo de ar e agravar a obstrução da via aérea. Idealmente, a avaliação e a intervenção na via aérea devem ocorrer no ambiente controlado do bloco cirúrgico onde há disponibilidade de equipamentos e pessoas para a broncoscopia rígida e o manejo cirúrgico da via aérea apropriado para a idade, conforme a necessidade. Porém, se a criança piorar, pode haver necessidade de tentativas de ventilação com bolsa-válvula-máscara (VBVM), laringoscopia direta e intubação orotraqueal no departamento de emergência. Se esses esforços não obtiverem sucesso, a cricotireotomia por agulha (ver Cap. 26) pode salvar a vida do paciente. Uma via aérea cirúrgica contornará a obstrução proximal e permitirá a oxigenação e algum grau de ventilação através da traqueia patente.

O crupe é um motivo comum para as crianças apresentarem comprometimento da via aérea na emergência, embora a necessidade de manejo avançado da via aérea seja rara. Apesar de ser comumente agrupado com a epiglotite, o crupe é uma entidade clinicamente distinta (**Tab. 27.4**). A disfunção respiratória é comum, pois o estreitamento da via aérea subglótica pode ter efeito profundo sobre a resistência da via aérea na traqueia com menor diâmetro nas crianças (**Tab. 27.5**). Porém, os pacientes com crupe raras vezes parecem toxêmicos. Os pacientes com crupe costumam responder bem à nebulização com epinefrina e aos esteroides, e a intubação raramente é necessária. Se os pacientes apresentarem condição extrema ou se o tratamento medicamentoso falhar, a VBVM pode ser difícil devido à resistência aumentada da via aérea; porém, a visualização durante a laringoscopia não costuma ser afetada.

Se uma criança com crupe estiver suficientemente crítica a ponto de necessitar de intubação, deve ser usado um tubo orotraqueal (TOT) menor devido ao edema subglótico causando estreitamento, o que pode não acomodar TOTs com tamanho previsto por idade ou altura. Porém, é importante lembrar que a distância de inserção do TOT (i.e., distância lábio-ponta) *não* é afetada apesar do uso de um tubo de tamanho menor. Assim, embora referências baseadas na altura como a fita de Broselow-Luten para a determinação dessa distância permaneçam acuradas, o cálculo baseado no diâmetro do tubo (i.e., três vezes o tamanho do TOT) deve se basear no tamanho do TOT apropriado *previsto* para a idade e não no tubo de tamanho menor.

A traqueíte bacteriana se tornou uma causa importante de insuficiência respiratória por infecção aguda da via aérea superior. As crianças afetadas tendem a ser mais velhas do que os pacientes com crupe e provavelmente parecerão doentes. Como no crupe, a inflamação na traqueíte é subglótica e, portanto, a abordagem do manejo da via aérea é semelhante. Novamente, é raro que a visualização esteja comprometida; porém, deve ser usado um TOT de tamanho menor. O uso de um TOT com balonete tem duas vantagens. Primeiro,

Tabela 27.4 Manejo dos problemas "mais temidos" na via aérea pediátrica

Doença	Patologia e deterioração	Abordagem	Manobras de remoção de CE	Técnicas de VBVM com duas pessoas	Intubação	Cricotireotomia por agulha
Epiglotite	Doença rapidamente progressiva, afetando as estruturas supraglóticas (epiglote, pregas ariepiglóticas). Os pacientes costumam parecer enfermos, embora possam ter disfunção mínima. Pode ocorrer descompensação:	Estável: observar → BC para via aérea definitiva Descompensação: VBVM → intubação Via aérea falha: cricotireotomia por agulha	Não indicadas	Efetivas *na maioria* dos pacientes que pioram. Técnica: vedação com duas mãos, com outro socorrista fornecendo pressão suficiente para vencer a obstrução	Geralmente bem-sucedida. Usar tamanho de tubo 1 mm menor. Usar TOT com fio-guia. Aspirar, visualizar, pressionar o tórax e observar presença de bolhas	Indicação paradigmática para cricotireotomia por agulha se a VBVM e a intubação não obtiverem sucesso
	1. Quando um paciente é estimulado ou manipulado, levando a obstrução dinâmica da via aérea					
	2. Como resultado da deterioração progressiva com o tempo, secundária à fadiga, embora possa ocorrer parada respiratória repentina					

(Continua)

Tabela 27.4 Manejo dos problemas "mais temidos" na via aérea pediátrica (Continuação)

Doença	Patologia e deterioração	Abordagem	Manobras de remoção de CE	Técnicas de VBVM com duas pessoas	Intubação	Cricotireotomia por agulha
Crupe	Doença lentamente progressiva (horas a dias), afetando a traqueia subglótica, causando obstrução dinâmica com piora na inspiração. A deterioração em geral é progressiva, em vez de súbita, e relaciona-se com fadiga da musculatura respiratória e, como no caso da epiglotite, a parada respiratória também pode ocorrer de maneira repentina.	Estridor em repouso: epinefrina racêmica e esteroides Disfunção persistente: UTI Descompensação: VBVM → intubação	Não indicadas	Efetivas. A pressão positiva supera a obstrução agindo como um *stent*. Pode precisar de pressões elevadas.	Via aérea proximal está normal, portanto não deve ser problemática. Considerar TOT de um tamanho menor e usar fio-guia.	Não indicada porque a obstrução é distal à membrana cricotireóidea
Aspiração de CE (ver Cap. 28)	Os pacientes com CEs aspirados têm potencial para descompensação secundariamente à obstrução aguda da via aérea. O nível de obstrução pode variar entre a hipofaringe, acima ou abaixo da glote, ou brônquio fonte principal.	Estável: observar → transferir para a remoção Descompensação: manobras de remoção de CE → visualização direta e remoção com pinça Magill → intubação para forçar distalmente o CE até o brônquio principal	Indicadas se *apropriadas* (i.e., paciente com obstrução total)	Não devem ser usadas antes de tentativas de remoção do CE. Podem ser desnecessárias em função da intubação.	Último recurso para tentar empurrar distalmente o CE até o brônquio principal	Em geral não indicada, pois o CE estará distal à obstrução se outros esforços falharem

BC, bloco cirúrgico; CE, corpo estranho; TOT, tubo orotraqueal; UTI, unidade de terapia intensiva; VBVM, ventilação com bolsa-válvula-máscara.

Tabela 27.5	Efeito do edema de 1 mm na resistência da via aérea	
	Alteração na área de secção transversal	Alteração na resistência
Lactente	Diminuição de 44%	Aumento de 200%
Adulto	Diminuição de 25%	Aumento de 40%

Estes achados se referem ao lactente ou adulto que respira calmamente. Se a criança chorar, o trabalho respiratório aumenta em 32 vezes. Isso salienta o princípio de mantê-la em um ambiente calmo, confortável e não ameaçador durante a avaliação e a preparação para o manejo.

permite ajustes no volume de insuflação do balonete para acomodar qualquer vazamento de ar se a via aérea estiver menos edemaciada que o esperado. Segundo, permitirá maiores pressões na via aérea durante a ventilação, caso placas obstrutivas na via aérea distal produzam aumento na resistência da via aérea. É importante reconhecer que a presença de secreções purulentas e espessas dentro da traqueia necessitará de monitoramento vigilante quanto à obstrução do tubo.

O abscesso retrofaríngeo e outras infecções cervicais profundas raramente se apresentam com comprometimento da via aérea, embora sejam muitas vezes incluídos no diagnóstico diferencial de obstrução aguda da via aérea ameaçadora à vida. Esses pacientes em geral se apresentam com odinofagia e rigidez cervical. As radiografias cervicais laterais revelam espessamento se a infecção for realmente retrofaríngea, embora o espaço pré-vertebral possa parecer normal em coleções parafaríngeas ou laterais. A maioria desses pacientes responde aos antibióticos, embora, em alguns casos, haja necessidade de drenagem no bloco cirúrgico. Raramente é necessário manejar de forma ativa a via aérea no departamento de emergência. Se a obstrução for grande o suficiente para necessitar da intervenção de emergência da via aérea, é importante lembrar que a colocação de dispositivos extraglóticos (DEGs) pode não ser possível e outras opções devem ser consideradas.

A angina de Ludwig é um diagnóstico pediátrico muito raro e tem pouca chance de necessitar do manejo emergencial da via aérea no departamento de emergência. Se ela for encontrada, deve-se prever dificuldade para deslocar a língua no espaço submandibular inflamado e devem estar disponíveis outras abordagens além da laringoscopia direta.

Via aérea difícil secundária a causas não infecciosas

- Corpo estranho
- Queimaduras
- Anafilaxia e angiedema
- Trauma

A aspiração de corpo estranho talvez seja o problema de via aérea pediátrica mais temido. Assim, a abordagem da criança com comprometimento da via aérea por aspiração de corpo estranho ganhou uma discussão completa no Capítulo 28.

Os pacientes com queimaduras da via aérea superior ou lesões por inalação podem ser identificados mediante presença de fuligem na boca, escarro carbonáceo, pelos nasais chamuscados ou queimaduras faciais. As ingestões cáusticas podem ser acompanhadas de lesão da mucosa orofaríngea ou facial. Se já houver edema da via aérea superior, os pacientes podem estar babando, roucos ou com estridor franco. Em contraste com os processos como crupe, os quais comumente melhoram com tratamento clínico, os pacientes com lesão ou edema significativos de mucosa costumam piorar com o tempo. Dessa forma, a intubação deve ocorrer assim que possível, pois o edema progressivo dificultará de maneira dramática a visualização e a passagem do tubo com o tempo (**Tab. 27.6**). A succinilcolina pode ser usada durante a sequência rápida de intubação (SRI), pois o risco de hipercalemia por queimaduras começa após três dias. São recomendados TOTs com balonete para acomodar as mudanças no edema da via aérea ao longo da evolução natural até a recuperação. A passagem de DEGs pode não ser fácil e, por esse motivo, eles podem ser menos confiáveis como ferramentas de resgate, de modo que o material para via aérea cirúrgica deve estar prontamente disponível.

Anafilaxia e angiedema também causam edema progressivo na língua, nas estruturas supraglóticas e na laringe. O objetivo é sempre maximizar o tratamento medicamentoso intensivo para limitar a progressão. Porém, os pacientes com via aérea comprometida secundária a reações anafiláticas ou anafilactoides (p. ex., angiedema) e que não respondem rapidamente ao tratamento medicamentoso necessitam de intervenção

Tabela 27.6 Momento da intervenção de acordo com o curso clínico previsto
Grupo de intervenção expectante:
Intervir apenas se ocorrer deterioração:

1. Equipe multidisciplinar de subespecialidades necessária para o manejo definitivo:
   a. Corpo estranho
   b. Epiglotite

2. Deve-se solicitar a assistência de subespecialidades se a deterioração parecer provável: a. Diagnósticos próximos da via aérea (p. ex., abscesso retrofaríngeo ou peritonsilar) geralmente são estáveis na apresentação e a deterioração é incomum
Grupo de intervenção precoce:

1. Intervir precocemente (proativamente):
   a. É improvável que o comprometimento das vias aéreas responda às intervenções médicas
   b. Queimaduras
   c. Trauma

2. Intervenção precoce se não houver resposta rápida às terapias médicas: a. Anafilaxia: em geral responde ao tratamento medicamentoso; reações do tipo anafilactoides, p. ex., angiedema (respondem menos prontamente ao tratamento)

precoce. Como nas lesões por inalação, um plano secundário de manejo da via aérea deve estar imediatamente disponível.

O trauma impõe dificuldades únicas no manejo da via aérea pediátrica. O risco de lesão da coluna cervical exige a manutenção da imobilização, o que afeta a capacidade de posicionar o paciente para visualização e intubação ideais. Além disso, o trauma facial pode impedir uma vedação efetiva da máscara, limitar a abertura bucal ou resultar em sangue ou secreção na orofaringe, dificultando a visualização. Avulsão de dentes, sangue, vômito ou outro material estranho podem obstruir as vias aéreas, enquanto um hematoma em expansão ou lesões ósseas deslocadas podem impedir a laringoscopia direta. Por fim, o trauma cervical primário pode distorcer a anatomia ou causar lesão da laringe e traqueia com risco de comprometimento completo da via aérea durante a intervenção. Apesar dessas dificuldades, a maioria dos pacientes de trauma em pediatria que exigem intervenção na via aérea será manejada com SRI. A videolaringoscopia (VL), quando disponível, é cada vez mais usada para melhorar a visualização que pode estar comprometida pela imobilização cervical. Lâminas hiperanguladas melhorarão a visualização em relação à laringoscopia direta em pacientes mantidos em posição neutra da coluna cervical. O trauma significativo pode limitar a utilidade de um DEG. Assim, a preparação simultânea para uma via aérea cirúrgica deve ser feita como plano de resgate.

Via aérea difícil secundária a anomalias congênitas

Os pacientes com via aérea difícil secundária a anomalias congênitas recebem uma atenção desproporcional em discussões de via aérea pediátrica. Porém, eles são encontrados com muito menos frequência em relação às condições descritas antes. A literatura a respeito desses pacientes costuma descrever situações eletivas, manejadas por anestesiologistas pediátricos experientes em salas de cirurgia bem equipadas com a intubação sendo realizada sob condições controladas. Essas informações podem não se traduzir bem no manejo pediátrico da via aérea no ambiente de emergência.

A maioria dos pacientes com anomalias congênitas que se apresenta no departamento de emergência exige intubação por motivos não relacionados com sua via aérea difícil (p. ex., uma criança com a síndrome de Pierre Robin com insuficiência respiratória secundária a bronquiolite). A melhor abordagem a esses pacientes, quando o tempo permitir, é obter assistência de subespecialistas experientes assim que possível e, como em todos os pacientes, manejar de forma intensiva a condição clínica ou utilizar ventilação não invasiva para tentar evitar a necessidade de intubação orotraqueal.

Há uma gama de anomalias anatômicas e síndromes conhecidas que predizem dificuldade no manejo da via aérea em pediatria. É impraticável e desnecessário memorizar todas elas. Em vez disso, os achados comuns podem ser classificados em quatro grupos, os quais podem ser identificados usando-se a avaliação LEMON (ver Tab. 27.2). Estes incluem queixo pequeno (mandíbula micrognática), língua grande, abertura bucal pequena ou limitada e pescoço curto ou imóvel.

A mandíbula micrognática é a característica anatômica que mais comumente torna a intubação difícil em crianças. A mandíbula pequena reduz o espaço dentro do qual a língua e o tecido submandibular devem ser comprimidos com a lâmina do laringoscópio para visualização da abertura glótica (**Fig. 27.1**). Uma mandíbula muito retraída (ou micrognática) pode ser reconhecida traçando-se uma linha que toca a fronte e a maxila e que continua inferiormente (**Fig. 27.2**). Em um paciente com anatomia grosseiramente normal, a linha também toca a ponta do queixo. No paciente com micrognatia é observado um espaço entre a linha e a ponta do queixo. Uma língua relativamente grande pode ter um efeito semelhante, com pouco espaço para o deslocamento devido à sua massa, resultando em obstrução da visualização direta da glote.

Da mesma forma, uma boca pequena ou que não abre totalmente pode dificultar a laringoscopia. A capacidade de colocar equipamentos de tamanho adequado na cavidade oral e criar uma linha de visão direta até as estruturas laríngeas pode ser comprometida. A VL irá melhorar a visualização; no entanto, guiar a passagem do TOT ainda pode ser um desafio quando há permeabilidade limitada do espaço orofaríngeo.

A restrição dos movimentos cervicais também pode dificultar o alinhamento dos eixos oral, faríngeo e traqueal, para permitir a visualização da glote. Um pescoço curto exagera a angulação ao redor da língua em direção à glote. A VL pode facilitar a visão "ao virar a esquina" da via aérea quando os eixos da via aérea superior não podem ser alinhados, mas, novamente, a passagem do tubo pode ser difícil quando o caminho do TOT não é reto.

Em pacientes com anormalidades anatômicas conhecidas ou recém-identificadas, como descrito antes, deve-se usar os algoritmos para a via aérea difícil. A abordagem da via aérea nesses pacientes pode incluir uma avaliação com o paciente acordado (sedado) para verificar o grau de abertura bucal, o deslocamento da língua no espaço mandibular ou a visualização da laringe com o posicionamento cervical limitado (ver

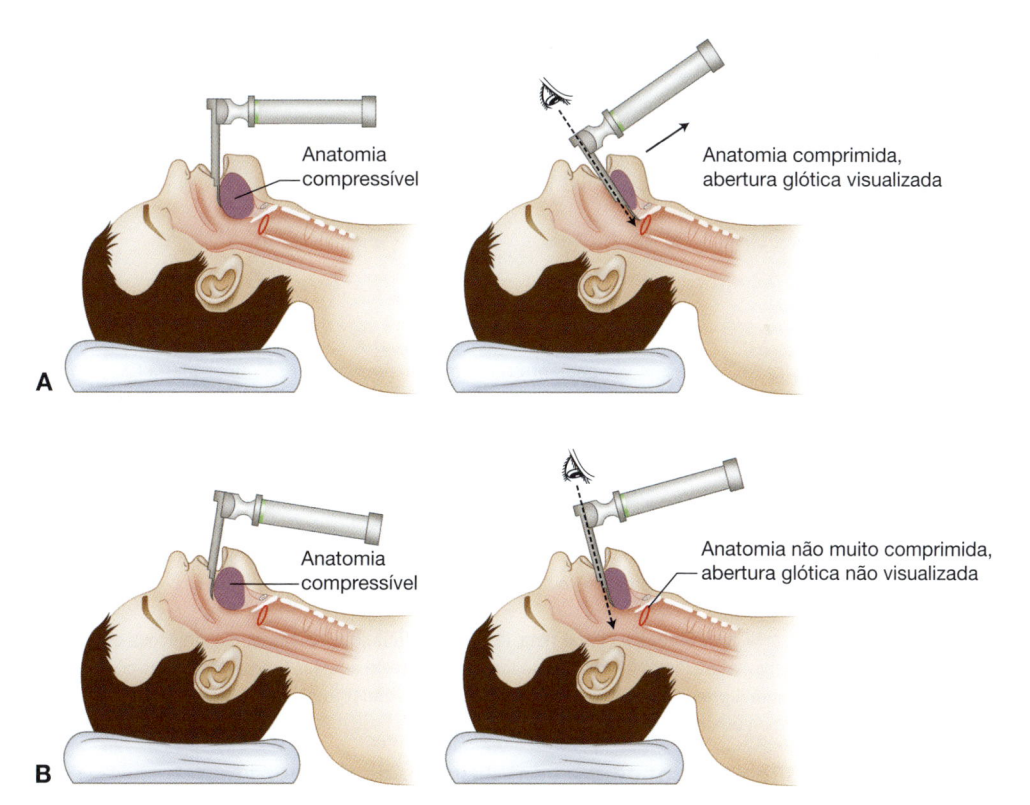

Figura 27.1 **A:** A mandíbula de tamanho normal dá espaço para que a língua e os tecidos adjacentes sejam comprimidos no espaço mandibular pela lâmina do laringoscópio, permitindo a visualização da abertura glótica. **B:** Uma mandíbula pequena não acomoda facilmente a língua, a qual permanece na linha de visão do laringoscopista.

A   **B**

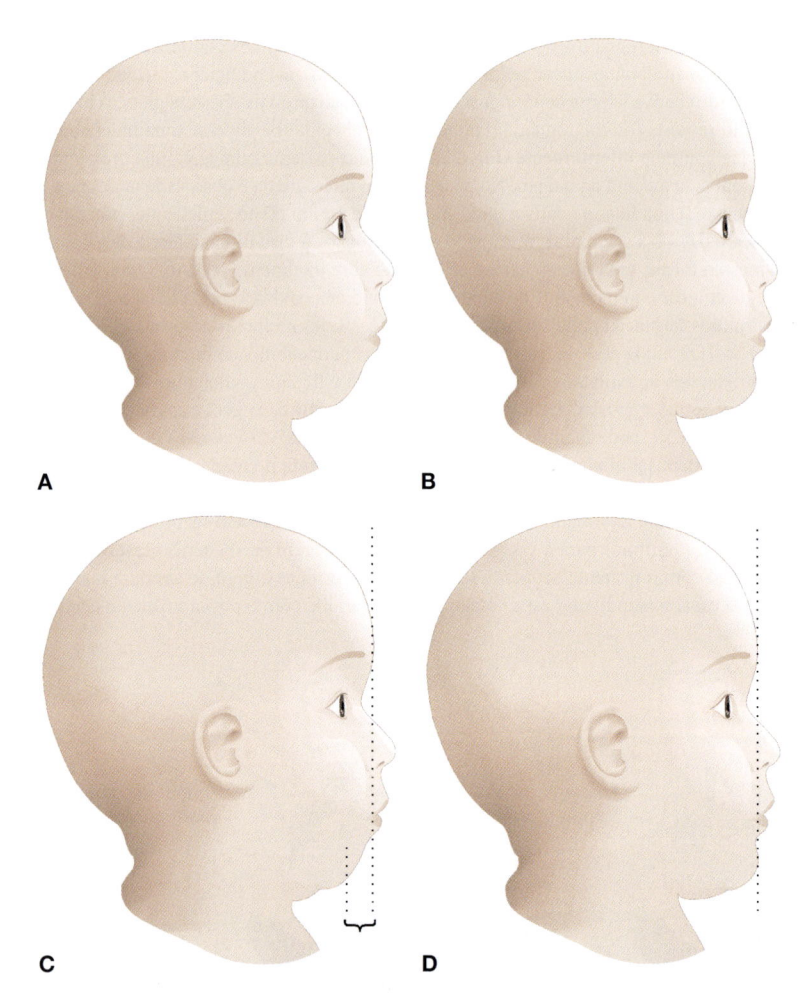

C   **D**

Figura 27.2 Nem sempre é óbvio que um paciente tem uma via aérea difícil. A micrognatia **(A)** pode não ser prontamente aparente a menos que seja comparada com uma criança normal. **B:** No paciente normal, uma linha traçada inferiormente a partir da fronte **(C)**, tocando a maxila anterior, também tocará a mandíbula. **D:** A falha em conseguir isso indica um grau de micrognatia.

Tab. 27.3). Se a avaliação com o paciente acordado sugerir dificuldade na passagem de um TOT e se o tempo permitir, o bloqueio neuromuscular e a SRI devem ser evitados ou postergados até a preparação de estratégias secundárias de resgate. Outras abordagens potenciais são revisadas ao longo deste livro e são resumidas na **Tabela 27.7**.

Quando pacientes com fatores de risco para via aérea difícil se apresentam em situações extremas ou em situação de via aérea imediata, o médico não tem opção exceto aquelas usadas em outros pacientes. Felizmente, mesmo com a previsão de dificuldade, as abordagens mais simples como a VBVM ou a intubação orotraqueal costumam obter sucesso e devem continuar sendo a base da terapia.

Sem anormalidade conhecida, com dificuldade inesperada

Talvez o maior medo da maioria dos profissionais seja encontrar dificuldade inesperada após iniciar o manejo da via aérea em uma criança *sem* anormalidades congênitas ou adquiridas conhecidas. Com base nos dados de grandes registros de anestesia, a incidência de intubação difícil *não prevista* é muito baixa, um reflexo da infrequência de vias aéreas difíceis, bem como da capacidade de os profissionais usarem estratégias

Tabela 27.7 Opções terapêuticas específicas para a via aérea difícil

O algoritmo da via aérea difícil se aplica a crianças e adultos com poucas exceções; mais notavelmente, a intubação nasotraqueal às cegas está contraindicada em crianças com idade inferior a 10 anos, bem como a cricotireotomia cirúrgica. A maioria das crianças não irá colaborar com um procedimento acordadas sem sedação. O Combitube, um adjunto útil em adultos, não é fabricado para pacientes com menos de 122 cm de altura. No entanto, as mesmas abordagens e opções são recomendadas para crianças e adultos.

Existem vários dispositivos de via aérea para uso no paciente pediátrico. Porém, o desenvolvimento e manutenção da competência é difícil devido ao uso infrequente, sobretudo por profissionais de emergência. Assim, é provavelmente melhor limitar o número de opções e tentar ganhar o máximo de experiência com elas. Os seguintes dispositivos e procedimentos são listados de acordo com a conveniência em diferentes níveis de gravidade clínica.

Situação imediata

Dispositivos extraglóticos (DEGs)
   Máscaras laríngeas
   Combitube (> 122 cm de altura)
   King LT
Intubação orotraqueal
   Laringoscopia tradicional
   Videolaringoscopia
Via aérea "cirúrgica"
   Cricotireotomia por agulha, também chamada de traqueostomia percutânea por agulha (< 5+ anos)[a]
   Cricotireotomia por Seldinger (> 5 anos)
   Cricotireotomia cirúrgica (> 10 anos)

Situação estável

Intubação traqueal (acordado)[b]
Intubação traqueal (SRI)
DEG
Intubação com fibra óptica
Intubação nasotraqueal às cegas[b]

Pacientes estáveis para manejo expectante

Todos os departamentos de emergência devem ter um plano estabelecido para o tratamento de pacientes com doenças como aspiração de corpo estranho e epiglotite. Isso em geral requer o acordo prévio de consultores dispostos a responder imediatamente a essas emergências.

[a]Não há dados publicados sustentando a melhor maneira de ventilar crianças após a cricotireotomia por agulha. A ventilação a jato transtraqueal (VJTT) e a VBVM têm sido recomendadas. Porém, sem dados claros para o suporte, e com o alto risco de barotrauma e de complicações relacionadas à VJTT, sugerimos que os profissionais utilizem a VBVM com a conversão para uma via aérea mais definitiva assim que possível. Se um cateter de cricotireotomia tiver sido colocado (por técnica de Seldinger ou cirúrgica), deve-se usar a VBVM.
[b]Raramente realizada em pediatria; maior sucesso em adolescentes e adultos.

sistemáticas para identificar de forma efetiva aqueles pacientes com dificuldade prevista. As abordagens para o manejo da via aérea difícil pediátrica *não esperada* são semelhantes àquelas da via aérea difícil esperada (ver Tab. 27.3).

MOMENTO DA INTERVENÇÃO

Como em adultos, o curso clínico previsto da condição apresentada pelo paciente é o fator determinante na decisão de intervir ativamente na via aérea ou de observar o paciente quanto a uma possível deterioração. A Tabela 27.6 agrupa os distúrbios infecciosos e não infecciosos de acordo com o momento da intervenção com base no curso clínico previsto. O grupo de intervenção expectante representa pacientes nos quais o curso de ação mais seguro pode ser um período de observação cuidadosa, durante o qual é rapidamente realizada a preparação para o manejo definitivo. Nessas crianças, a evidência de deterioração clínica durante a observação levará ao manejo ativo da via aérea no departamento de emergência. De modo alternativo, o manejo clínico pode estabilizar o paciente de maneira que tal manejo invasivo da via aérea possa ser evitado, ou permitir tempo suficiente para transferir o paciente para um ambiente controlado como o bloco cirúrgico e/ou o recrutamento de uma equipe multidisciplinar com experiência no manejo de via aérea difícil. O tratamento fora dessas condições ideais pode levar a resultados adversos e deve ser evitado sempre que possível.

Os sinais e sintomas de obstrução iminente da via aérea em crianças orientarão a abordagem para o grupo de intervenção precoce. Esses distúrbios, se for usado o manejo expectante, têm um potencial maior para a deterioração. Conforme discutido antes, um exemplo é o paciente com queimadura ou ingestão cáustica com sinais iniciais de lesão como alteração vocal ou estridor leve. Esses sintomas podem anunciar a deterioração, embora o grau e a velocidade da progressão não possam ser previstos. Porém, deve-se assumir que a progressão até o ponto de obstrução da via aérea seja possível, quando então a intubação se torna extremamente difícil ou impossível. Por essa razão, é recomendada a intervenção precoce em vez de tardia. Os pacientes com via aérea comprometida secundariamente a reações anafiláticas ou anafilactoides (p. ex., angiedema) que não respondem imediatamente ao tratamento medicamentoso também exigem intervenção precoce.

DICAS

- O manejo efetivo da via aérea pediátrica se concentra em prever e planejar dificuldades.
- A abordagem sistemática para identificar a via aérea difícil em adultos também pode ser usada em crianças. Em geral, as características mais úteis da avaliação LEMON em crianças incluem procurar anormalidades óbvias (L de *Look*) e avaliar a obstrução da via aérea superior (O de Obstrução).
- A maioria das vias aéreas anatomicamente difíceis em pediatria está relacionada a infecções agudas ou alterações traumáticas de anatomias normais sob outros aspectos. As anormalidades congênitas conhecidas são incomuns e a dificuldade inesperada em crianças é muito rara.
- O reconhecimento do padrão das apresentações comuns de emergências agudas infecciosas e não infecciosas da via aérea é importante para o manejo adequado.
- O manejo de crianças com via aérea difícil deve seguir o algoritmo para via aérea difícil, como nos adultos. A maioria dos pacientes ainda será tratada com SRI e laringoscopia direta ou por vídeo.

EVIDÊNCIAS

Qual é a incidência da via aérea difícil e da via aérea falha em crianças?

Embora as definições e contextos variem, os dados em pediatria demonstram a raridade da via aérea difícil em crianças. Usando um banco de dados de quase 11.000 crianças submetidas a intubação endotraqueal *na sala de cirurgia sob anestesia geral,* a incidência de laringoscopia difícil foi de pouco mais de 1%, embora a taxa tenha subido para quase 5% em crianças com menos de 1 ano de idade.[1] Usando outra definição de via aérea difícil, um recente estudo multicêntrico internacional da literatura de anestesia pediátrica constatou novamente que cerca de 5% das crianças precisaram de mais de duas tentativas de laringoscopia direta. Desses pacientes, 40% experimentaram dessaturação até < 90% durante a intubação; no entanto, não houve aumento na morbidade ou mortalidade no acompanhamento.[2] Um relato de mais de 1.000 intubações pediátricas em departamento de emergência (idade < 15 anos) de um registro de vias aéreas revelou uma taxa de sucesso na primeira tentativa de 83% e uma taxa de sucesso final de 99,5%. Não foram relatados procedimentos de via aérea cirúrgica.[3]

Quais são as evidências para o uso da VL no manejo da via aérea pediátrica de emergência?

Os dados sobre o uso de VL em pacientes pediátricos no departamento de emergência são atualmente limitados. Na atualidade, estudos randomizados de pacientes pediátricos existem apenas na literatura de anestesia.[4] Os dados de estudos retrospectivos de um único centro de crianças no departamento de emergência são mistos. Um estudo com aproximadamente 500 pacientes mostrou melhor sucesso na primeira passagem sem eventos adversos para o C-MAC em comparação com a laringoscopia direta (aOR = 1,6), mas não para o GlideScope (aOR = 0,62).[5] No entanto, um estudo em um departamento de emergência pediátrico de tamanho semelhante encontrou uma taxa de sucesso na primeira passagem de 71% com laringoscopia direta em comparação com 72% ao usar o dispositivo C-MAC.[6] Uma análise recente de mais de 600 intubações pediátricas no registro NEAR VII revelou maior sucesso na primeira passagem com VL do que com laringoscopia direta (aOR = 5,5), mesmo após o controle para o uso de manobras de otimização.[7] É importante ressaltar que nenhum desses estudos realizou subanálises específicas em pacientes com via aérea difícil nem abordou o benefício potencial para profissionais cuja experiência anterior com intubação pediátrica pode ser limitada ou pouco frequente e que podem se beneficiar mais com a VL. Além disso, há benefícios adicionais no uso da VL relacionados à garantia de qualidade, treinamento em tempo real, ensino baseado em vídeo ou pesquisa que não são medidos nesses estudos.

Quão confiável é o sistema de escore Mallampati em crianças?

O conceito de avaliação do tamanho da língua da criança em relação à sua cavidade oral segue sendo importante, embora os dados relativos ao valor preditivo do escore Mallampati sejam limitados em pediatria. As crianças, especialmente aquelas em idade pré-escolar, têm poucas chances de colaborar com o teste. Uma abordagem "modificada" é o uso de um abaixador de língua para facilitar a abertura bucal e abaixar a língua. O estudo original em pediatria incluiu 476 pacientes, variando desde recém-nascidos até 16 anos de idade. A sensibilidade preditiva do teste de Mallampati foi de apenas 0,162. É importante ressaltar que dos 16 pacientes com uma visão ruim na laringoscopia, 12 (75%) tinham via aérea de classe 1 ou 2 de Mallampati e, portanto, não se previa que fossem difíceis.[8] Por outro lado, um estudo com mais de 100 crianças que conseguiram gerar uma pontuação de Mallampati descobriu que a cada 7 pacientes com laringoscopia difícil, apenas um tinha uma pontuação alta de Mallampati, produzindo uma sensibilidade muito baixa (14%).[9] Apenas um estudo mostrou um valor discriminatório potencialmente valioso em que crianças com escores de Mallampati de 3 e 4 tiveram uma maior incidência de laringoscopia difícil (6,4%), em comparação com aquelas com Mallampati 1 ou 2 (0,4%).[1] Considerando os dados mistos e a dificuldade de realizar esse exame, o teste de Mallampati não é realizado com frequência durante o manejo de emergência da via aérea pediátrica.

As ferramentas clínicas que predizem via aérea difícil em crianças foram validadas?

O mérito preditivo de medidas antropomórficas individuais (p. ex., distâncias hiomandibular, tireomentoniana, mandibular e interdental) e da avaliação clínica sistemática está muito restrito a adultos e não foi bem testado em crianças. Um estudo recente confirmou que, durante a avaliação à beira do leito, a micrognatia (relatada como distância do plano frontal ao queixo), conforme mostrado na Figura 27.2, é o melhor preditor de laringoscopia difícil, particularmente em crianças menores.[9,10] Esses dados limitados, aliados à lógica e à experiência individual, apoiam a ideia de que a avaliação global de características que possam predizer a dificuldade da via aérea é importante e deve ser realizada rotineiramente.

REFERÊNCIAS

1. Heinrich S, Birkholz T, Ihmsen H, et al. Incidence and predictors of difficult laryngoscopy in 11,219 pediatric anesthesia procedures. *Paediatr Anaesth*. 2012;22(8):729-736.
2. Disma N, Virag K, Riva T, et al. Difficult tracheal intubation in neonates and infants. NEonate and Children audiT of Anaesthesia pRactice IN Europe (NECTARINE): a prospective European multicentre observational study. *Br J Anaesth*. 2021;126(6):1173-1181.
3. Pallin DJ, Dwyer RC, Walls RM, et al. Techniques and trends, success rates, and adverse events in emergency department pediatric intubations: a report from the National Emergency Airway Registry. *Ann Emerg Med*. 2016;67(5):610-615.
4. Hu X, Jin Y, Li J, Xin J, Yang Z. Efficacy and safety of videolaryngoscopy versus direct laryngoscopy in paediatric intubation: a meta-analysis of 27 randomized controlled trials. *J Clin Anesth*. 2020;66:109968.
5. Pacheco GS, Patanwala AE, Mendelson JS, Sakles JC. Clinical experience with the C-MAC and GlideScope in a pediatric emergency department over a 10-year period. *Pediatr Emerg Care*. 2021;37(12):e1098-e1103.
6. Eisenberg MA, Green-Hopkins I, Werner H, Nagler J. Comparison between direct and video-assisted laryngoscopy for intubations in a pediatric emergency department. *Acad Emerg Med*. 2016;23(8):870-877.
7. Kaji AH, Shover C, Lee J, et al. Video versus direct and augmented direct laryngoscopy in pediatric tracheal intubations. *Acad Emerg Med*. 2020;27(5):394-402.
8. Kopp VJ, Bailey A, Calhoun PE, et al. Utility of the Mallampati classification for predicting difficult intubation in pediatric patients. *Anesthesiology*. 1995;83:A1147.
9. Aggarwal A, Sharma KR, Verma UC. Evaluation of difficult airway predictors in pediatric population as a clinical investigation. *J Anesth Clin Res*. 2012;3(11):1-5.
10. Mansano AM, Módolo NSP, Silva L, et al. Bedside tests to predict laryngoscopic difficulty in pediatric patients. *Int J Pediatr Otorhinolaryngol*. 2016;83:63-68.

CAPÍTULO 28

Corpo estranho na via aérea pediátrica

Robert C. Luten
Steven Bin
Christyn F. Magill

INTRODUÇÃO

A aspiração de corpo estranho (ACE) é uma causa comum de morbidade e mortalidade em crianças. Milhares de crianças são atendidas em departamentos de emergência todos os anos por episódios relacionados à obstrução de via aérea, e essa é uma importante causa de morte nas crianças menores. Crianças de 1 a 3 anos correm o maior risco de asfixia e ACE. Essas crianças podem sofrer engasgos por alimentos devido a dentição incompleta, coordenação de deglutição imatura e propensão para distração durante as refeições. A cavidade oral de um lactente é projetada para mover o conteúdo verticalmente, aumentando o risco de asfixia e aspiração de sólidos. À medida que as crianças amadurecem e se desenvolvem, a cavidade oral pode mover o conteúdo de forma mais transversal para uma mastigação adequada. Além disso, lactentes e crianças pequenas são recém-adaptados para andar e tendem a colocar tudo na boca enquanto caminham e exploram. Isso aumenta o risco de eventos de aspiração não testemunhada. As crianças maiores comumente aspiram objetos como alfinetes, moedas, partes pequenas de brinquedos e tampas de caneta, que tenham colocado na boca.

APRESENTAÇÃO

As crianças que fazem aspiração de material estranho podem se apresentar de maneira aguda após um evento *testemunhado ou relatado*. As famílias em geral relatam um episódio de asfixia ou engasgo, seguido pelo início repentino de tosse com sibilância unilateral ou diminuição da aeração. Isso representa a tríade diagnóstica clássica de ACE no brônquio principal ou inferior. Quando o corpo estranho fica alojado mais proximalmente, a obstrução parcial da via aérea superior pode causar rouquidão ou estridor. A obstrução completa da traqueia ou da laringe pode ocorrer por bloqueio mecânico ou por indução de laringospasmo. A mortalidade pela obstrução laríngea completa chega a 50%.

Muitas crianças apresentam eventos de aspiração *não* testemunhados ou não relatados. Os lactentes são pré-verbais e, portanto, incapazes de relatar quando um evento ocorreu. As crianças pequenas podem não entender a necessidade de contar aos pais. Se os sintomas imediatos melhorarem, até mesmo os cuidadores podem não reconhecer a importância do evento a menos que um profissional pergunte diretamente sobre episódios recentes de sufocamento. Assim, os sintomas respiratórios podem ser incorretamente atribuídos a doenças como asma ou crupe. Infecções pulmonares subsequentes recorrentes podem levar ao diagnóstico tardio de ACE crônica. Isso pode ocorrer semanas a meses após o evento de aspiração.

Para o propósito deste capítulo, concentraremo-nos apenas no manejo agudo da via aérea no contexto de ACE conhecida ou suspeitada.

TÉCNICA

A abordagem ao manejo da ACE será diferente conforme a obstrução for parcial ou completa, além do nível de consciência da criança.

Obstrução parcial da via aérea

As crianças com ACE que conseguem tossir, chorar ou falar estão demonstrando trocas gasosas adequadas e, por definição, têm obstrução parcial da via aérea. Acima da faixa etária da lactância, as crianças se manterão naturalmente em uma posição que maximize a patência da via aérea. Além disso, elas têm tosse reflexa, a maneira mais efetiva de limpar a via aérea. O manejo desses pacientes deve ser "expectante". Ou seja, não tente aliviar a obstrução parcial, pois isso pode deslocar o corpo estranho e piorar o grau de obstrução.

Idealmente, crianças com obstrução parcial causada pela ACE devem ser manejadas na sala de cirurgia, se possível. Se não houver disponibilidade de bloco cirúrgico ou especialista em pediatria para o manejo imediato, deve ser iniciado um plano alternativo. Obtenha uma variedade de equipamentos de tamanho apropriado para a remoção de corpo estranho, além do manejo definitivo da via aérea no caso de a criança progredir para obstrução completa da via aérea (discutido adiante). O profissional deve decidir e se preparar para um plano primário de manejo da via aérea e ter uma alternativa em mente se o plano inicial falhar.

As tentativas de remoção do corpo estranho em crianças com obstrução parcial da via aérea raramente são realizadas no departamento de emergência. É improvável que as crianças colaborem com os esforços de remoção de um corpo estranho na via aérea mesmo com anestesia tópica efetiva. Além disso, a colocação não intencional de uma lâmina de laringoscópio muito profundamente em crianças pequenas arriscará a ocorrência de pressão direta sobre o corpo estranho, o qual pode ser deslocado mais adiante e obstruir a via aérea. Assim, na maioria dos casos, deve-se permitir que a criança continue tentando eliminar o corpo estranho de maneira reflexa pelo maior tempo possível ou até que haja disponibilidade de bloco cirúrgico. Apenas quando o paciente estiver mostrando sinais de fadiga ou progressão para obstrução completa é que devem ser feitas tentativas de remoção. Em tais circunstâncias, a sedação com cetamina (1 a 2 mg/kg por via intravenosa [IV] ou 4 mg/kg por via intramuscular [IM]) produz dissociação de forma confiável, mantendo o *drive* respiratório e o reflexo da via aérea. Após a sedação, o laringoscópio é inserido de forma metódica e precisa, enquanto o profissional mantém a visualização da anatomia tentando identificar qualquer corpo estranho supraglótico.

Se o paciente progredir para obstrução completa, seja por progressão inevitável ou por resultado das tentativas de remoção, há necessidade de intervenção imediata.

Obstrução completa da via aérea

Quando uma criança acordada com suspeita de ACE perde a capacidade de falar ou tossir, isso indica obstrução completa da via aérea. A movimentação da parede torácica continuará com as tentativas de esforço respiratório; porém, não haverá movimentação de ar. As crianças conscientes parecerão assustadas, embora os lactentes não coloquem as mãos no pescoço para demonstrar que estão sufocando como fazem as crianças maiores e os adultos. Em vez disso, elas em geral levantarão o punho fechado acima da cabeça com os olhos bem abertos expressando sofrimento.

As técnicas de suporte básico de vida em pediatria devem ser usadas imediatamente no paciente consciente com obstrução completa da via aérea por ACE. O objetivo é gerar pressão intratorácica para expelir o corpo estranho da via aérea. Nos lactentes, é mais seguro tentar isso com a criança de cabeça para baixo, usando ciclos repetidos de tapas nas costas e compressões torácicas, cinco vezes por ciclo. A compressão abdominal subdiafragmática (manobra de Heimlich) não é recomendada nos lactentes devido ao risco de lesão acidental ao fígado relativamente grande que faz protrusão abaixo das margens costais. Nas crianças com mais de 1 ano de idade, a manobra de Heimlich está recomendada, da mesma maneira que em adultos. Repita essas manobras iniciais até que o corpo estranho seja expelido ou até que o paciente fique irresponsivo.

Não há lugar para tentativas de instrumentação na remoção de corpo estranho em crianças conscientes que não irão colaborar com a remoção. Na obstrução completa da via aérea, a rápida queda na saturação de oxigênio deixará o paciente inconsciente dentro de 1 ou 2 minutos, quando as tentativas de remoção devem ser feitas. Na criança que se apresenta já inconsciente, a orofaringe deve ser primeiramente examinada quanto à presença de corpo estranho visível. Se algo for visto, deve ser removido diretamente. Se não for visto nenhum corpo estranho, *não* deve ser realizada nenhuma tentativa de limpeza às cegas com os dedos. No departamento de emergência, a manobra imediata é a laringoscopia para possível visualização e remoção de corpo estranho, da mesma forma como é feita no paciente adulto (ver Cap. 44). A administração de um agente bloqueador neuromuscular (BNM) *não* está indicada para a tentativa inicial. A utilização do BNM de ação rápida apenas será necessária se a criança estiver com os lábios cerrados ou outros sinais de tônus muscular que estejam dificultando a laringoscopia. Se o corpo estranho puder ser identificado sob laringoscopia direta, ele deve ser removido usando-se pinça Magill ou pinça "jacaré". Deve-se ter cuidado para não avançar o corpo estranho para uma posição em que fique alojado de forma mais apertada ou para uma localização em que não seja mais possível recuperá-lo. Da mesma maneira, os materiais orgânicos aspirados podem ser friáveis e, embora o objetivo imediato seja a resolução rápida da obstrução completa, deve-se ter cuidado para capturá-los delicadamente evitando criar fragmentos menores que podem ser deslocados mais profundamente na árvore traqueal.

Se as manobras de suporte básico de vida e a remoção com laringoscopia e pinça de Magill não tiverem sucesso, deve-se tentar avançar o material estranho distalmente para um dos brônquios principais usando um fio-guia e um tubo orotraqueal (TOT). Primeiro, a distância-padrão "lábio-ponta" deve ser identificada usando-se a fita de Broselow-Luten, o aplicativo para celulares Airway Card ou outras fórmulas. Pode ser útil colocar uma fita ou marcar a distância no próprio tubo orotraqueal. Intube a criança com o TOT (com fio-guia), avançando o tubo tão profundamente quanto possível. O material obstrutivo será empurrado até a traqueia, passando pela carina e até o brônquio principal, mais comumente o direito devido ao ângulo menos agudo. Depois disso, tracione o tubo de volta até a distância-padrão "lábio-ponta" previamente demarcada no tubo. O material estranho estará agora obstruindo completamente um dos brônquios, havendo a partir deste momento a possibilidade de ventilação efetiva através do outro, passando-se efetivamente de obstrução completa para uma ventilação com pulmão único (**Fig. 28.1**). Se houver melhora da ventilação, mas com alta resistência após essa manobra, materiais moles como alimentos podem ter se alojado dentro da ponta do TOT, impedindo a livre passagem de ar. Se isso ocorrer, a substituição do TOT com a inserção na profundidade adequada oferece a medida mais efetiva para ventilar o paciente através do brônquio principal patente.

Uma abordagem percutânea (p. ex., cricotireotomia por agulha) raramente está indicada para ACE. Os detalhes dessa abordagem são fornecidos no Capítulo 26. A cricotireotomia por agulha só obterá sucesso se o local de entrada da agulha estiver distal à obstrução (i.e., um corpo estranho logo abaixo das pregas vocais). Se o corpo estranho não puder ser visualizado durante as tentativas de laringoscopia, é improvável que uma abordagem percutânea seja distal ao objeto, tornando o procedimento inefetivo. As estratégias de ventilação após as técnicas percutâneas de via aérea são revisadas no Capítulo 26. Em pacientes com obstrução completa da via aérea, é importante lembrar que não há saída de ar pela glote até a faringe. A única maneira de fazer a exalação do ar é através do estreito lúmen do cateter; assim, o risco de barotrauma aumenta após cada ventilação administrada.

A intubação forçada e a cricotireotomia por agulha são medidas temporárias que visam restabelecer algum grau de oxigenação e ventilação. Quando se obtém sucesso, o paciente pode ser levado ao bloco cirúrgico para a remoção do corpo estranho com um broncoscópio ou por toracotomia, conforme a necessidade.

Uma visão geral da abordagem em etapas para o manejo da ACE em crianças é apresentada na **Figura 28.2**.

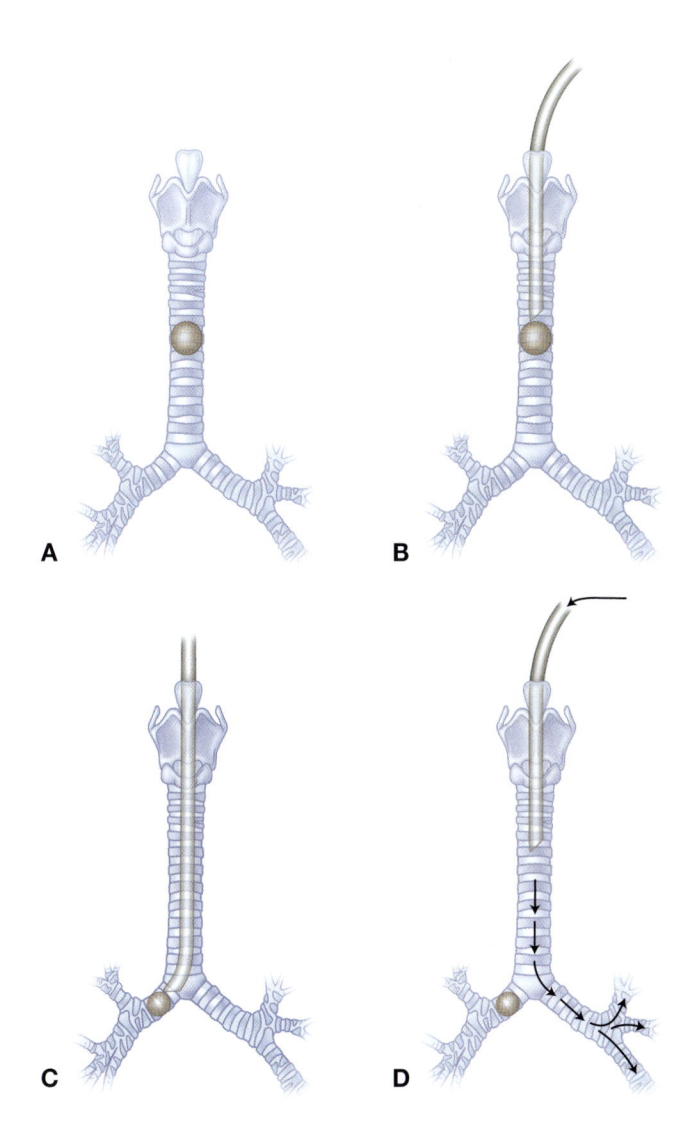

Figura 28.1 Avanço de corpo estranho alojado na traqueia. A: Corpo estranho alojado na traqueia. **B:** O tubo orotraqueal pode encontrar resistência ao nível do corpo estranho. **C:** O tubo orotraqueal é avançado para empurrar o corpo estranho até um brônquio principal. D: O tubo orotraqueal é puxado de volta até a distância "lábio-ponta" apropriada e o pulmão não obstruído é ventilado.

Parte VI | Manejo da via aérea pediátrica

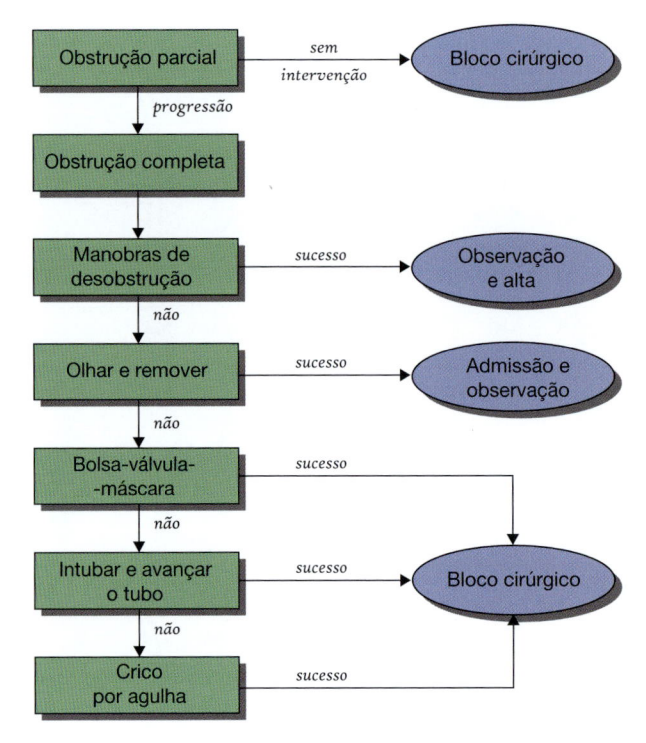

Figura 28.2 Abordagem em etapas para o manejo de um corpo estranho aspirado.

DICAS

- Muitos eventos de aspiração em crianças não são testemunhados e as crianças menores não são capazes de verbalizar o que aconteceu. Considere aspiração de corpo estranho em qualquer lactente/criança pequena com início agudo de disfunção respiratória.
- O local ideal para a remoção de um corpo estranho em uma via aérea pediátrica é o bloco cirúrgico. Recrute a equipe e os recursos necessários assim que possível.
- A tosse reflexa é provavelmente o mecanismo mais bem-sucedido para eliminar o corpo estranho de uma via aérea parcialmente obstruída. Evite a intervenção em uma criança alerta que esteja sentada confortavelmente e tossindo.
- No departamento de emergência, se houver alta suspeita de obstrução completa por ACE, deve ser tentada a laringoscopia para a possível remoção direta *antes* de realizar respirações com pressão positiva a fim de se evitar o avanço do corpo estranho até uma posição fora do alcance. Se não houver equipamento imediatamente disponível, a ventilação com bolsa-válvula-máscara pode manter a via aérea aberta e permitir que pequenas quantidades de oxigênio ao redor do corpo estranho mantenham a oxigenação até que as tentativas de laringoscopia para visualização e remoção sejam feitas ou que a intubação para avanço do material estranho possa ser realizada (**Fig. 28.3**).
- Evite a manobra de Heimlich em crianças < 1 ano de idade para que não ocorra a lesão inadvertida do fígado.
- A cricotireotomia por agulha tem pouca chance de beneficiar qualquer criança em que o corpo estranho não possa ser visualizado acima ou imediatamente abaixo da glote e, assim, não deve ser tentada nesses pacientes.

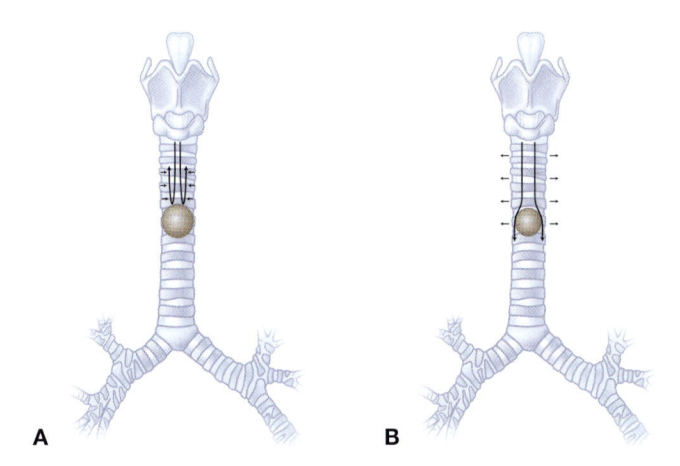

Figura 28.3 A: Com o esforço respiratório espontâneo, a menor pressão na via aérea puxa as paredes para dentro, aumentando a vedação e impedindo que o fluxo de ar passe pelo corpo estranho. **B:** Na ventilação com pressão positiva, as paredes da via aérea são empurradas para fora e pode ser possível uma pequena quantidade de fluxo de ar ao redor do corpo estranho, servindo como medida temporária para a oxigenação até que o manejo definitivo seja possível.

EVIDÊNCIAS

A ACE em crianças é comum? Quais são os objetos aspirados?

Os dados dos Centros de Controle e Prevenção de Doenças (CDC) mostram que mais de 153.000 crianças com menos de 10 anos de idade foram atendidas nos departamentos de emergência em 2019 por lesões não fatais e não intencionais por corpo estranho, incluindo episódios relacionados a asfixia.[1] De forma mais devastadora, 1.330 crianças menores de 10 anos morreram por asfixia e engasgo não intencional. A asfixia/engasgo é a principal causa de morte não intencional em crianças menores de 1 ano de idade.[1] Os dados sugerem que apenas a asfixia relacionada com alimentos causa a morte de aproximadamente 1 criança a cada 5 dias nos Estados Unidos.[2] As crianças mais novas em geral se asfixiam com alimentos.[3,4] A cavidade oral de um bebê é projetada para mover o conteúdo verticalmente, em vez do movimento transversal mais maduro necessário para processar alimentos sólidos.[5] Crianças mais velhas costumam aspirar coisas como alfinetes, tampas de caneta, moedas e pequenas peças de brinquedos, que em geral eles estão segurando na boca, havendo uma variabilidade de acordo com o país.[4]

Em que parte da via aérea está a maioria dos corpos estranhos pediátricos?

A maioria dos corpos estranhos da via aérea está localizada proximalmente (laringe, traqueia e até brônquio principal). Os dados mostram que, à medida que a idade da criança aumenta, a localização do corpo estranho se torna mais distal na via aérea. Além disso, a mortalidade aumenta à medida que a localização do corpo estranho se torna mais distal.[6]

Qual é a apresentação de uma criança que aspirou?

A tríade clássica de uma criança que aspirou um corpo estranho é asfixia ou engasgos, sibilos e sons respiratórios assimétricos. No entanto, apenas cerca de 57% das crianças terão essa apresentação clássica.[6] Um alto índice de suspeita é necessário para diagnosticar a ACE quando há um evento não testemunhado ou desconhecido.

Devo realizar uma limpeza às cegas com o dedo se houver suspeita de obstrução completa?

A rápida remoção de um corpo estranho que causa obstrução completa é fundamental. No paciente consciente, a intervenção imediata deve ser a manobra de Heimlich (para crianças > 1 ano) ou tapas nas costas e compressões torácicas (para crianças < 1 ano).[7] Se a vítima ficar irresponsiva, recomenda-se o exame da boca e a remoção de qualquer corpo estranho visível. Os dados de relatos de casos sugerem que a limpeza às cegas com o dedo pode avançar ainda mais o corpo estranho na via aérea, podendo causar trauma orofaríngeo, motivo pelo qual ela não deve ser realizada.[7-9]

REFERÊNCIAS

1. United States Centers for Disease Control and Prevention. Ten leading causes of death and injury. Accessed August 28, 2021. https://www.cdc.gov/injury/wisqars/leadingcauses.html
2. Committee on Injury, Violence, and Poisoning Prevention. Prevention of choking among children. *Pediatrics*. 2010;125(3):601-607.
3. Chapin MM, Rochette LM, Annest JL, et al. Nonfatal choking on food among children 14 years or younger in the United States, 2001-2009. *Pediatrics*. 2013;132(2):275-278.
4. Singh H, Parakh A. Tracheobronchial foreign body aspiration in children. *Clin Pediatr (Phila)*. 2014;53(5):415-419.
5. Walner D, Wei J. Preventing choking in children: many factors increase risk of mechanical airway obstruction due to inhalation or ingestion of foreign bodies. American Academy of Pediatrics. Published 2021. Accessed August 28, 2021. https://www.aappublications.org/content/32/4/16
6. Johnson K, Linnaus M, Notrica D. Airway foreign bodies in pediatric patients: anatomic location of foreign body affects complications and outcomes. *Pediatr Surg Int*. 2017;33(1):59-64.
7. Berg MD, Schexnayder SM, Chameides L, et al. Pediatric basic life support: 2010 American Heart Association Guidelines for Cardiopulmonary Resuscitation and Emergency Cardiovascular Care. *Pediatrics*. 2010:126:e1345-e1360.
8. Hartrey R, Bingham RM. Pharyngeal trauma as a result of blind finger sweeps in the choking child. *J Accid Emerg Med*. 1995;12:52-54.
9. Vunda A, Vandertuin L. Nasopharyngeal foreign body following a blind finger sweep. *J Pediatr*. 2012;160(2):353.

Parte VII

Manejo da via aérea em serviços de atendimento pré-hospitalar

29 Introdução ao manejo da via aérea em serviços de atendimento pré-hospitalar

30 Técnicas de manejo pré-hospitalar da via aérea

31 Manejo pré-hospitalar da via aérea difícil e falha

32 Controvérsias no manejo da via aérea em serviços de atendimento pré-hospitalar

CAPÍTULO 29

Introdução ao manejo da via aérea em serviços de atendimento pré-hospitalar

Michael J. Keller
Michael T. Steuerwald
Estêvão M. Lafuente

DESAFIO CLÍNICO

O ambiente pré-hospitalar apresenta desafios únicos para todos os cuidados com o paciente, e não apenas no que se refere ao manejo da via aérea. Apesar dessas dificuldades, os principais conceitos do manejo de emergência da via aérea são os mesmos nos ambientes hospitalar e pré-hospitalar: manter a oxigenação e ventilação e reduzir as complicações. Porém, o processo de doença do paciente costuma ser indiferenciado, os recursos e os equipamentos podem ser mais limitados do que no ambiente hospitalar e pode haver problemas relacionados a acesso ao paciente, iluminação, condições climáticas adversas, espaço confinado, turbulência ou vibrações da estrada e segurança do profissional. Quando esses fatores são considerados em conjunto, não é razoável esperar que o manejo da via aérea fora do hospital seja idêntico ao manejo da via aérea dentro do hospital. Além disso, o manejo da via aérea não parecerá o mesmo em dois sistemas diferentes de serviços de atendimento pré-hospitalar (APH)* devido a diferenças nos níveis de treinamento do profissional, escopo da prática, direção médica, diretrizes de tratamento, tempos de transporte, equipamentos e muitos outros fatores.

O ambiente pré-hospitalar é notoriamente implacável para quaisquer procedimentos de alto risco, alta complexidade e baixo volume, o que inclui a maioria das intervenções na via aérea. Esses riscos podem ser compensados por planejamento cuidadoso, educação continuada, uso de algoritmos e *checklists*, controle da qualidade e forte envolvimento da diretoria médica.** Os administradores do sistema, diretores médicos, educadores e profissionais devem todos estar comprometidos com a rigorosa avaliação do cuidado oferecido, dos desfechos do paciente e da literatura mais atual e de como ela se aplica à prática do sistema.

---

*N. de R.T. No país dos autores, o termo "serviço médico de emergência" deve ser lido como sinônimo de "serviços de atendimento pré-hospitalar", e não deve ser compreendido como realizado por médicos, mas sim por profissionais de nível técnico com durações de treinamento diversas, incluindo paramédicos.

**N. de R.T. Diferentemente do Serviço de Atendimento Móvel de Urgência (SAMU) brasileiro, um sistema que conta com a presença de médico nas Unidades de Suporte Avançado, além das Unidades de Suporte Intermediário que contam com dois enfermeiros e Unidades de Suporte Básico que contam com técnico em enfermagem e socorrista, e que tem todas as normas de funcionamento a partir da Portaria MS 2048/09 (ampliada por diversas outras), o atendimento pré-hospitalar no país dos autores deste livro ("serviço médico de emergência") varia entre os diversos estados da federação, conta com a figura do paramédico e tem sempre uma diretoria médica com liberdade para protocolar condutas, autorizar ou proibir determinados equipamentos e manobras, de acordo com seus recursos e interpretação da literatura especializada.

ABORDAGEM À VIA AÉREA

O manejo da via aérea no APH deve concentrar-se na rápida avaliação e em intervenções simultâneas. Os objetivos são a otimização da oxigenação e da ventilação, minimizando complicações como hipoxia, hipotensão e aspiração. Isso deve ocorrer ao mesmo tempo em que se facilita a extração e o transporte, juntamente com a realização de quaisquer outros tratamentos críticos que possam ser indicados. Mesmo um episódio de hipoxia ou hipotensão aumenta a mortalidade, e a combinação é muito pior.[1] Em geral, as intervenções menos invasivas e demoradas na via aérea que alcancem as metas estabelecidas são preferíveis, pois mantêm o "impulso de transferência" para o hospital.

A seguir estão alguns exemplos que destacam a filosofia citada:

- Um paciente de 55 anos apresenta uma exacerbação de insuficiência cardíaca congestiva esquerda com edema pulmonar, resultando em disfunção respiratória e saturação de oxigênio periférica de 75%. O problema primário é a oxigenação. Se a suplementação de oxigênio em uma posição confortável não corrigir rapidamente o problema, então a administração de nitroglicerina e a titulação de pressão positiva contínua na via aérea (CPAP, do inglês *continuous positive airway pressure*) junto com o início do transporte são apropriados na maioria dos sistemas de APH. A administração de diuréticos e a intubação, se necessárias, em geral podem ser postergadas até o hospital a menos que o tempo de transporte seja prolongado.
- Uma menina de 14 anos que caiu de um cavalo apresenta inicialmente Escala de Coma de Glasgow (GCS, do inglês *Glasgow Coma Scale*) de 13, sendo enviada uma equipe de transporte aeromédico. Ao transportar a paciente, seu estado mental piora, com elevação na pressão arterial e queda na respiração. Devido ao espaço restrito na aeronave, a equipe escolhe realizar um procedimento de sequência rápida de via aérea (SRVA) com a colocação de um dispositivo extraglótico (DEG) em vez da sequência rápida de intubação (SRI). A paciente recebe analgesia, o ventilador é acoplado e titulado para manter um nível de dióxido de carbono expiratório final ($ETCO_2$) normal, uma sonda gástrica é inserida através de um canal no DEG e acoplada à aspiração, e o oxigênio é titulado até a saturação ficar logo abaixo de 100%. Na chegada ao departamento de emergência, a paciente é levada diretamente para a realização de uma tomografia computadorizada (TC), sendo detectado um hematoma epidural, e o DEG é trocado por um tubo traqueal usando um endoscópio flexível enquanto se aguarda a chegada do neurocirurgião.
- Um homem de 27 anos com trauma fechado multissistêmico apresenta GCS de 11, pressão arterial sistólica de 90 e saturação de 85%. As primeiras ações são, mantendo o alinhamento cervical, posicionar o paciente para limpar a via aérea, aplicar oxigênio suplementar, avaliar a presença de pneumotórax hipertensivo e iniciar a administração intravenosa (IV) de líquidos, tudo isso durante o transporte para o hospital. Ao abordar a hipotensão e a hipoxemia, evitar a hiperventilação e fazer tentativas razoáveis de evitar a aspiração adicional, os objetivos do profissional foram alcançados mesmo que a via aérea não esteja garantida de forma definitiva. Se o profissional tiver tempo e o escopo de prática permitir, o manejo da via aérea facilitado por fármacos (MVFF) pode ser considerado. Porém, conforme discutido adiante, as evidências de benefícios são limitadas enquanto o potencial para dano é real se o paciente desenvolver hipoxemia, hipotensão ou hipocarbia devido ao procedimento.

Em cada um desses casos, os profissionais devem se concentrar nos meios mais efetivos de estabelecer a oxigenação e a ventilação, minimizando complicações, em vez de se concentrar em um único procedimento. O manejo invasivo da via aérea, incluindo o MVFF, tem seu papel no cuidado pré-hospitalar desde que seja feito de forma cuidadosa e judiciosa com supervisão atenta e vigilância médica. Acreditamos que o cuidado de cada paciente deve ser individualizado com base na condição clínica de apresentação e na evolução clínica esperada, no tempo de transporte, nas dificuldades previstas e na experiência e escopo de prática do profissional. É fundamental manter em mente que muitos estudos e revisões não conseguiram demonstrar melhora nos desfechos do paciente com a intubação traqueal pré-hospitalar e que vários demonstraram desfechos piores (ver Cap. 32).

As indicações para as intubações pré-hospitalares são as mesmas que no cuidado hospitalar, com a consideração apropriada das restrições de recursos, do modo e tempo de transporte e da opção de fornecer cuidado temporário e menos invasivo em algumas circunstâncias. Além disso, a questão primária para os profissionais de APH não é se o paciente "necessita da intubação", mas se necessita de alguma forma de manejo invasivo da via aérea antes da chegada ao hospital. Procuramos fornecer uma abordagem reprodutível por meio do algoritmo de via aérea em APH apresentado no Capítulo 31.

NÍVEIS DE TREINAMENTO E ESCOPO DA PRÁTICA COM A VIA AÉREA

Embora seja impossível considerar o APH em todos os países de todos os continentes, podemos usar o sistema americano como um modelo representativo. Os sistemas de APH (ou serviços médicos de emergência) modernos nos Estados Unidos são complexos, e os modelos evolutivos podem variar muito de estado para estado e de jurisdição para jurisdição. Embora o escopo específico de prática e os privilégios médicos sejam concedidos por autoridades de cada estado e pela direção médica de agências ou entidades, o governo federal dos Estados Unidos tem se esforçado consideravelmente para definir um modelo nacional para os governos estaduais adotarem em parte ou no todo. A National Highway Traffic Safety Administration (NHTSA) publicou o National EMS Scope of Practice Model em 2019 com os novos National EMS Education Standards correspondentes publicados em 2021.[2,3] A intenção deste "modelo de prática" é ser um guia para os estados desenvolverem seu escopo de legislação, regras e regulamentos de prática. O documento de 2019 descreve os níveis de credenciais individuais da seguinte forma (em ordem crescente do escopo de prática do menor para o mais alto):

- Emergency Medical Responder (EMR)
- Emergency Medical Technician (EMT)
- Advanced Emergency Medical Technician (AEMT)
- Paramédico

De acordo com o documento de escopo de prática de 2019, apenas 76% dos estados estavam usando o "modelo de prática" para EMR e 88% estavam usando o "modelo de prática" para AEMT. Portanto, deve-se presumir que vários privilégios de habilidades psicomotoras variarão entre as jurisdições estaduais. Alguns privilégios estaduais foram além do "modelo de prática" relacionado ao manejo das vias aéreas e aos complementos básicos. Por exemplo, embora o modelo não recomendasse que o pessoal de EMR usasse adjuntos como a cânula nasofaríngea (CNF), muitos estados incluíram o uso da CNF em seus protocolos estaduais. Outro desvio comum está relacionado ao uso de dispositivos extraglóticos. Não apenas a maioria dos estados permite que os provedores de EMT usem DEGs, mas o uso deles é especialmente incentivado em cenários de parada cardíaca. É importante observar que o documento de 2019 não usa a nomenclatura tradicional para diferenciar os privilégios do conjunto de habilidades em categorias como Suporte Básico de Vida e Suporte Avançado de Vida. Em vez disso, ele descreve os conjuntos de habilidades psicomotoras recomendados para cada nível reconhecido com base na educação, competência, licenciamento estadual e credenciamento pela direção médica local (**Tab. 29.1**).

Com relação às técnicas de MVFF (p. ex., SRI), um estudo em 2016 encontrou diferenças profundas em todos os 50 estados norte-americanos e no Distrito de Columbia.[4] Essa é uma área de controvérsia contínua (ver Cap. 32). Tal artigo, publicado no *American Journal of Emergency Medicine*, concluiu que apenas 35 estados têm protocolos estaduais de APH. Dezoito desses 35 estados têm protocolos estaduais que tratam do uso de intubação facilitada por medicamentos. Os autores também encontraram um estado que não possuía protocolos gerais de atendimento ao paciente em todo o estado, mas que tinha um protocolo estadual para tratar especificamente da intubação assistida por fármacos. Dos 18 estados originais mencionados antes, um estado usava protocolos de intubação somente com sedação, 11 permitiam o MVFF para adultos e crianças, enquanto sete limitavam o escopo da prática apenas para adultos. Dos 18 estados, oito exigiam treinamento específico em protocolos, incluindo ensino em laboratório de habilidades e de ventilação mecânica, antes que o escopo da prática pudesse ser promulgado.

MECANISMOS PARA A MANUTENÇÃO DE COMPETÊNCIA NA VIA AÉREA

A National Association of EMS Physicians (NAEMSP) publicou uma declaração de posicionamento em janeiro de 2022 que ajuda os profissionais a entenderem melhor a natureza abrangente do treinamento e da educação no manejo de via aérea no APH.[5] Os autores apontam corretamente que o manejo da via aérea vai muito além de um foco restrito às habilidades psicomotoras, incluindo uma apreciação da fisiopatologia, do julgamento clínico e da tomada de decisões de alto nível. A otimização dos desfechos dos pacientes deve ser valorizada em detrimento do desempenho das habilidades individuais de manejo da via aérea.

Tabela 29.1 Habilidades selecionadas de manejo da via aérea e de via aérea/ventilação[a]

Habilidade – via aérea/ventilação	EMR	EMT	AEMT	Paramédico
Via aérea – cânulas nasais		X	X	X
Via aérea – cânulas orais	X	X	X	X
Via aérea – dispositivos supraglóticos			X	X
Bolsa-válvula-máscara (BVM)	X	X	X	X
CPAP		X	X	X
Cricotireotomia				X
Monitoramento de $ETCO_2$ e interpretação de capnografia de onda			X	X
Inclinação da cabeça – elevação do queixo	X	X	X	X
Intubação orotraqueal				X
Anteriorização da mandíbula	X	X	X	X
Obstrução da via aérea – desobstrução por laringoscopia direta				X
Obstrução da via aérea – técnicas de desobstrução manual	X	X	X	X
Oxigenoterapia – cânula nasal de alto fluxo				X
Oxigenoterapia – cânula nasal	X	X	X	X
Oximetria de pulso		X	X	X
Aspiração – via aérea superior	X	X	X	X
Aspiração – traqueobrônquica de um paciente intubado			X	X

[a]Representação das *Interpretive Guidelines* publicadas no 2019 National Association of State EMS Officials's National EMS Scope of Practice Model 2019 (Report No. DOT HS 812-666) no que se refere à área de manejo selecionado de via aérea e ao conjunto de habilidades de via aérea/ventilação.

O desenvolvimento de habilidades clínicas é apenas uma parte de um programa abrangente de treinamento em manejo da via aérea. O manejo abrangente da via aérea é maior do que a soma de suas partes. Ele inclui conhecimento dos pontos fortes e fracos de diferentes técnicas, mas também a perspicácia na tomada de decisão clínica para escolher a técnica certa para o paciente certo na hora certa. Como a declaração de posicionamento aponta, qualquer programa abrangente de treinamento em manejo da via aérea deve envolver os três principais domínios de aprendizagem – psicomotor, cognitivo e afetivo – a fim de garantir a internalização dos conhecimentos, habilidades e atitudes necessárias para implementar uma abordagem abrangente.

Ficou mais difícil para que os programas de treinamento iniciais e de educação continuada façam intubações ao vivo supervisionadas devido a vários problemas (p. ex., sobrecarga de aprendizes em ambientes cirúrgicos, menos procedimentos de intubação sendo realizados no ambiente cirúrgico e problemas de responsabilidade pelos procedimentos). Em razão da disponibilidade limitada de intubações ao vivo, os centros de treinamento devem se tornar proficientes no desenvolvimento de aprendizado baseado em cenários, bem como no uso apropriado de simuladores de alta fidelidade a fim de preparar os profissionais para o desempenho competente em campo de todas as técnicas de manejo da via aérea.

Além disso, a taxa de intubação em campo por provedor de APH credenciado para essa habilidade pode ser muito baixa, dependendo de suas situações de prática individuais. Em um artigo publicado na Europa, um serviço de APH com pouco mais de 26.000 contatos com pacientes resultou em 256 intubações orotraqueais. Entre os paramédicos da agência, o número médio de intubações anuais foi de 4,2, variando de 0 a 12.[6] Outro relatório de uma pequena cidade do sul da Califórnia, nos Estados Unidos, atendendo a uma população de 32.000 pessoas com uma resposta anual de quase 3.100 pedidos de ajuda de emergência, citou que o departamento havia concluído 23 intubações em 2008. Esse número caiu para apenas duas intubações em 2016

Introdução ao manejo da via aérea em serviços de atendimento pré-hospitalar

devido a mudanças nos padrões da American Heart Association (AHA) em relação ao manejo da via aérea durante uma parada cardíaca.[7] A realidade da diminuição da frequência de intubações pré-hospitalares exige o desenvolvimento de um programa de treinamento abrangente a fim de garantir a competência para esse procedimento invasivo de altíssima importância e baixa frequência.

Ferramenta de Manejo da Via Aérea da UNMH Lifeguard

Briefing da via aérea
Antes da chegada ou antes de organizar o procedimento

- ❏ Posicionar o paciente de forma ideal
- ❏ Iniciar estratégia de pré-oxigenação
  - CN + MNR ou BVM/PEEP ou BiPAP
- ❏ Abordar dificuldades potenciais
  - Anatomia/precaução cervical
  - Fisiologia: PA/volume, hipoxia, insuficiência cardíaca, acidose, estado hiperdinâmico
- ❏ **Verbalizar plano principal:** Imediata, SRI, SPI, SRVA, acordado, SALAD
  - Dispositivo: VL hiperangulado, VL geimatria-padrão + bougie, LD + bougie
- ❏ **Verbalizar plano de resgate:** BMW, DEG, cirúrgico
- ❏ **Verbalizar medicações e doses:** indução, paralisia, vaso pressores, pós-intubação

---

Checklist da via aérea
Imediatamente antes da intubação

❏ Aspiração...	Ligada e preparada
❏ Pré-oxigenação...	MNR/BVM e cateter nasal a ___ lpm

Equipamento/Equipe

❏ Bougie/IGel/CNF/COF/BVM+PEEP...	iGel tamanho ___ preparado, PEEP em ___
❏ Monitor e capnografia...	Monitor ligado. Capnografia preparada
❏ Acesso....	IV/IO funcionantes
❏ Posicionamento...	Otimizado
❏ Assistente(s)...	Designados

Confirmar medicações

❏ Indução...	___ mg de _____ preparados
❏ Paralisia...	___ mg de _____ preparados
❏ Dose de vasopressor...	___ µg/mL de ___ preparados

Reanimação

❏ Hemodinâmica...	Última PA ___
❏ Oxigenação...	SpO_2 atual ___
❏ Outras dificuldades fisiológicas...	Abordadas

❏ **Administre medicações. Pressione gravar – Glidescope. Silêncio para indução.**

Figura 29.1 Ferramenta de manejo da via aérea usada durante a fase preparatória e imediatamente antes de iniciar um procedimento na via aérea. (Cortesia de University of New Mexico Hospital [UNMH] Lifeguard.)

FATORES HUMANOS NO MANEJO PRÉ-HOSPITALAR DA VIA AÉREA

Os desafios clínicos recém-discutidos aumentam o estresse do profissional. As respostas fisiológicas ao estresse incluem redução da consciência situacional, redução da evocação da memória, ênfase na intuição em detrimento do pensamento analítico e diminuição das habilidades motoras finas. Juntas, essas respostas predispõem ao erro médico. Reconhecer, compreender e manejar os fatores humanos é importante para a segurança do paciente, a eficiência e a saúde do profissional. As oportunidades de modificar os fatores humanos no manejo da via aérea incluem, mas não estão limitadas a, educação que incorpora simulação e inoculação de estresse, prática deliberada e ferramentas para redução da carga cognitiva. Essas ferramentas podem incluir mnemônicos simples, algoritmos, aplicativos de telefone, equipamentos e esquemas de dosagem de medicamentos pediátricos, exercícios de ação de emergência, *checklists* da via aérea e orientações resumidas (*briefings*).

Med flight
Checklist de intubação do adulto

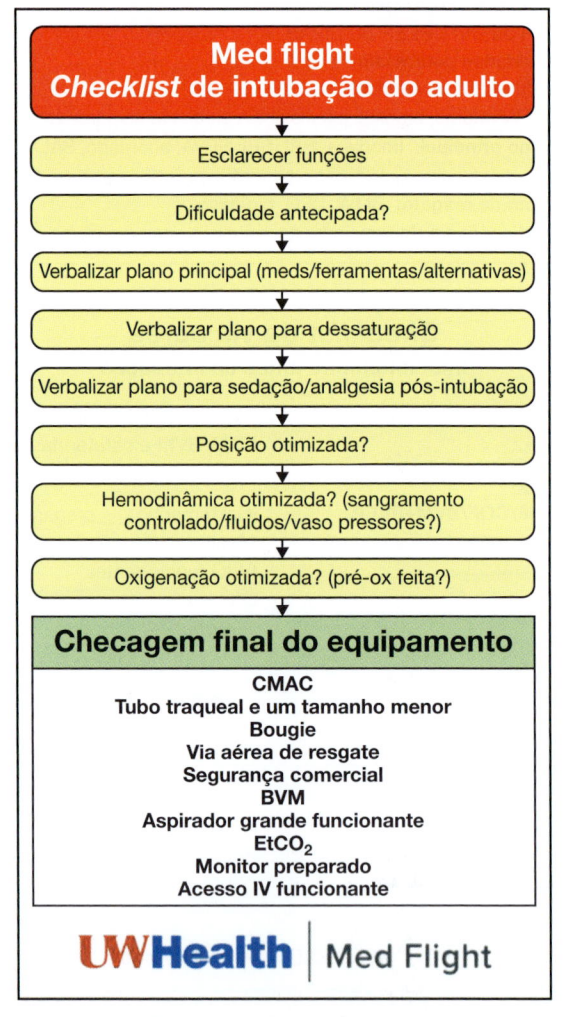

- Esclarecer funções
- Dificuldade antecipada?
- Verbalizar plano principal (meds/ferramentas/alternativas)
- Verbalizar plano para dessaturação
- Verbalizar plano para sedação/analgesia pós-intubação
- Posição otimizada?
- Hemodinâmica otimizada? (sangramento controlado/fluidos/vaso pressores?)
- Oxigenação otimizada? (pré-ox feita?)

Checagem final do equipamento
CMAC
Tubo traqueal e um tamanho menor
Bougie
Via aérea de resgate
Segurança comercial
BVM
Aspirador grande funcionante
EtCO$_2$
Monitor preparado
Acesso IV funcionante

UWHealth | Med Flight

Figura 29.2 *Checklist* para intubação de adultos. As tripulações usam este documento no início do manejo da via aérea para fins informativos e, mais uma vez, imediatamente antes do procedimento para fins de verificação final. (Cortesia de University of Wisconsin Health Med Flight.)

O objetivo de uma orientação resumida é garantir que todos os participantes entendam a estratégia principal, quaisquer problemas previstos, planos para mitigar esses problemas previstos e planos de ação de emergência. *Checklists*, por outro lado, incluem um número limitado de itens muito específicos de alto rendimento abordados em um formato de desafio e resposta. *Checklists* têm sido usados em muitos ambientes de saúde e outras áreas, devendo ser fortemente considerados no manejo da via aérea extra-hospitalar. Em um estudo observacional de 2019, os pesquisadores descobriram que a aplicação de *checklists* de pré-intubação estava associada a um maior sucesso na primeira e na segunda tentativas de intubação. Além disso, esse estudo constatou que a intubação esofágica inadvertida era significativamente mais comum no grupo sem *checklist* (2,2 vs. 0,3%).[8] Na prática, muitos *checklists* pré-hospitalares da via aérea incorporam itens que tradicionalmente caberiam em uma orientação resumida porque todo o procedimento ocorre em um curto espaço de tempo. Um exemplo de orientação resumida e *checklist* é mostrado na **Figura 29.1**, e de um *checklist*/orientação resumida híbrida, na **Figura 29.2**.

REFERÊNCIAS

1. Spaite DW, Hu C, Bobrow BJ, Chikani V, et al. The effect of combined out-of-hospital hypotension and hypoxia on mortality in major traumatic brain injury. *Ann Emerg Med*. 2017;69:62-72.
2. National Association of State EMS Officials. *National EMS Scope of Practice Model 2019* (Report No. DOT HS 812-666). National Highway Traffic Safety Administration; 2019.
3. National Highway Traffic Safety Administration. *National EMS Education Standards 2021*. National Highway Traffic Safety Administration; 2021.
4. Riyapan S, Lubin J. The variability of statewide prehospital drug-facilitated intubation protocols in the United States. *Am J Emerg Med*. 2016;34(12):2459-2460.
5. Dorsett M, Panchal AR, Stephens C, et al. Prehospital airway management training and education: an NAEMSP position statement and resource document. *Prehosp Emerg Care*. 2022;26(suppl 1):3-13.
6. Wilbers NE, Hamaekers AE, Jansen J, et al. Prehospital airway management: a prospective case study. *Acta Anaesthesiol Belg*. 2011;62(1):23-31.
7. Sporer K, Jacobs M, Derevin L, Duval S, Pointer J. Continuous quality improvement efforts increase survival with favorable neurologic outcome after out-of-hospital cardiac arrest. *Prehosp Emerg Care*. 2017;21(1):1-6.
8. Klingberg C, Kornhall D, Gryth D, Krüger AJ, Lossius HM, Gellerfors M. Checklists in pre-hospital advanced airway management. *Acta Anaesthesiol Scand*. 2020;64(1):124-130.

CAPÍTULO 30

Técnicas de manejo pré-hospitalar da via aérea

Chivas Guillote

Darren A. Braude

O manejo da via aérea no ambiente pré-hospitalar apresenta muitos desafios. Este capítulo se concentra nas técnicas de manejo únicas e nas variações das técnicas tradicionais desenvolvidas para superar essas dificuldades. Muitas dessas técnicas também se aplicam a ambientes mais convencionais. As informações neste capítulo não pretendem ser de natureza prescritiva; pelo contrário, elas reconhecem que há variações na prática regional, nas leis estaduais e na direção médica.

FATORES RELACIONADOS COM O LOCAL/AMBIENTE

Quando possível, os pacientes devem ser levados para um ambiente seguro, privado, aquecido, ao abrigo do sol, iluminado e espaçoso antes do manejo da via aérea. Se o atendimento estiver restrito a uma área pequena, pode ser necessário mover o paciente para um ambiente maior. Caso o atendimento seja em ambiente externo, pode ser preferível levar o paciente para a ambulância, onde todas as ferramentas do operador estão disponíveis instantaneamente. Certos cenários exigem o manejo do paciente exatamente onde ele é encontrado; por exemplo, se o paciente estiver em parada cardíaca, se estiver preso, se não houver um local ideal por perto, ou se a movimentação do paciente for considerada insegura.[1-3] Nessas circunstâncias, os socorristas devem limitar os procedimentos de via aérea apenas aos necessários. Isso pode exigir o adiamento do manejo invasivo da via aérea até que os cuidados possam ser prestados com segurança.[4]

POSIÇÃO DO PACIENTE PARA O MANEJO DA VIA AÉREA

O posicionamento do paciente é um dos desafios que diferenciam a prática pré-hospitalar da hospitalar. Os pacientes de cuidados pré-hospitalares costumam ser encontrados no chão, deitados em superfícies moles ou presos. Essas posições podem dificultar a obtenção do posicionamento ideal para a pré-oxigenação e as intervenções da via aérea. Os profissionais podem se ferir tentando manejar o paciente na posição em que se encontra. Em geral, tentativas rápidas de obter um melhor posicionamento trarão benefícios significativos para o profissional e para o paciente.[5-8]

Sempre que possível, os pacientes encontrados no chão ou em outra posição não ideal devem ser levados para uma maca antes do manejo da via aérea (**Fig. 30.1**). Essa prática tem a vantagem de melhorar o manejo da via aérea e evita a necessidade de mover o paciente para a maca após a intubação, com o risco associado de deslocamento do tubo. Conseguir uma posição olfativa ou de rampa pode ser um desafio quando há falta de mão de obra, toalhas, cobertores e lençóis.

Começamos a adotar uma posição alternativa – para aqueles pacientes adultos que não estão sob precauções cervicais – em que a cabeça do paciente é deslizada para fora da cama e, em seguida, a cabeceira da cama é levantada de 20 a 45° (**Fig. 30.2**). Essa posição permite a redução da carga do diafragma para

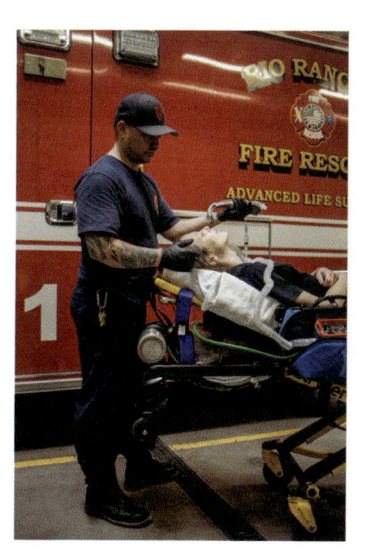

Técnicas de manejo pré-hospitalar da via aérea 335

Figura 30.1 A colocação do paciente na maca do atendimento pré-hospitalar e sua elevação permitem que a intubação seja feita na altura ideal.

melhorar a fisiologia respiratória e alcançar o alinhamento da orelha-fúrcula esternal apenas pela extensão da cabeça, sem flexão para frente.

Para pacientes em parada cardíaca, pode não ser possível nem desejável colocar o paciente em uma maca. Nesses casos, toalhas, roupas ou um pequeno equipamento podem ser colocados atrás da cabeça para alcançar a posição clássica olfativa (**Fig. 30.3**). É mais difícil criar uma posição elevada para um paciente obeso no chão, pois isso exige mais coxins e pode interferir com as compressões torácicas. Idealmente, o paciente obeso em posição supina que não está em parada cardíaca deve ser levado para uma maca e posicionado com coxins

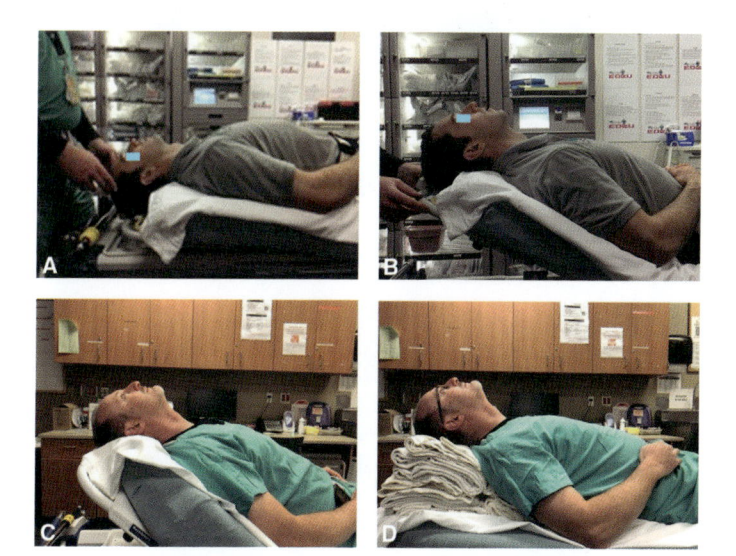

Figura 30.2 Um paciente (sem suspeita de lesões cervicais) é deslizado até que sua cabeça fique fora da cabeceira da cama (**A**) e, em seguida, a cabeceira da cama é levantada de 20 a 45° para atingir o posicionamento desejado da orelha-fúrcula esternal e a redução da carga do diafragma (**B**). Os pés podem precisar ser levantados primeiro (posição em V modificada) para evitar que o paciente deslize pela cama. As imagens **C** e **D** mostram como essa posição simula uma posição em rampa tradicional.

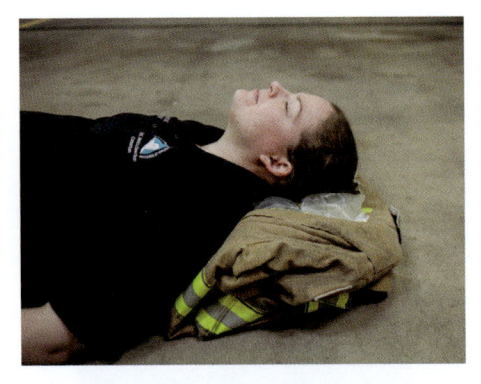

Figura 30.3 Obtenção da posição olfativa com suprimentos improvisados: nesse caso, equipamento contra incêndio e bolsas de soro.

adicionais conforme a necessidade (**Fig. 30.4**). Para o paciente obeso em decúbito dorsal em parada cardíaca, a ventilação com dispositivo extraglótico (DEG) evita a necessidade de um posicionamento perfeito. Se for preciso realizar uma laringoscopia, como quando a remoção de corpo estranho é necessária ou a ventilação via DEG não é eficaz, uma tentativa com uma posição olfativa é razoável. Se isso não criar uma visualização adequada para a laringoscopia, dois profissionais podem simular uma posição em rampa elevada segurando pela frente os braços do paciente esticados para fora e puxando-os até a posição (**Fig. 30.5**). Este procedimento interrompe as compressões torácicas, mas só pode ser mantido por alguns segundos.

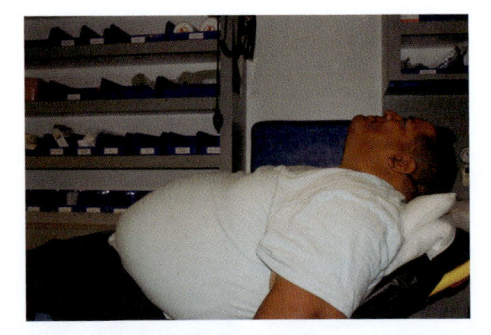

Figura 30.4 Obtenção de posição de rampa em paciente obeso usando uma combinação de coxins e elevação da cabeceira da maca. Foto cedida pela JEMS.

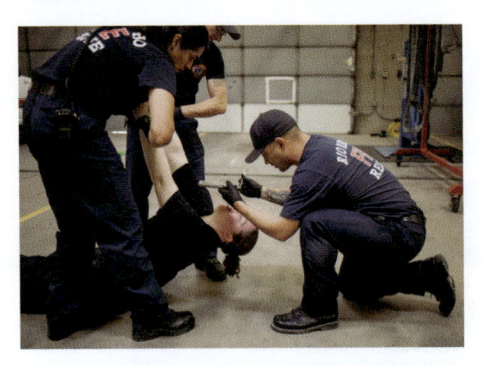

Figura 30.5 Os assistentes estão levantando os braços de uma paciente para demonstrar como posicionar de forma rápida e breve um paciente deitado no chão para a intubação sem ter que construir uma rampa.

MONITORAMENTO DE PACIENTES

O monitoramento geral de pacientes submetidos a procedimentos na via aérea é o mesmo nos ambientes hospitalar e pré-hospitalar. A saturação de oxigênio, a pressão arterial e o monitoramento do dióxido de carbono expiratório são essenciais. O estudo seminal San Diego RSI, de 2003, demonstrou que profissionais ocupados não serão capazes de reconhecer com precisão a incidência e a duração dos eventos de dessaturação.[9] Recomendamos a capacidade de baixar dados contínuos de sinais vitais de todos os encontros com a via aérea para revisão da garantia de qualidade. Tanto para o cuidado clínico quanto para a documentação médico-legal, é imperativo que todos os pacientes submetidos a procedimentos invasivos na via aérea tenham a capnografia imediatamente disponível para confirmação da posição e monitoramento da ventilação. Isso significa que os monitores devem ser levados para a beira do leito ou o paciente levado até os monitores antes dos procedimentos na via aérea.

HABILIDADES ESSENCIAIS NO MANEJO PRÉ-HOSPITALAR DA VIA AÉREA

Ventilação com bolsa-válvula-máscara

A ventilação com bolsa-válvula-máscara (VBMV) é discutida extensivamente no Capítulo 12. Embora a VBVM seja uma habilidade fundamental no manejo da via aérea ensinada aos profissionais de atendimento pré-hospitalar (APH) de todos os níveis, começando no nível de Emergency Medical Responder, pode ser muito difícil realizá-la no ambiente pré-hospitalar por várias razões complexas. Os pacientes costumam apresentar múltiplos preditores de dificuldade com base no mnemônico ROMAN (ver Cap. 2), o acesso e o posicionamento podem não ser ideais, a equipe pode ser limitada e, talvez mais importante, o procedimento costuma ser relegado ao profissional com menos experiência. As estratégias para mitigar esses problemas incluem enfatizar a técnica ideal (posicionamento adequado, uso de adjuntos apropriados na via aérea, uso da técnica para duas pessoas sempre que possível), utilizar um ventilador de transporte para liberar as mãos (**Fig. 30.6**) e designar uma pessoa experiente para realizar ou supervisionar essa habilidade crítica.[10] Quando houver dificuldade em obter uma vedação de máscara adequada, como sangue/secreções abundantes, trauma, obesidade ou pelos faciais, considere contornar essas dificuldades anatômicas com um DEG. Os profissionais do APH que são forçados a fornecer VBVM de uma pessoa sem o benefício de um ventilador também podem considerar o uso do NuMask, que demonstrou uma vantagem em um pequeno estudo com cadáveres entre profissionais de APH que realizam VBVM sozinhos.[11]

Ventilação com pressão positiva não invasiva

Um dos avanços mais importantes no APH foi a adoção generalizada da ventilação com pressão positiva não invasiva (VNI), também discutida nos Capítulos 9 e 32. Em algumas jurisdições, este procedimento foi estendido ao nível de técnicos médicos de emergência (EMT, do inglês *emergency medical technicians*).

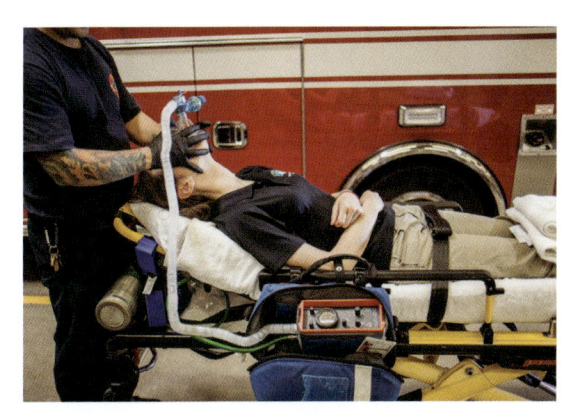

Figura 30.6 Uso de um ventilador de transporte simples para liberar as mãos de maneira que um profissional possa usar ambas as mãos para obter a vedação ideal da máscara.

Os dispositivos para fornecer pressão positiva contínua na via aérea (CPAP) são muito mais comuns do que a pressão positiva na via aérea em dois níveis (BiPAP), mas atualmente ambos estão disponíveis no ambiente pré-hospitalar. Eles variam desde dispositivos de uso único até ventiladores complexos. A VNI é mais usada como uma ponte para facilitar o transporte para o hospital quando outras opções, como o manejo da via aérea facilitado por fármacos (MVFF), não estão no escopo da prática ou são consideradas muito arriscadas. Em sistemas em que o MVFF está disponível, a VNI também é usada como uma estratégia de pré-oxigenação e como uma alternativa à intubação em pacientes com dificuldade de intubação prevista, necessidade prevista de apenas pressão positiva por curto prazo enquanto outras terapias surtem efeito, ou naqueles pacientes que precisam de suporte ventilatório, mas com a orientação de "Não intubar".[12] Conforme observado no Capítulo 31, acreditamos que a VNI pode ser implantada com segurança em pacientes selecionados com estado mental alterado (EMA), desde que as equipes sejam capazes de manter o monitoramento individual em todos os momentos para qualquer sinal de vômito.

A maior barreira para a aplicação da CPAP no cenário pré-hospitalar é ter que orientar um paciente hipoxêmico, hipercárbico e ansioso em um ambiente barulhento e caótico a usar a máscara apertada necessária. É importante que o profissional mostre persistência de forma gentil e confiança de maneira tranquila – mesmo se tiver pouca experiência com o procedimento. É útil fazer contato visual e dizer ao paciente que "isso vai ajudar na respiração", enquanto ajuda o paciente a segurar a máscara na face até que possa sentir os benefícios. Idealmente, um profissional se dedicará a orientar o paciente durante os primeiros minutos de uso. A pessoa escolhida para essa tarefa de "orientação" não precisa ser o profissional de via aérea mais experiente, mas deve ser capaz de trabalhar de forma eficaz com o paciente.[13,14]

Outra dificuldade própria do cuidado pré-hospitalar no uso da VNI é a disponibilidade suficiente de oxigênio e gases comprimidos. Há uma grande variabilidade entre os dispositivos de VNI disponíveis comercialmente em relação ao consumo de oxigênio. Alguns dispositivos podem esgotar rapidamente as reservas de oxigênio, sobretudo quando a ventilação-minuto é alta ou a vedação da máscara é ruim. Quando o tempo de transporte for superior a 10 a 15 minutos, as equipes devem calcular o consumo e o suprimento de acordo com a discussão mais adiante.

Intubação traqueal

As técnicas gerais de intubação, bem como de pré-oxigenação, são extensivamente abordadas em outros capítulos deste livro. O processo de tomada de decisão em relação à intubação no cenário pré-hospitalar é discutido em separado no Capítulo 29. Primariamente, quando o acesso é limitado ou não há como os pacientes ficarem na posição ideal, os profissionais devem ter um limiar baixo para o uso de um DEG, pelo menos até que o paciente possa ser movido para uma posição ou local mais apropriados.[15,16]

Um cenário bastante discutido, exclusivo do ambiente pré-hospitalar, envolve o paciente sentado, mas preso (p. ex., um motorista preso em um veículo) que requer tratamento invasivo da via aérea. Quando a intubação for claramente indicada em tais pacientes, uma abordagem comum é a laringoscopia face a face (**Fig. 30.7**). A técnica pode ser muito frustrante devido à geometria incomum de segurar a lâmina de cabeça

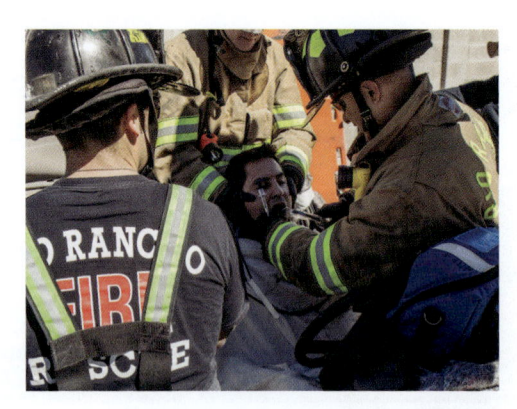

Figura 30.7 Esta imagem demonstra uma videolaringoscopia com o intubador posicionado à frente, ou face a face, com o paciente preso.

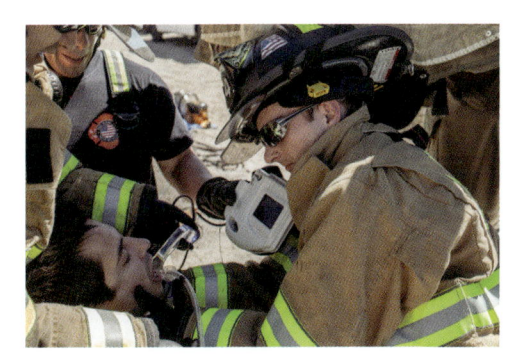

Técnicas de manejo pré-hospitalar da via aérea   339

Figura 30.8 Este imagem demonstra uma videolaringoscopia com o intubador posicionado atrás e acima do paciente preso.

para baixo com a mão oposta enquanto se tenta afastar a língua e realizar os movimentos com a sutileza necessária, tudo em condições incomuns e desconhecidas. Múltiplos estudos demonstraram que a laringoscopia por vídeo ou óptica apresenta uma vantagem significativa nos casos em que a intubação face a face é necessária.[17-19] Outra opção, quando se tem acesso sobre o paciente, é que o intubador fique atrás e acima do paciente, permitindo espaço para inclinar-se e realizar a laringoscopia em uma orientação mais familiar (**Fig. 30.8**).

Há várias opções de posicionamento para intubar um paciente em posição supina no chão, incluindo sentado, montado, ajoelhado e deitado em posição prona ou com orientação lateral esquerda (**Figs. 30.9A-C**). Nossa recomendação, conforme já discutido, é reposicionar o paciente antes da intubação, em vez de tentar o procedimento com o paciente em decúbito dorsal, quando possível. Foram discutidas antes várias dicas para o posicionamento adequado e a obtenção de posição elevada em pacientes obesos.

Se as cartilagens posteriores não puderem ser visualizadas na tentativa inicial – apesar da manipulação laríngea externa e da manobra de anteriorização da mandíbula – e se houver necessidade de muita força

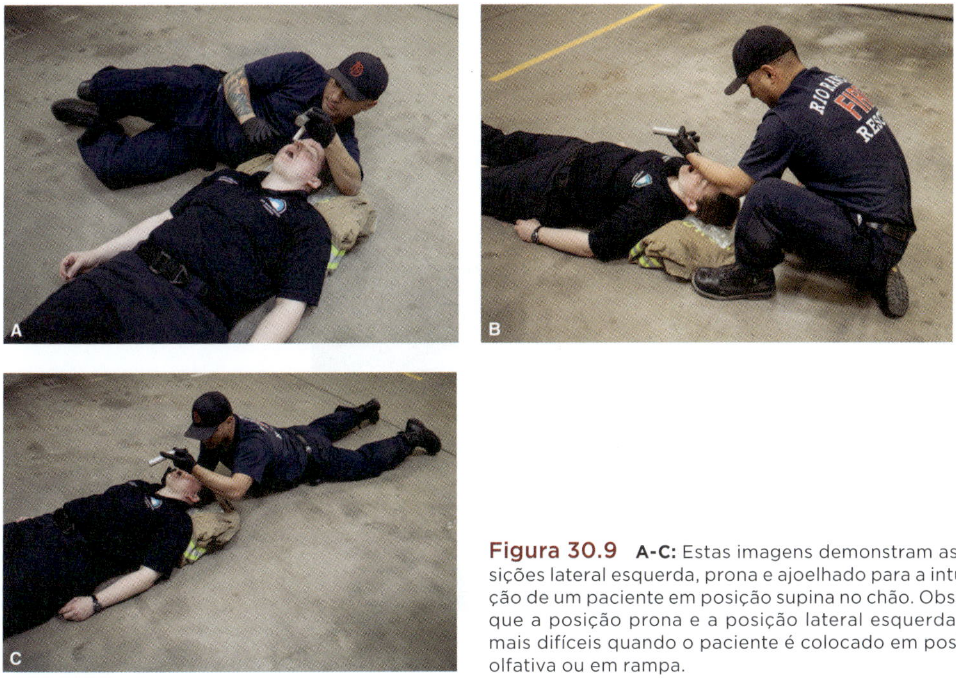

Figura 30.9 **A-C:** Estas imagens demonstram as posições lateral esquerda, prona e ajoelhado para a intubação de um paciente em posição supina no chão. Observe que a posição prona e a posição lateral esquerda são mais difíceis quando o paciente é colocado em posição olfativa ou em rampa.

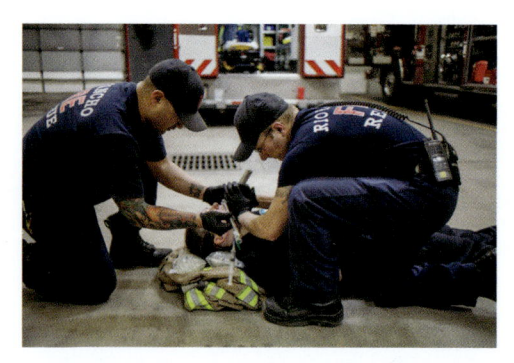

Figura 30.10 Laringoscopia direta com duas pessoas com o assistente fornecendo elevação ao longo do eixo do cabo a partir de uma posição de vantagem mecânica (após o intubador ter colocado adequadamente a lâmina) enquanto o intubador faz o direcionamento continuado e passa o tubo.

para manter a visualização, a intubação será difícil ou impossível. Uma opção para essa situação, sobretudo quando o intubador tem força limitada no braço, é uma abordagem com duas pessoas (**Fig. 30.10**). Nessa manobra, um assistente treinado aborda o paciente a partir de uma posição inferior com vantagem mecânica e cuidadosamente toma o controle do cabo do laringoscópio do intubador principal com as duas mãos. Então, o intubador principal pode direcionar pequenos movimentos da lâmina, se isso for necessário, embora em nossa experiência isso seja suficiente para otimizar a visualização, não havendo necessidade de tais movimentos.

A intubação com luz solar direta ou em ambiente com iluminação forte pode ser muito difícil, particularmente no caso das tecnologias com vídeo. Se a intubação precisar ser tentada nessas condições, o intubador pode considerar a colocação de um cobertor sobre ele e a cabeça do paciente ou pedir que outra pessoa faça sombra com seus corpos ou roupas, como um casaco (**Fig. 30.11**). O manejo de via aérea em aeronaves pode apresentar outros desafios, dependendo de sua configuração. A **Figura 30.12** demonstra a videolaringoscopia (VL) simulada com o sistema Intubrite em um helicóptero Augusta AW119.

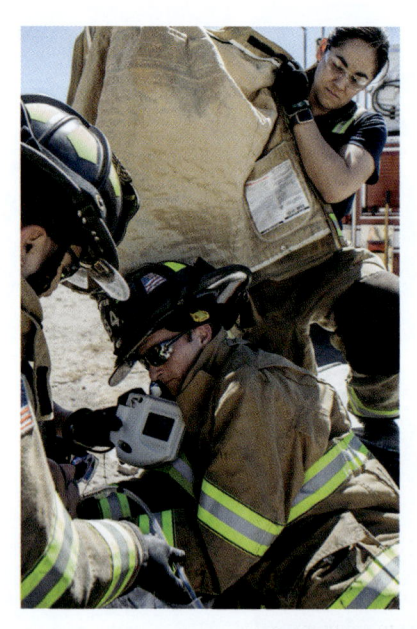

Figura 30.11 Um profissional usa o casaco para fazer sombra durante a laringoscopia para impedir que a luz forte afete a visualização na boca ou na tela do vídeo.

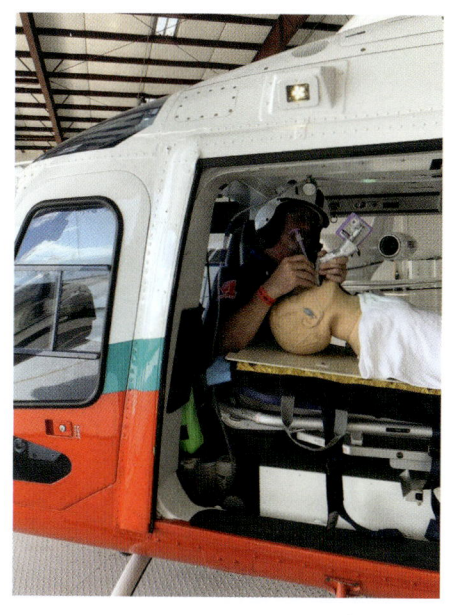

Figura 30.12 Videolaringoscopia simulada com o sistema Intubrite em um helicóptero Augusta AW119.

Como os pacientes submetidos ao manejo de emergência da via aérea têm alto risco de regurgitação e aspiração, é importante manter o equipamento de aspiração imediatamente disponível e utilizar a técnica SALAD descrita no Capítulo 41. Essa é outra razão para que em geral seja preferível manejar o paciente na ambulância, aeronave ou hospital. Além disso, como a maioria dos aparelhos portáteis de aspiração não tem capacidade de manejar quantidades grandes de vômito, considere ter duas unidades disponíveis e sempre esteja preparado para rolar o paciente.

VIDEOLARINGOSCOPIA

O primeiro videolaringoscópio foi disponibilizado comercialmente para o mercado hospitalar em 2001.[20] Desde então, a VL tornou-se a base do manejo da via aérea, tanto no hospital quanto no APH. Os videolaringoscópios estão amplamente disponíveis para o APH e são recomendados como a melhor prática para atendimento clínico.[21]

O principal benefício da VL em relação à laringoscopia direta (LD) tradicional é o aumento do sucesso na primeira passagem. A VL pode melhorar a visão glótica em 1 grau de Cormack-Lehane.[22] Intubadores iniciantes têm melhor desempenho utilizando VL em vez de LD porque a quantidade de procedimentos de intubação por paramédicos por ano pode ser menor em comparação com seus colegas médicos emergencistas. Um estudo observacional de 517 pacientes em um sistema de APH de alto desempenho relatou melhora estatisticamente significativa na taxa de sucesso na primeira passagem quando a VL foi utilizada.[23] As lições aprendidas durante a pandemia de Covid-19 demonstram que a VL pode superar a LD em termos de taxa de sucesso na primeira passagem e velocidade de colocação do tubo traqueal por paramédicos usando equipamento de proteção individual completo.[24] Outra vantagem da VL em relação à LD tradicional é que ela permite que a equipe supervisora observe a abertura glótica ao mesmo tempo que o laringoscopista. Isso pode facilitar o treinamento e permitir que outro profissional confirme o posicionamento na traqueia.[20]

Vários sistemas de VL estão disponíveis, conforme discutido no Capítulo 16. Os dispositivos para uso pré-hospitalar podem ser categorizados de acordo com a geometria da lâmina (padrão, hiperangulada, reta) e pela presença ou ausência de uma canaleta. Alguns dispositivos podem ter várias opções de lâminas e outros apenas um ou dois tamanhos de uma única geometria. Os dispositivos também variam de acordo com o fato de haver ou não um fio para um monitor separado ou um monitor integrado montado no cabo. A maioria dos sistemas de APH prefere lâminas descartáveis ou coberturas de lâminas para evitar requisitos de limpeza

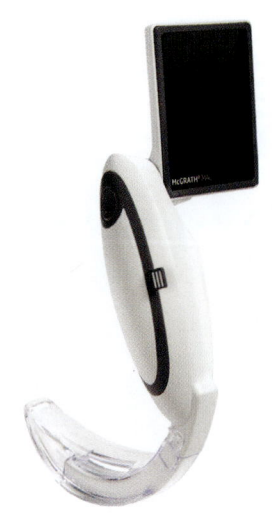

Figura 30.13 Sistema de videolaringoscópio McGrath. (©2022 Medtronic. Todos os direitos reservados. Usada com a permissão da Medtronic.)

complicados. Exemplos de dispositivos mais comuns no APH incluem o McGrath Mac (**Fig. 30.13**) e o King Vision (**Fig. 30.14**). Não há evidências suficientes para recomendar um dispositivo de VL em detrimento de outro, mas todos os dispositivos exigem treinamento consistente. Pode haver vantagens estratégicas em usar uma combinação de geometria-padrão e lâminas hiperanguladas para adultos, ou lâminas hiperanguladas e retas para pediatria, para acomodar diversas dificuldades anatômicas. No entanto, isso impõe custos adicionais e requisitos de treinamento para um procedimento de baixo volume.

Quando disponível, o videolaringoscópio deve ser o principal dispositivo para realizar a intubação traqueal pré-hospitalar. Essencialmente, não há contraindicações absolutas para realizar a VL durante uma emergência médica. As contraindicações relativas incluem sangue, vômito ou obstrução por corpo estranho na via aérea.[25] Mesmo quando secreções substanciais estão bloqueando uma visão ideal da via aérea, o desenvolvimento de técnicas especiais, como a laringoscopia assistida por sucção e o método de descontaminação da via aérea discutido no Capítulo 41, permite que os profissionais continuem usando o videolaringoscópio apesar de haver muito conteúdo na via aérea.[26]

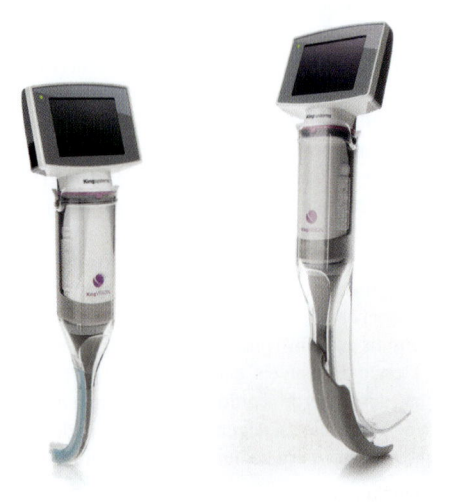

Figura 30.14 Videolaringoscópio King Vision. (Copyright © 2022 Ambu Inc.)

VERIFICAÇÃO DOS PROCEDIMENTOS DE MANEJO DA VIA AÉREA

É imperativo que todos os procedimentos invasivos da via aérea sejam confirmados objetivamente, conforme discutido no Capítulo 20. O dióxido de carbono no final da expiração ($ETCO_2$) é o principal meio objetivo de confirmação. Existem vários estudos demonstrando taxas inaceitáveis de intubações pré-hospitalares esofágicas não percebidas, sobretudo em sistemas de APH que não usam capnometria ou capnografia.[27] Todos os sistemas de APH devem ter essa tecnologia disponível, mas o simples fato de estar disponível não significa que ela sempre seja usada. Se o $ETCO_2$ não for detectado, deve-se presumir que o tubo não está na via aérea, mesmo durante uma parada cardíaca. Quando houver dúvidas, tire o dispositivo e volte a usar a VBVM. Por outro lado, quando a saturação demora em melhorar ou está caindo, mas a capnografia revela uma onda normal, confie no tubo e procure outras causas de hipoxemia.

Há situações em que a capnografia não está disponível ou não está funcionando e o tubo deve ser confirmado por outros meios objetivos. A alternativa mais disponível é usar um *bougie*, o qual pode ser colocado em um tubo traqueal estabelecido para avaliar a presença de anéis traqueais palpáveis ou "pausar" nas vias aéreas menores.[28] Outra possibilidade é um dispositivo detector de esôfago, que usa sucção para avaliar a localização do tubo, sabendo que uma traqueia não colapsável permitiria que o ar fosse rapidamente aspirado de volta para um bulbo ou seringa inflável, mas um esôfago colapsável impediria ou apenas permitiria que o ar voltasse lentamente. A radiografia de tórax para determinar a profundidade do tubo não é viável no ambiente pré-hospitalar. As equipes de transporte de cuidados intensivos podem realizar intubações em pequenos estabelecimentos de saúde onde a radiografia de tórax está disponível, mas demora, especialmente após o expediente. Não acreditamos que a obtenção de uma radiografia de tórax seja necessária antes do transporte.

MANEJO DA VIA AÉREA FACILITADO POR FÁRMACOS

O MVFF é discutido com mais detalhes no Capítulo 20. A controvérsia em relação ao MVFF no cenário pré-hospitalar é discutida no Capítulo 32. Este é um procedimento complexo realizado em pacientes muito doentes ou com traumatismo. Mesmo nas circunstâncias mais controladas, existem riscos reais. Quando realizado em condições abaixo das ideais, o potencial para eventos adversos aumenta de maneira significativa. Os serviços que realizam o MVFF pré-hospitalar precisam de treinamento constante e consistente para se manterem proficientes. As equipes também devem buscar soluções em nível de sistema para aumentar a eficiência do operador e reduzir os riscos. Alguns exemplos incluem o uso de seringas cuidadosamente rotuladas e padronizadas para as diferentes classes de medicamentos e bolsas que organizem todos os suprimentos (**Fig. 30.15**).[29,30]

Como o MVFF é um esforço de equipe e pode haver apenas um ou dois profissionais de cuidados críticos no local, é necessário treinar os socorristas antecipadamente para serem assistentes. De fato, este é um componente importante do curso "Fundamentals of Airway Management" para profissionais de Suporte Básico de Vida (BLS) e Suporte Intermediário de Vida (ILS). Esses profissionais podem ser treinados para

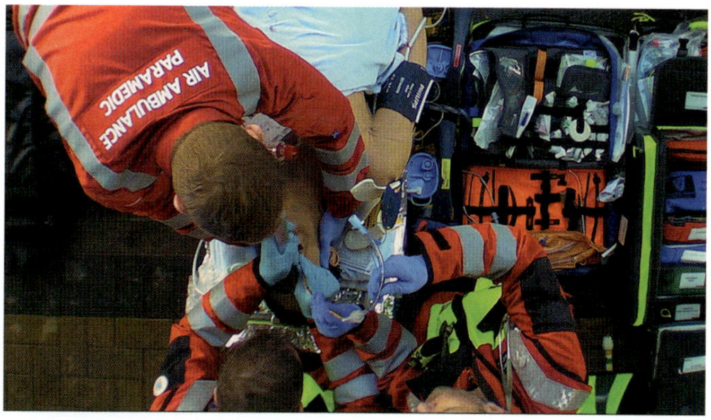

Figura 30.15 Bolsa de emergência para vias aéreas SCRAM para adultos em uso durante a simulação de sequência rápida de intubação. (Copyright © 2022 Ambu Inc.)

auxiliar com a manipulação laríngea externa, a estabilização em linha da coluna cervical com anteriorização da mandíbula, a passagem de tubos sobre os *bougies* e o monitoramento das saturações. Também é útil treinar os profissionais de atendimento pré-hospitalar para fornecer à equipe de Suporte Avançado de Vida (ALS) a estimativa de peso do paciente antes de sua chegada, pois isso permite que os medicamentos sejam aspirados e o ventilador seja preparado. Como o paciente que mais comumente é submetido ao MVFF pré-hospitalar é o homem adulto com trauma, o ventilador pode ser ajustado no início do deslocamento para esse paciente hipotético com o intuito de minimizar a necessidade de ajustes. Manter todos os outros equipamentos de via aérea verificados e prontos em um local familiar também melhora a eficiência em situações de alto risco.

O desempenho real do MVFF pelos profissionais de APH deve ser semelhante ao apresentado no Capítulo 20, embora haja considerações únicas no ambiente pré-hospitalar. Vamos considerá-lo no contexto dos sete Ps:

Preparação

Frequentemente, há menos espaço para dispor cuidadosamente os suprimentos da via aérea ou disponibilizá-los com antecedência. Por exemplo, uma tripulação de voo pode entrar na traseira de uma ambulância para realizar um procedimento de MVFF antes do transporte e precisar trazer a maioria dos suprimentos da aeronave. Portanto, os profissionais pré-hospitalares em geral mantêm a maioria dos suprimentos de MVFF em uma bolsa (**Fig. 30.16**), embora os medicamentos provavelmente sejam mantidos separados. As etapas que podem ser realizadas com antecedência incluem o cálculo e a preparação de medicamentos e a configuração do ventilador. Treinar socorristas para fornecer informações sobre a provável necessidade de intervenção na via aérea, bem como o peso do paciente, pode ser muito útil nesse sentido. Os *checklists* são fortemente recomendados. Uma etapa adicional que pode ser exclusiva do ambiente pré-hospitalar é a necessidade de atribuir tarefas com clareza e definir expectativas para essa função. Por exemplo, é possível que um socorrista nunca tenha realizado a estabilização em linha para uma intubação no trauma ou auxiliado com a manipulação laríngea externa.

Pré-oxigenação

Idealmente, a pré-oxigenação deve ser a mesma em qualquer ambiente, exceto pelo fato de que os profissionais pré-hospitalares costumam ter limitações de tempo. Se um paciente claramente precisar de uma via aérea invasiva antes do transporte, mas for encontrado com uma saturação de oxigênio de 70%, alguns comprometimentos reais precisarão ser feitos, sobretudo se houver lesões que precisem ser tratadas com urgência ou grandes estradas que tenham sido fechadas. Isso pode significar uma opção por 85% em vez de 95% ou talvez a escolha de uma estratégia alternativa, como a sequência rápida de via aérea (SRVA) ou a sequência prolongada de intubação (SPI). O suprimento de oxigênio também pode ser limitado, conforme já discutido, exigindo modificações como a titulação de oxigênio em vez da taxa de fluxo máximo ou a espera para iniciar a oxigenação apneica nasal até pouco antes da intubação. A VNI ou a ventilação cuidadosa com máscara devem sempre ser consideradas, especialmente quando a saturação for inferior a 93%.

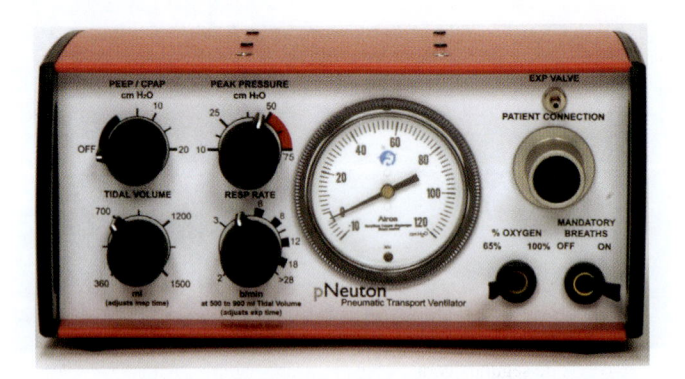

Figura 30.16 Ventilador de transporte pNeuton. (Cortesia da Airon Corporation.)

Otimização fisiológica (*Physiologic optimization*)

Assim como na pré-oxigenação, as restrições de tempo podem levar a comprometimentos reais, mas também há casos em que a fisiologia é bastante ruim e o tempo necessário para se estabilizar é muito grande para justificar a permanência em cena. Nesses casos, pode ser razoável iniciar o transporte com reanimação em andamento e adiar o manejo invasivo da via aérea para o hospital receptor ou realizar o MVFF em condições abaixo do ideal durante o transporte. Esse é um cálculo complexo de risco-benefício que exige muita prática e experiência. Os profissionais também precisam da confiança e do apoio da direção/liderança médica para justificar essas decisões às equipes receptoras, que muitas vezes não entendem o ambiente pré-hospitalar ou podem até ter abordagens menos sofisticadas para o MVFF em geral.

Paralisia com indução

A justificativa para as escolhas de medicamentos é a mesma no ambiente pré-hospitalar e no ambiente hospitalar, embora possa haver menos opções por praticidade. O etomidato é uma escolha sólida e apropriada para todas as situações. A cetamina é uma alternativa razoável. O rocurônio é a escolha ideal para o bloqueio neuromuscular porque evita a necessidade de considerar as possíveis contraindicações que acompanham a succinilcolina. A maior duração da ação ajuda a estabilizar o paciente no ventilador. Argumentos antiquados contra o rocurônio estão centrados na noção equivocada de que, no caso de uma via aérea falha, um paciente que recebeu a succinilcolina de ação mais curta poderia ser despertado. Os pacientes que necessitam de MVFF pré-hospitalar estão simplesmente doentes demais para serem "acordados" e, quando até mesmo a succinilcolina já perdeu o efeito, os profissionais em geral já passaram adequadamente para o plano B ou C.

Posicionamento

O posicionamento ideal é igualmente importante no ambiente pré-hospitalar, embora possa exigir mais criatividade, conforme já discutido. As principais atividades de posicionamento geralmente devem ser realizadas antes da pré-oxigenação. Esta etapa se refere ao posicionamento final realizado uma vez que o efeito dos medicamentos tenha começado.

Passagem do tubo com comprovação

A mecânica básica da laringoscopia e da passagem do tubo é a mesma em qualquer ambiente, sendo discutida amplamente em outros capítulos. Recomendamos o uso de capnografia contínua em forma de onda tanto para a confirmação inicial quanto para o monitoramento subsequente; isso fornece muito mais informações do que dispositivos colorimétricos qualitativos.

Manejo Pós-intubação

Em geral, essas etapas são as mesmas do hospital, com atenção extra para fixar tubos traqueais e DEGs bem o suficiente a fim de evitar o deslocamento acidental durante o transporte.

Via de regra, o cuidado do paciente intubado no campo deve refletir o cuidado no hospital. Após a confirmação inicial, a prioridade no atendimento pré-hospitalar é evitar que o dispositivo invasivo de via aérea seja deslocado de forma acidental ou inadvertida. Os DEGs são mais propensos ao deslocamento que um tubo traqueal ou a cricotireotomia, mas mesmo esses dispositivos devem ser cuidadosamente fixados com equipamento apropriado. Os métodos usados para conseguir isso são os mesmos nos cenários hospitalar e pré-hospitalar. Uma consideração adicional no campo é o uso de um colar cervical em pacientes clínicos, particularmente em pediatria, para evitar a rotação da cabeça e a subsequente movimentação do tubo. Embora isso tenha sido muito popular em algumas jurisdições, a preocupação concomitante é o potencial comprometimento do fluxo sanguíneo cerebral.[31] Outro problema é que o paciente será submetido a procedimentos de imagem desnecessários porque a "mensagem" se perderá nas entregas de vários pacientes e os prestadores subsequentes poderão presumir que deve ter havido suspeita de lesão cervical. No final das contas, não recomendamos rotineiramente essa técnica em adultos, sendo preferível fixar bem o dispositivo na boca.

Os pacientes devem ser monitorados continuamente, incluindo a capnografia. As opções de medicamentos para analgesia, sedação e hemodinâmica são semelhantes àquelas de ambientes hospitalares. As infusões são sempre desejáveis quando o tempo e o equipamento permitem, embora bólus intermitentes sejam aceitáveis. Os tubos gástricos são frequentemente ignorados ou adiados, mas devem ser colocados sempre que possível. Os DEGs de segunda geração têm um canal para facilitar a colocação do tubo gástrico, mas é imperativo estocar os tamanhos de tubo gástrico que passarão pelo canal.

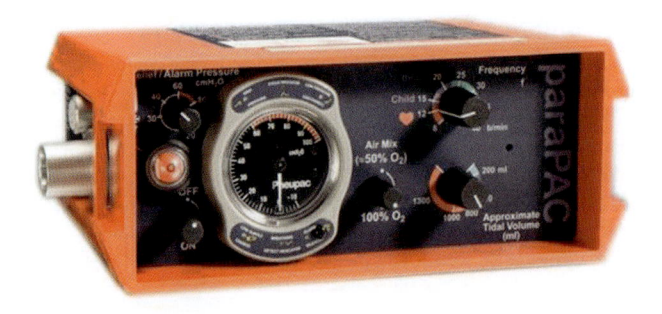

Figura 30.17 Ventilador de transporte paraPac. (Cortesia da ICU Medical.)

Há evidências de alta qualidade de que a ventilação excessiva é prejudicial a muitos pacientes, independentemente do tipo de via aérea avançada colocada.[32] A melhor maneira de evitar a ventilação excessiva é com o uso de um ventilador mecânico. Recomendamos que os ventiladores sejam sempre usados no caso de MVFF, independentemente de ser inserido um tubo traqueal ou um DEG. Às vezes, o início da ventilação pode ser adiado até a movimentação do paciente para o helicóptero, mas ainda é necessário prestar atenção cuidadosa ao volume corrente e à frequência apropriados para o tamanho do paciente, sua condição e os valores da capnografia. Os ventiladores também podem ser usados para a ventilação com máscara e durante o manejo da parada cardíaca. Atualmente há vários dispositivos disponíveis para uso pré-hospitalar, variando desde dispositivos simples que permitem apenas o ajuste da frequência e volume até dispositivos complexos para transporte em cuidados intensivos que são quase tão sofisticados quanto os ventiladores das unidades de terapia intensiva (UTIs). Muitos desses ventiladores também permitem a titulação da concentração de oxigênio, o que ajuda a manter os suprimentos e evitar a hiperóxia.

Ventiladores simples (ParaPac, pNeuton, CareVent, AutoVent) costumam fornecer modos de ventilação de volume com frequência, volume e pressões expiratórias finais positivas (PEEP) ajustáveis (**Figs. 30.17 a 30.19**). Alguns também permitem o fornecimento variável de oxigênio (em geral 50 ou 100%). Ventiladores de transporte mais sofisticados, como o ReVel ou o LTV, fornecem modos de pressão e volume, bem como a capacidade de detectar e sincronizar a ventilação. Esses ventiladores corresponderão aos modos de ventilação mais comuns para pacientes adultos e pediátricos hospitalizados. Os ventiladores mais sofisticados, como o HAMILTON-T1 (**Fig. 30.20**), permitem até mesmo ventilação com liberação de pressão na via aérea (APRV, do inglês *airway pressure release ventilation*), BiPAP e cânula nasal de alto fluxo (CNAF).

O Oxylator (CPR Medical Devices, Inc, Ontário, Canadá) é descrito como uma combinação entre uma bolsa-válvula-máscara e um ventilador portátil (**Fig. 30.21**). Ele é alimentado por oxigênio e atua como um ventilador reutilizável com controle de pressão para ser conectado a uma máscara facial, dispositivo extraglótico ou tubo traqueal. O dispositivo fornece uma pressão predefinida (configurações de 20 a 45 cmH$_2$O)

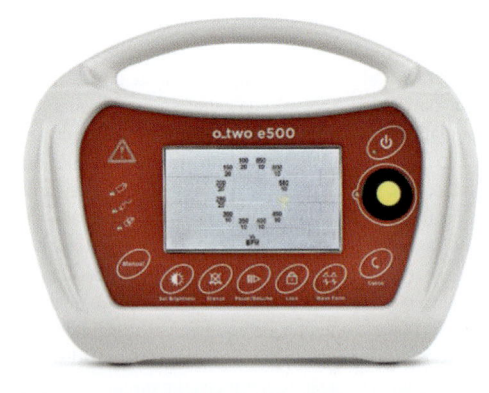

Figura 30.18 Ventilador de transporte CAREVent. (Ventiladores de transporte da série e© 2016 O-Two Medical Technologies Inc. Todos os direitos reservados.)

no modo automático ou manual. No modo automático, a ventilação-minuto alvo é de 10 a 12 L/min. Quando ocorre um aumento de pressão, o dispositivo corta o fluxo, toca um alarme e vibra para alertar o operador a fazer o ajuste. No caso da ventilação com máscara, geralmente isso é um excelente indicador de que a via aérea precisa ser reposicionada. Dependendo do modelo, o consumo de oxigênio é de 30 a 40 L/min, mas o fluxo habitual para o paciente é de 15 a 30 L/min; de qualquer forma, isso pode consumir grande quantidade

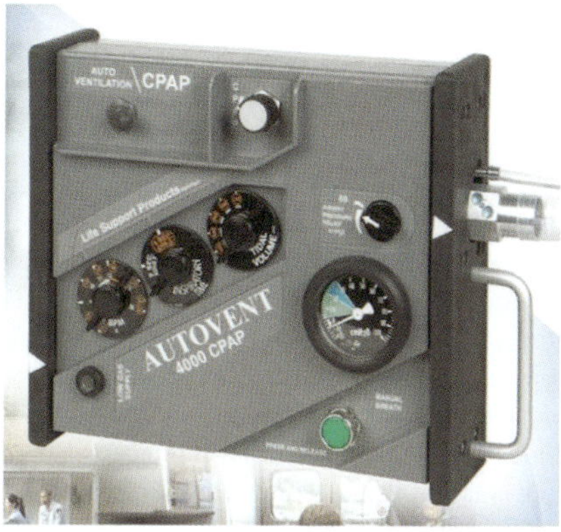

Figura 30.19 Ventilador de transporte AUTOVENT 4000. (Cortesia da Allied Healthcare Products, Inc.)

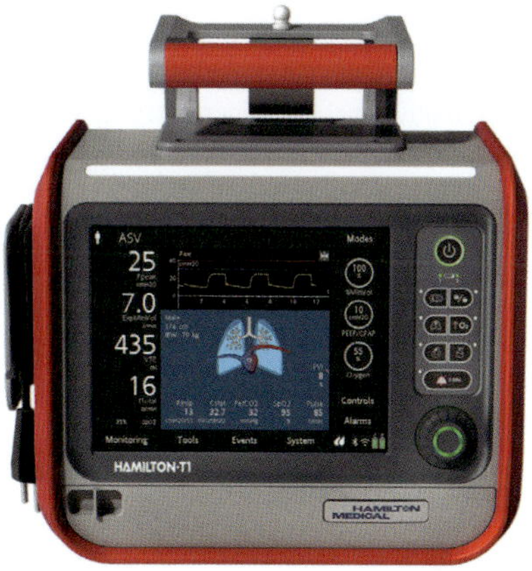

Figura 30.20 Ventilador HAMILTON-T1. (© Hamilton Medical. Todos os direitos reservados.)

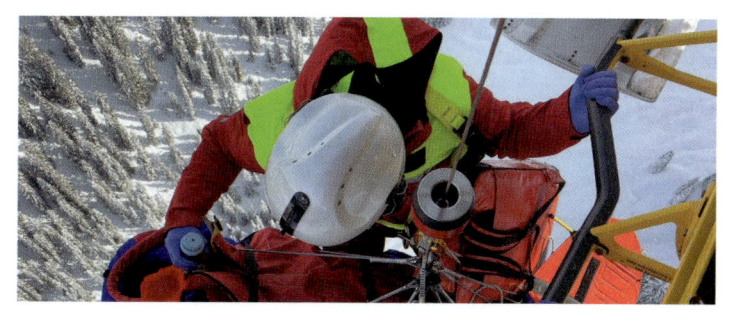

Figura 30.21 Imagem do Oxylator em uso durante um resgate por içamento na Alemanha. (Cortesia de Jan Grundgeiger e Markus Bitsche.)

de oxigênio e hiperventilar alguns pacientes a não ser que o modo manual seja usado e a ventilação seja titulada conforme o CO_2 expiratório final. O dispositivo fornecerá apenas oxigênio a 100% (a menos que um paciente com respiração espontânea tenha uma ventilação-minuto > 30 L/min e haja entrada de ar externo) e apenas 2 a 4 cmH_2O de PEEP, a menos que uma válvula PEEP seja adicionada. Isso é razoável durante a reanimação de parada cardíaca, mas pode não ser ideal no retorno da circulação espontânea (RCE). Estudos limitados em salas de cirurgia e animais demonstram eficácia e ventilação superior por socorristas em comparação com a VBVM.

CONSIDERAÇÕES DE TRANSPORTE

Posicionamento

O transporte de "pacientes de via aérea" se enquadra em duas categorias: aqueles que já estão com a via aérea protegida e aqueles que não estão. Quando possível, o grupo protegido deve ser posicionado com pelo menos 20° de elevação da cabeça para evitar aspiração, embora os dados para comprovar isso sejam limitados. Da mesma forma, inserir um tubo gástrico e colocá-lo em sucção é uma prática comum e, intuitivamente, deve ajudar a prevenir a aspiração, mas também não há dados nesse sentido.

A última categoria é mais complicada, sendo dividida em três subgrupos principais: (i) aqueles principalmente com EMA, (ii) aqueles principalmente com problemas na via aérea superior e (iii) aqueles com problemas na via aérea inferior. Em geral, é aconselhável proteger uma via aérea antes do transporte sempre que houver preocupação com uma possível deterioração antes da chegada ao hospital de destino; no entanto, todos os pacientes apresentam-se dentro de um espectro, e há circunstâncias em que se avaliam os riscos e benefícios e se pode optar por adiar, conforme discutido nos Capítulos 29 e 31.

Em pacientes com EMA, mas com via aérea insegura, há um balanço entre posicionar o paciente lateralmente para diminuir o risco de aspiração e estar idealmente posicionado para o manejo de via aérea, caso isso seja necessário, pois pode não haver mãos e/ou espaço suficientes para se reposicionar de forma rápida. Infelizmente, muitas aeronaves médicas não permitem a intubação quando o paciente está em uma posição ideal de rampa. Esses são outros motivos para considerar o manejo da via aérea antes do transporte.

Pacientes com problemas na via aérea superior devem ser posicionados de forma a permitir que mantenham a via aérea aberta e drenem as secreções. Use uma posição sentada e ereta se a maca de transporte permitir. Esses pacientes em geral têm preditores de dificuldade e, portanto, o transporte sem uma via aérea segura deve ser realizado somente por pessoal experiente ou quando não houver outras opções. Um dilema clássico é o paciente com trauma facial significativo que pode ser transportado com segurança quando sentado, mas precisaria de intubação para ficar deitado. Talvez seja melhor passar mais tempo levando esse paciente por terra, se isso permitir um posicionamento e acesso mais seguros. Pacientes com problemas na via aérea inferior, como asma, devem ser posicionados para maximizar a função respiratória.

Preparação para transporte

Pacientes gravemente enfermos ou feridos costumam ser um emaranhado de fios e tubos e em geral são enrolados em cobertores especializados para proteção em relação ao ambiente. Certifique-se de que a via aérea invasiva esteja segura antes de qualquer movimentação. O ventilador precisa estar acessível e os monitores, em especial a saturação e a capnografia, facilmente visíveis. Pelo menos um acesso intravenoso precisa estar disponível para a administração de medicamentos de emergência. Mantenha um dispositivo de bolsa-válvula-máscara e um DEG prontamente disponíveis para o caso de deslocamento do tubo ou falha do ventilador.

CONSUMO DE OXIGÊNIO/FATORES DO TANQUE

No ambiente hospitalar, fora de um desastre pandêmico, o oxigênio nunca é escasso, de modo que isso não é um fator a influenciar as decisões clínicas. No ambiente pré-hospitalar, por outro lado, o suprimento de oxigênio em geral é limitado. Por exemplo, pode ser rotina usar oxigênio na taxa de fluxo máximo e fazer a colocação precoce de uma cânula nasal a 15 L/min em todo paciente adulto submetido à sequência rápida de intubação (SRI) no hospital, mas isso pode esgotar os suprimentos em uma ambulância, especialmente se o transporte for longo. Nessas situações, é prudente usar apenas o oxigênio suficiente para manter o nível desejado de oxigenação, e o fluxo pela cânula nasal pode não ser iniciado até o momento em que a máscara não reinalante é removida para iniciar a laringoscopia.

O consumo de oxigênio também é um fator importante na escolha da modalidade de suporte ao paciente. Os profissionais devem estar bem familiarizados com a fórmula de consumo de oxigênio e com o fator de qualquer tamanho de tanque utilizado.

$$\text{Minutos disponíveis} = \text{Fator do tanque} \times (\text{PSI restante} - \text{reserva}) / \text{Fluxo em L/min}$$

Embora possa ser clinicamente ideal evitar a intubação em certas condições clínicas, isso pode impedir a transferência segura para um centro especializado. A CNAF umidificada é o maior consumidor de oxigênio. Sessenta litros por minuto de fluxo a 100% de fração inspirada de oxigênio (F_{IO_2}) consumirão todo o oxigênio em um grande tanque M em 40 minutos. Mudar esse mesmo paciente para CPAP ou BiPAP – presumindo uma máscara bem ajustada – pode permitir a mesma oxigenação com muito menos fluxo devido à maior PEEP e à movimentação mais eficiente do gás para o paciente. A intubação do paciente pode reduzir ainda mais o consumo total de oxigênio.

O consumo de oxigênio com a VNI também varia muito com base na F_{IO_2} e no sistema de distribuição. Há uma variedade de sistemas disponíveis para uso pré-hospitalar. O fornecimento de VNI por meio de um ventilador elétrico costuma ser o mais eficiente e titulável, mas nem sempre está disponível. O popular O_2-MAX, descartável e alimentado por oxigênio da Pulmodyne, consome um tanque D cheio em menos de 10 minutos com F_{IO_2} de 90%. Essa pode ser uma abordagem razoável no caso de uso de CPAP para a pré-oxigenação no MVFF, mas não seria sustentável isoladamente na maioria dos transportes a menos que a F_{IO_2} pudesse ser titulada para baixo.

DICAS

- Mova os pacientes para um ambiente controlado e uma maca antes do manejo da via aérea, sempre que possível.
- Registre e baixe os sinais vitais contínuos dos procedimentos da via aérea para melhorar a qualidade.
  - Use a cabeceira do leito, cobertores ou o que estiver disponível para obter uma posição olfativa ou em rampa elevada.
- Peça a uma pessoa experiente que realize ou supervisione a VBVM em vez de delegá-la para o profissional mais novato, e considere mudar cedo para um DEG em caso de dificuldade para conseguir uma vedação da máscara com dois profissionais.
- Seja persistente, mas gentil, confiante e tranquilo ao orientar um paciente a tolerar a CPAP. Considere que o próprio paciente segure a máscara.
- Pode ser adequado utilizar a CPAP em casos selecionados de EMA com monitoramento individual cuidadoso.
- Esses profissionais podem ser previamente treinados para auxiliar com a manipulação laríngea externa, a estabilização em linha da coluna cervical com anteriorização da mandíbula, a passagem de tubos sobre o *bougie* e o monitoramento das saturações.
- Todas as vias aéreas invasivas devem ser confirmadas de forma objetiva com $ETCO_2$. Quando o $ETCO_2$ não puder ser detectado ou cair rápido, remova o dispositivo e retorne à VBVM.
- Em geral, é aconselhável proteger uma via aérea antes do transporte sempre que houver preocupação de potencial deterioração antes da chegada ao hospital de destino, mas em alguns casos pode ser razoável iniciar o transporte com reanimação contínua e adiar o manejo invasivo da via aérea até a chegada ao hospital.
- A maneira ideal de evitar a ventilação inconsistente ou excessiva é com o uso da ventilação mecânica. Recomendamos que os ventiladores sejam sempre usados em casos de MVFF.
- O consumo de oxigênio é um fator importante na escolha da modalidade durante o transporte. Os profissionais devem estar familiarizados com a fórmula de consumo de oxigênio e o fator de qualquer tamanho de tanque utilizado.
- Quando disponível, a VL deve ser o principal método para realizar a intubação traqueal pré-hospitalar.

REFERÊNCIAS

1. Dorian P, Lin S. Improving resuscitation rates after out-of-hospital cardiac arrest: it's complicated. *Circulation.* 2019;139(10).
2. Steinmann D, Ahne T, Heringhaus C, Goebel U. Comparison of airway management techniques for different access in a simulated motor vehicle entrapment scenario. *Eur J Emerg Med.* 2016;23(4):279-285.
3. Hoyle JD, Jones JS, Deibel M, Lock DT, Reischman D. Comparative study of airway management techniques with restricted access to patient airway. *Prehosp Emerg Care.* 2007;11(3):330-336.
4. Band RA, Salhi RA, Holena DN, Powell E, Branas CC, Carr BG. Severity-adjusted mortality in trauma patients transported by police. *Ann Emerg Med.* 2014;63(5):608-614.e3.
5. Murphy DL, Rea TD, McCoy AM et al. Inclined position is associated with improved first pass success and laryngoscopic view in prehospital endotracheal intubations. *Am J Emerg Med.* 2019;37:937-41
6. Clemency BM, Roginski M, Lindstrom HA, Billittier AJ. Paramedic intubation: patient position might matter. *Prehosp Emerg Care.* 2014;18(2):239-243.
7. El-Orbany MI, Getachew YB, Joseph NJ, Salem MR, Friedman M. Head elevation improves laryngeal exposure with direct laryngoscopy. *J Clin Anesth.* 2015;27(2):153-158.
8. Schober P, Krage R, van Groeningen D, Loer SA, Schwarte LA. Inverse intubation in entrapped trauma casualties: a simulator based, randomised cross-over comparison of direct, indirect and video laryngoscopy. *Emerg Med J.* 2014;31(12):959-963.
9. Dunford JV, Davis DP, Ochs M, Doney M, Hoyt DB. Incidence of transient hypoxia and pulse rate reactivity during paramedic rapid sequence intubation. *Ann Emerg Med.* 2003;42:721-728.
10. Joffe AM, Hetzl S, Liew EC. A two-handed jaw-thrust technique is superior to the one-handed "E-C clamp" technique for mask ventilation in the apneic unconscious person. *Anesthesiology.* 2010;113: 873-879.
11. McCrory B, Lowndes BR, Thompson DL, et al. Crossover assessment of intraoral and cuffed ventilation by emergency responders. *Military Med.* 2019;184:310-317.
12. Baillard C, Fosse J-P, Sebbane M, et al. Noninvasive ventilation improves preoxygenation before intubation of hypoxic patients. *Am J Resp Crit Care Med.* 2006;174:171-177.
13. Mal S, McLeod S, Iansavichene A, Dukelow A, Lewell M. Effect of out-of-hospital noninvasive positive-pressure support ventilation in adult patients with severe respiratory distress: a systematic review and meta-analysis. *Ann Emerg Med.* 2014;63(5):600-607.e1.
14. Daily JC, Wang HE. Noninvasive positive pressure ventilation: resource document for the National Association of EMS Physicians position statement. *Prehosp Emerg Care.* 2011;15(3):432-438.
15. Gaither JB, Stolz U, Ennis J, Moiser J, Sakles JC. Association between difficult airway predictors and failed prehosptial endotracheal intubation. *Air Med J.* 2015;34(6):343-347.
16. Hansen M, Lambert W, Guise JM, Warden CR, Mann NC, Wang H. Out-of-hospital pediatric airway management in the United States. *Resuscitation.* 2015;90:104-110.
17. Amathieu R, Sudrial J, Abdi W, et al. Simulating face-to-face tracheal intubation of a trapped patient: a randomized comparison of the LMA Fastrach, the GlideScope, and the Airtraq laryngoscope. *Br J Anaesth.* 2012;108(1):140-145.
18. Nakstad AR, Sandberg M. The GlideScope Ranger video laryngoscope can be useful in airway management of entrapped patients. *Acta Anaesthesiol Scand.* 2009;53(10):1257-1261.
19. Wetsch WA, Carlitscheck M, Spelten O, et al. Success rates and endotracheal tube insertion times of experienced emergency physicians using five video laryngoscopes: a randomised trial in a simulated trapped car accident victim. *Eur J Anaesthesiol.* 2011;28(12):849-858.
20. Pieters BM, Eindhoven GB, Acott C, van Zundert AAJ. Pioneers of laryngoscopy: indirect, direct and video laryngoscopy. *Anaesth Intensive Care.* 2015;43 Suppl:4-11.
21. National Association of State EMS Officials NA. *National Model EMS Clinical Guidelines Version 3.0.* NASEMSO; Published online 2022.
22. García-Pintos MF, Erramouspe PJ, Schandera V, et al. Comparison of video versus direct laryngoscopy: a prospective prehospital air medical services study. *Air Med J.* 2021;40(1):45-49.

23. Jarvis JL, McClure SF, Johns D. EMS intubation improves with king vision video laryngoscopy. *Prehosp Emerg Care*. 2015;19(4):482-489.
24. Gadek L, Szarpak L, Konge L, et al. Direct vs. video-laryngoscopy for intubation by paramedics of simulated COVID-19 patients under cardiopulmonary resuscitation: a randomized crossover trial. *J Clin Med*. 2021;10(24).
25. Simpson B, Cunningham L, Holtz M, Donaldson R. *Video Laryngoscopy*. WikEM. Published online July 2021.
26. Fiore MP, Marmer SL, Steuerwald MT, Thompson RJ, Galgon RE. Three airway management techniques for airway decontamination in massive emesis: a manikin study. *West J Emerg Med*. 2019;20(5).
27. Nagler J, Krauss B. Capnography: a valuable tool for airway management. *Emerg Med Clin North Am*. 2008;26(4):881-897, *vii*.
28. Bair AE, Laurin EG, Schmitt BJ. An assessment of an endotracheal tube introducer as an endotracheal tube placement confirmation device. *Am J Emerg Med*. 2005;23:754-777.
29. Moreira ME, Hernandez C, Stevens AD, et al. Color-coded prefilled medication syringes decrease time to delivery and dosing error in simulated emergency department pediatric resuscitations. *Ann Emerg Med*. 2015;66(2):97-106.e3.
30. Orser BA, Hyland S, U D, Sheppard I, Wilson CR. Review article: improving drug safety for patients undergoing anesthesia and surgery. *Can J Anaesth*. 2013;60(2):127-135.
31. Nunez-Patino RA, Rubiano AM, Godoy DA. Impact of cervical collars on intracranial pressure values in traumatic brain injury: a systematic review and meta-analysis of prospective studies. *Neurocrit Care*. 2020;32(2):469-477.
32. Howard MB, McCollum N, Alberto EC, et al. Association of ventilation during initial trauma resuscitation for traumatic brain injury and post-traumatic outcomes: a systematic review. *Prehosp Disaster Med*. 2021;36(4):460-465.

CAPÍTULO 31

Manejo pré-hospitalar da via aérea difícil e falha

Michael T. Steuerwald
Fred Ellinger Jr.
Joseph Loehner

DESAFIO PRÉ-HOSPITALAR

O manejo da via aérea no ambiente pré-hospitalar cria situações únicas não vivenciadas pela equipe clínica que trabalha no hospital. O ambiente dos serviços de atendimento pré-hospitalar (APH) pode ser implacável tanto para médicos quanto para pacientes. Os profissionais de APH em geral não têm retaguarda adicional prontamente disponível. Alguns dos desafios exclusivos presentes no ambiente pré-hospitalar incluem ruído, luz solar intensa ou escuridão, temperaturas extremas, problemas de acesso ao paciente, ambientes austeros e não controlados e obstáculos relacionados ao posicionamento do paciente. Em suma, o manejo da via aérea no ambiente pré-hospitalar deve sempre ser tratado como difícil. No entanto, é imperativo que a avaliação sistemática, cuidadosa e deliberada das características específicas que predizem a dificuldade sempre seja tentada para mitigar qualquer barreira facilmente corrigível ao manejo bem-sucedido da via aérea. Além disso, em função dessas avaliações, o médico deve tomar uma decisão informada sobre como manejar a via aérea do paciente. A experiência sugeriria que erros no manejo da via aérea facilitado por fármacos (MVFF) no ambiente pré-hospitalar são mais comumente erros na tomada de decisão e devidos à falta de previsão das dificuldades do que erros relacionados ao desempenho ou habilidades técnicas.

PREVISÃO DE VIA AÉREA DIFÍCIL NO CENÁRIO PRÉ-HOSPITALAR

Tradicionalmente, definimos a dificuldade no manejo das vias aéreas em grande parte como uma função das variáveis anatômicas presentes que podem dificultar o acesso à via aérea. Os mnemônicos usados para lembrar esses atributos são LEMON, ROMAN, RODS e SMART (discutidos no Cap. 2). Esses critérios de predição referem-se à intubação anatomicamente difícil, ventilação com bolsa-válvula-máscara (VBVM), colocação de dispositivo extraglótico (DEG) na via aérea e cricotireoidotomia, respectivamente. Na maioria das vezes, essas ferramentas de avaliação da via aérea se aplicam igualmente bem no ambiente pré-hospitalar e no ambiente hospitalar. Porém, no APH, modificamos o mnemônico LEMON para se tornar LEMONS, com o "S" significando "saturações e situações". Os fatores situacionais a serem considerados incluem riscos imediatos, equipe, limitações de recursos, considerações ambientais, limitações no acesso ao paciente e no seu posicionamento, modo de transporte planejado e tempo de transporte. Por exemplo, um paciente magro e sem dentes sem preditores anatômicos de dificuldade pode ser muito difícil de manejar estando preso em um veículo à noite com temperatura ambiente de –20°C e neve. A baixa saturação de oxigênio indica falta de reserva de oxigênio e de tempo seguro de apneia, o que limita a quantidade de tempo disponível para uma tentativa segura de intubação.

Recentemente, tem havido muito mais foco nos fatores fisiológicos críticos que podem causar danos ao paciente se não forem abordados antes do manejo avançado da via aérea em qualquer ambiente. Isso inclui hipotensão, hipoxemia, déficit de volume, acidose, insuficiência cardíaca direita e um estado hiperdinâmico com aumento do consumo de oxigênio, todos os quais podem ser lembrados usando o mnemônico CRASH, conforme discutido no Capítulo 3.

UMA DECISÃO DIFÍCIL NO ATENDIMENTO PRÉ-HOSPITALAR

Embora as medidas básicas das vias aéreas nunca devam esperar, os profissionais pré-hospitalares têm a opção de adiar o manejo definitivo da via aérea até a chegada ao departamento de emergência, desde que a oxigenação e a ventilação eficazes possam ser realizadas por qualquer outro meio. Portanto, a questão sobre se "este paciente é mais bem atendido pelo tratamento da via aérea agora ou esperando-se até a chegada ao hospital" deve ser considerada, além das indicações tradicionais para análise do momento ideal para a intubação. Em alguns casos, a margem de segurança pode ser aumentada com o transporte para uma instalação hospitalar apropriada antes que manobras avançadas na via aérea (p. ex., sequência rápida de intubação [SRI]) sejam empregadas. Em outros casos, alguns pacientes, como aqueles com lesão por inalação ou anafilaxia, podem ter desfechos melhores se forem manejados precocemente, quando têm mais reservas ou antes que haja progressão de sua doença. Diante desses fatores, a decisão de iniciar o manejo invasivo da via aérea é complexa e deve ser tomada caso a caso, com um forte foco na avaliação dos preditores de dificuldade, bem como do estado fisiológico de cada paciente. Também é igualmente importante avaliar o nível de habilidade pessoal como um benefício ou obstáculo em potencial em cada caso.

QUANDO É MELHOR ESPERAR?

Embora essa questão deva ser feita em todo o manejo de emergência da via aérea, ela é particularmente importante no cenário pré-hospitalar. Considere os dois casos a seguir, cada um com um tempo de transporte previsto de 15 minutos até a instituição receptora apropriada:

- Um homem de 40 anos e 80 kg com colapso súbito, hemiparesia esquerda nova, Escala de Coma de Glasgow de 6, hipertensão grave, sem reflexo de deglutição, padrão respiratório normal com saturação de O_2 de 99% e CO_2 no final da expiração de 40.
- Um homem de 40 anos e 80 kg retirado de um incêndio em casa, com estridor em evolução e evidências de queimaduras na via aérea superior, saturação de O_2 de 93% em máscara não reinalante e que está ficando progressivamente mais agitado.

Ambos os pacientes têm claras indicações para se garantir a via aérea, embora o processo de decisão para o profissional que faz o manejo pré-hospitalar da via aérea, particularmente em relação à urgência, deva ser bem diferente. No primeiro caso, se o paciente não estiver piorando ainda mais, a avaliação dos custos e benefícios potenciais sugere que seria melhor adiar a intubação até o departamento de emergência. Isso proporcionaria uma SRI mais controlada com recursos adicionais de retaguarda. Nesse caso, o estado de oxigenação e ventilação do paciente é adequado. Embora esse paciente esteja claramente em risco de aspiração, é provável que o benefício do transporte rápido para uma instalação onde o tratamento para um possível acidente vascular cerebral (AVC) possa começar imediatamente vá superar o risco de aspiração. O manejo cuidadoso da via aérea com posicionamento, aspiração e VBVM (como indicado) provavelmente será suficiente para fornecer a oxigenação necessária. Conforme evidenciado por este exemplo, o treinamento deve enfatizar que ter a capacidade de realizar um procedimento nem sempre equivale à necessidade de realizar o procedimento.

No segundo caso, a avaliação dos riscos potenciais *versus* benefícios sugere que seria melhor *não* adiar a intubação até a chegada ao departamento de emergência. Mesmo um curto atraso, como os 15 minutos de transporte, já é tempo suficiente para ocorrer deterioração adicional e edema de via aérea, aumentando a ameaça ao paciente e tornando a intubação progressivamente mais difícil. Além disso, a agitação do paciente pode tornar o transporte inseguro para o paciente e para os profissionais do APH. Se o provedor estiver autorizado a realizar o MVFF, a decisão de intubar agora certamente pode ser justificada.

APLICAÇÃO DO ALGORITMO DA VIA AÉREA EM APH PARA PROFISSIONAIS QUE FAZEM O MVFF

O algoritmo de vias aéreas no APH é modelado a partir dos algoritmos de via aérea universal e difícil apresentados no início deste texto. O espírito é o mesmo, mas o algoritmo do APH é único para respeitar considerações pré-hospitalares específicas: a necessidade de considerar tempos de transporte, protocolos locais, direção médica e outros fatores (**Fig. 31.1**). O algoritmo deve ser usado por profissionais que fazem o MVFF após a avaliação inicial e as manobras de Suporte Básico de Vida (BLS) nas vias aéreas. Se uma indicação para o manejo invasivo da via aérea estiver presente, o algoritmo de APH para a via aérea pode ser empregado para ajudar a determinar a estratégia ideal.

O primeiro passo é determinar se é uma situação de parada cardíaca. Nesse caso, os protocolos locais para o manejo de via aérea da parada cardíaca devem ser seguidos. Isso provavelmente incluirá ênfase na reanimação cardiopulmonar (RCP) de alta qualidade e nas manobras de BLS para as vias aéreas, mas não necessariamente a intubação. Na verdade, muitos sistemas de APH de alto desempenho em todo o mundo migraram exclusivamente para a VBVM e as vias aéreas extraglóticas em situações de parada cardíaca. Isso é discutido com mais detalhes no Capítulo 32.

Se o paciente não estiver em parada cardíaca, a próxima etapa é determinar se você perderá alguma chance de garantir uma via aérea através da faringe devido a algo que esteja causando um fechamento iminente da via aérea muito rapidamente (ver Caps. 1 e 5). Nessa rara situação de "forçado a agir", sugerimos a SRI imediata com preparação quádrupla obrigatória (pronta para intubação, VBVM ideal, resgate com DEG e cricotireotomia), independentemente de quaisquer características de via aérea difícil de alto risco. Embora a SRI possa levar a uma falha fatal da ventilação se o procedimento não for bem-sucedido, o risco de não fazê-lo nessa situação tem mais chance de ser fatal. Um DEG pode temporizar a situação, mas como esse tipo de oclusão da via aérea costuma ocorrer distalmente à saída do DEG ou impede a colocação do DEG, a cricotireotomia em geral seria a estratégia alternativa/de resgate preferida. Por esse mesmo motivo, a sequência rápida de via aérea (SRVA) não é recomendada nesse cenário.

Na maioria dos casos de via aérea, você não enfrentará essa situação de "forçado a agir" e poderá proceder a uma avaliação completa da via aérea. Os mnemônicos LEMONS, ROMAN, RODS e SMART são usados como auxiliares quando se considera a dificuldade anatômica para o procedimento. O mnemônico CRASH pode ser usado como auxílio para considerar o risco de deterioração fisiológica. Tendo tudo isso em mente, um cálculo de risco-benefício deve ser feito: os benefícios da intubação agora superam os riscos (em contraste com o transporte rápido até a instituição receptora)? Os fatores a serem ponderados poderiam incluir o edema da via aérea que poderia progredir com um transporte longo, o transporte prolongado por si só (p. ex., > 30 minutos) ou pacientes com alto risco de aspiração (p. ex., nível de consciência muito reduzido, sangramento ativo na via aérea ou vômitos). Se não houver nenhum desses fatores, costuma ser aconselhável postergar o manejo invasivo da via aérea, continuar as medidas de BLS que estejam mantendo saturações adequadas e transportar o paciente até uma instituição adequada. Por outro lado, se um ou mais desses fatores estiverem presentes, a intubação agora pode ser prudente. Cabe aos profissionais de serviços pré-hospitalares e aos diretores médicos garantir a preparação adequada e a revisão da garantia de qualidade dessas decisões.

É fundamental para essa tomada de decisão a previsão sobre se a VBVM ou um DEG são capazes de resgatar eventos de dessaturação peri-intubação. Quando vários atributos ROMAN ou RODS estão presentes, a SRI ou a SRVA não são recomendadas. O algoritmo de via aérea difícil "baseado em hospitais" recomendaria "técnicas com o paciente acordado" nesses casos. Infelizmente, além da intubação nasal às cegas, as técnicas com o paciente acordado não estão disponíveis para os profissionais que fazem o manejo pré-hospitalar da

Manejo pré-hospitalar da via aérea difícil e falha

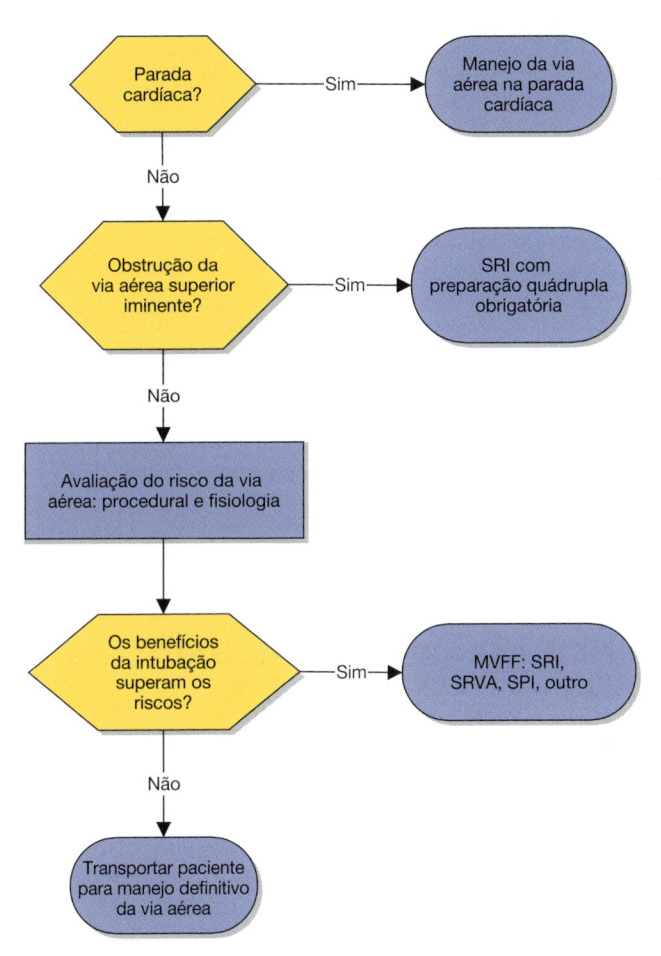

Figura 31.1 Algoritmo para a via aérea difícil no APH. MVFF, manejo da via aérea facilitado por fármacos; SPI, sequência prolongada de intubação; SRI, sequência rápida de intubação; SRVA, sequência rápida de via aérea.

via aérea. Se uma técnica com o paciente acordado não estiver disponível nem for apropriada, o transporte com BLS e o monitoramento rigoroso podem ser o melhor para esse paciente. Como último recurso, a SRI ou a SRVA com preparação completa para acesso frontal do pescoço podem ser uma opção se uma via aérea invasiva for fortemente considerada como sendo do melhor interesse para o paciente. Mais uma vez, cabe aos profissionais de serviços pré-hospitalares, bem como aos diretores médicos, garantir a preparação e a revisão adequadas dessas decisões.

Quando possível, é recomendável ter pelo menos dois operadores experientes presentes. O outro operador deve servir como "segunda opinião" para verificações e ponderações a fim de se certificar de que o processo decisório é válido. Esse outro operador pode então auxiliar o profissional primário no manejo da via aérea com a administração de medicamentos, monitoramento de sinais vitais, manipulação laríngea externa (MLE), anteriorização da mandíbula e uso do *bougie*. O segundo operador também deve se concentrar nos preparativos para dessaturação e hipotensão na peri-intubação. Nos casos em que uma dificuldade significativa é prevista, uma configuração quádrupla é recomendada. Quando a hipotensão está presente ou é prevista, os vasopressores e inotrópicos devem ser infundidos ou estar prontamente disponíveis. O segundo profissional de via aérea também pode ser extremamente útil para manter a consciência geral da situação, porque o operador principal provavelmente se concentrará na tarefa quando o procedimento começar. O uso de um *checklist* da via aérea é altamente recomendado.

No caso de uma tentativa malsucedida de intubação, é importante determinar se a falha estava relacionada a um problema anatômico que impede a visualização ou a uma mudança abrupta nos parâmetros fisiológicos (p. ex., declínio vertiginoso na oxigenação). No primeiro caso, tente definir o que aconteceu na primeira tentativa e faça as correções adequadas; raramente é produtivo repetir o processo de forma exatamente igual. Considere usar um *bougie* (com laringoscopia de geometria-padrão), reposicionar a cabeça e o pescoço, empregar a MLE, alterar o dispositivo ou o tamanho da lâmina ou trocar o operador. Os protocolos locais provavelmente orientarão este processo. Na última situação em que uma queda na saturação abaixo de 93% forçar o abandono da tentativa, realize a VBVM ideal e prepare-se para empregar as etapas de ação de emergência descritas mais adiante. Se a oxigenação puder ser corrigida e a epiglote tiver sido visualizada inicialmente, pode ser adequado fazer uma tentativa adicional. Se epiglote não tiver sido visualizada, pode ser mais adequado passar para um DEG ou cricotireotomia (ou fornecer VBVM até o hospital).

No ambiente pré-hospitalar, é particularmente importante focar no sucesso da primeira tentativa para a segurança do paciente. Isso pode significar passar para um DEG ou cricotireotomia após apenas uma tentativa malsucedida de intubação. Como resultado desse imperativo e junto com a infrequente realização desses procedimentos e os desafios únicos do ambiente pré-hospitalar, as tentativas de intubação malsucedidas devem ser consideradas inevitáveis apesar da técnica ideal.

VIA AÉREA DIFÍCIL PARA O PROFISSIONAL QUE NÃO REALIZA O MVFF

Para o profissional que não tem a opção de MVFF, o manejo invasivo da via aérea é mais provavelmente realizado em situações de parada cardíaca. Prever dificuldades nessas situações é apenas modestamente útil porque alguma forma de manejo da via aérea deve ser feita de qualquer maneira. A VBVM em geral é o primeiro modo de manejo, independentemente de o mnemônico ROMAN ter ou não atributos positivos. A previsão de dificuldade pode diminuir o limiar para se passar para um DEG ou outra via aérea invasiva, mas não determina se você deve prosseguir. Da mesma forma, se todo o restante falhar, uma cricotireotomia deve ser tentada mesmo que o mnemônico SMART preveja dificuldade.

Além da parada cardíaca, o manejo invasivo da via aérea sem MVFF é limitado a raras intubações nasais às cegas e a vias aéreas cirúrgicas. Cada médico deve avaliar o paciente e determinar se é necessária intubação imediata ou cricotireotomia ou se o paciente pode ser mantido em segurança com intervenções básicas até que o MVFF possa ser realizado, seja na chegada ao hospital ou solicitando recursos adicionais. Um profissional que consegue reconhecer os perigos potenciais de realizar uma determinada habilidade e adiá-la até que ela possa ser feita em melhores condições é um profissional maduro no manejo da via aérea e defensor do paciente. *É sempre melhor adotar a abordagem de que devemos fazer algo pelo paciente e não algo para o paciente.* Realizar uma intubação nasotraqueal às cegas em um paciente torporoso com AVC pode ser bem-sucedido, mas vale a pena correr o risco de aumentar a pressão intracraniana e a possibilidade de aspiração? Por outro lado, um paciente com lesões craniana e facial graves que não pode ser oxigenado adequadamente com VBVM e que tem trismo que impede um DEG ou a intubação precisa de uma cricotireotomia imediata se isso estiver dentro do escopo da prática; esperar pelo MVFF não é uma opção.

DESSATURAÇÃO RÁPIDA OU CRÍTICA DE OXIGÊNIO

No ambiente de alto estresse e alta carga cognitiva do atendimento pré-hospitalar, acreditamos que as etapas recomendadas para lidar com a dessaturação rápida ou crítica devem ser diretas e fáceis de lembrar. Portanto, uma progressão de "etapas de ação de emergência" (**Fig. 31.2**) é preferível ao "algoritmo de via aérea falha". Essas etapas de ação de emergência podem ser empregadas sempre que ocorrer uma dessaturação rápida ou crítica (conforme definida pelo profissional nesse contexto específico do paciente).

- Etapa 1: **Cessação de todas as tarefas não críticas**
- Etapa 2: **Ventilação ideal com máscara** (Cap. 12)
- Etapa 3: **Melhor ventilação com máscara** com PEEP e oxigênio máximo
    - Avalie a ventilação com capnografia, elevação do tórax, vazamento de ar
    - Considere pneumotórax, edema pulmonar, asma ou doença pulmonar obstrutiva crônica
- Etapa 4: **DEG**
    - Essas etapas geralmente mantêm a oxigenação e a ventilação até a chegada ao hospital
- Etapa 5: **Cricotireotomia**
    - A cricotireotomia cirúrgica é preferida.
    - Embora a cricotireotomia a campo seja e deva ser um evento raro, os profissionais não devem ter medo de realizar o procedimento quando indicado, devendo fazê-lo assim que possível.

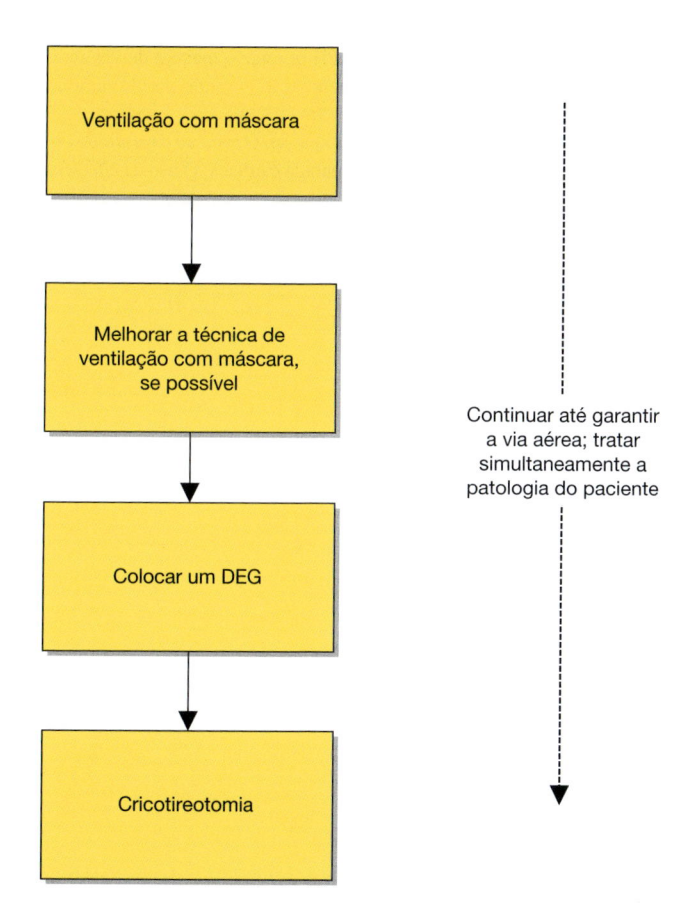

Figura 31.2 Etapas de ação de emergência.

DICAS

- Mesmo em condições ideais, todas as vias aéreas pré-hospitalares devem ser consideradas difíceis, e planos de contingência devem ser feitos antecipadamente para esses dispositivos de via aérea.
- O mnemônico de avaliação da via aérea pode ajudar a considerar os fatores situacionais que surgem no atendimento pré-hospitalar.
- Os profissionais de APH devem não apenas considerar se um paciente precisa de manejo invasivo da via aérea, mas também se esse manejo pode ser postergado com segurança até o hospital. No entanto, em situações de rápida deterioração da via aérea ou de hipoxemia crítica, as tripulações devem tentar garantir a via aérea com segurança antes do transporte.
- No ambiente pré-hospitalar, recomenda-se o uso de dois profissionais de via aérea avançada para qualquer via aérea facilitada por fármacos.
- Considere sempre o plano de manejo da via aérea no contexto da situação e do paciente em particular. É impossível ter uma abordagem do tipo "receita de bolo".
- Não hesite em mudar para um DEG ou a cricotireotomia se a oxigenação ou ventilação não puderem ser mantidas de outra forma.
- Evite o uso de agentes bloqueadores neuromusculares (BNMs) ou de agentes sedativos potentes a menos que esteja certo de poder fornecer as trocas gasosas efetivas com medidas de BLS e de haver acesso à parte frontal do pescoço. Em outras palavras, não queime pontes.
- Como é a condição da oxigenação que costuma fazer a diferença entre uma tentativa falha e uma situação crítica, é fundamental que o profissional do APH que faz o manejo da via aérea se concentre em estratégias meticulosas de oxigenação pré e peri-intubação, estando pronto para usar a VBVM ideal assim que uma tentativa falhar.
- Tenha calma, use uma abordagem metódica e comunique-se. *O sucesso é resultado do trabalho em equipe.* O planejamento é vital mesmo em situações de parada cardíaca. O uso de *checklists* é recomendado.

CAPÍTULO 32

Controvérsias no manejo da via aérea em serviços de atendimento pré-hospitalar

Jamie Todd
Lauren M. Maloney
Darren A. Braude

INTRODUÇÃO

Os profissionais de serviços pré-hospitalares em geral precisam manejar as vias aéreas antes que os pacientes cheguem ao destino final. Isso pode ocorrer no campo ou antes do transporte entre instituições. Enquanto muitos aspectos do manejo pré-hospitalar da via aérea estão firmemente enraizados, outros ainda são tópico de debate e investigação continuados. Este capítulo concentra-se nas controvérsias atuais relativas ao manejo pré-hospitalar da via aérea e nas evidências de suporte disponíveis.

ACESSO FRONTAL DO PESCOÇO

Esse termo genérico descreve uma abordagem cirúrgica invasiva para o manejo definitivo da via aérea que permite a oxigenação e a ventilação diretamente na via aérea abaixo da abertura glótica quando outros procedimentos falharam ou foram ignorados devido à urgência e dificuldade prevista.[1] Em alguns ambientes, isso pode incluir uma traqueostomia, mas no serviço de atendimento pré-hospitalar (APH) isso se refere exclusivamente ao acesso através da membrana cricotireóidea, ou seja, uma cricotireotomia. Existem duas variações principais desse procedimento: cirúrgico, também conhecido como técnica aberta, e por punção, também conhecido como técnicas minimamente invasivas, que incluem qualquer uma das abordagens baseadas em Seldinger.

Esses são procedimentos importantes, mas muito pouco frequentes, no ambiente pré-hospitalar. Um serviço de APH do Reino Unido que atendeu a cerca de 1,5 milhão de chamadas por ano relatou apenas uma cricotireotomia por mês por seus paramédicos avançados.[2] As principais áreas de controvérsia são (a) o nível do profissional que deve ter essa habilidade no escopo da prática, (b) se a técnica deve ser cirúrgica ou por punção e (c) se as opções pediátricas devem ser incluídas.

O acesso frontal do pescoço (FONA, do inglês *front of neck access*) costuma ser restrito a paramédicos, enfermeiros de voo e médicos. Não há evidências ou motivos para acreditar que outros profissionais não poderiam realizar esses procedimentos com segurança se recebessem treinamento suficiente, mas o desafio é ter experiência suficiente para reconhecer as indicações apropriadas para o procedimento. Geralmente, é aconselhável focar indivíduos menos treinados nas manobras básicas das vias aéreas. Em ambientes militares e táticos, é razoável treinar técnicos médicos de emergência (EMTs, do inglês *emergency medical technicians*) ou médicos de combate nessas habilidades porque a probabilidade de encontrar uma indicação é maior e outras opções e recursos de manejo de via aérea são mais limitados.

Para pacientes adultos, o peso da evidência sustenta o uso da cricotireotomia cirúrgica aberta em relação a outras técnicas em termos de taxas de sucesso, complicações e tempo de procedimento.[3] O atendimento hospitalar abandonou em grande medida o acesso cirúrgico ao estilo Seldinger. A U.S. National Association of EMS Physicians agora faz a mesma recomendação.[4] Apesar disso, existem muitas jurisdições que continuam restringindo a cricotireotomia cirúrgica na prática pré-hospitalar para profissionais não médicos. A segunda melhor opção é uma abordagem percutânea que permite a colocação do cateter sobre uma agulha, usando um dilatador integrado ou com a técnica de Seldinger. Não há evidências consistentes de que uma abordagem percutânea seja melhor do que outra.[5-7] A abordagem menos desejável em adultos é a cricotireotomia pura com agulha.

Em crianças, definidas de forma variável como menores de 8 a 12 anos de idade, a única opção para o FONA é com agulha. A ventilação por meio de uma cricotireotomia com agulha é mais bem realizada com insuflação a jato, mas isso em geral não está disponível. A cricotireotomia pediátrica com agulha é um procedimento pré-hospitalar raro (47 procedimentos relatados em 950.000 casos) e há poucos dados disponíveis sobre taxas de sucesso, complicações ou desfechos.[8,9] É provável que esses procedimentos sejam realizados tardiamente nas reanimações, quando um bom resultado já é improvável, ou em casos de corpos estranhos distais, onde é provável que qualquer ventilação falhe. Por esses motivos, algumas jurisdições optaram por não manter nenhum meio de FONA no escopo da prática para profissionais de serviços pré-hospitalares e se concentrar no manejo da via aérea do suporte básico de vida (BLS) e no transporte rápido.

ESTRATÉGIAS DE VIA AÉREA PARA PARADA CARDÍACA EXTRA-HOSPITALAR

A parada cardíaca extra-hospitalar (PCR-EH) é a indicação mais comum para o manejo invasivo da via aérea em muitos sistemas de APH. A intubação traqueal foi a estratégia predominante por muitos anos. Um dos primeiros grandes estudos a questionar essa abordagem foi o Canadian Ontario Prehospital Advanced Life Support (OPALS). As evidências atuais disponíveis sugerem melhores resultados para pacientes com PCR-EH tratados apenas com ventilação com bolsa-válvula-máscara (VBVM) em comparação com intubação ou vias aéreas extraglóticas. Esses resultados podem ser confundidos por pacientes que tiveram retorno precoce da circulação espontânea, um grupo de pacientes com excelente chance de sobrevivência.[10] No entanto, alguns pesquisadores até encontraram melhores resultados para pacientes que receberam VBVM como técnica de resgate após uma falha na via aérea invasiva. Ainda não sabemos se isso reflete algo inerentemente prejudicial às vias aéreas invasivas na PCR-EH ou se talvez elas facilitem a ventilação excessiva em comparação com a VBVM, o que sabidamente influencia resultados ruins.[11]

Por enquanto, a principal questão de pesquisa no manejo pré-hospitalar da via aérea na PCR-EH continua sendo o papel da intubação *versus* vias aéreas extraglóticas. Dois ensaios internacionais recentes, grandes e randomizados, controlados, nos ajudaram a responder a essa pergunta. Um estudo em *cluster* multicêntrico dos Estados Unidos randomizou mais de três mil pacientes em PCR-EH para manejo de via aérea com intubação traqueal ou com o King Laryngeal Tube (King-LT).[12] O sucesso na primeira passagem foi de 51,6% com intubação e 90,3% com o King-LT. A sobrevida em 72 horas e o estado neurológico na alta foram melhores nos pacientes tratados com o King-LT. Um projeto de pesquisa multicêntrico em *cluster* do Reino Unido randomizou quase 9.300 pacientes com PCR-EH para manejo de via aérea com intubação traqueal ou i-gel. O manejo da via aérea foi bem-sucedido em duas tentativas (primeira tentativa não relatada) em 79% das intubações e 87,4% dos dispositivos extraglóticos (DEGs).[13] Os resultados funcionais favoráveis não foram diferentes entre os dois grupos em 30 dias. Curiosamente, as taxas de aspiração não foram diferentes entre os pacientes tratados com um DEG ou com intubação em nenhum desses estudos, sugerindo que muitos pacientes haviam aspirado antes do tratamento da via aérea e/ou que esses DEGs fornecem proteção contra aspiração semelhante na PCR-EH.

Os estilos de prática para o manejo da via aérea na PCR-EH permanecem altamente variáveis. Acreditamos que as evidências atuais sustentam o uso de VBVM ou DEG como estratégia-padrão. Ainda é razoável que agências ou jurisdições permitam a intubação por profissionais qualificados, mas a educação deve se concentrar em não interromper as compressões e adotar precocemente uma estratégia alternativa se a intubação falhar. Independentemente da estratégia da via aérea, é fundamental evitar a ventilação excessiva.

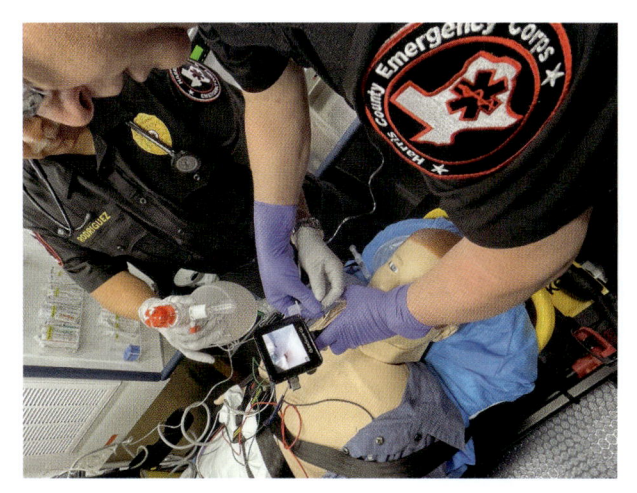

Figura 32.1 Simulação pré-hospitalar de manejo da via aérea facilitado por fármacos com videolaringoscopia. Observe o uso de capnografia contínua em forma de onda e PEEP.

MANEJO DA VIA AÉREA FACILITADO POR FÁRMACOS

O manejo da via aérea facilitado por fármacos (MVFF), seja sequência rápida de intubação (SRI), sequência prolongada de intubação (SPI) ou sequência rápida de via aérea (SRVA), continua sendo uma das áreas mais controversas em todo o APH devido a preocupações com a segurança em meio a dados limitados que mostrem melhores resultados para os pacientes (**Fig. 32.1**). Além disso, há uma variação dramática nos protocolos, terminologia, escolhas de medicamentos, populações-alvo de pacientes, educação inicial e continuada necessária e verificação da competência procedural.[13] Essa ampla variabilidade, além de gerar confusão entre profissionais e diretores médicos, também provavelmente limita a comparação justa das práticas de manejo de via aérea entre agências em estudos de pesquisa multijurisdicionais.

Embora seja verdade que o MVFF possa aumentar as chances de sucesso na primeira passagem ao colocar um tubo traqueal ou DEG, ele não torna possível uma via aérea impossível.[14-17] Como o MVFF é empregado, por definição, em pacientes que respiram espontaneamente, o risco de eliminar o *drive* respiratório intrínseco do paciente e ser incapaz de substituí-lo é real.

A proporção dos riscos associados ao MVFF *versus* as recompensas de melhores resultados para os pacientes é altamente variável na literatura atual. Os estudos iniciais de SRI pré-hospitalares se concentraram amplamente no tratamento de pacientes com lesões cerebrais traumáticas moderadas a graves. Um artigo marcante de San Diego em 2003 demonstrou inicialmente piores resultados e aumento da mortalidade em pacientes submetidos à SRI pré-hospitalar após sofrerem uma lesão craniana, resultando em uma pontuação de 8 ou menos na Escala de Coma de Glasgow (GCS) em comparação com indivíduos-controle.[18] Uma análise subsequente utilizando o registro quase contínuo de oximetria de pulso e capnografia revelou dessaturação em mais da metade dos pacientes, muitos dos quais tinham saturações aceitáveis antes da SRI.[19] Análises adicionais sugeriram que piores resultados e aumento da mortalidade estavam fortemente associados à hipocapnia resultante da hiperventilação e a eventos de dessaturação profundos ($SpO_2 < 70\%$).[20] Como resultado, pacientes atendidos por equipes pré-hospitalares capazes de monitorar o dióxido de carbono no final da expiração ($ETCO_2$) e ajustar as configurações do ventilador de transporte conforme necessário pareciam ter melhores resultados.[21]

Embora tenha sido demonstrado que o desenvolvimento e a implementação mais recentes de um pacote abrangente de cuidados clínicos diminuem as taxas de eventos adversos, como hipoxia peri-intubação, o custo associado à manutenção de tais programas representa um enorme investimento.[14,21] Como tal, nem todo sistema de APH será capaz de implementar, apoiar ou manter um programa de MVFF de qualidade. O programa de MVFF não deve ser considerado um requisito para alguns ou todos os provedores; alguns sistemas limitam a participação a médicos, paramédicos experientes ou equipe de operações especiais.[22-24] Os sistemas que optam por incluir o MVFF em seu escopo de prática devem pesar as evidências, bem como os fatores locais, como tempos de transporte, volumes procedurais e taxas de sucesso. Qualquer sistema que considere ou utilize o MVFF pré-hospitalar por não médicos deve ter supervisão médica ativa e uma comunidade médica de apoio local que inclua anestesiologistas que queiram e possam oferecer oportunidades para a manutenção de habilidades no bloco cirúrgico. A melhor prática seria ter um programa inicial de treinamento robusto que seja adequado para garantir o sucesso, um processo contínuo de melhora da qualidade incluindo revisão de 100% dos procedimentos, a maturidade dos profissionais pré-hospitalares para focar em formas de otimizar o sucesso da primeira passagem e o comprometimento para utilizar os DEGs. Além disso, recursos suficientes para capnografia contínua, ventiladores de transporte e tecnologia de videolaringoscopia (VL) tornariam o MVFF pré-hospitalar mais seguro para os pacientes.

SEQUÊNCIA PROLONGADA DE INTUBAÇÃO

A SPI envolve o fornecimento de "sedação procedural" para facilitar o "procedimento" de pré-oxigenação em um paciente hipóxico, agitado e incapaz de cooperar.[25,26] A SPI foi descrita como a administração lenta de uma dose dissociativa de cetamina que provavelmente não afetará de forma negativa o *drive* respiratório ou os reflexos da via aérea, mas permitirá a pré-oxigenação adequada com uma máscara facial ou ventilação com pressão positiva não invasiva (VNI).[25] Uma vez que a oxigenação melhora, a sequência é retomada e um agente paralisante é administrado para facilitar a intubação.[25] Inicialmente, essa técnica mostrou-se eficaz em um pequeno (n = 62) estudo multicêntrico, prospectivo e observacional envolvendo profissionais de via aérea altamente qualificados no ambiente hospitalar e deve ser realizada com cautela.[25] Os relatos publicados sobre o uso extra-hospitalar da SPI são escassos e não restringiram o uso a pacientes hipóxicos, conforme pretendido originalmente.

Jarvis e colaboradores aplicaram a SPI a todos os pacientes submetidos ao MVFF pré-hospitalar para evitar a hipoxia. Eles implementaram um pacote clínico rigoroso com foco intencional no posicionamento ideal do paciente, oxigenação apneica com uma cânula nasal na taxa de fluxo máximo, administração de cetamina (2 mg/kg) por via intravenosa (IV), seguida de ventilação com máscara e válvula de pressão expiratória final positiva (PEEP) e fluxo de oxigênio na taxa de fluxo máximo.[14] Se esses esforços não tinham sucesso em alcançar uma SpO_2 > 94%, nenhuma tentativa de intubação era feita e, em vez disso, um DEG era colocado ou a VBVM era continuada. O uso da SPI dessa forma, com atenção estrita aos alvos de saturação, foi associado a taxas marcadamente menores de hipoxia peri-intubação (SpO_2 < 90%).

Waack e colaboradores descreveram retrospectivamente a SPI de 40 pacientes por paramédicos de voo em terapia intensiva rigorosamente treinados na Austrália.[26] A cetamina 1,5 mg/kg IV foi administrada a pacientes que atendiam às indicações para SRI, mas estavam agitados a ponto de limitar os esforços de pré-oxigenação. Apesar da agitação, a saturação média de oxigênio foi de 98% antes da intervenção. Após a administração de cetamina, os pacientes receberam oxigênio em alto fluxo via VBVM ou VBVM em combinação com uma cânula nasal. Após três minutos de pré-oxigenação, um paralisante foi administrado e o restante do procedimento de SRI continuou. A saturação de oxigênio aumentou para 100% e todos os pacientes foram intubados com êxito, com uma taxa de sucesso de 85% na primeira passagem.

Sedar pacientes gravemente enfermos que estão à beira da descompensação pode resultar em maior comprometimento respiratório ou aspiração. Embora raro, um breve período de apneia foi associado à administração intravenosa rápida de cetamina.[25-27] Devido aos poucos pacientes na literatura existente, a verdadeira taxa de complicações com a SPI ainda não é conhecida. Como os riscos de dessaturação são significativos, acreditamos que a SPI tem um papel no MVFF pré-hospitalar para pacientes que não podem ser oxigenados adequadamente. O uso rotineiro da SPI para evitar a dessaturação em pacientes que atualmente estão atingindo as metas de oxigenação pode ser razoável, mas está menos bem definido.

TEMPOS NA CENA

No atendimento de emergência fora do hospital, sempre há um equilíbrio a ser alcançado entre a prestação de cuidados centrados no paciente no local e o transporte mais imediato para o atendimento definitivo com tratamentos adicionais no caminho. Isso é particularmente verdadeiro com o MVFF, onde o procedimento em si pode levar muito tempo, é mais desafiador em movimento ou em espaços confinados de aeronaves, e há evidências limitadas que mostram melhores resultados para os pacientes. Acreditamos já ter abandonado frases baseadas em dogmas, como "*stay and play*" ou "*scoop and run*", e passado para uma abordagem ponderada que considere as evidências, a condição e a localização individuais do paciente, as preferências locais e as habilidades da equipe de atendimento no local.

É importante considerar quanto tempo é necessário para realizar um procedimento completo de MVFF. Um recente estudo terrestre realizado por Jarvis e colaboradores nos Estados Unidos encontrou um tempo médio de atendimento de 42 minutos para pacientes submetidos ao MVFF, enquanto um estudo aeromédico da Austrália encontrou tempos de atendimento médico de mais de 1 hora. Esses estudos são um lembrete de que o "rápido" em "sequência rápida de intubação" se refere a uma série de etapas realizadas em "sucessão rápida", em vez de um procedimento rápido geral.[14] Com a prática e o treinamento, as práticas individuais podem ser simplificadas para minimizar os atrasos no local, mas o procedimento de MVFF nunca deve ser apressado a ponto de se comprometer a segurança do paciente. Algumas agências também desenvolveram estratégias, como a SRVA, para reduzir o tempo do procedimento e da mesma forma permitir um MVFF mais fácil durante o transporte, o que, em alguns casos, pode reduzir a necessidade de períodos prolongados no local.[28]

Em última análise, os profissionais locais devem tomar uma decisão muito complexa dentro da estrutura fornecida pelas políticas e diretrizes da agência. Em um paciente sem via aérea em funcionamento, o benefício de uma intervenção mais imediata para permitir oxigenação e ventilação adequadas claramente excede qualquer imperativo de transporte rápido, a menos que essas coisas possam ser realizadas com segurança simultaneamente. Por outro lado, em um paciente com uma doença ou lesão para a qual há um tratamento urgente específico disponível apenas no ambiente hospitalar e sua via aérea está funcionando, mas com risco de aspiração, o risco relativo *versus* benefício de atrasos no transporte para proteger uma via aérea é muito menos claro.

NÚMERO DE PROFISSIONAIS

O número ideal ou mínimo de profissionais necessários para realizar com segurança um procedimento complicado de MVFF não foi estudado no ambiente pré-hospitalar ou hospitalar. Claramente, a educação e a experiência dos profissionais são tão importantes quanto o número final de profissionais, mas um único profissional realizando um procedimento de MVFF na parte de trás de uma ambulância em movimento é algo problemático. Adicionar dois ou três assistentes com treinamento mínimo pode ajudar a realizar tarefas específicas, como ventilação com máscara, mas ainda exige que o líder da equipe supervisione as ações de todos e não fornece um sistema de verificações e contrapesos. Esse cenário deve ser deixado apenas para os profissionais de serviços pré-hospitalares mais experientes. Alguns sistemas exigem três paramédicos para qualquer procedimento de MVFF, mas esse é um luxo que poucos sistemas de APH podem pagar.[14] Acreditamos que deve haver pelo menos dois médicos qualificados presentes que sejam "totalmente competentes" em fornecer MVFF seguro para permitir a colaboração, o desafio apropriado e a intercambialidade. Profissionais adicionais podem aumentar ainda mais a eficiência e a segurança se tiverem treinamento adequado em suas funções. Em geral, o APH tende a se concentrar no treinamento dos médicos primários, mas deve haver mais ênfase no treinamento de assistentes de via aérea apropriados em tarefas como executar *checklists*, observar monitores, restringir o movimento espinhal em linha com anteriorização da mandíbula, auxiliar com um *bougie* e fazer a manipulação externa da laringe.

VIAS AÉREAS PEDIÁTRICAS INVASIVAS

Nos Estados Unidos, escassos 1,5% dos casos de APH com crianças requerem tratamento invasivo das vias aéreas, embora os pacientes pediátricos representem cerca de 10% de todos os transportes de APH.[9,29,30] Da mesma forma, no Reino Unido, foi reconhecido que um paramédico provavelmente testemunhará uma PCR-EH pediátrica somente uma vez a cada 12 anos. Isso cria um evento clássico de alto risco, mas de frequência muito baixa, que colocou a intubação pediátrica pré-hospitalar em destaque. O único estudo prospectivo, pseudo-randomizado e controlado sobre o manejo pré-hospitalar pediátrico da via aérea remonta a meados da década de 1990 e não encontrou diferença significativa entre a VBVM em comparação com a intubação traqueal.[31] É possível que a disponibilidade pré-hospitalar subsequente de VL, capnografia contínua em forma de onda e SRI possa levar a resultados diferentes 20 anos depois.[32,33] No entanto, a introdução de DEGs em tamanhos pediátricos tem sido o maior impulso para a mudança.

O sucesso na primeira passagem da colocação de um DEG em pacientes pediátricos demonstrou exceder o sucesso da intubação traqueal na primeira passagem, o que sabemos ser ainda mais desafiador quanto mais jovem o paciente.[9,32,33,34,35] Além disso, o sucesso inicial com a colocação de um DEG em pacientes pediátricos parece ser semelhante ao de pacientes adultos, porque o uso geral de DEGs pelo APH continua aumentando.[36,37] Muitas jurisdições nos Estados Unidos e na Europa removeram totalmente a intubação pediátrica do escopo geral da prática de paramédicos. Apoiamos esse foco em VBVM e DEGs na parada cardíaca pediátrica. A SRI pediátrica é uma situação completamente diferente, em que existem menos dados. Os sistemas de APH que optam por continuar realizando intubações pediátricas devem acompanhar cuidadosamente seu sucesso, as complicações e os desfechos, devendo ter maneiras de garantir a segurança do paciente. Os programas que relataram resultados superiores de intubação em geral também descrevem a utilização de procedimentos operacionais e algoritmos de tratamento padronizados, o uso de recursos cognitivos, como cartões de referência e *checklists*, sessões de treinamento de simulação programadas regularmente e um número predeterminado necessário de intubações ao vivo por ano.[32,33,38,39]

SEQUÊNCIA RÁPIDA DE VIA AÉREA

A SRVA emprega a mesma preparação e sequência de medicamentos que a SRI, com a colocação intencional e planejada de um DEG sem qualquer tentativa de intubação traqueal.[40] A SRVA é uma alternativa atraente à SRI quando o tempo é limitado e/ou em circunstâncias que exigem o estabelecimento rápido de uma via aérea avançada em um espaço confinado ou ergonomicamente limitado, como em uma aeronave. Uma análise retrospectiva recente de uma grande coorte nacional de eventos pré-hospitalares de manejo avançado de via aérea sugere que a colocação de um DEG tem uma taxa de sucesso de primeira passagem maior do que a intubação em todas as faixas etárias.[41] O sucesso de primeira passagem do DEG durante a SRVA mostrou ser de 76 a 91%, com taxas gerais de sucesso da SRVA de 84 a 100%.[42-44] É importante ressaltar que muitas dessas tentativas de sucesso da SRVA ocorreram enquanto o transporte terrestre ou aéreo estava em andamento e apesar dos preditores de dificuldade, como precauções na coluna cervical.

Alguns profissionais podem ter receio de colocar um DEG em vez do tubo traqueal devido à suposição de que um balonete do tubo traqueal fornece proteção substancialmente melhor contra aspiração do que um DEG. Curiosamente, as taxas de aspiração e pneumonia associada à ventilação mecânica após a intubação pré-hospitalar não demonstraram ser estatisticamente diferentes das da colocação pré-hospitalar de DEG, variando de 8 a 41% e provavelmente refletindo uma alta incidência de aspiração antes do manejo da via aérea.[12,45-49] No contexto específico da SRVA, taxas de aspiração de até 9% foram relatadas no ambiente de transporte médico aéreo e 3% no ambiente hospitalar.[42,50] À medida que os modelos de DEG continuam evoluindo, com mais tamanhos disponíveis, melhor selamento gástrico e inclusão de canais para facilitar a descompressão gástrica, é razoável acreditar que essas taxas de aspiração possam melhorar.[42,51,52]

À medida que as evidências continuam crescendo em seu apoio, a SRVA é uma opção razoável de MVFF que os sistemas locais e os diretores médicos devem considerar. A SRVA pode ser a única técnica de MVFF empregada ou uma alternativa à SRI/SPI a ser usada em circunstâncias específicas. Pacientes selecionados para SRVA não devem ter preditores significativos de falha de DEG de acordo com o mnemônico RODS (ver Cap. 2). Embora a taxa de sucesso da oxigenação com um DEG seja muito alta, ela nunca é 100% no mundo real. A SRVA não deve ser usada para evitar a educação extensiva do profissional ou para evitar a necessidade de ter recursos suficientes no local antes do procedimento. Também deve haver um plano claro em caso de falha na oxigenação, pois a ventilação com máscara raramente é bem-sucedida quando a ventilação com DEG não obtém sucesso. Isso pode significar o uso da intubação traqueal como a "técnica de resgate" ou ir diretamente para o FONA.

VNI PRÉ-HOSPITALAR

O uso pré-hospitalar da VNI atualmente é rotineiro, em especial para pacientes com hipoxemia e dificuldade respiratória decorrente de suspeita de edema pulmonar, pneumonia ou doença pulmonar obstrutiva crônica (DPOC) (**Fig. 32.2**). Uma área de controvérsia parece ser o nível apropriado de licenciamento para empregar essa tecnologia com segurança. Recentemente, a National Association of EMS Physicians endossou o uso da pressão positiva contínua nas vias aéreas (CPAP) por EMT-Basics, e concordamos com essa posição. Os produtos projetados especificamente para o pré-hospitalar são muito simples, e os profissionais de BLS têm o mínimo de outras opções disponíveis para intervir nessas condições. Também é digno de nota que milhões de pessoas em todo o mundo dormem com CPAP em suas casas todas as noites.

Outra área de controvérsia sem qualquer literatura significativa para oferecer orientações é o uso da CPAP em pacientes com alteração do estado mental. Apesar das diretrizes de longa data em contrário, é nossa opinião e experiência que a CPAP pode ser aplicada com segurança em pacientes selecionados com estado

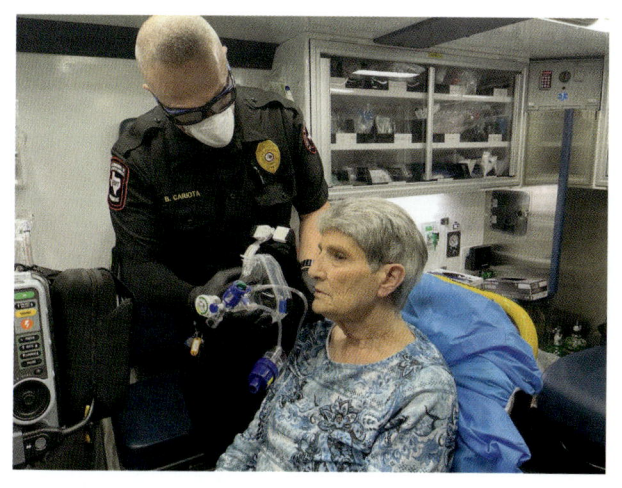

Figura 32.2 O uso pré-hospitalar de ventilação com pressão positiva não invasiva tornou-se uma técnica comum para controlar o desconforto respiratório e a hipoxemia.

mental alterado no ambiente pré-hospitalar quando outras opções são limitadas, desde que os profissionais estejam constantemente atentos e monitorando o paciente enquanto estão posicionados perto o suficiente para remover imediatamente a máscara em caso de vômito.

TREINAMENTO INICIAL E MANUTENÇÃO DE HABILIDADES

Estudos sobre o comportamento humano e a forma como aprendemos mostram que as habilidades que requerem memória muscular e tomada de decisão em ambientes sob pressão se beneficiam de uma certa quantidade de treinamento baseado em repetições.[53-55] Isso se aplica tanto à intubação quanto aos DEGs, em que a familiaridade e a experiência reduzem o estresse do profissional, diminuem as complicações e aumentam o sucesso do procedimento. Há pouco consenso, no entanto, sobre o número específico de procedimentos que devem ser concluídos na fase educacional para alcançar uma "competência" nominal. Da mesma forma, nem todas as localidades podem exigir procedimentos nas vias aéreas ao vivo. Pesquisas demonstram pouca melhora nas taxas de sucesso ou complicações de estudantes paramédicos durante as primeiras 13 tentativas de intubação, porém uma melhora significativa entre a 14ª e a 30ª tentativa. Na 30ª intubação, a maioria dos estudantes estava alcançando 90% de sucesso na primeira passagem naquele ambiente controlado.[56]

Transformando pesquisas em padrões, o U.S. Committee on Accreditation of Education Programmes for Emergency Services Professionals (CoAEMSP) recomenda uma combinação de, no mínimo, 50 "encontros com via aérea" em todas as faixas etárias, com 100% de sucesso em 20 encontros consecutivos.[57] A estrutura de consenso do College of Paramedics, sediado no Reino Unido, para intubação segura e eficaz para os paramédicos determinou que mais de 25 intubações eram necessárias em uma variedade de ambientes clínicos para atingir uma taxa de sucesso de 90% na primeira passagem.[58] Ambos os padrões se referem às habilidades específicas de laringoscopia e passagem de tubo, e não ao cenário muito mais complicado do MVFF. Só porque um médico tem as habilidades técnicas para intubar, isso não significa que ele tenha as habilidades cognitivas ou a experiência para realizar o MVFF.

A manutenção contínua dessas habilidades nas vias aéreas também é uma área com poucas evidências relacionadas. Wang descobriu que os pacientes tinham um resultado melhor quando atendidos por um paramédico com mais experiência em vias aéreas nos últimos cinco anos. O padrão de consenso do College of Paramedics do Reino Unido é de que um mínimo de duas intubações por mês devem ser registradas para cada faixa etária de pacientes para a qual a intubação é permitida (lactente, criança e adulto); elas podem ocorrer na prática clínica ou em um ambiente de simulação.[58] Da mesma forma, a U.S. Commission on Accreditation of Medical Transport Systems (CAMTS) exige não menos que um procedimento bem-sucedido nas vias aéreas por trimestre para cada tipo de via aérea utilizada em cada faixa etária no escopo dos cuidados.[59] Na prática, essas intubações costumam ser realizadas rapidamente em um manequim que os profissionais intubaram centenas de vezes para "cumprir seus compromissos". É difícil acreditar que isso aumente de forma substancial a habilidade do profissional para realizar um procedimento crítico sob condições desafiadoras.

A diluição de habilidades entre vários profissionais também é um problema real. Em algumas situações, pode ser razoável restringir as habilidades específicas das vias aéreas a um quadro menor de profissionais para garantir que eles sejam capazes de manter a competência. Por exemplo, um sistema pode treinar todos os paramédicos na colocação de DEGs para a PCR-EH, mas o MVFF pode ser restrito a um grupo limitado de paramédicos de terapia intensiva.

REFERÊNCIAS

1. Cook TM, MacDougall-Davis SR. Complications and failure of airway management. *Br J Anaesth*. 2012;109:i68--i85. https://academic.oup.com/bja/article/109/suppl_1/i68/293543
2. Bell S. Pre-hospital surgical cricothyroidotomy by advanced paramedics within a UK regional ambulance service: a service evaluation. *Br Paramed J.* 2017;2:18-21.
3. Difficult Airway Society. DAS guidelines for management of unanticipated difficult intubation in adults 2015. Accessed May 4, 2018. https://www.das.uk.com/guidelines/das_intubation_guidelines
4. Reardon RF, Robinson AE, Kornas R, et al. Prehospital surgical airway management: an NAEMSP position statement and resource document. Prehosp Emerg Care. 2022;26(Suppl. 1):96-101.
5. Langvad S, Hyldmo PK, Nakstad AR, Vist GE, Sandberg M. Emergency cricothyrotomy—a systematic review. Scand J Trauma Resusc Emerg Med. 2013;21:43. https://www.ncbi.nlm.nih.gov/pmc/articles/PMC3704966/
6. Crewdson K, Lockey DJ. Needle, knife, or device—which choice in an airway crisis? *Scand J Trauma Resusc Emerg Med*. 2013;21:49.
7. Henlin T, Michalek P, Tyll T, Ryska O. A randomized comparison of bougie-assisted and TracheoQuick plus cricothyrotomies on a live porcine model. *Biomed Res Int*. 2017. https://doi.org/10.1155/2017/4215159
8. Pallin DJ, Dwyer RC, Walls RM, et al. Techniques and trends, success rates, and adverse events in emergency department pediatric intubations: a report from the National Emergency Airway Registry. *Ann Emerg Med*. 2016;67(5):610-615.
9. Hansen M, Lambert W, Guise JM, Warden CR, Mann NC, Wang H. Out-of-hospital pediatric airway management in the United States. *Resuscitation.* 2015;90:104-110.
10. Jabre P, Penaloza A, Pinero D, et al. Effect of bag-mask ventilation vs endotracheal intubation during cardiopulmonary resuscitation on neurological outcome after out-of-hospital cardiorespiratory arrest: a randomized clinical trial. *JAMA.* 2018;319(8):779-787.
11. McMullan JT, Braude DA. Poison, pixie dust and pre-hospital airway management. Acad Emerg Med. 2020;27:431-432.
12. Andersen LW, Granfeldt A. Pragmatic airway management in out-of-hospital cardiac arrest. *JAMA.* 2018;320(8):761-763.
13. Benger JR, Kirby K, Black S, et al. Effect of a strategy of a supraglottic airway device vs tracheal intubation during out-of-hospital cardiac arrest on functional outcome: the AIRWAYS-2 randomized clinical trial. *JAMA.* 2018;320(8):779-791.
14. Jarvis JL, Gonzales J, Johns D, Sager L. Implementation of a clinical bundle to reduce out-of-hospital peri-intubation hypoxia. *Ann Emerg Med.* 2018;72(3):272-279.e1.
15. Ramgopal S, Button SE, Owusu-Ansah S, et al. Success of pediatric intubations performed by a critical care transport service. *Prehosp Emerg Care.* 2020;24(5):683-692.
16. Abid ES, McNamara J, Hall P, et al. The impact of videolaryngoscopy on endotracheal intubation success by a pediatric/neonatal critical care transport team. *Prehosp Emerg Care.* 2021;25(3):325-332.
17. Davis DP, Hoyt DB, Ochs M, et al. The effect of paramedic rapid sequence intubation on outcome in patients with severe traumatic brain injury. *J Trauma.* 2003;54(3):444-453.
18. Dunford JV, Davis DP, Ochs M, Doney M, Hoyt DB. Incidence of transient hypoxia and pulse rate reactivity during paramedic rapid sequence intubation. *Ann Emerg Med.* 2003;42(6):721-728.
19. Davis DP, Dunford JV, Poste JC, et al. The impact of hypoxia and hyperventilation on outcome after paramedic rapid sequence intubation of severely head-injured patients. *J Trauma.* 2004;57(1):1-8; discussion 8-10.

20. Poste JC, Davis DP, Ochs M, et al. Air medical transport of severely head-injured patients undergoing paramedic rapid sequence intubation. *Air Med J.* 2004;23(4):36-40.
21. Braude DA, Davis D. Out-of-hospital medication-facilitated airway management: important lessons and limitations. *Ann Emerg Med.* 2018;72(3):280-281.
22. Riyapan S, Lubin J. The variability of statewide prehospital drug-facilitated intubation protocols in the United States. *Am J Emerg Med.* 2016;34(12):2459-2460.
23. National Association of EMS Physicians. Drug-assisted intubation in the prehospital setting position statement of the National Association of Emergency Physicians. *Prehosp Emerg Care.* 2006;10(2):260.
24. Wang HE, Davis DP, O'Connor RE, Domeier RM. Drug-assisted intubation in the prehospital setting (resource document to NAEMSP position statement). *Prehosp Emerg Care.* 2006;10(2):261-271.
25. Weingart SD, Trueger NS, Wong N, Scofi J, Singh N, Rudolph SS. Delayed sequence intubation: a prospective observational study. *Ann Emerg Med.* 2015;65(4):349-355.
26. Waack J, Shepherd M, Andrew E, Bernard S, Smith K. Delayed sequence intubation by intensive care flight paramedics in Victoria, Australia. *Prehosp Emerg Care.* 2018;22(5):588-594.
27. Merelman AH, Perlmutter MC, Strayer RJ. Alternatives to rapid sequence intubation: contemporary airway management with ketamine. *West J Emerg Med.* 2019;20(3):466-471.
28. Jarvis JL, Lyng JW, Miller BL, Perlmutter MC, Abraham H, Sahni R. Prehospital drug assisted airway management: an NAEMSP position statement and resource document. Prehosp Emerg Care. 2022;26:42-53.
29. Shah MN, Cushman JT, Davis CO, Bazarian JJ, Auinger P, Friedman B. The epidemiology of emergency medical services use by children: an analysis of the National Hospital Ambulatory Medical Care Survey. *Prehosp Emerg Care.* 2008;12(3):269-276.
30. Drayna PC, Browne LR, Guse CE, Brousseau DC, Lerner EB. Prehospital pediatric care: opportunities for training, treatment, and research. *Prehosp Emerg Care.* 2015;19(3):441-447.
31. Gausche M, Lewis RJ, Stratton SJ, et al. Effect of out-of-hospital pediatric endotracheal intubation on survival and neurological outcome: a controlled clinical trial. *JAMA.* 2000;283(6):783-790.
32. Ramgopal S, Button SE, Owusu-Ansah S, et al. Success of pediatric intubations performed by a critical care transport service. *Prehosp Emerg Care.* 2020;24(5):683-692.
33. Abid ES, McNamara J, Hall P, et al. The impact of videolaryngoscopy on endotracheal intubation success by a pediatric/neonatal critical care transport team. *Prehosp Emerg Care.* 2021;25(3):325-332.
34. Prekker ME, Delgado F, Shin J, et al. Pediatric intubation by paramedics in a large emergency medical services system: process, challenges, and outcomes. *Ann Emerg Med.* 2016;67(1):20-29.e24.
35. Reichert RJ, Gothard M, Gothard MD, Schwartz HP, Bigham MT. Intubation success in critical care transport: a multicenter study. *Prehosp Emerg Care.* 2018;22(5):571-577.
36. Jarvis JL, Wampler D, Wang HE. Association of patient age with first pass success in out-of-hospital advanced airway management. *Resuscitation.* 2019;141:136-143.
37. Nwanne T, Jarvis J, Barton D, Donnelly JP, Wang HE. Advanced airway management success rates in a national cohort of emergency medical services agencies. *Resuscitation.* 2020;146:43-49.
38. Heschl S, Meadley B, Andrew E, Butt W, Bernard S, Smith K. Efficacy of pre-hospital rapid sequence intubation in paediatric traumatic brain injury: a 9-year observational study. *Injury.* 2018;49(5):916-920.
39. Kerrey BT, Rinderknecht A, Mittiga M. High risk, low frequency: optimizing performance of emergency intubation for children. *Ann Emerg Med.* 2017;70(6):783-786.
40. Braude D, Richards M. Rapid sequence airway (RSA)—a novel approach to prehospital airway management. *Prehosp Emerg Care.* 2007;11(2):250-252.
41. Jarvis JL, Wampler D, Wang HE. Association of patient age with first pass success in out-of-hospital advanced airway management. *Resuscitation.* 2019;141:136-143.
42. Braude D, Dixon D, Torres M, Martinez JP, O'Brien S, Bajema T. Brief research report: prehospital rapid sequence airway. *Prehosp Emerg Care.* 2021;25(4):583-587.
43. Frascone RJ, Wewerka SS, Burnett AM, Griffith KR, Salzman JG. Supraglottic airway device use as a primary airway during rapid sequence intubation. *Air Med J.* 2013;32(2):93-97.

44. Frascone RJ, Wewerka SS, Griffith KR, Salzman JG. Use of the King LTS-D during medication-assisted airway management. *Prehosp Emerg Care.* 2009;13(4):541-545.
45. Decelle L, Thys F, Zech F, Verschuren F. Ventilation-associated pneumonia after intubation in the prehospital or the emergency unit. *Eur J Emerg Med.* 2013;20(1):61-63.
46. Evans HL, Warner K, Bulger EM, Sharar SR, Maier RV, Cuschieri J. Pre-hospital intubation factors and pneumonia in trauma patients. *Surg Infect.* 2011;12(5):339-344.
47. Steuerwald MT, Robinson BR, Hanseman DJ, Makley A, Pritts TA. Prehospital airway technique does not influence incidence of ventilator-associated pneumonia in trauma patients. *J Trauma Acute Care Surg.* 2016;80(2):283-288.
48. Steuerwald MT, Braude DA, Petersen TR, Peterson K, Torres MA. Preliminary report: comparing aspiration rates between prehospital patients managed with extraglottic airway devices and endotracheal intubation. *Air Med J.* 2018;37(4):240-243.
49. Wang HE, Schmicker RH, Daya MR, et al. Effect of a strategy of initial laryngeal tube insertion vs endotracheal intubation on 72-hour survival in adults with out-of-hospital cardiac arrest: a randomized clinical trial. *JAMA.* 2018;320(8):769-778.
50. Lee DH, Stang J, Reardon RF, Martel ML, Driver BE, Braude DA. Rapid sequence airway with the intubating laryngeal mask in the emergency department. *J Emerg Med.* 2021;61(5):550-557.
51. Ostermayer DG, Gausche-Hill M. Supraglottic airways: the history and current state of prehospital airway adjuncts. *Prehosp Emerg Care.* 2014;18(1):106-115.
52. Bercker S, Schmidbauer W, Volk T, et al. A comparison of seal in seven supraglottic airway devices using a cadaver model of elevated esophageal pressure. *Anesth Analg.* 2008;106(2):445-448, table of contents.
53. Gladwell M. *Outliers: The Story of Success.* 1st ed. Little, Brown and Co.; 2008:309.
54. Ericsson KA, Krampe RT, Tesch-Römer C. The role of deliberate practice in the acquisition of expert performance. *Psychol Rev.* 1993;100(3):363.
55. van Dongen EV, Kersten IHP, Wagner IC, Morris RGM, Fernández Gl. Physical exercise performed four hours after learning improves memory retention and increases hippocampal pattern similarity during retrieval. *Curr Biol.* 2016;26(13):1722-1727.
56. Mulcaster J, Mills J, Hung O, et al. Laryngoscopic intubation. *Anesthesiology.* 2003;98(1):23-27.
57. Commission on Accreditation of Allied Health Education Programs (CAAHEP), *Standards and Guidelines for the Accreditation of Educational Programs in the Emergency Medical Services Professions*; 2015.
58. College of Paramedics. Consensus statement: a framework for safe and effective intubation by paramedics. https://www.collegeofparamedics.co.uk/COP/Professional_development/Intubation_Consensus_Statement_/COP/ProfessionalDevelopment/Intubation_Consensus_Statement_.aspx?hkey=5c999b6b-274b-42d3-8dbc-651c367c0493
59. Commission on Accreditation of Medical Transport Systems (CAMTS), *Accreditation Standards of the Commission on Accreditation of Medical Transport Systems,* 11th ed. CAMTS; 2018.

Parte VIII

Circunstâncias clínicas especiais

33 Paciente instável: otimização cardiopulmonar no manejo de emergência da via aérea

34 Via aérea no trauma

35 Paciente neurocrítico

36 Doença reativa das vias aéreas

37 Vias aéreas distorcidas e obstrução aguda da via aérea superior

38 Paciente gestante

39 Emergências cardiovasculares

40 Intubação do paciente altamente infeccioso

41 Via aérea maciçamente suja

42 Paciente geriátrico

43 Paciente com obesidade mórbida

44 Corpo estranho na via aérea do adulto

45 Extubação segura do paciente com via aérea de emergência

CAPÍTULO 33

Paciente instável: otimização cardiopulmonar no manejo de emergência da via aérea

Jarrod M. Mosier
Alan C. Heffner
John C. Sakles

DESAFIO CLÍNICO

O objetivo primário do manejo da via aérea é manter a patência da via aérea e dar suporte à oxigenação sistêmica e à ventilação efetiva em pacientes que não conseguem manter sozinhos essas funções vitais. Diferentemente da intubação eletiva no bloco cirúrgico, a intubação em doentes críticos é realizada por alterações na fisiologia cardiorrespiratória. Assim, esses pacientes são particularmente vulneráveis a consequências adversas e a alterações hemodinâmicas associadas à indução e à ventilação com pressão positiva. Além disso, a falha em manter a oxigenação e a ventilação durante o manejo da via aérea deixa o paciente em risco para deterioração hemodinâmica e parada cardíaca.

No contexto do paciente instável, o profissional que faz o manejo de via aérea na emergência encontra pacientes hemodinamicamente comprometidos ou que não conseguem manter trocas gasosas adequadas antes da intubação. Esses pacientes são particularmente vulneráveis à descompensação rápida durante e após o procedimento. Este capítulo se concentrará nas técnicas para a redução do risco de deterioração durante a intubação do paciente instável. Uma compreensão clara dos princípios e da fisiologia pertinentes ajuda a otimizar o período peri-intubação (ver Cap. 4).

OTIMIZAÇÃO PARA O SUCESSO DA PRIMEIRA TENTATIVA DE LARINGOSCOPIA

O manejo da via aérea de pacientes criticamente enfermos é uma situação de alto risco. A determinação da necessidade e do momento ideal para a intubação exige a consideração de questões respiratórias e cardiovasculares nesses pacientes frágeis. O profissional que faz o manejo da via aérea deve otimizar as condições para obter o sucesso na primeira passagem, pois as tentativas prolongadas ou repetitivas com a laringoscopia estão associadas a risco aumentado de eventos adversos (ver Cap. 23). O **Quadro 33.1** resume as questões práticas importantes e as ações necessárias para o manejo seguro da via aérea em pacientes criticamente enfermos.

Quadro 33.1 Considerações e ações necessárias para pacientes instáveis

- **Monitoramento e otimização do estado hemodinâmico pré-intubação**
  - Revisar as características de alto risco no estado hemodinâmico atual
    - Hipotensão, índice de choque ≥ 0,8, hipertensão pulmonar, insuficiência ventricular direita, derrame pericárdico
  - Estabelecer o monitoramento para declínio hemodinâmico
    - Considerar o monitoramento arterial contínuo invasivo em pacientes de alto risco
  - Confirmar acesso intravenoso adequado para rápidas infusões de líquidos e/ou vasopressores
  - Realizar administração empírica de líquidos antes do manejo da via aérea (i.e., 20 mL/kg de cristaloides) na ausência de sobrecarga de líquidos ou de insuficiência ventricular direita
  - Quando apropriado, retardar a intubação para melhorar o estado hemodinâmico
  - Iniciar ou disponibilizar imediatamente suporte com vasopressores para tratar ou evitar a hipotensão
- **Pré-oxigenação**
  - Pré-oxigenação abaixo do ideal resultante de alta taxa de extração, respiração espontânea ineficaz, *shunt* fisiológico ou limitações de equipamentos
  - Queda rápida na saturação limitando o período de normoxemia apneica para a laringoscopia
  - Deve ser considerada a pré-oxigenação com pressão positiva ou cateter nasal de alto fluxo (CNAF). Se não houver disponibilidade, deve-se usar máscara não reinalante associada a cânula nasal padrão com uma taxa de alto fluxo (*"flush rate"*)
- **Sequência rápida de intubação (SRI) e uso de fármacos**
  - Aumento de eventos cardiovasculares indesejáveis devido aos fármacos da SRI
  - Necessidade de redução da dose de agentes sedativo-hipnóticos
  - Início de ação mais lento dos fármacos da SRI
  - A intubação com o paciente acordado é uma opção em alguns pacientes
- **Manejo pós-intubação**
  - A previsão de necessidade ventilatória deve guiar o plano de intubação. Os pacientes com ventilação-minuto muito alta podem necessitar de intubação com o paciente acordado para o controle de seu próprio *drive* respiratório
  - Ventilação protetora pulmonar (≤ 7 mL/kg de peso corporal ideal [PCI]) em todos os pacientes
  - Evitar hiperinsuflação dinâmica e auto-PEEP
  - Analgesia e sedação tituladas em baixa dose

Momento do manejo da via aérea

Os pacientes instáveis trazem maior complexidade ao plano de manejo da via aérea. O próprio procedimento que visa garantir a via aérea e melhorar as trocas gasosas pode contribuir para a deterioração do paciente quando o tradicional "A-B-C" da reanimação é rigidamente observado. A priorização do manejo imediato da via aérea *versus* o suporte pré-intubação é um dilema comum. Três considerações importantes podem ajudar na decisão:

- **Qual é a possibilidade de reversão e a gravidade do comprometimento respiratório?**

    O mecanismo fisiopatológico exato pode não ser totalmente compreendido nos momentos iniciais da doença crítica no departamento de emergência, mas, quando disponível, o conhecimento da fisiopatologia subjacente responsável por provocar o comprometimento respiratório é importante para determinar o melhor curso de ação. Como exemplo, o edema pulmonar agudo cardiogênico com precipitante reversível (i.e., hipertensão não controlada ou sobrecarga de volume) costuma responder em minutos ao tratamento intensivo, evitando a necessidade de intubação. Em contraste, a hipoxemia causada por pneumonia ou síndrome do desconforto respiratório agudo (SDRA) não reverte rapidamente e a consideração de intubação precoce é prudente para evitar a piora da troca gasosa. A fisiologia de *shunt* pulmonar intenso que acompanha essas condições também contribui para a dificuldade da pré-oxigenação. Esses pacientes têm alto risco de queda rápida da saturação durante a intubação, o que pode levar a colapso cardiovascular antes da colocação bem-sucedida do tubo endotraqueal.

    A ventilação não invasiva (VNI) e a CNAF são métodos efetivos de manejo da insuficiência respiratória aguda em muitos pacientes. Porém, é fundamental identificar os pacientes que não toleram essas modalidades e que necessitam de intubação traqueal. A necessidade sustentada de fração inspirada de oxigênio (FIO_2) elevada (> 75%) para manter a saturação de oxigênio (SpO_2) > 92% indica *shunt* pulmonar grave, de modo que a intubação deve ser fortemente considerada na ausência de reversibilidade imediata. Além disso, um alto índice ROX [(Sp_{O_2}:F_{IO_2}/RR] < 3,85 indica uma alta probabilidade de falha em pacientes com CNAF. O retardo da intubação até a manifestação de hipoxemia refratária está associado à alta incidência de complicações peri-intubação e a desfechos adversos.

A insuficiência respiratória aguda por doenças pulmonares obstrutivas, como asma ou doença pulmonar obstrutiva crônica (DPOC), costuma responder à ventilação não invasiva. A ventilação mecânica do paciente com doença pulmonar obstrutiva grave é complicada e a intubação costuma ser usada como último recurso após falha inequívoca da VNI e do suporte intensivo. Porém, esses pacientes necessitam de monitoramento vigilante para o reconhecimento de sinais precoces de deterioração que possa evitar retardos na intubação em casos de acidose hipercápnica grave.

Os pacientes com insuficiência respiratória causada por acidose metabólica apresentam considerações diferentes para o manejo. Em pacientes com demanda metabólica maior que sua capacidade de compensação devido a choque (p. ex., sepse), a acidose metabólica costuma melhorar com a intubação precoce para reduzir o trabalho respiratório e o consumo de oxigênio pelos músculos respiratórios. Porém, quando a demanda metabólica supera a capacidade de compensação por formação de ácidos orgânicos, como na cetoacidose diabética ou na intoxicação por salicilatos, a manutenção e o suporte da respiração espontânea consistem na melhor ação, considerando a capacidade do paciente para proteger sua via aérea. Isso é atribuível a limitações físicas do ventilador mecânico para preencher as necessidades ventilatórias necessárias para compensar a acidose metabólica e que não irão melhorar com a redução da carga de trabalho da musculatura respiratória.

- **Qual é o estado cardiovascular atual e o risco de deterioração peri-intubação?**

    O choque cardiovascular é o ponto final comum de muitas doenças potencialmente fatais. A instabilidade hemodinâmica pré-intubação aumenta a possibilidade de complicações graves, incluindo parada cardíaca, durante ou após a intubação. A hipotensão pós-intubação (HPI) complica até 50% das intubações em pacientes criticamente enfermos e está fortemente associada a desfechos adversos, incluindo a morte. A SRI e a ventilação mecânica podem ter um impacto negativo substancial no estado cardiopulmonar já fragilizado. A avaliação estruturada do estado cardiovascular junto com a preparação hemodinâmica pré-indução são facetas importantes do manejo de emergência da via aérea.

    O trabalho respiratório pode ser substancial e costuma ser subestimado. Os pacientes com choque podem gastar até 20% ou mais do débito cardíaco na ventilação, e a intubação de pacientes que não respondem à reanimação cardiovascular costuma ser defendida para permitir a redistribuição do fluxo sanguíneo para outros órgãos vitais. A causa do choque é uma consideração importante na decisão e no momento da intubação nos pacientes com choque. Os efeitos da ventilação com pressão positiva sobre a função cardíaca variam conforme o estado cardiovascular subjacente. A pressão intratorácica positiva reduz a pressão cardíaca transmural e, assim, reduz a pós-carga do ventrículo esquerdo. Este impacto pode melhorar o desempenho na disfunção ventricular esquerda grave. Em contraste, os pacientes com função normal ou levemente reduzida sofrem maior impacto devido à impedância do retorno venoso. A priorização da reanimação precoce com líquidos e o uso de suporte com vasopressores para manter a pressão sistêmica e o retorno venoso durante a simpatólise da indução são importantes para esses pacientes, em especial aqueles com vasodilatação proeminente (i.e., sepse, cirrose e anafilaxia).

    Em contraste com o estado de vasodilatação do choque e a doença cardíaca esquerda, a indução e a ventilação mecânica podem precipitar o colapso cardiovascular em outras formas de choque. A insuficiência cardíaca direita descompensada é muito sensível ao aumento na resistência vascular pulmonar que costuma ser induzido pela ventilação mecânica. Os pacientes com tamponamento cardíaco preservam o retorno venoso por meio de vasoconstrição periférica intensa. A perda do tônus simpático com a indução e o início da ventilação mecânica estão associados com colapso cardiovascular e parada cardíaca em pacientes com ambas as condições, e o retardo na intubação para terapias efetivas (incluindo a drenagem pericárdica de emergência) é priorizado em relação à intubação precoce. A ecocardiografia à beira do leito pode ser uma ferramenta útil para avaliar o perfil hemodinâmico de um paciente criticamente enfermo e para prever a resposta hemodinâmica à intubação.

    A maioria dos pacientes criticamente enfermos apresenta choque *compensado* com pressão de pulso estreita, mas com normotensão sustentada. A hipotensão episódica ou sustentada caracterizando o choque *descompensado* é um sinal tardio de hipoperfusão que se desenvolve quando são superados os mecanismos fisiológicos que mantêm a pressão de perfusão normal. Pressão arterial média (PAM) < 65 mmHg, pressão arterial sistólica (PAS) < 90 mmHg ou PAM > 20 mmHg abaixo do valor basal são sinais importantes mesmo na ausência de hipoperfusão clínica evidente. A parada cardíaca peri-intubação complica até 15% dos pacientes submetidos à intubação de emergência no contexto do choque. Os esforços devem se concentrar na melhora da estabilidade hemodinâmica antes da indução de pacientes com choque, a menos que a intubação imediata seja absolutamente necessária.

Infelizmente, a PAS é imperfeita como um indicador único do estado cardiovascular, e uma pressão arterial normal ou elevada não deve ser interpretada como sinal inequívoco de perfusão adequada. O índice de choque (IC), calculado como frequência cardíaca (FC)/PAS, é um marcador simples da eficiência cardíaca que ajuda a identificar pacientes vulneráveis apesar de pressão arterial "falsamente" normal. Um IC elevado está associado com deterioração cardiovascular em uma ampla gama de condições clínicas, incluindo a intubação de emergência. Um IC ≥ 0,8 pré-intubação indica de forma independente a possibilidade de deterioração hemodinâmica peri-intubação. Porém, um terço dos pacientes desenvolvem deterioração peri-intubação abaixo desse limiar e todos os pacientes submetidos a intubações de emergência devem ser considerados como de risco.

Os pacientes com oxigenação inadequada têm risco extremamente elevado de queda da saturação durante a intubação, o que aumenta o risco de descompensação hemodinâmica. Os medicamentos e a ventilação com pressão positiva também podem reduzir o desempenho cardiovascular e precipitar uma descompensação irreversível. Ambos devem ser titulados com cuidado conforme a condição cardiovascular do paciente.

A respiração espontânea inadequada é uma sequela tardia do choque. A insuficiência respiratória em pacientes com choque, sobretudo a hipoventilação súbita (i.e., bradipneia ou apneia), costuma significar parada cardíaca iminente, necessitando de atenção imediata. Está indicado o suporte respiratório imediato, mas isso deve ser coordenado com o suporte cardiovascular imediato. Os pacientes menos gravemente enfermos podem se beneficiar com a suplementação de oxigênio ou o suporte da ventilação com bolsa-válvula-máscara (VBVM) para otimizar a pré-oxigenação, enquanto a melhora na condição cardiovascular é obtida com a administração de cristaloides e vasopressores.

- **Qual é o curso clínico esperado?**

    Muitos pacientes criticamente enfermos demonstram uma evolução bifásica em que a reanimação precoce reduz a velocidade de instalação do choque e da disfunção orgânica, o que acontece algumas horas mais tarde. Na maioria das situações, a hipotensão e a má perfusão melhoram, mas não são completamente revertidas com a terapia inicial. O edema tecidual causado por reanimação volêmica, progressão da disfunção de órgãos-alvo (incluindo a lesão pulmonar aguda), trabalho respiratório cumulativo e débito metabólico se combinam para exaurir as reservas fisiológicas levando à insuficiência respiratória minutos ou horas após a reanimação inicial "bem-sucedida". Há necessidade de reavaliação frequente dos pacientes criticamente enfermos, com particular atenção à condição respiratória. O aumento do trabalho respiratório ou das necessidades de oxigênio sinaliza piora da lesão pulmonar aguda. O estado hemodinâmico também pode piorar de forma sutil e progressiva, o que é indicado por má perfusão ou aumento da necessidade de vasopressores. A intubação deve ser proativa quando se identifica essa evolução para piora, em vez de se aguardar pela manifestação de insuficiência respiratória ou cardiovascular.

Considerações sobre pré-oxigenação no paciente instável

A otimização da pré-oxigenação é mais difícil nos pacientes criticamente enfermos. A pré-oxigenação é comprometida por respiração espontânea ineficaz, redução da perfusão pulmonar ou sistêmica, alta extração sistêmica de oxigênio, alta fração de *shunt* e limitações de equipamentos. Embora a hemoglobina saturada seja responsável pela maior parte do conteúdo de oxigênio no sangue, a oxigenação sistêmica é regulada (e limitada) pelo desempenho cardíaco. Mesmo com a pré-oxigenação ideal, a taxa da queda de saturação depende do estado cardiovascular e da extração sistêmica de oxigênio. A repercussão clínica é uma redução acentuada no período de normoxemia apneica para se completar a intubação. A hipercapnia durante a intubação também tem o potencial de exacerbar a acidemia, aumentando ainda mais o risco.

Os métodos-padrão para a pré-oxigenação costumam ser inadequados nos pacientes criticamente enfermos. A pré-oxigenação com máscara não reinalante (MNR) por 3 minutos ou oito inspirações profundas é algo extrapolado de dados do bloco cirúrgico, onde as MNRs criam vedação efetiva e os pacientes estão em circuito fechado. Fora do bloco cirúrgico, as MNRs são rígidas, de adaptação difícil e sem vedação adequada e dependem de que se acople um reservatório com oxigênio para se aumentar a F_{IO_2} para perto de 100%. Sem a vedação da máscara, o ar ambiente que entra ao redor da máscara dilui o conteúdo de oxigênio fornecido pelo reservatório. Uma ventilação-minuto aumentada também pode facilmente reduzir o fluxo de oxigênio, resultando em pré-oxigenação com MNR de cerca de 50 a 65% de F_{IO_2}. Quando o fluxo de oxigênio é aumentado até a taxa de alto fluxo ("*flush rate*"), 40 a 70 L por minuto, pode-se manter uma F_{IO_2} mais próxima de 100% com MNR padrão. Além disso, os pacientes com *shunt* fisiológico exibem hipoxemia refratária ao aumento da F_{IO_2}. Por essas razões, defende-se que modalidades avançadas de pré-oxigenação com VNI ou CNAF sejam usadas para fornecer maior F_{IO_2} e promovam o recrutamento alveolar com pressão expiratória final positiva (PEEP). Novos dispositivos de CNAF que fornecem oxigênio aquecido e umidificado com taxas de fluxo de 30 a 70 L por minuto são úteis para a pré-oxigenação em pacientes que não conseguem tolerar a VNI. Os dados que comparam os dispositivos de CNAF com os métodos-padrão de pré-oxigenação em pacientes enfermos são variáveis, mas em todos os pacientes com hipoxemia mais grave, onde a SRI é planejada, eles parecem equivalentes. Por fim, os vasodilatadores inalatórios em baixa dose como o óxido nítrico ou as prostaglandinas inalatórias podem diminuir os desequilíbrios entre ventilação e perfusão, melhorando a pré-oxigenação. Isso em geral é reservado para pacientes intubados na unidade de terapia intensiva (UTI) e raramente está disponível a tempo para uma intubação no departamento de emergência.

O oxigênio fornecido às vias aéreas superiores durante o período apneico pode prolongar a duração do tempo de apneia segura durante a laringoscopia. A contínua extração de oxigênio pela circulação pulmonar durante a apneia cria um gradiente pelo qual o oxigênio fornecido à via aérea superior se difunde para os alvéolos. Dados sobre a oxigenação apneica em pacientes criticamente enfermos também são variáveis; porém, essa intervenção de baixo custo causa transtorno mínimo no manejo de emergência da via aérea, sendo defendida nas populações de alto risco.

A oxigenação sistêmica durante a intubação é fundamental. O desempenho cardiovascular hipodinâmico resulta em retardo significativo na SpO_2 periférica em comparação com a oxigenação arterial central. O atraso é exacerbado pelo cálculo da média realizado pela oximetria de pulso (ver Cap. 11) e acentuado durante a hipoxia (i.e., iniciando no ponto de inflexão da curva de dissociação da oxi-hemoglobina). Durante a queda aguda da saturação arterial, a repercussão desse atraso é de que a oxigenação arterial central pode demorar 60 a 90 segundos para ser percebida pelo monitor de SpO_2. De modo inverso, a resposta da SpO_2 pode ser muito atrasada após a intubação bem-sucedida e a administração de oxigênio a 100% após a intubação. Sensores colocados na fronte ou na orelha estão mais próximos do coração e respondem mais rapidamente em comparação com os sensores nas extremidades distais. Os sensores de refletância na fronte costumam ser preferidos em pacientes criticamente enfermos por essa razão, fornecendo detecção mais confiável do sinal durante a hipotensão. A limitada detecção da pulsatilidade cutânea arterial costuma reduzir a acurácia da oximetria de pulso com PAS < 80 mmHg.

Otimização hemodinâmica

A maioria dos pacientes criticamente enfermos tem um distúrbio de volume, exagerando a resposta aos agentes de indução e à pressão positiva intratorácica. Esses distúrbios de volume são precipitados por depleção de volume (p. ex., choque hemorrágico), sobrecarga de volume (p. ex., edema pulmonar nefrogênico), anormalidades da complacência pulmonar (p. ex., redução da resistência vascular sistêmica na sepse) ou disfunção cardíaca (edema pulmonar cardiogênico, insuficiência ventricular direita). Há necessidade de abordagem cuidadosa da reanimação para guiar as terapias dirigidas especificamente à fisiopatologia subjacente.

Estabeleça acesso intravenoso adequado para permitir uma reanimação vigorosa. Em segundo lugar, determine a responsividade ao volume. Há várias avaliações hemodinâmicas da responsividade ao volume disponíveis para determinar se o débito cardíaco de um paciente irá responder a um teste volêmico. Embora a maioria dos pacientes responda a um teste volêmico empírico, a avaliação da responsividade ao volume deve ser feita em pacientes instáveis para evitar os efeitos indesejados da sobrecarga de volume. Em pacientes reanimados com volume ou que não respondem na avaliação dinâmica, inicie o suporte com vasopressores. Em pacientes instáveis antes da intubação, são preferidas as infusões contínuas em vez das infusões em bólus. Em pacientes com alto risco de HPI, prepare os vasopressores para início rápido.

Considerando-se o risco associado à intubação de pacientes em crise hemodinâmica, está indicado o monitoramento hemodinâmico rigoroso. Deve ser realizado o monitoramento cardíaco contínuo com registro não invasivo frequente da pressão arterial pelo menos a cada 3 a 5 minutos no período peri-intubação. Inicie o monitoramento contínuo durante o período pré-intubação. Independentemente das ferramentas de mensuração, deve-se lembrar que a pressão sanguínea não equivale ao fluxo sanguíneo (i.e., débito cardíaco e oferta de oxigênio). A bradicardia progressiva não associada a hipoxia ou laringoscopia é um frequente sinal de choque grave e parada cardíaca iminente.

Indução

Os fármacos comumente usados para a intubação podem ser uma "faca de dois gumes" no paciente criticamente enfermo. Eles facilitam a intubação, mas podem ter consequências cardiovasculares adversas graves, incluindo choque e parada cardíaca. Os pacientes com reserva fisiológica reduzida devido a hipovolemia, vasodilatação ou função cardíaca anormal têm maior risco de eventos adversos durante o manejo da via aérea. Os pacientes com choque representam o exemplo extremo. A maioria dos estados de choque está associada com tônus simpático elevado, o que serve como mecanismo compensatório para manter o débito cardíaco crítico.

Os agentes de indução levam a uma potente simpatólise além de atenuarem a descarga simpática reflexa durante a manipulação laríngea. Qualquer fármaco que elimine a resposta endógena de catecolaminas, incluindo os opioides, os agentes sedativo-hipnóticos e os neurolépticos, podem ter impacto igualmente deletério. A redução do tônus simpático endógeno causa vasodilatação venosa e arterial com redução do retorno venoso e hipotensão. Alguns agentes anestésicos também induzem depressão direta do miocárdio.

A escolha dos fármacos deve ser cuidadosa. Mesmo em doses reduzidas, a indução diminui as catecolaminas endógenas com subsequente vasodilatação arterial e venosa. O gradiente de pressão reduzido para o retorno venoso induzido por venodilatação sistêmica é ainda complicado pela pressão intratorácica positiva após o início da ventilação mecânica. Em alguns pacientes criticamente enfermos, a intubação com o paciente acordado com preservação da respiração espontânea é a melhor opção devido às dificuldades previstas com a intubação ou com a ventilação mecânica após a intubação. Os agentes de indução sedativos causam simpatólise semelhante, mas são fundamentais para facilitar a SRI. Os efeitos cardiovasculares adversos dependem do agente e da dose. As doses comumente recomendadas se baseiam em pacientes com reserva hemodinâmica e cardiovascular normal e, assim, podem ser prejudiciais em pacientes criticamente enfermos. A hipotensão franca ou o choque compensado exigem redução da dose para metade ou um terço da dose-padrão. Amnésia e sedação razoáveis são garantidas com os agentes recomendados, em particular com o manejo adequado da sedação e da analgesia no período pós-intubação imediato.

Os efeitos cardiovasculares variam conforme o agente sedativo-hipnótico. Etomidato e cetamina são amplamente considerados como os agentes de indução mais hemodinamicamente estáveis; porém, apesar de seus melhores efeitos cardiovasculares, tanto o etomidato quanto a cetamina exigem ajustes de dose para a administração em pacientes com choque (p. ex., etomidato, 0,1 a 0,15 mg/kg, ou cetamina, 0,5 a 0,75 mg/kg). Dados recentes de registros sugerem que a cetamina pode precipitar a hipotensão com mais frequência do que o etomidato durante a intubação no departamento de emergência, particularmente em pacientes com períodos mais longos de doença e menor reserva adrenal. Nesse cenário, a liberação indireta de catecolaminas pela cetamina é mínima e superada por seu efeito depressor miocárdico. Independentemente do agente, é melhor errar para menos do que para mais. Os profissionais que fazem o manejo da via aérea devem prever o atraso no início de ação do fármaco resultante do ajuste de dose e do tempo de circulação prolongado.

Os bloqueadores neuromusculares (BNMs) representam pouco risco hemodinâmico e devem ser usados em doses normais. A succinilcolina e o rocurônio são BNMs hemodinamicamente estáveis. Em pacientes com atributos identificados de via aérea difícil, a intubação com o paciente acordado usando um endoscópio flexível, facilitada por anestesia tópica e sedação limitada (ou não), aborda a via aérea difícil e também evita o potencial de hipotensão dos agentes de indução. A intubação com succinilcolina isoladamente não é recomendada, mas pode ser necessária no paciente torporoso com choque grave ou parada cardíaca iminente com necessidade de relaxamento muscular para a intubação e que não tolera uma dose pequena de um agente de indução.

Manejo pós-intubação

Ventilação mecânica

Após a intubação, a ventilação com pressão positiva deve ser iniciada com cautela. A pressão intratorácica positiva limita o retorno venoso para o coração direito, o que é acentuado durante a hipovolemia. Os estados patológicos de pneumotórax hipertensivo e auto-PEEP exacerbam a pressão intratorácica e os efeitos hemodinâmicos negativos. Embora a maioria dos médicos reconheça o risco associado ao pneumotórax hipertensivo, a hiperinsuflação dinâmica é muito mais comum. A hiperventilação intencional ou inadvertida leva à hiperinsuflação dinâmica se o tempo expiratório limitar a completa eliminação do volume corrente. A hiperinsuflação dinâmica resulta em retenção de volume intratorácico, o que acaba resultando na pressão intratorácica positiva conhecida como auto-PEEP, impedindo o retorno venoso. O risco de hiperinsuflação dinâmica aumenta na doença pulmonar obstrutiva, mas qualquer paciente pode desenvolver auto-PEEP sob respiração com pressão positiva. A auto-PEEP não reconhecida pode causar hipotensão irreversível e parada cardíaca.

Logo após a intubação, a hiperventilação com frequência e volume corrente inadequadamente altos é comum durante a ventilação manual com bolsa. Este é um período vulnerável devido à ação simultânea da indução de anestesia. Deve-se reconhecer que a maioria das bolsas de reanimação tem reservatórios de 1.500 mL e precisam de ventilação com apenas uma das mãos para fornecer volume corrente aproximado de 500 mL. Da mesma forma, a rápida reexpansão da bolsa após a inspiração não indica a próxima respiração, devendo-se usar o relógio ou outro tipo de contagem para garantir que a frequência não seja excessiva. O profissional que faz o manejo da via aérea deve estar particularmente atento ao risco de hiperventilação manual quando outro profissional realiza essa tarefa. Há necessidade de instrução específica em relação ao volume (extensão da compressão da bolsa) e à frequência (cadência de contagem, como "1, 2, 3, 4, 5, respirar, 1, 2, 3, 4, 5, respirar..."). Esse tempo suficiente é permitido para completar a expiração e pode ser definido simplesmente escutando-se o tórax do paciente durante a ventilação. O tórax deve estar silencioso, representando a completa eliminação do fluxo de ar, antes de se iniciar a respiração subsequente. A análise do gráfico de tempo-fluxo do ventilador para a confirmação de fluxo zero no final de cada ciclo respiratório é uma análise sofisticada para a mesma questão.

A estratégia de ventilação mecânica depende principalmente da fisiopatologia subjacente. A ventilação protetora pulmonar deve ser fornecida com volume corrente ≤ 7 mL/kg de peso corporal ideal (PCI) em todos os pacientes (ver Cap. 10).

Sedação pós-intubação

A sedação pós-intubação tem o mesmo potencial para indução de hipotensão relacionada à simpatólise dos agentes de indução. A primeira prioridade é dar conforto ao paciente e obter sincronia entre paciente e ventilador. Os requisitos de sedação são frequentemente superestimados. É crucial titular a analgesia e os hipnóticos conforme a condição do paciente. Embora muitos prefiram os benzodiazepínicos (p. ex., lorazepam e midazolam) em relação ao propofol devido à impressão de risco de hipotensão, é provável que a titulação apropriada da dose do agente selecionado seja mais importante. Infusões intermitentes ou contínuas de opioides são cada vez mais a primeira opção para a sedação pós-intubação. Na ausência de procedimentos invasivos dolorosos, prefere-se a sedação leve que mantenha a tolerância do paciente em relação à intubação traqueal em lugar da sedação profunda, a qual pode piorar a hipotensão ou aumentar as necessidades de vasopressores. Apesar de suas propriedades hemodinâmicas favoráveis, o etomidato não deve ser usado para sedação pós-intubação devido ao risco de supressão suprarrenal.

A HPI é uma situação clínica comum, mas não deve ser interpretada como inócua. Ela ocorre em 25% dos pacientes normotensos submetidos à intubação de emergência e é grave (PAS < 70 mmHg) em até 10% dos casos. A HPI está independentemente associada a risco aumentado de morte no hospital. Ainda não está claro se ela contribui diretamente para o desfecho pior ou se meramente representa um marcador de maior risco de doença grave. Em ambos os casos, o risco associado com a HPI justifica uma resposta de reanimação hemodinâmica precoce e organizada semelhante àquela dada em casos de hipotensão sistêmica (choque descompensado) não relacionada ao manejo da via aérea.

RESUMO

O objetivo final do manejo da via aérea é manter adequadas a oxigenação sistêmica, a ventilação e a perfusão. Os pacientes instáveis têm alterações fisiológicas que dificultam esse objetivo. Embora a intubação seja parte fundamental da reanimação de um paciente criticamente enfermo, o manejo pré-intubação, a técnica de intubação, os medicamentos e a estratégia de ventilação mecânica pós-intubação têm impacto na hemodinâmica peri-intubação que está associada aos desfechos dos pacientes (**Tab. 33.1**). Planejamento cuidadoso, reanimação coordenada e manejo peri-intubação buscam otimizar intubação e desfechos seguros.

Tabela 33.1 Estratégias para otimizar a intubação em pacientes instáveis

	Pré-oxigenação	Otimização hemodinâmica	Indução	Manejo pós-intubação	Comentários
Choque hipovolêmico	• Máscara facial + cânula nasal • CNAF • É provável que a pressão positiva piore a hipotensão até que se faça a reanimação com fluidos	• Líquidos rápidos em bólus • Transfusão precoce, quando necessário • Acesso IV de grosso calibre	• Sedativo hemodinamicamente neutro • SRI	• Ventilação protetora pulmonar • Evitar auto-PEEP	• Líquidos em bólus são preferidos em relação aos vasopressores considerando a resistência vascular sistêmica alta
Choque séptico	• Máscara facial + cânula nasal • CNAF • VNI em caso de hipoxemia grave (pneumonia/SDRA) versus intubação com o paciente acordado	• Reanimação empírica com fluidos • Avaliação dinâmica da responsividade ao volume • Fluidos se for responsivo • Infusão de norepinefrina	• Sedativo hemodinamicamente neutro em doses reduzidas • SRI	• Ventilação protetora pulmonar • Evitar auto-PEEP	• O perfil hemodinâmico é variável com base no estágio da sepse e na etiologia subjacentes
Insuficiência ventricular direita	• Máscara facial + cânula nasal • CNAF • VNI com PEEP baixa	• Ultrassonografia à beira do leito para avaliar a função do ventrículo direito • Fluidos com cautela • Infusão precoce de vasopressores • Vasodilatadores pulmonares	• Sedativos hemodinamicamente neutros	• Baixa pressão média na via aérea • Prevenção de atelectasias, hipoxemia e hipercapnia	

Tamponamento cardíaco	• Máscara facial + cânula nasal • CNAF • VNI provavelmente piora a hipotensão	• Reanimação com fluidos • Quando possível, retardar a intubação devido à prioridade da pericardiocentese	• Sedativo hemodinamicamente neutro em doses reduzidas • SRI	• Reanimação intensiva com fluidos • Pericardiocentese
Acidemia metabólica grave	• Máscara facial + cânula nasal • CNAF • VNI	• Reanimação com líquidos IV adequadamente equilibrados ou alcalinizantes para evitar a piora da acidemia metabólica • Infusão de insulina na CAD • Considerar hemodiálise precoce para a acidemia metabólica associada a toxicidades	• Considere evitar BNMs em caso de ventilação-minuto elevada (> 30 L/min) devido aos limites da ventilação mecânica	• Reconhecer a necessidade de fornecer compensação respiratória para a acidemia metabólica • Tentar usar a ventilação-minuto pré-intubação • Sincronia entre paciente e ventilador
Insuficiência respiratória hipoxêmica	• VNI preferida em casos graves • CNAF • Máscara facial + cânula nasal • Considerar o paciente acordado em casos refratários	• Avaliação dinâmica da responsividade ao volume • Limitar líquidos IV desnecessários • Infusão de norepinefrina	• Sedativo hemodinamicamente neutro • SRI	• Ventilação protetora pulmonar • Agentes paralisantes contínuos • PEEP elevada em caso de hipoxemia refratária • Muitos pacientes com SDRA e choque séptico têm disfunção cardíaca. Assim, a avaliação da responsividade ao volume deve ser realizada

BNM, bloqueador neuromuscular; CAD, cetoacidose diabética; CNAF, cânula nasal de alto fluxo; IV, intravenosa; PEEP, pressão expiratória final positiva; SDRA, síndrome do desconforto respiratório agudo; SRI, sequência rápida de intubação; VNI, ventilação não invasiva.

EVIDÊNCIAS

Quem tem chance de desenvolver hipotensão ou colapso circulatório peri-intubação?

Em um estudo de coorte retrospectivo de todos os pacientes intubados em um departamento de emergência urbano durante um período de 1 ano, um índice de choque (IC) pré-intubação de ≥ 0,8 teve uma sensibilidade de 67% e uma especificidade de 80% para HPI.[1] Da mesma forma, um IC pré-intubação > 0,90 tem uma razão de chances de 3,17 (IC 95%, 1,36 a 7,73) para desenvolver HPI em pacientes intubados na UTI.[2] Embora o IC pré-intubação seja útil, um terço dos pacientes com IC normal desenvolveram HPI. Em um recente estudo observacional multinacional multicêntrico, quase a metade dos pacientes gravemente enfermos tiveram uma complicação, mais comumente hipotensão (43%), enquanto estudos observacionais e dois escores de previsão recentes descobriram que idade avançada, hipotensão ou choque antes da intubação, intubação por insuficiência respiratória e maior pontuação APACHE são todos fortes preditores de colapso cardiovascular pós-intubação.[3-7] Uma análise recente de quase 15.000 intubações do National Emergency Airway Registry revelou que pacientes que apresentavam choque ou hipoxemia pré-intubação tinham um risco aumentado de parada cardíaca peri-intubação com uma razão de chances ajustada de 6,2 e 3,1, respectivamente.[8]

Qual a evidência para as complicações hemodinâmicas da intubação?

A HPI é relatada em quase a metade dos pacientes intubados na UTI.[9] O colapso cardiovascular grave foi relatado recentemente em 30% dos pacientes em uma análise de 1.400 intubações consecutivas em 42 UTIs.[10] A hipotensão peri-intubação aumenta não apenas o risco imediato de morte com a intubação, mas também o risco de mortalidade hospitalar, de maior tempo de permanência na UTI e de ventilação mecânica prolongada.[11,12]

Há alguma evidência para a recomendação do melhor método de pré-oxigenação?

Em um estudo prospectivo de 42 intubações consecutivas, Mort mostrou que os melhores esforços para alcançar a pré-oxigenação ideal com máscara facial em pacientes gravemente enfermos foram efetivos em menos de 20% dos pacientes.[13] Ele repetiu o estudo e dobrou o tempo de pré-oxigenação de 4 para 8 minutos, sem diferença significativa na eficácia.[14] Um ensaio clínico randomizado mostrou que a VNI melhorava de forma significativa a pré-oxigenação em comparação com a pré-oxigenação com máscara facial em pacientes gravemente enfermos na UTI.[15] As evidências sobre o uso de CNAF são heterogêneas. Dois ensaios clínicos controlados e randomizados não mostraram diferença significativa nas taxas de queda da saturação, enquanto um estudo observacional mostrou benefícios na UTI.[16-19]

REFERÊNCIAS

1. Heffner AC, Swords DS, Nussbaum ML, et al. Predictors of the complication of postintubation hypotension during emergency airway management. *J Crit Care*. 2012;27:587-593.
2. Trivedi S, Demirci O, Arteaga G, et al. Evaluation of preintubation shock index and modified shock index as predictors of postintubation hypotension and other short-term outcomes. *J Crit Care*. 2015;30:861.e1-861.e7.
3. Russotto V, Myatra SN, Laffey JG, et al. Intubation practices and adverse peri-intubation events in critically ill patients from 29 countries. *JAMA*. 2021;325(12):1164-1172.
4. Smischney NJ, Kashyap R, Khanna AK, et al. Risk factors for and prediction of post-intubation hypotension in critically ill adults: a multicenter prospective cohort study. *PLoS One*. 2020;15(8):e0233852.
5. Halliday SJ, Casey JD, Rice TW, et al. Risk factors for cardiovascular collapse during tracheal intubation of critically ill adults. *Ann Am Thorac Soc*. 2020;17(8):1021-1024.
6. Kim JM, Shin TG, Hwang SY, et al. Sedative dose and patient variable impacts on postintubation hypotension in emergency airway management. *Am J Emerg Med*. 2019;37(7):1248-1253.
7. Lee K, Jang JS, Kim J, Suh YJ. Age shock index, shock index, and modified shock index for predicting postintubation hypotension in the emergency department. *Am J Emerg Med*. 2020;38(5):911-915.
8. April MD, Arana A, Reynolds JC, et al; NEAR Investigators. Peri-intubation cardiac arrest in the Emergency Department: a National Emergency Airway Registry (NEAR) study. *Resuscitation*. 2021;162:403-411.
9. Simpson GD, Ross MJ, McKeown DW, et al. Tracheal intubation in the critically ill: a multi-centre national study of practice and complications. *Br J Anaesth*. 2012;108:792-799.

10. Perbet S, De Jong A, Delmas J, et al. Incidence of and risk factors for severe cardiovascular collapse after endotracheal intubation in the ICU: a multicenter observational study. *Crit Care*. 2015;19:257.

11. Green RS, Edwards J, Sabri E, et al. Evaluation of the incidence, risk factors, and impact on patient outcomes of postintubation hemodynamic instability. *CJEM*. 2012;14:74-82.

12. Green RS, Turgeon AF, McIntyre LA, et al. Postintubation hypotension in intensive care unit patients: a multicenter cohort study. *J Crit Care*. 2015;30:1055-1060.

13. Heffner AC, Swords D, Kline JA, et al. The frequency and significance of postintubation hypotension during emergency airway management. *J Crit Care*. 2012;27:417.e9-417.e13.

14. Mort TC. Preoxygenation in critically ill patients requiring emergency tracheal intubation. *Crit Care Med*. 2005;33:2672-2675.

15. Mort TC, Waberski BH, Clive J. Extending the preoxygenation period from 4 to 8 mins in critically ill patients undergoing emergency intubation. *Crit Care Med*. 2009;37:68-71.

16. Baillard C, Fosse JP, Sebbane M, et al. Noninvasive ventilation improves preoxygenation before intubation of hypoxic patients. *Am J Respir Crit Care Med*. 2006;174:171-177.

17. Semler MW, Janz DR, Lentz RJ, et al; FELLOW Investigators; the Pragmatic Critical Care Research Group. Randomized trial of apneic oxygenation during endotracheal intubation of the critically ill. *Am J Respir Crit Care Med*. 2016;193:273-280.

18. Vourc'h M, Asfar P, Volteau C, et al. High-flow nasal cannula oxygen during endotracheal intubation in hypoxemic patients: a randomized controlled clinical trial. *Intensive Care Med*. 2015;41:1538-1548.

19. Miguel-Montanes R, Hajage D, Messika J, et al. Use of high-flow nasal cannula oxygen therapy to prevent desaturation during tracheal intubation of intensive care patients with mild-to-moderate hypoxemia. *Crit Care Med*. 2015;43:574-583.

CAPÍTULO 34

Via aérea no trauma

Michael G. Gonzalez
Ali S. Raja

DESAFIO CLÍNICO

O manejo efetivo da via aérea é fundamental na reanimação do paciente com trauma grave. Embora a natureza e o momento da intervenção na via aérea sejam influenciados pela avaliação e pelo manejo prioritário das múltiplas lesões, os princípios fundamentais do manejo da via aérea no trauma não são diferentes daqueles aplicados ao manejo da via aérea em outras situações clínicas complexas. Uma abordagem consistente e um processo de pensamento reprodutível irão maximizar o sucesso.

A necessidade de intubação de um paciente com trauma depende de vários fatores que não se limitam à via aérea. As indicações para intubação, discutidas no Capítulo 1, incluem a falha na capacidade do paciente para manter ou proteger a via aérea (como no coma por trauma). Em tais casos, a necessidade de intubação é clara. A falha de ventilação ou oxigenação é menos comum. A primeira costuma estar relacionada a intoxicações ou lesão torácica direta, como pneumotórax ou hemotórax. A última pode surgir não apenas por lesão direta traumática, mas também por edema pulmonar causado por lesão capilar difusa no pulmão por choque ("pulmão de choque") ou pela síndrome do desconforto respiratório agudo (SDRA). Uma das indicações mais comuns para a intubação no trauma, porém, é também a mais difícil. Trata-se da "evolução clínica prevista", na qual múltiplas lesões, necessidade de exames de imagem, instabilidade hemodinâmica, necessidade de cirurgias ou procedimentos dolorosos, probabilidade de deterioração, comportamento combativo e outras considerações levam a uma decisão de intubar mesmo que a via aérea por si só, a oxigenação e a ventilação estejam adequadas.

Em uma análise recente do banco de dados do National Emergency Airway Registry (NEAR), as intubações de trauma representaram 23% de todas as intubações do departamento de emergência, com traumatismo craniano, trauma multissistêmico, trauma facial/cervical e combatividade sendo as indicações traumáticas mais comuns (ver seção "Evidências").

ABORDAGEM À VIA AÉREA

Embora muitas intubações por trauma sejam simples, todas devem ser consideradas potencialmente difíceis. Deve ser realizada uma avaliação direcionada do paciente com o objetivo de responder a duas questões fundamentais. Primeiro, o procedimento será complicado por uma anatomia difícil? O uso sistemático de mnemônicos para via aérea difícil (LEMON, ROMAN, SMART e RODS, Cap. 2) ajudará a responder a essa questão. Segundo, a fisiologia sofrerá? Essa questão leva o médico a antecipar as mudanças previsíveis na fisiologia que podem ocorrer antes, durante ou imediatamente após a intubação, como resultado das lesões presentes, do próprio procedimento ou das condições pré-mórbidas do paciente. O foco na otimização fisiológica (Caps. 3 e 5) ajudará a reduzir as consequências hemodinâmicas adversas da sequência rápida de intubação (SRI).

Avaliação da dificuldade

A aplicação dos mnemônicos para a via aérea difícil permite ao médico identificar rapidamente os pacientes com vias aéreas difíceis à beira do leito. Vale a pena observar que o mnemônico LEMON, originalmente publicado na 1ª edição desta obra, em 2000, é recomendado como ferramenta de avaliação da via aérea na versão atual do Suporte Avançado de Vida no Trauma (ATLS). Os mnemônicos são fornecidos em detalhes no Capítulo 2, mas são adaptados aqui especificamente para o manejo da via aérea no paciente com lesão aguda:

1. *L:* Olhe (*Look*) externamente. Lesões da face, da boca ou do pescoço podem distorcer a anatomia ou limitar o acesso, tornando o processo de intubação difícil ou impossível. A boa vedação da máscara pode ser prejudicada por pelos faciais, sangramento externo, fisionomia preexistente ou distorção anatômica (ROMAN). As lesões na região cervical anterior, como aquelas sofridas por condutores de moto por qualquer tipo de estrutura linear suspensa, como cordas, fios, arames ou hematomas, podem impedir uma cricotireotomia bem-sucedida (SMART) ou a colocação de um dispositivo extraglótico (DEG) (RODS).
2. *E:* Avalie (*Evaluate*) com a regra 3-3-2. No trauma fechado, a coluna cervical é imobilizada e um colar cervical costuma estar colocado no momento em que as decisões sobre a via aérea precisam ser tomadas. Embora o colar cervical não seja particularmente efetivo para limitar a movimentação da coluna cervical durante a intubação, ele prejudica muito a abertura da boca, limitando a laringoscopia e a inserção de um DEG (RODS). Nesses casos, a videolaringoscopia (VL) com lâmina hiperangulada em geral ajuda a facilitar a visualização da glote, mais do que as lâminas de geometria-padrão. A porção frontal do colar deve ser aberta para facilitar a avaliação primária e ele deve ser removido completamente durante a intubação ou cricotireotomia, mantendo-se a estabilização cervical manual em linha. Outras lesões, como fraturas mandibulares, podem facilitar ou prejudicar o acesso oral, e a abertura da boca deve ser avaliada com cuidado.
3. *M:* Escala de Mallampati. O paciente com trauma raras vezes é capaz de colaborar com uma avaliação Mallampati formal, mas o operador da via aérea deve pelo menos tentar abrir a boca do paciente tanto quanto possível e inspecionar a cavidade oral quanto ao acesso, utilizando um abaixador de língua ou uma lâmina de laringoscópio na porção anterior da língua para abaixá-la delicadamente e estimar o acesso oral. Essa manobra não significa "verificar o reflexo de vômito". De fato, é importante evitar a inadvertida "verificação do reflexo do vômito" durante a abertura da boca, pois isso não acrescenta informações úteis e pode precipitar vômitos. Nesse momento, uma hemorragia potencial ou uma ruptura da via aérea superior também podem ser evidentes.
4. *O:* Obstrução/Obesidade. A obstrução, geralmente por hemorragia ou hematoma, pode interferir com a laringoscopia, ventilação com bolsa-válvula-máscara (VBVM) (ROMAN) ou colocação de DEG (RODS). A obesidade nos pacientes com trauma apresenta os mesmos desafios que naqueles sem trauma.
5. *N:* Mobilidade cervical (*Neck*). Todos os pacientes com trauma fechado necessitam de estabilização em linha da coluna cervical durante o manejo da via aérea. Por definição, a estabilização em linha prejudica de forma significativa a capacidade de colocar o paciente na posição olfativa e, assim, a visualização direta da glote será previsivelmente difícil. Quando houver necessidade de estabilização em linha, devem ser usadas outras medidas para melhorar a visualização da glote, como a manipulação laríngea externa (MLE) ideal ou a VL. Os dispositivos de resgate (p. ex., introdutor [*bougie*], DEG e equipamento para via aérea cirúrgica) devem ser preparados como parte do plano global de manejo da via aérea. Duas áreas de controvérsia estão relacionadas à necessidade de imobilização espinal em pacientes com ferimentos cranianos causados por arma de fogo e naqueles com ferimentos cervicais penetrantes. No primeiro grupo, há boas evidências de que a quantidade de força liberada por ferimento de arma de fogo na cabeça ou face é, por si só, insuficiente para fraturar a coluna. Em ambos os grupos, a tomada de decisão deve ser orientada pelo exame neurológico. Simplificando, um exame neurológico normal é uma indicação de que o pescoço pode ser delicadamente movido para otimizar a visualização da via aérea. Um déficit neurológico sugestivo de lesão de medula espinal cervical demanda estabilização estrita em linha.

Considerações clínicas especiais

A via aérea no trauma é uma das circunstâncias clínicas mais desafiadoras no departamento de emergência. Ela exige o conhecimento de muitas técnicas, guiadas por uma abordagem reprodutível (os algoritmos da via aérea), um julgamento correto e habilidade técnica. Nesta seção, serão descritas as considerações exclusivas de várias situações de alto risco no manejo da via aérea em trauma (**Tab. 34.1**).

Tabela 34.1	O ABC(S) da via aérea no trauma
A	• Há lesão na via Aérea?
B	• Há lesão cerebral (*Brain*) traumática?
C	• Há lesão torácica (*Chest*) significativa? • Há risco de lesão na coluna Cervical?
S	• O paciente está em choque (*Shock*)?

A – Lesão da via Aérea

Aqui, a condição que demanda a intubação pode também torná-la muito mais difícil e propensa a falhas. A lesão direta da via aérea pode ser resultado de:

- Trauma maxilofacial
- Trauma fechado ou penetrante na região cervical anterior
- Inalação de fumaça

Em casos de distorção da anatomia causada por lesão traumática, a abordagem deve minimizar o potencial de deterioração catastrófica. A ruptura da via aérea pode ser marginal ou significativa, real ou potencial. Em todos os casos, o princípio que guia a conduta é o de assegurar precocemente a via aérea ameaçada, enquanto mais opções são possíveis e a estabilidade do paciente permite uma abordagem mais calculada. Decisões cuidadosas guiadas pelos algoritmos da via aérea deverão ser tomadas sobre o uso (ou não) de bloqueio neuromuscular, método primário de manejo da via aérea e plano de resgate da via aérea. Nunca é demais destacar a importância de recursos de mobilização (equipamento e equipe), de liderança forte e de comunicação efetiva com toda a equipe.

Como em qualquer outra via aérea anatomicamente distorcida, a aplicação do algoritmo da via aérea difícil, em geral, irá levar a uma decisão de realizar a intubação com o paciente acordado. Em pacientes com sinais de comprometimento significativo da via aérea (p. ex., estridor, angústia respiratória, distorção da voz), tanto a urgência da intubação quanto o risco do uso de bloqueio neuromuscular são grandes. Quando os sintomas são mais modestos, há mais tempo para planejar e executar a intervenção, mas em nenhum dos casos o atraso é aconselhável. A oxigenação do paciente deve ser avaliada (i.e., "há tempo?") e deve-se determinar se a SRI é aconselhável, provavelmente com preparação dupla mesmo que a via aérea seja difícil (ver Cap. 5). Isso dependerá da confiança do médico na probabilidade de sucesso da oxigenação usando VBVM ou DEG e na intubação por laringoscopia direta (LD) ou por VL. Muitas vezes, uma via aérea inadequada para a LD pode ser manejada com VL. Em raras circunstâncias, uma deterioração rápida invoca o princípio "forçado a agir" para a SRI (Cap. 5). Nessas circunstâncias, a necessidade de controle imediato da via aérea supera os atributos de via aérea difícil do paciente, permitindo uma única "melhor tentativa" usando bloqueio neuromuscular com o recurso imediato de resgate cirúrgico em caso de falha. Quando o tempo permitir e a via aérea não estiver encoberta por sangue, a melhor abordagem costuma ser a intubação com o paciente acordado usando técnica de endoscopia flexível com sedação e anestesia tópica (ver Cap. 17). Tal abordagem permite tanto o exame da via aérea como a navegação cuidadosa através da área da lesão, mesmo quando a via aérea foi violada. Isso é especialmente verdadeiro na suspeita de lesão traqueal, pois nenhum outro método de intubação permite que a via aérea seja visualizada tanto acima como abaixo da glote. Quando houver ruptura da via aérea, o tubo endotraqueal usado deve ser do menor tamanho razoavelmente possível para maximizar a probabilidade de sucesso e para minimizar a probabilidade de lesão adicional na via aérea.

A inalação de fumaça pode apresentar-se em amplo espectro, desde a leve exposição até a obstrução completa da via aérea com morte. A avaliação inicial deve tentar identificar a presença ou ausência de características de alto risco na história clínica (p. ex., fogo em espaço fechado) e de achados físicos (p. ex., fuligem em pelos nasais, fuligem perinasal ou perioral, depósitos de carbono na língua, voz rouca e escarro carbonáceo). Na presença de evidência de inalação significativa de fumaça, é importante realizar o exame direto da via aérea, em geral com intubação. O melhor é fazer isso sob anestesia tópica e pequenas quantidades de sedação (apenas se necessário) usando endoscopia flexível ou VL. Ambos os dispositivos permitem a avaliação da via aérea e a progressão imediata para a intubação, se indicado. O edema supraglótico é uma indicação para a intubação, mesmo que o edema seja leve, porque a progressão pode ser rápida e oculta. A observação em lugar do exame da via aérea pode ser perigosa, porque o edema pode piorar de maneira significativa sem qualquer evidência externa e, quando a gravidade da situação for aparente, a intubação é imediatamente necessária e muito difícil ou impossível. Se o exame da via aérea superior revelar que a lesão está restrita à boca e ao nariz, e a área supraglótica estiver poupada (e normal), então a intubação pode ser postergada e exames subsequentes podem ser feitos a critério do operador. Em caso de dúvida quanto à presença de edema, é útil repetir periodicamente o exame da via aérea superior (p. ex., a cada 30 a 60 minutos) mesmo que não haja surgimento ou piora de sinais e sintomas.

B – Lesão cerebral (*Brain*) traumática

Nos estudos NEAR, a lesão craniana é a indicação mais comum para o manejo de emergência da via aérea no departamento de emergência. A lesão cerebral traumática (LCT) é a principal causa de morte relacionada a trauma no mundo todo. Os princípios do manejo do paciente com LCT e pressão intracraniana (PIC) elevada são discutidos com mais detalhes no Capítulo 35.

Quando houver alteração do estado neurológico por LCT, lesão espinal ou ambos, é importante realizar um exame neurológico rápido, mas abrangente, antes de qualquer tentativa de intubação, de modo que o estado neurológico basal seja documentado para guiar as avaliações subsequentes e as decisões terapêuticas. As decisões de manejo da via aérea no paciente com LCT grave estão centradas na prevenção de lesão secundária, ou seja, minimizando a magnitude e a duração de hipoxia ou hipotensão. A lesão secundária é o termo aplicado quando a lesão cerebral inicial é agravada por hipoxia, hipotensão ou ambas.

Etapas concretas para reduzir o risco de lesão secundária antes, durante e depois do manejo da via aérea podem ser seguidas:

Primeiro – Siga os princípios da prevenção de lesão cerebral secundária a campo. Os profissionais de atendimento pré hospitalar (APH) devem ser educados e equipados para começar a reanimação volêmica e a oxigenoterapia antes da chegada do paciente ao departamento de emergência. A manutenção de uma pressão de perfusão (pressão arterial média) e de saturação de oxi-hemoglobina adequadas é fundamental.

Segundo – Os profissionais devem se concentrar na otimização fisiológica e na perfusão cerebral adequada antes da intubação. A reposição adequada de volume com soro fisiológico, derivados de sangue ou ambos pode evitar a hipotensão.

Terceiro – Tome decisões sábias em relação aos medicamentos da SRI. O etomidato é neuroprotetor e hemodinamicamente estável e, portanto, uma excelente opção para indução durante a SRI. A dose deve ser reduzida de 0,3 mg/kg para 0,15 mg/kg em casos de choque hipovolêmico compensado ou descompensado. Os fármacos que podem precipitar hipotensão (p. ex., propofol, midazolam) devem ser evitados a menos que não haja opções disponíveis. A cetamina é uma alternativa razoável no contexto de distúrbios hemodinâmicos, mesmo com a presença de traumatismo craniano. A dose da cetamina é reduzida para 0,5 mg/kg se o paciente apresentar choque.

Quarto – Evite a hiperventilação. O uso da hiperventilação, antes considerada uma ferramenta básica no manejo da LCT grave, é agora considerado produtor de piores desfechos clínicos. Não há dúvidas de que a hiperventilação transitória reduza a PIC. Porém, ela faz isso reduzindo a perfusão do sistema nervoso central (SNC), levando a lesão secundária.

C – Lesão da coluna Cervical

Considere que os pacientes com trauma fechado grave têm lesão de coluna cervical até prova em contrário e necessitam de estabilização em linha durante o manejo da via aérea. Embora se acredite que a estabilização em linha ajude a proteger contra a lesão de medula espinal durante a intubação, ela também cria vários problemas. Os pacientes intoxicados ou com lesão craniana em geral ficam agitados e difíceis de controlar quando amarrados em uma maca. Pode ser necessária a contenção física e química. Há um risco significativo de aspiração no paciente em posição supina com LCT ou se houver vômitos. Na posição supina, a ventilação pode ser prejudicada, particularmente em pacientes obesos, e a lesão torácica pode piorar ainda mais o quadro. Deve ser fornecido oxigênio em alto fluxo para todos os pacientes, e o sistema de aspiração deve estar disponível.

A própria intubação pode ser realizada da forma mais delicada possível, idealmente usando um videolaringoscópio e estabilização cervical em linha. O uso da MLE ideal irá melhorar a visualização da glote sem comprometer a estabilização espinal. O estado neurológico do paciente pré-intubação e o fato de a estabilização em linha ter sido usada devem ser claramente documentados no prontuário médico.

A VL é superior à laringoscopia-padrão quando o manejo da via aérea é realizado com o pescoço mantido em posição neutra e é o dispositivo de maior sucesso para intubações de trauma (ver seção "Evidências"). Melhores visualizações da glote são obtidas em menos tempo e as taxas de sucesso da intubação são maiores. A intubação tradicional com endoscópio flexível ainda é uma ferramenta valiosa no paciente com trauma de coluna cervical. Recentes estudos de fluoroscopia comparando a mobilização cervical durante laringoscopia-padrão, VL e intubação com fibra óptica flexível demonstram que a abordagem com endoscopia flexível está associada com menos movimentação cervical. Traduzindo essa informação para a prática clínica, a VL parece ser a melhor abordagem para a maioria dos pacientes com trauma fechado de risco e que necessitam de imobilização cervical. A intubação com endoscopia flexível deve ser considerada em pacientes com fraturas instáveis de coluna cervical conhecidas ou fortemente suspeitas ou naqueles com distorção da anatomia, desde que haja tempo suficiente, equipamento adequado e experiência.

C – Trauma torácico (Chest)

O trauma torácico fechado ou penetrante resulta em lesões extremamente relevantes para o processo de manejo da via aérea. Pneumotórax, hemotórax, tórax instável, contusão pulmonar ou ferida torácica aberta comprometem a ventilação e a oxigenação. A pré-oxigenação pode ser difícil ou impossível e a dessaturação rápida após a paralisia é a regra. A administração pós-intubação de ventilação com pressão positiva pode converter um pneumotórax simples em um pneumotórax hipertensivo. No pneumotórax suspeito ou confirmado, um único profissional deve realizar a descompressão com agulha antes da intubação, quando possível. Durante reanimações por uma equipe de trauma, a drenagem torácica formal pode ser feita simultaneamente com a intubação desde que a SRI seja planejada e o paciente esteja completamente induzido.

As feridas torácicas penetrantes com potencial para causar lesão merecem atenção especial. O tamponamento cardíaco traumático agudo é rapidamente progressivo e altamente letal. Em casos de fisiologia de tamponamento, o débito cardíaco fica dependente da pré-carga. Por essa razão, pode ocorrer colapso cardiovascular após a administração de agentes de indução ou com o uso da ventilação com pressão positiva. Se disponível, deve ser realizada uma ultrassonografia à beira do leito logo no início da reanimação. Se for detectado tamponamento pericárdico, ele deve ser aliviado antes da intubação ou imediatamente depois dela, sempre que possível. Se houver necessidade de intubação urgente e se houver suspeita ou confirmação de ferimento cardíaco, a infusão de volume é importante para aumentar a pré-carga cardíaca. A dose dos agentes de indução (cetamina ou etomidato) deve ser substancialmente reduzida nesses casos (p. ex., 50%), talvez se optando por "amnésia em lugar de anestesia", sobretudo no paciente *in extremis*.

S – Choque (Shock)

O choque no paciente com lesões múltiplas pode ser amplamente classificado como hemorrágico ou não hemorrágico (p. ex., pneumotórax hipertensivo, tamponamento pericárdico, contusão miocárdica ou choque espinal). Um exame físico direcionado e exames seletivos à beira do leito (radiografia de tórax, radiografia de pelve e protocolo e-FAST) ajudarão a identificar as causas. À medida que as causas de choque são elucidadas e corrigidas, as escolhas para o manejo da via aérea devem considerar a perda da reserva hemodinâmica nesses pacientes. As decisões comuns incluem:

- O paciente deve ser intubado agora ou há tempo para a otimização fisiológica?
- Como o estado hemodinâmico do paciente influencia a escolha e a dose do agente de indução?

Embora não haja uma resposta simples a essas questões fundamentais, o principal aqui é: quanto maior a instabilidade hemodinâmica, mais importante é a reanimação antes da intubação para reduzir os efeitos hemodinâmicos adversos potenciais dos fármacos da SRI.

Os pacientes com "choque compensado" podem parecer falsamente estáveis. A presença ou ausência de choque nunca deve ser igualada de maneira simplista com a presença ou ausência de uma leitura de pressão arterial < 90 mmHg. Devido às respostas adaptativas pós-lesão, a pressão arterial costuma ser mantida relativamente normal apesar de hipoperfusão significativa. A hipotensão costuma ser um achado tardio indicativo de descompensação significativa. O operador deve selecionar o agente de indução (e a dose adequada) e determinar a velocidade, o momento e a quantidade de fluidos ou derivados de sangue para a reanimação no contexto do estado circulatório global do paciente e da resposta à reanimação em vez de ser guiado apenas pela pressão arterial sistólica.

A **Tabela 34.2** oferece uma orientação resumida de como prever e manejar as mudanças na fisiologia durante o manejo da via aérea. Os Capítulos 20 e 33 trazem uma discussão detalhada da otimização fisiológica e do manejo da via aérea no paciente instável.

Tabela 34.2 Prevendo alterações fisiológicas durante o manejo da via aérea no trauma

Cenário clínico	Desafio	Considerações
Lesão da via aérea		
• Trauma facial/cervical	• A intubação será difícil?	• Sequência rápida de intubação (SRI) *versus* técnica com o paciente acordado? • Identificar dispositivos de resgate • Preparar para via aérea cirúrgica
• Inalação de fumaça	• A intubação será difícil? • Haverá edema de via aérea? • A lesão pulmonar limitará a reserva?	• SRI *versus* técnica com o paciente acordado? • Dispositivo de resgate supraglótico pode não funcionar • Preparar para via aérea cirúrgica • Manter pronto um tubo endotraqueal menor • Antecipar possível dessaturação rápida
Lesão cerebral e da coluna cervical		
• Lesão cerebral e trauma de múltiplos sistemas com comprometimento hemodinâmico	• A pressão arterial (e a perfusão do sistema nervoso central) cairão mais durante a indução?	• Otimizar a pré-carga • Reduzir a dose de etomidato e cetamina • Evitar outros agentes de indução
• Coluna cervical	• Há risco de lesão da coluna durante a intubação?	• Os pacientes com trauma fechado são considerados de risco até prova em contrário • Manter a estabilização em linha • Usar videolaringoscópio ou endoscopia flexível, se disponível
	• A estabilização em linha irá prejudicar a visualização da via aérea?	• Usar a manipulação laríngea externa ideal durante a LD • A VL é superior à LD
Lesão torácica		
• Fechada	• Há pneumotórax ou hemotórax? • Os fármacos ou a ventilação com pressão positiva irão precipitar o colapso cardiovascular? • A lesão torácica limitará a reserva?	• Considerar a descompressão torácica com agulha • Otimizar a pré-carga • Reduzir a dose de etomidato e cetamina • Antecipar possível dessaturação rápida
• Penetrante	• Há pneumotórax ou tamponamento pericárdico? • Os fármacos ou a ventilação com pressão positiva irão precipitar o colapso cardiovascular? • A lesão torácica limitará a reserva?	• Considerar a descompressão torácica com agulha • Otimizar a pré-carga • Reduzir a dose de etomidato e cetamina • Antecipar possível dessaturação rápida
• Choque	• Os fármacos ou a ventilação com pressão positiva irão precipitar o colapso cardiovascular?	• Otimizar a pré-carga • Reduzir a dose de etomidato para indução

TÉCNICA

Paralisia *versus* tranquilização rápida do paciente combativo com trauma

O paciente combativo com trauma apresenta vários problemas conflitantes. As causas potenciais do comportamento combativo são numerosas e incluem lesão cerebral, intoxicação por drogas ou etanol, condições clínicas preexistentes (p. ex., diabetes), hipoxemia, choque, ansiedade, transtorno psiquiátrico e outros. A prioridade é controlar com rapidez o paciente, de modo que as causas potencialmente ameaçadoras à vida possam ser identificadas e corrigidas, e que o risco de lesão aos profissionais seja minimizado. Existe controvérsia sobre se tais pacientes devem ser submetidos a uma tranquilização rápida com um agente neuroléptico ou sedativo, ou se é apropriada a intubação imediata com bloqueio neuromuscular. A tranquilização rápida com o uso de haloperidol está bem estabelecida, sendo classificada como segura e efetiva para o controle do paciente combativo com trauma que não pode ser acalmado por outros meios. O haloperidol e o droperidol podem ser usados por via intravenosa (IV) em incrementos de 5 a 10 mg a cada 5 minutos, até 20 mg IV, ou até que seja alcançada uma resposta clínica suficiente. A decisão de usar a tranquilização rápida em vez da SRI com bloqueio neuromuscular depende da natureza das lesões e da apresentação do paciente. Se a intubação for necessária com base nas lesões e nos sinais vitais, independentemente do comportamento combativo, então a intubação imediata está indicada. Todavia, se o paciente se apresentar primariamente com problemas de controle e não parecer ter lesões que demandem a intubação, então a tranquilização rápida é apropriada. Em muitas situações, a decisão não será clara, sendo necessário o julgamento e a coordenação com a equipe/recursos disponíveis. O controle do paciente é uma etapa fundamental no manejo geral.

SRI no paciente com trauma

Exceto quando a consideração das lesões do paciente sugerir o contrário, a SRI é o método preferido para o manejo da via aérea na maioria dos pacientes com trauma. O potencial para dificuldade ou falha é inerente ao manejo da via aérea no trauma e a formulação de um plano secundário (resgate) é parte fundamental da preparação das intervenções na via aérea.

Como em outros pacientes criticamente enfermos, os algoritmos para via aérea universal, difícil e falha guiarão o médico na navegação dos múltiplos cenários clínicos que podem surgir no paciente com trauma (ver Cap. 5). A familiaridade com os algoritmos e com os fármacos e técnicas de SRI, e as técnicas alternativas para a via aérea, irão maximizar a probabilidade de um desfecho positivo.

Escolha do agente bloqueador neuromuscular

A succinilcolina (SC) e o rocurônio são excelentes opções para a SRI no paciente com trauma. A SC é altamente desejável por seu início de ação rápido e confiável, além da breve duração de ação. Essa última característica permite a reavaliação mais precoce dos pacientes com traumatismo craniano. A suspeita de elevação da PIC não é contraindicação para a SC. Embora lesão da medula espinal, queimaduras extensas ou lesões graves por esmagamento sejam fatores de risco para a hipercalemia induzida pela SC, a suprarregulação (*upregulation*) do receptor que causa a hipercalemia demora vários dias para se desenvolver e não é um problema no contexto da lesão aguda. A SC está contraindicada nesses pacientes a partir de três dias da lesão e por até seis meses (ou, em pacientes queimados, até que as queimaduras tenham cicatrizado). Em todos esses pacientes, o rocurônio é um substituto adequado. Se o rocurônio for selecionado, atenção apropriada deve ser direcionada à sedação pós-procedimento, a fim de mitigar a chance de paralisia persistente com o uso de um agente de indução de ação mais curta.

ESCOLHA DO AGENTE DE INDUÇÃO

Na maioria das circunstâncias, o etomidato é o fármaco de escolha para pacientes com trauma, devido a seu rápido início de ação, estabilidade hemodinâmica, efeito favorável na demanda metabólica de oxigênio cerebral e a extensa experiência com seu uso. Porém, apesar de sua reputação para estabilidade hemodinâmica, o etomidato pode agravar o estado hemodinâmico em pacientes suscetíveis, o que levou à recomendação de reduzir a dose de indução para 0,15 mg/kg nesses pacientes. A depressão transitória da síntese de esteroides pelo etomidato não parece afetar de maneira adversa o desfecho em pacientes com choque hemodinâmico (ver Cap. 21). A seleção dos agentes de indução é resumida na **Tabela 34.3**.

Tabela 34.3 Seleção do agente de indução sedativo para sequência rápida de intubação no paciente com trauma

Cenário clínico	Primeira escolha	Alternativas
Sem lesão cerebral		
Hemodinamicamente estável	Etomidato	Propofol, cetamina
Choque	Etomidato[a]	Cetamina[a]
Com lesão cerebral		
Hemodinamicamente estável	Etomidato	Propofol
Choque	Etomidato[a]	Cetamina[a]

[a]Na presença de choque, reduzir a dose em 25 a 50%.

A VIA AÉREA FALHA

A via aérea falha é manejada conforme o algoritmo para a via aérea falha. As avaliações guiadas pelos mnemônicos LEMON, ROMAN, RODS e SMART durante a fase de pré-intubação visam minimizar o risco de encontrar uma via aérea falha. O equipamento de cricotireotomia para uma "preparação dupla" deve estar sempre disponível.

DICAS

- O manejo da via aérea do paciente com lesões múltiplas segue os princípios gerais de qualquer paciente. O desafio primário para o profissional é resistir à distração pelas lesões externas do paciente, pelo comportamento combativo ou pela ansiedade que acompanha o cuidado da vítima de traumatismo grave.
- A "tentação" de simplesmente observar o paciente com lesão da via aérea superior ou com inalação de fumaça deve ser evitada. A demora pode causar um desastre. Examine periodicamente a via aérea superior com um endoscópio flexível passado por via nasal. É preferível errar por excesso e intubar o paciente quando houver edema, mesmo que leve.
- Considere a intubação precoce de pacientes potencialmente instáveis que serão levados para longe do departamento de emergência para exames ou que serão transferidos para outra instituição.
- Há evidências substanciais e crescentes de que a VL é superior à LD para o manejo da via aérea no departamento de emergência. Isso é especialmente verdadeiro em pacientes com trauma (ver seção "Evidências") e naqueles que necessitam de estabilização cervical em linha. Os médicos que fazem o manejo dos pacientes com trauma regularmente devem considerar fortemente a incorporação da VL na rotina. Os videolaringoscópios hiperangulados podem gerar uma melhor visualização glótica em comparação com aqueles de formato tradicional em pacientes com colares cervicais.
- O paciente com trauma e hemodinamicamente comprometido pode ter lesões muito mais graves do que aparenta. Os pacientes jovens, em particular, podem preservar uma pressão arterial razoavelmente normal diante de uma hemorragia significativa. A instabilidade oculta pode ser desmascarada de forma súbita pela administração de agentes sedativos ou pelo início da ventilação com pressão positiva. Se a necessidade de intubação não for imediata, realize a otimização fisiológica para reduzir as consequências hemodinâmicas adversas da SRI.

EVIDÊNCIAS

Há estudos grandes de intubação em pacientes com trauma no departamento de emergência?
A análise multicêntrica mais recente das intubações de trauma vem do NEAR. Neste relato de 19.071 intubações, 23% foram intubadas por trauma.[1] As indicações traumáticas mais comuns foram traumatismo craniencefálico, trauma multissistêmico, trauma facial/cervical e combatividade, representando 75% dos traumas

nas vias aéreas. A maioria (94%) foi intubada por médicos de emergência, com VL em mais de 70% das primeiras tentativas. A SRI foi empregada em 83% dos casos, enquanto nenhum medicamento (i.e., casos de parada traumática) foi necessário em outros 12%. Atributos de via aérea difícil eram comuns. Setenta e dois por cento foram relatados como tendo mobilidade cervical reduzida, e tanto o trauma facial quanto o sangue nas vias aéreas foram observados em quase 40% dos casos.

Com que frequência a cricotireotomia é necessária em pacientes com trauma?

Na mesma análise NEAR, apenas 31 dos 4.499 pacientes necessitaram de uma via aérea cirúrgica (0,7%, IC 95%, 0,5 a 1,0), e 7 das 31 vias aéreas cirúrgicas (23%) foram realizadas na primeira tentativa.[1] Em um recente estudo japonês de registro de vias aéreas, no qual 723 pacientes intubados com trauma foram revisados, a cricotireotomia foi necessária em 2,2% dos pacientes, com praticamente todas elas feitas para resgatar uma via aérea falha. Quando realizada, ela teve alta taxa de sucesso e baixa taxa de eventos adversos.[2]

A VL é superior à LD em pacientes com trauma e risco de lesão cervical ou craniana?

Em uma análise recente pareada pela pontuação de propensão de mais de 4.000 intubações de trauma no NEAR, a VL foi associada a uma *odds ratio* pareada pela propensão de 2,2 para o sucesso da intubação na primeira tentativa em comparação com a LD. Esses resultados foram ajustados para fatores de confusão em nível de paciente e do centro. Os centros com maior volume de trauma e maior porcentagem de uso de VL tiveram a maior taxa de sucesso de intubação na primeira tentativa associada ao uso da VL. A VL deve ser a ferramenta-padrão para o manejo de via aérea de emergência no paciente com trauma.

REFERÊNCIAS

1. Trent SA, Kaji AH, Carlson JN, McCormick T, Haukoos JS, Brown CA 3rd; National Emergency Airway Registry Investigators. Video laryngoscopy is associated with first-pass success in emergency department intubations for trauma patients: a propensity score matched analysis of the National Emergency Airway Registry. *Ann Emerg Med*. 2021;78(6):708-719.
2. Nakao S, Kimura A, Hagiwara Y, et al. Trauma airway management in emergency departments: a multicentre, prospective, observational study in Japan. *BMJ Open*. 2015;5(2):e006623.

CAPÍTULO 35

Paciente neurocrítico

Stephen Bush

Bret P. Nelson

DESAFIO CLÍNICO

Os pacientes neurocríticos que necessitam de intubação são um subconjunto importante dos pacientes do departamento de emergência que precisam de tratamento da via aérea. O objetivo é realizar a colocação de uma via aérea definitiva segura e protegida, mantendo a pressão de perfusão cerebral (PPC) e limitando ou eliminando o risco de lesão cerebral secundária, mitigando a hipotensão e a hipoxemia. Para os propósitos deste capítulo, a discussão se concentrará em dois grupos de pacientes neurocríticos: aqueles com estado de mal epiléptico e aqueles com pressão intracraniana (PIC) elevada.

Estado de mal epiléptico

Abordar o diagnóstico e o tratamento de distúrbios convulsivos está além do escopo deste livro. Nas crises simples, autolimitadas e generalizadas, o manejo da via aérea é de suporte. Os esforços são direcionados ao término da crise e à prevenção da hipoxia por obstrução da via aérea. A intubação deve ser considerada quando a condição do paciente piora apesar do oxigênio suplementar ou quando as medidas típicas de primeira linha para cessar a convulsão em um tempo razoável falham. Para a convulsão simples, as manobras básicas, a observação expectante (a maioria das convulsões termina espontaneamente), o oxigênio suplementar em alto fluxo e a vigilância costumam ser suficientes. A proteção da via aérea contra a aspiração raras vezes é necessária na convulsão simples autolimitada, porque a atividade motora descoordenada impede a expulsão coordenada do conteúdo gástrico.

A determinação de quando passar das medidas de suporte para a intubação é o principal desafio clínico. A Epilepsy Foundation define o estado de mal epiléptico como uma convulsão que dura mais de 5 minutos ou ter mais de 1 crise em um período de 5 minutos, sem retornar a um nível normal de consciência entre os episódios. A justificativa por trás dos 5 minutos (anteriormente 30) foi de que a maioria das convulsões não relacionadas a estado de mal epiléptico é muito mais curta, em geral de 2 a 3 minutos. Os mecanismos de compensação cerebrais para evitar dano neuronal dependem de oxigenação adequada, e o fluxo sanguíneo cerebral costuma estar comprometido bem antes dos 30 minutos, particularmente em pacientes com doença subjacente. As evidências também sugerem que, com as convulsões de maior duração, as terapias farmacológicas ficam menos efetivas. A taxa de mortalidade para o estado de mal epiléptico é maior que 20% e também aumenta conforme a duração da atividade convulsiva. Assim, a intubação deve ser realizada precocemente como parte da terapia de suporte global nos casos em que as convulsões não sejam prontamente terminadas pelos medicamentos anticonvulsivantes. As indicações absolutas e relativas para a intubação no paciente com convulsão estão listadas no **Quadro 35.1**.

> **Quadro 35.1** Indicações para intubação traqueal no paciente com convulsão
>
> **Indicações absolutas**
> 1. Hipoxemia (Spo_2 < 90%) secundária à hipoventilação ou obstrução da via aérea
> 2. Tratamento da etiologia subjacente (p. ex., sangramento intracraniano com pressão intracraniana elevada)
> 3. Convulsão prolongada refratária aos anticonvulsivantes (para evitar o acúmulo de dejetos metabólicos [acidose e rabdomiólise])
> 4. Estado de mal epiléptico generalizado
>
> **Indicações relativas**
> 1. Profilaxia para o efeito depressor respiratório de grandes doses de anticonvulsivantes (p. ex., benzodiazepínicos e barbitúricos)
> 2. Término da atividade convulsiva para facilitar exames diagnósticos (p. ex., tomografia computadorizada)
> 3. Proteção da via aérea em convulsões prolongadas

ABORDAGEM À VIA AÉREA

Convulsões autolimitadas

A maioria das convulsões termina de forma rápida, espontânea ou em resposta a medicações, exigindo apenas medidas de suporte. O posicionamento do paciente em decúbito lateral, o fornecimento de oxigênio por máscara facial, a aspiração cuidadosa de secreções e sangue e, por vezes, a realização da manobra de anteriorização da mandíbula para aliviar a obstrução são necessários para se evitar hipoxemia e aspiração. Não devem ser colocados "mordedores" na boca dos pacientes com convulsão. Eles são contraindicados e servirão apenas para aumentar a probabilidade de lesão. As tentativas de ventilação por máscara durante uma convulsão costumam ser inefetivas e raras vezes são necessárias.

Atividade convulsiva prolongada

Embora a maioria das convulsões autolimitadas não exija intubação, existem várias indicações para intubação na convulsão prolongada. A extensa atividade motora generalizada terminará causando hipoxemia, hipotensão, acidose, rabdomiólise, hipoglicemia e hipertermia. A depressão respiratória pode ser resultado de altas doses ou de combinações de anticonvulsivantes. A hipoxemia apesar do oxigênio suplementar em alto fluxo é uma indicação para a intubação imediata.

Não há nenhuma diretriz clínica clara que defina especificamente a duração da atividade convulsiva que exige intubação. Uma boa regra é de que os pacientes com convulsões que duram < 5 minutos e com evidências de hipoxemia (cianose central ou leituras < 90% na oximetria de pulso apesar de oxigênio suplementar e respirações claramente inadequadas) ou os pacientes com convulsões que duram mais de 5 minutos apesar de terapia anticonvulsivante adequada devem ser considerados para a intubação. Em geral, quando os anticonvulsivantes de primeira linha (benzodiazepínicos) falham em terminar a atividade convulsiva de grande mal, a sequência rápida de intubação (SRI) está indicada. O levetiracetam é frequentemente administrado na dose de 60 mg/kg até uma dose máxima de 4.500 mg por via intravenosa (IV) para ajudar a interromper as convulsões e pode ser administrado junto com benzodiazepínicos, se o tempo permitir. Outros anticonvulsivantes de segunda linha (fenitoína, fenobarbital) exigem pelo menos 20 minutos para uma dose inicial; assim, é aconselhável a intubação no início da administração da medicação. O início de uma infusão de propofol ou de fenobarbital também seria uma indicação para a intubação por causa dos seus efeitos depressores respiratórios. Ambos os agentes atuam de maneira sinérgica com os benzodiazepínicos, o que aumenta a probabilidade de apneia e a necessidade de manejo da via aérea.

TÉCNICA

A SRI é o método de escolha no paciente com convulsão. Além da sua superioridade técnica, a SRI termina com toda a atividade motora, permitindo que o organismo comece a eliminar os dejetos metabólicos. Porém, a cessação da atividade motora enquanto o paciente está paralisado não representa o término da atividade epiléptica, e doses iniciais efetivas de anticonvulsivantes apropriados (i.e., levetiracetam) são necessárias imediatamente após a intubação, se ainda não tiverem sido administradas. A técnica recomendada para o paciente com convulsão está descrita no **Quadro 35.2**.

Paciente neurocrítico

Quadro 35.2	SRI para pacientes com atividade convulsiva prolongada
Tempo	Ação
Zero menos 10+ minutos	Preparação
Zero menos 10+ minutos	Pré-oxigenação
Zero menos 10+ minutos	Otimização fisiológica
Zero	Paralisia com indução
	Cetamina 1,5 mg/kg *ou* etomidato 0,3 mg/kg *ou* propofol 1,5 a 2 mg/kg
	Succinilcolina 1,5 mg/kg
Zero mais 30 segundos	Proteção e posicionamento
Zero mais 45 segundos	Posição com comprovação
Zero mais 60 segundos	Manejo pós-intubação
	Infusão de midazolam 0,05 a 0,2 mg/kg/h IV
	Ou
	Infusão de propofol 1 a 5 mg/kg/h IV
	Monitoramento por eletrencefalograma (EEG) se o paciente for submetido à paralisia prolongada
	Aumentar a frequência respiratória se houver acidose significativa

A técnica-padrão de SRI é apropriada no paciente com convulsão com as seguintes modificações:

1. *Pré-oxigenação:* a pré-oxigenação pode ser subótima por causa do esforço respiratório descoordenado; assim, a oximetria de pulso é fundamental. Após a administração de succinilcolina (SC), o paciente pode ter queda da saturação para < 90% antes do relaxamento completo e, assim, pode exigir oxigenação com o uso de ventilação com bolsa-válvula-máscara (VBVM) e oxigênio a 100% antes de se tentar a intubação, além de oxigenação passiva contínua por cânula nasal a 5 a 15 L por minuto durante toda a sequência de intubação.
2. *Paralisia com indução:* o etomidato é o agente primário de indução se houver hipotensão associada. O etomidato pode aumentar o limiar para convulsões (inibindo, assim, a atividade convulsiva) nas convulsões generalizadas. A cetamina mostrou-se efetiva para terminar o estado de mal epiléptico e para reduzir a necessidade de intubação em crianças. O propofol também tem sido usado como agente de indução nesse cenário clínico em doses de 1,5 mg/kg. Existem poucos dados sobre o propofol como agente de indução em pacientes com convulsões. Porém, há evidências de que ele forneça rápida supressão da atividade convulsiva após dose inicial e infusão, tendo sido usado em estado de mal epiléptico refratário. O midazolam é uma alternativa, mas a redução necessária da dose em pacientes hemodinamicamente comprometidos significa que ele funciona mal como agente de indução. A SC é recomendada para bloqueio neuromuscular nesses casos devido à duração de ação mais curta. Uma dose de intubação do rocurônio resultará em paralisia por cerca de uma hora e, assim, impedirá o médico de reconhecer a atividade convulsiva continuada sem monitoramento por eletrencefalograma (EEG) contínuo. Se o sugamadex estiver disponível, ele pode ser usado para reverter o rocurônio conforme necessário e mitigar a preocupação com a paralisia prolongada.
3. *Manejo pós-intubação:* há três considerações adicionais em relação ao manejo pós-intubação.
    - A sedação profunda e prolongada com um agente que suprime as convulsões é desejável na primeira hora após a intubação para facilitar as investigações (p. ex., tomografia computadorizada [TC]) e para facilitar a correção da acidose com a ventilação controlada. A infusão de propofol permite a rápida reversão da sedação, o que possibilita avaliações repetidas ou contínuas da atividade convulsiva e do estado neurológico, sendo usada para esse propósito.
    - O bloqueio neuromuscular a longo prazo deve ser evitado, se possível; porém, se ele for usado, deve ser acompanhado por doses adequadas de um agente de sedação e monitoramento do EEG, se disponível. Se isso não estiver imediatamente disponível, deve-se suspender a paralisia motora antes de

> **Quadro 35.3** Fármacos e dosagens
>
> 1. Manejo das convulsões pré-intubação
>   - Lorazepam 0,1 mg/kg por via intravenosa (IV) até 2 mg/min
>
>   *ou*
>   - Diazepam 0,1 a 0,3 mg/kg IV até 5 mg/min ou 0,5 mg/kg/via retal
>
>   *ou*
>   - Midazolam 0,1 a 0,3 mg/kg IV até 5 mg/min, *então*
>   - Fosfenitoína 20 mg/kg (em miligramas de equivalente de fenitoína) *ou*
>   - Levetiracetam 60 mg/kg até um máximo de 4.500 mg de dose inicial IV
> 2. Agentes de indução
>   - Etomidato 0,3 mg/kg
>
>   *ou*
>   - Propofol 1,5 a 2 mg/kg
>
>   *ou*
>   - Cetamina 1,5 mg/kg
> 3. Agentes bloqueadores neuromusculares
>   - Succinilcolina 1,5 mg/kg
> 4. Sedação e terapia pós-intubação
>   - Midazolam 0,05 a 0,2 mg/kg/hora em infusão IV
>
>   *ou*
>   - Propofol 1 a 5 mg/kg/hora em infusão IV

repetir a dose para se avaliar a efetividade da terapia anticonvulsivante. A sedação efetiva com um supressor de convulsões como uma infusão de propofol ou o midazolam é preferível à paralisia motora.
- Se houver PIC elevada, trauma craniano, doença conhecida no sistema nervoso central (SNC) ou suspeita de meningite, deve ser usada uma técnica de intubação que considere a PIC (**Quadro 35.3**).

Pressão intracraniana elevada

A PIC elevada impõe uma ameaça direta à viabilidade e ao funcionamento do cérebro por limitar o fluxo sanguíneo e a oferta de oxigênio. No trauma craniano, a PIC elevada tem sido associada com desfechos piores. Os problemas relacionados com a PIC elevada podem ser piorados por muitas das técnicas e dos fármacos usados no manejo da via aérea, pois eles podem causar elevações adicionais da PIC. Além disso, as vítimas de politrauma podem se apresentar com hipotensão, limitando, assim, as opções de agentes e técnicas disponíveis. Este capítulo fornece a base para a compreensão do problema da PIC elevada e dos métodos ideais de manejo da via aérea neste grupo de pacientes.

Quando a elevação da PIC ocorre como resultado de uma lesão ou catástrofe clínica, o cérebro costuma perder a capacidade de regular o fluxo sanguíneo (autorregulação). Em geral, a PIC é mantida ao longo de uma variação de pressão arterial média (PAM) de 80 a 180 mmHg. A elevação da PIC costuma ser um sinal de autorregulação perdida. Neste cenário, a pressão arterial excessivamente alta ou baixa poderia agravar a lesão cerebral por desencadear edema cerebral ou isquemia. A hipotensão, mesmo por breves períodos, é especialmente prejudicial. A hipotensão e a hipoxia demonstraram ser preditores independentes de mortalidade e morbidade em pacientes com lesão cerebral traumática (LCT).

A PPC é a força motriz para o fluxo sanguíneo até o cérebro. Ela é medida como a diferença entre a PAM e a PIC:

$$PPC = PAM - PIC$$

Está claro, a partir dessa fórmula, que diminuições excessivas na PAM, como as que podem ocorrer durante a SRI, diminuiriam a PPC e contribuiriam para a isquemia cerebral. Inversamente, as elevações na PAM, se não forem acompanhadas por elevações equivalentes na PIC, podem ser benéficas por causa do aumento na pressão motriz para a oxigenação do tecido cerebral. Recomenda-se que a PIC seja mantida abaixo de 20 mmHg, a PAM entre 100 e 110 mmHg e a PPC próxima de 70 mmHg. Existem vários elementos confundidores que podem elevar a PIC durante o manejo da via aérea.

Resposta simpática reflexa à laringoscopia

A resposta simpática reflexa à laringoscopia (RSRL) é estimulada pela rica inervação sensorial da laringe supraglótica. O uso do laringoscópio, e particularmente a tentativa de colocação de um tubo endotraqueal, resulta em uma significativa descarga aferente que aumenta a atividade simpática para o sistema cardiovascular mediada através de atividade neuronal direta e liberação de catecolaminas. As tentativas mais prolongadas ou vigorosas de laringoscopia e intubação resultam em maior estimulação do sistema nervoso simpático. Essa liberação de catecolaminas causa elevação da frequência cardíaca e da pressão arterial, o que aumenta de maneira significativa o fluxo sanguíneo cerebral (FSC) à custa da circulação sistêmica. Essas alterações hemodinâmicas podem contribuir para a elevação da PIC, sobretudo se a autorregulação estiver prejudicada; assim, é desejável atenuar essa RSRL. Técnicas de intubação mais delicadas (incluindo o uso de operadores experientes e dispositivos de videolaringoscopia [VL]) que minimizam a estimulação da via aérea e os adjuntos farmacológicos (p. ex., betabloqueadores e opioides sintéticos) foram estudados para se obter essa atenuação. Em suma, a evidência disponível é insuficiente para determinar se os adjuntos farmacológicos, em particular o fentanil, têm um impacto na sobrevida do paciente ou no estado neurológico funcional.

A evidência é variável a respeito do uso da lidocaína para bloquear a resposta hemodinâmica à laringoscopia. Como resultado, a lidocaína não é recomendada para a mitigação da RSRL associada à intubação de emergência e *não deve mais ser administrada* para essa indicação.

Da mesma forma, o betabloqueador de ação curta esmolol tem demonstrado de maneira consistente ser capaz de controlar as respostas da frequência cardíaca e da pressão arterial à intubação. Porém, mesmo um agente de ação curta, como o esmolol, pode exacerbar a hipotensão em pacientes com trauma ou confundir a interpretação de uma redução na pressão arterial imediatamente após a intubação. Por essas razões, embora o esmolol seja consistente e confiável para a atenuação da RSRL em anestesia eletiva, ele não costuma ser usado para este propósito na intubação de emergência.

Como citado antes, o fentanil em doses de 3 a 5 µg/kg também mostrou atenuar a RSRL associada com a intubação. No entanto, embora essa abordagem possa mitigar a RSRL, seu uso eleva a complexidade e faz crescer o risco de erros na administração de medicamentos e *aumenta* a carga cognitiva do médico que realiza a SRI. Como resultado, o fentanil não é recomendado para uso rotineiro em pacientes com presumida elevação da PIC, mas ainda pode ter um papel em pacientes com PAM muito alta e presumida elevação da PIC, podendo ser considerado caso a caso. Em resumo, dada a complexidade da administração de medicamentos adicionais durante a SRI, o uso de agentes simpaticolíticos para elevação presumida da PIC é controverso, não sendo mais recomendado com firmeza.

Resposta da PIC ao bloqueio neuromuscular

A próprio SC pode ser capaz de causar um aumento leve e transitório na PIC, embora essa afirmação também tenha sido contestada. Contudo, essa ameaça potencial é mínima e nunca demonstrou afetar adversamente o resultado do paciente. A SC, portanto, continua sendo um bloqueador neuromuscular (BNM) comumente usado para o tratamento de pacientes com PIC elevada devido ao seu início rápido e curta duração. O bloqueio neuromuscular com agente não despolarizante, como o rocurônio, é comum, e dados recentes de registros sugerem que quase a metade de todas as SRIs na emergência são atualmente realizadas com o rocurônio. Em doses de intubação padrão, 1,5 mg/kg IV, o rocurônio cria condições ideais de intubação em 45 a 60 segundos. Como o rocurônio não tem o risco de elevar a PIC e não está associado com hipercalemia, ele é uma opção viável para bloqueio neuromuscular em casos de lesão cerebral. Uma observação importante é que a duração da paralisia com o rocurônio é muito maior do que com a SC e é dose-dependente. Se for desejada uma duração menor da paralisia, a SC deve ser considerada.

Escolha do agente de indução

Ao fazer o manejo do paciente com lesão cerebral potencial, é importante escolher um agente de indução que não afete de maneira adversa a PPC. O ideal seria escolher um agente de indução que melhorasse ou mantivesse a PPC e fornecesse algum efeito protetor cerebral ao reduzir a taxa metabólica cerebral de oxigênio (TMCO$_2$). Esse efeito pode ser comparado ao da diminuição da demanda de oxigênio do miocárdio no coração isquêmico. O etomidato é um derivado imidazólico de ação curta que exibe perfil cerebroprotetor benéfico com a vantagem adicional de estabilidade hemodinâmica. Na verdade, o etomidato é o mais hemodinamicamente estável de todos os agentes de indução comumente usados. Sua capacidade de diminuir a

TMCO$_2$ e a PIC e sua estabilidade hemodinâmica fazem dele o fármaco de escolha para pacientes com PIC elevada (ver Cap. 21). No passado, a cetamina era evitada em pacientes com elevações reconhecidas na PIC devido à crença de que ela pudesse aumentar ainda mais a PIC. Várias séries de casos em pacientes com respiração espontânea e obstrução da via de saída do líquido cerebrospinal (LCS), as quais não continham grupos-controle, formaram a base para essa preocupação. A evidência relacionada a esse fenômeno é mista, porém, e dados mais recentes sugerem que a cetamina é segura para uso em casos de trauma craniano. A cetamina pode, na verdade, aumentar a perfusão cerebral. No paciente hipertenso, o etomidato é preferido devido à possibilidade de que a cetamina aumente a PAM.

Seleção de dispositivos

Vários estudos investigaram as vantagens potenciais da intubação com endoscópio flexível ou laringoscopia rígida, trabalhando com a premissa de que essas técnicas minimizam a estimulação traqueal e, assim, a RSRL. Os resultados desses estudos são variáveis e não permitem que se tire qualquer conclusão para a recomendação de uma ou outra técnica. Em um cenário controlado de bloco cirúrgico, a inserção de um tubo endotraqueal na traqueia estimula mais do que uma laringoscopia de rotina. É claro, no entanto, que a intubação deve ser realizada da maneira mais suave possível, por meio da VL, limitando tanto o tempo quanto a intensidade da visualização laringoscópica.

ABORDAGEM À VIA AÉREA

A SRI é o método preferido para pacientes com suspeita de PIC elevada, porque fornece proteção contra as respostas reflexas à laringoscopia e elevações da PIC. A presença de coma não deve ser interpretada como uma indicação para a realização do procedimento sem agentes farmacológicos ou para se administrar apenas um BNM sem um fármaco de indução sedativo. Embora o paciente possa não parecer responsivo, a laringoscopia e a intubação irão provocar os reflexos antes descritos se os simpaticolíticos e os agentes de indução adequados não forem usados. A sequência no **Quadro 35.4** é recomendada para pacientes com PIC elevada.

INICIANDO A VENTILAÇÃO MECÂNICA

A ventilação mecânica no paciente com PIC elevada deve basear-se em três princípios: (1) oxigenação ideal, (2) normocapnia e (3) evitação de uma mecânica ventilatória (p. ex., pressão expiratória final positiva, pressão inspiratória de pico alta) que aumente a congestão venosa no cérebro.

Quadro 35.4 SRI para pacientes com presumida elevação da PIC

Tempo	Ação
Zero menos 10+ minutos	Preparação
Zero menos 10+ minutos	Pré-oxigenação
Zero menos 10+ minutos	Otimização fisiológica*
Zero	Paralisia com indução
	Etomidato 0,3 mg/kg *ou* propofol 1,5 a 2 mg/kg *ou* cetamina 1,5 mg/kg
	Succinilcolina 1,5 mg/kg *ou* rocurônio 1,5 mg/kg
Zero mais 30 segundos	Proteção e posicionamento
Zero mais 45 segundos	Posição com comprovação
Zero mais 60 segundos	Manejo pós-intubação
Infusão de propofol, 1 a 5 mg/kg/h IV	

*Pode-se considerar o fentanil na dose de 3 µg/kg IV caso a caso.

Embora nunca tenha havido base científica para o uso de hiperventilação "terapêutica", ela é adotada de forma ampla e entusiasmada. As diretrizes da Brain Trauma Foundation para Manejo do Traumatismo Craniencefálico Grave recomendam que a hiperventilação profilática seja evitada e que os pacientes com LCT grave sejam ventilados de maneira que se obtenha o limite inferior da normocapnia ($Paco_2$ de 35 a 40 mmHg). Uma abordagem semelhante parece prudente em pacientes com elevações clinicamente induzidas da PIC (p. ex., hemorragia cerebral).

Embora não haja evidências relacionadas a desfechos sustentando seu uso ou demonstrando qualquer benefício, a hiperventilação até uma $Paco_2$ de 30 mmHg ainda pode ter um papel limitado como medida temporária em pacientes com sinais clínicos de herniação (pupilas dilatadas ou postura em descerebração) que não respondem a intervenções apropriadas usando agentes osmóticos, drenagem de LCS ou ambos. Ela deve ser iniciada apenas com capnografia contínua para orientar os esforços ventilatórios e evitar sequelas danosas da hipocapnia excessiva. Além disso, o neuromonitoramento avançado para a isquemia cerebral deve ser considerado. Os parâmetros fisiológicos iniciais normais de ventilação são descritos no Capítulo 10. A fração inspirada de oxigênio (Fio_2) inicial deve ser de 1,0 (100%). A Fio_2 pode ser reduzida mais tarde de acordo com a oximetria de pulso, desde que se mantenha uma saturação de oxigênio normal. A pressão de dióxido de carbono pode ser acompanhada com gasometrias arteriais ou, preferivelmente, por capnografia contínua, e a primeira avaliação deve ser feita cerca de 10 minutos após o início da ventilação mecânica em estado de equilíbrio. Para permitir exames neurológicos precoces e frequentes, a sedação a longo prazo é mais bem realizada com uma infusão de propofol, a qual pode ser interrompida conforme necessário com a recuperação imediata do paciente. Porém, uma sedação profunda é desejada para permitir o controle efetivo da ventilação mecânica e outras intervenções necessárias, enquanto são atenuados os efeitos estimulantes do tubo na traqueia e é eliminada qualquer possibilidade de tosse ou movimentação brusca do paciente. O propofol não é analgésico, sendo que um analgésico opioide como o fentanil deve ser usado para melhorar a tolerância ao tubo endotraqueal e reduzir a estimulação e a responsividade.

DICAS

Estado de mal epiléptico

- Mesmo na via aérea difícil, a SRI costuma ser preferida para o manejo do paciente com convulsões ativas, pois qualquer técnica sem bloqueio neuromuscular tem pouca chance de sucesso. A avaliação da via aérea difícil pode ser desafiadora. Assim, a dificuldade da via aérea costuma ser questão de julgamento clínico. Planos de retaguarda e dispositivos de resgate apropriados devem estar prontos no caso de uma via aérea falha.
- O paciente paralisado pode continuar a convulsionar, possivelmente causando lesão neurológica apesar da falta de atividade motora. Administre doses efetivas de anticonvulsivantes de longa ação e use benzodiazepínicos para a sedação em longo prazo. Se possível, evite a paralisia por longo prazo. Se um BNM for usado, faça monitoramento contínuo com EEG.

PIC elevada

- A SRI é claramente o método desejado para a intubação traqueal em pacientes com suspeita de elevação da PIC. A técnica permite o controle de vários efeitos adversos e o controle ideal da ventilação após a intubação.
- O etomidato é o agente de indução preferido, particularmente se o paciente estiver hipotenso.
- O fentanil não é mais recomendado de rotina para PIC elevada que é complicada pela pressão arterial elevada. O benefício simpaticolítico adicional é provavelmente marginal porque a maioria dos pacientes já terá recebido uma dose de indução completa como parte da SRI. Além disso, nenhum estudo confirmou que ele melhora os desfechos do paciente quando usado durante a intubação de emergência.

EVIDÊNCIAS

Qual indução é melhor para pacientes neurocríticos?

Embora o lorazepam e o diazepam sejam os agentes prototípicos para terminar uma atividade convulsiva aguda, eles são muito inferiores como agentes de indução. Não há dados sobre o agente ideal como agente de indução no estado de mal epiléptico. O etomidato, o propofol e o midazolam são opções aceitáveis. A cetamina mostrou ser efetiva para terminar o estado de mal epiléptico, em especial nas crianças, sendo uma boa quarta opção.[1-8]

Midazolam, propofol ou pentobarbital para a terapia pós-intubação no paciente que convulsiona?

Para o cuidado pós-intubação, o paciente deve ser sedado com o uso de um fármaco que não apenas forneça amnésia e ansiólise, mas que também otimize a terapia antiepiléptica. Os benzodiazepínicos têm todas essas propriedades e estão prontamente disponíveis no cenário clínico de cuidados agudos. O midazolam é preferido em relação ao diazepam e ao lorazepam como infusão IV contínua em razão de sua meia-vida mais curta, hidrossolubilidade, estabilidade hemodinâmica e maior experiência clínica em estado de mal epiléptico refratário.

O midazolam e o propofol são preferidos como agentes de primeira linha, embora não existam ensaios clínicos randomizados prospectivos comparando essas terapias diretamente. Apesar da popularidade do propofol para o manejo de convulsões refratárias na unidade de terapia intensiva (UTI), há pouca experiência no ambiente da emergência e os estudos em UTI são pequenos demais para que se tirem conclusões.[5-7] A dose recomendada do propofol é de 1 a 2 mg/kg IV em dose inicial (ou indução) seguido por infusão de 1 a 5 mg/kg/hora. Doses mais altas têm sido associadas com a síndrome da infusão do propofol. A cetamina também foi estudada no contexto do estado de mal epiléptico refratário e pode ser considerada uma terapia adjuvante no tratamento pós-intubação dessa população de pacientes.[8] Uma revisão de estudos utilizando cetamina para esse fim descobriu que a dosagem média foi de 2,2 mg/kg/h como infusão contínua.

A otimização fisiológica para pacientes com PIC elevada melhora os resultados funcionais?

É desafiador fazer recomendações baseadas em evidências a respeito do manejo da via aérea no paciente com lesão cerebral e PIC elevada, como se faz em várias outras áreas no manejo da via aérea. Com respeito à metodologia, a maioria dos estudos sobre o efeito das intervenções discutidas neste capítulo foi realizada em pacientes estáveis no ambiente do bloco cirúrgico; outros, realizados em pacientes profundamente anestesiados na UTI durante a aspiração traqueal. É difícil extrapolar os achados neste grupo de pacientes para pacientes críticos submetidos à intubação de emergência. Além disso, o momento e a dose das intervenções farmacológicas variaram de maneira significativa, tornando difícil a comparação de um estudo com outro.

Não existe nenhum estudo na literatura que compare intervenções na via aérea com uma medida de desfecho funcional, ou seja, incapacidade ou morte. Elevações na frequência cardíaca, na pressão arterial e na PIC são os parâmetros comumente medidos na comparação de uma técnica ou intervenção farmacológica com outra porque elas afetam a PPC. Porém, não existe evidência de que elas sejam substitutos válidos para medidas de desfecho mais significativas, como a incapacidade, nem existe evidência de que elevações transitórias em qualquer dessas medidas previamente mencionadas tenham algum impacto significativo na morbidade ou mortalidade. Com base nisso, não existe evidência de que as intervenções apresentadas neste capítulo causem dano e, na falta de evidência mais direta, parece intuitivo que a minimização de alterações adversas na PIC, pressão arterial e frequência cardíaca possam contribuir para maximizar os bons desfechos.

REFERÊNCIAS

1. Trinka E, Cock H, Hesdorffer D, et al. A definition and classification of status epilepticus—report of the ILAE Task Force on Classification of Status Epilepticus. *Epilepsia*. 2015;56(10):1515-1523.
2. Synowiec AS, Singh DS, Yenugadhati V, Valeriano JP, Schramke CJ, Kelly KM. Ketamine use in the treatment of refractory status epilepticus. *Epilepsy Res*. 2013;105(1-2):183-188.
3. Gaspard N, Foreman B, Judd LM, et al. Intravenous ketamine for the treatment of refractory status epilepticus: a retrospective multicenter study. *Epilepsia*. 2013;54(8):1498-1503.
4. Ilvento L, Rosati A, Marini C, L'Erario M, Mirabile L, Guerrini R. Ketamine in refractory convulsive status epilepticus in children avoids endotracheal intubation. *Epilepsy Behav*. 2015;49:343-346.

5. Shearer P, Riviello J. Generalized convulsive status epilepticus in adults and children: treatment guidelines and protocols. *Emerg Med Clin North Am*. 2011;29:51-64.

6. Glauser T, Shinnar S, Gloss D, et al. Evidence-based guideline: treatment of convulsive status epilepticus in children and adults: report of the Guideline Committee of the American Epilepsy Society. *Epilepsy Curr.* 2016;16:48-61.

7. Rossetti AO, Reichhart MD, Schaller M-D, Despland P-A, Bogousslavsky J. Propofol treatment of refractory status epilepticus: a study of 31 episodes. *Epilepsia*. 2004;45:757-763.

8. Alkhachroum A, Der-Nigoghossian CA, Mathews E, et al. Ketamine to treat super-refractory status epilepticus. *Neurology*. 2020;95:e2286-e2294.

# CAPÍTULO 36

Doença reativa das vias aéreas

Heather Mahoney
Calvin A. Brown III

DESAFIO CLÍNICO

O manejo da via aérea em pacientes com asma aguda ou doença pulmonar obstrutiva crônica (DPOC) é um desafio porque a intubação não resolverá o problema principal: a obstrução das vias aéreas distais. No entanto, a intubação é necessária quando a insuficiência respiratória é provável, apesar do manejo clínico e ventilatório não invasivo. A ventilação pós-intubação pode ser extremamente difícil com acidose respiratória persistente ou em piora, barotrauma ou hipotensão causados por altas pressões intratorácicas com retorno venoso diminuído, embora mais com asma do que com DPOC. Portanto, a decisão de intubar deve ser tomada com cuidado. É essencial tratar de maneira vigorosa o broncospasmo agudo precocemente para evitar a intubação. Estratégias não invasivas de suporte respiratório (ventilação não invasiva e cânula nasal de alto fluxo [CNAF]) também podem prevenir a intubação em muitos desses pacientes, reduzindo o trabalho respiratório até que os broncodilatadores e corticoides comecem a fazer efeito.

O manejo inicial padrão da exacerbação aguda grave da asma inclui a reversão do broncospasmo dinâmico com o uso de terapia de nebulização contínua ou intermitente com β_2-agonista (salbutamol 10 a 15 mg/h ou a cada 20 minutos) e terapia de nebulização anticolinérgica (brometo de ipratrópio 0,5 mg a cada 20 minutos por três doses). Os corticoides orais ou intravenosos (IV) estão indicados para o tratamento do componente inflamatório. Para a asma aguda refratária que não responde a broncodilatadores e corticosteroides de primeira linha, a administração de sulfato de magnésio intravenoso 2 g em adultos ou 40 mg/kg (até um máximo de 2 g) em crianças reduziu a necessidade de internação em 25 e 68%, respectivamente, em duas revisões recentes da Cochrane (ver seção "Evidências"). No broncospasmo continuado, epinefrina ou terbutalina intramuscular de 0,25 a 0,5 mg podem fornecer broncodilatação adicional. O uso precoce de suporte respiratório não invasivo (ventilação com pressão positiva não invasiva [VNI] ou CNAF) pode evitar a necessidade de intubação, dando suporte ao trabalho respiratório. A analgesia deve ser considerada em casos graves devido à hiperventilação que causa aumento da retenção de ar e da auto-PEEP (pressão expiratória final positiva). Os pacientes com ansiedade podem ter dificuldade de tolerar o suporte não invasivo, e a analgesia leve pode proporcionar ansiólise e conforto durante a preparação para a intubação. Isso precisa ser realizado com cuidado à beira do leito e ajustado deliberadamente com cautela para não sedar demais prematuramente. Cetamina, fentanil ou dexmedetomidina podem ser usados para essa finalidade.

Na DPOC, as comorbidades (em especial doença cardiovascular) têm um papel mais importante e o prognóstico (mesmo com ventilação mecânica a curto prazo) é pior. No paciente com DPOC, a terapia anticolinérgica pode ser tão importante quanto aquela com β_2-agonistas. Os esteroides também são importantes para atenuar a inflamação subjacente. Como no caso dos pacientes com asma, é a progressão para fadiga, e não a piora do broncospasmo, que leva a insuficiência e parada respiratória. A menos que a condição do paciente force a intubação precoce ou imediata, um teste de suporte respiratório não invasivo é recomendado porque a pressão positiva nas vias aéreas em dois níveis (BiPAP) tem valor comprovado em certos pacientes com DPOC e pode ajudar a evitar a intubação. A CNAF usando um circuito de cânula nasal de alto fluxo aquecido e umidificado pode fornecer reduções semelhantes no trabalho respiratório e demonstrou não ser inferior à VNI. Como no paciente asmático, a ventilação mecânica após a intubação na DPOC pode ser difícil de manejar. As pressões ventilatórias costumam ser elevadas e o aprisionamento de ar (causando auto-PEEP) é comum, mesmo com um excelente manejo ventilatório. O aumento das pressões intratorácicas induzido pela ventilação mecânica combinado com a depleção de volume causada pelo trabalho respiratório do paciente antes da intubação, a coexistência de doença cardiovascular e as alterações hemodinâmicas relacionadas à redução do tônus simpático após a intubação fazem o período peri-intubação ser altamente dinâmico e instável. O manejo ventilatório é discutido na próxima seção.

ABORDAGEM À VIA AÉREA

Apesar da grande variedade de modalidades de tratamento clínico não invasivo, 1 a 3% das exacerbações agudas graves de asma necessitarão de intubação. Esses pacientes costumam ter fadiga e apresentam capacidade residual funcional (CRF) reduzida e desequilíbrio ventilação/perfusão, de modo que é difícil fazer sua pré-oxigenação ideal, devendo-se prever uma rápida dessaturação. A sequência rápida de intubação (SRI) costuma ser a abordagem preferida se a anatomia for favorável e a videolaringoscopia (VL) e a intubação forem consideradas simples. Se o paciente apresentar uma via aérea difícil (VAD), o operador pode planejar a intubação mais precocemente do que no paciente sem VAD, em uma tentativa de ter as melhores condições e a maior quantidade de tempo possível para uma técnica com o paciente acordado.

Técnica

O princípio mais importante no manejo do paciente com estado de mal asmático que necessita de intubação é o controle total da via aérea da maneira mais imediata possível. O paciente adota uma postura típica, ficando apenas sentado à medida que seu estado respiratório piora; essa posição deve ser mantida tanto quanto possível durante o período pré-intubação. A pré-oxigenação deve ser realizada o máximo possível (ver Cap. 8). A ventilação não invasiva pode ser considerada como meio para aumentar a F_{IO_2} durante essa fase enquanto reduz o trabalho respiratório. Os fármacos escolhidos para a SRI devem ser administrados ao paciente em uma posição confortável, geralmente sentado. Quando o paciente perde a consciência, ele deve ser colocado em decúbito dorsal com a cabeceira da cama a 20°, a cabeça e o pescoço devem ser posicionados e a laringoscopia e a intubação realizadas.

Dosagem e administração dos fármacos

O etomidato e a cetamina são os agentes indutores preferidos no paciente asmático. A dosagem de SRI para etomidato e cetamina é de 0,3 mg/kg IV e 1,5 mg/kg IV, respectivamente. A cetamina tem uma vantagem teórica devido ao seu efeito broncodilatador, embora isso provavelmente seja insignificante se uma terapia broncodilatadora vigorosa tiver sido administrada. Não há dados que comprovem a superioridade da cetamina na doença reativa das vias aéreas, e deve-se considerar que ela tem equivalência clínica em relação ao etomidato. Para os pacientes com DPOC e doença cardiovascular avançada, o etomidato pode ser preferível para evitar a estimulação de catecolaminas causada pela cetamina. Outros agentes de indução (como propofol ou midazolam) são opções, mas podem predispor esses pacientes à hipotensão em casos de hipovolemia e de grandes variações das pressões intratorácicas. O bloqueio neuromuscular com 1,5 mg/kg de succinilcolina ou de rocurônio é igualmente eficaz. O rocurônio é preferido devido à sua maior duração de ação e à prevenção da ventilação assíncrona inicial.

MANEJO PÓS-INTUBAÇÃO

Após o paciente ter sido intubado com sucesso e a posição adequada do tubo estar confirmada, a sedação e a analgesia são necessárias para alcançar sedação profunda para o máximo de sincronia entre o paciente e o ventilador. Normalmente, o bloqueio neuromuscular é necessário durante as primeiras horas de ventilação mecânica para facilitar o tempo máximo de expiração e a hipercapnia permissiva sem dissincronia. Pode ser iniciada a infusão IV de epinefrina nos casos mais graves. O manejo meticuloso do ventilador é fundamental para obter os melhores resultados. Podem ser administrados a cetamina adicional, bem como o salbutamol contínuo e outros adjuntos farmacológicos no sistema do ventilador mecânico.

Ventilação mecânica

Todos os pacientes asmáticos têm as pequenas vias aéreas obstruídas e hiperinsuflação dinâmica com quantidades variáveis de auto-PEEP (ou PEEP intrínseca). O aumento da auto-PEEP faz crescer o risco de barotrauma, causando pneumotórax. A descompressão alveolar segura e sem complicações requer um tempo expiratório prolongado, que é obtido por meio de uma frequência respiratória mais baixa para permitir que o fluxo de ar expirado retorne à linha de base entre as respirações. Isso pode exigir uma taxa tão baixa quanto 8 a 10 respirações por minuto nos casos mais extremos. Os pacientes podem tolerar volumes correntes protetores pulmonares (6 a 8 mL/kg de peso corporal ideal), mas essa estratégia requer hipercapnia permissiva, o que resulta da combinação de ventilação alveolar e ventilação-minuto baixas e alto espaço morto causado pelo broncospasmo. A sedação profunda e, mais comumente, o bloqueio neuromuscular contínuo são necessários para tolerar essa estratégia e evitar que a hipercapnia estimule o centro respiratório e aumente o impulso (*drive*) respiratório.

A pressão medida no pico da inspiração (PPI) é a pressão inspiratória de pico e consiste em uma medida da resistência das vias aéreas (incluindo a resistência do tubo endotraqueal). Essa leitura tem um valor preditivo inconsistente para barotrauma ou volutrauma (o que é mais bem previsto pela pressão de platô) e é alta em pacientes com doença broncospástica ou doença pulmonar obstrutiva. Uma elevação súbita na PPI deve ser interpretada como indicativa de obstrução do tubo, tampão de muco ou pneumotórax até que se prove o contrário. Uma queda súbita e dramática na PPI pode indicar uma extubação acidental ou a intubação esofágica.

A pressão intra-alveolar medida durante o fechamento da válvula inspiratória ao final da inspiração é chamada de *pressão de platô* ($P_{platô}$). Os valores < 30 cmH$_2$O são melhores e não costumam estar associados com barotrauma ou volutrauma. A mensuração e a tendência da $P_{platô}$ são uma excelente ferramenta objetiva para confirmar os parâmetros ventilatórios ideais e a resposta do paciente, bem como a reversão da obstrução do fluxo respiratório. Se as configurações iniciais do ventilador revelarem uma $P_{platô}$ de mais de 30 cmH$_2$O, considere reduzir o volume corrente para atenuar a hiperinsuflação.

DICAS

Configurações iniciais do ventilador

- Determine o peso corporal ideal do paciente.
- Ajuste um volume corrente de 6 a 8 mL/kg com uma FIO_2 de 1,0 (oxigênio a 100%).
- Ajuste uma frequência respiratória de 8 a 10 respirações/min.
- Meça e mantenha a pressão de platô em < 30 cmH$_2$O.
- Concentre-se inicialmente na oxigenação e nas pressões (platô) das vias aéreas e permita a hipercapnia permissiva.
- Garanta a sedação e a analgesia contínuas com propofol ou um benzodiazepínico junto com opioide não liberador de histamina, como o fentanil.
- Considere a paralisia com relaxante muscular não despolarizante se for difícil atingir os objetivos da ventilação.
- Continue a terapia com β_2-agonista e o tratamento farmacológico adjunto adicional com base na gravidade da doença do paciente e na resposta objetiva ao tratamento.

Complicações da ventilação mecânica

Duas das complicações mais vistas em pacientes asmáticos em ventilação mecânica são a lesão pulmonar (baro/volutrauma) e a hipotensão. O pneumotórax hipertensivo deve ser considerado imediatamente em qualquer episódio de hipotensão, sobretudo quando o início é repentino. Naqueles pacientes sem pneumotórax hipertensivo, a hipotensão costuma estar relacionada à depleção absoluta de volume ou ao retorno venoso diminuído em função do aumento da auto-PEEP e da pressão intratorácica. Os riscos inerentes para o desenvolvimento de qualquer uma dessas complicações estão diretamente relacionados ao grau de hiperinsuflação. Entre os dois, a hipotensão é menos frequentemente atribuível ao pneumotórax hipertensivo, mas é prejudicial se passar despercebida. A maioria dos pacientes asmáticos terá depleção do volume intravascular em função do aumento do trabalho respiratório, da diminuição da ingesta oral após o início da exacerbação da asma e do estado metabólico aumentado generalizado. Por tais razões, é apropriada a infusão empírica de 1 a 2 L de cristaloide antes do início da SRI ou precocemente durante a ventilação mecânica.

O pneumotórax pode ser rapidamente excluído com ultrassonografia à beira do leito ou radiografia de tórax. Um teste para pressão intratorácica elevada que causa hipovolemia também pode ser feito com um teste de apneia após a exclusão do pneumotórax. O paciente é desconectado do ventilador, permitindo-se que fique em apneia por até 1 minuto desde que seja assegurada uma oxigenação adequada pela oximetria de pulso. Na depleção de volume, a pressão intratorácica média cairá rapidamente; a pressão arterial deve começar a subir; a de pulso ficará mais ampla; e a frequência cardíaca cairá dentro de 30 a 60 segundos. Com grandes quantidades de auto-PEEP, reduções na retenção de ar são necessárias conforme descrito antes. Se a auto-PEEP não for um problema, então a infusão empírica de volume com 500 mL de cristaloide deve ser instituída e pode ser repetida com base na resposta do paciente ao volume adicional. Se o exame físico ou a radiografia não identificarem o pulmão comprometido em um paciente próximo de uma parada cardíaca, a drenagem torácica bilateral está indicada. A reavaliação dos parâmetros ventilatórios será necessária a partir de então. Os parâmetros ventilatórios iniciais e as potenciais complicações da ventilação no paciente asmático são compartilhados pelo paciente com DPOC.

EVIDÊNCIAS

A intubação para asma no departamento de emergência é comum? Como ela é tratada?

Uma análise recente de mais de 14.500 intubações no departamento de emergência para indicações médicas revelou que apenas 173 (1,2%) delas eram para asma. Em comparação com outras intubações, os pacientes com asma tiveram maior probabilidade de serem pré-oxigenados com BiPAP (63 vs. 14%), serem submetidos a SRI (96 vs. 81%) e serem induzidos com cetamina (52 vs. 12%). As taxas de complicações foram semelhantes.[1]

Os anticolinérgicos inalatórios melhoram os desfechos em doenças reativas agudas da via aérea em comparação com os β-agonistas inalatórios isoladamente?

Os efeitos broncodilatadores dos agentes anticolinérgicos são bem conhecidos, mas há controvérsia sobre se esses agentes atuam de maneira sinérgica com os β-agonistas em casos de broncospasmo agudo. Uma recente revisão da Cochrane de 2017 concluiu que o efeito combinado de anticolinérgicos com β-agonistas na asma aguda reduziu as internações hospitalares e melhorou a função pulmonar em comparação com β-agonistas isolados. No entanto, houve mais efeitos colaterais, como tremor, agitação e palpitações, com a terapia combinada.[2] Na DPOC, os agentes anticolinérgicos de manutenção são úteis; contudo, nas exacerbações agudas, isso ainda não está claro. Uma revisão na Cochrane Database resumiu quatro estudos que compararam a inalação de salbutamol com brometo de ipratrópio no cenário de exacerbações agudas de DPOC. Os dados agrupados a partir desses estudos (total de 129 pacientes) não demonstraram diferença no volume expiratório forçado no primeiro segundo (VEF_1) em 1 hora ou em 24 horas entre os grupos do salbutamol e do brometo de ipratrópio. A adição de brometo de ipratrópio ao salbutamol não resultou em qualquer benefício em relação ao salbutamol isoladamente. Apesar dessa relativa escassez de evidências, a American Thoracic Society, a European Respiratory Society e a Global Initiative for Chronic Obstructive Lung Disease defendem o uso de ipratrópio inalatório nas exacerbações agudas da DPOC.[3] Assim, com base nas evidências disponíveis, os agentes anticolinérgicos devem ser usados em pacientes asmáticos agudos graves como terapia-padrão e devem ser considerados no tratamento das exacerbações agudas da DPOC, especialmente quando pouca melhora é observada com β-agonistas isolados.

O uso de magnésio IV melhora os desfechos em pacientes com asma aguda?

O magnésio tem um papel no relaxamento da musculatura lisa, e pesquisas recentes se concentraram no papel desse medicamento no alívio do broncospasmo. O magnésio IV está associado com redução das internações hospitalares e com melhora da função pulmonar em crianças e adultos. Em duas avaliações da Cochrane, o magnésio evitou a hospitalização de 25% em adultos e 68% em crianças.[4,5] Não há boas evidências de que o magnésio diminua a necessidade de intubação. Com base nesses dados, a terapia com magnésio IV deve ser considerada como adjuvante em casos de asma grave ou em pacientes que não respondam à terapia inicial.

Existe alguma estratégia ventilatória não invasiva que possa melhorar a pré-oxigenação na asma aguda?

A VNI tem sido usada com sucesso para reduzir o trabalho respiratório e para pré-oxigenar os pacientes;[6] porém, agitação e *delirium* podem atrapalhar as tentativas de pré-oxigenação nos casos graves. Um recente estudo observacional prospectivo e multicêntrico descreveu a técnica de sequência prolongada de intubação (SPI), a qual poderia ser usada nos pacientes cujo *delirium* ou agitação impedissem a pré-oxigenação ideal por máscara facial ou VNI.[7] Na SPI, uma dose dissociativa de cetamina é administrada para permitir a pré-oxigenação. Nesse estudo prospectivo de 62 pacientes, a média de saturação de oxigênio aumentou após a SPI (90 para 99%) sem que fossem notados efeitos adversos mesmo em pacientes de alto risco. Embora os dados desse estudo sejam promissores, a falta de randomização, de comparação direta com a SRI e a amostra pequena impedem que se faça uma recomendação para seu uso rotineiro.[8]

A cetamina IV é benéfica na asma aguda?

A cetamina tem sido frequentemente discutida para o tratamento da asma aguda. O benefício teórico dos efeitos broncodilatadores da cetamina, da analgesia para retardar a hiperventilação e da menor supressão do impulso respiratório impulsionou seu uso na emergência. Seu início de ação é rápido e pode ser administrado por via intramuscular ou intravenosa. Ela é aceita como tratamento na asma grave e refratária do paciente pediátrico intubado e de alguns adultos sem doença cardiovascular. A cetamina também foi proposta para uso em pacientes não intubados refratários à terapia convencional para tratamento, especialmente em pacientes que hiperventilam para facilitar a oxigenação com ventilação não invasiva. No entanto, o equilíbrio entre a disforia e o aumento da agitação em um paciente com dificuldade respiratória pode ser prejudicial e deve ser levado em consideração. A cetamina é uma opção lógica no manejo da via aérea do asmático grave, porque aumenta as catecolaminas circulantes, é um dilatador direto da musculatura lisa e inibe o estímulo vagal. Porém, não existem estudos controlados demonstrando o benefício da cetamina IV no manejo do paciente asmático não intubado. Os relatos de casos de melhora marcante na função pulmonar com a cetamina perpetuaram essa popularidade, mas nenhum estudo randomizado foi realizado para demonstrar a superioridade da cetamina sobre outros agentes. Recentemente, um estudo duplo-cego controlado com placebo randomizou 33 pacientes pediátricos com asma para infusão de cetamina (0,2 mg/kg em bólus, seguidos por 0,5 mg/h por 2 horas) e 35 pacientes para placebo.[9] Ambos os grupos receberam salbutamol, brometo de ipratrópio e glicocorticoides. Nenhuma diferença significativa em escores pulmonares (incluindo frequência respiratória, sibilância, razão I:E, uso de musculatura acessória e saturação de oxigênio) foi encontrada entre os dois grupos. Nenhuma diferença nas taxas de hospitalização foi notada. Até o momento, com base no mecanismo de ação e no perfil de segurança, a cetamina parece ser o melhor agente disponível para a SRI no paciente asmático. Na ausência da cetamina, outros agentes podem ser usados. Não existe evidência suficiente para sustentar o uso da cetamina IV como terapia adjunta em pacientes não intubados ou ventilados.

REFERÊNCIAS

1. Godwin HT, Fix ML, Baker O, Madsen T, Walls RM, Brown CA 3rd. Emergency department airway management for status asthmaticus with respiratory failure. *Respir Care.* 2020;65(12):1904-1907.
2. Kirkland SW, Vandenberghe C, Voaklander B, Nikel T, Campbell S, Rowe BH. Combined inhaled beta-agonist and anticholinergic agents for emergency management in adults with asthma. *Cochrane Database Syst Rev.* 2017;1(1):CD001284.
3. Singh D, Agusti A, Anzueto A, Barnes PJ, Bourbeau J, Celli BR, Criner GJ, Frith P, Halpin DMG, Han M, López Varela MV, Martinez F, Montes de Oca M, Papi A, Pavord ID, Roche N, Sin DD, Stockley R, Vestbo J, Wedzicha JA, Vogelmeier C. Global Strategy for the Diagnosis, Management, and Prevention of Chronic Obstructive Lung Disease: The GOLD Science Committee Report 2019. *Eur Respir J.* 2019;53:1900164.
4. Griffiths B, Kew KM. Intravenous magnesium sulfate for treating children with acute asthma in the emergency department. *Cochrane Database Syst Rev.* 2016;(4):CD011050.
5. Kew KW, Kirtchuk L, Michell CI. Intravenous magnesium sulfate for treating adults with acute asthma in the emergency department. *Cochrane Database Syst Rev.* 2014;(5):CD010909.
6. Baillard C, Fosse J-P, Sebbane M, et al. Noninvasive ventilation improves preoxygenation before intubation of hypoxic patients. *Am J Respir Crit Care Med.* 2006;174(2):171-177.
7. Weingart SD, Trueger NS, Wong N, et al. Delayed sequence intubation: a prospective observational study. *Ann Emerg Med.* 2015;65(4):349-355.
8. El-Khatib MF, Jamaleddine G, Kanj N, et al. Effect of heliox- and air-driven nebulized bronchodilator therapy on lung function in patients with asthma. *Lung.* 2014;192(3):377-383.
9. Allen JY, Macias CG. The efficacy of ketamine in pediatric emergency department patients who present with acute severe asthma. *Ann Emerg Med.* 2005;46(1):43-50.

CAPÍTULO 37

Vias aéreas distorcidas e obstrução aguda da via aérea superior

Erik G. Laurin
Ali S. Raja

DESAFIO CLÍNICO

O termo *via aérea superior* refere-se à porção da anatomia da via aérea que se estende dos lábios e das narinas até o primeiro anel traqueal. A primeira porção da via aérea superior é redundante: uma passagem nasal e uma passagem oral. Porém, ao nível da orofaringe, as duas passagens se fundem e a redundância é perdida. As causas mais frequentes de distorção e obstrução aguda da via aérea superior ocorrem na região desse canal comum e são geralmente laríngeas. Além disso, distúrbios da base da língua e da faringe podem causar obstrução (**Quadro 37.1**). Este capítulo aborda os problemas que distorcem ou obstruem a via aérea superior. Os corpos estranhos na via aérea superior são abordados nos Capítulos 28 e 44.

ABORDAGEM À VIA AÉREA

Os sinais de distorção e obstrução da via aérea superior podem ser ocultos ou sutis. Uma deterioração potencialmente fatal pode ocorrer de maneira súbita e inesperada. Intervenções aparentemente inócuas, como pequenas doses de agentes sedativo-hipnóticos para o alívio da ansiedade ou o uso de agentes anestésicos tópicos locais, podem precipitar a obstrução súbita e completa da via aérea. Os dispositivos de resgate podem não ser bem-sucedidos e até estar contraindicados em algumas circunstâncias. Em pacientes com obstrução ou com distorção anatômica da via aérea superior, o objetivo é manejá-la de maneira rápida e controlada antes que ocorra a obstrução completa. Até que o manejo definitivo seja tentado, o paciente deve permanecer em uma posição de conforto. Isso é especialmente verdadeiro em crianças, nas quais a ansiedade, o medo e o choro podem fazer com que uma obstrução parcial se torne uma obstrução completa das vias aéreas.

Quando deve ser realizada alguma intervenção?

O Capítulo 1 aborda a importante questão: "quando intubar?". Se a obstrução da via aérea superior é grave, progressiva ou iminente, então é necessária uma ação imediata (em geral a cricotireotomia ou a sequência rápida de intubação [SRI] por ser "*forçado a agir*") sem considerações adicionais sobre transferir o paciente para outro local (p. ex., bloco cirúrgico, outro hospital). É fundamental reconhecer os pacientes que necessitam de uma via aérea cirúrgica inevitável e a realização do procedimento sem demora, pois costuma-se perder um tempo valioso tentando outros métodos para obter controle da via aérea. Se houver falha na indicação de uma intervenção *imediata*, a questão fica mais difícil: qual é a evolução clínica esperada?

> **Quadro 37.1** Causas de obstrução da via aérea superior
>
> A. *Infecciosas*
>   a. Laringotraqueobronquite viral e bacteriana (p. ex., crupe)
>   b. Abscessos parafaríngeos e retrofaríngeos
>   c. Tonsilite lingual (uma tonsila lingual é uma anomalia congênita rara, mas real, e uma causa bem reconhecida de falha de intubação)
>   d. Infecções, hematomas ou abscessos da língua ou do assoalho da boca (p. ex., angina de Ludwig)
>   e. Epiglotite (também conhecida como supraglotite)
> B. *Neoplásicas*
>   a. Carcinomas laríngeos
>   b. Carcinomas hipofaríngeos e linguais
> C. *Agentes físicos e químicos*
>   a. Corpo estranho
>   b. Lesões térmicas (calor e frio)
>   c. Lesões cáusticas (ácidas e alcalinas)
>   d. Inalação de toxinas
> D. *Alérgicas/idiopáticas:* incluindo angiedema induzido por IECA
> E. *Traumáticas:* trauma fechado e penetrante do pescoço e da via aérea superior

IECA, inibidor da enzima conversora da angiotensina.

Os ferimentos penetrantes no pescoço e na via aérea são notoriamente imprevisíveis (ver Cap. 34). Alguns especialistas recomendam que se assegure a via aérea independentemente de sinais de alerta, enquanto outros recomendam a observação expectante. Existem problemas substanciais com essa última estratégia. O primeiro é que o paciente costuma permanecer relativamente assintomático até que ocorra uma obstrução completa súbita e inesperada, resultando em uma via aérea – e um paciente – que não podem ser resgatados. O segundo é que, a menos que seja usado um endoscópio flexível, o observador só consegue ver a porção anterior e não a porção posterior e inferior da via aérea, onde é provável que ocorra a obstrução. Em outras palavras, quando não for usado um endoscópio flexível, só é possível ver "a ponta do *iceberg*".

Também é importante a evolução temporal da ameaça à via aérea. Todas as outras coisas permanecendo iguais, um paciente que apresenta edema de via aérea, como o angiedema, que tenha se desenvolvido ao longo de 8 a 12 horas, tem substancialmente menos risco de obstrução súbita comparado a um paciente semelhante com o mesmo grau de edema que tenha se desenvolvido ao longo de 30 minutos. Em geral, para qualquer condição em que a obstrução possa ser progressiva, silenciosa e inobservável externamente (p. ex., angiedema, lesões vasculares no pescoço, epiglotite), o curso mais prudente é agir mais cedo em vez de tardiamente para assegurar a via aérea.

Existem quatro sinais cardinais para obstrução aguda da via aérea superior:

- Voz de "batata quente": a voz abafada que costuma ser ouvida em pacientes com mononucleose e tonsilas muito grandes
- Dificuldade para engolir secreções, seja por causa de dor ou obstrução: o paciente geralmente está sentado, inclinado para frente e cuspindo ou babando secreções
- Estridor
- Dispneia

Os dois primeiros sinais não sugerem necessariamente que a obstrução total das vias aéreas superiores seja iminente; no entanto, o estridor e a dispneia, sim. O paciente que apresenta estridor já perdeu pelo menos 50% do calibre das vias aéreas e exige intervenção imediata. Em crianças menores de 8 a 10 anos com crupe, a terapia clínica pode ser suficiente. Em crianças maiores e adultos, a presença de estridor pode indicar a necessidade de uma via aérea cirúrgica ou, pelo menos, de uma preparação dupla. Esta técnica utiliza uma tentativa com o paciente acordado, idealmente usando endoscópio flexível, com a capacidade (preparada com antecedência) de mudar para uma via aérea cirúrgica se for necessário. A ventilação com bolsa-válvula-máscara (VBVM) adequadamente realizada costuma ser bem-sucedida em casos de obstrução de tecidos moles (incluindo laringospasmo), mas em geral não irá superar uma obstrução fixa (como a compressão extrínseca da via aérea por um hematoma) e, de todo modo, não deve ser considerada mais do que uma manobra temporária.

Quais são as opções em caso de piora ou obstrução da via aérea?

As principais considerações nesse caso são:

- ***A VBVM de resgate será possível?*** Será possível obter a vedação da máscara, ou a porção inferior da face está distorcida? O ferimento cervical penetrante atingiu a via aérea, tornando-a incompetente a pressões elevadas? Conforme discutido no Capítulo 12, os dispositivos de bolsa-válvula-máscara mais comumente usados para reanimação são capazes de gerar 50 a 100 cm de pressão de água na via aérea superior, desde que não tenham válvulas de alívio da pressão positiva e que possa ser obtida a vedação adequada da máscara. Os dispositivos pediátricos e neonatais costumam incorporar válvulas de alívio de pressão positiva, as quais podem ser facilmente desativadas se for necessário. Este nível de pressão positiva costuma ser suficiente para vencer o moderado grau de obstrução da via aérea superior causada por tecido redundante (p. ex., obesidade), tecido edemaoso (p. ex., angiedema, crupe, epiglotite) ou laringospasmo. Porém, as lesões que são duras e fixas, como hematomas, abscessos, tumores e corpos estranhos, produzem uma obstrução que não pode ser vencida de forma confiável com a VBVM, mesmo com pressões elevadas na via aérea superior.
- ***Onde está o problema na via aérea?*** Se a lesão ocorrer ao nível da face ou oro/nasofaringe e a intubação orotraqueal for considerada impossível (por qualquer razão), um dispositivo extraglótico (DEG, como máscara laríngea [ML] ou King LT) pode ser considerado se houver acesso oral. Se a lesão ocorrer ao nível da glote ou imediatamente acima, um DEG pode não ser efetivo e pode haver necessidade de intubação (se a obstrução puder ser ultrapassada) ou cricotireotomia (se não puder). Se a lesão estiver abaixo das pregas vocais, a cricotireotomia não irá ultrapassá-la e deve ser usada uma estratégia totalmente diferente (ver Caps. 28 e 44).

Quais são as vantagens e os riscos de uma técnica com o paciente acordado?

Na maioria dos casos, a menos que o paciente esteja em crise ou piorando rapidamente, o exame com o paciente acordado usando um endoscópio flexível é a melhor abordagem. Tal exame endoscópico permite a avaliação da via aérea e, se indicado, a intubação (ver Caps. 17 e 24). Como alternativa, a laringoscopia oral com o paciente acordado pode ser realizada preferencialmente usando um videolaringoscópio. Se for obtida uma visualização glótica adequada por laringoscopia direta (LD) ou videolaringoscopia (VL), realiza-se a intubação. Se a visualização estiver abaixo do ideal, mas a epiglote puder ser vista e estiver na linha média, a intubação orotraqueal com SRI costuma ser possível, sobretudo com introdutor, a menos que o diagnóstico operacional seja de um distúrbio laríngeo primário. Em raras situações, porém, a via aérea pode ser mais difícil de visualizar após a indução e paralisia, ou ela pode ter piorado abruptamente entre o exame acordado e a administração dos fármacos da SRI. Por essas razões, os fármacos da SRI devem ser aspirados antes de se realizar a laringoscopia com o paciente acordado, com a intubação sendo realizada no momento do exame inicial, e não depois de um atraso necessário para retirar o laringoscópio e subsequentemente realizar a SRI. Se a suspeita for de que a lesão está ao nível da laringe, é importante a visualização completa da laringe e, particularmente, da glote (p. ex., visualização com endoscopia flexível).

A SRI é uma opção razoável?

Se houver confiança de que a intubação orotraqueal é possível e muita confiança de que o paciente pode ser ventilado com sucesso por VBVM ou DEG, então é razoável realizar a SRI (p. ex., precocemente no curso de uma lesão cervical penetrante). É aconselhável uma preparação dupla, estando pronto para uma via aérea cirúrgica. A decisão sobre realizar SRI *versus* exame com o paciente acordado ou cricotireotomia primária é uma questão de juízo clínico. Um paciente com lesão recente de via aérea superior (p. ex., inalação de produtos de combustão) costuma ser facilmente intubado pela via oral (na ausência de marcadores preexistentes de via aérea difícil), desde que isso seja feito antes que o sangramento causado pela lesão e o edema da via aérea progridam. O principal determinante é a confiança do médico de que a intubação tem grande chance de sucesso e, se não for o caso, de que a oxigenação por VBVM ou DEG (ou por cricotireotomia) seja oportuna e bem-sucedida.

As dificuldades nos pacientes que apresentam obstrução da via aérea superior ressaltam a importância de assegurar dispositivos alternativos, como o endoscópio flexível e o videolaringoscópio, além do laringoscópio e introdutor convencionais. Os pacientes com obstrução da via aérea superior em que a LD tem mais chance de ser impossível, como no angiedema grave, podem algumas vezes ser intubados com sucesso usando-se um videolaringoscópio estreito hiperangulado (p. ex., GlideScope), e eles costumam ser candidatos relativamente adequados para a intubação com endoscópio flexível. A decisão de tentar a VL com lâmina hiperangulada em geral depende da quantidade de espaço disponível para passar a lâmina. A área entre a língua e o palato pode ser avaliada por inspeção visual e palpação, mas a base da língua e as áreas laríngeas são impossíveis de avaliar até que a lâmina seja inserida; portanto, uma abordagem com o paciente acordado é essencial (em todos os cenários, exceto em situações de "forçado a agir") para determinar de forma controlada se a laringoscopia e a passagem do tubo endotraqueal são possíveis. Tanto a laringoscopia quanto a passagem do tubo têm seus próprios desafios, e a capacidade de realizar uma laringoscopia com sucesso ainda pode resultar em uma passagem difícil ou impossível do tubo endotraqueal. Em contraste, os endoscópios flexíveis inseridos pela nasofaringe ou orofaringe podem ser manobrados mais facilmente ao redor de obstruções parciais do que as lâminas e, com a quantidade de flexibilidade direcional da ponta do endoscópio, podem visualizar uma laringe obstruída com mais facilidade do que uma lâmina. Além disso, a passagem do tubo endotraqueal é simplificada porque passa por cima do endoscópio, em vez de ser uma passagem separada e distinta.

Uma abordagem que se tornou preferida é a técnica de dois dispositivos, na qual tanto um videolaringoscópio quanto um endoscópio flexível são usados. A lâmina do videolaringoscópio é usada para deslocar tecidos moles e visualizar o máximo possível da laringe. Se uma boa visualização for obtida e a passagem do tubo endotraqueal for possível, o paciente será intubado. Se a laringoscopia ou a passagem do tubo endotraqueal forem difíceis, outro operador com um endoscópio flexível deve estar preparado para realizar uma intubação endoscópica, o que geralmente é ainda mais fácil quando se usa uma lâmina de videolaringoscópio para deslocar tecidos moles, abrir as vias aéreas superiores e visualizar a aproximação do endoscópio em direção à laringe. Uma vez que o endoscópio está na traqueia, o tubo endotraqueal é liberado pelo endoscópio, com visualização da intubação e solução de problemas conforme necessário na tela do videolaringoscópio.

DICAS

- Evite transferir pacientes com suspeita de obstrução da via aérea superior e vias aéreas não asseguradas, mesmo por curtas distâncias. Com raras exceções, é quase sempre prudente garantir a via aérea de um paciente com lesão cervical penetrante aguda significativa ou com trauma laríngeo fechado (exemplos de obstrução "dinâmica" da via aérea superior) antes do transporte.
- O angiedema é uma condição potencialmente perigosa e imprevisível, sobretudo quando ocorre ao longo de um período curto. O exame externo dos lábios, da língua e da faringe diz pouco sobre o que está ocorrendo ao nível da via aérea. A intervenção precoce, em vez de tardia, é o curso de ação mais prudente. Em geral, a endoscopia flexível irá fornecer as informações definitivas e servir como conduto para a intubação, quando indicada.
- O paciente com obstrução aguda da via aérea superior, uma via aérea rompida ou distorcida, que *possa* proteger e manter a via aérea, e *possa* manter a oxigenação e a ventilação deve sempre ser considerado como tendo uma *via aérea difícil*, e o algoritmo próprio ao caso deve ser usado (ver Cap. 5).
- O paciente com obstrução da via aérea superior, uma via aérea rompida ou distorcida, que *não possa* manter a oxigenação ou a ventilação deve ser considerado como tendo uma *via aérea falha*, e o algoritmo próprio ao caso deve ser usado (ver Cap. 4).
- As técnicas de manejo da via aérea às cegas (p. ex., intubação nasotraqueal às cegas [INTC]) em pacientes com distorção da anatomia ou obstrução da via aérea superior estão contraindicadas e não devem ser tentadas.
- A VBVM, de maneira isolada, não pode ser considerada segura para resgate da via aérea, particularmente se a obstrução for causada por uma lesão fixa.
- A SRI costuma estar contraindicada a menos que o operador seja forçado a fazer uma última tentativa "ideal" invocando o princípio de "forçado a agir" (ver Cap. 5), que a visualização com o paciente acordado seja tranquilizadora ou que o operador julgue que a SRI tem chance de sucesso com um plano de resgate preparado (preparação dupla).
- Deve-se estar preparado para uma cricotireotomia antes de realizar uma laringoscopia com o paciente acordado, reconhecendo que a manipulação de uma via aérea irritada, a administração de um agente sedativo ou a aplicação de um anestésico tópico podem precipitar a obstrução total.

EVIDÊNCIAS

Quais evidências orientam o tratamento emergencial de pacientes com obstrução aguda das vias aéreas superiores e com que frequência as técnicas com o paciente acordado são usadas?

Um relatório recente do National Emergency Airway Registry (NEAR) revelou que cerca de 1% de todos os casos de vias aéreas com adultos em emergência são manejados com um endoscópio flexível, mais frequentemente empregado no caso de obstrução das vias aéreas.[1] Em uma análise NEAR mais recente de 19.071 casos com pacientes diferentes, uma técnica com o paciente acordado foi usada na primeira tentativa em 82 (0,4%) pacientes. A maioria das primeiras tentativas (91%) foi realizada por médicos de emergência para angiedema (32%) e obstrução das vias aéreas sem angiedema (31%). O dispositivo inicial mais usado foi um endoscópio flexível (78%). Entre todas as intubações com os pacientes acordados, o sucesso na primeira tentativa foi alcançado em 85% (IC 95%, 76 a 95%).[2]

Com que frequência o angiedema induzido por inibidor da enzima conversora da angiotensina (IECA) exige intubação, e como ele é manejado?

Na mesma coorte NEAR, a intubação foi realizada para angiedema em 98 casos (0,5%). O sucesso na primeira tentativa foi alcançado em 81%, com médicos de emergência realizando o procedimento em 94% dos casos. O dispositivo mais usado foi um endoscópio flexível (49%), e 42% das tentativas foram feitas por via nasal. Os métodos farmacológicos incluíram sedação com paralisia (61% – provavelmente aqueles intubados no início da evolução), anestesia tópica com ou sem sedação (13 e 13%, respectivamente) e somente sedação (10%). Entre 19 (19%) pacientes que necessitaram de tentativas adicionais, a intubação foi alcançada na segunda tentativa em 10 (53%). A cricotireotomia foi realizada em dois pacientes (2%), mas nenhuma morte foi observada.[3]

É verdade que a aplicação de agentes anestésicos tópicos em uma via aérea distorcida pode desencadear obstrução total da via aérea?

Não há estudos relacionados a esse assunto, mas a maioria dos profissionais com experiência em via aérea já viu essa situação. Embora o mecanismo pelo qual isso ocorre ainda seja especulado, trata-se de fenômeno real, devendo-se ter cuidado em casos de obstrução preexistente da via aérea quando se contempla anestesia tópica e instrumentação da via aérea. As estratégias de resgate devem ser preparadas antecipadamente e o exame da via aérea deve ser feito onde se possa executar um resgate rápido no caso de obstrução completa.

REFERÊNCIAS

1. Brown CA 3rd, Bair AE, Pallin DJ, et al. Techniques, success, and adverse events of emergency department adult intubations. *Ann Emerg Med.* 2015;65(4):363-370.
2. Kaisler MC, Hyde RJ, Sandefur BJ, et al. Awake intubations in the emergency department: a report from the National Emergency Airway Registry. *Am J Emerg Med.* 2021;49:48-51.
3. Sandefur BJ, Liu XW, Kaji AH, et al. Emergency department intubations in patients with angioedema: a report from the National Emergency Airway Registry. *J Emerg Med.* 2021;61(5):481-488.

CAPÍTULO 38

Paciente gestante

Megan Leigh Fix
Rebecca L. Kornas

DESAFIO CLÍNICO

As alterações fisiológicas e anatômicas associadas com a gestação podem dificultar todas as facetas do manejo da via aérea, incluindo oxigenação, ventilação e segurança da via aérea. Junto com muitas alterações fisiológicas, a fase final da gestação também representa dificuldades únicas relacionadas à via aérea. Na verdade, as complicações relacionadas com o manejo da via aérea na paciente parturiente são a causa mais significativa de mortalidade materna relacionada à anestesia. A gestação altera a anatomia e a fisiologia da paciente de várias maneiras distintas:

- *Reserva e depleção de oxigênio.* Há uma redução de aproximadamente 20% no volume de reserva expiratório (VRE), no volume residual (VR) e na capacidade residual funcional (CRF) e um aumento na taxa metabólica basal materna e na demanda de oxigênio pelo feto. Essas alterações levam a uma queda mais rápida da saturação durante a apneia mesmo com a pré-oxigenação completa (cerca de três minutos em comparação com 6 a 8 minutos em uma adulta não gestante), o que é ainda exacerbado nas gestantes obesas.
- *Hiperventilação fisiológica.* A progesterona aumenta o impulso (*drive*) ventilatório e leva à hiperventilação. A ventilação-minuto materna aumenta precocemente na gestação em grande parte devido a um aumento no volume corrente. Isso resulta em alterações nos parâmetros gasométricos "normais" que devem ser levadas em conta no manejo da ventilação mecânica. A $Paco_2$ materna diminui para cerca de 32 mmHg, o que está associado com uma diminuição compensatória no bicarbonato de 26 para 22 mEq/L para manter o pH materno normal. A ventilação mecânica deve fornecer algum grau de hiperventilação para manter o pH materno normal. Uma abordagem razoável é aumentar a ventilação-minuto em cerca de 20% na gestante no primeiro trimestre, aumentando para 40% até o termo.
- *Comprometimento cardiopulmonar no final da gestação.* Nos estágios finais da gestação, quando a paciente é colocada em posição supina, o efeito do útero gravídico sobre o diafragma e, por vezes, o aumento do tamanho das mamas sobre a parede torácica diminuem ainda mais a CRF. Além disso, a posição supina no final do segundo e no terceiro trimestres da gestação pode resultar em compressão sobre a aorta e a veia cava pelo útero gravídico, o que reduz de maneira significativa o retorno venoso para o coração, prejudicando a perfusão materna e fetal. Isso pode ser atenuado em certo grau colocando-se a paciente na posição de decúbito lateral esquerdo.
- *Efeitos sobre a laringoscopia e a ventilação com bolsa-válvula-máscara (VBVM).* A gestação também pode afetar a laringoscopia e a VBVM. Ganho ponderal, maior resistência à expansão do tórax pelo conteúdo abdominal e aumento do tamanho das mamas podem dificultar a VBVM de maneira análoga àquela vista em obesos. O aumento no tamanho das mamas também pode dificultar a inserção de um laringoscópio-padrão. Os efeitos do estrogênio e o aumento do volume sanguíneo contribuem para o edema da mucosa nas vias nasais e faringe, fazendo os tecidos da via aérea ficarem redundantes, friáveis

e mais propensos a sangramentos, especialmente com a manipulação da via aérea. Esse edema mucoso também pode causar distorção dinâmica das estruturas da via aérea, causando dificuldade na identificação de estruturas e na passagem do tubo orotraqueal (TOT) através da via aérea superior e da traqueia. Esta distorção da via aérea superior pode ser piorada por pré-eclâmpsia, trabalho de parto ativo com esforço de expulsão e infusão de grandes volumes de cristaloides. O ingurgitamento vascular também causa uma diminuição no tamanho da luz traqueal, necessitando-se de um TOT menor do que o esperado (tamanho médio: 6,5 a 7 mm). Além disso, a VBVM é mais difícil devido ao ingurgitamento dos tecidos das vias aéreas superiores.

- *Maior propensão para aspiração.* Conforme a gestação progride, aumenta a secreção ácida gástrica, causando uma diminuição no pH gástrico materno, bem como uma elevação nos níveis de gastrina, uma redução na atividade gástrica e um aumento no tempo de esvaziamento gástrico, que pode resultar em um aumento no volume gástrico de repouso. O aumento do útero exerce uma pressão maior sobre o estômago, o que, combinado com uma redução no tônus do esfíncter gastresofágico na gestação, faz crescer o risco de refluxo. Um "estômago cheio" deve sempre ser presumido nesses casos. A administração de bloqueio neuromuscular irá exacerbar ainda mais esse risco por causar uma perda no tônus de suporte da musculatura abdominal. Essas alterações normais na fisiologia gastrintestinal começam precocemente no segundo trimestre, mas tornam-se mais problemáticas na metade e no final do segundo e terceiro trimestres.
- *Efeitos dos bloqueadores neuromusculares (BNMs).* A atividade da colinesterase plasmática materna está reduzida em 25%; porém, isso não resulta em qualquer efeito significativo na meia-vida de eliminação ou na duração do efeito da succinilcolina (SC). Entretanto, a gestação resulta em maior sensibilidade aos relaxantes musculares aminoesteroides, como vecurônio e rocurônio, podendo prolongar seu efeito.

ABORDAGEM À VIA AÉREA

No início da gestação, predominam alterações nos líquidos e na CRF, mas a via aérea em si permanece inalterada. À medida que a gestação progride, deve-se prever dificuldade na intubação e na VBVM. Contudo, a abordagem para o manejo da paciente gestante não difere de outras intubações de emergência, exceto pela consideração das características exclusivas da gestação descritas na seção "Desafio Clínico", que podem criar dificuldades na via aérea após o sexto mês de gestação.

Os principais problemas a serem considerados no manejo da via aérea nessas pacientes são:

- Anatomicamente, pense na paciente no terceiro trimestre da gestação de forma análoga a um paciente obeso, usando o algoritmo para a via aérea difícil. Se a avaliação cuidadosa usando os mnemônicos LEMON, ROMAN, RODS e SMART (ver Caps. 2 e 5) indicar que a sequência rápida de intubação (SRI) é razoável, tenha dispositivos de resgate (p. ex., dispositivo extraglótico [DEG]) prontos e espere uma queda mais rápida na saturação da oxi-hemoglobina do que em pacientes não gestantes.
- Se a intubação com endoscópio flexível for o método escolhido, evite a via nasal em favor da oral a menos que anormalidades anatômicas impeçam a intubação orotraqueal. A mucosa pode estar ingurgitada, edematosa e friável, e a intubação nasotraqueal tem mais chance de causar lesão e sangramento.
- Faça uma pré-oxigenação completa, utilizando pelo menos oito respirações com a capacidade vital (CV) ou 3 minutos de respiração com oxigênio a 100%; já que a CRF está reduzida, o consumo de oxigênio está aumentado, e a apneia causa dessaturação mais rapidamente. É melhor fazer isso com a paciente sentada e respirando passivamente com máscara facial não reinalante e oxigênio administrado em fluxo máximo (ver Cap. 8) de 40 a 70 L/minuto. A oxigenação passiva durante a fase apneica, com cânula nasal de 5 a 15 L/min, deve ser usada rotineiramente, se possível, para retardar a dessaturação durante as tentativas de intubação.
- Todos os opioides e agentes de indução podem reduzir o fluxo sanguíneo materno para a placenta e, como consequência, para o feto. Esses agentes também atravessam a barreira placentária. Como os relaxantes musculares são sais quaternários de amônio completamente ionizados, eles não atravessam prontamente a placenta. Os agentes anti-hipertensivos, como metoprolol, labetalol e esmolol, atravessam a placenta e têm risco de induzir bradicardia fetal. No contexto do manejo de emergência da via aérea, porém, o bem-estar materno é mais importante do que o potencial para exposição fetal. Quando esses

agentes são administrados e o parto é iminente, o profissional encarregado do manejo do neonato imediatamente após o parto deve estar bem ciente dos agentes administrados à mãe.
- Embora não exista evidência forte para sustentar o uso rotineiro da pressão cricoide, ela pode ser mais relevante em gestantes, por causa das alterações gastrintestinais descritas antes. Consideramos a manobra opcional, mas, se ela for usada, a pessoa que faz a aplicação deve ser treinada e ter habilidade na aplicação da pressão cricoide, além de estar pronta para liberar a pressão logo se houver qualquer dificuldade.
- Embora os dispositivos de resgate da via aérea, como a máscara laríngea (ML), a ML de intubação (MLI), o iGel e o King Laryngeal Tube, possam ser usados em caso de falha na intubação, como em pacientes não gestantes, o risco aumentado de aspiração na gestante sem jejum cria urgência adicional para o controle definitivo da via aérea. A colocação bem-sucedida de um desses DEGs de resgate pode permitir trocas gasosas adequadas, dando tempo adicional ao profissional para que assegure uma via aérea definitiva e evite uma via aérea cirúrgica. Contudo, como a gestante a termo pode ter queda rápida na saturação, a cricotireotomia não deve ser retardada quando houver falha na intubação e a oxigenação adequada não puder ser mantida com VBVM ou DEG.

Sequência de intubação recomendada

Preparação
Realize um exame detalhado da via aérea difícil, incluindo os mnemônicos LEMON, ROMAN, RODS e SMART antes de decidir se a SRI é apropriada. Mesmo na ausência de outros marcadores de laringoscopia difícil, a obesidade, o aumento mamário e o edema fisiológico da via aérea ainda podem complicar a intubação. Como regra, mesmo sem preditores típicos de via aérea difícil, deve-se usar o algoritmo para a via aérea difícil em pacientes no final da gestação. Como em pacientes não gestantes, se o operador não tiver certeza de que a oxigenação (por VBVM ou DEG) e a intubação terão sucesso, deve-se usar uma técnica com a paciente acordada e com anestesia tópica (ver Cap. 5). Organize o equipamento de via aérea para o manejo imediato e para o potencial resgate de uma via aérea falha. Certifique-se de incluir uma seleção de tubos orotraqueais de tamanho menor com os fios-guia posicionados, um *bougie*, um laringoscópio de cabo curto (as mamas aumentadas costumam inibir o uso de laringoscópios com cabo de tamanho normal), um dispositivo de resgate com o qual esteja familiarizado e o equipamento para uma via aérea cirúrgica.

Pré-oxigenação
Faça a pré-oxigenação completa com um mínimo de 3 minutos de respiração da capacidade vital com oxigênio a 100% (conforme antes comentado). A pré-oxigenação é idealmente realizada na posição vertical; no entanto, se a paciente estiver em decúbito dorsal, use o posicionamento do decúbito lateral esquerdo quando estiver na posição supina para evitar a compressão aortocava. Incline levemente o abdome para a esquerda com uma cunha ou um travesseiro sob o quadril direito para deslocar o útero gravídico para longe da veia cava inferior.

Otimização fisiológica
Da mesma forma que em pacientes não gestantes, garanta a hemodinâmica ideal pela reanimação com fluidos ou sangue, quando indicado. As pacientes hipotensas no final da gestação devem ser colocadas em decúbito lateral esquerdo. Emergências hipertensivas devem ser tratadas primariamente com sulfato de magnésio.

Paralisia com sedação
A seleção do agente paralisante é semelhante àquela de pacientes não gestantes. A menos que haja contraindicação, a SC é recomendada para a paralisia em dose de 1,5 mg/kg. Se a SC estiver contraindicada, deve ser administrado um agente não despolarizante, idealmente o rocurônio na dose de 1,5 mg/kg, apesar do risco de efeito prolongado após a administração. A escolha do agente de indução é ditada pela condição hemodinâmica materna como em pacientes não gestantes. Não há evidências para apoiar o uso ou evitar qualquer agente de indução na gravidez, embora a cetamina seja uma opção de segunda linha se a intubação fosse necessária em caso de pré-eclâmpsia grave ou eclâmpsia.

Posicionamento
O sucesso na intubação pode ser aumentado de maneira significativa com o posicionamento adequado antes da administração dos agentes de indução. Para a paciente parturiente obesa ou para aquela com tecido mamário excessivo, a colocação de um rolo ou travesseiro entre os ombros move as estruturas glóticas para frente e

ajuda a deslocar as mamas para longe do pescoço. O posicionamento do occipúcio é igualmente importante, porque a extensão demasiada do pescoço pode mover as estruturas glóticas no sentido anterior e impedir a visualização. A colocação de um coxim ou lençol dobrado sob a cabeça da paciente para obter uma posição neutra pode eliminar esse problema. Uma posição com a cabeceira elevada (20 a 30°) pode ajudar a ventilação tanto na paciente em respiração espontânea como em ventilação com pressão positiva (VPP). A pressão cricoide pode ser intuitivamente mais importante na gestante, mas a evidência para sustentar seu uso rotineiro é escassa. Se a pressão cricoide for usada e a visualização da glote for difícil, libere a pressão glótica para melhorar a visualização da glote e permitir que o operador realize a manipulação laríngea externa (MLE).

Passagem do tubo com comprovação

Como em pacientes não gestantes, a posição do tubo deve ser confirmada pela detecção de dióxido de carbono no final da expiração além do exame físico, independentemente da certeza do operador de que a traqueia tenha sido intubada com sucesso.

Manejo pós-intubação

Não há diretrizes amplamente adotadas sobre os parâmetros de ventilação mecânica na gravidez; entretanto, podemos obter algumas orientações das mudanças fisiológicas na gravidez. A gestação está associada com aumento na taxa metabólica, o que exige uma ventilação-minuto maior à medida que a gravidez progride. Na gestação a termo, isso significa um aumento de 30 a 50% na ventilação-minuto. As gasometrias arteriais ou o monitoramento por oximetria de pulso e detecção de dióxido de carbono no final da expiração ajudarão a ajustar os parâmetros ventilatórios. Embora uma paciente grávida com síndrome do desconforto respiratório agudo deva seguir parâmetros de ventilação de baixo volume corrente, ajustes modestos da frequência (começando em 12 a 14 por minuto) e do volume corrente (até 12 mL/kg) podem ser necessários para atender às necessidades ventilatórias. Isso deve ser feito durante o monitoramento da pressão de platô para garantir que ela permaneça < 27 cmH$_2$O. Se as pressões ventilatórias forem elevadas, a colocação da paciente em posição de Trendelenburg reversa e decúbito lateral esquerdo, para mover o conteúdo abdominal para baixo e para longe do diafragma, pode trazer alguma melhora. Além disso, o volume corrente pode ser reduzido um pouco e a frequência respiratória aumentada.

Manejo da intubação falha

Como em qualquer paciente no qual a intubação de emergência seja necessária, pode ser encontrada alguma dificuldade não prevista apesar de uma avaliação cuidadosa para via aérea difícil. Na paciente gestante, a abordagem precisa ser modificada um pouco para acomodar as alterações fisiológicas previstas impostas pela gestação. Em grande parte, isso se deve à rapidez com que a mãe dessatura e ao edema e friabilidade da via aérea comumente encontrados. Recomendamos reduzir o número de tentativas de laringoscopia antes de passar para o algoritmo de via aérea falha. Mesmo que a manutenção da oxigenação e da ventilação seja importante em todos os pacientes, ela é soberana na gestante, a qual tem reserva fisiológica reduzida. Nessas circunstâncias, escolha um DEG com o qual esteja familiarizado e tenha mais experiência. Quando realizada de maneira adequada, a VBVM com duas pessoas e duas mãos pode economizar tempo para permitir uma alternativa à cricotireotomia. Contudo, deve-se estar preparado para realizar uma via aérea cirúrgica se o DEG não for capaz de fornecer a ventilação e a oxigenação adequadas. Lembre-se de que o edema dinâmico das vias aéreas superiores, que pode se desenvolver rapidamente, é uma causa comum de incapacidade de visualizar as estruturas glóticas e de realizar a VBVM ou usar DEGs. A resistência à movimentação do diafragma pelo útero e pelo peso das mamas na gestação sobre o tórax reduzirá a CRF da paciente e impedirá o sucesso da ventilação, o que pode ser melhorado colocando-se a paciente em posição de Trendelenburg reversa para desviar caudalmente o conteúdo abdominal.

RESUMO

O final da gestação induz alterações que afetam quase todos os aspectos do manejo da via aérea. A classificação da paciente no final da gestação como via aérea difícil, o uso do algoritmo para a via aérea difícil e a consideração da queda rápida na saturação da oxi-hemoglobina e das dificuldades técnicas da laringoscopia e da VBVM ajudarão o operador a desenvolver um plano convincente, incluindo o resgate da falha na intubação.

DICAS

- O posicionamento adequado da gestante com a cabeceira um pouco elevada, com um rolo entre os ombros e com um bom suporte para o occipúcio antes da indução e da tentativa de intubação, pode melhorar a visualização e o sucesso da intubação.
- Esteja preparado para uma rápida dessaturação. A oxigenação robusta usando oxigênio em fluxo máximo através de máscara não reinalante (MNR) e o oxigênio por via nasal durante a apneia ao realizar a SRI irão prolongar o período de apneia segura.
- O edema da via aérea supraglótica é uma causa comum de falha da intubação; um TOT menor (6,5 a 7,0 mm) pode ser necessário.
- A videolaringoscopia (VL) oferece vantagens substanciais para visualização e intubação glótica quando comparada à laringoscopia direta (LD), sendo o dispositivo de primeira linha.
- Como na paciente não gestante, a pressão cricoide é opcional, mas pode ser mais relevante se o risco de aspiração for considerado alto. Em caso de laringoscopia difícil ou de via aérea falha necessitando de DEG, a liberação precoce da pressão cricoide pode melhorar a visualização da glote e a intubação.
- Ao escolher os agentes farmacológicos para facilitar a intubação, a regra é "se beneficiar a mãe na situação aguda, irá beneficiar o feto".

EVIDÊNCIAS

Quais anormalidades fisiológicas tornam o manejo emergencial das vias aéreas mais difícil na paciente grávida?

A morbidade e a mortalidade materna por anestesia estão diminuindo; no entanto, quando há resultados ruins na anestesia materna, os problemas nas vias aéreas são os mais prevalentes.[1] As diferenças fisiológicas das vias aéreas maternas incluem efeitos hormonais na mucosa, alteração dinâmica do edema das vias aéreas superiores, sobretudo perto do parto, aumento do risco de refluxo gastrintestinal e aspiração, aumento da ventilação-minuto, diminuição da capacidade pulmonar total, diminuição da CRF e aumento do volume corrente.[1-7] Há um debate sobre se a via aérea materna é realmente mais difícil anatomicamente.[1] Como as emergências obstétricas nas vias aéreas são raras, mas devastadoras, uma revisão recente defende fortemente que os profissionais pratiquem e se preparem para a possibilidade de vias aéreas falhas na obstetrícia.[4] As alterações fisiológicas da gestação também afetam a ventilação mecânica e os objetivos incluem uma pressão inspiratória de pico < 35 cmH_2O e uma pressão de platô < 27 cmH_2O.[6]

A oxigenação apneica melhora o tempo seguro de apneia na gravidez?

Um estudo em simulador mostrou que o uso da oxigenação apneica por cânula nasal durante 3 minutos com 100% de F_{IO_2} durante a SRI aumentou o tempo até a dessaturação.[3] As diretrizes da Obstetric Anaesthetists' Association e da Difficult Airway Society para o tratamento da intubação traqueal difícil e falha em obstetrícia de 2015 também defendem o oxigênio nasal e a ventilação com máscara imediatamente após a indução em seus algoritmos.[5]

Qual é o melhor DEG para a gestante?

Os DEGs foram estudados mais extensivamente em partos cesáreos eletivos de baixo risco, e nenhum estudo publicado comparou diretamente a intubação orotraqueal *versus* DEGs para intubação no departamento de emergência.[8,9] Uma revisão sistemática e metanálise do manejo das vias aéreas em partos cesáreos eletivos encontrou cinco estudos comparando a taxa de sucesso da primeira tentativa na colocação do DEG (LMA Classic, LMA Supreme, LMA ProSeal e iGel) e intubação orotraqueal. Ela não mostrou diferença na taxa de sucesso da primeira tentativa entre esses métodos. Porém, uma análise de sensibilidade para o subgrupo iGel mostrou uma taxa de sucesso na primeira tentativa significativamente maior (OR = 3,95, IC 95%, 1,09 a 14,25; I_2 = 0%; p = 0,04) e uma incidência significativamente reduzida de colocação difícil (OR = 0,07; IC 95%, 0,01 a 0,54; p = 0,01).[10,11] Nessa mesma revisão, sete estudos avaliaram o tempo de inserção do dispositivo, e houve um tempo menor estatisticamente significativo com a inserção do DEG em comparação com a intubação de −15,8 segundos. Quando apenas os ensaios clínicos randomizados (ECRs) de alta qualidade foram avaliados, essa diferença estatisticamente significativa não estava mais presente e caiu para −7,44 segundos.

Estudos menores realizados em pacientes grávidas envolvendo DEGs ocorreram no contexto de falha na intubação, com foco em seu uso como dispositivos de resgate. Verificou-se que os DEGs são ferramentas de resgate eficazes para evitar as complicações que ocorrem com novas tentativas de intubação, como hipoxemia, aspiração e trauma nas vias aéreas.[12]

Nenhum desses dispositivos protege contra a aspiração, mas as alterações anatômicas e fisiológicas da gravidez tornam a aspiração uma preocupação significativa. Os DEGs de segunda e terceira geração (LMA Supreme, LMA ProSeal, iGel, King Laryngeal Tube, AuraGain) incluem um segundo lúmen para passar uma sonda orogástrica e descomprimir o estômago. O aumento da pressão de vedação do LMA ProSeal (~32 cm H_2O) e do iGel (24 a 26 cmH_2O) permite maiores pressões ventilatórias, um achado constante em uma ampla faixa de escores do índice de massa corporal. Em comparação com uma ML clássica, essas características são vantajosas em gestantes. Com base em dados limitados, em pacientes grávidas, parece que o iGel, um DEG feito de elastômero termoplástico pré-formado e de uso médico e projetado para espelhar anatomicamente as estruturas periglóticas, tem algumas vantagens sobre as outras MLs.[13] No entanto, a escolha do dispositivo de resgate deve ser influenciada pela experiência do operador e pela disponibilidade do dispositivo.

Qual é a taxa de falhas de intubação em obstetrícia? Ela melhorou com os recentes avanços no manejo da via aérea difícil?

Há variabilidade e controvérsia, na literatura de anestesia, em relação à taxa de intubações falhas na paciente grávida, mas uma revisão da literatura que remonta a 1970 descobriu que a incidência era de 1 em 390.[14] Essa mesma revisão afirma que para cada 60 intubações falhas, haverá uma morte materna. Vários estudos descobriram que essas taxas estão diminuindo, com uma taxa geral de anestesia geral em obstetrícia diminuindo com o tempo.[15-17] Diversos estudos sobre alegações de lesões em anestesia obstétrica também encontraram maior segurança, com uma diminuição nas complicações respiratórias de 24% para 4% e uma diminuição nas alegações de oxigenação/ventilação inadequada ou aspiração do conteúdo gástrico e intubações esofágicas.[16,17] Um terceiro estudo descobriu que a taxa de intubações difíceis em uma análise de coorte de 20 anos de 2.633 pacientes era de 4,7% e a de intubações malsucedidas era de 0,8%, e essas taxas permaneceram estáveis ao longo dos 20 anos revisados.[18] Esses estudos sugerem que riscos significativos estão associados ao manejo das vias aéreas em pacientes obstétricas e que essas taxas têm se mantido estáveis ou diminuíram de incidência. Um recente estudo retrospectivo avaliou 180 intubações obstétricas ao longo de um período de três anos e encontrou sucesso na primeira tentativa em 157 de 163 intubações com LD e em 18 de 18 intubações com VL. A intubação que falhou com a LD foi resgatada com a VL.[19] É altamente recomendável reconhecer e estar preparado para a via aérea difícil e seguir o algoritmo para a via aérea difícil com alguns poucos dispositivos bem escolhidos, considerando as alterações anatômicas e fisiológicas que ocorrem na gestação. Também se recomenda o treinamento e a educação continuados nessa área.[5,20]

REFERÊNCIAS

1. Goldszmidt E. Principles and practices of obstetric airway management. *Anesthesiol Clin*. 2008;26(1):109-125.
2. Gaiser R. Physiologic changes of pregnancy. In: Chestnut DH, ed. *Obstetric Anesthesia: Principles and Practice*. 5th ed. Mosby; 2014:15-33.
3. Pillai A, Chikhani M, Hardman JG. Apnoeic oxygenation in pregnancy: a modelling investigation. *Anaesthesia*. 2016;71:1077-1080.
4. Mushambi MS, Jaladi S. Airway management and training in obstetric anaesthesia. *Curr Opin Anesthesiol*. 2016;29:261-267.
5. Mushambi MC, Kinsella SM, Popat M, et al. Obstetric Anaesthetists' Association and Difficult Airway Society guidelines for the management of difficult and failed tracheal intubation in obstetrics. *Anaesthesia*. 2015;70(11):1286-1306.
6. Deloya-Thomas, E, Mondragon-Labelle T, Guerrero-Gutierrez, MA, et al. Considerations for mechanical ventilation in the critically Ill obstetric patient. *Critical Care Obstet Gynecol*. 2020;6(4:10).
7. Bhatia PK, Biyani G, Mohammed S, Sethi P, Bihani P. Acute respiratory failure and mechanical ventilation in pregnant patient: a narrative review of literature. *J Anaesthesiol Clin Pharmacol*. 2016;32(4):431-439.

8. Halaseh BK, Sukkar ZF, Hassan LH, et al. The use of ProSeal laryngeal mask airway in caesarean section–experience in 3000 cases. *Anaesth Intensive Care*. 2010;38(6):1023-1028.
9. Yao WY, Li SY, Sng BL, et al. The LMA Supreme in 700 parturients undergoing Cesarean delivery: an observational study. *Can J Anaesth*. 2012;59(7):648-654.
10. Ahmed FI, Hasan AM. I-gel versus cuffed endotracheal tube in elective cesarean section (double-blind randomized study). *Ain-Shams J Anesthesiol*. 2015;8:511-515.
11. White LD, Thang C, Hodsdon A, et al. Comparison of supraglottic airway devices with endotracheal intubation in low-risk patients for Cesarean delivery: systematic review and meta-analysis. *Anesth Analg*. 2020;131(4):1092-1101.
12. Rahman K, Jenkins JG. Failed tracheal intubation in obstetrics: no more frequent but still managed badly. *Anaesthesia*. 2005;60:168-171.
13. Gupta SL, Satya Prakash MVS, Prabu G. Use of i-gel for caesarean section with kyphoscoliosis. *BMJ Case Rep*. 2014.
14. Kinsella SM, Winton AL, Mushambi MC, et al. Failed tracheal intubation during obstetric general anaesthesia: a literature review. *Int J Obstet Anesth*. 2015;24(4):356-374.
15. Mhyre JM. What's new in obstetric anesthesia in 2009? An update on maternal patient safety. *Anesth Analg*. 2010;111:1480-1487.
16. Davies JM, Posner KL, Lee LA, et al. Liability associated with obstetric anesthesia: a closed claims analysis. *Anesthesiology*. 2009;110:131-139.
17. Kuczkowski KM, Reisner LS, Benumof JL. Airway problems and new solutions for the obstetric patient. *J Clin Anesth*. 2010;15:552-563.
18. McKeen DM, George RB, O'Connell CM, et al. Difficult and failed intubation: incident rates and maternal, obstetrical, and anesthetic predictors. *Can J Anaesth*. 2011;58:514-524.
19. Aziz MF, Kim D, Mako J, et al. A retrospective study of the performance of video laryngoscopy in the obstetric unit. *Anesth Analg*. 2012;115(4):904-906.
20. Biro P. Difficult intubation in pregnancy. *Curr Opin Anaesthesiol*. 2011;24(3):249-254.

CAPÍTULO 39

Emergências cardiovasculares

Rebecca L. Kornas
Stephen Bush

DESAFIO CLÍNICO

Pacientes gravemente enfermos comparecem ao departamento de emergência todos os dias, mas aqueles que têm uma emergência hipertensiva ou cardiovascular constituem um subconjunto especial com desafios únicos relacionados à manutenção da perfusão tecidual e do fornecimento de oxigênio. Esses pacientes podem apresentar insuficiência cardíaca congestiva hiperdinâmica ou insuficiência cardíaca congestiva com choque cardiogênico, doença cardíaca isquêmica (síndrome coronariana aguda) ou dissecção aórtica. Durante o manejo das vias aéreas, deve-se prestar especial atenção à hemodinâmica, concentrando-se em evitar mudanças significativas na frequência cardíaca e na pressão arterial, que podem afetar de maneira adversa o débito cardíaco, o suprimento e a demanda de oxigênio do miocárdio, bem como as forças de cisalhamento vasculares. Há uma linha tênue que os profissionais devem seguir para fornecer a dosagem ideal de medicamentos nesses pacientes. Durante o tratamento emergencial das vias aéreas, o profissional se esforça para reduzir a dor, induzir a hipnose, atenuar a resposta simpática reflexa à laringoscopia e fornecer a dosagem apropriada de medicamentos de indução para obter boas condições de intubação sem produzir hipotensão pós-intubação (HPI) nem diminuição da perfusão coronariana.

Independentemente dos efeitos dos medicamentos, os indivíduos com insuficiência cardíaca congestiva são mais propensos a desenvolver HPI devido à combinação da diminuição da pré-carga proporcional à transição para a ventilação com pressão positiva, alívio do alto tônus simpático à medida que o trabalho respiratório é atenuado e hipocarbia relativa.

Resposta simpática reflexa à laringoscopia

A resposta simpática reflexa à laringoscopia (RSRL) é estimulada pela rica inervação sensorial da laringe supraglótica. O uso do laringoscópio, e particularmente a tentativa de colocação de um tubo endotraqueal, estimula os receptores de dor resultando em um aumento na atividade simpática para o sistema cardiovascular mediado pela atividade neuronal direta e liberação de catecolaminas. As tentativas mais prolongadas ou vigorosas de laringoscopia e intubação resultam em maior estimulação do sistema nervoso simpático. Essa elevação de catecolaminas provoca o aumento da frequência cardíaca e da pressão arterial, o que faz crescer a demanda de oxigênio do miocárdio. Em pacientes com doença cardíaca isquêmica, isso pode potencializar ou piorar a isquemia miocárdica. Portanto, é desejável mitigar essa RSRL. Técnicas de intubação mais delicadas (incluindo o uso de operadores experientes e dispositivos de videolaringoscopia [VL]) que minimizam a estimulação da via aérea e os adjuntos farmacológicos (p. ex., betabloqueadores, opioides sintéticos) foram estudados para se obter esta atenuação.

O betabloqueador de ação curta esmolol tem demonstrado de maneira consistente a capacidade de controlar as respostas da frequência cardíaca e da pressão arterial à intubação. Uma dose de 2 mg/kg administrada

3 minutos antes da intubação costuma ser usada. Infelizmente, a administração de agentes betabloqueadores em situações de emergência pode ser problemática por várias razões. Mesmo um agente de ação curta, como o esmolol, pode exacerbar hipotensão ou confundir a interpretação de uma redução na pressão arterial imediatamente após a intubação. Embora o esmolol seja consistente e confiável para a atenuação da RSRL em anestesia eletiva, ele não deve ser usado na intubação de emergência.

O fentanil em doses de 3 a 5 μg/kg também mostrou atenuar a RSRL associada com a intubação em pacientes de centro cirúrgico. Não há dados que comprovem um benefício resultante da simpatólise com opiáceos durante a sequência rápida de intubação (SRI) de emergência, mesmo em pacientes com pressão arterial elevada que sofrem uma catástrofe cardio ou neurovascular. Além disso, pacientes submetidos à SRI terão recebido níveis próximos aos de anestesia geral de um agente indutor sedativo que, teoricamente, já funcionaria para mitigar o aumento simpático associado à laringoscopia. Qualquer benefício possível do fentanil precisaria ser ponderado em relação ao tempo adicional necessário para sua administração e à possibilidade de um erro na dosagem do medicamento. Por esses motivos, a simpatólise de *rotina* não é recomendada para a SRI de emergência do paciente hipertenso; no entanto, é razoável considerá-la caso a caso para pacientes que possam ser intolerantes a picos na frequência cardíaca, pressão arterial ou forças de cisalhamento vascular. Em última análise, isso dependerá de todas as informações clínicas disponíveis e do julgamento do profissional. Se administrada, a dose recomendada de fentanil é de 3 μg/kg, devendo ser administrada como dose única durante 60 segundos. Esta técnica permite a atenuação efetiva da RSRL, com chances muito reduzidas de apneia ou hipoventilação antes da sedação e da paralisia (ver Cap. 20). O fentanil não deve ser administrado a pacientes com hipotensão real ou incipiente ou àqueles que dependem da estimulação simpática para manter uma pressão arterial adequada para a perfusão cardíaca. Em tais casos, a hipotensão subsequente pode causar isquemia miocárdica adicional.

A intubação deve ser realizada da maneira mais suave possível, limitando o tempo e a intensidade da laringoscopia. Vários estudos investigaram as vantagens potenciais da intubação com endoscópio flexível em lugar da laringoscopia direta (LD), trabalhando com a premissa de que essas técnicas minimizam a estimulação traqueal e, assim, a RSRL. Os resultados desses estudos são mistos e não há benefício clínico claro de uma modalidade em relação à outra. Em um cenário controlado de bloco cirúrgico, a inserção de um tubo endotraqueal na traqueia estimula mais do que uma laringoscopia de rotina.

Escolha do agente de indução

Ao tratar o paciente com doença cardíaca isquêmica, é importante escolher um agente de indução que não aumente a demanda de oxigênio do miocárdio nem cause isquemia miocárdica.

A cetamina estimula o sistema nervoso simpático centralmente, diminuindo a recaptação de catecolaminas. Por meio da estimulação do sistema nervoso simpático, a cetamina em geral produz um aumento de 20% na frequência cardíaca e um aumento de 25 mmHg na pressão arterial, o que pode produzir isquemia miocárdica e deve ser evitado em pacientes com doença cardíaca isquêmica grave. Pode ser razoável usar cetamina quando um paciente está com bradicardia e hipotensão, pois sua estimulação simpática pode beneficiar o paciente nesse cenário. Todavia, também é importante lembrar que, nesse paciente, suas catecolaminas endógenas já podem estar esgotadas e, em tal cenário, a cetamina poderia atuar apenas como depressor miocárdico direto e inotrópico negativo, levando à piora da pressão arterial e hemodinâmica do paciente.

O etomidato é o mais estável hemodinamicamente de todos os agentes de indução comumente usados e é o medicamento de escolha para a maioria das SRIs de emergência, sobretudo em pacientes com emergências cardiovasculares. Ele é um derivado imidazólico de ação curta, sendo um agente de indução que atua nos receptores GABA por meio de um receptor diferente do propofol e dos barbitúricos. Embora o etomidato tenha efeitos cardiovasculares mínimos nas doses usuais, é recomendado considerar o uso de doses reduzidas (0,15 a 0,2 mg/kg) guiadas pela idade do paciente e pelos sinais vitais no momento da intubação.

Escolha do agente paralisante

A succinilcolina (dose de 1,5 mg/kg por via intravenosa [IV]) é um agente paralisante despolarizador de membrana que se liga a receptores neuromusculares semelhantes à acetilcolina, mas permanece ligado por mais tempo do que a acetilcolina e produz fasciculação muscular, seguida de relaxamento dentro de 1 minuto e paralisia por 5 a 10 minutos. Ela pode causar um aumento transitório do potássio sérico de 0,5 a 1,0 mEq/L que, na maioria dos pacientes, é clinicamente insignificante. Entretanto, em pessoas com distúrbios neuromusculares preexistentes complicados pela perda de massa muscular, pode haver uma suprarregulação pós-sináptica que os coloque em risco de hipercalemia fatal (ver Cap. 22). A succinilcolina, particularmente após doses repetidas, também pode causar bradiarritmias. Assim, mesmo quando os pacientes estão taquicárdicos, é prudente ter atropina por perto antes de administrar uma segunda dose de succinilcolina no caso de ocorrer bradicardia significativa.

O rocurônio (1,5 mg/kg) é um bloqueador neuromuscular não despolarizante que antagoniza competitivamente a acetilcolina na junção neuromuscular, bloqueando a ligação da acetilcolina. Administrado em doses > 1 mg/kg, o rocurônio tem um início semelhante e produz condições de intubação comparáveis à succinilcolina. No entanto, doses crescentes de rocurônio melhoram o sucesso na primeira tentativa, com benefício máximo observado em doses > 1,4 mg/kg, particularmente se a LD for usada (ver Cap. 22). Essa é a base para a nova recomendação de 1,5 mg/kg de rocurônio para SRI de emergência. Ele não apresenta efeitos cardíacos. O rocurônio produz uma paralisia clínica extensa que pode durar > 1 hora, mas evita a necessidade de considerar a infinidade de contraindicações e precauções que devem ser levadas em conta quando se usa a succinilcolina. O sugamadex, um agente de reversão rápida do rocurônio, dissocia as moléculas de rocurônio do receptor de acetilcolina e reverte o bloqueio neuromuscular em 2 minutos.

ABORDAGEM À VIA AÉREA

Apesar dos potenciais efeitos hemodinâmicos adversos que acompanham a manipulação laríngea durante a intubação no contexto de doença cardíaca isquêmica, não há evidências de que a LD ou a VL causem piores resultados em pacientes intubados no contexto de uma emergência hipertensiva. Contudo, a VL provou ser uma ferramenta mais bem-sucedida em pacientes no departamento de emergência e também deve ser o dispositivo-padrão no paciente hipertenso. A SRI é recomendada para a maioria dos pacientes que necessitam de intubação de emergência durante uma emergência hipertensiva ou cardiovascular, a menos que uma dificuldade anatômica ou fisiológica coexistente exija o uso de uma técnica com o paciente acordado.

Sequência de intubação recomendada

Preparação – Se disponível, a ultrassonografia cardíaca e torácica deve ser realizada para determinar a função cardíaca global (fração de ejeção, identificação de anormalidades óbvias do movimento da parede) e a presença/ausência de edema pulmonar. Isso ajudará a identificar pacientes com maior probabilidade de desenvolver instabilidade dos sinais vitais e HPI ou parada cardíaca peri-intubação, a fim de informar especificamente a escolha do medicamento e o ajuste da dose.

Pré-oxigenação – Em pacientes com edema pulmonar, a pré-oxigenação é crucial. Se disponível, o método ideal para pré-oxigenar é a ventilação não invasiva com pressão positiva ou a cânula nasal de alto fluxo (CNAF; oxigênio umidificado e aquecido fornecido a até 60 L/min).

Otimização fisiológica – Qualquer paciente com histórico de hipertensão que apresente uma pressão arterial normal-baixa e taquicardia deve ser abordado com cuidado, pois isso pode predizer colapso cardiovascular. Conforme já mencionado, a simpatólise é opcional, não sendo recomendada rotineiramente. No entanto, em casos extremos de emergência hipertensiva, o fentanil, na dose de 3 µg/kg, pode ser administrado para mitigar ainda mais a resposta da frequência cardíaca e da pressão arterial à laringoscopia e intubação. O pré-tratamento com esmolol não é recomendado devido ao risco de colapso cardiovascular.

Paralisia com sedação – Nenhuma redução de dose deve ser usada para o relaxante muscular; em vez disso, no paciente cardíaco em choque, uma dose 25% maior de agente bloqueador neuromuscular (BNM) deve ser usada em vista de um estado de baixo fluxo. Contudo, quase sempre é necessária uma redução significativa da dose de sedação nesse grupo de pacientes devido ao estado precário da circulação e ao efeito hipotensor que todos os sedativos exercerão nessas circunstâncias.

Posicionamento – Esse grupo de pacientes raramente tolera ficar deitado antes da indução e, portanto, as etapas acima devem ser realizadas com o paciente sentado com elevação de pelo menos 30°. Uma vez perdida a consciência, o posicionamento rápido do paciente na posição ideal de intubação deve ser uma prioridade.

Passagem do tubo com comprovação – A HPI pode ser acompanhada de redução na eliminação de dióxido de carbono (CO_2), o que pode prejudicar os dispositivos qualitativos de CO_2. Recomenda-se o uso de um monitor quantitativo de CO_2 expiratório final.

INICIANDO A VENTILAÇÃO MECÂNICA

Tome cuidado ao fornecer ventilação com pressão positiva a pacientes com choque cardiogênico. Pressões prolongadas ou altas podem levar à diminuição da pré-carga, causar redução do débito cardíaco e potencializar a HPI. É necessário um equilíbrio dinâmico do padrão de ventilação e dos fluxos para fornecer ventilação eficaz nesse grupo desafiador de pacientes.

DICAS

- Evite a cetamina em pacientes com doença cardíaca isquêmica porque ela causa estimulação do sistema nervoso simpático, levando ao aumento da pressão arterial e da frequência cardíaca, induzindo isquemia miocárdica.
- Não há dados que mostrem melhores resultados com o uso rotineiro da simpatólise por fentanil durante a SRI de emergência do paciente cardíaco ou hipertenso. Isso introduz um terceiro medicamento na sequência, exigindo mais tempo e maior probabilidade de erro na administração do medicamento. Ele pode ser considerado caso a caso, dependendo de todas as informações clínicas disponíveis e do julgamento do profissional.
- Modifique a dose do sedativo usado; todos podem potencializar a hipotensão em pacientes com choque cardiogênico. Além disso, use uma dose maior de BNM em pacientes com estados de baixo fluxo para garantir um relaxamento muscular eficaz e oportuno.

EVIDÊNCIAS

Há evidências do uso rotineiro de fentanil durante a SRI do paciente com emergência cardiovascular?

O fentanil é comumente usado na sala de cirurgia para atenuar a RSRL em pacientes que sofrem de uma crise cardiovascular ou neurovascular. No departamento de emergência, pacientes que sofrem de uma emergência cardíaca que precisam de intubação em geral apresentam extremos hemodinâmicos. Em pacientes hipotensos ou com risco de hipotensão, o fentanil precisa ser usado com cautela. Em um registro observacional multicêntrico de intubações em departamentos de emergência no Japão, o grupo com fentanil teve um risco maior de HPI (OR ajustada, 1,87; IC 95%, 1,05 a 3,34; $p = 0,03$) em comparação com o grupo sem fentanil.[1] Em uma análise de sensibilidade, usando o pareamento pelo escore de propensão, essa associação permaneceu significativa (OR, 3,17; IC 95%, 1,96 a 5,14; $p < 0,01$). O fentanil raramente é usado na emergência. Em uma análise recente de cerca de 15.800 pacientes clínicos do National Emergency Airway Registry (NEAR), um terço estava listado como "hipertenso" no momento da intubação, mas apenas 2 a 3% receberam fentanil junto aos medicamentos para SRI.[2] Até onde sabemos, não há dados de resultados que mostrem melhora na sobrevida ou no resultado funcional quando o fentanil é administrado durante o manejo de emergência das vias aéreas.

REFERÊNCIAS

1. Takahashi J, Goto T, Okamoto H, et al. Association of fentanyl use in rapid sequence intubation with post-intubation hypotension. *Am J Emerg Med*. 2018;36(11):2044-2049.
2. April MD, Arana AA, Reynolds JC, et al. Peri-intubation cardiac arrest in the ED: a National Emergency Airway Registry (NEAR) study. *Resuscitation*. 2021;162:403-411.

CAPÍTULO 40

Intubação do paciente altamente infeccioso

Katelin Morrissette
Jarrod M. Mosier

DESAFIO CLÍNICO

A pandemia da doença por coronavírus de 2019 (Covid-19) destacou a preocupação com a segurança dos profissionais de saúde ao intubar um paciente altamente infeccioso. Sempre que o ar passa por uma interface líquida, como ocorre durante a expiração, há a produção de aerossóis. Tendo em vista a carga viral na nasofaringe, existe o risco de que os aerossóis produzidos contenham vírus passíveis de ser transmitidos aos profissionais de saúde na sala. Isso é especialmente verdadeiro devido ao foco em altos fluxos, ou ventilação com pressão positiva, usada para pré-oxigenação em pacientes com insuficiência respiratória hipoxêmica, amplificando a preocupação com a potencialização de partículas aerossolizadas infecciosas. Dados teóricos e experimentais sugerem que provavelmente existe um espectro de propagação da secreção respiratória e que, quanto menor a partícula, mais tempo ela pode permanecer no ar e representar uma ameaça por meio da transmissão viral inalatória.[1] Assim, embora nenhum procedimento possa ser considerado incapaz de permitir a transmissão infecciosa, alguns procedimentos foram definidos pela Organização Mundial da Saúde (OMS) como procedimentos geradores de aerossol se houver evidências sugerindo que eles representam um risco particularmente alto de transmissão de doenças por meio da geração de aerossol.[2] A intubação endotraqueal está incluída nesta lista desde maio de 2021.

Em 2003, uma epidemia de coronavírus causada pelo coronavírus da síndrome respiratória aguda grave (SARS-CoV ou SARS-CoV-1) matou cerca de 774 pessoas, e observou-se que médicos e enfermeiros que realizavam intubação tinham maior risco de infecção em relação aos profissionais presentes para outras formas de suporte ventilatório.[3] Vários estudos de acompanhamento também sugeriram que a intubação era um procedimento de alto risco para transmissão de infecções, mas o risco foi reduzido com o uso de equipamento de proteção individual (EPI), como máscaras N95 e proteção ocular.[4,5] Notavelmente, o número total de profissionais de saúde infectados foi relativamente baixo (26 infectados do total de 624 estudos, 4%), e esses estudos não controlaram fatores que teoricamente reduziriam a produção de aerossol, como o uso da sequência rápida de intubação (SRI).[5]

A pandemia de influenza H1N1 de 2009 reabriu essas questões de segurança com procedimentos geradores de aerossóis. O RNA foi capturado de pequenas gotículas respiratórias para quantificar o risco de transmissão viral. Apesar de poucos pacientes, os dados apoiaram a preocupação contínua com os procedimentos geradores de aerossóis, sugerindo que eles apresentam um risco maior de propagação de RNA do que as amostras basais de ar ambiente.[6] No entanto, uma distinção dicotômica de "procedimento gerador de aerossol" *versus* "não" é artificialmente estrita, e a variação da prática com procedimentos geradores de aerossol (p. ex., SRI vs. respiração espontânea durante a intubação) ou fatores específicos do paciente pode afetar de forma significativa o risco de qualquer procedimento para um determinado paciente.[7] Independentemente da definição usada, para a segurança de todos os profissionais de saúde nas proximidades do manejo das vias aéreas, dois temas principais são considerados fundamentais para minimizar o risco de transmissão infecciosa: (a) limitar a exposição e (b) limitar a aerossolização de partículas virais (**Tab. 40.1**).

LIMITANDO A EXPOSIÇÃO

O primeiro passo para limitar a exposição é trabalhar no sentido de garantir uma estratégia suave e bem planejada a fim de reduzir o tempo de laringoscopia e obter sucesso na primeira passagem. O uso de EPI apropriado é a base para restringir a exposição e deve ser considerado rotineiro para limitar o risco de infecção.[4] Experiências com a transmissão precoce da Covid-19 no ambiente de saúde na China levaram a recomendações para aumentar o equipamento de proteção durante as intubações, incluindo máscaras N95 ou respiradores purificadores de ar motorizados (PAPRs), proteção ocular e um avental de barreira.[8] Idealmente, os PAPRs devem ser usados quando disponíveis, pois oferecem a maior proteção respiratória. Se não estiverem disponíveis, as máscaras N95 e a proteção ocular devem ser o equipamento mínimo. É muito possível que, mesmo sem partículas em aerossol, os fluidos corporais caiam nas superfícies e permitam a transmissão, como na doença do vírus ebola.[9] A lavagem frequente das mãos, a técnica adequada de colocar e retirar a roupa protetora e a limpeza de todo o equipamento com soluções desinfetantes apropriadas são cruciais.[9,10]

Ao realizar a SRI, qualquer manobra de abertura bucal deve ser protelada até que o paciente fique totalmente paralisado para evitar a possibilidade de mordeduras no caso de patógenos transmitidos pelo sangue. Use uma faixa de dosagem mais alta para bloqueadores neuromusculares (BNMs) (pelo menos 1,5 mg/kg por via intravenosa [IV] de succinilcolina ou rocurônio) para garantir uma paralisia rápida e completa. Recomendamos a videolaringoscopia (VL) não apenas para melhorar o sucesso na primeira passagem, mas também para limitar a exposição aos fluidos corporais, mantendo uma distância maior entre o operador e o paciente.[11]

Vários projetos para proteção de barreiras foram propostos com o intuito de limitar ainda mais a exposição a partículas infecciosas.[12,13] No entanto, o teste desses dispositivos é fundamental antes da implementação para garantir a eficácia, porque foi demonstrado que alguns deles aumentam potencialmente a distribuição das partículas de aerossol.[14] Não recomendamos o uso de dispositivos de barreira porque eles não são comprovados e são potencialmente contraproducentes e limitarão a mobilidade no caso de uma tentativa abortada causada por dificuldade de intubação.

Existem desafios significativos introduzidos por EPIs trabalhosos, sistemas de filtragem de ar, qualquer sistema de barreira usado e possível limitação das ferramentas disponíveis em um ambiente de isolamento. Mais notavelmente, a comunicação entre os membros da equipe de intubação é muito dificultada, sobretudo com o uso de PAPRs/respiradores purificadores de ar controlados (CAPRs), onde o ventilador cria ruído. As máscaras N95 amortecem a voz e cobrem o rosto, tornando mais difícil ouvir o que a pessoa está dizendo ou ver expressões faciais e a comunicação não verbal. As salas de isolamento em geral fazem com que o equipamento necessário esteja fora de alcance quando se enfrentam dificuldades, porque é necessário tirar e recolocar o equipamento ou há necessidade de um membro da equipe externamente. Assim, não apenas

Tabela 40.1 Estratégias de mitigação de risco para intubar o paciente altamente infeccioso

Limitar a exposição	Limitar a aerossolização
Equipamento de proteção individual (máscara N95 ou PAPR, luvas, avental impermeável, proteção ocular)	Salas com pressão negativa
Limitação do número de pessoas na sala	SRI e BNM em doses mais altas
Lavagem frequente das mãos	Uso de DEG somente como dispositivo de resgate
SRI antes dos procedimentos de abertura da boca	
Operador qualificado realizando intubação	
Videolaringoscopia	
Procedimentos/simulação padronizados para reduzir erros de comunicação	

BNM, bloqueador neuromuscular; DEG, dispositivo extraglótico; PAPR, respirador purificador de ar motorizado; SRI, intubação de sequência rápida.

um operador qualificado é o profissional ideal para realizar a intubação, mas a simulação de rotina com EPI completo e o isolamento também devem ser realizados para melhorar o desempenho da equipe.

LIMITANDO A PRODUÇÃO DE AEROSSÓIS

A limitação da aerossolização pode ser dividida em estratégias ambientais e procedimentais. Com relação às estratégias ambientais, foi sugerida uma sala fechada com pressão negativa para diminuir a concentração de partículas aerossolizadas e evitar a transmissão para as áreas circundantes.[15,16] Em relação às estratégias de manejo procedimental, estudos quantitativos sugerem que uma tosse forte gera mais partículas de aerossol do que a SRI.[17] Além disso, a ventilação com bolsa-válvula-máscara (VBVM) com vedação facial apropriada também não parece ser particularmente geradora de aerossol.[17] Outros estudos quantitativos concordam que uma tosse forte resulta em mais geração de partículas do que a intubação, mas encontraram taxas mais altas de geração de partículas.[18] O último estudo não controlou o método de indução, o que pode explicar os resultados díspares.[18] Em conjunto, parece que a SRI, aliada às medidas tomadas para garantir uma alta chance de sucesso na primeira passagem e à limitação do tempo em um espaço fechado com o paciente infeccioso, são estratégias procedimentais prudentes.

ESTRATÉGIAS E RISCOS DA OXIGENAÇÃO NÃO INVASIVA

Foram levantadas preocupações com relação à geração de aerossóis durante a pré-oxigenação não invasiva usando máscaras para o fornecimento de oxigênio de alto fluxo ou de pressão positiva. Os estudos relataram resultados mistos. Em voluntários saudáveis, a cânula nasal de alto fluxo (CNAF) demonstrou aumentar potencialmente a geração de partículas em aerossol.[19] Nesse mesmo estudo, a pressão positiva contínua nas vias aéreas (CPAP) demonstrou redução de partículas aerossolizadas.[19] Todavia, outros estudos, também usando voluntários saudáveis, demonstraram que respirações com esforço, que podem ser reduzidas por maiores taxas de fluxo de oxigênio, foram um gerador mais significativo de partículas aerossolizadas do que qualquer modalidade não invasiva.[20,21] O uso de uma máscara facial cirúrgica sobre os métodos de fornecimento de oxigênio não parece alterar a geração de partículas e não é recomendado.[22] Com base na incerteza remanescente, mais estudos são necessários; contudo, não há boas evidências de que modalidades avançadas de pré-oxigenação com fluxo de oxigênio em *flush*, oxigênio nasal de alto fluxo ou ventilação com pressão positiva não invasiva aumentam o risco para os profissionais à beira do leito envolvidos em uma intubação. O benefício para a segurança com esses métodos avançados de pré-oxigenação no contexto de uma pneumonia grave com insuficiência respiratória hipoxêmica justifica o uso contínuo dessas modalidades não invasivas com precauções de proteção apropriadas.[23] Os estudos sobre dispositivos extraglóticos (DEGs) e geração de aerossóis são limitados, e o uso desses dispositivos deve, portanto, ser reservado apenas a manobras de resgate.[24] A colocação do dispositivo provavelmente não representa um risco extremamente alto nas situações em que o paciente está bem relaxado e não tem tosse forte. Entretanto, há potencial para geração de aerossóis durante a ventilação controlada, bem como durante a remoção do dispositivo.[25]

DICAS

- A intubação representa um alto risco potencial de transmissão infecciosa.
- O EPI é crucial para a prevenção de infecções e deve incluir luvas, avental impermeável, protetor facial com proteção ocular, máscaras N95 e lavagem rigorosa das mãos.
- Use métodos de pré-oxigenação, como em pacientes não infecciosos, na configuração de EPI adequado.
- Dispositivos de barreira, como caixas cobertas ou cortinas de plástico, devem ser avaliados individualmente porque a segurança e a eficácia variam muito. Não recomendamos o uso rotineiro desses dispositivos.
- Salas com pressão negativa são sugeridas e provavelmente reduzem a concentração de partículas aerossolizadas contendo RNA viral.
- A SRI e todos os esforços para alcançar o sucesso na primeira passagem podem reduzir a transmissão durante a intubação.
- Os DEGs para vias aéreas devem ser usados apenas como dispositivos de resgate e substituídos por um tubo endotraqueal com balonete assim que possível e com segurança.

REFERÊNCIAS

1. Jones RM, Brosseau LM. Aerosol transmission of infectious disease. *J Occup Environ Med.* 2015;57(5): 501-508
2. World Health Organization. Infection Prevention and Control during Health Care When Coronavirus Disease (COVID-19) Is Suspected or Confirmed. World Health Organization; 2020.
3. Fowler RA, Guest CB, Lapinsky SE, et al. Transmission of severe acute respiratory syndrome during intubation and mechanical ventilation. *Am J Respir Crit Care Med.* 2004;169:1198-1202.
4. Tran K, Cimon K, Severn M, Pessoa-Silva CL, Conly J. Aerosol generating procedures and risk of transmission of acute respiratory infections to healthcare workers: a systematic review. *PLoS One.* 2012;7:e35797.
5. Raboud J, Shigayeva A, McGeer A, et al. Risk factors for SARS transmission from patients requiring intubation: a multicentre investigation in Toronto, Canada. *PLoS One.* 2010;5:e10717.
6. Thompson K-A, Pappachan JV, Bennett AM, et al. Influenza aerosols in UK hospitals during the H1N1 (2009) pandemic—the risk of aerosol generation during medical procedures. *PLoS One.* 2013;8:e56278.
7. Hamilton F, Arnold D, Bzdek BR, et al. Aerosol generating procedures: are they of relevance for transmission of SARS-CoV-2? *Lancet Respir Med.* 2021;9:687-689.
8. Luo M, Cao S, Wei L, et al. Precautions for intubating patients with COVID-19. *Anesthesiology.* 2020;132:1616-1618.
9. Torabi-Parizi P, Davey RT, Jr., Suffredini AF, Chertow DS. Ethical and practical considerations in providing critical care to patients with Ebola virus disease. *Chest.* 2015;147:1460-1466.
10. Weissman DN, de Perio MA, Radonovich LJ, Jr. COVID-19 and risks posed to personnel during endotracheal intubation. *JAMA.* 2020;323:2027-2028.
11. Wiechmann W, Toohey S, Majestic C, Boysen-Osborn M. Intubating ebola patients: technical limitations of extensive personal protective equipment. *West J Emerg Med.* 2015;16:965.
12. Hill E, Crockett C, Circh RW, Lansville F, Stahel PF. Introducing the "Corona Curtain": an innovative technique to prevent airborne COVID-19 exposure during emergent intubations. *Patient Saf Surg.* 2020;14:22.
13. Yang Y-L, Huang C-H, Luk H-N, Tsai PB. Adaptation to the plastic barrier sheet to facilitate intubation during the COVID-19 pandemic. *Anesth Analg.* 2020;131:e97-e99.
14. Simpson JP, Wong DN, Verco L, Carter R, Dzidowski M, Chan PY. Measurement of airborne particle exposure during simulated tracheal intubation using various proposed aerosol containment devices during the COVID-19 pandemic. *Anaesthesia.* 2020;75:1587-1595.
15. Li Y, Leung M, Tang JW, et al. Role of ventilation in airborne transmission of infectious agents in the built environment—a multidisciplinary systematic review. *Indoor Air.* 2007;17:2-18.
16. Chow TT, Yang XY. Ventilation performance in operating theatres against airborne infection: review of research activities and practical guidance. *J Hosp Infect* 2004;56:85-92.
17. Brown J, Gregson FKA, Shrimpton A, et al. A quantitative evaluation of aerosol generation during tracheal intubation and extubation. *Anaesthesia.* 2021;76:174-181.
18. Dhillon R, Rowin W, Humphries R, et al. Aerosolisation during tracheal intubation and extubation in an operating theatre setting. *Anaesthesia.* 2021;76:182-188.
19. Pearce E, Campen MJ, Baca JT, et al. Aerosol generation with various approaches to oxygenation in healthy volunteers in the emergency department. *J Am Coll Emerg Physicians Open.* 2021;2:e12390.
20. Wilson NM, Marks GB, Eckhardt A, et al. The effect of respiratory activity, non-invasive respiratory support and facemasks on aerosol generation and its relevance to COVID-19. *Anaesthesia.* 2021;76:1465-1474.
21. Gaeckle NT, Lee J, Park Y, Kreykes G, Evans MD, Hogan CJ, Jr. Aerosol generation from the respiratory tract with various modes of oxygen delivery. *Am J Respir Crit Care Med.* 2020;202:1115-1124.
22. Miller DC, Beamer P, Billheimer D, et al. Aerosol risk with noninvasive respiratory support in patients with COVID-19. *J Am Coll Emerg Physicians Open.* 2020;1:521-526.
23. Agarwal A, Basmaji J, Muttalib F, et al. High-flow nasal cannula for acute hypoxemic respiratory failure in patients with COVID-19: systematic reviews of effectiveness and its risks of aerosolization, dispersion, and infection transmission. *Can J Anaesth.* 2020;67:1217-1248.
24. Lim WY, Wong P. Supraglottic airways in the management of COVID-19 patients. *Anaesth Crit Care Pain Med.* 2020;39:589-590.
25. Somri M, Gaitini L, Gat M, Sonallah M, Paz A, Gomez-Rios MA. Cardiopulmonary resuscitation during the COVID-19 pandemic. Do supraglottic airways protect against aerosol-generation? *Resuscitation* 2020;157:123-125.

CAPÍTULO 41

Via aérea maciçamente suja

Darren A. Braude
Rudolph Princi
James C. DuCanto

DESAFIO CLÍNICO

O manejo das vias aéreas em medicina de emergência, cuidados intensivos e medicina pré-hospitalar é frequentemente complicado pela contaminação das vias aéreas na forma de sangue ou material regurgitado, sobretudo em casos de parada cardiorrespiratória extra-hospitalar (PCR-EH).[1] O sangue nas vias aéreas foi citado como uma das principais causas de falha na primeira tentativa de intubação no ambiente da unidade de terapia intensiva (UTI), enquanto várias tentativas de intubação foram claramente associadas a complicações graves.[2] A aspiração também é considerada a principal causa de morte em intubações traqueais em salas de cirurgia e UTI.[3,4]

Uma via aérea maciçamente suja (VAMS) é a ocorrência de obstrução e sujidade das vias aéreas superiores devido a grandes quantidades de líquidos e sólidos regurgitados ou expectorados que prejudicam a oxigenação e a ventilação e complicam o manejo básico e avançado das vias aéreas. A ventilação com bolsa-válvula-máscara (VBVM) inevitavelmente piorará a aspiração pulmonar. Uma via aérea extraglótica pode limitar a aspiração adicional e temporizar a oxigenação e a ventilação, mas não funcionará de forma ideal com uma VAMS e, sem dúvida, precisará ser substituída por um tubo endotraqueal (TET) com balonete. As tentativas de intubação em geral são atrapalhadas pela visualização deficiente dos pontos de referência laríngeos. Os grupos de pacientes com risco de VAMS incluem aqueles com sangramento gastrintestinal (GI), gravidez avançada, obesidade mórbida, obstrução gastrintestinal, vítimas de trauma grave e qualquer pessoa que tenha sido submetida à ventilação de resgate prolongada com máscara com subsequente insuflação gástrica.

ABORDAGEM À VIA AÉREA

Estratégias para prevenir a regurgitação durante o manejo das vias aéreas

Talvez as estratégias mais importantes adotadas para evitar a regurgitação durante o manejo das vias aéreas sejam o uso da sequência rápida de intubação (SRI) e o posicionamento do paciente na posição de cabeça para cima e pés para baixo. A pressão cricoide foi em grande medida abandonada e o uso da drenagem gástrica pré-indução carrega seu próprio cálculo de risco-benefício.[5,6] Se o paciente tiver alguma limitação na capacidade de proteger suas vias aéreas, a própria colocação do tubo gástrico pode causar vômitos e aspiração. Além disso, colocar qualquer material estranho através do esfíncter esofágico inferior acarreta o risco de promover regurgitação. Por esses motivos, a drenagem gástrica pré-intubação costuma ser limitada a pacientes com sangramento gastrintestinal superior e estado mental normal. Às vezes, medicamentos gastrintestinais pró-cinéticos são utilizados na população cirúrgica eletiva para compensar os lentos tempos de esvaziamento gástrico secundários à gastroparesia, mas é improvável que sejam úteis em cenários de emergência. No geral, nenhuma dessas estratégias provavelmente será útil se a orofaringe já estiver contaminada com sangue, vômito e/ou secreções.

Estratégias para manejar a regurgitação

A abordagem tradicional da VAMS é recolocar o paciente em uma posição de cabeça para baixo ou lateral e usar a gravidade para permitir a drenagem postural da faringe, a nasofaringe como reservatório de material regurgitado e um cateter de sucção rígido (CSR) para remover ainda mais os contaminantes das vias aéreas.[7] Para pacientes que necessitam de ventilação assistida antes da intubação – ou quando a intubação não é uma opção –, a colocação de um dispositivo extraglótico (DEG) que permita um cateter de sucção de grande diâmetro costuma ser superior à ventilação com máscara; um DEG retroglótico, como o King Laryngeal Tube, que bloqueia o esôfago, pode ser particularmente útil. No momento da intubação, alguns especialistas têm considerado a colocação intencional de um TET no esôfago para redirecionar o conteúdo abdominal e permitir que ele seja aspirado pelo sistema de sucção.[8]

A abordagem mais recente da VAMS é a técnica SALAD, um acrônimo para Laringoscopia Assistida por Sucção e Descontaminação das Vias Aéreas (*Suction-Assisted Laryngoscopy and Airway Decontamination*).[9] A técnica SALAD permite o manejo da VAMS por meio do uso proativo de um CSR para descontaminar as vias aéreas da boca à laringe de forma gradual. Idealmente, seria usado um CSR com um calibre substancialmente maior do que um dispositivo Yankauer. Esse CSR deve ser inserido na via aérea *antes da inserção do laringoscópio,* de forma que o laringoscópio seja minimamente exposto aos contaminantes das vias aéreas. Isso é particularmente importante com a videolaringoscopia (VL), embora tanto a VL quanto a laringoscopia direta (LD) tenham se mostrado igualmente eficazes em vias aéreas sujas.[10]

À medida que o cateter de sucção avança pela orofaringe, ao redor da base da língua e na hipofaringe, ele remove os contaminantes das vias aéreas antes do laringoscópio, evitando que os contaminantes das vias aéreas obscureçam os componentes de iluminação ou visualização. Isso é particularmente importante com a VL. Após a inserção do laringoscópio, o CSR é manobrado para a esquerda da lâmina do laringoscópio para manter a descontaminação hipofaríngea e fornecer o espaço necessário para a inserção/passagem do TET pelo lado direito da lâmina do laringoscópio.

Além dos benefícios da aspiração preemptiva da via aérea, quando o CSR é utilizado como uma ferramenta de distração física antes do laringoscópio, ele facilitará o procedimento de laringoscopia com menor necessidade de manipulação tecidual e de ajustes para controlar a língua em relação à sua posição na lâmina do laringoscópio. Essas manobras são praticamente idênticas às manobras realizadas com o próprio laringoscópio. Na verdade, você está colocando um CSR em forma de laringoscópio de lâmina curva para facilitar a inserção de um laringoscópio real com a técnica SALAD. A técnica SALAD também pode ser utilizada para auxiliar na inserção das cânulas supraglóticas e das cânulas faríngeas orais.

Etapas da técnica SALAD

Etapa 1: laringoscopia assistida por sucção

O intubador inicia o procedimento SALAD com o CSR segurado na mão direita, de forma que a curva do CSR reflita a forma da via aérea superior e a forma do laringoscópio curvo (ponta do CSR apontada para baixo e para longe do endoscopista). Insira a linha média do CSR, varrendo lateralmente para descontaminar a orofaringe em direção à base da língua e depois à hipofaringe. O CSR é apertado com firmeza como um laringoscópio e é usado para deslocar inferiormente a língua e a mandíbula inferior a fim de maximizar o espaço para a inserção do laringoscópio. Manipule o CSR de forma semelhante a uma lâmina curva de LD para *comprimir a língua no assoalho da boca e levantar a base da língua da parede posterior da faringe a fim de criar espaço para a inserção* do laringoscópio (**Fig. 41.1**).

Etapa 2: obter a visualização laríngea e evitar a sujidade da óptica

Enquanto continua usando o CSR para deslocar a língua anteriormente e fornecer sucção antes do laringoscópio, o intubador avança a ponta do laringoscópio até a hipofaringe. O intubador deve manter a óptica do laringoscópio na *posição vertical mais alta* possível em relação à base da língua e à parede posterior da faringe do paciente para evitar sujar a óptica, pois ela não deve tocar a parede posterior da faringe, onde os contaminantes das vias aéreas se acumulam devido à gravidade (**Fig. 41.2**).

Via aérea maciçamente suja 427

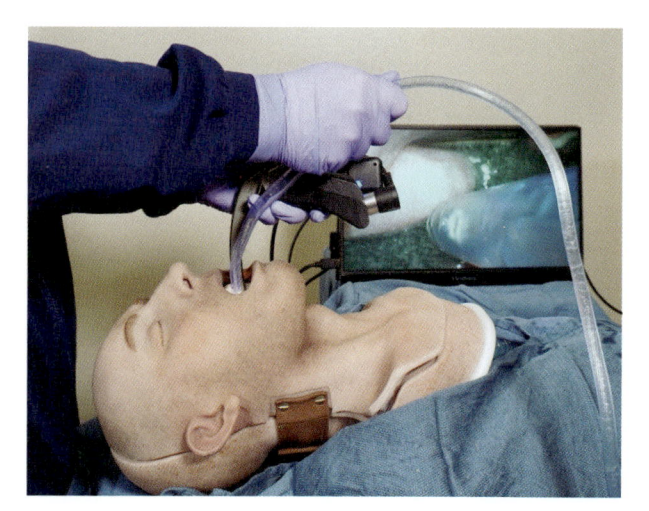

Figura 41.1 Laringoscopia assistida por sucção.

Etapa 3: SALAD Park

Manobre o CSR do lado *direito* do laringoscópio para o lado *esquerdo* com a ponta na parte superior do esôfago, onde permanece estacionado durante a intubação. Essa técnica foi chamada de "SALAD Park" (ou "estacionamento SALAD"). A posição no esôfago também minimiza a sucção não intencional de oxigênio suplementar da via aérea superior. Caso o médico maneje uma via aérea na qual a fonte de contaminação das vias aéreas seja da *orofaringe ou nasofaringe,* a ponta do cateter de sucção é *retirada* da entrada esofágica para permitir que o cateter de sucção evacue os contaminantes das vias aéreas que inundam as vias aéreas acima da laringe (**Fig. 41.3**).

Etapa 4: SALAD Poke

A passagem do TET pode ser simplificada dilatando-se manualmente o espaço pelo qual o TET passa, inserindo o dedo indicador da mão direita ao lado direito da lâmina do laringoscópio, a fim de garantir que exista espaço orofaríngeo adequado (com controle adequado da língua) para passar o tubo traqueal até a laringe. Essa técnica foi chamada de "SALAD Poke" (ou "cutucada SALAD") e é semelhante à utilização de um dilatador a fim de ampliar o caminho para a inserção de um cateter venoso central. O SALAD Poke supera

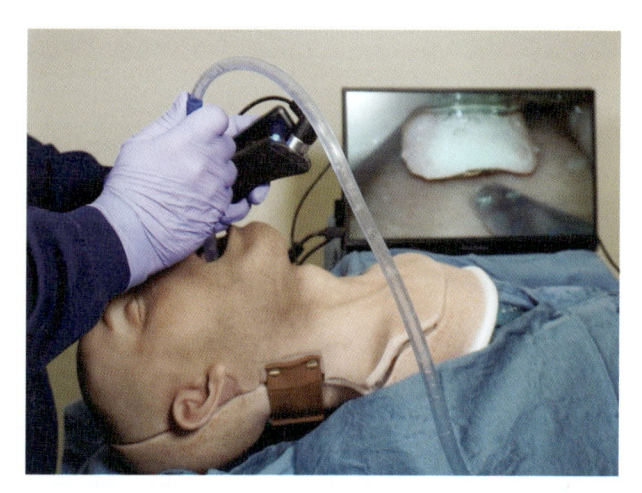

Figura 41.2 Visualização laríngea.

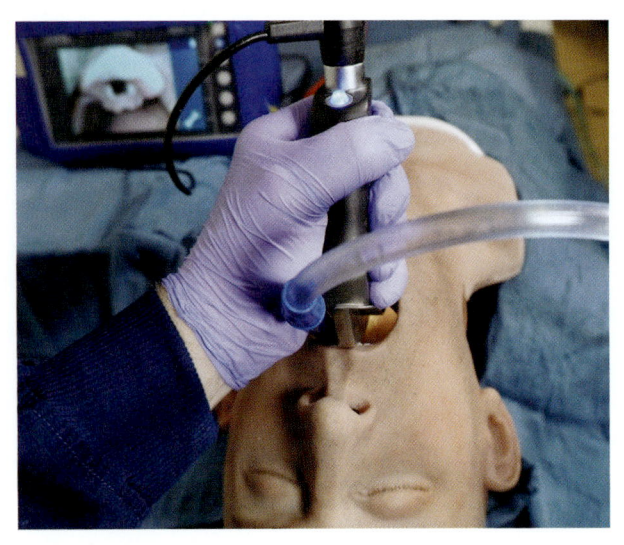

Figura 41.3 Técnica "SALAD Park".

a dificuldade de inserção do tubo traqueal quando o endoscopista não cria esse espaço de forma proativa durante a inserção da lâmina.

Etapa 5: descontaminação do tubo traqueal antes da ventilação

Consiste na aspiração do TET antes da primeira ventilação através dele. Esta etapa tem como objetivo permitir ao profissional a chance ideal de reduzir a aspiração e descontaminar completamente as vias aéreas durante o cuidado do paciente.

RESUMO

A VAMS representa um grande desafio para as manobras básicas e avançadas das vias aéreas. O posicionamento, a aspiração e um DEG podem ser úteis inicialmente, mas esses pacientes precisam de intubação o mais rápido possível, e isso é mais fácil de fazer com a técnica SALAD, utilizando um cateter de sucção de grande diâmetro em etapas.

DICAS

- A drenagem gástrica pré-intubação não é recomendada porque a colocação do próprio tubo aumenta o risco de regurgitação.
- Posicione o paciente com uma VAMS em uma posição de cabeça para baixo ou lateral para utilizar a gravidade a fim de permitir a drenagem postural da faringe.
- Para pacientes que necessitam de ventilação assistida antes da intubação – ou quando a intubação não é uma opção – a colocação de um DEG que facilite um cateter de sucção de grande calibre costuma ser superior à ventilação com máscara.
- A técnica SALAD utilizando um CSR de grande calibre é recomendada ao intubar um paciente com uma VAMS.
- O CSR é mais do que um dispositivo de sucção. Quando apertado com firmeza como um laringoscópio, ele é usado para deslocar inferiormente a língua e a mandíbula inferior a fim de maximizar o espaço para a inserção da lâmina do laringoscópio e ajudar a "permanecer alto e seco".
- Manobre o CSR do lado *direito* do laringoscópio para o lado *esquerdo* com a ponta na parte superior do esôfago, onde ele permanece "estacionado" durante a intubação.

EVIDÊNCIAS

Há evidências para sustentar a técnica SALAD?

Há um crescente corpo de evidências de vias aéreas contaminadas simuladas que demonstram a utilidade clínica da técnica.[11-14] Há dois relatos de casos publicados que demonstram a eficácia clínica da técnica SALAD – um caso consistindo na indução e intubação de um paciente com obstrução da saída gástrica envolvendo a regurgitação de 3 L de fluido gástrico e um caso consistindo no tratamento de um paciente com edema pulmonar grave cuja condição criou um dilúvio de líquido saindo de sua árvore respiratória, obscurecendo a laringe.[15,16] Ainda não há grandes séries de casos ou ensaios randomizados avaliando a técnica SALAD.

Como você recomenda treinar profissionais de vias aéreas para manejar a VAMS?

A técnica SALAD requer treinamento experimental dedicado em um manequim de vias aéreas modificado para expressar grandes quantidades de contaminante simulado das vias aéreas. A construção de manequins de simulação SALAD foi descrita em vários *blogs* médicos *online*, bem como na literatura revisada por pares.[17,18] Um manequim comercialmente disponível, construído para permitir a simulação de SALAD, está disponível pela Nasco como Life/form S.A.L.A.D. Simulator.

Existe um cateter de sucção rígido melhor do que outros?

Para as vias aéreas altamente contaminadas, um cateter Yankauer típico tem utilidade muito limitada. Os CSRs de grande calibre estão disponíveis comercialmente em pelo menos dois fabricantes, CONMED e SSCOR, Inc., e facilitam a remoção de grandes quantidades de contaminantes líquidos e parcialmente sólidos das vias aéreas.

Existe uma vantagem da VL em relação à LD para a VAMS?

Nos estudos de simulação SALAD que utilizam laringoscópios de vídeo de geometria-padrão *versus* geometria hiperangulada, não há conclusões firmes sobre a superioridade de nenhum tipo de dispositivo. Em uma análise retrospectiva dos dados de intubação por sangramento gastrintestinal NEAR III, tanto a LD quanto a VL tiveram taxas semelhantes de sucesso nas visualizações glóticas.[19] Outro estudo de coorte respectivo examinando intubação por trauma no departamento de emergência sugere que a VL (72%) pode ter uma vantagem sobre a LD (63%) na obtenção do sucesso na primeira passagem.[20] Um estudo observacional de intubações na emergência descobriu que a taxa de sucesso na primeira passagem foi maior com o GlideScope (81%) do que com a LD (66%) em 590 pacientes com vias aéreas sujas por sangue ou vômito.[10] A contaminação severa da lente, tornando o GlideScope inutilizável, ocorreu em apenas 1,3% dos pacientes com vias aéreas sujas. Os videolaringoscópios com geometria-padrão (i.e., formato Macintosh) têm a vantagem de continuar sendo úteis clinicamente mesmo que os seus sistemas de imagem estejam obscurecidos por contaminantes das vias aéreas. É importante praticar a laringoscopia de tal forma – mantendo-a alta e seca – que o módulo de vídeo do endoscópio seja posicionado o mais *próximo da base da língua, superiormente à parede posterior da faringe*, para limitar a contaminação da fonte de luz.

Existe um papel para a ultrassonografia abdominal à beira do leito para estimar o volume gástrico?

A imagem do volume gástrico tem utilidade limitada em cenários de emergência que exigem resgate e controle rápidos da oxigenação e ventilação do paciente. Essa técnica apresenta um crescente corpo de evidências como uma ferramenta clinicamente relevante para avaliação pré-procedimento antes do cuidado anestésico, quando há tempo adequado.[21]

REFERÊNCIAS

1. Jost D, Minh DP, Galinou N, et al. What is the incidence of regurgitation during an out-of-hospital cardiac arrest? Observational study. *Resuscitation*. 2015;96:70.
2. Joshi R, Hypes CD, Greenberg J, et al. Difficult airway characteristics associated with first-attempt failure at intubation using video laryngoscopy in the intensive care unit. *Ann Am Thor Soc*. 2017;14(3):368-375.
3. Warner MA, Meyerhoff KL, Warner ME, Posner KL, Stephens L, Domino KB. Pulmonary aspiration of gastric contents: a closed claims analysis. *Anesthesiology*. 2021;135(2):284-291.

4. Cook TM, Woodall N, Frerk C, Fourth National Audit Project. Major complications of airway management in the UK: results of the Fourth National Audit Project of the Royal College of Anaesthetists and the Difficult Airway Society. Part 1: anaesthesia. *Br J Anaesth.* 2011;106(5):617-631.

5. Snow RG, Nunn JF. Induction of anaesthesia in the foot-down position for patients with a full stomach. *Br J Anaesth.* 1959;31(11):493-497.

6. Stept WJ, Safar P. Rapid induction/intubation for prevention of gastric-content aspiration. *Anesth Analg.* 1970;49(4):633-636.

7. Kluger MT, Visvanathan T, Myburgh JA, Westhorpe RN. Crisis management during anaesthesia: regurgitation, vomiting, and aspiration. *BMJ Qual Saf.* 2005;14(3):e4.

8. Fiore MP, Marmer S, Steuerwald MT, et al. Three airway management techniques for airway decontamination in massive emesis: a manikin study. *West J Emerg Med.* 2019;20(5):784-790

9. Root CW, Mitchell O, Brown R, et al. Suction assisted laryngoscopy and airway decontamination (SALAD): a technique for improved emergency airway management. *Resusc Plus.* 2020;1-2:100005.

10. Sakles JC, Corn GJ, Hollinger P, et al. The impact of a soiled airway on intubation success in the emergency department when using the GlideScope or the direct laryngoscope. *Acad Emerg Med.* 2017;24(5):628-636.

11. Pilbery R, Teare MD, Millins M. Soiled airway tracheal intubation and the effectiveness of decontamination by paramedics: a randomised controlled manikin study protocol. *Br Paramed J.* 2018;3(3):16-22.

12. Lin L, Huang C-C, Ong JR, et al. The suction-assisted laryngoscopy assisted decontamination technique toward successful intubation during massive vomiting simulation: a pilot before–after study. *Medicine.* 2019;98(46):e17898.

13. Ko S, Wong OF, Hin C, et al. A pilot study on using suction-assisted laryngoscopy airway decontamination techniques to assist endotracheal intubation by GlideScope® in a manikin simulating massive hematemesis. *Hong Kong J Emerg Med.* 2019;28(5):305-313.

14. Jensen M, Barmaan B, Orndahl CM, Louka A. Impact of suction-assisted laryngoscopy and airway decontamination technique on intubation quality metrics in a helicopter emergency medical service: an educational intervention. *Air Med J.* 2020;39(2):107-110.

15. Heui LJ. Successful endotracheal intubation using suction-assisted laryngoscopy assisted decontamination technique and a head-down tilt position during massive regurgitation. *Soonchunhyang Med Sci.* 2020;26(2):75-79.

16. Frantz E, Sarani N, Pirotte A, Jackson BS. Woman in respiratory distress. *JACEP Open.* 2021:2(1):e12344.

17. DuCanto J, Serrano KD, Thompson RJ. Novel airway training tool that simulates vomiting: suction-assisted laryngoscopy assisted decontamination (SALAD) system. *West J Emerg Med.* 2017;18(1):117-120.

18. Sampson C, Pauly J, Horner J. Low-cost portable suction-assisted laryngoscopy airway decontamination (SALAD) simulator for dynamic emesis. *J Educ Teach Emerg Med.* 2019;4(2):I1-7.

19. Carlson JN, Crofts J, Walls RM, Brown CA 3rd. Direct versus video laryngoscopy for intubating adult patients with gastrointestinal bleeding. *West J Emerg Med.* 2015;16(7):1052-1056.

20. Li T, Jafari D, Meyer C, et al. Video laryngoscopy is associated with improved first-pass intubation success compared with direct laryngoscopy in emergency department trauma patients. *JACEP Open.* 2021;2:e12373.

21. Holtan-Hartwiga I, Johnsena LR, Dahl V, Haidl F. Preoperative Gastric Ultrasound in Surgical Patients who Undergo Rapid Sequence Induction Intubation. *Trends in Anaesthesia and Critical Care.* 2021;38:30-35.

CAPÍTULO 42

Paciente geriátrico

Katren R. Tyler

Stephen Bush

DESAFIO CLÍNICO

As comorbidades são comuns nas pessoas mais velhas e, em qualquer doença ou lesão, os adultos mais velhos têm desfechos piores em comparação com os mais novos. O envelhecimento causa deterioração progressiva na reserva fisiológica muitas vezes exacerbada por condições crônicas preexistentes, de modo que os pacientes mais velhos têm maior risco de eventos adversos peri-intubação. Morbidade cardiovascular, doença pulmonar, síndromes de fragilidade e condições subjacentes crônicas são particularmente relevantes para evitar as armadilhas do manejo da via aérea em pacientes geriátricos. É provável que os pacientes mais velhos que necessitam de manejo da via aérea tenham comorbidades significativas. Os idosos também estão cada vez mais obesos e, paradoxalmente, têm mais chances de desnutrição. Eles podem necessitar de manejo da via aérea por múltiplas razões; porém, seu curso clínico esperado costuma ser o fator mais importante na decisão de intubar no departamento de emergência. Mesmo sem uma ameaça imediata a oxigenação, ventilação ou proteção da via aérea, o paciente mais velho costuma ter uma evolução clínica mais prolongada e complexa, necessitando de suporte da via aérea como parte de seu tratamento. De modo inverso, o uso de técnicas de ventilação não invasivas pode oferecer uma importante transição durante a coleta de informações, a tomada de decisão médica e a discussão com familiares.

Redução da reserva cardiorrespiratória

As alterações pulmonares relacionadas à idade dificultam as trocas gasosas, reduzindo a tensão de oxigênio basal. A Pao_2 normal diminui 4 mmHg por década após a idade de 20 anos. A capacidade pulmonar total não muda de forma significativa, mas a capacidade residual funcional (CRF) e o volume de fechamento (VF) aumentam com a idade. O VF aumenta mais que a CRF, levando a atelectasias, especialmente na posição supina. A sensibilidade reduzida do impulso (*drive*) respiratório central, a fraqueza dos músculos respiratórios e a mecânica alterada da parede torácica prejudicam a capacidade do adulto mais velho responder à hipoxia e à hipercarbia. Como consequência, a saturação de oxigênio pode cair rapidamente no caso de uma ameaça respiratória. Os pacientes mais velhos também têm risco de aspiração pulmonar devido a redução dos reflexos da via aérea, distúrbios da deglutição, efeitos de fármacos e retardo do esvaziamento gástrico. Os pacientes mais velhos com doença pulmonar obstrutiva crônica (DPOC) ou apneia obstrutiva do sono podem conviver com uma insuficiência respiratória parcialmente compensada, usar oxigênio domiciliar ou necessitar de suporte respiratório basal por meio de máquinas de pressão positiva contínua na via aérea (CPAP, do inglês *continuous positive airway pressure*) por via nasal.

O envelhecimento cardíaco em geral traz contratilidade reduzida, fluxo sanguíneo coronariano diminuído e arritmias crônicas, prejudicando ainda mais sua capacidade de aumentar o débito cardíaco. Os β-bloqueadores e os bloqueadores dos canais de cálcio podem limitar as respostas a estresses fisiológicos impedindo elevações compensatórias na frequência cardíaca. Um débito cardíaco relativamente fixo prejudica a resposta fisiológica aos efeitos vasodilatadores dos fármacos da intubação. Por fim, a presença de doença cardiovascular ou cerebrovascular reduz a tolerância do paciente a hipoxemia ou hipotensão.

Os pacientes idosos são mais propensos à hipotensão pós-intubação, a qual pode ser grave e persistente após a conclusão da intubação. Além da idade, os pacientes que apresentam aumento no índice de choque (frequência cardíaca dividida pela pressão arterial sistólica), insuficiência respiratória ou história de doença renal terminal e insuficiência renal crônica têm risco aumentado de complicações peri-intubação. Em geral, ocorre parada cardíaca pós-intubação em cerca de 1% dos pacientes imediatamente após a sequência rápida de intubação (SRI), com a atividade elétrica sem pulso (AESP) sendo o ritmo mais comum. Os pacientes mais velhos com hipotensão pós-intubação têm maior risco de progredir para parada cardíaca. Nos pacientes hemodinamicamente vulneráveis, aconselha-se a reanimação com volume e o suporte da pressão arterial antes da intubação, se o tempo permitir.

Os pacientes idosos têm mais chances de chegar ao departamento de emergência *em* parada cardíaca. O foco recente na estratégia ideal de manejo das vias aéreas na parada cardíaca primária sugere que a colocação de vias aéreas definitivas não é benéfica durante o período imediato da parada. As equipes médicas devem se concentrar na qualidade das compressões torácicas, na oxigenação e na limitação da ventilação excessiva, o que pode prejudicar o retorno venoso. Isso é discutido em detalhes na seção "Evidências". Contudo, se for realizada, a intubação em um paciente em parada cardíaca costuma ser uma intubação tecnicamente fácil, pois não apresenta tônus muscular nem reflexos de proteção. O tratamento de pacientes em parada cardíaca deve seguir os algoritmos do Suporte Cardíaco Avançado de Vida (ACLS) aceitos e se concentrar em manobras menos invasivas das vias aéreas durante a parada (ou seja, colocação de um dispositivo extraglótico [DEG] ou ventilação manual com bolsa), seguidas pelo manejo definitivo das vias aéreas se a parada for prolongada ou o retorno da circulação espontânea for alcançado.

Aumento da incidência de via aérea difícil

A idade avançada é um marcador de dificuldade na ventilação com bolsa-válvula-máscara (VBVM) (ver Cap. 2). Os pacientes idosos também têm incidência aumentada de dificuldade na laringoscopia direta (LD) como resultado da menor mobilidade cervical e abertura bucal. Uma deformidade cervical fixa em flexão pode não ser reconhecida até que o travesseiro seja removido antes da intubação; a intubação com laringoscopia convencional é difícil nessas condições (**Fig. 42.1**). Além disso, pacientes com artrite reumatoide e

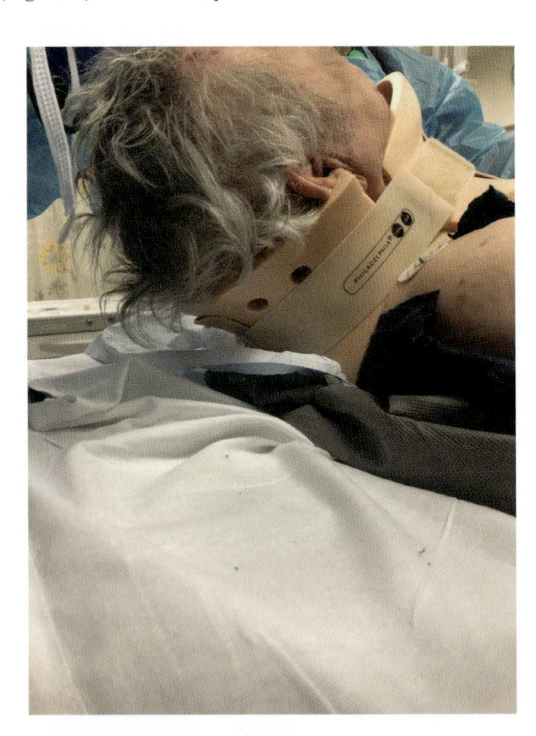

Figura 42.1 Deformidade em flexão fixa em um paciente idoso. Isso leva a uma laringoscopia difícil e a uma visualização glótica deficiente.

outras condições artríticas inflamatórias podem apresentar a coluna cervical superior instável. A mucosa de adultos mais velhos é mais friável, muitas vezes ressecada e menos elástica, aumentando o risco de lesão. Da mesma forma, as alterações associadas ao envelhecimento e os efeitos cumulativos de doenças podem causar dificuldade na inserção de DEGs e na provisão de uma via aérea cirúrgica. Por todas essas razões, recomenda-se maximizar a oportunidade de sucesso na primeira tentativa com posicionamento adequado, pré-oxigenação robusta e uso liberal de introdutores para a intubação e de videolaringoscopia (VL).

Considerações éticas

No manejo da via aérea, como em todos os outros aspectos da reanimação, as preferências do paciente em relação às intervenções terapêuticas devem ser respeitadas. A idade avançada não é contraindicação para a intervenção avançada na via aérea. Os desfechos ruins se relacionam mais à limitação funcional e às comorbidades, e não à idade cronológica. Nos casos em que as intervenções de suporte à vida são inadequadas ou não desejadas, a ventilação com pressão positiva não invasiva (VNI) pode oferecer assistência respiratória e conforto. A CPAP ou a pressão positiva em dois níveis na via aérea (BiPAP) também podem funcionar como medida temporária quando faltam dados e informações sobre diretivas antecipadas de vontade antes da intubação. Isso é discutido em detalhes na seção "Evidências".

ABORDAGEM À VIA AÉREA

Como o paciente idoso tolera pouco a hipoxia, a intubação deve ser considerada precocemente no manejo. Uma avaliação cuidadosa pré-intubação identificará preditores de via aérea difícil, como abertura bucal ruim, pulmões rígidos e redução da movimentação cervical. Na maioria das vezes, o operador estará confiante sobre o sucesso previsto da VL e da oxigenação usando bolsa-válvula-máscara ou DEG e, portanto, a SRI costuma ser a técnica de escolha, como acontece com outras faixas etárias. Independentemente dos resultados de uma avaliação à beira do leito, nos idosos deve-se estar preparado para dificuldades inesperadas na via aérea. Isso exige planejamento, comunicação e preparação de dispositivos de resgate da via aérea.

A pré-oxigenação é particularmente importante, pois os pacientes idosos podem ter queda rápida da saturação devido a alterações relacionadas à idade no coração e nos pulmões, além de doenças preexistentes. Pelas mesmas razões, a pré-oxigenação pode não ser tão efetiva como em pacientes jovens e saudáveis. O uso de oxigênio por máscara facial em fluxo máximo de pelo menos 40 a 50 L/min e a oxigenação apneica devem ser consideradas precocemente se a pré-oxigenação por meios mais tradicionais não for adequada. A VBVM pode ser necessária para manter a saturação de oxigênio > 93% após a administração do agente de indução e do bloqueador neuromuscular (BNM), particularmente se for necessária mais de uma tentativa de laringoscopia. Durante a VBVM, a vedação da máscara pode ser problemática devido à perda de tecidos moles faciais e ausência de dentes, com a melhor opção sendo a técnica com duas pessoas e duas mãos com cânula nasal ou oral. As dentaduras com bom ajuste devem ser deixadas no lugar durante a VBVM e devem ser removidas antes da intubação ou da colocação do DEG. Se as dentaduras estiverem deslocadas, mal adaptadas ou agindo como corpo estranho, elas devem ser removidas. A perda de tecidos elásticos promove o colapso e a obstrução parcial da via aérea superior. A obesidade aumenta os tecidos redundantes na via aérea superior, o que pode precipitar uma obstrução funcional com perda de tônus. Os pacientes mais velhos podem ter obstrução orofaríngea devido a hematoma ou câncer de cabeça e pescoço. A redução da complacência pulmonar e a rigidez da parede torácica podem dificultar a oxigenação com VBVM ou DEG, o que pode ser piorado pela coexistência de DPOC ou insuficiência cardíaca.

Quando a avaliação pré-intubação identifica uma via aérea difícil, o operador deve escolher um videolaringoscópio, garantindo o posicionamento ideal do paciente para obter a maior chance de sucesso. Tenha um introdutor de intubação, como um *bougie*, prontamente disponível. As abordagens alternativas da via aérea, incluindo a endoscopia flexível com o paciente acordado, podem ser escolhidas no lugar da SRI, conforme guiado pelo algoritmo para a via aérea difícil (ver Cap. 5). A cricotireotomia costuma ser necessária na situação "não consigo intubar, não consigo oxigenar", mas esse procedimento pode ser difícil nos pacientes idosos, pois eles têm mais chances de apresentar distorções de tecidos, como resultado de câncer ou radioterapia, ou acesso limitado, como no caso de deformidade fixa em flexão envolvendo a coluna cervical.

Dosagem e administração de fármacos

Otimização fisiológica

Em geral, os pacientes mais velhos têm menor reserva fisiológica que os adultos mais jovens e são mais suscetíveis aos efeitos hipotensores de agentes sedativos. Com isso em mente, é fundamental a otimização fisiológica para maximizar a fisiologia cardiovascular do paciente e minimizar a hipotensão profunda ou o colapso circulatório que podem acontecer mesmo com doses modestas de agentes de indução.

A sequência prolongada de intubação (SPI), discutida no Capítulo 20, pode ser mais adequada para a população geriátrica que tem mais chances de estar agudamente confusa ou agitada antes da intubação, com maior risco de hipoxemia que os adultos mais jovens. O uso de doses dissociativas de cetamina (1 mg/kg por via intravenosa [IV]) para reduzir a agitação e o consumo de oxigênio e para aumentar a colaboração com a oferta de oxigênio pode resultar em eventos hipoxêmicos menos frequentes e intensos. Em pacientes hipotensos idosos ou naqueles que chegam em estado de choque, é preferível administrar um agente vasopressor para mitigar o colapso circulatório peri-intubação. Isso inclui a consideração de doses individuais de vasopressores, em geral fenilefrina ou epinefrina, em pequenas doses para reverter a instabilidade hemodinâmica. No entanto, a evidência dos benefícios das doses individuais de vasopressores não é robusta e a administração está associada a um risco substancial de erro humano. A abordagem preferida envolve a titulação de uma infusão de norepinefrina para sustentar a pressão arterial antes da administração de medicamentos da SRI. Isso permite a titulação por outros membros da equipe, enquanto os profissionais que fazem o manejo das vias aéreas se concentram na intubação. Além disso, pacientes que necessitam de norepinefrina antes da intubação normalmente precisarão dela para sustentar a hemodinâmica posteriormente e, portanto, tê-la já implementada no momento do procedimento faz sentido logístico.

Paralisia com indução

O etomidato ainda é o agente de indução preferido em pacientes idosos devido à sua melhor estabilidade hemodinâmica, embora os pacientes profundamente comprometidos possam ainda apresentar hipotensão ou perda de tônus vascular com doses de indução completas. A dose de indução padrão deve ser reduzida pela metade em pacientes mais velhos e se aconselha uma redução de dois terços se houver comprometimento hemodinâmico significativo. O propofol pode causar hipotensão significativa em pacientes criticamente enfermos, não sendo recomendado como agente de indução primário em pacientes idosos necessitando de SRI.

A cetamina causa menos instabilidade cardiovascular que o propofol e é útil em pacientes mais jovens com reserva suprarrenal adequada; porém, suas propriedades simpaticomiméticas podem ser problemáticas em pacientes com cardiopatia isquêmica, doença cerebrovascular ou doença de Parkinson. Além disso, a cetamina exerce seu suporte hemodinâmico por meio da liberação indireta de catecolaminas. Em pacientes idosos, a reserva suprarrenal pode ser limitada e ausente, resultando em hipotensão paradoxal e perda do tônus vascular. Portanto, em pacientes idosos comprometidos, o etomidato é o principal agente de indução (ver Cap. 21).

Os adultos mais velhos têm mais chances de apresentar contraindicação adquirida para succinilcolina (SC), predominantemente por uma lesão neurológica ou distúrbio neuromuscular degenerativo. Se for tomada a decisão de usar SC em pacientes idosos, pesquise as contraindicações com o paciente, profissionais do atendimento pré-hospitalar, familiares ou prontuários médicos. Um exame físico rápido pode revelar déficits neurológicos que, se tiverem mais de três dias, colocam o paciente em risco de hipercalemia mediada por receptores. A doença renal crônica, incluindo insuficiência renal, não é contraindicação ao uso de SC. Muitos profissionais atualmente usam o rocurônio como BNM primário, sobretudo em pacientes idosos. A dose é a mesma que em adultos mais jovens, usando a dosagem pelo peso corporal real.

MANEJO PÓS-INTUBAÇÃO

Os princípios do manejo pós-intubação citados nos Capítulos 10 e 20 são apropriados ao paciente idoso. Deve-se prever uma maior sensibilidade aos efeitos sedativos e hemodinâmicos dos fármacos sedativos (p. ex., propofol) e analgésicos (p. ex., morfina, fentanil), titulando a dose conforme o caso. Os BNMs raramente são necessários. Se for usado, o BNM também deve ser administrado em doses reduzidas e com maior intervalo entre as doses. A redução da complacência pulmonar pode aumentar as pressões de ventilação em pacientes idosos. Na DPOC, aconselha-se limitar a pressão de pico e permitir uma fase expiratória prolongada, embora a acidose respiratória grave deva ser evitada na cardiopatia isquêmica. A ventilação com pressão positiva, com níveis elevados de pressão expiratória final positiva (PEEP), pode causar hipotensão, particularmente se houver hipovolemia, podendo ainda exacerbar os efeitos hipotensivos dos fármacos sedativos. A ventilação com pressão controlada é o modo preferido.

DICAS

- Os pacientes mais velhos têm maior incidência de dificuldades anatômicas e fisiológicas. Essas dificuldades costumam ser identificadas e manejadas da mesma maneira que nos pacientes mais jovens. A SRI costuma ser o procedimento de escolha.
- Pacientes idosos dessaturam rapidamente, enfatizando a importância da pré-oxigenação. A oxigenação passiva durante a apneia (oxigênio a 15 L/min pela cânula nasal) pode retardar a dessaturação. Se houver desenvolvimento rápido de hipoxia, a VBVM ou o resgate com DEG podem ser necessários após a indução ou entre as tentativas de intubação. A SPI pode ser útil em idosos devido à agitação e ao *delirium*.
- As doenças preexistentes, as interações farmacológicas e as alterações cardiovasculares relacionadas à idade aumentam a resposta hipotensiva à indução, devendo ser usadas doses reduzidas de sedativos e hipnóticos. O débito cardíaco reduzido prolonga o tempo de circulação braço-cérebro, devendo ser esperado um atraso no início da ação para todos os fármacos intravenosos.

EVIDÊNCIAS

Qual é o risco cardiovascular da intubação em pacientes idosos?

Os pacientes mais velhos têm risco de consequências hemodinâmicas adversas após a intubação devido a efeitos cardiovasculares dos fármacos de indução e também em razão da redução do retorno venoso que acompanha a ventilação com pressão positiva. Pacientes idosos têm maior probabilidade de estarem desnutridos e desidratados, o que resulta em menores volumes intravasculares.[1] A hipotensão peri-intubação é comum, ocorrendo em até 25% de todos os pacientes.[2] Um registro de intubação no departamento de emergência de um centro único relatou uma associação entre idade e hipotensão pós-intubação, com idade > 70 anos sendo um preditor independente.[3] Pacientes com hipotensão peri-intubação tiveram quase 15 vezes mais chances de morrer durante a hospitalização.[4] A hipotensão durante a intubação não foi confirmada como a causa do aumento da mortalidade, mas identificou um grupo de alto risco, suscetível a distúrbios hemodinâmicos, que os colocam em risco de morrer durante a hospitalização. Dados recentes de mais de 15.000 casos no projeto National Emergency Airway Registry (NEAR) mostraram uma taxa geral de parada cardíaca peri-intubação de aproximadamente 1%. A chance ajustada de parada cardíaca peri-intubação foi maior naqueles que chegaram em estado de choque (*odds ratio* ajustada > 6).[5] Quando o tempo permitir, pacientes vulneráveis que necessitam de intubação devem receber reanimação com volume antes da intubação, uso de agente de indução em dose reduzida e suporte com vasopressores para mitigar o comprometimento hemodinâmico. Infelizmente, os pacientes ainda podem apresentar hipotensão peri-intubação, apesar da adequada reanimação com fluidos.[6]

A idade avançada é um preditor de dificuldade na intubação ou de complicações da intubação?

A idade avançada é um preditor independente de intubações difíceis e eventos adversos de peri-intubação.[7] Pacientes idosos têm maior taxa geral de laringoscopia difícil.[8,9] Pacientes com mais de 80 anos e aqueles com vias aéreas difíceis previstas, como Mallampati classes III e IV, têm maior probabilidade de sofrer uma lesão nas vias aéreas durante a anestesia.[10] A decisão de prosseguir com a intubação é adequadamente baseada nas indicações originais da intubação (falha na ventilação, falha na proteção das vias aéreas e curso clínico previsto). A sobrevida após o manejo de emergência da via aérea em pacientes mais velhos é mais provavelmente um produto da doença aguda e de comorbidades de base do que o resultado direto do ato da intubação.[11]

Qual relaxante muscular deve ser usado para SRI no paciente idoso?

Os pacientes idosos têm mais chances de apresentar contraindicação adquirida para a SC, mais comumente um acidente vascular cerebral (AVC) recente; porém, qualquer defeito do neurônio motor superior ou inferior com pelo menos 72 horas coloca o paciente em risco de suprarregulação do receptor pós-sináptico e de hipercalemia.[12] A atrofia por desuso também é um fator de risco nos pacientes mais velhos. Teoricamente, o risco de liberação intensa do potássio intracelular só está presente entre três dias e cerca de seis meses após um AVC agudo, quando os receptores de acetilcolina proliferam na junção neuromuscular. Na realidade, muitos pacientes que necessitam de intubação de emergência não estão em condições de fornecer uma anamnese completa, e muitos emergencistas optarão por usar o rocurônio em lugar da SC para SRI em pacientes idosos.[13]

Os vasopressores em **push-dose** *são seguros e eficazes em pacientes idosos?*

Os vasopressores em *push-dose* ou vasopressores em dose em bólus consistem em pequenas doses de agentes vasopressores, como fenilefrina ou epinefrina, para ajudar a manter ou obter estabilidade hemodinâmica. Há poucas evidências focadas em pacientes idosos, embora os estudos publicados sobre vasopressores em doses individuais tendam a relatar os resultados em pacientes mais velhos. A evidência da eficácia dos vasopressores em doses individuais não é substancial e os riscos de uma reação adversa ou erro de medicação são altos.[14,15]

Quais são os resultados para pacientes idosos que necessitam de intubação no departamento de emergência?

A literatura publicada recentemente confirma o que os médicos do departamento de emergência suspeitavam há muito tempo: a sobrevivência até a alta e o retorno para casa após uma intubação na emergência são substancialmente afetados pela idade do paciente, com pacientes mais velhos tendo menos probabilidade de sobreviver e voltar para casa. Para pacientes com mais de 65 anos de idade, a intubação no departamento de emergência está associada a uma mortalidade hospitalar de 35%. Para pacientes com mais de 90 anos, esse número sobe para 50% e apenas 14% retornarão para casa.[16] Essas informações devem estimular a discussão sobre os objetivos do cuidado com os pacientes e suas famílias.[17] Pacientes com dificuldade respiratória podem ter alívio substancial com métodos não invasivos de ventilação ou com um teste terapêutico com intubação por tempo limitado.

REFERÊNCIAS

1. Pereira GF, Bulik CM, Weaver MA, Holland WC, Platts-Mills TF. Malnutrition among cognitively intact, noncritically ill older adults in the emergency department. *Ann Emerg Med.* 2015;65(1):85-91.
2. Hasegawa K, Hagiwara Y, Imamura T, et al. Increased incidence of hypotension in elderly patients who underwent emergency airway management: an analysis of a multi-centre prospective observational study. *Int J Emerg Med.* 2013;6(1):12.
3. Heffner A, Swords D, Kline J, Jones A. The frequency and significance of postintubation hypotension during emergency airway management. *J Crit Care.* 2012;27(4):417. e419-417 e413.
4. Heffner AC, Swords DS, Nussbaum ML, Kline JA, Jones AE. Predictors of the complication of postintubation hypotension during emergency airway management. *J Crit Care.* 2012;27(6):587-593.
5. April MD, Arana AA, Reynolds JC, et al. Peri-intubation cardiac arrest in the ED: a National Emergency Airway Registry (NEAR) study. *Resuscitation.* 2021;162:403-441.
6. Janz DR, Casey JD, Semler MW, et al. Effect of a fluid bolus on cardiovascular collapse among critically ill adults undergoing tracheal intubation (PrePARE): a randomised controlled trial. *Lancet Respir Med.* 2019;7(12):1039-1047.
7. Johnson KN, Botros DB, Groban L, Bryan YF. Anatomic and physiopathologic changes affecting the airway of the elderly patient: implications for geriatric-focused airway management. *Clin Interv Aging.* 2015;10:1925-1934.
8. Mostafa M, Saeed M, Hasanin A, Badawy S, Khaled D. Accuracy of thyromental height test for predicting difficult intubation in elderly. *J Anesth.* 2020;34(2):217-223.

9. Panjiar P, Bhat KM, Yousuf I, Kochhar A, Ralli T. Study comparing different airway assessment tests in predicting difficult laryngoscopy: a prospective study in geriatric patients. *Indian J Anaesth.* 2021;65(4):309-315.
10. Hua M, Brady J, Li G. The epidemiology of upper airway injury in patients undergoing major surgical procedures. *Anesth Analg.* 2012;114(1):148-151.
11. Zimmerman JJ, Harmon LA, Smithburger PL, et al. Choosing wisely for critical care: the next five. *Crit Care Med.* 2021;49(3):472-481.
12. Martyn JAJM, Richtsfeld MMD. Succinylcholine-induced hyperkalemia in acquired pathologic states: etiologic factors and molecular mechanisms. *Anesthesiology.* 2006;104(1):158-169.
13. Brown CA, 3rd, Bair AE, Pallin DJ, Walls RM. Techniques, success, and adverse events of emergency department adult intubations. *Ann Emerg Med.* 2015;65(4):363-370.e361.
14. Cole JB, Knack SK, Karl ER, Horton GB, Satpathy R, Driver BE. Human errors and adverse hemodynamic events related to "push dose pressors" in the emergency department. *J Med Toxicol.* 2019;15(4):276-286.
15. Holden D, Ramich J, Timm E, Pauze D, Lesar T. Safety considerations and guideline-based safe use recommendations for "bolus-dose" vasopressors in the emergency department. *Ann Emerg Med.* 2018;71(1):83-92.
16. Ouchi K, Hohmann S, Goto T, et al. Index to predict in-hospital mortality in older adults after non-traumatic emergency department intubations. *West J Emerg Med.* 2017;18(4):690-697.
17. Ouchi K, Lawton AJ, Bowman J, Bernacki R, George N. Managing code status conversations for seriously ill older adults in respiratory failure. *Ann Emerg Med.* 2020;76(6):751-756.

CAPÍTULO 43

Paciente com obesidade mórbida

Megan Leigh Fix

DESAFIO CLÍNICO

A Organização Mundial da Saúde e o National Institutes of Health definem uma pessoa com sobrepeso como tendo um índice de massa corporal (IMC) entre 25 e 29,9 kg/m^2 e uma pessoa obesa como tendo um IMC > 30 kg/m^2. Isso é chamado de obesidade de classe I. A obesidade de classe II (antes chamada de obesidade mórbida) é definida por um IMC entre 35 e 39,9 kg/m^2. A obesidade de classe III (anteriormente chamada de obesidade severa) é definida como um IMC ≥ 40 kg/m^2. A National Health and Nutrition Examination Survey de 2017 a 2018 estimou que 42,4% dos adultos nos Estados Unidos são obesos. O Behavioral Risk Factor Surveillance System de 2017, uma avaliação da população adulta dos Estados Unidos randomizada, transversal e baseada nos estados, mostrou consideráveis diferenças na prevalência de obesidade entre os estados. O National Audit Project (NAP4) do Reino Unido relatou que os pacientes com obesidade mórbida têm risco quatro vezes maior de complicações (morte, lesão cerebral, via aérea cirúrgica de emergência, internação não prevista ou prolongada em unidade de terapia intensiva [UTI]) em comparação com pacientes não obesos após o manejo da via aérea.

ABORDAGEM À VIA AÉREA

Como em todos os pacientes, o manejo da via aérea dos pacientes obesos exige uma avaliação metódica e estruturada para identificar os preditores específicos de dificuldade na ventilação com bolsa-válvula-máscara (VBVM), na intubação traqueal, na colocação de dispositivos extraglóticos (DEGs) e na cricotireotomia. Há controvérsias sobre se a obesidade por si só é um preditor de dificuldade na laringoscopia ou se os pacientes obesos tendem a ter maior incidência de outros marcadores de intubação difícil. Os atributos dos pacientes diferem, e alguns obesos podem ter múltiplos fatores de risco anatômicos para dificuldade na via aérea além da própria obesidade, enquanto outros, não. Contudo, os pacientes com obesidade mórbida desenvolvem alterações fisiológicas e anatômicas que podem tornar o manejo da via aérea particularmente difícil, pois eles têm excesso de tecido adiposo não apenas em mamas, pescoço, parede torácica e abdome, mas também internamente na boca e faringe. Em comparação com pacientes magros, este excesso de tecidos dificulta o acesso à via aérea (intubação e traqueostomia) e a manutenção da patência da via aérea superior.

Os pacientes obesos também têm maior probabilidade de apresentar dificuldades fisiológicas durante o manejo das vias aéreas. O grau de alteração patológica, fisiológica e anatômica se correlaciona com o grau e a extensão da obesidade e de comorbidades comuns em pacientes obesos. As alterações fisiológicas e anatômicas associadas com a obesidade mórbida estão listadas no Quadro 43.1. Os efeitos principais da obesidade sobre o manejo da via aérea são (a) dessaturação arterial rápida, em razão da diminuição da capacidade residual funcional (CRF) e do aumento do consumo de oxigênio; (b) dificuldade no manejo da via aérea, especificamente a VBVM difícil, devido ao risco aumentado de obstrução por excesso de tecido adiposo faríngeo e

Quadro 43.1 Alterações fisiológicas e anatômicas associadas com a obesidade

Alterações fisiológicas associadas com a obesidade conforme os sistemas	Alterações anatômicas associadas com a obesidade
Pulmonares:	
Pressão intratorácica aumentada com um padrão respiratório restritivo: ↓CRF, ↓VRE, ↓CPT	Aumento da circunferência facial e do tamanho da língua. Menor área da faringe.
Trabalho respiratório aumentado, CVM diminuída	Tecidos faríngeos redundantes (risco de apneia obstrutiva do sono)
Desequilíbrio V/Q (predisposição à hipoxemia)	Aumento da circunferência cervical
Risco de hipertensão pulmonar	Aumento da circunferência torácica
Síndrome de hipoventilação da obesidade	Aumento do tamanho das mamas
	Aumento da circunferência abdominal
Cardíacas:	
Débito cardíaco aumentado	
Volume sanguíneo e sistólico aumentados	
Hipertensão, HVE	
Aumento da taxa metabólica: ↑Vo_2, ↑produção de CO_2	
Renais:	
Aumento de FSR e TFG	
Hepáticas/gastrintestinais:	
Infiltração gordurosa do fígado	
Pressão intra-abdominal elevada	
Risco de hérnia de hiato, DRGE	
Endócrinas:	
Risco aumentado de diabetes	
Hiperlipidemia	
Hematológicas:	
Risco aumentado de TVP	
Policitemia (com hipoxemia crônica)	
Musculoesqueléticas:	
Doença articular degenerativa	
Alterações por decúbito	

CPT, capacidade pulmonar total; CRF, capacidade residual funcional; CVM, capacidade ventilatória máxima; DRGE, doença do refluxo gastresofágico; FSR, fluxo sanguíneo renal; HVE, hipertrofia ventricular esquerda; TFG, taxa de filtração glomerular; TVP, trombose venosa profunda; V/Q, ventilação-perfusão; VRE, volume de reserva expiratório; Vo_2, consumo de oxigênio.

à resistência aumentada causada pelo peso da parede torácica e pela massa de conteúdo abdominal que limita a excursão diafragmática; e (c) dificuldade na laringoscopia, intubação e cricotireotomia.

A obesidade afeta quase todos os aspectos da fisiologia normal, mais notavelmente os sistemas respiratório e cardiovascular. Os pacientes obesos costumam ter hipoxemia basal com gradiente de oxigênio alvéolo-arterial aumentado, o qual se deve primariamente ao desequilíbrio ventilação-perfusão (V/Q). Os volumes pulmonares desenvolvem um padrão restritivo com múltiplos distúrbios, o mais importante deles sendo a diminuição da CRF. Esses índices se alteram de maneira exponencial conforme o grau de obesidade. A queda na CRF tem sido atribuída ao "efeito de massa" do abdome e à restrição do diafragma. As reduções na CRF limitam o espaço potencial disponível em geral usado para construir um reservatório de oxigênio durante a fase de pré-oxigenação da sequência rápida de intubação (SRI). A CRF pode estar reduzida até ela se encontrar dentro da faixa da capacidade de fechamento, levando ao fechamento das pequenas vias aéreas e ao desequilíbrio V/Q. A CRF diminui ainda mais quando o paciente assume a posição supina, resultando em piora do desequilíbrio V/Q, *shunt* da direita para esquerda e hipoxemia arterial. Embora a capacidade vital, a capacidade pulmonar total (CPT) e a CRF possam estar mantidas na obesidade leve, elas podem estar reduzidas em até 50% no paciente severamente obeso. A diminuição da CRF causa uma rápida dessaturação da oxi-hemoglobina durante a fase apneica da SRI, mesmo com pré-oxigenação adequada (ver Cap. 8).

O trabalho respiratório (TR) aumenta em 30 a 400% nos pacientes morbidamente obesos em função da diminuição da complacência da parede torácica, da resistência aumentada das vias aéreas e da posição anormal do diafragma. Essas alterações limitam a capacidade ventilatória máxima (CVM). O paciente obeso tem elevação do consumo de oxigênio e da produção de dióxido de carbono (CO_2) devido à atividade metabólica do excesso de massa corporal. Os riscos de hipertensão pulmonar e síndrome de hipoventilação por obesidade também aumentam com a obesidade. O aumento da pressão abdominal e o risco subsequente de aspiração de ácido gástrico podem levar à pneumonite aspirativa.

As alterações cardiovasculares na obesidade incluem o aumento do volume extracelular, do débito cardíaco, da pressão diastólica final do ventrículo esquerdo e a hipertrofia ventricular esquerda (HVE). O volume sanguíneo (VS) total absoluto está aumentado, mas ele é relativamente menor com base no volume/peso em comparação com pacientes magros (50 vs. 75 mL/kg). A morbidade cardíaca, incluindo hipertensão, doença cardíaca isquêmica e miocardiopatia, está correlacionada com obesidade progressiva.

Outras anormalidades incluem aumento no fluxo sanguíneo renal (FSR) e na taxa de filtração glomerular (TFG), infiltração gordurosa do fígado e propensão para diabetes melito e síndrome da apneia obstrutiva do sono (SAOS) (Quadro 43.1).

O aumento de peso da parede torácica, o aumento da circunferência facial e a presença de tecidos faríngeos redundantes contribuem para definir a obesidade como um fator de risco independente para VBVM difícil (ver Cap. 2). Os pacientes obesos tendem a ter um espaço faríngeo menor em função da deposição de tecido adiposo na língua, nos pilares tonsilares e nas pregas ariepiglóticas. Os pacientes com obesidade têm risco aumentado de SAOS, outro fator de risco independente para VBVM difícil. Uma VBVM difícil deve ser antecipada no paciente obeso, em geral necessitando-se de uma técnica com duas pessoas com colocação de cânulas orais e nasofaríngeas. Em pacientes com obesidade grave ou superobesidade, a VBVM pode ser impossível, já que a pressão necessária para vedação da máscara a fim de superar o aumento de peso e de resistência pode ser muito maior do que o possível com a VBVM. Além disso, uma VBVM difícil está associada com dificuldade na intubação em 30% dos casos.

A dificuldade na intubação também está associada com o aumento na circunferência do pescoço e com escores de Mallampati elevados. A cricotireotomia é mais difícil por causa do aumento da circunferência cervical, da espessura dos tecidos subcutâneos, de distorções anatômicas e de tecido adiposo que esconde os pontos de referência, necessitando-se, em geral, de incisões maiores e mais profundas. Os DEGs podem não conseguir vencer a resistência elevada do peso da parede torácica e da restrição diafragmática. Os DEGs de segunda geração, como LMA Supreme, podem fornecer maiores pressões de vazamento (25 a 30 cmH_2O), podendo ser os preferíveis em pacientes obesos.

TÉCNICA

Os pacientes morbidamente obesos variam com relação à dificuldade da via aérea, e uma avaliação LEMON metódica é essencial para estar preparado para a intubação e planejá-la de forma adequada (ver Cap. 5). Quando a via aérea parece ser particularmente difícil, o algoritmo para a via aérea difícil sugere a preparação cuidadosa e uma abordagem com o paciente acordado usando anestesia tópica e, se necessário, sedação leve.

O posicionamento adequado é essencial nos pacientes obesos para assegurar a pré-oxigenação adequada e a melhor tentativa de laringoscopia e intubação traqueal. Idealmente, o paciente deve ser colocado na posição ereta ou "em rampa" durante a pré-oxigenação. A laringoscopia pode precisar ser realizada com o paciente semiereto se houver probabilidade de desrecrutamento alveolar e dessaturação rápida quando em posição supina. Se o paciente não conseguir ficar sentado ereto, pode ser útil colocá-lo em posição ascendente, elevado com lençóis ou travesseiros em cunha comercialmente disponíveis, a partir da porção média do dorso até

Paciente com obesidade mórbida 441

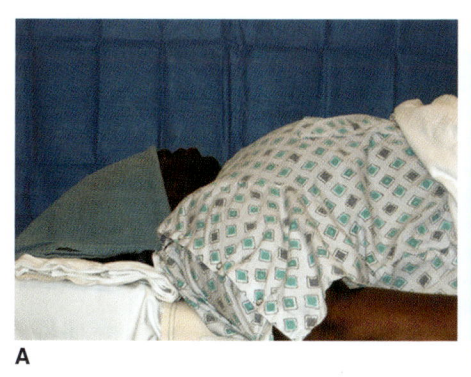

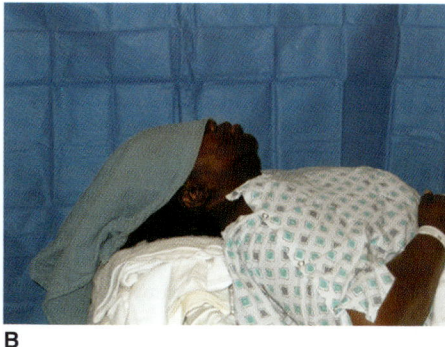

Figura 43.1 **A:** Paciente em posição supina com o peso das mamas/tórax obstruindo o acesso à via aérea. **B**: Paciente apoiada em lençóis para o estabelecimento de melhores pontos de referência anatômicos e para a remoção do peso das mamas/tórax de cima da via aérea. Aqui é possível traçar uma linha horizontal imaginária a partir do meato auditivo externo até a fúrcula esternal.

os ombros e a cabeça para um posicionamento adequado, conforme mostrado na **Figura 43.1**. Para confirmar o posicionamento adequado, o paciente deve ser observado de lado e uma linha horizontal imaginária deve ser passada desde o meato auditivo externo até a fúrcula esternal. Essa posição facilita a pré-oxigenação mais efetiva e prolonga o período antes que ocorra queda da saturação com a apneia.

A pré-oxigenação efetiva é de enorme importância em pacientes obesos, pois eles apresentam queda da saturação muito mais rápido do que outros pacientes. Embora 3 minutos de respiração com volume corrente (VC) ou oito respirações de capacidade vital (CV) com 100% de F_{IO_2} (mais bem alcançado usando-se oxigênio com fluxo máximo e uma máscara não reinalante) sejam recomendados na população em geral, essas técnicas podem ser insuficientes na população obesa. A ventilação com pressão positiva não invasiva (VNI) e a pressão positiva no final da expiração (PEEP) podem ser usadas se a oxigenação com pressão ambiente não for ideal e se houver necessidade de recrutamento alveolar. A pré-oxigenação é difícil na posição supina e, a menos que haja contraindicação, os pacientes obesos devem ficar sentados ou em posição de Trendelenburg reversa. Use oxigênio apneico via cânula nasal com fluxo de 15 L/min para prolongar o período de apneia segura.

Quando o tempo e as condições permitirem, em particular no paciente com obesidade mórbida ou no paciente obeso com outros marcadores de laringoscopia difícil, o método preferido é uma endoscopia flexível ou a videolaringoscopia (VL). Independentemente da via escolhida, o equipamento adequado deve estar disponível e verificado quanto ao funcionamento adequado e, de forma ideal, auxiliares devem estar disponíveis quando a intubação se mostrar difícil. A VL é preferida porque tem mais chances de fornecer excelente visualização da glote. Ao realizar a laringoscopia direta (LD), um laringoscópio de cabo curto será mais fácil de inserir, já que o tórax impede o cabo mais longo de ter acesso à boca com a lâmina. Durante a VBVM ou ventilação com DEG, a colocação do paciente em posição de Trendelenburg reversa ou semissentado reduz a pressão para cima contra o diafragma pelo conteúdo abdominal, podendo reduzir parte do "efeito do peso" dos tecidos da parede torácica, como as mamas. A máscara laríngea padrão e de intubação se mostraram efetivas para fornecer a ventilação, com essa última também servindo como conduto para a intubação traqueal. A VL demonstrou ser bem-sucedida no manejo das vias aéreas do paciente obeso e é o dispositivo-padrão para o manejo emergencial da via aérea quando a intubação orotraqueal é planejada. Durante a LD, quando se encontra uma visão da glote abaixo do ideal, pode ser útil usar um introdutor, o qual deve estar prontamente disponível.

A VBVM em geral exige que dois profissionais usem anteriorização mandibular bilateral e vedação da máscara com duas mãos, e com as vias aéreas orofaríngeas e nasofaríngeas instaladas. Se for previsto que a ventilação manual com bolsa seja um desafio, uma válvula de alívio de pressão nas vias aéreas pode ser usada e ajustada para que uma pressão positiva contínua nas vias aéreas (5 a 15 cmH$_2$O) seja fornecida. Isso pode ajudar a manter a faringe e as vias aéreas mais distais abertas e a melhorar a eficácia da VBVM. É importante tentar puxar a mandíbula para cima e para dentro da máscara em vez de empurrar a máscara para baixo sobre o rosto. Recomendamos a "preensão tenar" para a VBVM em pacientes obesos (ver Cap. 12). O relaxamento da musculatura da via aérea superior durante a SRI poderá causar o colapso da faringe de paredes moles e carregadas de tecido adiposo entre a úvula e a epiglote, tornando mais difíceis a VBVM e a intubação traqueal. Isso reforça muito a necessidade de usar cânulas orais e nasais, potencializadas pelo posicionamento do paciente semissentado, conforme descrito antes.

A cricotireotomia pode ser extremamente desafiadora em pacientes muito obesos, porque o queixo pode estar em contiguidade com a parede torácica, tornando difícil a identificação e o acesso aos pontos de referência anatômicos. Tome cuidado para garantir que pontos de referência sejam encontrados. A ultrassonografia à beira do leito pode ser usada para identificar a membrana cricotireóidea e, se o tempo permitir, a pele pode ser marcada com caneta antes de começar a tentativa de intubação. Se a cricotireotomia for realizada, pode ser necessário ter um ou dois assistentes disponíveis para segurar ou retrair as dobras de gordura do pescoço, rosto e tórax. Como em todos os pacientes, a cricotireotomia é um procedimento táctil. A cricotireotomia aberta auxiliada por *bougie* é a técnica preferida, como em outros pacientes (ver Cap. 19). Por fim, devido ao aumento do diâmetro do pescoço, muitos tubos de traqueostomia não serão longos o suficiente para o paciente com obesidade mórbida. Use um tubo orotraqueal (TOT) 6-0, avançado através da incisão de cricotireotomia, para colocação definitiva da via aérea.

Dosagem e administração de fármacos

A obesidade, juntamente com quaisquer comorbidades associadas, afeta todos os aspectos das propriedades farmacodinâmicas e farmacocinéticas das medicações, incluindo a absorção, o início de ação, o volume de distribuição (V_d), a ligação a proteínas, o metabolismo e a eliminação. No paciente obeso, não há apenas um aumento de tecido adiposo, mas também um aumento na massa corporal magra de cerca de 30% do excesso de peso total. A razão entre as massas gorda e magra aumenta, porém, causando uma diminuição relativa na porcentagem de massa magra e de água em pacientes obesos em comparação com os magros. Além disso, há um aumento no volume sanguíneo e no débito cardíaco. O V_d para um determinado agente é afetado pela combinação desses fatores associados à obesidade, junto com características lipofílicas específicas do fármaco. A ligação às proteínas é afetada por aumento na concentração de lipídeos, o que limita a ligação de alguns fármacos, elevando, dessa forma, a concentração plasmática. Por outro lado, o aumento da α_1-glicoproteína pode elevar a ligação de outros fármacos a proteínas, reduzindo a concentração plasmática livre. Para a maioria dos agentes com metabolismo hepático, há alterações mínimas na meia-vida efetiva apesar da alta incidência de infiltração gordurosa do fígado. Os agentes metabolizados pelos rins, contudo, têm sua eliminação acelerada devido ao aumento da TFG. Essas alterações farmacocinéticas e farmacodinâmicas podem tornar imprevisível o efeito final desses agentes, havendo necessidade de ajustes de dose.

Em geral, as características lipofílicas do agente podem indicar a dosagem necessária. Grande parte dos agentes anestésicos é lipofílica, sendo esperado um aumento no V_d e na dose do fármaco, mas isso não é demonstrado de maneira consistente em estudos farmacológicos por causa de fatores como a eliminação por órgãos terminais ou a ligação a proteínas. Os agentes menos lipofílicos, como os bloqueadores neuromusculares, ficam no compartimento aquoso e têm pouca ou nenhuma mudança em seu V_d. Em geral, isso sugere que se deva usar a dose conforme o peso corporal ideal (PCI). Porém, no contexto da SRI de emergência, as condições ideais de intubação criadas pela sedação e bloqueio neuromuscular adequados são de fundamental importância. A succinilcolina (SC) é um fármaco usado pelo peso corporal total (PCT), apesar de sua natureza hidrofílica. Isso foi muito bem estudado (ver Cap. 22) e está relacionado à maior atividade da pseudocolinesterase nos pacientes com obesidade mórbida. O mesmo é verdadeiro para o rocurônio. A dose pelo PCI mostrou-se *adequada* no manejo de pacientes obesos no ambiente controlado da sala de cirurgia; porém, no departamento de emergência isso poderia criar "a pior situação possível" com uma intubação de emergência difícil em um paciente com paralisia incompleta e queda rápida da saturação. Nesse cenário, uma dose baixa de rocurônio poderia resultar em um *drive* ventilatório intrínseco ineficaz ou ausente, e ainda com relaxamento e abertura bucal inadequados para a laringoscopia. A dose pelo PCT prolongará a atividade do rocurônio, mas, com uma duração basal de ação de 45 minutos, há poucos problemas com essa abordagem. Além disso, a recomendação do fabricante é de dose pelo PCT. Assim, na SRI de emergência, recomendamos a dose pelo PCT para todos os bloqueadores neuromusculares para tentar *evitar a subdosagem* e as resultantes condições de intubação abaixo do ideal. Se os agentes de indução forem administrados em sobredosagem, eles podem produzir depressão cardiovascular e, portanto, a administração deve ter como objetivo *evitar a sobredosagem*. Defendemos que os agentes de indução sejam dosados com base no peso corporal magro (PCM) no paciente com obesidade mórbida. A **Tabela 43.1** resume as recomendações para ajuste de dose dos fármacos comuns na SRI.

Tabela 43.1		Recomendações para dosagem de fármacos comumente usados no manejo da via aérea
Fármaco	Dosagem	Comentários
Propofol	PCM	Lipofílico, eliminação sistêmica e V_d em estado de equilíbrio dinâmico se correlacionam bem com o PCT. Alta afinidade por gordura em excesso e outros órgãos bem perfundidos. A alta taxa de extração e conjugação hepática se relaciona com o PCT. A depressão cardiovascular limita a dosagem pelo PCM para uso na indução. A dose de manutenção pode ser iniciada pelo PCT, mas titulada até o efeito usando escalas de sedação.
Etomidato	PCM	V_d aumentado, a dose pode precisar ser diminuída na doença hepática.
Cetamina	PCM	Lipofílico, metabolismo hepático extenso na primeira passagem. PCM para uso em indução.
Succinilcolina	PCT	Hidrofílico, a atividade aumentada da colinesterase plasmática aumenta em proporção com o peso corporal.
Vecurônio	PCT	Hidrofílico, V_d aumentado e eliminação reduzida; porém, as condições ideais de intubação sugerem a dosagem pelo PCT.
Rocurônio	PCT	Hidrofílico, V_d aumentado e eliminação reduzida; porém, as condições ideais de intubação sugerem a dosagem pelo PCT.

PCM, peso corporal magro; PCT, peso corporal total; V_d, volume de distribuição.

A dosagem de fármacos em pacientes obesos pode ser difícil de lembrar, pois alguns fármacos são administrados usando-se o PCM e outros, o PCT. O PCI, necessário para calcular o PCM, deve ser estimado ou verificado em uma tabela ou nomograma, com base na altura e sexo do paciente. O PCT pode ser relatado pelo paciente ou obtido usando-se uma balança de leito. O PCM pode ser estimado como o PCI mais 30% da diferença entre o PCT e o PCI. Em outras palavras, para cada quilograma que o paciente tem de sobrepeso, cerca de um terço disso contribui para a massa corporal magra.

MANEJO PÓS-INTUBAÇÃO

As alterações na anatomia e fisiologia dos pacientes obesos têm importantes implicações para o manejo do ventilador. O VC inicial deve ser calculado com base no PCI e, então, ajustado de acordo com as pressões na via aérea, o sucesso da oxigenação e ventilação indicado por oximetria de pulso e capnografia, ou no monitoramento por gasometrias arteriais. Em geral, o uso de pelo menos 5 a 10 cmH$_2$O de PEEP é recomendado para evitar o fechamento da via aérea no final da expiração e as atelectasias. Na obesidade grave, pode ser necessário ventilar o paciente em posição semiereta para deslocar o peso das mamas, a gordura abdominal ou os tecidos abdominais redundantes para longe da parede torácica.

As radiografias portáteis à beira do leito costumam ter qualidade ruim no paciente obeso, limitando seu valor clínico, embora em geral possam ser usadas para determinar se o TOT está no brônquio principal.

DICAS

- A dificuldade prevista na VBVM, no uso de DEGs, na intubação e na cricotireotomia, em combinação com a diminuição da reserva fisiológica em pacientes obesos, torna importante o manejo da via aérea em tempo adequado. A decisão de intubar não deve ser retardada.
- Para muitos pacientes obesos, uma técnica com o paciente acordado, em geral a endoscopia flexível ou a VL, é o método de intubação preferido. Se for realizada a SRI, a estratégia de resgate deve ser bem definida e o equipamento necessário deve estar imediatamente disponível.
- A diminuição da CRF reduz as reservas adequadas de oxigênio e predispõe os pacientes obesos a queda rápida na saturação e hipoxemia. Isso pode ser minimizado com planejamento cuidadoso, utilizando técnicas como o posicionamento com cabeceira elevada ou em rampa, o uso de VNI e PEEP para a pré--oxigenação, uma boa técnica de VBVM com duas pessoas e a aplicação de PEEP pós-intubação.

EVIDÊNCIAS

A obesidade é um fator de risco independente para intubação difícil?

Classicamente, a obesidade mórbida é descrita como um preditor independente de intubação difícil, mas não está claro se é a obesidade por si só ou preditores mais comumente descritos de intubação difícil que contribuem para o problema. A circunferência cervical e o aumento do IMC mostraram-se preditores independentes de dificuldade na intubação. Um grande estudo retrospectivo recente de mais de 45.000 intubações descobriu que, embora a obesidade mórbida em si não fosse um fator de risco independente para intubação difícil, ela era um fator de risco para a VBVM difícil.[1] A obesidade também se mostra um fator de risco para intubação difícil no ambiente pré-hospitalar. Em 2011, Holmberg e colaboradores[2] concluíram que a obesidade era um fator de risco independente para intubação difícil após a revisão de mais de 800 intubações pré-hospitalares.

A VL é superior à LD em pacientes obesos?

O posicionamento ideal, conforme descrito antes, melhorará as tentativas de intubação com qualquer técnica ou dispositivo. As intubações do departamento de emergência são esmagadoramente aprimoradas com a VL em comparação com a LD (ver seção "Evidências" do Cap. 16). Alguns estudos analisaram a VL *versus* a LD em pacientes obesos, concluindo que as técnicas assistidas por vídeo resultam em visualização significativamente melhor da glote. Em pacientes com obesidade mórbida, a laringoscopia com o GlideScope proporcionou melhores visualizações glóticas e menores escores de dificuldade de intubação em comparação com o laringoscópio Macintosh, com apenas um pouco mais de tempo de intubação.[3] Da mesma forma, um estudo randomizado que comparou a LD com três dispositivos de VL diferentes em pacientes obesos (Videomac, GlideScope e McGrath) descobriu que todos os três dispositivos de VL melhoraram a visão glótica em comparação com a LD. O Video-Mac reduziu o tempo para a colocação bem-sucedida do tubo, e tanto o Video-Mac VL quanto o GlideScope exigiram menos tentativas de intubação em comparação com a LD e o McGrath.[4]

Qual é o papel da posição para a pré-oxigenação e a oxigenação apneica na intubação do paciente obeso?

Não só a intubação, mas também a VBVM é mais difícil em pacientes obesos. Além disso, os pacientes obesos têm queda mais rápida da saturação que os pacientes não obesos, dificultando também a pré-oxigenação. Foi demonstrado que o posicionamento com a cabeça elevada anterior aos ombros, alinhando o conduto auditivo externo com a incisura ou ângulo esternal (ver Fig. 43.1), facilita tanto a oxigenação quanto a intubação.[5,6] A dessaturação da oxi-hemoglobina foi significativamente retardada e menos pacientes apresentaram dessaturação para < 90% quando o oxigênio foi administrado continuamente a 5 L/min pela cânula nasal durante a fase apneica da intubação.[7]

Qual é o papel da VNI e das manobras de recrutamento (MRs) no paciente obeso?

Os pacientes obesos têm maior risco de hipoxemia e atelectasia durante a indução e a intubação, e alguns autores defendem outras técnicas para melhorar a oxigenação, como a VNI e as MRs. A VNI visa aumentar o recrutamento de alvéolos colapsados, e as MRs, as quais consistem em aumento transitório na pressão inspiratória após a intubação (40 cmH$_2$O por 40 segundos), têm por objetivo diminuir as atelectasias. Isso foi avaliado em 66 pacientes com obesidade mórbida randomizados para três grupos: pré-oxigenação convencional, pré-oxigenação com VNI e pré-oxigenação com VNI + MR pós-intubação. Esse estudo concluiu que a combinação de pré-oxigenação com VNI e MR melhorou a Pao$_2$ e o volume expiratório final dos pulmões em comparação com a pré-oxigenação convencional.[8]

A ultrassonografia pode identificar de forma acurada a membrana cricotireóidea nos pacientes obesos?

Conforme descrito antes, o aumento da circunferência cervical e a impossibilidade de palpar os pontos de referência podem dificultar a cricotireotomia de emergência no paciente obeso. Poucos estudos avaliaram o uso da ultrassonografia para identificar a membrana cricotireóidea com resultados promissores.[9,10] Um ensaio clínico randomizado concluiu que o uso de ultrassonografia em cadáveres humanos com pontos de referência pouco definidos reduzia de forma significativa as complicações (p. ex., trauma laríngeo) de 74% para 25%, aumentando a chance de uma inserção correta por um fator de 5.[9]

Qual é o melhor método para VBVM em pacientes obesos?
Conforme antes descrito, a VBVM pode ser extremamente desafiadora em pacientes obesos. Um estudo recente examinou a diferença entre a técnica de preensão tenar para VBVM com duas pessoas e a técnica-padrão com duas mãos. Este estudo randomizado cruzado constatou que a técnica de preensão tenar foi mais eficaz, conforme definido por um VC mais alto durante a VBVM.[11]

REFERÊNCIAS

1. Moon TS, Fox PE, Somasundaram A, et al. The influence of morbid obesity on difficult intubation and difficult mask ventilation. *J Anesth.* 2019;33:96-102.
2. Holmberg TJ, Bowman SM, Warner KJ, et al. The association between obesity and difficult prehospital tracheal intubation. *Anesth Analg.* 2011;112:1132-1138.
3. Andersen LH, Rovsing L, Olsen KS. GlideScope videolaryngoscope vs. Macintosh direct laryngoscope for intubation of morbidly obese patients: a randomized trial. *Acta Anaesthesiol Scand.* 2011;55:1090-1097.
4. Yumul R, Elvir-Lazi OL, White PF, et al. Comparison of three video laryngoscopy devices to direct laryngoscopy for intubating obese patients: a randomized controlled trial. *J Clin Anesth.* 2016;31:71-77.
5. Rao SL, Kunselman AR, Schuler HG, DesHarnais S. Laryngoscopy and tracheal intubation in the head-elevated position in obese patients: a randomized, controlled, equivalence trial. *Anesth Analg.* 2008;107:1912.
6. Collins JS, Lemmens HJ, Brodsky JB, et al. Laryngoscopy and morbid obesity: a comparison of the "sniff" and "ramped" positions. *Obes Surg.* 2004;14:1171.
7. Ramachandran SK, Cosnowski A, Shanks A, et al. Apneic oxygenation during prolonged laryngoscopy in obese patients: a randomized, controlled trial of nasal oxygen administration. *J Clin Anesth.* 2010;22:164-168.
8. Futier E, Constantin JM, Pelosi P, et al. Noninvasive ventilation and alveolar recruitment maneuver improve respiratory function during and after intubation of morbidly obese patients. *Anesthesiology.* 2011;114:1354-1363.
9. Dinsmore J, Heard AM, Green RJ. The use of ultrasound to guide time-critical cannula tracheotomy when anterior neck airway anatomy is unidentifiable. *Eur J Anaesthesiol.* 2011;28:506-510.
10. Siddiqui N, Arzola C, Friedman Z, et al. Ultrasound improves cricothyrotomy success in cadavers with poorly defined neck anatomy: a randomized control trial. *Anesthesiology.* 2015;123:1033-1041.
11. Fei M, Blair JL, Rice MJ, et al. Comparison of effectiveness of two commonly used two-handed mask ventilation techniques on unconscious apnoeic obese adults. *Br J Anaesth.* 2017;118:618.

CAPÍTULO 44

Corpo estranho na via aérea do adulto

Tatsuya Norii
Heather Mahoney
Erik G. Laurin

DESAFIO CLÍNICO

A obstrução por um corpo estranho na via aérea (CEVA) apresenta uma série única de desafios. Em primeiro lugar, quando há uma obstrução incompleta, existe a possibilidade de que uma manobra – ou a falha em realizar uma ação específica – possa piorar a situação ao transformar uma obstrução incompleta em obstrução completa. Em segundo lugar, quando existe obstrução completa, as intervenções de primeira escolha, como a ventilação com bolsa-válvula-máscara (VBVM) ou a inserção de um dispositivo extraglótico (DEG), podem piorar o quadro, por exemplo, ao fazer com que uma obstrução supraglótica se mova até abaixo das pregas vocais, tornando sua retirada mais difícil (ou impossível). Em terceiro lugar, uma manobra comum, como a intubação orotraqueal com VBVM, pode obter um resultado inesperado, como a completa incapacidade de movimentar qualquer quantidade de ar, desafiando o profissional a encontrar uma solução para um problema que talvez nunca tenha enfrentado. Por fim, a via aérea com obstrução completa ou parcial é uma situação clínica única, diferente de todas as outras ameaças à via aérea, que exige um conjunto específico de avaliações e intervenções, na maioria das vezes, em um período muito reduzido.

O paciente com um CEVA pode apresentar-se com sinais de obstrução ou comatoso e apneico, tendo-se apenas a história do início do quadro para fornecer pistas sobre a causa da crise. A obstrução pode ser completa, como no caso de um paciente que aspira alimento e é incapaz de movimentar ar em quantidade suficiente para emitir sons. Embora essas situações costumem surgir no ambiente extra-hospitalar, podem ocorrer no departamento de emergência, geralmente quando uma obstrução incompleta se transforma em obstrução completa. Um corpo estranho que provoque obstrução incompleta causará sinais e sintomas de obstrução parcial da via aérea, especificamente estridor, alteração da fonação, dificuldade subjetiva para respirar e em geral uma sensação de medo ou pânico por parte do paciente. Em muitos casos, haverá uma condição precedente com risco aumentado para aspiração. Muitos pacientes que aspiram alimento têm incapacidades físicas ou mentais, são idosos ou estão intoxicados por fármacos/drogas ou álcool.

ABORDAGEM À VIA AÉREA

O manejo de um caso suspeito ou confirmado de CEVA do adulto segue um raciocínio semelhante àquele usado no paciente pediátrico (ver Cap. 28) e depende da localização do corpo estranho e do fato de a obstrução ser incompleta ou completa. A localização pode ser supraglótica, infraglótica ou distal à carina. Como a localização precisa do corpo estranho normalmente não é conhecida, a discussão a seguir se concentra primeiro na abordagem do corpo estranho cuja localização é incerta e, em seguida, nos desafios únicos que envolvem o manejo da obstrução das vias aéreas causada por corpos estranhos traqueais.

Obstrução incompleta por um corpo estranho

Quando o paciente se apresenta com obstrução incompleta por CEVA, o objetivo é restabelecer a patência completa da via aérea e evitar que a obstrução incompleta se transforme em obstrução completa. Se o paciente estiver colaborativo e respirando de forma espontânea e a saturação de oxigênio estiver adequada (possivelmente com oxigênio suplementar), então a melhor abordagem costuma ser manter o equipamento de emergência da via aérea imediatamente acessível para o caso de piora do paciente enquanto os profissionais necessários para a remoção imediata no bloco cirúrgico são mobilizados. Alguns corpos estranhos são claramente acessíveis e podem ser removidos no departamento de emergência. No caso de obstrução incompleta supraglótica por corpo estranho, há risco de que as tentativas de remoção no departamento de emergência possam resultar no deslocamento do corpo estranho para dentro da traqueia, onde não é mais possível fazer a remoção com os instrumentos habituais ali disponíveis. Se a transferência para o bloco cirúrgico não for uma opção, por exemplo, porque exigiria o transporte para outro hospital, deve-se decidir se o corpo estranho será removido no departamento de emergência. Para tentar a recuperação do corpo estranho em uma obstrução incompleta por CEVA, o primeiro passo pode ser entregar ao paciente um dispositivo de sucção rígido (como um Yankauer ou DuCanto) conectado a uma forte sucção de parede para tentativas de autorrecuperação. Muitas vezes, os pacientes podem sentir onde o corpo estranho está alojado e direcionar a sucção para essa área sem estimular o reflexo do vômito.

Se essa abordagem falhar, então a melhor abordagem é o manejo da via aérea como se fosse uma laringoscopia com o paciente acordado para uma intubação difícil (ver Cap. 17). O operador monta o equipamento adequado, faz a pré-oxigenação do paciente, explica o procedimento e administra anestesia tópica e, apenas em caso de necessidade, um agente dissociativo ou sedação titulada, reconhecendo que isso pode desencadear obstrução total. Com o paciente em posição supina e anestesiado, o operador insere cuidadosamente o laringoscópio com a mão esquerda a partir da cabeceira da cama, inspecionando a cada nível de inserção antes de novo avanço, para assegurar-se de que o corpo estranho não seja empurrado adiante pela ponta do laringoscópio. Pode-se usar laringoscopia direta (LD) ou videolaringoscopia (VL), com preferência por um dispositivo que permita ambos (como um videolaringoscópio em forma de Macintosh) porque alguns objetos estranhos podem ser mais bem avaliados com vídeo e outros com visualização direta. A técnica é a de "levantar e olhar" seguida por um pequeno avanço (talvez 1 cm) e, então, levantar e olhar de novo, e assim por diante. Pode ser necessária uma pausa para permitir a reoxigenação do paciente ou para a administração de mais anestesia, dissociação ou sedação.

Se o paciente não tolerar uma posição semissupina, essa técnica pode ser modificada com o paciente sentado e usando-se o laringoscópio na posição "face a face". Nesse cenário, o laringoscopista em geral segura o laringoscópio com a mão *direita* de forma que o anteparo da lâmina fique à esquerda do paciente, como seria em uma inserção supina. O laringoscopista então usa a mão *esquerda* para segurar o instrumento de remoção de corpo estranho. Como alternativa, um endoscópio flexível pode ser usado pelo nariz ou pela boca (com um mordedor entre os dentes do paciente para evitar danos ao aparelho) com o paciente sentado para visualizar o corpo estranho. Uma vez identificado, no entanto, normalmente é necessário um segundo operador para manusear o instrumento de remoção.

Quando o corpo estranho é identificado, seleciona-se o melhor instrumento para a remoção (pinça Magill, tenáculo, pinça de toalha). Alguns corpos estranhos, como os objetos de superfície lisa, podem ser difíceis de segurar com a pinça Magill. Após se agarrar o objeto e removê-lo com sucesso, deve-se realizar novamente a laringoscopia para assegurar-se de que nenhum corpo estranho adicional permanece na via aérea. O paciente deve, então, ser observado até a recuperação completa da anestesia para garantir que os sintomas tenham melhorado e que não haja outros problemas. Alguns pacientes podem necessitar de um período de observação mais longo ou de internação hospitalar se o profissional suspeitar de outros corpos estranhos abaixo das pregas vocais, aspiração significativa, sintomas de edema da via aérea superior após a remoção do corpo estranho ou se houver preocupação com as comorbidades do paciente (p. ex., doenças crônicas e intoxicações). Além disso, manobras de expulsão de corpo estranho em primeiros socorros, como a compressão abdominal (i.e., manobra de Heimlich), ocasionalmente causam lesões toracoabdominais importantes. Portanto, os pacientes que receberam uma manobra de primeiros socorros para expulsão de corpo estranho devem ser examinados cuidadosamente, e o profissional deve ter um limiar baixo para obter estudos radiográficos ou tomográficos computadorizados para avaliar a extensão das lesões. Uma obstrução aguda incompleta por CEVA deve ser considerada uma verdadeira emergência, e uma decisão precoce deve ser tomada a respeito da remoção no departamento de emergência *versus* a rápida transferência para o bloco cirúrgico. Se, a qualquer momento, a via aérea tornar-se completamente obstruída, o paciente deve ser manejado da maneira descrita na seção a seguir.

Obstrução completa da via aérea

Quando a obstrução da via aérea é completa, o paciente será incapaz de respirar ou de falar e pode segurar o pescoço com uma ou ambas as mãos (sinal universal de sufocação). O paciente parecerá aterrorizado e estará tentando inspirar. Em geral, após a obstrução completa com consequente apneia, a saturação de oxigênio cairá rapidamente para níveis incompatíveis com a consciência.

O manejo inicial depende de o paciente estar consciente ou inconsciente: se o paciente estiver consciente, a última diretriz do International Liaison Committee on Resuscitation (ILCOR) recomenda inicialmente a realização de tapas nas costas em adultos e crianças com obstrução completa por CEVA e, em seguida, compressões abdominais se as batidas nas costas forem ineficazes. A compressão abdominal deve ser administrada repetidamente até que o corpo estranho seja expelido ou que o paciente perca a consciência. Não faz sentido tentar a remoção com instrumentos para um CEVA se o paciente ainda está consciente, pois com um paciente agitado e não colaborativo em situação extrema será impossível segurar o corpo estranho ou, ainda pior, ele será deslocado mais para baixo na via aérea. Se a compressão abdominal obtiver sucesso na expulsão do corpo estranho e o paciente puder falar e respirar normalmente, então é suficiente a observação por algumas horas e não é mandatória a visualização da via aérea se ele permanecer assintomático. Se a compressão abdominal não obtiver sucesso na remoção do corpo estranho e o paciente ficar inconsciente, pode-se tentar uma rápida série de compressões torácicas (equivalentes àquelas usadas durante a reanimação cardiopulmonar [RCP]).

Depois disso, a primeira etapa é a realização imediata de LD ou VL *antes de qualquer tentativa de VBVM, a qual pode fazer o corpo estranho se mover de uma posição supraglótica para infraglótica* (ver algoritmo, **Fig. 44.1**). Se o paciente estiver flácido, o que costuma ser o caso, não é necessário sedação ou

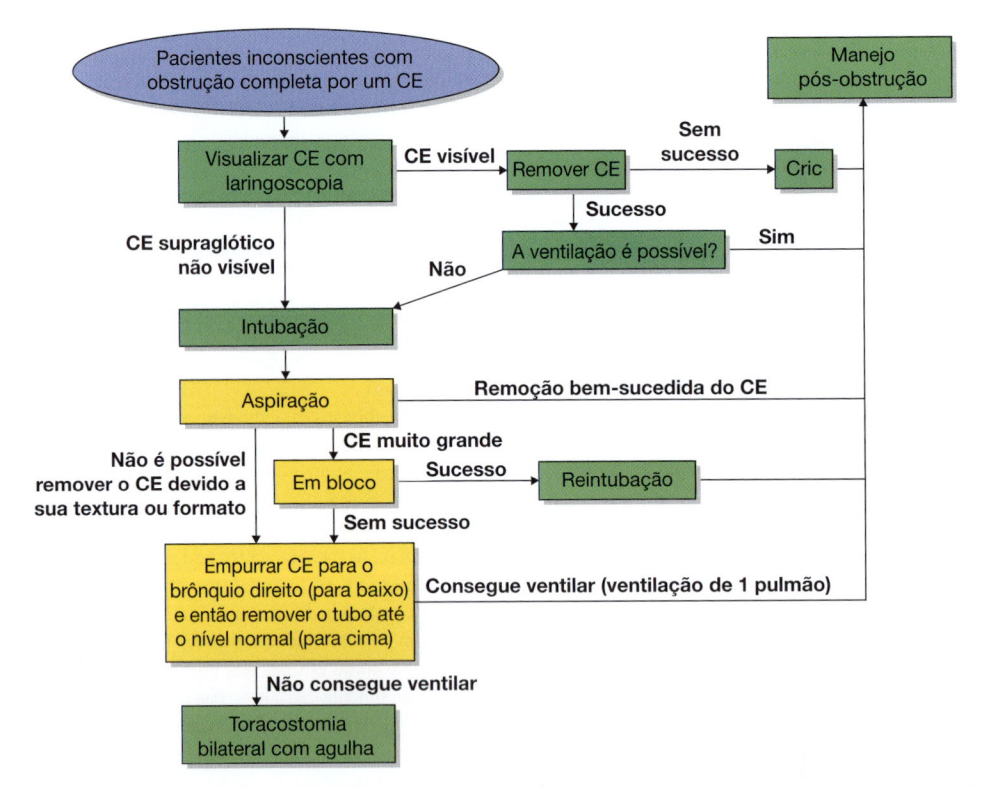

Figura 44.1 Manejo da obstrução completa por corpo estranho. CE, corpo estranho; Cric, cricotireotomia. Ver texto para explicação.

bloqueador neuromuscular (BNM) para realizar a laringoscopia. Não se deve perder tempo esperando o estabelecimento de um acesso venoso.

Obstrução supraglótica por um corpo estranho

Um corpo estranho que cause obstrução acima da glote é facilmente identificável com LD ou VL. A pinça Magill, um tenáculo, uma pinça de toalha ou qualquer outro dispositivo adequado podem ser usados para remover o corpo estranho. Após a remoção do corpo estranho, a laringe deve ser cuidadosamente inspecionada para garantir que não haja material estranho residual. À medida que o objeto é removido, o paciente pode começar imediatamente a ventilação espontânea. Se ele não começar a respirar espontaneamente, está indicada a intubação imediata e o início de ventilação com pressão positiva (VPP), a qual pode ser realizada durante a mesma laringoscopia (Fig. 44.1). Caso o objeto estranho não possa ser removido, deve-se realizar cricotireotomia imediata na tentativa de estabelecer uma via aérea abaixo do nível da obstrução. Se nada for identificado na laringoscopia e se a glote for claramente visualizada, então ou o corpo estranho não existe ou está localizado abaixo das pregas vocais. Neste caso, o paciente deve ser imediatamente intubado e ventilado. Se a ventilação for bem-sucedida, então ela continua como em qualquer outro paciente. Se a VBVM através do tubo orotraqueal (TOT) encontrar resistência total (sem movimentação de ar, sem detecção de dióxido de carbono no final da expiração), então se deve presumir que a traqueia está totalmente obstruída, o que exige técnicas únicas para obstrução completa por CEVA.

Obstrução traqueal completa por corpo estranho na via aérea

No caso de obstrução traqueal completa por CEVA, existem três técnicas que devem ser realizadas sequencialmente (Fig. 44.1). A primeira técnica é remover o corpo estranho com sucção vigorosa. Após a intubação e a remoção do fio-guia, um aspirador de mecônio neonatal (Neotech Products, Inc., Valencia, CA) pode ser conectado diretamente ao conector da bolsa no TOT e, em seguida, conectado à sucção contínua da parede. Isso permite que o operador controle a sucção ocluindo o orifício lateral do aspirador de mecônio com a ponta do dedo e use o TOT como um cateter de sucção de grande diâmetro. Isso funciona melhor quando a extremidade distal do TOT é pré-cortada em 90 graus, removendo o bisel e o olho de Murphy para que um efeito de "aspirador de pó" possa ocorrer na extremidade do TOT (**Fig. 44.2**). Uma técnica semelhante costuma ser realizada para a via aérea maciçamente suja (ver Cap. 41). Essa abordagem é eficaz quando o corpo estranho é pequeno; no entanto, não tem sucesso quando o corpo estranho é maior que o diâmetro do lúmen endotraqueal. Nesse caso, o operador precisa prosseguir com a segunda técnica.

A ideia subjacente da segunda técnica é remover completamente o corpo estranho junto com o TOT se a sucção "pegar" o corpo estranho, mas não conseguir puxá-lo através do lúmen do TOT. Para realizar essa técnica em bloco, o operador aplica sucção contínua, segura o corpo estranho contra a ponta distal do TOT (efeito aspirador de pó), remove tudo junto e reintuba o paciente. Essa técnica exige que o operador realize extubação e reintubação e deve ser executada somente quando o corpo estranho for sentido na ponta do TOT

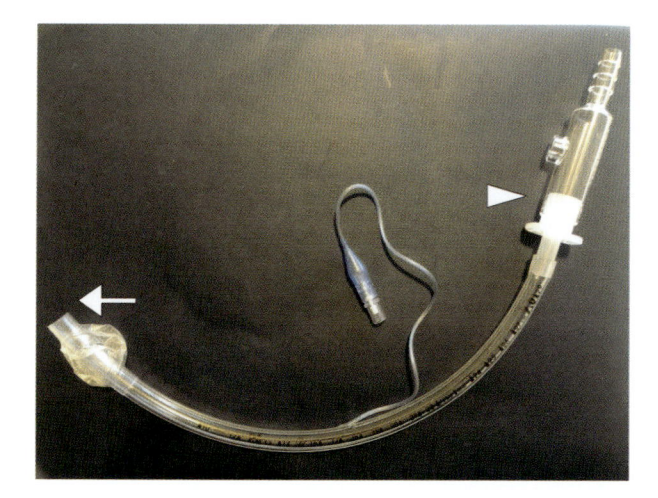

Figura 44.2 Tubo orotraqueal (TOT) com aspirador de mecônio neonatal. Um aspirador de mecônio é conectado diretamente ao conector de bolsa no TOT (*ponta de seta*). A extremidade distal do TOT é pré-cortada em 90 graus (*seta*).

e não puder ser removido com o primeiro método devido ao seu tamanho ou viscosidade. Quando as técnicas mencionadas falham, o operador seria forçado a tentar a terceira técnica.

A terceira técnica, conhecida como abordagem "para baixo e para cima", consiste em empurrar o corpo estranho para o brônquio principal, avançando o TOT (para baixo) e, em seguida, tracionando-o para a traqueia média (para cima). O operador avança o TOT o mais para baixo possível na tentativa de empurrar um corpo estranho traqueal para o brônquio do tronco principal direito (ou esquerdo). Se acreditar que o material estranho seja mole, ele pode tentar fazer a ventilação com o TOT inserido até a profundidade máxima, imaginando que o TOT possa ter passado pela obstrução. Se a ventilação não for bem-sucedida, então se presume que o corpo estranho seja sólido e tenha sido empurrado para o brônquio principal além do TOT. O tubo é então tracionado até a posição normal, o balonete é insuflado e a ventilação é tentada mais uma vez. A estratégia, aqui, é tentar transformar uma obstrução traqueal por corpo estranho (que seria letal) em uma obstrução do brônquio principal por corpo estranho (o qual pode ser removido no bloco cirúrgico). Assim, o paciente pode ser mantido vivo pela ventilação de um pulmão enquanto o outro está obstruído.

Se todas as técnicas descritas não tiverem sucesso, existem duas possibilidades clínicas. A única situação reversível é quando o paciente tem um brônquio principal obstruído e um pneumotórax hipertensivo contralateral. O pneumotórax pode ocorrer em casos de corpo estranho em função das pressões anormalmente elevadas geradas pelo paciente enquanto consciente e pelas manobras de resgate. Como o operador não tem como saber para qual brônquio principal o corpo estranho avançou (em geral o direito, mas talvez o esquerdo), deve ser realizada a toracostomia por agulha bilateralmente, na esperança de identificar um pneumotórax hipertensivo. Se não for identificado um pneumotórax hipertensivo, a segunda possibilidade clínica é a obstrução completa e bilateral dos brônquios principais, uma condição em que a sobrevida não é possível, independentemente do tratamento.

MANEJO PÓS-INTUBAÇÃO

O manejo pós-intubação depende das circunstâncias clínicas. Se o corpo estranho foi removido com sucesso e o paciente permanece torporoso, talvez por encefalopatia pós-hipoxêmica, então a ventilação e o manejo geral são como para qualquer outro paciente pós-parada. Se o corpo estranho foi empurrado para baixo e para dentro de um brônquio principal, o outro pulmão deve ser ventilado de maneira cuidadosa, com frequência baixa e com volume corrente reduzido, para minimizar o risco de barotrauma enquanto se aguarda pelo bloco cirúrgico. Conforme citado antes, os pacientes que receberam manobras de expulsão de corpo estranho em primeiros socorros devem ser cuidadosamente avaliados quanto a quaisquer lesões internas.

DICAS

- Se o paciente apresentar obstrução incompleta por CEVA e estiver estável, em geral a melhor abordagem é aguardar pela remoção definitiva no bloco cirúrgico com uma dupla preparação. Se for forçado a agir, faça-o de maneira calma e cuidadosa para assegurar-se de que não irá transformar uma obstrução supraglótica em obstrução infraglótica.
- Se houver obstrução completa por CEVA acima das pregas vocais e ele não puder ser removido, está indicada a cricotireotomia.
- Se houver obstrução completa por CEVA abaixo das pregas vocais e ele não puder ser visualizado desde cima com a LD, é extremamente improvável que a cricotireotomia obtenha uma via aérea abaixo do nível da obstrução e, assim, ela não está indicada.
- Se o paciente estiver inconsciente e não recuperar a ventilação espontânea após a remoção de corpo estranho supraglótico, a intubação traqueal deve ser realizada.
- A decisão de escolher a técnica mais adequada para casos com obstrução traqueal completa por CEVA pode ser mais bem tomada com base no tamanho e nas características do corpo estranho e no nível de conforto do operador com as técnicas. Contudo, a técnica de sucção vigorosa usando um TOT como cateter de sucção de grande diâmetro deve ser tentada antes de outras técnicas.
- Se a ventilação for impossível através do TOT, deve-se realizar a manobra "para baixo e para cima" com o TOT na esperança de avançar um corpo estranho que obstrui a traqueia até o brônquio principal, tracionar o TOT até a posição habitual na metade da traqueia e fazer a oxigenação e ventilação do outro pulmão.

EVIDÊNCIAS

Quando se deve usar a manobra de compressão abdominal versus tapas nas costas?

Não existe estudo completamente adequado que compare a efetividade dos vários métodos para a expulsão de um corpo estranho que cause obstrução. Não há evidências claras para estabelecer a superioridade das compressões torácicas em relação às compressões abdominais e vice-versa. A American Heart Association (AHA), em suas diretrizes de 2010 para cuidados de emergência, recomendava uma progressão para as manobras de limpeza da via aérea no paciente consciente, começando com tapas nas costas e progredindo para compressões abdominais.[1] Não houve mudança significativa nessa abordagem na atualização de 2020 dessa diretriz da AHA. Se a manobra de compressão abdominal não obtiver sucesso apesar de tentativas repetidas e se o paciente estiver inconsciente, pode-se tentar as compressões torácicas, mas não há evidências de que elas terão mais sucesso do que as compressões abdominais. Em pacientes obesos ou em mulheres com gestação avançada, são preferidas as compressões torácicas. Um estudo em cadáveres indica que é possível gerar maiores pressões na via aérea com as compressões torácicas do que com as compressões abdominais quando o paciente está inconsciente, e tal evidência está refletida na recomendação da AHA.[2]

Os dispositivos de sucção antiasfixia são eficazes para remover um corpo estranho das vias aéreas?

Em contraste com as manobras-padrão de expulsão de corpo estranho de primeiros socorros (p. ex., a compressão abdominal) que criam pressão positiva na cavidade torácica para expulsar um corpo estranho das vias aéreas, as manobras que produzem pressão negativa nas vias aéreas a partir de cima para remover um corpo estranho ganharam atenção recentemente. Os dispositivos de sucção antiasfixia estão disponíveis comercialmente e existem várias pequenas séries de casos que mostram sua eficácia.[3] Até mesmo o uso de um aspirador doméstico para esse fim foi relatado.[4] No entanto, a força da evidência é restrita devido ao pequeno tamanho da amostra dos estudos e às limitações metodológicas. O último ILCOR 2020 Consensus on Science and Treatment Recommendations (CoSTR) para Suporte Básico de Vida (BLS) não recomenda o uso *rotineiro* de dispositivos de vias aéreas à base de sucção.

Quais evidências estão disponíveis sobre a eficácia de técnicas avançadas além das manobras de primeiros socorros para aliviar a obstrução por CEVA?

Um estudo observacional sobre CEVA supraglótico descobriu que o uso de pinça Magill no ambiente pré-hospitalar foi eficaz. O estudo incluiu 240 adultos e crianças com parada cardiorrespiratória extra-hospitalar (PCR-EH) com CEVA. Na análise multivariada, o estudo constatou que o uso de pinça Magill para PCR-EH com CEVA foi associado a uma melhor sobrevida neurologicamente favorável em comparação com nenhum uso (OR, 3,96 [IC 95%, 1,21 a 13,00]). Essa evidência está refletida nas recomendações do CoSTR de 2020.[3] Em contraste, a evidência disponível no tratamento do CEVA secundário a corpos estranhos infraglóticos é extremamente limitada. Há apenas um punhado de artigos que descrevem o sucesso de várias técnicas.[5,6]

REFERÊNCIAS

1. Berg RA, Hemphill R, Abella BS, et al. American Heart Association guidelines for cardiopulmonary resuscitation and emergency cardiovascular care. *Circulation*. 2010;122:S685-S705.
2. Langhelle A, Sunde K, Wik L, et al. Airway pressure with chest compressions versus Heimlich manoeuvre in recently dead adults with complete airway obstruction. *Resuscitation*. 2000;44:105-108.
3. Couper K, Abu Hassan A, Ohri V, et al. Removal of foreign body airway obstruction: a systematic review of interventions. *Resuscitation*. 2020;156:174-181.
4. Norii T, Igarashi Y, Braude D, et al. Airway foreign body removal by a home vacuum cleaner: findings of a multi-center registry in Japan. *Resuscitation*. 2021;162:99-101.
5. Prekker ME, Colip C, Laudenbach A, et al. Emergency department vacuum extraction of an obstructing tracheal foreign body using a meconium aspirator and modified endotracheal tube. *J Emerg Med*. 2021;60(4):e81-e84.
6. Nagata S, Kim SH, Mizushima Y, Norii T. Airway obstruction due to sticky rice cake (mochi): a case series and review of the literature. *Int J Emerg Med*. 2018;11(1):34.

CAPÍTULO 45

Extubação segura do paciente com via aérea de emergência

Matteo Parotto

DESAFIO CLÍNICO

A extubação é um procedimento incomum na medicina de emergência. Porém, em algumas situações, como no paciente com *overdose* de várias substâncias que se recupera rapidamente, a extubação pode ser desejável. As complicações na extubação continuam ocorrendo e são responsáveis por quase um terço das principais complicações relatadas nas vias aéreas, conforme evidenciado pelo 4th National Audit Project (NAP4). Essas descobertas levaram ao desenvolvimento de diretrizes de várias sociedades científicas (ver seção "Evidências"). Embora essas diretrizes se concentrem na medicina perioperatória e de cuidados intensivos, podem-se aplicar muitos dos princípios de uma abordagem bem planejada à extubação de pacientes na emergência. Os médicos da emergência podem estar cada vez mais envolvidos no processo de extubação, pois os pacientes intubados passam mais tempo no departamento de emergência. A extubação é um componente vital no manejo das vias aéreas e requer o mesmo planejamento e comunicação meticulosos envolvidos na intubação. Da mesma forma que a intubação, o reconhecimento da extubação potencialmente difícil é instrumental no processo de planejamento. Os médicos da emergência devem estar familiarizados com o reconhecimento da extubação potencialmente difícil, a criação de uma estratégia de extubação e a execução de uma extubação segura.

PLANEJAMENTO PARA A EXTUBAÇÃO

Considere um motorista de 55 anos com obesidade mórbida que é trazido ao departamento de emergência devido a um acidente com um único veículo e um passageiro, 30 minutos antes, em um clima ruim de inverno. Ele foi intubado no cenário pré-hospitalar devido à redução no nível de consciência. Foram necessárias quatro tentativas usando laringoscopia direta (LD) e videolaringoscopia (VL) devido ao colar cervical, ao pescoço curto e aos tecidos moles redundantes. A tomografia computadorizada (TC) revelou uma única contusão pulmonar, mas nenhuma fratura costal ou segmentos instáveis nem outras lesões significativas. A hemodinâmica do paciente está dentro dos limites normais e, com exceção de um nível sanguíneo elevado de álcool, os exames de sangue iniciais e posteriores estão estáveis. Agora já se passaram 8 horas desde o incidente e o paciente permanece na emergência. Ele responde ao comando, movendo todas as extremidades, e está ficando mais agitado, exigindo contenção leve e doses crescentes de sedação. Sua língua é grande e apresenta um hematoma. Algum sangramento foi observado na parte anterior do tórax na avaliação secundária. Os sinais vitais permanecem estáveis e uma gasometria arterial com parâmetros ventilatórios mínimos (pressão suporte com F_{IO_2} de 30%) mostra P_{O_2} de 100 mmHg, saturação de oxigênio de 98% e P_{CO_2} de 43 mmHg. Não há leitos disponíveis na unidade de terapia intensiva (UTI), e agora você precisa extubá-lo ou intensificar sua sedação (**Fig. 45.1**). Como você deve proceder?

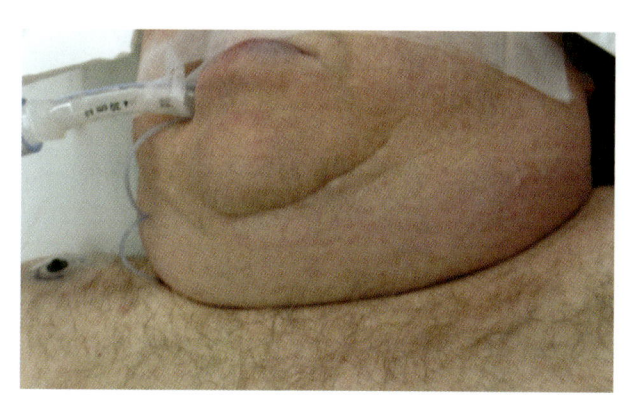

Figura 45.1 Motorista de 55 anos com obesidade mórbida intubado e trazido ao departamento de emergência.

CRITÉRIOS DE EXTUBAÇÃO

Felizmente, há princípios gerais definidos para serem seguidos quando se considera a extubação de um paciente. Ao contrário da intubação, a extubação é *sempre* um procedimento eletivo e, portanto, deve ser realizada somente se e quando as condições fisiológicas, farmacológicas e contextuais forem otimizadas. No ambiente ocupado do departamento de emergência, sempre existem pressões de tempo e ocupação de leito. Uma abordagem com *checklist* por escrito pode ajudar a avaliar a prontidão do paciente para a extubação. A **Tabela 45.1** salienta as recomendações mínimas que devem ser consideradas ao avaliar um paciente para extubação. Deve-se ter uma abordagem consistente e previsível para reduzir a incidência de falha na extubação.

ESTRATIFICAÇÃO DE RISCO

Uma vez tomada a decisão de extubar, o foco muda para a identificação das vias aéreas que podem estar em maior risco de falha na extubação, o que acarreta um risco aumentado de intubação difícil, permanência prolongada na UTI, aumento do custo e aumento da mortalidade. A Difficult Airway Society recomenda a estratificação dos pacientes conforme o risco em *baixo risco* e *alto risco* de falha da extubação (**Tabs. 45.2 e 45.3**). Ela é discutida em detalhes na seção "Evidências", adiante. Isso ajuda a restringir o foco ao grupo de

Tabela 45.1 Critérios de extubação

Reversão do processo subjacente	• Sem necessidade identificada de ventilação mecânica • Sem necessidade esperada na evolução hospitalar imediata
Nível de consciência	• Paciente alerta • Suspensão de sedativos
Capacidade de oxigenar	• Respiração espontânea • Volume corrente > 5 a 7 mL/kg • SpO_2 > 92 com FIO_2 de 30
Capacidade de ventilar	• Pressão expiratória final positiva (PEEP) < 8 mmHg • Pressão negativa voluntária de pico > 20 cmH_2O
Preditores de perda iminente da via aérea	• Proteção da própria via aérea • Reversão do bloqueio neuromuscular (TOF > 90) • Pico de fluxo expiratório > 60 L/min (avaliação de tosse) • Dificuldade na intubação? • Dificuldade na ventilação com bolsa-válvula-máscara?
Secreções pulmonares	• Secreção orofaríngea mínima • Risco de aspiração mínimo

Tabela 45.2	Estratificação de risco da Difficult Airway Society
Baixo risco	• Em jejum? • Via aérea não complicada • Sem fatores de risco gerais
Em risco	• Capacidade de oxigenar incerta • Reintubação potencialmente difícil • Fatores de risco gerais (ver Tab. 45.3)

De Mitchell V, Dravid R, Patel A, et al. Difficult Airway Society Guidelines for the management of tracheal extubation. *Anaesthesia*. 2012;67(3):318-340.

Tabela 45.3	Fatores de risco gerais
Fatores de risco da via aérea	• Via aérea difícil conhecida • Deterioração da via aérea (trauma, edema, sangramento) • Acesso restrito à via aérea • Obesidade/apneia obstrutiva do sono • Risco de aspiração
Fatores de risco gerais	• Cardiovasculares • Respiratórios • Neurológicos • Metabólicos • Necessidades cirúrgicas especiais • Necessidades clínicas especiais

risco, a fim de identificar os pacientes que necessitam de planejamento adicional; no entanto, continua sendo importante lembrar que é preciso ter cuidado com a extubação traqueal mesmo em pacientes identificados como de baixo risco. Alguns dos fatores de risco gerais salientados no grupo de risco para a extubação são listados na Tabela 45.3.

Deve-se ter especial atenção na seção de fatores de risco da via aérea, pois isso pode ser difícil de identificar antes da extubação. Além da irritação laríngea causada pelo tubo traqueal posicionado, intervenções pós-intubação, como reanimação extensa com fluidos, podem resultar em edema das vias aéreas e aumentar o risco de obstrução das vias aéreas após a extubação. A evolução prevista da doença também deve ser considerada. Por exemplo, queimaduras ou infecções na face ou pescoço podem ser mais difíceis de reintubar do que no registro inicial.

A falha da extubação costuma ser atribuível a um de dois problemas ou a ambos: obstrução da via aérea superior ou insuficiência respiratória. A obstrução da via aérea superior, incluindo laringospasmo, está associada com sofrimento respiratório imediato e hipoxemia. Por outro lado, a insuficiência respiratória recorrente ou um declínio gradual na capacidade de respirar sozinho sem suporte são problemas muito mais comuns na UTI. A obstrução e o colapso imediato da via aérea superior são mais comuns no pós-operatório do que na UTI, mas a insuficiência respiratória recorrente ainda é a causa mais comum para a necessidade de reintubar o paciente. Na medicina de emergência, as características dos pacientes com falha na extubação são desconhecidas. No entanto, pacientes que podem ser extubáveis no departamento de emergência, como um paciente intubado para proteção das vias aéreas após uma *overdose*, podem estar em risco de insuficiência respiratória se tiverem uma pneumonite aspirativa grave. Portanto, é importante considerar o passado (o que levou à intubação e quão difícil foi?), o presente (eles podem proteger suas vias aéreas e manter as trocas gasosas agora?) e o futuro (eles correm risco de obstrução ou insuficiência respiratória e quão difícil seria a reintubação?).

TESTE ADICIONAL

Em pacientes com uma via aérea *de risco*, deve-se primeiro decidir se a extubação deve ser tentada no departamento de emergência. Se, após considerar as características de alto risco do paciente, o histórico de intubação e a disponibilidade de equipamentos e suporte para as vias aéreas difíceis, a extubação for viável

> **Quadro 45.1** Teste de vazamento do balonete
>
> - **O que é o teste de vazamento do balonete?** Esse teste é usado para prever a população que pode ter risco aumentado de estridor pós-extubação. Trata-se de uma medida do volume de vazamento do balonete, o qual equivale à diferença entre o volume corrente inspiratório e a média de volume corrente expiratório com o balonete do tubo orotraqueal (TOT) desinflado.
> - **Como ele é realizado?** As metodologias variáveis estão descritas na literatura. A mais comum é estabelecer o modo assistido-controlado com volumes correntes fixos de 10 a 12 mL por kg. O volume corrente inspiratório com o balonete insuflado é, então, medido. O balonete é depois desinflado e um período breve de tosse costuma ocorrer. Após a resolução da tosse, 4 a 6 respirações são administradas e o valor médio dos três volumes correntes expiratórios mais baixos são computados. A diferença entre o volume corrente inspiratório com o balonete insuflado e a média de volume corrente expiratório com o balonete desinflado é usada para calcular o volume de vazamento do balonete.
> - **Aplicação prática:** um volume de vazamento do balonete < 130 mL costuma ser aceito como indicador de vazamento de balonete ausente (teste positivo), colocando o paciente em risco para estridor pós-extubação e falha da extubação. A ausência de vazamento do balonete deve, assim, alertar o profissional para o potencial de complicações pós-extubação, devendo-se planejar as condutas necessárias.

e prudente, testes adicionais poderão ajudar a garantir a segurança da extubação. Um teste de vazamento do balonete (*cuff*) pode ser realizado para avaliar o risco de obstrução das vias aéreas superiores após a remoção do tubo traqueal (**Quadro 45.1**). Um teste de vazamento do balonete prediz estridor pós-extubação em crianças intubadas por crupe. Em adultos, o vazamento do balonete isoladamente *não* necessariamente prediz o sucesso da extubação, mas pode ser usado com vários outros critérios para avaliar a possibilidade de sucesso (ver seção "Evidências").

Um vazamento do balonete ocorre quando o ar expirado contorna o TOT quando o balonete é esvaziado e expirado pela glote. A ausência de vazamento do manguito pode ocorrer quando não há espaço entre o tubo e a mucosa das vias aéreas em nenhum nível, seja por causa de um TOT grande contra a traqueia ou de edema laríngeo na abertura glótica. Verifique o vazamento do balonete em pacientes de alto risco, incluindo aqueles com intubação difícil; aqueles intubados com um TOT grande ou com um TOT grande para altura; aqueles intubados > 3 dias; ou mulheres (é mais provável que tenham um TOT grande para altura). A ausência de vazamento do balonete preocupa quanto ao potencial para estridor pós-extubação e, assim, ao potencial de obstrução da via aérea.

Se ausentes, as diretrizes publicadas sugerem a administração de uma dose de esteroides, seguida por uma tentativa de extubação retardada. Outra opção é visualizar a via aérea quanto ao edema laríngeo. A via aérea pode ser avaliada por LD, VL ou nasofaringoscopia. A nasofaringoscopia pode ser realizada com nasofaringoscópio ou broncoscópio pediátrico e a aplicação de anestésico local nasal (3 a 4 jatos de lidocaína a 4% costumam ser suficientes). Caso se opte pela nasofaringoscopia, o paciente deve estar sentado, pedindo-se que ele flexione o pescoço para frente ("como uma galinha") para maximizar a abertura do espaço hipofaríngeo permitindo a melhor visualização. O balonete do TOT pode ser desinflado e a respiração ao redor do TOT é avaliada por inspeção direta. A VL tem a vantagem de criar um "modelo mental compartilhado", com os profissionais da saúde que cuidam do paciente sendo também capazes de visualizar a via aérea. A topicalização da faringe posterior, incluindo a valécula, costuma ser necessária para a VL ou a LD. Também pode haver necessidade de sedação. A avaliação da tosse também pode ser feita realizando-se um fluxo expiratório de pico. Valores abaixo de 60 L/min foram associados a maior incidência de falha da extubação.

PROCESSO DE EXTUBAÇÃO

Extubação geral

A extubação é sempre um procedimento eletivo que deve ser planejado e bem preparado. Em geral, o objetivo deve ser a manutenção da oxigenação e da ventilação, além de um plano bem definido para o caso de falha da extubação. Um paciente acordado e com respiração espontânea pode alcançar de forma independente vários dos objetivos durante a extubação. Eles conseguem proteger a via aérea, manter a patência com tônus muscular e facilitar as trocas gasosas com respiração espontânea. Isso é um pouco diferente do paciente com sedação pesada. Por essa razão, a extubação costuma ser recomendada com o paciente acordado. Isso

Tabela 45.4	Etapas gerais
1. Critérios de extubação atendidos (ver Tab. 45.1)	
2. Administrar oxigênio a 100%	
3. Aspirar a via aérea	
4. Inserir mordedor macio	
5. Posicionar o paciente com cabeceira elevada	
6. Soltar a fixação do tubo	
7. Desinflar o balonete	
8. Aplicar pressão positiva ao remover o tubo orotraqueal	
9. Transferir para máscara facial	
10. Confirmar a continuação da ventilação/oxigenação	

corresponde bem aos critérios de extubação salientados na Tabela 45.1. O processo geral de extubação em uma situação de *baixo risco* segue o processo em etapas descrito na **Tabela 45.4**.

Complicações

A maioria das extubações de baixo risco é finalizada sem complicações significativas. Porém, é imperativa a vigilância ao longo desse período de transição de uma situação controlada, pois as lesões hipóxicas não são incomuns durante esse período. As complicações que podem ocorrer durante a extubação estão listadas na **Tabela 45.5**. Um componente no processo de planejamento da extubação é reduzir os fatores de risco para complicações. Mesmo com risco baixo, deve-se ainda poder manejar as complicações da extubação em caso de ocorrência (**Quadro 45.2** e **Tab. 45.6**).

Tabela 45.5	Complicações da extubação
Hipoventilação	
Obstrução da via aérea superior	
Laringospasmo (ver Quadro 45.2)	
Broncospasmo	
Lesão de pregas vocais	
Edema pulmonar de pressão negativa	
Aspiração pulmonar	
Tosse	
Alterações hemodinâmicas (taquicardia, hipertensão, arritmias, síndrome coronariana aguda)	

Quadro 45.2 Laringospasmo

- **O que é laringospasmo?** O laringospasmo é um prolongamento exagerado do fechamento reflexo normal da glote desencadeado por estímulo mecânico ou químico (aspiração, secreções).
- **Quais são os fatores de risco?** Os fatores de risco para laringospasmo podem ser divididos em fatores relacionados ao paciente ou a procedimentos. Os fatores do paciente que aumentam o risco de laringospasmo incluem pouca idade (crianças), tabagismo e infecção respiratória recente. Os fatores do procedimento incluem manipulação da via aérea (intubação/extubação), estimulação durante o período de transição entre anestesia profunda/estado de alerta e presença de debris na via aérea (sangue, secreções).
- **Manejo:** a primeira etapa no manejo é a redução dos fatores de risco associados ao laringospasmo. Isso inclui aspirar a via aérea antes da extubação e evitar a extubação na transição entre o plano de anestesia profunda e o estado de alerta. Se ocorrer laringospasmo, o imediato reconhecimento seguido pelo tratamento é imperativo (Tab. 45.6).

Tabela 45.6 Tratamento do laringospasmo

1. Peça ajuda.
2. Aplique pressão positiva contínua e administre F_{IO_2} de 100% para tentar "quebrar" o espasmo
3. Manobra de Larson: coloque os dedos médios posteriormente à mandíbula e anteriormente ao processo mastoide. Combine com a anteriorização da mandíbula
4. Dose baixa de propofol 0,25 mg/kg; se persistir, dose alta de propofol 1 a 2 mg/kg
5. Succinilcolina 1 mg/kg IV em caso de hipoxia grave, no fechamento persistente das pregas vocais se o propofol for ineficaz. Considere atropina 1 mg se ocorrer bradicardia
6. Sem resolução? Algoritmo para a via aérea falha

ADJUNTOS DA EXTUBAÇÃO

Cateter de troca da via aérea

Os pacientes considerados de *alto risco* para falha na extubação podem necessitar de adjuntos como parte do plano da via aérea. Uma técnica comum é o uso de um cateter de troca da via aérea (CTV) para a manutenção do acesso contínuo à via aérea. Os CTVs são tubos finos e ocos com extremidade romba distal. Eles são fornecidos com um conector de 15 mm compatível com circuito de ventilação, além de conectores *luer lock* para a ventilação com altas pressões (a jato) (**Fig. 45.2**). Embora deixar um CTV na traqueia seja uma aplicação *off-label* desses dispositivos (eles foram originalmente projetados para facilitar a troca de TOT), tal conduta é apoiada por opiniões de especialistas e sociedades científicas quando feita conforme descrito a seguir.

Os CTVs mais comumente disponíveis são feitos pela Cook Medical (Bloomington, Indiana, www.cookmedical.com). Os CTVs Cook 11F e 14F são bastante usados em adultos, bem tolerados no paciente acordado e compatíveis com TOTs de diâmetro interno maior que 4 mm e 5 mm, respectivamente; os CTVs 19F também estão disponíveis, mas só são tolerados em pacientes acordados em 50% das vezes. Para todos os CTVs, a tolerância depende de manter a ponta do CTV acima da carina. Assim, o número do CTV deve estar alinhado com o número do TOT. Não há necessidade de lidocaína através ou ao redor do CTV, pois isso não demonstrou aumentar a tolerância ao dispositivo. Os pacientes conseguem falar com um CTV 11F ou 14F instalado. O método para uso do CTV é destacado na **Tabela 45.7** e na **Figura 45.3**.

As complicações associadas aos CTVs incluem pneumotórax, pneumoperitônio, hipoxia durante o manejo da via aérea, perfuração da via aérea inferior e posicionamento involuntário no esôfago podendo causar perfuração. O oxigênio suplementar pós-extubação deve ser mantido com máscara facial, cateteres nasais ou pressão positiva contínua na via aérea (CPAP), embora seja possível fazer a insuflação de oxigênio e a ventilação a jato através do CTV. O uso de insuflação de oxigênio e de ventilação a jato através do CTV pode ser complicado por barotrauma potencialmente fatal, devendo ser evitado exceto na situação de "não consigo

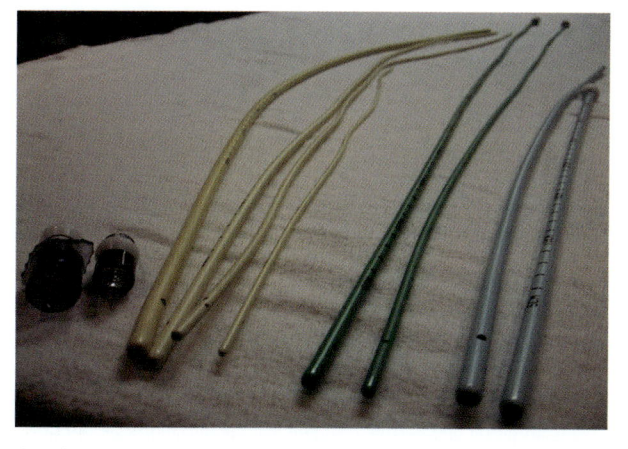

Figura 45.2 Exemplos de cateteres de troca da via aérea, cateteres Aintree e conectores Rapid Fit.

Parte VIII | Circunstâncias clínicas especiais

Tabela 45.7 Cateter de troca da via aérea (CTV)

1. Selecionar CTV 11F ou 14F
2. Decidir quão profundamente inserir o CTV. Se houver qualquer dúvida sobre a ponta estar acima da carina, o exame da profundidade do tubo deve ser completado com endoscopia flexível antes da inserção
3. A insuflação de oxigênio através do cateter NÃO deve ser usada, exceto nas situações potencialmente fatais e por especialista na técnica. Usar métodos alternativos para oxigenação
4. Inserir cateter lubrificado através do TOT para predeterminar a profundidade (em geral 20 a 22 cm). Nunca avançar contra uma resistência
5. Aspirar a orofaringe antes da remoção
6. Realizar a extubação sobre o CTV mantendo uma posição fixa
7. Fixar o CTV com fita ao lado da boca/testa (Fig. 45.3)
8. Transferir para máscara facial com capnografia para a detecção de possível obstrução
9. Rotular com clareza o CTV para não ser confundido com sonda nasogástrica
10. Se a extubação falhar, reintubar sobre o cateter com LD ou VL (Tab. 45.8)

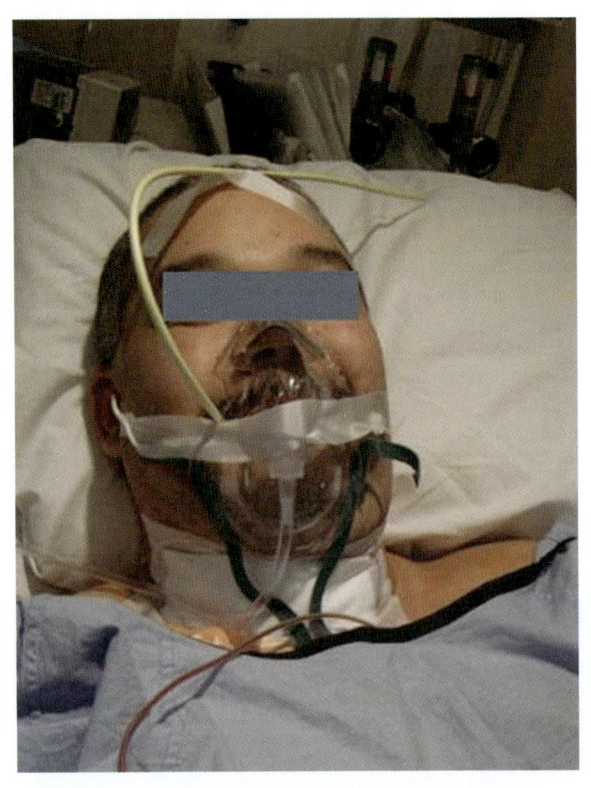

Figura 45.3 Paciente com cateter de troca de vias aéreas fixado na testa. Observe o uso de máscara facial para oxigênio suplementar. (Reproduzida com permissão de Springer Nature: Duggan LV, Law JA, Murphy MF. Brief review: supplementing oxygen through an airway exchange catheter: efficacy, complications, and recommendations. *Can J Anesth.* 2011;58(6):560-568.)

intubar, não consigo oxigenar" (NINO). Se isso ocorrer, preferem-se taxas de fluxo baixas (1 a 2 L/min) enquanto se prepara o pescoço para o acesso de via aérea cirúrgica.

O momento da remoção de um CTV pós-extubação é alvo de muito debate e deve ser individualizado conforme a reserva respiratória do paciente, seu potencial para reintubação difícil e a evolução clínica. Eles podem permanecer na via aérea por 24 horas ou mais.

Extubação segura do paciente com via aérea de emergência

A reintubação sobre um CTV deve ser realizada usando-se VL, pois ela tem maior taxa de sucesso de primeira passagem em comparação com a LD. A passagem do TOT sobre um CTV *sem* laringoscopia por vídeo ou direta está associada com alta taxa de falha, incluindo o deslocamento do CTV.

O paciente deve estar em posição semissentada para permitir que os tecidos moles fiquem longe da glote. A sucção é útil antes e durante a reintubação e deve estar facilmente acessível. A cabeça do paciente deve ser estendida, se possível. O operador deve estar bem acima da cabeceira da cama em uma pequena escada ou na guarda da cama (isso também atrai a atenção de todos no ambiente!). A reintubação pode ser realizada apenas com topicalização, com sedação ou com indução completa. A dexmedetomidina pode ser um adjunto útil, sobretudo no paciente agitado. A **Tabela 45.8** salienta a sequência para o uso de CTV para assegurar a via aérea. De maneira semelhante à intubação, é fundamental haver um plano para o caso de falha.

Deve-se escolher um tamanho de TOT que "abrace" as laterais do CTV. Em outras palavras, este é um momento para a oxigenação, e não para as preferências em relação a um TOT maior. A proximidade entre as laterais do CTV e a parede interna do TOT fará a diferença entre o sucesso e a falha dessa técnica. Se houver espaço significativo entre elas, as estruturas glóticas podem ficar "penduradas" nesse espaço, impedindo a passagem do TOT e potencialmente deslocando o CTV. As soluções para esse problema incluem escolher um TOT menor ou "aumentar" o tamanho do CTV com um cateter Aintree© (**Fig. 45.4**).

À medida que a glote é alcançada com o TOT, um movimento anti-horário com o tubo irá auxiliar a passagem. A extremidade anterior do TOT fica do lado direito do TOT e ela permanecerá longe das estruturas do lado direito da glote. Pequenas manobras como aquelas descritas anteriormente irão aumentar a taxa de sucesso da reintubação sobre um CTV. Por fim, como em qualquer outro procedimento, o uso de um CTV

Tabela 45.8 CTV para reintubação (algoritmo da Difficult Airway Society)
1. Posição do paciente: sentado o máximo possível; oro e hipofaringe aspiradas
2. Aplicar oxigênio a 100% com CPAP por máscara facial ou aplicar fluxo alto por cateteres nasais
3. Selecionar TOT pequeno com ponta macia e romba
4. Administrar anestésico ou topicalização conforme a indicação
5. Usar laringoscopia direta ou indireta para retrair a língua e passar o TOT (com bisel apontando anteriormente) sobre o CTV
6. Confirmar a posição do tubo com capnografia se o tempo permitir

CTV, cateter de troca de via aérea; CPAP, pressão positiva contínua na via aérea; TOT, tubo orotraqueal.

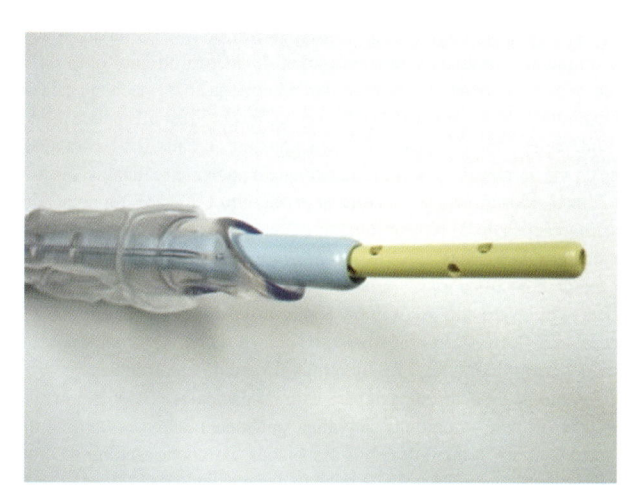

Figura 45.4 Cateter de troca da via aérea (CTV) 11F embainhado em cateter Aintree© 19F para ajudar a impedir que os tecidos moles fiquem presos entre o CTV e o TOT. (De Law JA, Duggan LV. Extubation guidelines: anaesthetists' use of airway exchange catheters. *Anaesthesia.* 2012;67(8):918–919.)

como parte de um plano de extubação em etapas exige experiência e prática. Os autores recomendam que colegas de anestesia ou UTI com experiência no uso desses dispositivos sejam convidados para consultoria até que o profissional esteja confortável.

VENTILAÇÃO NÃO INVASIVA E OXIGÊNIO POR CÂNULA NASAL DE ALTO FLUXO

A extubação de pacientes e sua colocação em ventilação não invasiva (VNI) foi avaliada na população adulta em UTI como um adjunto útil em pessoas de risco aumentado para falhas, especialmente em pacientes com doença pulmonar obstrutiva crônica (DPOC), obesidade e características de alto risco para falha na extubação (ver seção "Evidências"). Recomenda-se a imediata aplicação de pressão positiva em dois níveis na via aérea (BiPAP) após a extubação com a pressão positiva inspiratória inicial na via aérea variando de 8 a 16 cmH_2O e a PEEP na via aérea variando de 4 a 6 cmH_2O. Os parâmetros são ajustados conforme a Pao_2 e a $Paco_2$. Se usada, há necessidade mínima de 24 horas para conferir um benefício. Ainda não sabemos se a aplicação por curto prazo de ventilação com pressão positiva nasal intermitente como adjunto na extubação no departamento de emergência resulta em menores taxas de falha. Porém, devido aos benefícios gerais demonstrados na população de UTI e aos benefícios pós-operatórios na apneia obstrutiva do sono e em pacientes obesos, a consideração de extubar e colocar em BiPAP deve ser incluída como parte do plano de via aérea quando for clinicamente indicado.

Estudos demonstraram que o oxigênio por cânula nasal de alto fluxo (CNAF) aplicado após a extubação pode reduzir as taxas de reintubação em pacientes de UTI com baixo risco de falha na extubação, e essa abordagem pode ser considerada quando indicada (ver seção "Evidências").

SEDAÇÃO DURANTE A EXTUBAÇÃO

A intubação e a ventilação com pressão positiva podem ser desconfortáveis para os pacientes, causando dissincronia com o ventilador e potenciais problemas de segurança para paciente e profissional de saúde (e necessidade de contenção física ou química). O objetivo durante a extubação é um paciente calmo e colaborativo que segue os comandos e é capaz de suprir suas necessidades respiratórias. A sedação pós-extubação deve ser considerada cuidadosamente ponderando múltiplos fatores como agitação e *delirium* do paciente, características de alto risco e acesso à medicação adequada. Se houver necessidade de sedação, devem ser usados agentes que facilitem a adesão do paciente com efeitos mínimos no *drive* respiratório e nos reflexos de proteção da via aérea. A dexmedetomidina mostrou-se útil no tratamento da agitação e *delirium* pós-extubação e, ao contrário de muitos outros agentes sedativos, não influencia negativamente o *drive* respiratório.

No cenário apresentado no início do capítulo, o paciente conseguia seguir os comandos, mas estava agitado de forma intermitente. Foi iniciada uma infusão de dexmedetomidina com 1 μg/kg/hora na primeira hora e depois reduzida para 0,5 μg/kg/hora para facilitar a cooperação. O paciente estava sentado e a orofaringe e o TOT foram aspirados. Havia um vazamento no balonete > 130 mL pela avaliação quantitativa. Com a topicalização de lidocaína a 4% atomizada, foi realizada uma cuidadosa VL para avaliar a extensão do edema de tecidos moles da via aérea superior. Solicitou-se que o paciente realizasse várias respirações para avaliar a movimentação dos tecidos moles da via aérea superior. Um CTV 14F foi colocado através do TOT, sendo alinhado com as marcações do TOT. Foi tomado cuidado para não avançar demais o cateter na via aérea, potencialmente alcançando a carina.

O CTV foi fixado com fita à máscara facial de oxigênio. O paciente conseguia falar com o CTV posicionado. O paciente foi observado por 4 horas com o CTV no local, como pode ser visto na foto de outro paciente na Figura 45.3. Não ocorreram sinais de colapso da via aérea superior e o paciente não mostrou sinais de insuficiência respiratória. O CTV foi removido sem intercorrências.

O desenvolvimento de uma abordagem para extubar pacientes no departamento de emergência pode se tornar uma parte cada vez mais importante da prática, podendo ajudar a evitar a continuação desnecessária da ventilação mecânica e, assim, reduzir os danos associados. Isso pode auxiliar na otimização da utilização de recursos, o que é particularmente importante quando a capacidade da UTI está sob pressão e a demanda supera a oferta. A capacidade de identificar a via aérea *de risco* e planejar conforme o caso é imperativa. Os critérios por escrito para a extubação segura ajudam os profissionais de saúde a usar uma linguagem comum na avaliação e no planejamento da extubação. Estar confortável com os adjuntos da extubação, incluindo CTV e a transição da extubação para VNI imediata, são habilidades importantes no repertório do profissional.

EVIDÊNCIAS

O que faz um paciente ser de alto risco para a extubação? Há evidências para orientar a extubação segura em pacientes na emergência?

O NAP4 constatou que quase um terço das principais complicações relatadas nas vias aéreas ocorreram na extubação.[1] Não há estudos de qualidade sobre este tópico no departamento de emergência. Muitas de nossas recomendações são extrapoladas da literatura perioperatória.[2,3] A análise do banco de dados do Closed Claims Project da American Society of Anesthesiology mostrou que 24% dos casos que resultaram em morte ou morte cerebral ocorreram no momento da extubação.[4] Os critérios aceitos para extubação na literatura anestésica incluem resolução do processo de doença subjacente, níveis adequados de vigília do paciente, *drive* ventilatório intrínseco adequado, secreções mínimas e saturação de oxigênio > 92% com respiração espontânea.[5-7] Um estudo-piloto em pacientes com trauma mostrou que a instituição de um *checklist* de extubação diminuiu a taxa de falha na extubação.[8] Os pacientes de alto risco incluem aqueles com vias aéreas conhecidas como difíceis, obesidade, oxigenação comprometida e com fisiologia e reserva cardiovascular ruins. A falha na extubação geralmente é o resultado de obstrução e laringospasmo da periextubação ou insuficiência respiratória hipóxica progressiva; a última é mais observada na UTI.[9] Pacientes que apresentam características de alto risco devem permanecer intubados ou ser extubados com suporte especializado de anestesia ou otorrinolaringologia.[10]

O que significa a presença de vazamento do balonete?

Um vazamento do balonete é a diferença entre o volume corrente inspiratório e a média de volume corrente expiratório com o balonete ao redor do TOT desinflado. A ausência de vazamento adequado pelo balonete (teste positivo) tem definições variáveis na literatura, mas uma diferença de volume < 110 a 130 mL é considerada como resultado positivo. Em uma recente metanálise de nove estudos avaliando o teste de vazamento do balonete (ausência de vazamento adequado) como preditor de obstrução de via aérea pós-extubação, os pacientes com teste positivo tinham quatro vezes mais chances de apresentar obstrução da via aérea. A sensibilidade combinada foi de 63%, com uma especificidade de 86%.[11] Além disso, picos de fluxo inspiratório < 60 L/min foram associados a uma maior incidência de falha na extubação.[12]

Qual é o papel dos CTVs durante a extubação?

Os CTVs demonstraram aumentar a taxa de sucesso da primeira passagem em pacientes com via aérea difícil conhecida ou suspeitada necessitando de intubação. Mort e colaboradores[13] encontraram uma taxa de sucesso global de reintubação sobre CTV de 92%, com 87% ocorrendo na primeira passagem. O uso de CTVs mostrou ser bem tolerado por pacientes acordados, se eles não tocarem na carina sensível.[13,14] A insuflação de oxigênio e a ventilação a jato por meio de CTVs podem ser complicadas pelo barotrauma e devem ser evitadas, exceto em situações de NINO. São recomendadas baixas taxas de fluxo de oxigênio de 1 a 2 L/min.[15] A intubação por meio de um CTV deve ser realizada usando VL, pois resulta na maior chance de sucesso na primeira passagem.[13]

Após a extubação, deve-se usar a ventilação com pressão positiva não invasiva ou a CNAF?

Há evidências de que usar VNI após a extubação ajuda a reduzir a taxa de reintubação, a mortalidade na UTI e o tempo de permanência na UTI.[16] Isso é mais benéfico em pacientes com DPOC, insuficiência cardíaca, distúrbios respiratórios crônicos e naqueles identificados com alto risco de falha de extubação por insuficiência respiratória.[16-18] A duração da aplicação de BiPAP, que se mostrou benéfica na redução da taxa de reintubação, variou de 24 a 48 horas. Em pacientes obesos, utilizar CPAP após a extubação depois de anestesia geral ou na sala de recuperação mostrou diminuir a incidência de complicações respiratórias pós-operatórias.[19] Para pacientes com apneia obstrutiva do sono, a American Society of Anesthesiology recomendou o uso contínuo de CPAP ou BiPAP no período pós-operatório.[20] A CNAF aplicada após a extubação pode reduzir as taxas de reintubação em pacientes de UTI com baixo risco de falha na extubação e é uma alternativa à VNI.[21,22]

O que acontece com os pacientes que são extubados no departamento de emergência?
Os dados sobre extubações no departamento de emergência são esparsos. Em uma revisão retrospectiva recente de quatro anos de dados observacionais de um centro médico acadêmico com muitos pacientes agudos, 202 pacientes foram extubados no departamento de emergência. As intubações foram realizadas para proteção das vias aéreas (30%), esofagogastroduodenoscopia (28%), intoxicação/ingestão (17,3%), insuficiência respiratória (14%), convulsão (7%) e outras (4%). O intervalo médio entre a chegada na emergência e a extubação foi de 9 horas. Quase um terço foram extubações "compassivas". Dos demais pacientes extubados neste departamento de emergência-UTI (*n* = 142, 70%), nenhum morreu, 61% foram internados em unidades médico-cirúrgicas, 10% foram internados em terapia intensiva e 28% puderam receber alta do departamento de emergência.[23]

REFERÊNCIAS

1. Cook TM, Woodall N, Frerk C; Fourth National Audit Project. Major complications of airway management in the UK: results of the Fourth National Audit Project of the Royal College of Anaesthetists and the Difficult Airway Society. Part 1: anaesthesia. *Br J Anaesth*. 2011;106(5):617-631.
2. Popat M, Mitchell V, Dravid R, et al. Difficult Airway Society Guidelines for the management of tracheal extubation. *Anaesthesia*. 2012;67(3):318-340.
3. Law JA, Duggan LV, Asselin M, et al. Canadian Airway Focus Group updated consensus-based recommendations for management of the difficult airway: Part 2. Planning and implementing safe management of the patient with an anticipated difficult airway. *Can J Anaesth*. 2021;8:1-32. Epub ahead of print.
4. Joffe AM, Aziz MF, Posner KL, et al. Management of difficult tracheal intubation: a closed claims analysis. *Anesthesiology*. 2019;131(4):818-829.
5. Murphy C, Wong DT. Airway management and oxygenation in obese patients. *Can J Anesth*. 2013;60(9):929-945.
6. Strauss RA. Management of the difficult airway. *Atlas Oral Maxillofac Surg Clin NA*. 2010;18(1):11-28.
7. Gray SH, Ross JA, Green RS. How to safely extubate a patient in the emergency department: a user's guide to critical care. *Can J Emerg Med*. 2013;15(5):303-306.
8. Howie WO, Dutton RP. Implementation of an evidence-based extubation checklist to reduce extubation failure in patients with trauma: a pilot study. *AANA J*. 2012;80(3):179-184.
9. Thille AW, Boissier F, Ben Ghezala H, et al. Risk factors for and prediction by caregivers of extubation failure in ICU patients. *Crit Care Med*. 2014;(8):1.
10. Cavallone LF, Vannucci A. Extubation of the difficult airway and extubation failure. *Anesth Analg*. 2013;116(2):368-383.
11. Ochoa ME, Marin Mdel C, Frutos-Vivar F, et al. Cuff-leak test for the diagnosis of upper airway obstruction in adults: a systematic review and meta-analysis. *Intensive Care Med*. 2009;35(7):1171-1179.
12. Su WL, Chen YH, Chen CW, et al. Involuntary cough strength and extubation outcomes for patients in an ICU. *Chest*. 2010;137(4):777-782.
13. Mort TC. Continuous airway access for the difficult extubation: the efficacy of the airway exchange catheter. *Anesth Analg*. 2007;105(5):1357-1362.
14. Cooper RM, McCarthy S, Urdaneta F. Tolerability of the cook staged extubation wire. *Anaesthesia*. 2018;73:1169.
15. Duggan LV, Law JA, Murphy MF. Brief review: supplementing oxygen through an airway exchange catheter: efficacy, complications, and recommendations. *Can J Anesth*. 2011;58(6):560-568.
16. Bajaj A, Rathor P, Sehgal V, et al. Efficacy of noninvasive ventilation after planned extubation: a systematic review and meta-analysis of randomized controlled trials. *Hear Lung J Acute Crit Care*. 2015;44(2):1-8.
17. Ferrer M, Valencia M, Nicolas JM, et al. Early noninvasive ventilation averts extubation failure in patients at risk: a randomized trial. *Am J Respir Crit Care Med*. 2006;173(2):164-170.
18. Ferrer M, Sellarés J, Valencia M, et al. Non-invasive ventilation after extubation in hypercapnic patients with chronic respiratory disorders: randomised controlled trial. *Lancet*. 2009;374(9695):1082-1088.
19. Neligan PJ, Malhotra G, Fraser M, et al. Continuous positive airway pressure via the Boussignac system immediately after extubation improves lung function in morbidly obese patients with obstructive sleep apnea undergoing laparoscopic bariatric surgery. *Anesthesiology*. 2009;110(4):878-884.

20. American Society of Anesthesiologists Task Force on Perioperative Management of patients with obstructive sleep apnea. Practice guidelines for the perioperative management of patients with obstructive sleep apnea. *Anesthesiology*. 2014;120(2):268-286.

21. Hernández G, Vaquero C, González P, et al. Effect of postextubation high-flow nasal cannula vs conventional oxygen therapy on reintubation in low-risk patients: a randomized clinical trial. *JAMA*. 2016;315(13):1354-1361.

22. Maggiore SM, Idone FA, Vaschetto R, et al. Nasal high-flow versus venturi mask oxygen therapy after extubation. Effects on oxygenation, comfort, and clinical outcome. *Am J Respir Crit Care Med*. 2014;190:282.

23. Haas NL, Larabell P, Schaeffer W, et al. Descriptive analysis of extubations performed in an emergency department-based intensive care unit. *West J Emerg Med*. 2020;21(3):532-537.

Índice

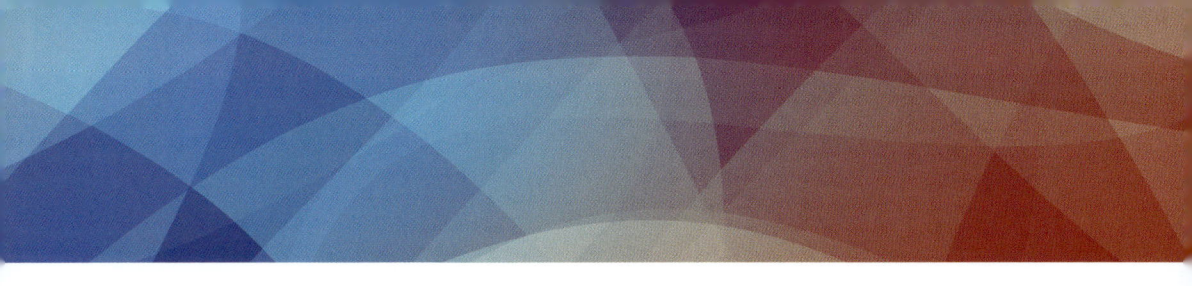

Nota: *números de página seguidos por f indicam figuras, seguidos por t indicam tabelas e seguidos por q indicam quadros.*

A

ACE. *Ver* Aspiração de corpo estranho
Acetilcolina (ACh), 248-256
Acetilcolinesterase (AChE), 248, 249, 253
Acidemia metabólica grave, 379*q*
Acidose, via aérea difícil e, 25-28
Adaptador brônquico, 148
Adenoides, 286, 286*t*, 303
Adolescentes, técnicas de vias aéreas para, 303-304, 304*f*. *Ver também* Via aérea pediátrica
  beta-2, 400
Agentes anti-hipertensivos, 411
Agentes antimuscarínicos, 269
Agentes de indução
  barbitúricos de ação ultracurta como, 240
  benzodiazepínicos como, 244, 245
  cetamina como, 242-243, 245, 434
  descrição de, 240
  etomidato como, 241-242, 245, 434
  otimização cardiopulmonar para manejo da via aérea de emergência, 376, 378*q*-379*q*
  propofol como, 243-244, 245, 434
  SRI, 245-246
Agonistas adrenérgicos beta-2, 400, 402
Aintree, cateter, 146, 149, 150*f*, 457*f*
Air Q, dispositivo, 145*t*
Algoritmos
  como diretrizes, 37, 47
  evidências para, 47
  no ambiente pré-hospitalar, 331*f*-332*f*
  para obstrução por corpo estranho, 448*f*
  parada cardíaca, via aérea na, 39*f*, 43-44
  principal da via aérea, 9, 38*f*, 39-43
  reconhecimento de padrões via, 37
  utilização de, 37
  via aérea de emergência universal, 37, 38*f*
  via aérea difícil, 9, 36-37, 38*f*, 44-46, 269, 408, 411, 414
  via aérea falha, 35, 37, 38*f*, 46-47, 408
  via aérea imediata, 37, 38*f*
Alterações gastrintestinais
  durante a gravidez, 412
  em pacientes obesos, 439*q*

Alterações hemodinâmicas, 456*t*
Ambiente pré-hospitalar, 356
  desafio, 352
  enigma, 353
  fatores humanos no, 330-331
  intubação nasotraqueal às cegas (INTC), 205
  previsão de via aérea difícil no, 352-353
  vias aéreas nos serviços médicos de emergência, 327-332
Ambu aScope, 194*f*
Ambu AuraGain, 145*t*
Ambu LMA, 131
American Society of Anesthesiologists, 243
Amígdalas, 286, 286*t*
Aminoesteroides, 253
Anafilaxia, 311, 312*t*
Anestesia. *Ver também* Otimização fisiológica; Sedação; medicamentos específicos
  contraindicações, 268-269
  descrição, 268
  durante a gravidez, 412, 414
  estabilidade hemodinâmica influenciada por, 380
  imperativo de secagem para, 269
  indicações para, 268-269
  Jackson, pinça usada na, 273, 273*f*
  local, 269-274
  nervo glossofaríngeo bloqueado por, 272, 273*f*
  nervo laríngeo superior bloqueado por, 273
  para asma, 400
  para doenças reativas das vias aéreas, 400
  para intubação às cegas, 201
  para intubação com endoscópio flexível, 193, 197
  para pacientes geriátricos, 435
  para pacientes obesos, 440
  para via aérea pediátrica, 287, 288 *t*
  técnicas para
    boca, 268, 271-272
    hipofaringe, 268, 272-273
    laringe, 273-274
    nariz, 201, 270
    orofaringe, 272-273, 273*f*
    traqueia, 274
  vasoconstrição com, 270

Angiedema, 311, 408
Angiedema induzido por inibidor da enzima conversora da angiotensina (IECA), 409
Anormalidades congênitas, em vias aéreas pediátricas difíceis, 316
Anticolinérgicos inalatórios, 400, 403
Apneia, 91, 231, 374, 439q, 440
Apneia obstrutiva do sono, 431
Arco palatofaríngeo, 65f, 272
Arritmia, 250
Artefato por movimento, oximetria de pulso, 97t
Asfixia, em crianças, 318, 323
Asma
  anestesia para, 400
  crianças, 318
  desafios da, 401
  estado de mal asmático e, 4, 401
  tratamento de, 400, 401-403
  ventilação mecânica e, 94
Aspiração de corpo estranho (ACE)
  abordagem gradual, 322f
  algoritmo para, 448f
  BVM e, 448
  cricotireotomia para, 450
  desafios de, 446
  dicas para, 450
  evidência, 451
  golpes nas costas para, 451
  manejo pós-intubação para, 450
  manobra de Heimlich para, 447, 448f
  obstrução completa das vias aéreas, 319-320, 321f, 323f
  obstrução das vias aéreas causada por, 406q, 446-451, 448f
  obstrução parcial das vias aéreas, 318, 319
  técnica para
    obstrução completa, 448-450, 448f
    obstrução incompleta, 447
  ventilação e, 448-449, 448f
  via aérea pediátrica difícil, 311
Aspiração pulmonar, 456t
Atracúrio, 253
Atrofia por desuso, 435
Atropina, 253
  asma e, 400
  bradicardia prevenida por, 252, 294
  cetamina usada com, 243
  crianças e, 252, 288t, 294
  DPOC tratada com, 400
  succinilcolina usada com, 252
Auto-PEEP (pressão expiratória final positiva), 92f, 93, 93f, 94
Auxílios cognitivos, 56

B

Balão piloto, 151
Bambuterol, 252
Barbitúricos, 240
  ação ultracurta, 240
Barotrauma, 300, 303, 402
Benzodiazepínicos, 64, 242, 377
  cetamina usada com, 243
  como agente de indução, 246
  como agente de indução sedativo, 244
  contraindicações para, 244
  doença reativa das vias aéreas e, 402
  dosagem, 244
  efeitos adversos, 244
  estabilidade hemodinâmica influenciada por, 244
  farmacologia clínica de, 244
  histamina e, 244
  indicações para, 244
  para sequência rápida de intubação (SRI), 246
Berman, via aérea, 195, 195f
Betabloqueadores, 431
11-β-hidroxilase, 242
Bicarbonato de sódio, 252
BiPAP. Ver Pressão positiva bifásica nas vias aéreas; Pressão positiva em dois níveis nas vias aéreas
Bloqueadores dos canais de cálcio, 431
Bloqueadores neuromusculares (BNMs), 227, 234f, 235, 237, 242, 358. Ver também medicamentos específicos
  abordagem da via aérea para, 434
  BVM usada depois, 44-45
  despolarizante, 248
  dosagem, 254, 254t
  farmacologia, 253-254
  início de, 254t
  não despolarizantes
    aminosteroides como, 253
    benzilisoquinolina como, 253
    contraindicações para, 254
    dosagem, 254, 254t
    efeitos adversos, 254
    farmacologia clínica, 253-254
    indicações para, 254
    succinilcolina em comparação com, 254
  taxas de sucesso de intubação, 254
  tentativas bem-sucedidas e, 259-261
  vantagens de, 254
  visibilidade da glote influenciada por, 64
Bloqueio ganglionar, 253
BNMs. Ver Bloqueadores neuromusculares
BNMs despolarizantes, 253
BNMs não competitivos, 248t

BNMs não despolarizantes
　aminosteroide como, 253
　atropina usada com, 253
　benzilisoquinolina como, 253
　contraindicações para, 254
　dosagem, 254, 254t
　efeitos adversos, 254
　farmacologia clínica, 253-254
　indicações, 254
Boca
　anatomia, 61f, 63-64, 63f, 65 f
　glândulas salivares, 63
　língua
　　durante a laringoscopia, 63
　　durante intubação às cegas, 204
　　na via aérea pediátrica, 282, 286t, 287f, 298
　técnica de abertura de vias aéreas para, 62
　técnicas de anestesia para, 268, 271-272
Bolsa-válvula-máscara (BVM), 76-79
　fração de oxigênio inspirado e, 73t
Bougie, 146f, 161, 167, 170f-172f, 170f, 175, 205. Ver também Introdutor do tubo traqueal
Bradicardia, 376
　atropina prevenindo, 173, 252, 294
　em crianças, 252
　succinilcolina influenciando, 252
Bradipneia, 374
Brometo de ipratrópio, 400, 403, 404
Broncoscopia rígida, 308
Broncospasmo, 104, 400, 402, 456t
Broselow-Luten, sistema, 282, 283t-284t, 287, 294, 311, 320
BURP, manobra. Ver Manobra de pressão para trás, para cima e para a direita (BURP)
Butirofenona, 275

C

Cânula nasal, 73t, 74
Cânula nasal de alto fluxo (CNAF), 82, 230, 237, 372, 375, 380
Cânulas nasofaríngeas (CNFs), 4, 283t, 290, 329
Cânulas orais, 197, 283t, 290, 297
Capacidade residual funcional (CRF), 72, 410, 438, 439q
　via aérea difícil e, 23
Capnografia, 7, 175, 202, 202f, 203, 203f, 205, 228, 232, 458t
　e utilidade clínica da capnometria quantitativa
　　avaliação e monitoramento de pacientes com problemas respiratórios, 104
　　confirmação de colocação de TOT e detecção de extubação acidental, 102, 102f
　　durante a reanimação cardiopulmonar, 102-103, 103f
　　monitoramento da ventilação durante o procedimento de sedação, 103-104, 103f-104f
　　vigilância e monitoramento de pacientes ventilados mecanicamente, 104
　interpretação, 101f-102f, 101t
　máscaras faciais, 101
　tipos, 100
Capnografia com forma de onda, 100f, 142, 142f
　monitoramento de CO_2, 100-101
Capnometria e capnografia quantitativas, 102-104
Capnômetros, 232
Capnômetros de $ETCO_2$ sem forma de onda, 100, 105
Carboxi-hemoglobina (CO-Hgb), 98
Cartilagem cricóidea, 64, 286t, 287f, 289f
Cartilagem tireóidea, durante a laringoscopia, 175
Catecolaminas
　cetamina liberando, 242
　doença reativa das vias aéreas e, 401
Cateter de troca de vias aéreas
　complicações de, 456
　extubação, 457-460, 457f, 458f, 458t, 459f, 460
　para reintubação, 458t, 459t
　posição do paciente, 459
Cateteres
　para VBVM, 302t
　pediátricos, 283t, 302t
　transtraqueal, 302t
Causas infecciosas agudas, via aérea difícil, 308-311
Cavidade oral. Ver Boca
Cefálica, 169, 169f
Cenário "forçado a agir", 37, 40f, 44, 46, 354
Cetamina, 242-243
　atropina usada com, 243
　benzodiazepínicos usados com, 243
　catecolaminas liberadas por, 243
　como agente de indução, 240, 242-243, 245, 434
　contraindicações, 242-243
　doença reativa das vias aéreas e, 400, 401, 404
　dosagem, 243
　efeitos adversos, 244
　estabilidade hemodinâmica influenciada por, 243, 376
　estimulação simpática influenciada por, 242
　farmacologia clínica, 242
　histamina e, 401
　indicações para, 242-243
　na sedação para intubação com o paciente acordado, 243, 275
　paciente com lesão cerebral, 245
　para SRI, 245
　para vias aéreas pediátricas, 288t

PIC influenciada por, 243
propofol usado com, 275
sedação, 319
Cetoacidose diabética, 373
Cetofol, para SRI, 245
Choque, 5, 245
Choque cardiovascular, 373
Choque compensado, 374, 376
Choque e vasodilatação, 373
Choque hemorrágico, 375
Choque hipotensivo, 376
Choque hipovolêmico, 378*q*
Choque não compensado, 374, 377
Cisatracúrio, 253
C-MAC, videolaringoscópio, 174
Coagulopatia, 200
Cocaína, 270
Cocos Gram-positivos, 308
CO-Hgb. *Ver* Carboxi-hemoglobina
Colapso circulatório iminente, 232
Combitube (ETC), 126, 145*t*, 315*t*
    via aérea pediátrica e, 293*q*
Complicações peri-intubação, 373, 380
Comprometimento respiratório, 372-373
Concentração fracionária de oxigênio inspirado (FiO2), 90
    ventilação mecânica, 90
    ventilação obrigatória intermitente sincronizada (SIMV), 91
Concha inferior, 61*f*, 202
Concha média, 61*f*
Condições reversíveis, intubação e, 4
Confiabilidade do sinal, oximetria de pulso, 97-98
Consciência, em crianças, 319-320
Conteúdo gástrico, aspiração de, 4, 236
Cook, cateteres, 302 *t*
Cookgas Air-Q, 131
Cookgas ILA, dispositivo, 145*t*
Co-oxímetros, 98
Corante intravenoso, oximetria de pulso, 97*t*
Cormack-Lehane, sistema de classificação laringoscópica, 162*f*, 173
Corpo estranho
    durante a laringoscopia, 322
    pressão intratorácica, 319
    tosse reflexa, 322
    visualização, 322
Corpo estranho supraglótico, identificação de, 319
Covid-19, pandemia, 421
CPAP. *Ver* Pressão positiva contínua nas vias aéreas
Crepitação laríngea, 6
CRF. *Ver* Capacidade residual funcional

Crianças. *Ver também* Via aérea pediátrica
    asfixia, 318, 323
    asma, 318
    atropina e, 252, 288*t*, 294
    consciência, 319-319
    dessaturação em, 228, 229*f*, 237, 286, 287*q*, 293*q*, 295, 297
    incidência de via aérea falha em, 316-317
    manobra de Heimlich, 318, 322, 323
    sibilância, 318
    sistema de pontuação Mallampati em, 317
    tosse, 318, 322
Cricotireotomia, 356
    com o paciente acordado, 276
    contraindicações, 293*q*
    difícil, 16-17, 41, 46, 207*q*, 438
    indicações para, 41*f*
    itens para a bandeja de, 208*q*
    mnemônico SMART para, 40
    na oxigenação, 408
    NINO exigindo, 46, 301, 433
    para aspiração de corpo estranho, 450
    para obstrução das vias aéreas, 405-408
    para pacientes obesos, 438, 442, 444
    para vias aéreas pediátricas, 285*f*, 286, 291, 291*t*, 293*q*, 301-303, 303, 304*q*
    por agulha, 291, 291*t*, 293*q*, 304*q*, 322
    técnica de Seldinger para, 304*q*
Curso clínico previsto, 312*t*, 315
    momento da intervenção, 312*t*
Curva de dissociação da oxi-hemoglobina, 98

D

DAM. *Ver* Dispositivo de atomização da mucosa
Dantroleno, 252
Deglutição, 4
Degradação do sinal, oximetria de pulso, 97*t*
DEGs. *Ver* Dispositivos extraglóticos
Delirium, 460
Denervação, 251, 255
Departamento de emergência, 5
    intubação endoscópica, 199
    seleção de instrumentos para, 193
    unidade de observação, 409
Depressão respiratória, 103
    avaliação e monitoramento de pacientes em, 104
Descompressão alveolar, 402
Desequilíbrio entre ventilação e perfusão (V/Q), 439, 439*q*
Desnitrogenação, vias aéreas difíceis e, 23
Dessaturação
    com doença reativa das vias aéreas, 401

em crianças, 228, 229f, 237, 286, 287q, 293q, 295, 297
em mulheres grávidas, 228, 229f, 410, 411
em pacientes geriátricos, 435
em pacientes obesos, 228, 229f, 237, 440, 443
estabilidade hemodinâmica e, 401
momento de, 229, 229f
Dessaturação de oxigênio durante sedação procedural, 103
Destreza, 199
Detecção de extubação acidental, 102
Detectores colorimétricos de CO_2, 100, 105
Dexmedetomidina, 240, 246, 275, 276, 459, 460
Diabetes, 439q, 440
Diaforese, 400
Difficult Airway Society (DAS), 453
  estratificação de risco, 453-454, 453t
Diodos emissores de luz (LEDs), 96
Dióxido de carbono no final da expiração ($ETCO_2$), 173, 175
  detecção, 232, 291, 293. Ver também Capnografia
  monitoramento, 100
    capnometria e capnografia quantitativas, 102-104
    detectores de CO_2 colorimétricos, 100
    diretrizes, em ambientes de emergência, 105
    interpretação de capnografia, 101
    monitores quantitativos de CO_2, 100-101, 100f
    noções básicas, 100
Diretrizes da American Heart Association (AHA), 102, 175
Disemoglobinemia, oximetria de pulso, 97t
Disfunção cardíaca, 375
Dispositivo de atomização mucosa (DAM), 271f, 272
Dispositivo i-gel, 145t
Dispositivos alternativos de vias aéreas, para vias aéreas pediátricas, 281
Dispositivos de fornecimento de oxigênio, 74-79
  bolsa-válvula-máscara, 76-79
  máscara não reinalante, 76
  oxigênio nasal de baixo e alto fluxo, 74-75
Dispositivos de posicionamento direto das vias aéreas, 220
Dispositivos extraglóticos (DEGs), 124-137, 329, 352, 354. Ver também Máscara laríngea de intubação; vias aéreas; Dispositivos retroglóticos; Dispositivos supraglóticos
  complicações, 135
  descrição de, 124-125
  dispositivos retroglóticos, 125-128
  dispositivos supraglóticos, 128-132
    técnicas para uso de, 132-135
  gravidez e, 411

Laryngeal Mask Airway, dispositivos. Ver Máscara laríngea
  limitações, 135
  manejo de pacientes, 141-153
    algoritmo, 142f
    avaliação, 142
    otimização, 144
  oxigenação, 407
  para pacientes obesos, 440
  permissão para declarar o paciente em parada cardíaca morto com, 153
  RODS, mnemônico para, 40
  solução de problemas, 143-144
  troca semieletiva
    consideração de, 144
    contornando o dispositivo e realizando intubação com laringoscopia direta/por vídeo, 145
    desempenho de, 144-150
    remoção após intubação, 150-152
    remoção com intubação de rotina via laringoscopia direta/vídeo, 144-145
    técnicas, 145t
    troca às cegas, 145-146
    troca endoscópica, 147-150, 150f, 151f
    via aérea cirúrgica, 152
  uso de, 36, 40f, 43, 44-45, 46
    contraindicações para, 125
    no manejo de vias aéreas de emergência, indicações para, 125
  vias aéreas difíceis e, 16, 40, 312
Dispositivos infraglóticos (DIGs). Ver Dispositivos retroglóticos
Dispositivos retroglóticos (DRGs)
  ETC. Ver Combitube
Dispositivos retroglóticos (DRGs), 125-128
  Combitube traqueal-esofágico, 126
  Rusch EasyTube, 126-127
  técnicas de inserção, 127-128
  via aérea com tubo laríngeo, 127
Dispositivos supraglóticos (DSGs). Ver Máscara laríngea
Dispositivos supraglóticos, 128-132
  máscara laríngea, 128-130
    Ambu LMA, 131
    Cookgas Air-Q, 131
    Intersurgical i-gel, 132
  técnicas para uso de, 132-135
Distorção anatômica, 5, 405-409, 411
Distorção da via aérea superior, 5, 405-406, 411
Doença pulmonar. Ver Lesão pulmonar induzida por ventilador
Doença pulmonar obstrutiva crônica (DPOC), 104
  desafios de, 400-401

em pacientes geriátricos, 433, 434
  tratamento de, 400-401, 403
Doença reativa das vias aéreas. *Ver também* Asma;
Doença pulmonar obstrutiva crônica
  barotrauma com, 402
  catecolaminas e, 404
  desafios de, 400-401
  dessaturação com, 401
  em pacientes geriátricos, 434
  estabilidade hemodinâmica e, 400
  hipotensão com, 402
  manejo pós-intubação para, 401-403
  SRI e, 403
  técnica para, 401
  tratamento de, 400, 401-403
  ventilação mecânica para, 402
Dosagem pelo peso corporal ideal (PCI), 442
Dosagem pelo peso corporal total (PCT), 443
DPOC. *Ver* Doença pulmonar obstrutiva crônica
DRGs. *Ver* Dispositivos retroglóticos
DSGs. *Ver* Dispositivos supraglóticos
d-tubocurarina, 253

E

EasyTube. *Ver* Rusch EasyTube
Eclâmpsia, 412
Ecocardiografia, 373
Edema
  angiedema como, 406, 408
  da mucosa, 411
  via aérea superior obstruída por, 413
Edema da mucosa, 410
Edema pulmonar cardiogênico, 375
Edema pulmonar de pressão negativa, 456t
Edema pulmonar nefrogênico, 375
Edema tecidual, 374
Edrofônio, 248
Embolia pulmonar, em $ETCO_2$, 104
Emergências cardiorrespiratórias, 417-420
  abordagens, 419
  agente de indução, escolha de, 418
  agente paralisante, escolha de, 418-419
  desafios, 417
  dicas para, 420
  resposta simpática reflexa à laringoscopia e, 417-418
  sequência de intubação, recomendada, 419
  ventilação mecânica, início, 419
Endoscópio flexível (EF), 41f, 47, 205, 407
  intubação. *Ver* Intubação com endoscópio flexível
Endotrol, tubo, 61, 202f, 203, 204
Enflurano, 240
EPAP. *Ver* Pressão expiratória positiva nas vias aéreas

Epiglote, 198, 286, 287f, 301, 304f
  obstrução por, 301
  visualização, 286, 407
Epiglotite, 406q, 407
  agitação de crianças, 308
Epinefrina, 231q, 269
  asma tratada com, 400, 401
  para pacientes geriátricos, 434
  para vias aéreas pediátricas, 282
  vasoconstrição causada por, 282
Epistaxe, 61, 198, 201-202
Escala de coma de Glasgow (GCS), 7
Esmolol, 252
Espasmo muscular do masseter/trismo, 253
Estabilidade hemodinâmica
  com doença reativa das vias aéreas, 400
  durante a gravidez, 412
  influência da anestesia, 241-246, 434
  vias aéreas difíceis e, 25-28
Estado de mal asmático, 4
Estado de mal epiléptico, 391
Estiletes, 168f
  pediátricos, 283t
  uso de, 205, 228
Estimulação simpática da laringe, 64
Estridor, 6q, 7, 295, 406
Estridor expiratório, 6
ETC. *Ver* Combitube
$ETCO_2$. *Ver* Dióxido de carbono no final da expiração
Etomidato, 240, 245
  como agente de indução, 240, 241-242, 245
  contraindicações para, 241-242
  doença reativa das vias aéreas e, 401
  dosagem, 242
  efeitos adversos, 242
  estabilidade hemodinâmica influenciada por, 241-242, 245, 376, 434
    PIC influenciada por, 241
  farmacologia clínica, 241-242
  indicações para, 241-242
  pacientes sépticos, 245
  para pacientes obesos, 443t
  para SRI, 245
  para vias aéreas pediátricas, 288t
Extubação
  adjunto, 457-460
  alto risco de, 457
  cateter de troca de vias aéreas (CTV), 457-460, 457f, 458f, 458t, 459f, 459t
  complicações, 456, 456q, 456t
  critérios, 453, 453t
  desafio clínico, 452
  do paciente de emergência, 452-462

estratificação de risco, 453-454, 453*t*
geral, 453*t*, 455-456, 456*t*
planejamento para, 452
processo de, 455-457
sedação durante, 460
testes adicionais, 454-455, 455*q*
ventilação não invasiva (VNI), 460
Extubação de baixo risco, 456

F

Faringe, 202
    anatomia, 61*f*, 64, 65*f*
    inervação de, 64
Fasciculação, 250, 253
Fatores de risco pediátricos *versus* adultos, 306*t*
Fatores humanos, manejo de vias aéreas e, 48-57
    auxílios cognitivos, 56
    avaliação do ponto zero, 54, 55*f*
    comunicações, 51-53
    considerações ambientais, 56-57
    erro, noções básicas de, 50
    fatores individuais, 53-54
    importância de, 48-50
    modelos mentais, equipe, 55
    MRC e, 50-51
    segurança, 57
    viés cognitivo, 54
Fenciclidina, 242
Fenilefrina, 201, 231*q*, 270
Fentanil, 231
    doença reativa das vias aéreas e, 402
    para otimização da pré-intubação, 234*f*
Forma de onda normal da capnografia, 100*f*, 101*f*
FR. *Ver* Frequência respiratória
Fração de oxigênio inspirado (F_{IO_2}), 72
    sistemas de baixo/alto fornecimento, 73*t*
Frequência respiratória (FR), 89-90

G

Glândulas salivares, 63
Glicopirrolato, 193, 197, 243, 253, 269
Glicose, 252
Glote
    na via aérea pediátrica, 286, 286*t*, 287*f*
    visualização da, 45, 66, 161, 167-168, 169-170, 172*f*, 198, 202, 268-269, 299, 459
Gliconato de cálcio, 252
Gravidez
    algoritmo de vias aéreas difíceis, 414
    alterações gastrintestinais durante, 412
    anestesia durante, 412, 414
    BVM e, 410, 412
    DEGs e, 142
    desafios da, 410-411

    dessaturação durante, 229*f*, 41
    dicas para, 414
    equipamento de vias aéreas para, 412, 414
    estabilidade hemodinâmica durante, 412
    intubação
        falha, 413
        SRI, 411
    manejo pós-intubação e, 413
    manobra de Sellick durante
        manejo cirúrgico das vias aéreas durante, 412
    ventilação mecânica durante, 410
Grupo de intervenção expectante, 312*t*
Grupo de intervenção precoce, 312*t*
GVL. *Ver* GlideScope, videolaringoscópio

H

Habilidades psicomotoras em vias aéreas, 330
Haloperidol, 234*f*, 275
Halotano, 240
Heimlich, manobra de, 447, 448*f*
    crianças, 319, 322, 323
Heliox, 404
Hematoma, 407
Hemopneumotórax, 5
Hemotórax, 6
Hidantoína, 252
Hidromorfona, 233, 234*f*
Hipercapnia, 90, 374, 402
Hipercarbia, 304
Hiperinsuflação dinâmica, 377
Hiperpotassemia
    aumento do risco
        em lesões por esmagamento, 251, 255
        em queimaduras, 251
        por denervação, 251, 255
        por hiperpotassemia preexistente, 252, 255
        por imobilidade prolongada, 255
        por infecções graves, 251
        por miopatias, 251
    causando rabdomiólise, 250-252
    causando sobrerregulação do receptor, 250-252
    em pacientes geriátricos, 251-252, 435
    hipertermia maligna e, 252-253
    succinilcolina induzindo, 250-252, 255, 287
Hipertermia, 252-253
Hipertermia maligna (HM), 252
Hiperventilação, 377
Hipofaringe
    técnicas de anestesia para, 268, 272-273
Hipotensão, 5, 231, 232, 232*t*, 236, 240, 243, 245, 252, 374
    com doença reativa das vias aéreas, 402
    em pacientes geriátricos, 434, 435

Hipotensão franca, 376
Hipotensão pós-intubação (HPI), 373, 375, 377
Hipoventilação bradipneica (clássica), 103, 103f
Hipoventilação hipopneica, 103, 104f
Hipoventilação, 91, 374, 456t
Hipovolemia, 376, 434
Hipoxemia, 45, 71, 142, 232, 372, 439q, 440, 444
Hipoxia, 287q, 294, 304, 433
Histamina, 243, 253, 402
HM. *Ver* Hipertermia maligna
Hudson DCI (máscara facial simples), 75

I

Identificação orofaríngea, 193
IDT. *Ver* Intubação digital traqueal
IET. *Ver* Intubação endotraqueal
Imidazol, 241
Impulsões abdominais subdiafragmáticas, 319
Impulsões torácicas, 448
    radiografias de tórax, introdutor do tubo endotraqueal (TET) e, 174
Índice de choque (IC), 375
Inervação
    da faringe, 64
    da laringe, 64-67
Infecções graves, 251
Ingurgitamento vascular, 411
Insuficiência respiratória aguda, 91
Insuficiência respiratória hipoxêmica, 379q
Insuficiência ventricular direita, 378q
Insuflação de oxigênio, 457, 458t, 461
Insuflação gástrica, 194, 297, 300
Insulina, 252
INTC. *Ver* Intubação nasotraqueal às cegas
Introdutor de tubo orotraqueal (TOT), 170f-172f
    na intubação traqueal, 161
    rotação no sentido anti-horário, 172f
Intubação. *Ver também* Algoritmos; Intubação com o paciente acordado; Intubação às cegas; Intubação nasotraqueal; Intubação orotraqueal; Sequência rápida de intubação
    abordagem ao paciente, 5-7
    antes da transferência entre instalações, 7
    condições reversíveis e, 4
    de vias aéreas difíceis, 44-45, 199
    difícil, 192
    distorção anatômica e, 5
    endotraqueal. *Ver* Intubação endotraqueal
    evidência, 7
    indicações para, 3-5
        falha de oxigenação, 4
        falha de ventilação, 4

        permeabilidade das vias aéreas ou falha de proteção, 4
    previsão do curso clínico, 4-5
    LEMON, mnemônico para, 41
    paciente altamente infeccioso, 421-423
        aerossolização, limitação, 422-423
        desafios, 421
        dicas para, 423
        estratégias e riscos da oxigenação não invasiva, 423
        exposição, limitação, 422
        endoscópca. *Ver* Intubação com endoscópio flexível
    tentativas em, 40f, 42-43, 46
    valores de gasometria arterial e, 6-7
Intubação às cegas
    anestesia para, 201
    descrição de, 200
    em troca semieletiva de TOT, 145
    IDT como, 204
    língua durante, 204
    tentativas de, 201, 203
Intubação com endoscópio flexível
    anestesia para, 193, 197
    complicações, 198-199
    componentes de, 196, 197f
    contraindicações, 193
    descrição, 192
    habilidades psicomotoras, 193, 199
    indicações e contraindicações, 192-193
    técnica, 196-198
        destreza, 193
        habilidades psicomotoras, 193, 199
        manutenção do instrumento, 195-196, 195f-196f, 197f
        preparação, 193
        seleção do aparelho, 193-194
        visão geral, 193
Intubação com o paciente acordado. *Ver também* Intubação nasotraqueal às cegas
    anestesia para, 268-277, 409
    para vias aéreas obstruídas, 409
    sedação para, 269, 274-275, 409
    tentativas bem-sucedidas e, 260
Intubação digital tátil. *Ver* Intubação digital traqueal
Intubação digital traqueal (IDT)
    como intubação às cegas, 204
    contraindicações para, 204
    indicações para, 204
    taxas de sucesso de, 205
    técnicas para, 205
Intubação endotraqueal (IET), 328
    manejo pré-hospitalar das vias aéreas e, 338-341

manobra BURP em, 299
para vias aéreas pediátricas, 291, 291*t*, 298*f*
Intubação esofágica, 102, 102*f*
   não reconhecida, 236
Intubação falha, 172-173, 174
Intubação nasotraqueal. *Ver também* Intubação nasotraqueal às cegas
   anatomia e, 60-68
   complicações de, 68
   contraindicações para, 411
   perfuração durante, 60, 62*f*
Intubação nasotraqueal às cegas (INTC)
   contraindicações para, 200, 286, 293*q*
   descrição de, 204
   em ambiente pré-hospitalar, 205
   indicações para, 200
   posicionamento da cabeça na, 202, 204
   pré-oxigenação em, 201
   solução de problemas, 204
   taxas de sucesso de, 204
   técnicas para, 201-204
   TOTs em, 201, 204
   via aérea pediátrica e, 286, 287*f*, 291*t*, 293*q*, 303-304
Intubação orotraqueal
   laringoscopia e, 268
   para vias aéreas pediátricas, 291*t*
Intubação traqueal, 193
   confirmação, 173-174
   na laringoscopia direta, 161, 166, 169*f*, 170
   tubo orotraqueal (TOT) na, 161, 169*f*
Isoflurano, 240

J

Jackson, pinça, 273*f*

K

Kiesselbach, plexo de, 60
King iLT-D, dispositivo, 145*t*
King LT, via aérea, 145*t*, 407
King LTS-D, via aérea
   via aérea pediátrica e, 303

L

Lactentes, técnicas básicas de suporte de vida pediátrico. *Ver* Via aérea pediátrica
Lâmina laringoscópica, 175
Laringe, 6, 202
   anatomia, 61*f*, 64-67, 65*f*-66*f*, 304*f*
   ativação simpática reflexa em, 64
   inervação de, 64-67
   técnicas de anestesia para, 273-274
   trauma para, 66

via aérea pediátrica difícil, 312
visualização de, 205, 286*t*, 407
Laringe anterior, 13
Laringoscopia. *Ver também* Laringoscopia direta; Videolaringoscopia
   bimanual, 169, 169*f*
   com o paciente acordado, 45-46, 63, 193, 268
   difícil, 10-15, 441
   direta, 45, 300
   intubação orotraqueal e, 270
   lâminas, 175, 288
      lâmina Macintosh. *Ver* Macintosh, lâmina
      lâmina Miller. *Ver* Miller, lâmina
      na via aérea pediátrica, 283*t*, 286*t*, 288, 288*t*, 293*q*
   posição da língua durante, 63
   tentativas em, 42-43, 413
   vídeo *versus* direta, 444
   vídeo, 228
Laringoscopia apressada, 173*t*
Laringoscopia bimanual, 169, 169*f*
Laringoscopia com o paciente acordado, 63, 193
   em algoritmo de vias aéreas difíceis, 45-46, 268
   funções de, 268
Laringoscopia difícil, 10-15
Laringoscopia direta (LD), 37, 40, 300, 449*f*
   anatomia, 161, 162*f*
   avaliação pré-intubação e escolha do equipamento, 163
   cartilagem tireóidea, 175
   definição, 159
   difícil, solução de problemas
      confirmação da intubação traqueal, 147-150
      introdutor de tubo endotraqueal, 170-171, 170*f*-172*f*
      laringoscopia bimanual, 169, 169 *f*
      laringoscopia e intubação, falha, 172-173
      paralisia, 169
   intubação de rotina, 144-145
   intubação traqueal, 166
   lâmina Macintosh, 159, 160*f*
   lâmina Miller, 159, 160*f*, 161*f*
   lâmina reta, inserção às cegas, 168
   manuseio e postura do operador, 163
   posicionamento do paciente, 163-165, 164*f*, 174-175
   preparação e assistência de, 163
   técnica-padrão, 160*f*, 165-166, 165*f*, 166*f*
   trabalhando em torno do DEG, 145
   via aérea pediátrica difícil, 311, 316
   videolaringoscopia vs., 182
Laringoscopia falha, 172-173, 173*t*
Laringospasmo, 243, 407, 454, 457*t*
   fatores de risco, 456*q*
   manejo, 456*q*

Larson, manobra de, 457t
LCT. *Ver* Lesão cerebral traumática
LEMON, mnemônico, 40-41, 192, 352, 354, 411, 440
   avaliação
      crianças, 306, 307t
      mandíbula micrognática, 312
      obstrução das vias aéreas superiores, 316
Lesão cerebral traumática (LCT), 245
Lesão penetrante, 406
Lesão pulmonar induzida por ventilação mecânica (LPIV), 95
Lesões oculares, 255
Lesões por esmagamento, 255
Lidocaína, 457
   na anestesia para intubação às cegas, 201
   na anestesia para intubação com o paciente acordado, 269-274
   na intubação com endoscópio flexível, 197, 198
   propofol usado com, 244
Língua
   durante a laringoscopia, 63
   durante intubação às cegas, 204
   na via aérea pediátrica, 286t, 287f, 297
Little, área de. *Ver* Kiesselbach, plexo de
Localização do sensor, oximetria de pulso, 97t
Lorazepam, 377

M

Macintosh, lâmina, 159, 160f, 163, 165f
Magill, pinça, 303, 448
Magnésio, 403
Mallampati, sistema de pontuação, 317, 435, 440
Manejo cirúrgico da via aérea. *Ver também* Cricotireotomia; Ventilação transtraqueal percutânea
   durante a gravidez, 412
   emergência, 206-221. *Ver também* Via aérea cirúrgica de emergência
Manejo de vias aéreas
   fatores humanos durante, 48-57
      auxílios cognitivos, 56
      avaliação do ponto zero, 54, 55f
      comunicações, 51-53
      considerações ambientais, 56-57
      erro, noções básicas de, 50
      fatores individuais, 53-54
      importância de, 48-50
      modelos mentais, equipe, 55
      MRC e, 50-51
      segurança, 57
      viés cognitivo, 54
   intubação com endoscópio flexível. *Ver* Intubação com endoscópio flexível
   máscara laríngea (via aérea). *Ver* Máscara laríngea

   momento de, 372-374
   ventilação com bolsa-válvula-máscara (VBVM). *Ver* Ventilação com bolsa-válvula-máscara (VBVM)
Manejo de vias aéreas de emergência, 311
Manejo de vias aéreas de serviços médicos de emergência (SME), 141
   abordagem da via aérea em, 331f-332f
   abordagem para, 327-328
   aplicação do algoritmo de vias aéreas difíceis
      para profissionais de MVFF, 354-356, 355f
      para profissionais que não são de MVFF, 356
   controvérsias em, 359-365
      acesso frontal ao pescoço, 359-360
      estratégias de vias aéreas para PCR-EH, 360
      intubação de sequência retardada, 362
      manejo de vias aéreas facilitado por fármacos, 360-362, 361f
      tempos de cena, 362-363
   desafio clínico, 327
   desafio pré-hospitalar, 352
   dessaturação rápida ou crítica de oxigênio, 357
   dicas para, 358
   em pacientes instáveis, 371-380
   enigma pré-hospitalar, 353
   introdução a, 327-332
   mecanismos para manutenção da competência, 330
   número de profissionais, 363
   otimização cardiopulmonar para, 371-380
   treinamento e prática, 328-330
   via aérea de sequência rápida, 364
   via aérea difícil em, 352-357
      predição em ambiente pré-hospitalar, 352-353
   vias aéreas pediátricas invasivas, 363
   VNI pré-hospitalar, 364
Manejo de vias aéreas facilitado por fármacos (MVFF), 200, 328
   aplicando algoritmo para a via aérea difícil, 354-356
   manejo de vias aéreas em serviços de APH e, 360-362, 361f
   manejo pré-hospitalar das vias aéreas e, 343-347
Manejo pós-intubação, 232-235, 232t, 234f, 236t, 293, 372q
   gravidez e, 413
   para aspiração de corpo estranho, 450
   para doenças reativas das vias aéreas, 401-403
   para pacientes geriátricos, 434
   para pacientes obesos, 443
Manejo pré-hospitalar das vias aéreas, técnicas para, 334-349
   considerações de transporte, 348
      posicionamento, 348
      preparação do paciente para o transporte, 348

consumo de oxigênio/fatores relacionados ao tanque, 348-349
fatores relacionados com o local/ambiente, 334
habilidades em, 337-341
   intubação endotraqueal, 338-341
   ventilação com bolsa-válvula-máscara, 337
   ventilação com pressão positiva não invasiva, 337-338
manejo de vias aéreas facilitado por fármacos, 343-347
   colocação com comprovação, 345
   otimização fisiológica, 344-345
   paralisia com indução, 345
   posicionamento, 345
   pré-oxigenação, 344
   preparação, 344
   tratamento pós-intubação, 345-348
monitoramento do paciente, 337
posicionamento do paciente, 334-336, 335f-336f
procedimentos, verificação de, 343
videolaringoscopia, 341-342
Manipulação laríngea externa (MLE), 356
Manobra da pressão para trás, para cima e para a direita (BURP), 169, 175, 299
Manobra de anteriorização da mandíbula, 170, 175, 329f, 356
Manobra de empuxo abdominal, 447, 448, 451
Manobra para baixo e depois para cima, 450
Manobras de recrutamento (MRs), 444
Má perfusão, 374
Máscara de oxigênio. *Ver* Ventilação com bolsa-válvula-máscara
Máscara facial simples, 75, 75f
Máscara laríngea (ML), 128-130, 407
   Ambu LMA, 131
   complicações, 301, 305
   contraindicações, 301
   Cookgas Air-Q, 131
   dispositivos
      Ambu AuraGain, 145t
      Classic, 414
      Fastrach, 145t
      ProSeal, 414
      Supreme, 145t
      Unique, 145t
   em vias aéreas falhas, 304-315
   Intersurgical i-gel, 132
   MLI em, 47, 441
   para vias aéreas pediátricas, 284t, 291t, 301, 304
   taxas de sucesso de, 304
   técnica, 301, 304-305
   uso de, 46
   via aérea pediátrica difícil, 315t

Máscara laríngea de intubação (MLI), 47, 441
Máscara não reinalante (MNR), 73t, 74, 289-290, 293q. *Ver também* Ventilação com bolsa-válvula-máscara
Máscaras faciais
   simples, 73t, 75
Membrana cricotireóidea (MCT), 67, 207, 274, 286, 286t, 287f, 289f, 291
Membrana tireo-hióidea, 274
Metemoglobina (Met-Hgb), 98
Metoclopramida, 252
Metoexital, 240
Micrognatia, 314f, 317
Midazolam, 64, 233, 234f, 240, 244, 275, 377
   doença reativa das vias aéreas e, 401
   dosagem de, 244
   para vias aéreas pediátricas, 288t
Miller, lâmina, 159, 160f, 161f, 166f
Miopatias
   hiperpotassemia e, 251, 255
   hipertermia maligna como, 251
   succinilcolina e, 255
Mivacúrio, 253
ML. *Ver* Máscara laríngea
MLI. *Ver* Máscara laríngea de intubação
Modelos mentais, equipe, 55
Modo espontâneo, 86
Monitor de fluxo de vias aéreas Beck (BAAM), 203
Monitoramento de CO_2, 100-101
Monitores quantitativos de CO_2, 100-101, 100f
Mordedores. *Ver* Cânulas orais
Morfina, 233, 234f
Movimentação restrita do pescoço, 313

N

Não consigo intubar, não consigo oxigenar (NINO), 458
   cricotireotomia exigida por, 47, 301, 433
   via aérea falha
      definida por, 34, 46
Nariz *Ver também* Intubação nasotraqueal
   anatomia, 60-62, 61f, 62f
   concha inferior, 61f, 202
   concha média, 61f
   infecções dos seios paranasais em, 62
   perfuração nasotraqueal, 60, 62f
   plexo de Kiesselbach, 60
   sensibilidade da mucosa, 61
   técnicas de anestesia para, 201
   vasoconstrição em, 198, 201, 270
Nasofaringe, 202, 286t, 290, 303-304
Nasofaringoscopia, 455
   diagnóstico, 193
National EMS Scope of Practice Model, 328

National Highway Traffic Safety Administration (NHTSA), 328
Nebulização, 174
Neostigmina, 248, 253
Nervo glossofaríngeo, 64, 272, 273f
Nervo laríngeo superior, 66f, 273
NG, sonda. *Ver* Sonda nasogástrica (NG)
NINO. *Ver* Não consigo intubar, não consigo oxigenar
NMDA. *Ver* N-metil-D-aspartato
N-metil-D-aspartato (NMDA), 241, 242

O

Obesidade mórbida. *Ver* Pacientes obesos
Obstrução da via aérea superior, 193, 275
    abordagem da via aérea, 405-409
    BVM e, 407
    causas de, 405, 406q, 447
    cricotireotomia para, 405-408
    desafios de, 405
    dicas para, 408
    intubação com o paciente acordado para, 409
    manejo de emergência da, 409
    na via aérea pediátrica, 282, 285f, 297, 301
    pela epiglote, 301
    por aspiração de corpo estranho, 406q, 446-451, 448f
    sinais de, 405-406
    SRI e, 407
Obstrução das vias aéreas
    completa, 319-320, 321f, 323f
    crianças, 316
    parcial, 318, 319
Obstrução das vias aéreas inferiores, estridor expiratório, 6
Obstrução parcial das vias aéreas, 318, 319
Occipúcio, 286t, 287f, 298, 298f, 413
Olanzapina, 234f
Opções terapêuticas para vias aéreas difíceis inesperadas em pediatria, 307t
Opioides, 376
    gravidez e, 411
    na sedação para intubação com o paciente acordado, 275
    overdose de, 4
Orofaringe, 4, 202, 271-272, 273f, 405
Otimização fisiológica, 36, 230-231, 344-345
    agentes para, 231, 231q, 433-434
    durante SRI, 231q, 235, 235t, 412, 433-434, 435
    em SRI, 231q
Otimização hemodinâmica, para manejo de vias aéreas de emergência, 372q, 375-376, 378q-379q, 380
Otimização pré-intubação, 228
    das vias aéreas do paciente, 163
    durante a SRI, 236t
Ovassapian, guia, 195f

Óxido nitroso, 240
Oxigenação. *Ver também* Pré-oxigenação
    avaliação de, 6-7, 40f
    cricotireotomia, 408
    DEGs, 480
    em VBVM, 322, 323f, 408
    falha de, 4
    manutenção de, 40f, 42, 232
    nas vias aéreas pré-hospitalares, 328
    via aérea difícil e, 23
Oxigenação apneica, 80, 289
Oxigenação arterial central, 375
Oxigenação de resgate, 81
Oxigenação peri-intubação, 71-82
    conceitos, 79-81
        oxigenação apneica, 80
        oxigenação de resgate, 81
        oxigênio expiratório final, monitoramento usando, 79
        período apneico, 80-81
        sequência prolongada de intubação, 79-80
    descrição de, 71-72
    dispositivos de fornecimento de oxigênio, 74-79
        bolsa-válvula-máscara, 76-79
        máscara facial simples, 75, 75f
        máscara não reinalante, 76
        máscaras Venturi, 79
        oxigênio nasal de baixo e alto fluxo, 74-75
    princípios de, 72-74
        fornecimento de oxigênio de alta concentração *versus* oxigênio suplementar tradicional, 73-74
        posicionamento, 72-73
        pré-oxigenação com e sem pressão positiva, 74
Oxigênio em alta concentração *versus* oxigênio suplementar, 73-74
Oxigênio nasal de alto fluxo, 74-75, 85-88
Oxigênio nasal de baixo fluxo, 74-75
Oximetazolina, 201, 270
Oximetria de pulso, 7, 230
    confiabilidade do sinal, 97-98
    durante o manejo de vias aéreas de emergência, 104
    indicação, 96-97
    insight fisiológico e limitações, 98-99
    limitações e precauções, 97-98, 97t
    princípios de medição, 96
    tempo de resposta, 98
Oximetria de transmissão, 96
Oxímetros, 96
Oxímetros de reflectância, 98

P

Pacientes. *Ver* Pacientes geriátricos; Pacientes obesos; Pacientes com trauma

Pacientes altamente infecciosos, 421-423
   aerossolização, limitação da, 422-423
   desafios, 421
   dicas para, 423
   estratégias e riscos da oxigenação não invasiva, 423
   exposição, limitação da, 422
Pacientes com trauma. *Ver também* Via aérea difícil
   via aérea difícil pediátrica em, 312
Pacientes geriátricos
   abordagem da via aérea para, 433-434
   desafios de
     considerações éticas, 433
     reserva cardiorrespiratória, diminuição de, 431-432
     via aérea difícil, aumento da incidência de, 431
   dicas para, 435
   hiperpotassemia em, 251-252
   intubação difícil, 435
   manejo pós-intubação, 434
   otimização fisiológica, 433-434
   paralisia com indução, 434
Pacientes instáveis
   desafio clínico, 371
   otimização para o sucesso da primeira tentativa de laringoscopia, 371-377, 372q
     considerações sobre pré-oxigenação, 374-375
     indução, 376
     otimização hemodinâmica, 375-376
     sedação pós-intubação, 377
     tempo de gerenciamento das vias aéreas, 372-374
     ventilação mecânica, 376-377
Pacientes neurocríticos, 391-398
   agente de indução, escolha de, 395-396
   atividade convulsiva prolongada, 392
   convulsão autolimitada, 392
   desafios, 391
   estado de mal epiléptico, 391
   medicamentos e dosagens, 394q
   pressão intracraniana elevada, 394
   resposta da PIC ao bloqueio neuromuscular, 395
   resposta simpática reflexa à laringoscopia, 395
   seleção de dispositivos, 396
   SRI e, 393
     paralisia com indução, 393
     pré-oxigenação, 393
     tratamento pós-intubação, 393-394
   técnicas, 392-396
   ventilação mecânica, iniciando, 396-397
Pacientes obesos
   abordagem das vias aéreas para, 438-440, 439q
   alterações anatômicas em, 438-440, 439q
   anestesia para, 440
   BVM para, 438, 441, 444
   cricotireotomias para, 438

   DEGs para, 438, 441
   desafios de, 438
   dessaturação de oxi-hemoglobina, 44
   dicas para, 443
   intubação difícil em, 438, 444
   manejo pós-intubação para, 444
   MLI e, 441
   posicionamento de, 440, 441, 444
   pré-oxigenação de, 228, 229f, 237, 440, 444
   técnicas para, 440-443
Obstrução completa das vias aéreas, 319-320, 321f, 323f
PAM. *Ver* Pressão arterial média
Pancurônio, 254
Parada cardíaca, 173
Parada cardíaca pós-intubação, 432
Paralisia, 345
   em SRI, 45, 231, 235t, 236t, 293, 412, 434
Paramédicos, 330
Passagem do tubo com comprovação, 232, 236t, 293, 345, 413
Coma, ECG para, 7
PIC. *Ver* Pressão intracraniana
Pinça
   Jackson, 273, 273f
   Magill, 303, 448
PIP. *Ver* Pressão inspiratória de pico
Piridostigmina, 248
Placenta, 411
Pneumotórax, 6, 232t, 403, 450
Pneumotórax hipertensivo, 232
Posição olfativa, 163, 164f, 175, 202, 286t, 298, 298f
Posicionamento do paciente na laringoscopia direta (LD), 163-165, 166f
Postura do operador, em laringoscopia direta (LD), 163
PPC. *Ver* Pressão de perfusão cerebral
Pré-eclâmpsia, 411
Pregas vocais, 159, 164f, 166, 175, 204, 285f, 456t
Pré-oxigenação, 72-74, 344, 371q, 378q-379q, 380
   abordagem da via aérea para, 433
   considerações em pacientes instáveis, 374-375
   dessaturação durante
     em crianças, 228, 229f, 237, 287, 287q, 293q, 295, 297
     em mulheres grávidas, 228, 229f, 412
     em pacientes obesos, 228, 229f, 237, 441, 444
     tempo para, 228-230, 229f
   em INT, 201
   em SRI, 228-230, 229f, 235, 235t, 236t, 237, 238, 293, 412
   máscara não reinalante, 76
   método ideal para, 237
   oxigênio de alta concentração *versus* oxigênio suplementar, 73-74
     cânula nasal, 74

princípios de, 72-74
    com e sem pressão positiva, 74
    fornecimento de oxigênio de alta concentração *versus* oxigênio suplementar tradicional, 73-74
    posicionamento, 72-73
    tentativas bem-sucedidas e, 262-263
    variáveis, via aérea difícil e, 24*q*
Pressão arterial sistólica (PAS), 374
Pressão cricoide. *Ver* Sellick, manobra de
Pressão de platô, 402
Pressão expiratória final positiva (PEEP), 74, 90, 92*f*, 375, 400, 402-403, 441
Pressão inspiratória de pico (PIP), 90, 402
Pressão intracraniana (PIC)
    anestesia e, 241
    fasciculações que ocorrem com, 250
Pressão intracraniana elevada
    pacientes neurocríticos, 394
Pressão intragástrica, 250
Pressão intraocular, 250, 255
Pressão intratorácica, 90, 293, 320, 373, 376-377, 401
Pressão positiva bifásica nas vias aéreas (BiPAP), 86, 231*q*
Pressão positiva contínua nas vias aéreas (CPAP), 86, 231*q*, 328, 431, 433, 457, 461
Pressão positiva em dois níveis nas vias aéreas (BiPAP), 230, 400, 460
Pressão positiva nas vias aéreas, 89, 285*f*, 400, 441
    BiPAP, 400
Pressão tireoidiana. *Ver* Manobra da pressão para trás, para cima e para a direita (BURP)
Progesterona, 410
Propofol, 233, 377
    cetamina usada com, 275
    como agente de indução, 233, 240, 243-244, 246, 434
    contraindicações para, 243
    doença reativa das vias aéreas e, 401, 402
    dosagem, 243, 443*t*
    efeitos adversos, 244
    farmacologia clínica, 243
    indicações para, 243
    lidocaína usada com, 244
    na sedação para intubação com o paciente acordado, 275
    para pacientes obesos, 443*t*
    para SRI, 245-246
    para vias aéreas pediátricas, 288*t*
ProSeal LMA (PLMA), 414
Pseudocolinesterase (PChE), 249, 252

Q

Queimaduras, 311-312
    lesões, hiperpotassemia e, 251
    via aérea pediátrica difícil, 311-312
Quetiapina, 234*f*

R

Rabdomiólise, 251
Rampas de vias aéreas, 165
Rapid Fit, conectores, 457*f*
RCE. *Ver* Retorno da circulação espontânea
RCP. *Ver* Reanimação cardiopulmonar
Reações anafilactoides, 311, 316
Reações anafiláticas, 311, 316
Receptores GABA, 241, 243
Reconhecimento de padrões, via aérea pediátrica difícil, 316
Reflexo de vômito, 7
Regra 3-3-2, 192
Reintubação, cateter de troca de vias aéreas (CTV) para, 458*t*, 459, 459*t*, 461
Relação inspiração/expiração (I/E), 92
Remifentanil, 275
Reserva cardiorrespiratória, diminuição da, 431-432
Reserva fisiológica respiratória, 431
Resistência das vias aéreas, 311*t*
Resistência vascular sistêmica (RVS), 244
Resposta simpática reflexa à laringoscopia (RSRL), 395
    emergências cardiorrespiratórias e, 417-418
Reanimação, 375
Reanimação cardiopulmonar (RCP)
    capnografia durante, 102-103, 103*f*
Retorno da circulação espontânea (RCE), 102
Richmond, escala de agitação e sedação, 233, 233*q*
Rocurônio, 232, 246, 249, 254-255, 254*t*
    dosagem, 254, 436, 443*t*
    gravidez e, 411, 412
    para pacientes geriátricos, 434
    para pacientes obesos, 443*t*
    para vias aéreas pediátricas, 288*t*, 293, 294
    sugamadex revertendo, 256
RODS, mnemônico, 16, 40, 412
ROMAN, mnemônico, 40, 411, 412
RSRL. *Ver* Resposta simpática reflexa à laringoscopia
Rusch EasyTube, 126-127
RVS. *Ver* Resistência vascular sistêmica

S

SALAD, técnica, 426-428
Salbutamol, 400, 401, 403, 404
Salicilato, toxicidade por, 373
Saturação arterial de oxigênio, oxímetros de pulso, 96
Saturação de hemoglobina (Sao_2), 96, 98-99
Saturação de oxigênio, 99
SCh. *Ver* Succinilcolina
SDRA. *Ver* Síndrome do desconforto respiratório agudo
Sedação. *Ver também* Agentes de indução
    cetamina, 319
    contraindicações para, 269

descrição, 269
durante a extubação, 460
indicações para, 269
medicamentos de indução, 376
para intubação com o paciente acordado, 243, 269, 274-275
procedural, monitoramento de ventilação, 103-104
Richmond, escala de agitação e sedação para, 233, 233q
SRI e, 233, 238
técnicas para, 269
Sedação pós-intubação, otimização cardiopulmonar para manejo emergencial das vias aéreas, 377, 378q-379q
Sedação procedural, monitoramento da ventilação, 103-104
Seldinger, técnica, 213-219
para cricotireotomia, 304q
para via aérea pediátrica, 304q
Sellick, manobra de, 227, 293, 297
Selo da máscara, na VBVM. *Ver* Ventilação com bolsa-válvula-máscara
Sepse, 373
cetamina e, 245
choque, 378q
diminuição da resistência vascular sistêmica em, 375
etomidato e, 245
Sequência prolongada de intubação (SPI), 79-80, 236-237, 238, 362, 403
Sequência rápida de intubação (SRI), 373
agentes de indução em, 245-246
benzodiazepínicos, 246
cetamina, 245
cetofol, 245
configuração dupla para, 45
consequências hemodinâmicas de, 238
contraindicações para, 227
doença reativa das vias aéreas e, 401, 403, 404
e uso de fármacos, 371q
em vias aéreas difíceis, 44-45
etapas de, 3, 228q, 235t, 236t
colocação com comprovação, 232, 235t, 236t, 293, 413
manejo pós-intubação, 232-235, 232t, 234f, 235t, 236t, 293, 401-403, 413, 443
otimização de pré-intubação, 235t, 236t, 293
otimização fisiológica, 412
paralisia, 231, 235t, 236t, 293, 412
posicionamento, 231-232, 235t, 236t, 293, 413, 441, 444
pré-oxigenação, 228-230, 229f, 235, 235t, 236t, 237, 293, 412
preparação, 228, 235t, 236t, 293, 412
etomidato, 245

eventos adversos, 236
exemplo de, 236, 236t
indicações para, 38f-39f, 41, 200, 205, 227, 269
manejo pós-intubação, 434
manobra de Sellick durante, 227, 293
momento de, 235
obstrução das vias aéreas e, 405, 408
otimização fisiológica para, 433-434
pacientes neurocríticos e
paralisia com indução, 393
pré-oxigenação, 393
tratamento pós-intubação, 393-394
para manejo de vias aéreas de emergência, 71
para pacientes geriátricos, 432-433
para vias aéreas pediátricas, 293, 312, 317
paralisia, 434
posicionamento em, 235t, 236t, 293, 413, 440, 441, 441f
preparação para, 228, 235t, 236t, 293, 412
propofol, 245
sedação e, 233, 238
succinilcolina, 434, 435
sucesso de, 45, 236
técnicas de intubação às cegas e, 200
Sequência rápida de via aérea (SRVA), 328
tentativas bem-sucedidas, 259-260
Sibilância em crianças, 318
Síndrome do desconforto respiratório agudo (SDRA), 85, 94, 95
Sistema de orientação de intubação traqueal oral rápida (ROTIGS), vias aéreas, 195, 195f
Situação imediata
DEGs, 135t
intubação ET, 315t
pacientes em tratamento expectante, 315t
via aérea cirúrgica, 315t
SMART, mnemônico, 16-17, 40
para cricotireotomia difícil, 207q
Sobrerregulação do receptor, 251
Sonda nasogástrica (NG), 283t, 290, 293q
SRI. *Ver* Sequência rápida de intubação
Succinilcolina (SCh), 228, 248-249, 311, 457t
atropina usada com, 249
BNMs e, 253, 254, 254t
composição de moléculas de ACh, 249
contraindicações para, 249, 412
degradação de, 252
desnervação, 255
doença reativa das vias aéreas e, 401
dosagem, 249-250, 254t, 436, 443, 443t
efeitos adversos
bloqueio neuromuscular prolongado, 252
bradicardia, 249, 252
espasmo muscular do masseter/trismo, 253

fasciculações, 250
hiperpotassemia, 249, 256, 287
hipertermia maligna, 252-253
farmacologia clínica, 249
gravidez e, 411
indicações, 249
miopatias e, 251, 255
para pacientes geriátricos, 434
para pacientes obesos, 442, 443*t*
para vias aéreas pediátricas, 251, 287, 288*t*, 294
Succinilmonocolina, 249
Sucesso na primeira tentativa de intubação
abordagem padronizada, uso de, 259
algoritmo e, 264-265
bloqueio neuromuscular, importância, 259-261
intubação com o paciente acordado, uso de, 260
sequência rápida de intubação, uso apropriado de, 259-260
chaves para otimizar o, 258
checklist pré-intubação, 261-262
checklists, 261-262, 266
equipamento, uso de, 263-264
equipe, uso de, 263-264
importância de, 258, 266
pré-oxigenação, crítica e, 262-263
profissionais de vias aéreas, importância de, 265
propriedade e, 265-266
técnicas, uso de, 263-264
Suporte respiratório não invasivo, 85-86
Supraglotite. *Ver* Epiglotite

T

Tamponamento cardíaco, 378*q*
Taxa de filtração glomerular (TFG), 439*q*, 440
Taxa de *flush*, 411
Taxa de fluxo expiratório máximo, 403
Taxa de fluxo inspiratório (TFI), 90
Taxa de metabolismo cerebral de oxigênio (TMCO$_2$), 240, 243
Técnica de lâmina reta paraglossal (retromolar), 167, 167*f*
Técnica nasal, 198
Técnica oral, 197
Técnica padrão de laringoscopia direta, 160*f*, 165-166, 165*f*, 166*f*
Técnicas pediátricas de suporte básico de vida (BLS), 319
Tempo seguro de apneia, 71
Tenáculo, 448
Terapeuta respiratório (TR), 94
Terbutalina, 400
Teste de vazamento do balonete, 454-455, 455*q*, 461
Teste de vazamento para BVM, 300-301
Tetracaína, 270

TFG. *Ver* Taxa de filtração glomerular
TFI. *Ver* Taxa de fluxo inspiratório
Tomografia computadorizada (TC), 5
Topicalização, 459, 460
Toracostomia por agulha, 450
Tosse, 456*t*
crianças, 318, 322
eliminação de corpo estranho, 322
Trabalho respiratório, 91
Transferência entre instalações, 7
Traqueia
anatomia, 61*f*, 66*f*, 67, 285*f*
exame da, 6
extratorácica, 282, 285*f*
intratorácica, 285*f*
intubação confirmada, 204
na via aérea pediátrica, 282, 285*f*, 286, 286*t*, 302
técnicas de anestesia para, 274
Traqueostomia
com o paciente acordado, 276
Traqueostomia percutânea com agulha (TPA)
versus cricotireotomia com agulha, 302
Troca endoscópica, em troca semieletiva para TET, 147-150, 150*f*, 151*f*
Troca gasosa, 4
Troca semieletiva, para TOT
consideração de, 144
contornando o dispositivo e realizando intubação com laringoscopia direta/por vídeo, 145
desempenho de, 144-150
remoção após intubação, 150-152
remoção com intubação de rotina via laringoscopia direta/vídeo, 144-145
técnicas, 145*t*
troca às cegas, 145-146
troca endoscópica, 147-150, 150*f*, 151*f*
via aérea cirúrgica, 152
Tubo de toracostomia, 231*q*
Tubo endotraqueal (TET), 442
abscesso retrofaríngeo, 311
amolecimento de, 61
aspiração de corpo estranho, 322
com balonete, 41*f*, 46, 205
confirmação de colocação de, 102, 232, 235*t*, 293
CTV e, 457, 459, 460
diagnóstico pediátrico, 311
dispositivos de fixação para, 289, 290*f*
em INTC, 204
inserção de, 288
intubação endoscópica, 196-198
laringe, 314
laringoscopia, 312
manejo de vias aéreas, 308, 311
método de confirmação, 175

para ventilação mecânica, 90
para vias aéreas pediátricas, 283t, 288-289, 288t, 289f, 300, 302f, 303,304f
   posicionamento de, 66, 231
   preparação de, 228
   seleção de, 66, 201, 228
   sem balonete, 295
   troca semieletiva para, 144-150
   vias aéreas pediátricas difíceis, 308, 311
Tubo laríngeo, 127
Tubo laríngeo. *Ver* King LT

U

Ultrassom, em paciente obeso, 444
Unidades de terapia intensiva (UTIs), 141

V

Vago, nervo, 66f
Valores de gasometria arterial, 6-7
Válvulas de alívio de pressão positiva. *Ver* Válvulas *pop-off*
Válvulas *pop-off*, 291, 300-301, 303
Variação fisiológica, em oximetria de pulso, 97t
Vasoconstrição
   anestesia com, 270
   epinefrina, causando, 282
   nasal, 198, 201, 270
Vasopressores, 373, 374, 375
VC. *Ver* Volume corrente
VCP. *Ver* Ventilação ciclada a pressão
Vecurônio, 234f, 253-254
   dosagem de, 443t
   gravidez e, 411
   para pacientes obesos, 443t
   para vias aéreas pediátricas, 288t
Ventilação
   aspiração de corpo estranho e, 448-449, 448f
   assistido-controlada (AC), 91
   falha de, 4
   manutenção de, 43, 44-45
   monitoramento durante sedação procedural, 103-104
   nas vias aéreas de serviços médicos de emergência, 328
   pacientes ventilados mecanicamente. *Ver* Ventilação mecânica
   ventilação com bolsa-válvula-máscara (VBVM). *Ver* Ventilação com bolsa-válvula-máscara (VBVM)
   ventilação obrigatória intermitente sincronizada (SIMV), 91
Ventilação a jato. *Ver também* Ventilação transtraqueal percutânea
   alta pressão, 457, 457f, 461
Ventilação assistido-controlada (AC), 91

Ventilação ciclada a pressão (VPC), 292t
Ventilação ciclada a volume (VCV), 292t
Ventilação com bolsa-válvula-máscara (VBVM), 45, 64, 71, 109-121, 238, 239, 282
   abordagem da via aérea para, 433
   após o uso do BNM, 37
   armazenamento de, 291
   aspiração de corpo estranho e, 446
   cadência para, 298
   cateteres para, 302t
   descrição, 109
   difícil, 9, 15-16, 438
      prevendo, 118
      solução de problemas, 118
      técnicas, 120
   dispositivos, 109, 110f
   experiência e, 119
   gravidez e, 410-415
   impossível, 117-118
   indicações para, 39f, 42-44
   insuflação gástrica durante, 297, 300
   manejo pré-hospitalar das vias aéreas e, 337
   manobra de Sellick, 297
   máscara não reinalante, 289-290, 293q
   obstrução das vias aéreas e, 406
   obstruções de tecidos moles, 406
   otimização, *checklist* para, 118t
   oxigenação, 408
   para pacientes obesos, 438, 441, 443
   para vias aéreas pediátricas, 282, 285f, 287, 287q, 288t, 289, 291t, 297-301, 298f, 300, 302f, 302t, 304q
   posição e suporte da máscara
      suporte de máscara para duas mãos, 433, 441
   técnicas de ventilação com máscara facial, ambiente de emergência e, 110-117
      avaliação de adequação, 117
      bloqueio neuromuscular, 116
      cânulas faríngeas orais e nasais, 114-116
      insuflação do estômago, 117
      manobra de Sellick, 117
      manobras de cabeça e pescoço, 113-114, 114f
      otimização da vedação da máscara facial, 110, 111f
      parâmetros de ventilação, 116-117
      preensão da máscara com duas mãos, 113
      preensão da máscara com uma mão, 112
      preensão tenar, 111-113, 112f
      risco de aspiração, 117
   treinamento e, 119
   vazamentos em, 300-301
   vedação da máscara em, 297, 300-301, 407, 433, 441
   via aérea difícil, 308, 321, 432

Ventilação com pressão controlada (PVC), 91, 92-93, 92f-93f
Ventilação com pressão de suporte (VPS), 91
Ventilação com pressão positiva não invasiva (VNI), 85-88, 200, 372, 375, 380, 403, 461
　contraindicações, 86-87
　em paciente obeso, 441, 444
　indicações, 86-87
　manejo pré-hospitalar das vias aéreas e, 337-338
　modos de, 86
　tecnologia de, 85-86
Ventilação com pressão positiva, 5, 85-88, 89, 300-301, 303, 373
Ventilação com volume controlado (VCV), 91, 92f
　características de fluxo, 91
　forma de onda, 92f
Ventilação de alta pressão (jato), 457, 457f, 461
Ventilação mecânica, 228, 234f, 292t, 373
　asma e, 94
　complicações de, 403
　configurações do ventilador, 93q
　dicas para, 94
　doença reativa das vias aéreas e, 90, 402
　durante a gravidez, 410
　emergências cardiorrespiratórias e, 419
　fisiologia pulmonar obstrutiva recomendada, 94q
　fornecimento de volume corrente de
　　ciclada a pressão, 292t, 402
　　ciclada a volume, 91-93, 292t, 402
　　pressão controlada, 92-93, 92f-93f
　　volume controlado, 92f
　início de, 60, 90
　manejo de vias aéreas de emergência e, 376-377
　modos de, 90-91
　não invasiva
　　modos de, 86
　　técnicas, 93
　pacientes neurocríticos, 396-397
　para vias aéreas pediátricas, 291-292, 292t
　SDRA e, 95
　terminologia de, 89-90
　TOT para, 94q
　volume-minuto de, 93
Ventilação não invasiva (VNI), extubação para, 460
Ventilação obrigatória intermitente sincronizada (SIMV), 91
Ventilação transtraqueal percutânea (VTP)
　equipamento para
　　cateteres transtraqueais, 302t
　para vias aéreas pediátricas, 304q
Ventiladores
　limitado a volume, 292t
　limitados a pressão, 292t
　LPIV por, 95

Venturi, máscara, 73t, 79
Via aérea falha, 41f, 46-47
　algoritmo, 37, 38f, 41f, 46-47, 408
　　ações críticas para, 46-47
　　questões-chave para, 46-47
　definição de, 42, 46-47
　MLs em, 304-305
Via aérea "em risco", 454, 460
Via aérea cirúrgica de emergência, 206-221
　abordagem geral, 206
　anatomia e pontos de referência, 207-208
　complicações, 213
　contraindicações, 207
　descrição de, 206
　dispositivos de colocação direta, 220
　indicações, 207
　técnica de Seldinger, 213-219
　técnicas, 208-213
Via aérea difícil, 9-20, 40f, 47, 268, 314f. *Ver também* Via aérea pediátrica difícil
　algoritmo para, 9, 36-37, 38f, 40f, 354-356, 408, 440
　　ações críticas, 44, 45-46
　　laringoscopia com o paciente acordado em, 45-46, 268
　　na gravidez, 411
　　questões-chave para, 44-45
　　SRI em, 45-46
　anatomicamente difícil, identificação
　　descrição, 9
　　RODS e, 16
　　ROMAN e, 15-16
　　SMART e, 16-17
　aumento da incidência de, 432-433
　BVM e, 9, 34
　cricotireotomias e, 40, 46
　DEGs e, 40
　fisiologicamente difícil, identificação, 21-30
　　CRASH e, 22f
　　definição, 21
　　manejo de, 23-28
　　predição de, 21-22
　　preparação para, 22-23
　identificação de, 40-41, 44, 47
　intubação de, 44-45, 199
　LEMON, mnemônico das vias aéreas para, 40-41, 411, 440
　no manejo de vias aéreas em SME, 352-357
　RODS, mnemônico de vias aéreas para, 40, 411
　ROMAN, mnemônico das vias aéreas para, 40-41, 411
　SMART, mnemônico de vias aéreas para, 40
Via aérea difícil em adultos, fatores de risco, 306t
Via aérea maciçamente suja (VAMS), 425-429
　abordagens, 425

desafios, 425
regurgitação
 manejo, 426
 prevenção de, 425-426
técnica SALAD, 426-428
Via aérea pediátrica. *Ver também* Via aérea pediátrica difícil
 alinhamento ideal de, 298, 298*f*
 anestesia para, 251, 287, 288*t*, 294-295
 BVM para, 283*t*, 285*f*, 287*q*, 288, 288*t*, 290, 291*t*, 297-301, 298*f*, 302*f*, 303, 304*q*
 carga cognitiva no manejo, 281-282, 294
 desafios em, 281
 dessaturação e, 237, 287, 287*q*, 293*q*, 295, 297
 equipamento para, 283*t*-284*t*, 286*t*, 287-291
  alternativas de vias aéreas, 291, 291*t*, 293*q*
  armazenamento de, 288
  BVM, 288*t*, 290, 302, 302*f*
  cânulas nasofaríngeas, 283*t*, 290
  cânulas orais, 288*t*, 290
  cateteres, 283*t*, 302, 302*t*
  Combitube, 293*q*
  detectores de ETCO$_2$, 291
  King LTS-D, 303
  laringoscópios, 283*t*, 286*t*, 287-288, 288*t*
  máscaras não reinalantes, 289-290, 293*q*
  perigosa, 288*t*
  sondas NG, 290, 293*q*
  TOTs, 283*t*, 288-289, 288*t*, 289*f*, 302, 302*f*, 303, 304*f*
  válvulas *pop-off*, 291, 300-301
 INT e, 287*f*, 291, 291*t*
 intubação orotraqueal para, 291*t*
 ML para, 284*t*, 291, 291*t*, 301
 posição olfativa para, 286*t*, 298, 298*f*
 problema, mais temido, 309*t* -310*t*
 problemas fisiológicos, 287, 287*q*, 293*q*
 questões anatômicas de
  abertura glótica, 286, 286*t*, 287*f*, 293*q*
  adenoides, 286, 286*t*, 303
  ângulo da nasofaringe, 286*t*, 290, 303-304
  BVM e, 283*t*, 285*f*, 287, 287*q*, 290, 291*t*
  intervenções nocivas e, 282, 285*f*
  membrana cricotireóidea, 286, 286*t*, 287*f*, 289*f*, 302, 303, 304*f*
  obstrução das vias aéreas, 282, 285*f*, 297, 301, 305
  tamanho da língua, 286, 286*t*, 287*f*, 297
  tamanho do occipúcio, 286*t*, 287*f*, 298, 298*f*, 413
  traqueia, 285*f*, 286, 286*t*, 302
  variações anatômicas, 281, 286, 286*t*
 sistema de Broselow-Luten para, 282, 283*t*-284*t*, 287, 292, 294

técnicas
 cricotireotomia, 285*f*, 291, 291*t*, 293*q*, 301-303, 302*t*, 303, 304*q*
 IET, 291, 291*t*
 King LTS-D contraindicado como, 303
 ML, 301, 304-305
 para adolescentes, 303-304, 304*f*
 recomendações para, 304*q*
 SRI, 293
 técnica de Seldinger, 304*q*
 VBVM, 297-301, 298*f*, 302*f*, 304*q*
 VJTT, 304, 304*q*
 ventilação mecânica iniciada em, 291-292, 293*q*
Via aérea pediátrica difícil
 anafilaxia, 312*t*
 anomalias congênitas
  avaliação LEMON, 312
  lâmina de laringoscópio, 313*f*
  mandíbula micrognática, 312
  manejo invasivo das vias aéreas, 312-314
  técnicas, 312-314
 características faciais anormais, 306
 causas infecciosas agudas
  abscesso retrofaríngeo, 311
  angina de Ludwig, 311
  crianças, 308-311
  desconforto respiratório, 308
  epiglotite, 308
  tubo orotraqueal, 308, 311
 causas infecciosas e não infecciosas, 316
 curso clínico previsto, 312*t*, 315
 em crianças, 306-317
 fatores de risco pediátricos *versus* em adultos, 306*t*
 grupo de intervenção expectante, 312*t*
 grupo de intervenção precoce, 312*t*
 intervenção, 316
 opções terapêuticas, 315*t*
 pacientes pediátricos, 306
 processos não infecciosos
  anafilaxia, 311
  angiedema, 311
  aspiração de corpo estranho, 311
  queimaduras, 311-312
 reações anafilactoides, 311, 316
 reações anafiláticas, 311, 316
 sinais e sintomas, 316
 via aérea normal e difícil, manejo, 307*t*
Via aérea ROTIGS, 195, 195*f*
Via aérea superior. *Ver também* Obstrução das vias aéreas superiores
 anatomia, 60-67, 61*f*, 405-406
 boca, 61*f*, 63-64, 63*f*, 65*f*, 268, 271-272
 distorção de, 5, 405-409, 411
 faringe, 61*f*, 64, 65*f*,202

laringe, 6, 61*f*, 64-67, 65*f*-66*f*, 202, 205, 273-274, 286*t*, 304*f*, 408
língua, 63, 205, 286, 286*t*, 287*f*, 297
nariz, 60-62, 61*f*, 62*f*, 201-202, 270
obstrução, 6*q*, 454, 456*t*
traqueia, 6, 61*f*, 66*f*, 67, 204, 274, 282, 285*f*, 286, 286*t*, 302
Via aérea traumática, 382-390
   abordagens, 382-387
      ABCs de, 384-388, 384*t*
      considerações especiais, 383-388, 384*t*
      dificuldade, avaliação de, 383
   desafios, 382
   técnicas, 388, 389*t*
      agente bloqueador neuromuscular, escolha do, 388
      agente de indução, escolha do, 388
      paralisia *versus* tranquilização rápida, 388
      SRI, 388
   via aérea falha, 389
Videolaringoscopia (VL), 3, 36, 40, 40*f*, 41*f*, 178-190, 228, 407, 408, 455, 460
   classificação, 179-181
   complicações, 188
   descrição, 178
   geometria-padrão, 182-185
   hiperangulada, 185-188
   intubação de rotina, 144-145
   laringoscopia direta vs., 182
   manejo pré-hospitalar das vias aéreas e, 341-342
   trabalhando em torno de DEGs, 145, 146*f*
   vantagens de, 179
   via aérea pediátrica difícil, 312
Videolaringoscopia de geometria-padrão, 182-185
Videolaringoscopia hiperangulada, 185-188
Videolaringoscópio GlideScope (GVL), 291, 444
Viés cognitivo, 54
Visualização
   corpo estranho, 322
   da glote, 45, 64, 161, 167-168, 169-170, 172*f*, 202, 268-269, 299, 459
   da laringe, 205, 286*t*, 408
   de epiglote, 286, 407
Volume corrente (VC), 89, 291, 402

W

Williams, via aérea, 195 *f*

X

Xenônio, 240
Xilocaína. *Ver* Lidocaína